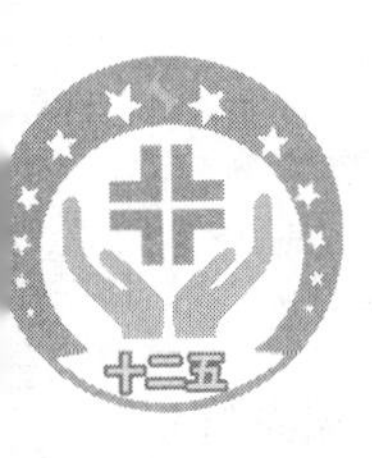

全国高职高专医药院校工学结合“十二五”规划教材

供临床医学、药学、口腔、影像、检验等专业使用

丛书顾问 文历阳 沈彬

内科学（第2版）

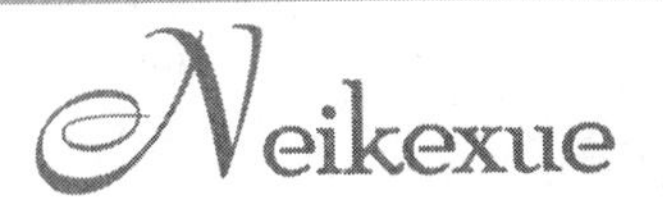

主　编 包再梅 何有力 张学思

副主编 汤之明 贺志明

编　委 （以姓氏笔画为序）

邓雪松 重庆三峡医药高等专科学校

包再梅 益阳医学高等专科学校

汤之明 肇庆医学高等专科学校

杨　柳 益阳医学高等专科学校

何有力 重庆三峡医药高等专科学校

张学思 肇庆医学高等专科学校

胡杨青 邵阳医学高等专科学校

贺志明 邵阳医学高等专科学校

蒲东升 重庆三峡医药高等专科学校

華中科技大學出版社

http://www.hustp.com

中国·武汉

内容简介

本书是全国高职高专医药院校工学结合“十二五”规划教材。

本书共分十篇，内容主要包括呼吸系统疾病、循环系统疾病、消化系统疾病、泌尿系统疾病、血液系统疾病、内分泌和代谢性疾病、风湿性疾病、神经系统疾病、精神疾病和理化因素所致疾病。

本书适合临床医学、药学、口腔、影像、检验等专业使用。

图书在版编目(CIP)数据

内科学/包再梅，何有力，张学思主编. —2版. —武汉：华中科技大学出版社，2013.5
ISBN 978-7-5609-9082-8

Ⅰ.①内… Ⅱ.①包… ②何… ③张… Ⅲ.①内科学-高等职业教育-教材 Ⅳ.①R5

中国版本图书馆CIP数据核字(2013)第113581号

内科学(第2版)　　包再梅　何有力　张学思　主编

策划编辑：陈　鹏
责任编辑：陈　鹏
封面设计：陈　静
责任校对：张　琳
责任监印：周治超
出版发行：华中科技大学出版社(中国·武汉)
武昌喻家山　邮编：430074　电话：(027)81321915
录　　排：华中科技大学惠友文印中心
印　　刷：武汉鑫昶文化有限公司
开　　本：787mm×1092mm　1/16
印　　张：39.5
字　　数：1032千字
版　　次：2010年9月第1版　2015年8月第2版第3次印刷
定　　价：79.00元

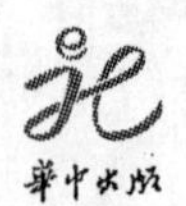

全国高职高专医药院校工学结合“十二五”规划教材编委会

总序

Zongxu

世界职业教育发展的经验和我国职业教育发展的历程都表明，职业教育是提高国家核心竞争力的要素之一。近年来，我国高等职业教育发展迅猛，成为我国高等教育的重要组成部分。与此同时，作为高等职业教育重要组成部分的高等卫生职业教育的发展也取得了巨大成就，为国家输送了大批高素质技能型、应用型医疗卫生人才。截至2008年，我国高等职业院校已达1 184所，年招生规模超过310万人，在校生达900多万人，其中，设有医学及相关专业的院校近300所，年招生量突破30万人，在校生突破150万人。

教育部《关于全面提高高等职业教育教学质量的若干意见》明确指出，高等职业教育必须“以服务为宗旨，以就业为导向，走产学结合的发展道路”，“把工学结合作为高等职业教育人才培养模式改革的重要切入点，带动专业调整与建设，引导课程设置、教学内容和教学方法改革”。这是新时期我国职业教育发展具有战略意义的指导意见。高等卫生职业教育既具有职业教育的普遍特性，又具有医学教育的特殊性，许多卫生职业院校在大力推进示范性职业院校建设、精品课程建设，发展和完善“校企合作”的办学模式、“工学结合”的人才培养模式，以及“基于工作过程”的课程模式等方面有所创新和突破。高等卫生职业教育发展的形势使得目前使用的教材与新形势下的教学要求不相适应的矛盾日益突出，加强高职高专医学教材建设成为各院校的迫切要求，新一轮教材建设迫在眉睫。

为了顺应高等卫生职业教育教学改革的新形势和新要求，在认真、细致调研的基础上，在教育部高职高专医学类及相关医学类专业教学指导委员会专家和部分高职高专示范院校领导的指导下，我们组织了全国50所高职高专医药院校的近500位老师编写了这套以工作过程为导向的全国高职高专医药院校工学结合“十二五”规划教材。本套教材由4个国家级精品课程教学团队及20个省级精品课程教学团队引领，有副教授（副主任医师）及以上职称的老师占65%，教龄在20年以上的老师占60%。教材编写过程中，全体主编和参编人员进行了认真的研讨和细致的分工，在教材编写体例和内容上均有所创新，各主编单位高度重视并有力配合教材编写工作，编辑和主审专家严谨和忘我地工作，确保了本套教材的编写质量。

本套教材充分体现新教学计划的特色，强调以就业为导向、以能力为本位、贴近学生的原则，体现教材的“三基”（基本知识、基本理论、基本实践技能）及“五性”（思想性、科学性、先进性、启发性和适用性）要求，着重突出以下编写特点：

(1) 紧扣新教学计划和教学大纲,科学、规范,具有鲜明的高职高专特色;

(2) 突出体现"工学结合"的人才培养模式和"基于工作过程"的课程模式;

(3) 适合高职高专医药院校教学实际,突出针对性、适用性和实用性;

(4) 以"必需、够用"为原则,简化基础理论,侧重临床实践与应用;

(5) 紧扣精品课程建设目标,体现教学改革方向;

(6) 紧密围绕后续课程、执业资格标准和工作岗位需求;

(7) 整体优化教材内容体系,使基础课程体系和实训课程体系都成系统;

(8) 探索案例式教学方法,倡导主动学习。

这套规划教材得到了各院校的大力支持与高度关注,它将为高等卫生职业教育的课程体系改革作出应有的贡献。我们衷心希望这套教材能在相关课程的教学中发挥积极作用,并得到读者的青睐。我们也相信这套教材在使用过程中,通过教学实践的检验和实际问题的解决,能不断得到改进、完善和提高。

全国高职高专医药院校工学结合"十二五"规划教材

编写委员会

前言

Qianyan

内科学是临床医学中一个涉及面广、知识整体性强的学科，是临床各学科的基础。随着医学科学和医学教育事业的发展，有关内科学方面的基础理论研究及临床诊治方法都有了新的进展，新的诊查手段、药物、疗法不断问世。为了及时反映内科学方面的最新进展，更好地适应我国医学高职高专内科教学的需要，本教材在编写过程中认真贯彻"三基"(基本理论、基本知识、基本技能)、"五性"(思想性、科学性、先进性、启发性、适用性)的方针。全书共分为十篇，内容以影响我国人民健康的内科常见病、多发病为重点，对每个疾病的概念、病因及发病机制、临床表现、并发症、实验室及其他检查、诊断及鉴别诊断、治疗与预后都进行了阐述。

本书以新颖、实用、便于掌握为编写原则，参考了国内外最新文献，力求把现代内科方面的最新知识和最新技术纳入其中。另外，还与国家执业助理医师资格考试的内容紧密衔接。每章后附有"病例分析"，便于学生掌握和巩固本章知识的重点及难点，以便更好地应用于临床及顺利通过执业助理医师资格考试。

本书内容较多，加之编者水平有限，书中错误、疏漏和不足之处在所难免，敬请广大读者批评指正。

编　者

目录

Mulu

第二篇 循环系统疾病

第三篇　消化系统疾病

第四篇　泌尿系统疾病

第五篇　血液系统疾病

第六篇　内分泌和代谢性疾病

第七篇　风湿性疾病

第八篇　神经系统疾病

第九篇　精神疾病

第十篇　理化因素所致疾病

绪　论

内科学是临床学科中的一门重要学科，是对内科疾病进行诊断、治疗、预防和促进康复、增进健康的科学。它重点论述人体各个系统各种疾病的病因、发病机制、临床表现、诊断、治疗与预防。内科学所阐述的内容在临床理论和实践中具有普遍意义，它既是各临床学科的基础，又与它们有着紧密的联系。因此学好内科学是医学生的基本要求，也可以为以后进一步从事其他专科领域打好基础。

1. 内科学的范围和内容　内科以非手术方法治疗病人为主。内科学是建立在基础医学、人文-社会科学基础之上的临床综合性学科。在临床工作中，内科涉及的临床领域广，内容涵盖了大多数临床学科。随着科技和医学专科方面的发展，临床分科越分越细，内科学涵盖的内容有呼吸、循环、消化、泌尿、血液、内分泌与代谢性疾病、风湿性疾病、理化因素中毒、神经系统疾病及精神疾病。

2. 内科学的发展

(1) 医学模式的转变　20 世纪末，随着社会的进步和科技的发展，人们生活的社会环境、生活习惯和行为方式也发生了变化。人类的疾病谱也发生了明显的变化。从 19 世纪发展起来的现代医学，对人类健康及疾病的认识从纯生物学的角度去分析，强调生物学因素及人体病理生理过程，注重躯体疾病的防治，形成了生物学医学模式(biomedical model)。这一医学模式忽略了心理、社会及环境等因素对人体的作用。因此，治疗疾病必须改变仅仅偏重生物学治疗的医学模式，如冠心病发病应从源头抓起，改变不良的生活方式，早期干预高血脂、高血压、高血糖等危险因素，这样才能使冠心病的发病率总体下降。这就顺应了生物-心理-社会医学模式。这一新的模式对医学提出了更高的要求。内科疾病的防治不仅针对病因十分明确，如感染、理化病因所致疾病，还要更加重视心理、社会和环境因素、生活方式引起的疾病；内科疾病治疗的目的不仅是治愈某一个疾病，还要减少残疾、提高生活质量；对疾病的治疗不能只用药物，而更应同时重视心理、生活方式、社会因素等的影响。

(2) 循证医学的发展　循证医学(evidence based medicine，EBM)是现代临床医学的重要发展。古代医学属于经验医学。19 世纪发展起来的医学已经有了解剖、病理、生化、药理等基础学科的支撑，从而为临床诊断治疗疾病提供了科学依据。临床医生面对各种诊断治疗问题，通常是根据现有的基础医学知识，参照前辈及(或)本人的实践经验和资料进行处理。对于某一种疾病的治疗没有客观的统一评价标准，是经验医学的范畴。20 世纪 80 年代循证医学的概念诞生了。其重点是在临床研究中采用前瞻性随机双盲对照及多中心研究的方法，系统地收集、整理大样本研究所获得的客观证据作为医疗决策的基础，对一些常见病制定的诊疗指南是根据循证医学研究结果而制定的。循证医学的研究结果也是可以变化的。因此,临床诊疗指南在使用一定的时间后也要更新。临床诊疗指南给临床医师提供了重要的参考依据,但不能作为唯一依据,临床医师更不能因此忽视对每一个患者的个体化分析。

(3) 诊断技术的发展　在检查和诊断技术方面,高科技诊断技术的发明和发展提高了对疾病的诊断水平,从而使疾病得以早诊、早治的技术也相应提高。主要体现在如下几个方面:① 影像学检查,如CT、MRI的灵敏度和特异性在不断提高,新的影像学检查如正电子射线断层检查(PET)、高精度数字造影血管机的应用和不断改进;② 内镜,如消化内镜(胃镜、十二指肠镜、小肠镜、结肠镜)、支气管镜、腹腔镜等,不但能清晰观察空腔器官,还可在直视下取活检,新近无线胶囊内镜的发明为检查小肠疾病提供了新的诊断手段;③ 实验室检查,各种先进检测仪器和相应试剂的应用,不但有助于快速和准确地完成各种常规实验室检查,而且扩大了实验室检查的项目,近年还有不少微量检测技术如聚合酶链反应(PCR)、电化学发光免疫分析(ECLLA)等应用于激素、药物、病毒学的检查上。

(4) 治疗技术的发展　尽管目前不少内科疾病还未能被彻底治愈,但预后已明显改善。基础和临床医学的发展,对许多疾病的病因和发病机制有了进一步的认识,为探索新的预防和治疗方法开辟了新路径。① 治疗策略的新认识,随着对病因学认识的深入,一些传统的治疗观念已发生了改变,如近年提出的急性冠状动脉综合征这一概念,认为应将不稳定性心绞痛、急性心肌梗死和冠心病心脏性猝死作为同一疾病病理生理过程的不同阶段和不同临床表现形式来看待,从而对不同临床类型冠心病的治疗提供了重要的病理生理学依据,使冠心病的治疗取得了重大进展;幽门螺杆菌与上消化道疾病关系的研究,导致对消化性溃疡、胃癌病因学的重新认识,根除幽门螺杆菌治疗使彻底治愈大部分消化性溃疡成为可能,对幽门螺杆菌感染的防治将成为胃癌预防的一种重要方法。② 高效、高特异性的新药,如质子泵抑制剂、高特异性作用于不同靶点的各种抗高血压药和抗心律失常药、各种吸入型平喘药和糖皮质激素、各种免疫抑制剂、各种生物制剂等广泛应用于各系统的常见内科疾病,使疗效明显提高而不良反应大大减少。③ 新治疗技术,如心脏介入治疗技术和器械的不断完善和改进,介入治疗已成为目前冠心病的重要治疗手段之一,挽救了不少危重患者的生命,大大改善了冠心病的预后;血透、腹透的广泛应用及技术改进使肾脏替代治疗成为器官衰竭替代治疗中最为成功的例子;呼吸重症监护医学不断发展,进一步改善了各种病因引起的呼吸衰竭的预后。④ 器官移植,器官移植作为终末期器官衰竭治疗的最后手段,大大改善了晚期内科疾病的预后;造血干细胞移植、肾移植、肝移植技术已广泛应用于临床,心脏移植、心肺联合移植、胰腺移植等方面也取得了很大的进展。

3. 学习内科学的目的、方法

(1) 通过学习,要掌握内科常见病及多发病的病因、发病机制、临床表现、实验室及其他检查、诊断及鉴别诊断和治疗。

(2) 重视临床实践　本教材的内容是医学生必须掌握的最基本的疾病知识。通过对本教材的学习,使学生掌握系统内科学的基本知识,为进入临床实践打下基础。学生进入临床接触具体患者时,首先必须认真进行病史采集和体格检查,结合患者的临床表现,对教材中相关疾病的章节再进行重点学习,这样有助于年轻医师开阔思路,更深入地搜集临床资料,重点选择辅助检查项目,为临床分析提供更有价值的素材;另外,经历了对患者具体的诊治过程,对患者所患疾病的理论阐述的理解和记忆会更深刻。通过理论→实践→再理论→再实践的反复循环,临床工作能力将会不断得到提高。

(3) 正确看待辅助检查　20世纪以来,疾病的诊断技术不断更新。以X射线为基础的计算机应用技术的各种先进的显像及成像技术如 CT、MRI、CTA 等；二维、三维及彩色多普勒显像技术；各种途径的纤维内镜的发展；生物化学及免疫学的发展；血液及相关标本检测项目与日俱增，为临床医师的诊断提供了极其重要的依据。但需要指出的是，无论哪一种检查都只能是辅助检查，不能替代医师的病史问诊、体格检查、临床思维和判断。另一方面，临床上过分依赖辅助检查，毫无针对性的检查，既延误了诊断又浪费了大量的医疗资源。因此，病史询问、体格检查和临床思维分析是医师诊断疾病的基本要素。

总之，要学好内科学，一方面必须有刻苦勤奋的学习态度，首先是学好理论知识，并不断更新；另一方面要勤于实践，在临床实践中掌握扎实的基本功，培养稳定的心理素质、良好的环境适应能力和较强的创新意识与良好的敬业精神和职业道德，不断提高自身素质，方能学好内科学并成为一名优秀的临床医师。

（包再梅）

第一篇

呼吸系统疾病

HU XI XI TONG JI BING

第一章
总　　论

第一节　解剖及生理概要

【呼吸系统解剖】

呼吸系统由鼻、咽、喉、气管、支气管和肺等器官组成，主要功能是进行气体交换，即吸入氧气、呼出二氧化碳。它与外界相通，外界的多种有害物质(如病原微生物、过敏原、粉尘、有害气体等)可以直接侵入，造成呼吸系统疾病。此外，身体其他器官的病原体或癌细胞也可通过血行、淋巴途径播散到肺部，引起病变。

正常情况下，呼吸系统具有一系列机械、免疫、代谢、生化、内分泌等功能，均有利于防止有害物质的入侵而造成损伤。

1. 呼吸道　呼吸道包括鼻、咽、喉、气管、支气管直至终末细支气管的整个通道，是传递气体的通路。临床上通常以环状软骨下缘为界，将鼻、咽、喉称为上呼吸道，环状软骨下缘以下的气管、支气管称为下呼吸道。气管紧接喉部位于颈的前部正中位，下行入纵隔，在第5胸椎上缘分为左、右支气管。左、右支气管在肺门处分出肺叶支气管，各肺叶支气管入肺后再分出肺段支气管。以后再反复分支，越分越细，分6～25代后成为终末细支气管，好像一棵倒置的树，故称为支气管树。

2. 肺

(1) 肺的位置与形态　肺位于胸腔内，纵隔的两侧，左右各一。肺呈圆锥形，上端为肺尖，下部为肺底，内侧为纵隔面，外侧为肋面。肺门是支气管、肺动脉、肺静脉、神经、淋巴管等出入之处。此外，在肺门中还有若干淋巴结，称为肺门淋巴结。

(2) 肺叶与肺段　支气管入肺后先按肺大叶分支，肺叶支气管及其所属的肺区称为肺叶，右肺分上、中、下三叶，左肺分上、下二叶。肺叶支气管再分出肺段支气管，肺段支气管及其所分布的肺组织称为支气管肺段，右肺分10个肺段，左肺分8个肺段。每个肺段似锥体形，底向外、尖向内。肺叶与肺段的分布在形态和功能上都有一定的独立性，具有临床意义，如肺部炎症或肺不张时常呈叶、段分布。临床上还可根据某些病变的范围及性质的不同施行肺叶、肺段切除术。

(3) 肺的终末呼吸单位　每个终末呼吸细支气管所支配的部分称为终末呼吸单位，又叫做肺腺泡单位。它包括三级呼吸性细支气管及其所属的肺泡管、肺泡囊和肺泡。肺泡是由上皮细胞构成的微小气泡，肺泡壁有肺泡孔，可使相邻的肺泡相互交通。当某细支气管阻塞时，可通过肺泡孔建立“侧支通气”，进行有限的气体交换。

(4) 肺的血液供应　肺有双重血液供应。肺动脉自右心室发出，至肺门与支气管伴行入肺，沿支气管行走，随支气管的分支而分支，最后在肺泡壁形成肺泡毛细血管网进行气体交换(吸入氧气，排出二氧化碳)，之后肺泡毛细血管网又逐渐汇集成肺静脉，回流至左心房。支气管动脉发自胸主动脉或肋间动脉，它入肺后也与支气管伴行，沿途分支形成毛细血管网，营养各级支气管、肺和脏层胸膜，之后毛细血管网汇集成支气管静脉，经上腔静脉回流至右心房。

3. 胸膜　胸膜为覆盖在肺表面、胸廓内面、膈上面及纵隔面的浆膜，有脏层和壁层之分。脏层覆盖在肺的表面，与肺实质紧密结合，并且折入肺裂内；壁层覆盖在胸廓内面、膈上面及纵隔面。脏、壁两层胸膜在肺门相连，形成两个完全封闭的腔，称为胸膜腔。腔内为负压，肺充满胸腔，使脏层和壁层胸膜紧密相贴，故胸膜腔仅为一个潜在的间隙，其中含少量润滑浆液，以减少呼吸时两层胸膜之间的摩擦。壁层胸膜有感觉神经分布，病变累及胸膜壁层时可引起胸痛；脏层胸膜无感觉神经分布。

【呼吸系统的生理】

1. 呼吸道的防御功能　外界吸入的空气先由上呼吸道过滤、加温、湿化，到达支气管时已与体温相近并饱含水蒸气，起着保护下呼吸道黏膜的作用。空气中混悬着的颗粒，直径大于10 μm的，几乎完全在鼻腔中被清除；直径为2～10 μm的，通常沉着在气管、支气管和细支气管黏膜上；直径小于2 μm的，可到达肺泡。

(1) 呼吸道的黏液-纤毛运动　从鼻腔到终末细支气管的黏膜，都有纤毛上皮细胞，呼吸道的每一纤毛细胞表面约有200根6～7 μm长的纤毛。气管、支气管的黏液分泌大部分来自上皮的杯状细胞和黏膜下层的腺体，在纤毛的表面形成一薄层黏液膜，黏附气流中的颗粒物质。纤毛运动通常以14 mm/min的速度将黏液向喉部移送。纤毛运动可因黏液分泌物的干燥、变稠，或因吸烟、吸入有害气体(如二氧化氮、二氧化硫、氯气等)、病毒感染而遭受破坏。

(2) 肺泡巨噬细胞　肺泡巨噬细胞能吞噬和杀灭进入肺泡的细菌，也能携带颗粒性物质到细支气管，然后借黏液-纤毛运动向上载运，或穿越肺泡壁由淋巴系统清除。此外，肺泡巨噬细胞还可与淋巴细胞相互作用，识别并破坏肿瘤细胞。饮酒、吸烟和吸入有害气体可损害肺泡巨噬细胞的活力。

(3) 咳嗽反射　喉、气管和支气管黏膜下有丰富的感觉神经末梢，能感受机械性和化学性刺激，引起咳嗽反射。通过咳嗽能清除呼吸道内过多的分泌物和异物，因此咳嗽反射属保护性反射。

(4) 呼吸道分泌物中的免疫球蛋白及其他活性物质的作用　有报道认为，肺是一个淋巴样器官，抗原进入呼吸道时可产生体液免疫反应和细胞免疫反应。体液免疫是指B细胞在抗原刺激下增殖、分化，形成浆细胞，产生并释放各类免疫球蛋白。与呼吸道感染有关的体液免疫抗体为IgA、IgE、IgG和IgM。肺泡Ⅱ型细胞可分泌一种磷脂类表面活性物质，作用是调节肺泡表面张力，使其在呼气之末不萎陷，对维持正常的呼吸极为重要。肺还能清除乙酰胆碱、5-羟色胺、缓激肽，并能把血管紧张素Ⅰ转变成血管紧张素Ⅱ。

2. 肺的呼吸功能

(1) 肺通气功能，是指肺与外界进行气体交换的过程。胸廓扩张和收缩改变肺容量而发生通气。顺畅的通气需要健全的神经支配，顺应性良好的胸廓、胸膜、肺泡及通畅的呼吸道。

(2) 肺换气功能，是指肺泡中的气体与肺毛细血管血液之间的气体交换过程。空气进入肺泡后，在肺毛细血管内进行气体交换，这一交换是顺着每种气体的分压差而通过物理弥散过程进行的。即气体从高分压处向低分压处弥散，直至两侧气体的分压平衡为止。氧从肺泡弥散到肺毛细血管的血液中去，二氧化碳取相反的方向弥散，从血液向肺泡排出。氧的弥散量随生理要求而变化，运动时可较静息时增加数倍。二氧化碳的弥散速率比氧约大20倍。所以临床上常见缺氧，而二氧化碳潴留则在较严重时才会出现。

第二节 呼吸系统疾病病因

呼吸系统疾病的病因较为复杂，可归纳为以下几方面。

1. 感染因素 在所有致病因素中，各种病原微生物的感染是呼吸系统疾病的主要原因，常见的有细菌、病毒、真菌、寄生虫、支原体、衣原体、军团菌等。原发性病毒感染多累及上呼吸道，细菌感染主要有肺结核和各种肺炎。社区获得性肺炎仍以肺炎链球菌和流感嗜血杆菌为主要病原菌。在医院获得性肺部感染中，革兰阴性球菌占优势，在革兰阳性球菌中，耐甲氧西林的细菌种类有明显增加。

2. 过敏因素 随着城市化和工业化的迅猛发展，过敏因素有增加趋势，可引起过敏性疾病（哮喘、鼻炎等）的变应原的种类及数量增多，包括食入性抗原（如鱼虾、蛋类、牛奶、酒及其他含乙醇类饮料、药物及食物添加剂等）和吸入性抗原（如某些花粉孢子、尘螨、动物毛变应原、有机或无机化工原料、各种曲霉素及真菌芽胞等）。典型疾病，如支气管哮喘、过敏性肺炎等。

3. 理化因素 流行病学调查证实，呼吸系统疾病的发生与空气污染密切相关。我国大气污染比较严重，空气中含有的二氧化硫、二氧化氮、氯气等有害气体或烟雾，多雾、多尘的环境，做饭的油烟，寒冷空气的刺激等，使得支气管及肺部疾病的发生率明显增多。其他粉尘（如二氧化硅、煤尘、棉尘等）可刺激呼吸系统引起各种尘肺，工业废气中致癌物质污染大气是肺癌发病率增加的重要原因。某些药物及放射治疗可引起药物性肺损害、放射性肺炎和肺纤维化。

4. 吸烟 吸烟是小环境的主要污染源，吸烟时间愈长、烟量愈大、则患病率愈高。据统计，吸烟者慢性支气管炎的发病率较非吸烟者高2倍以上，肺癌发病率高4倍以上。目前我国青年人吸烟人数增多，这是慢性阻塞性肺疾病和肺癌发病率增加的重要因素。与吸烟有关的疾病有慢性气管炎、支气管肺癌等。

5. 全身疾病在呼吸系统的表现 不少全身性疾病可累及肺部，自身免疫因素，如风湿性肺炎、弥漫性间质性肺疾病、免疫损害宿主肺炎等；许多严重创伤、感染、休克等疾病可导致成人呼吸窘迫综合征；慢性充血性心力衰竭、肝硬化、肾病综合征和营养不良患者可引起胸腔积液。

第三节 呼吸系统疾病的主要临床表现

1. 症状 呼吸系统疾病最突出的症状为咳嗽、咳痰、咯血、呼吸困难、胸痛等，在不同的肺部疾病中常有不同的特点，可为临床诊断提供参考。

（1）咳嗽 咳嗽是呼吸系统疾病最常见的症状，是气管-支气管受刺激的反射性活动。一般来说，急性发作的刺激性干咳常为上呼吸道炎症引起，若伴有发热、声嘶，常提示急性病毒性咽喉炎、气管-支气管炎；常年咳嗽，秋冬季加重，气候转暖时缓解，提示慢性阻塞性肺疾病;体位改变时咳嗽、咳痰加剧,常见于肺脓肿、支气管扩张;支气管肺癌初期常出现干咳,当肿瘤增大阻塞气道时,可出现高音调的阻塞性咳嗽;夜间阵发性咳嗽多见于左心衰竭的患者;持续而逐渐加重的刺激性咳嗽伴有呼吸困难,则考虑特发性肺纤维化或支气管肺癌。

(2) 咳痰　痰的性状(浆液性、黏液性、黏液脓性、脓性、血性)、量及气味对诊断有一定的帮助。慢性支气管炎的痰量一般较多,为白色泡沫黏性痰,痰由白色泡沫或黏液状转为脓性多表明合并细菌感染;肺脓肿或支气管扩张患者常有大量黄脓痰;肺炎链球菌感染时可有铁锈样痰;肺炎克雷白杆菌感染时呈红棕色胶冻样痰;肺水肿时,咳大量白色或粉红色稀薄泡沫痰;肺阿米巴病呈咖啡色痰;肺吸虫病为果酱样痰;厌氧菌感染时,脓痰有恶臭;大肠杆菌感染时,痰呈粪臭腐败味等。

痰量的增减常反映感染的加剧或炎症的缓解。若痰量突然减少,而出现体温升高,可能与支气管引流不畅有关。

(3) 咯血　咯血可以从痰中带血到整口鲜红血,由轻到重的描述分别为痰中带血、血痰、小量咯血、中量咯血和大量咯血,咯血程度与疾病轻重有时无相关性。痰中经常带血是肺结核、肺癌的常见症状。咯鲜血,多见于支气管扩张,也可见于肺结核、急性支气管炎、肺炎和肺栓塞;二尖瓣狭窄可引起各种不同程度的咯血;少量铁锈色的痰可见于大叶性肺炎、肺部手术或大咯血的恢复期。此外,咯血应与口、鼻、喉和上消化道出血相鉴别。

呼吸系统疾病常见的咯血原因为支气管肺癌、支气管扩张症和肺结核等。其他尚有肺囊肿、肺栓塞及先天性毛细血管扩张等。

(4) 呼吸困难　呼吸困难可表现在呼吸频率、深度及节律改变等方面。按其发作快慢分为急性、慢性和反复发作性。急性呼吸困难伴胸痛常提示肺炎、气胸和胸腔积液;慢性进行性呼吸困难多见于慢性阻塞性肺疾病、弥散性肺纤维化疾病;左心衰竭患者可出现夜间阵发性呼吸困难;支气管哮喘发作时,出现呼气性呼吸困难,且伴有哮鸣音,缓解时可消失,下次发作时又复出现。

肺源性呼吸困难可分为吸气性、呼气性和混合性三种。如喉头水肿、喉气管炎症、肿瘤或异物引起上气道狭窄,出现吸气性呼吸困难;肺气肿或支气管哮喘可引起广泛支气管痉挛,出现呼气性呼吸困难。

(5) 胸痛　当肺部病变累及壁层胸膜时,可发生胸痛,但疼痛的部位和严重程度不一定与病变部位及病情轻重程度相一致。胸痛伴发热,常考虑肺部感染;肺栓塞时可出现剧烈针刺样胸痛,伴咯血和(或)呼吸困难;干性胸膜炎常在胸廓活动较大的两侧发生胸痛,与咳嗽、深吸气有关;用力时突然发生的局部胸痛,伴有明显呼吸困难者,很可能是自发性气胸;肺癌侵及壁层胸膜或骨,出现隐痛,持续加剧,乃至刀割样痛。

胸痛可由很多原因引起。除呼吸系统疾病外,还有神经肌肉疾病、纵隔病变、食管疾病、膈和腹腔疾病、心血管疾病等引起的胸痛,临床应注意鉴别。

2. 体征　根据病变性质、范围的不同,胸部疾病的体征可各不相同。气管、支气管病变以干湿性啰音为主,肺部炎症病变有呼吸音性质、音调和强度的改变。如大叶性肺炎可出现患侧呼吸运动减弱、病变区语颤增强、叩诊浊音、听诊湿性啰音等肺实变体征;肺气肿时有桶状胸、语颤减弱、两肺过清音等体征;特发性肺纤维化可在双肺出现吸气相高调爆裂音;胸腔积液、气胸或肺不张可出现相应的体征,并伴有气管的移位。

第四节 呼吸系统疾病的辅助检查与诊断

【实验室及辅助检查】

1. 血液检查

(1) 血常规检查 白细胞计数和中性粒细胞比例增高，尤其伴有中毒颗粒时，提示细菌性感染；嗜酸性粒细胞增加时，提示过敏性因素或寄生虫感染。

(2) 血清学抗体试验 如荧光抗体、对流免疫电泳、酶联免疫吸附测定等，对于病毒、支原体和细菌感染的诊断均有一定价值。

(3) 血气分析 通过血气分析，对诊断呼吸衰竭、酸碱平衡失调和指导治疗、观察疗效具有极为重要的价值。

① 动脉血氧分压(PaO_2)：正常值为 12.7～13.3 kPa(95～100 mmHg)，降至 8 kPa(60 mmHg)以下为呼吸衰竭；降至 4 kPa(30 mmHg)为危险信号；2.7 kPa(20 mmHg)为人体所能耐受的最低值。

② 动脉血二氧化碳分压($PaCO_2$)：正常值为 4.7～6.0 kPa(35～45 mmHg)，$PaCO_2$ 的改变直接反映通气功能状态。通气功能减退如呼吸道阻塞或呼吸中枢受抑制时 $PaCO_2$ 增高，$PaCO_2$ 大于 6.7 kPa(50 mmHg)为呼吸衰竭；$PaCO_2$ 低于正常者，说明通气过度，见于癔病或人工呼吸机使用过程中。

③ 血液酸碱度(pH 值)：正常值为 7.35～7.45，低于 7.35 为酸中毒，高于 7.45 为碱中毒。

2. 抗原皮肤试验 对哮喘患者进行抗原皮肤试验，有助于过敏体质的确定和相应抗原的脱敏治疗；对结核或真菌呈阳性的皮肤反应仅说明已受感染，并不能肯定患者患病。

3. 痰液和胸腔积液检查 痰液检查方法有直接涂片染色检查、培养检查和动物接种检查。直接涂片染色检查简便易行，培养检查可以确定细菌类型，并可进行药物敏感试验与耐药试验。反复做痰脱落细胞检查，有助于肺癌的诊断。

胸腔积液常规检查可明确胸腔积液是渗出性或是漏出性。检查胸腔积液的溶菌酶、癌胚抗原及对胸腔积液进行染色体分析，有助于结核性与恶性胸腔积液的鉴别；胸腔积液中的脱落细胞检查对肿瘤的诊断帮助很大。

4. 影像学检查 影像学检查是诊断呼吸系统疾病的重要手段之一。方法有透视、一般摄片、计算机断层 X 线扫描(CT)、核磁共振显像(MRI)、支气管造影和血管造影等。胸部 X 线透视配合胸片，可发现被心、纵隔等掩盖的病变，并能观察膈、心血管活动情况；CT 能进一步明确病变部位、性质及有关气管、支气管通畅程度；MRI 对纵隔疾病和肺栓塞有较大帮助；肺血管造影用于肺栓塞和各种先天性或获得性血管病变的诊断；支气管造影术对支气管扩张、狭窄、阻塞的诊治有较好帮助。

5. 纤维支气管镜检查 纤维支气管镜检查能深入亚段支气管，直接窥视黏膜水肿、充血、溃疡、肉芽肿、新生物、异物等，做黏膜的刷检或钳检，进行肺活体组织学检查；经纤维支气管镜还可做支气管肺泡灌洗，对灌洗液进行病原微生物、细胞学、免疫学、生物化学等检查，有助于明确病原和病理诊断；通过纤维支气管镜还能取出异物、药物注射治疗肿瘤；借助纤维支气管镜的引导还可做气管插管。

6. 超声检查 在超声波引导下进行胸腔积液及肺外周肿物的定位，指导胸腔穿刺抽液及穿刺活检。

7. 呼吸功能测定 通过呼吸功能测定可了解呼吸系统疾病对肺功能损害的程度及性

质,对某些肺部疾病的早期诊断具有重要价值。如慢性阻塞性肺疾病等表现为阻塞性通气功能障碍,而肺纤维化、胸廓畸形、胸腔积液、胸膜增厚或肺切除术后均显示限制性通气功能障碍。这些变化常在临床症状出现前已存在。阻塞性和限制性通气功能障碍时肺容量和气道阻力的特征性变化如表1-1所示。

表1-1 阻塞性和限制性通气功能障碍时肺容量和气道阻力的特征性变化

检查项目	阻塞性通气功能障碍	限制性通气功能障碍
VC	减低或正常	减低
RV	增加	减低
TCL	正常或增加	减低
RV/TCL	明显增加	正常或略增加
FEV_1	减低	正常或增加
FEV_1/FVC	减低	正常或增加
MMFR	减低	正常或减低

注:VC为肺活量;RV为残气量;TCL为肺总量;FEV_1为第一秒用力呼气量;FVC为用力肺活量;MMFR为最大呼气中期流速。

【呼吸系统疾病的诊断】

呼吸系统疾病种类繁多,表现复杂多样,诊断时必须详细询问病史、系统地进行体格检查,并结合必要的辅助检查,全面综合分析,力求做出病因、解剖、病理和功能的诊断。

1. 病史 周密详细的病史是诊断呼吸系统疾病的基础,通过问诊可了解患者的病史及主要症状。询问病史时要了解患者有无与肺部传染性疾病(如流感、SARS、活动性肺结核等)患者的密切接触史;有无接触肺部有毒物质的个人史和职业史;有无生食虾蟹、蝲蛄等可能引起肺部寄生虫的饮食史;了解有无过敏史,如接触各种无机、有机粉尘、花粉或进食某些食物时出现打喷嚏、胸闷,剧烈运动后出现胸闷、气促等,可提示肺部变应性疾病;询问吸烟史时,应有吸烟年数、包数的定量记载;有没有使用过可导致肺部病变的某些药物,如博莱霉素、胺碘酮可引起肺纤维化,血管紧张素转换酶抑制剂可引起顽固性咳嗽,β受体阻断药可引起支气管痉挛等。某些疾病,如支气管哮喘、特发性肺纤维化、囊性纤维化等可有家族史。

呼吸系统疾病的症状主要有咳嗽、咳痰、咯血、呼吸困难、胸痛等。问诊时要问明:咳嗽时间的长短、性质及其伴随症状;痰量的多少、颜色、有无异味;咯血量的多少、鲜红还是暗红;呼吸困难属于吸气性还是呼气性,与活动及体位是否有关;胸痛与呼吸的关系,疼痛是锐痛还是钝痛等。了解这些症状对病变部位和性质的判定有重要意义。

2. 体征 通过视、触、叩、听诊对患者进行系统全面的体格检查,可以了解病变所在部位、性质及范围。因病变不同体征也各不相同,如局部触及语颤增强、叩及浊音、闻及病理性支气管呼吸音,应想到有肺实变,可能是大叶性肺炎。胸腔积液、气胸、肺不张或支气管扩张可出现相应的体征。除肺部体征外,某些呼吸系统疾患可伴有肺外的表现,如支气管扩张、慢性肺脓肿、慢性肺心病和胸膜化脓性病变出现的杵状指(趾);某些支气管肺癌常出现肺性骨关节病、杵状指(趾)、异位内分泌症群的表现,如库欣综合征、男性乳房发育等;颈部尤其是锁骨上淋巴结肿大、质硬、无触痛提示肺癌转移等。

3. 实验室及辅助检查 详见前述内容。临床上常依据病症不同而选择不同的检查项目。

第五节　呼吸系统疾病的防治进展

1. 呼吸系统疾病的主要治疗方法

(1) 抗感染　目前常用于治疗呼吸系统疾病的抗感染药物有以下几大类。

① 青霉素类,包括青霉素、普鲁卡因青霉素、苄星青霉素、青霉素V、氨苄西林、阿莫西林、萘夫西林、氯唑西林等药物,主要用于肺炎球菌、溶血性链球菌、敏感金黄色葡萄球菌、脑膜炎球菌、厌氧菌等所致的感染。

② 头孢菌素类,包括头孢噻吩、头孢噻啶、头孢氨苄、头孢唑啉、头孢拉定、头孢呋辛、头孢噻肟、头孢曲松、头孢他啶、头孢哌酮舒巴坦钠等药物,此类抗生素的抗菌谱较青霉素广泛,对以金黄色葡萄球菌、肠球菌为代表的革兰阳性菌,以肠杆菌、绿脓杆菌为代表的革兰阴性菌均有抗菌作用。其缺点是价格比较昂贵,多用于较严重的感染。

③ 大环内酯类,包括红霉素、罗红霉素、阿奇霉素、乙酰螺旋霉素、克拉霉素、交沙霉素、麦迪霉素等药物,其抗菌谱与青霉素相类似,主要对革兰阳性菌作用较强,是青霉素过敏者较好的代用品。此类药物会出现胃肠反应,如厌食、恶心,甚至呕吐等,使用时要注意观察。

④ 氨基糖苷类,包括链霉素、庆大霉素、卡那霉素、妥布霉素等药物,抗菌谱广,对许多革兰阳性菌、革兰阴性菌及结核杆菌有较强的抗菌作用。此类抗生素有不同程度的耳毒性和肾毒性,尤其是老年人和儿童使用时应注意。

⑤ 喹诺酮类,是人工合成的抗菌药,包括吡哌酸、环丙沙星、氧氟沙星、诺氟沙星等药物,也是广谱抗菌药,可用于多种细菌感染。

⑥ 抗结核病类,包括异烟肼、利福平、利福定、链霉素、对氨基水杨酸钠、盐酸乙胺丁醇、吡嗪酰胺等药物,因其疗效高,不良反应少,应用方便,均作为治疗结核病的首选药物。

⑦ 抗病毒药物,主要包括阿昔洛韦、地昔洛韦、伐昔洛韦、更昔洛韦、利巴韦林、丙种球蛋白、干扰素等,可通过不同途径发挥抗病毒作用。

(2) 镇咳祛痰　镇咳药主要有中枢性麻醉性镇咳药、中枢性非麻醉性镇咳药和周围性镇咳药三种。

① 中枢性麻醉性镇咳药,适用于剧烈咳嗽而痰少的患者,常用的有阿片、可待因、福尔可定等药物,此类属于毒麻类药物,应限量使用。

② 中枢性非麻醉性镇咳药,常用的有喷托维林(咳必清)、咳得平、咳舒等。

③ 周围性镇咳药,常用的有甘草流浸膏、苯丙哌林(咳快好)、苯佐那酯等药物,适用于咳嗽伴咳痰者。

痰量较多时还可采取体位排痰法,头低且让病变部位居上,每日排痰2～3次,每次20 min,同时拍击患者背部。但对于年老体弱、大咯血、高热的患者不宜使用。

祛痰药大致分为两类。

① 恶心性祛痰药,主要刺激胃黏膜感受器,引起轻度的恶心,反射性促使支气管腺体分泌增加,从而稀化痰液,使痰易于咳出。主要药物有氯化铵、碘化钾愈创甘油醚等,大剂量使用可引起明显恶心和呕吐。

② 黏液溶解剂,能使痰液中的黏多糖分解,溶解黏稠的痰液,常用药物如盐酸溴己新(必嗽平)、乙酰半胱氨酸(易咳净)、α-糜蛋白酶、胰蛋白酶等。

(3) 解痉平喘　解除支气管痉挛的根本疗法是祛除病因,在此基础上,选用合适的药物治疗。该类药物的主要作用是抑制气道炎症反应和解除气道平滑肌痉挛。

常用的药物主要有:① β_2 肾上腺受体激动药,如肾上腺素、异丙肾上腺素、沙丁胺醇、特布他林等;② 茶碱类除了有扩张气道的作用外,还有解除呼吸肌疲劳和轻度兴奋呼吸肌的作用,常用的有氨茶碱、麻黄素、羟丙茶碱、胆茶碱等;③ M受体阻断药有异丙阿托品、异丙东莨菪碱;④ 肥大细胞稳定剂有色甘酸钠、酮替芬等;⑤ 糖皮质激素,目前主张尽量局部用药以减轻全身用药的不良反应,对于严重病例也可全身用药。常用的局部用药有倍氯米松、布地奈德,全身用药有甲泼尼龙、地塞米松、氢化可的松。

(4) 氧气治疗　氧气治疗是呼吸系统疾病治疗的重要方法之一。临床常用的给氧方法主要有三种,即鼻导管(鼻塞)给氧、面罩给氧和高压给氧,其中最常用的是鼻导管(鼻塞)给氧。

① 鼻导管(鼻塞)给氧:鼻导管(鼻塞)吸氧适用于一般缺氧患者。对于Ⅰ型呼吸衰竭的患者(单纯低氧血症),应吸入较高浓度(大于35%)的氧,但鼻导管(鼻塞)给氧最高氧浓度不超过50%;对于Ⅱ型呼吸衰竭患者(既有缺氧又有二氧化碳潴留),则应持续性低浓度(小于35%)吸氧。

② 面罩给氧:面罩给氧适用于急性缺氧的患者,如急性肺水肿、急性心肌梗死、急性CO中毒等。此种给氧方法的好处是可以随时调节给氧浓度,甚至可以给100%浓度的氧。但高浓度吸氧时(给氧浓度大于50%)一定要间断,因为过高浓度持续给氧,会造成氧中毒,它的主要病理变化是肺不张,时间长者可以造成不可逆的肺纤维化。

③ 高压给氧:高压给氧在治疗呼吸系统疾病中并不常用,临床主要用于急性CO中毒、神经系统损伤的恢复治疗、失眠等,同时还可以解除疲劳、提高工作效率。高压给氧治疗要求比较高,患者必须在高压氧舱内接受治疗,即在0.2～0.3 MPa下间断吸纯氧,每次从进舱开始加压直到减压出舱需要1.5～2 h。

(5) 湿化治疗　呼吸系统疾病患者由于呼吸困难常张口呼吸会使呼吸道黏膜干燥、临床吸氧也会导致呼吸道黏膜干燥、气管插管或气管切开患者也会使气道水分大量丢失,因此呼吸道的湿化治疗相当重要。气道的湿化可使用湿化瓶,张口呼吸的患者可用湿纱布覆盖口唇,气管插管或气管切开者应定时向气道内滴蒸馏水。此外,还可以给患者用蒸馏水加入α-糜蛋白酶雾化吸入,既能湿化气道又能稀释痰液。必要时在湿化液中加入抗生素,能预防和治疗局部感染。

2. 呼吸系统疾病的预防　呼吸系统疾病的预防应注重环境保护,使空气、水源符合绿色标准;宣传戒烟、保持室内空气清新,新鲜空气能够去除过量的湿气和稀释室内污染物;应定时开窗通风,保持空气流通,让阳光射进室内,因为阳光中的紫外线具有杀菌作用;加强锻炼,体育锻炼可增强血液循环,提高免疫力;避免受凉,当人体受凉时,呼吸道血管收缩,血液供应减少,局部抵抗力下降,病毒容易侵入;加强个人卫生和个人防护、改变不良生活习惯,注意生活规律,生活不规律易使免疫系统功能减弱。

流行季节前可到防疫站或正规医院进行相应的预防接种,如流感、肺炎、支气管炎等疫苗。

3. 呼吸系统疾病的防治研究及展望　近20年来,我国呼吸系统疾病的防治研究取得了飞速发展,主要表现在如下几方面。

(1) 诊治水平显著提高　电子内镜和影像学的普及,为基层医师提供了更为准确便捷的诊治手段;目前很多检查手段相当先进,如肺功能检查能发现早期小气道病变、分子遗传学可以查出染色体的基因缺陷、高精度影像学可以检查出直径小于1 cm的病灶等。

(2) 疾病防治网的覆盖率不断扩大　目前我国已制订了慢性阻塞性肺疾病、支气管哮喘、肺栓塞、间质性肺疾病、医院及社区获得性肺炎等的防治指南及传染性非典型肺炎(SARS)的诊疗方案,规范了上述疾病的防治。

(3) 呼吸重症监护　在大中城市逐步推广呼吸重症监护,使抢救成功率明显上升。在临床治疗上,由于呼吸生理和重症监护医学包括仪器设备的创新,以及重症监护病房(ICU)组织及管理系统的建立,特别是呼吸支持技术的发展与完善,极大地丰富了重症患者呼吸衰竭抢救的理论与实践,降低了病死率。

(4) 新型药物　多种新型抗生素、调节机体免疫力的药物已广泛应用于临床。

(5) 分子生物学技术的发展　为呼吸系统疾病的治疗提供了广阔的前景,呼吸细胞病理学、临床微生物学、免疫学和分子生物学等基础研究正在不断地深入。

(6) 其他　微创技术(如胸腔镜)的使用可对一些肺功能差的患者施行肺部手术;各种通气模式的改进可对不同的病因引起的呼吸衰竭进行针对性的治疗;由于非创伤性面(鼻)罩通气的推广,将能预防一些疾病(如慢性阻塞性肺疾病、神经肌肉疾病)发展为呼吸衰竭,并使部分患者避免气管插管或切开。

展望未来,随着大量医学研究的不断深入,将能从根本上改变肺部疾病的治疗和预后,具体表现在:① 支气管肺癌的早期诊断和治疗技术将有突破性进展;② 慢性阻塞性肺疾病将有更好的治疗方法;③ 结核病能得到进一步控制;④ 介入疗法将更普遍应用于支气管肺癌的局部化疗;⑤ 重症监护机制更加合理,对仅依靠呼吸机维持生命且难以恢复的患者,就其医学伦理和效益-耗费等问题将做出恰当的评估;⑥ 肺移植的开展,将成为呼吸功能不全失代偿的重要治疗手段。

第二章 急性上呼吸道感染及急性气管-支气管炎

第一节 急性上呼吸道感染

急性上呼吸道感染(acute upper respiratory tract infection)简称上感,是指鼻、咽、喉部黏膜的急性炎症。常见病原体为病毒,少数是细菌。其发病无年龄、性别、职业和地区的差异。

本病全年皆可发病,以冬春季节多发,可通过含有病毒的飞沫或被污染的手和用具传播,多为散发,可在气候突变时流行。由于引起上感的病毒类型较多,人体对各种病毒感染后产生的免疫力较弱且短暂,病毒间也无交叉免疫,同时在健康人群中有病毒携带者,故一个人一年内可多次感染发病。

【病因及发病机制】

急性上呼吸道感染有70%～80%由病毒引起,主要有鼻病毒、腺病毒、呼吸道合胞病毒、流感病毒、副流感病毒、柯萨奇病毒、埃可病毒、麻疹病毒、风疹病毒等。20%～30%为细菌感染所致,细菌感染可直接或继发于病毒感染之后发生,以溶血性链球菌为多见,其次为流感嗜血杆菌、肺炎链球菌和葡萄球菌等,偶见革兰阴性杆菌感染。

接触病原体后是否发病,取决于传播途径和人群的易感性。当有受凉、淋雨、过度疲劳、个人不良行为、慢性疾病、年老体弱等诱发因素,使全身或呼吸道局部防御功能降低时,原已存在于上呼吸道或从外界侵入的病毒或细菌可迅速繁殖,引起本病。

【临床表现】

根据病因及病变部位的不同,上感可表现为不同的临床类型。

1. 普通感冒 普通感冒俗称"伤风",又称上呼吸道卡他炎,以鼻咽部炎症为主要表现。常见病原体为鼻病毒、冠状病毒、流感和副流感病毒、呼吸道合胞病毒、埃可病毒、柯萨奇病毒等。起病较急,初期有打喷嚏、鼻塞、流清水样鼻涕,咽部干痒或烧灼感甚至鼻后滴漏感,2～3 d后鼻涕变稠,可伴有咽痛、声嘶、少量咳嗽、呼吸不畅、流泪、味觉迟钝等。一般无发热及全身症状,或仅有低热、身体不适、轻度畏寒和头痛。体格检查可见鼻腔黏膜充血、水肿、有较多分泌物,咽部轻度充血。如无并发症,一般经5～7 d痊愈。

2. 急性病毒性咽炎和喉炎 急性病毒性咽炎多由腺病毒、流感病毒、副流感病毒、肠病毒、呼吸道合胞病毒等引起。临床表现为咽部发痒和灼热感,咽痛不明显,咳嗽少见。检查可见咽部充血,有灰白色点状渗出物,颌下淋巴结轻度肿大和触痛。急性病毒性喉炎多由流感病毒、副流感病毒及腺病毒等引起，临床表现为声嘶、讲话困难，常有发热、咽痛或咳嗽。体格检查可见喉部水肿、充血，局部浅表淋巴结轻度肿大和触痛，有时可闻及喉部的喘息声。病程为1周左右。

3. 疱疹性咽峡炎 本病常由柯萨奇病毒A引起，表现为明显咽痛、发热，检查可见咽部充血，于软腭、悬雍垂、咽及扁桃体表面可见灰白色疱疹及浅表溃疡，周围有红晕。病程约为1周，多于夏季发生，多见于儿童，偶见于成人。

4. 咽-结膜热 咽-结膜热主要是由腺病毒、柯萨奇病毒、流感病毒等引起的发热性咽炎伴急性结膜炎。临床表现为发热、咽痛、畏光、流泪、咽及结膜明显充血。病程4～6 d，常发生于夏季，通过游泳传播。其中以儿童多见。

5. 细菌性咽-扁桃体炎 病原体多为溶血性链球菌，其次为流感嗜血杆菌、肺炎链球菌、金黄色葡萄球菌等。本病起病急，咽痛明显，有畏寒、发热，体温可达39 ℃以上，常伴有头痛、全身不适、呕吐等症状。检查可见咽部明显充血，扁桃体肿大、充血，表面有黄白色脓性分泌物，常伴有颌下淋巴结肿大、压痛。肺部无异常体征。其病程5～7 d。

【并发症】

少数患者可并发急性鼻窦炎、中耳炎、气管-支气管炎、肺炎、风湿热、肾小球肾炎、心肌炎等，应予以警惕。

【实验室检查】

1. 血常规 病毒感染者白细胞计数多为正常或偏低，淋巴细胞比例升高。细菌感染者有白细胞计数与中性粒细胞增多和核左移现象。

2. 病原学检查 因病毒种类繁多，而且明确病毒类型对治疗无明显帮助，故一般无需病原学检查。特殊需要时可用免疫荧光法、酶联免疫吸附法、血清学诊断和病毒分离鉴定等方法确定病毒的类型，区别病毒和细菌感染。对呼吸道分泌物做细菌培养可判断细菌类型并做药物敏感试验以指导临床用药。

【诊断及鉴别诊断】

根据病史、流行情况、鼻咽喉部的症状和体征，结合周围血常规可做出临床诊断。一般无需病因诊断，特殊情况下可进行细菌培养和病毒分离，或病毒血清学检查确定病原体。

本病需与下列疾病相鉴别。

1. 过敏性鼻炎 该病起病急骤、鼻腔发痒、频繁打喷嚏、流清水样鼻涕，无发热及全身不适症状。患者常有过敏史，发作与环境或气温突变有关，有时异常气味也可引起发作，如脱离过敏原，数分钟至1～2 h内症状即消失。检查可见鼻黏膜苍白、水肿，鼻分泌物涂片可见嗜酸性粒细胞增多。

2. 流行性感冒 该病传染性强，有明显的流行性。起病急骤，鼻咽部症状较轻，但全身症状较重，高热、全身酸痛、眼结膜炎症状明显。取患者鼻液中黏膜上皮细胞涂片，用荧光标记的流感病毒免疫血清染色，置荧光显微镜下检查，有助于早期诊断。病毒分离或血清学诊断可供鉴别。

3. 某些急性传染病的前驱症状 许多病毒感染性疾病如麻疹、脊髓灰质炎、流行性脑膜炎、百日咳、猩红热等在患病初期常有上呼吸道感染症状，应予重视。在这些病的流行季节或流行区应密切观察，并详细问诊、体格检查及进行必要的实验室检查，以资区别。

【治疗】

由于目前尚无特殊抗病毒药物，故治疗以对症处理为主，同时要注意休息、戒烟、多饮水、保持室内空气流通和防治继发细菌感染。

1. 对症治疗 对头痛发热者可选用解热镇痛剂，如阿司匹林、对乙酰氨基酚(扑热息痛)、去痛片、感冒通、速效感冒冲剂等；高热可给予物理降温，如头部冷敷、乙醇擦浴或温水擦浴；咽痛者可含碘喉片、华素片、银黄含片或溶菌酶片等；鼻塞者可用0.5%～1%麻黄碱滴鼻。干咳可用可待因糖浆或咳快好，止咳祛痰常用复方甘草合剂、溴己新(必嗽平)等。

2. 抗菌药物治疗 如有细菌感染，可根据病原菌选用敏感的抗菌药物。经验用药常选青霉素类、大环内酯类、头孢菌素类或喹诺酮类。病毒感染者一般不用抗生素治疗。

3. 抗病毒药物治疗 早期应用抗病毒药有一定疗效。利巴韦林有较广的抗病毒谱，对流感病毒、副流感病毒和呼吸道合胞病毒等有较强的抑制作用，可缩短病程。金刚烷胺、吗啉胍和抗病毒中成药也可选用。

4. 中医治疗

(1) 外感风寒 恶寒重，无发热或微热，头痛、骨节酸痛、打喷嚏、鼻塞、流清涕，舌苔薄白、脉浮紧。治疗用辛温解表法，可选用荆防败毒散、香苏饮、藿香正气水等。

(2) 外感风热 发热重恶寒轻，口干、咽痛红肿，舌苔薄黄、脉浮数。治疗用辛凉解表法，可选用银翘解毒片、桑菊感冒片、板蓝根等。

【预后】

本病一般病情较轻、病程较短，可自愈，预后良好。但由于发病率高，具有一定的传染性，少数患者可并发风湿病、急性肾炎、心肌炎等疾病，应积极防治。

第二节 急性气管-支气管炎

急性气管-支气管炎(acute tracheobronchitis)是由病毒或细菌感染、物理化学刺激或过敏因素等造成的气管-支气管黏膜的急性炎症。临床主要表现为咳嗽和咳痰，多见于寒冷季节或气候突变时节，可由急性上呼吸道感染迁延而来，病愈后黏膜结构和功能可完全恢复正常。

【病因及发病机制】

1. 感染 可以由病毒、细菌直接感染，也可因急性上呼吸道感染的病毒或细菌蔓延引起本病。常见病毒为腺病毒、流感病毒、冠状病毒、鼻病毒、单纯疱疹病毒、呼吸道合胞病毒等。在病毒感染的基础上可继发细菌感染，常见的致病菌为肺炎球菌、流感嗜血杆菌等。

2. 物理或化学性刺激 过冷空气、粉尘、某些刺激性气体或烟雾(如二氧化碳、二氧化氮、氨气、氯气等)的吸入，均可刺激气管-支气管黏膜，引起黏膜急性损伤和炎症反应。

3. 变态反应 常见的过敏原(如吸入花粉、有机粉尘、真菌孢子、动物皮毛)或对细菌蛋白的过敏等，均可引起气管-支气管的过敏性反应。

吸烟、过度劳累、气候变化、艰苦环境等都是急性气管-支气管炎发病的重要诱因。

【临床表现】

1. 症状 起病较急，症状轻重不一。常先有急性上呼吸道感染症状，如鼻塞、打喷嚏、流涕、咽部痛痒、声嘶等，继而出现咳嗽、咳痰，初为干咳或少量黏液性痰，随后可转为黏液脓性或脓性痰，痰量增多，咳嗽加剧，偶见痰中带血。全身症状一般较轻，可有发热38 ℃左右。病程一般呈自限性，发热和全身不适可在3～5 d消退。咳嗽、咳痰可延续2～3周才消失，若支气管发生痉挛，可出现程度不等的气促现象。

2. 体征 体征不多,炎症局限在气管时可无体征,呼吸音常正常。随着炎症的扩展,可以引起气道阻塞体征,在两肺能听到散在干、湿啰音,啰音部位不固定,咳嗽后可减少或消失。

【并发症】

急性气管-支气管炎经过积极的治疗可完全恢复正常,如迁延不愈,日久可演变成为慢性支气管炎。

【实验室及辅助检查】

病毒感染者周围血中白细胞计数和分类多无明显改变,细菌感染时,白细胞计数和中性粒细胞比例增高。痰培养可发现致病菌。X线胸片检查,大多数表现正常或仅有肺纹理增粗。

【诊断及鉴别诊断】

诊断主要依靠病史和临床表现,结合血常规检查和胸部X线检查可作出初步诊断。

急性气管-支气管炎需与下列疾病相鉴别。

1. 流行性感冒 流行性感冒呈流行性发病。起病急,全身症状显著,如发热、头痛、四肢酸痛等,而上呼吸道症状则较轻。病毒分离或血清学诊断可供鉴别。

2. 急性上呼吸道感染 鼻咽部症状明显,一般无咳嗽、咳痰,肺部无异常体征。

3. 肺炎、肺结核、肺癌和肺脓肿 起病初均可出现咳嗽、咳痰等类似急性气管-支气管炎的症状,应详细询问病史和体格检查,注意观察病情,结合实验室检查和胸部X线检查不难鉴别。

【治疗】

1. 一般治疗 适当休息、注意保暖、多饮水、补充足够的热量和维生素。

2. 对症治疗 有发热、全身酸痛者,可服用阿司匹林0.3～0.6 g或克感敏1片,每日2～3次;刺激性咳嗽宜用蒸气吸入或生理盐水超声雾化吸入;干咳剧烈者可用咳必清25 mg或可待因15～30 mg,每日3次;痰液黏稠不易咳出时,可用氯化铵0.3 g或必嗽平3～16 mg,每日3次;有支气管痉挛时,用氨茶碱0.1～0.2 g,每日3次。

3. 控制感染 有细菌感染证据时应及早使用抗菌药物治疗,根据经验可首选大环内酯类、青霉素类,也可选用头孢菌素类或喹诺酮类等药物。少数患者需根据病原体培养结果和药敏试验指导用药。

4. 中医治疗

(1) 风寒型 恶寒、发热、咳嗽、痰稀白,舌苔薄白、脉浮紧。治疗用疏风散寒,宣肺化痰法。可选用杏苏二陈丸、止嗽散、半夏露、通宣理肺丸等。

(2) 风热型 发热、咳嗽、痰黄稠,舌红苔黄、脉细数。治疗用疏风清热、宣肺化痰法。可选用桑菊饮、清气化痰丸、蛇胆川贝液等。

【预后】

积极预防和治疗上呼吸道感染,预后良好。如迁延不愈,日久可演变成为慢性支气管炎。

病例分析

患者,男性,74岁,因“咳嗽、咳痰伴发热2天”入院。患者于2天前无明显诱因出现咳嗽、咳痰，为白色黏痰，量少，伴发热，体温在38.3℃左右，伴乏力、全身酸痛、头痛、头昏；无鼻塞、流涕，无寒战、盗汗，无胸痛及痰中带血，无恶心、呕吐，无喘息及呼吸困难。

未予治疗，后到门诊查血常规示：WBC 16.57×10^9/L，为求进一步治疗收入住院。

既往健康，有"前列腺手术史"5年，半年前患"肺炎"，治疗后仍有间断咳嗽。

体格检查：T 38.0℃，P 96次/分，R 20次/分，BP 126/67 mmHg，神志清，精神尚可，发育正常，营养良好。皮肤黏膜无黄染，全身浅表淋巴结无肿大，口唇无发绀，咽无充血，扁桃体无肿大。双侧呼吸动度对称，叩诊清音，双肺呼吸音粗，未闻及干、湿性啰音。心界不大，心率96次/分，心律齐，无杂音。腹部平软，无压痛、反跳痛，肝脾肋下未触及，肝肾区无叩击痛，移动性浊音(—)，未闻及血管杂音。双下肢无水肿，生理反射正常，病理反射未引出。

辅助检查：血常规示 WBC 16.57×10^9/L，N 12.13×10^9/L，NEU %73.24%；胸部X线示双肺纹理增粗。

(1) 本病的临床诊断及诊断依据是什么？

(2) 要与哪些疾病相鉴别？

(3) 还要做哪些检查？

(4) 请制订治疗方案。

第三章
慢性阻塞性肺病

第一节　慢性支气管炎

慢性支气管炎(chronic bronchitis)简称慢支,是因长期的物理、化学性刺激及反复感染等综合因素引起的气管、支气管黏膜及其周围组织的慢性非特异性炎症。临床上以反复发作的咳嗽、咳痰或伴喘息为主要表现,容易并发阻塞性肺气肿,进而发展为慢性肺源性心脏病,是严重危害人民健康的常见病和多发病。本病的流行与地区、环境卫生和吸烟等有密切关系。患病率北方高于南方,农村高于城市。吸烟者患病率比不吸烟者显著增高。

【病因及发病机制】

慢性支气管炎的病因比较复杂,至今尚未完全明了。一般将其病因分为外因和内因两个方面。

1. 外因

(1) 感染　呼吸道感染是慢支发生、发展的一个重要病因,尤其与慢支的急性发作关系密切。主要病因为病毒和细菌感染,一般而言,病毒起破坏黏膜屏障的作用,有利于细菌的继发感染。常见病毒有鼻病毒、腺病毒、流感病毒、副流感病毒,在流感流行季节则以流感病毒为主。继发感染的细菌主要是原来寄居在呼吸道的流感嗜血杆菌、肺炎球菌、甲型链球菌和奈瑟球菌。

(2) 理化因素　① 吸烟,国内外研究均证明吸烟与慢性支气管炎的发生有密切的关系。烟雾中的苯并芘、煤焦油等直接损伤气管和支气管黏膜,使纤毛脱落、杯状细胞增生、黏膜充血与水肿。国内调查资料证明吸烟人群中慢支患病率比不吸烟的人群高2～4倍,而且,吸烟时间越长,吸烟量越多,患病率也越高,纸烟所含的焦油和烟碱能抑制气道纤毛活动,削弱肺泡巨噬细胞的吞噬、灭菌作用,又能引起支气管痉挛,增加气道阻力。长期慢性烟雾刺激可使黏膜化生,减弱或消除其排出异物、湿化气道及其他防御功能,使细菌等病原体容易向下蔓延。戒烟可使病情减轻或消失,甚至痊愈。② 寒冷气候,寒冷常为慢性支气管炎急性发作的重要原因和诱因。慢性支气管炎发病及急性加重常见于冬天寒冷季节,尤其是在气候突然变化时,患者对气候变化非常敏感。冷空气刺激支气管黏膜,会引起黏液腺分泌增加,支气管平滑肌痉挛,分泌物排出困难,导致症状加重。北方地区患病率较南方地区高,也说明与寒冷有一定关系。③ 环境污染,环境中的有害气体如二氧化硫、二氧化氮、氯气、臭氧和烟雾等,对支气管黏膜有刺激和细胞毒性作用。使纤毛柱状上皮的纤毛损坏、脱落,影响纤毛麦浪样波动,干扰异物的顺利排出。其他粉尘如二氧化硅、煤尘、棉屑、蔗尘等,刺激支气管黏膜,也可引起肺纤维组织增生,损害肺清除功能。

(3) 过敏因素　据调查,喘息型慢性支气管炎患者往往有过敏史。过敏反应可导致气道平滑肌痉挛、收缩和炎性损害,引起喘息型慢支。此类患者往往对许多抗原(如尘螨、细菌、真菌、粉尘等)的速发型过敏皮试阳性率比健康人高,发作时患者痰液和血中的嗜酸性粒细胞均有增高,血中IgE含量较高,说明部分慢支患者的发病与变态反应有关。

2. 内因

(1) 呼吸道局部防御及全身免疫功能减低　受凉、长期吸烟、过度疲劳、年老体弱等可导致全身免疫功能降低、呼吸道防御能力下降,单核-吞噬细胞系统功能减弱,易患慢性支气管炎。

(2) 植物神经功能失调　大量的临床资料证实慢性支气管炎患者,由于其副交感神经功能亢进,气道反应高于正常人群,对正常人不起作用的微弱刺激,也可引起患者支气管收缩痉挛、分泌物增多,而产生咳嗽、咳痰、气喘等症状。此外,患者夜间呼吸道分泌物增多、咳痰加剧也与此有关。

【临床表现】

慢支多缓慢起病,病程较长,常因反复急性发作而导致病情加重。

1. 症状　其主要症状可概括为咳、痰、喘、炎四个字。

(1) 咳　咳嗽是慢支的特征性表现,一般以晨间咳嗽为主,睡眠时有阵咳,由于支气管黏膜充血、水肿,气道内存有分泌物或异物均可引起咳嗽。多在体位变动时出现,故晨起时咳嗽较重。

(2) 痰　慢支患者的痰多呈白色黏液泡沫状,常因黏稠而不易咳出;若伴发感染,则痰量增多,黏稠度增加,且可呈黏液脓性或脓性。偶有痰中带血。

(3) 喘　部分患者由于支气管痉挛发生而伴有喘息,在其病程中多有过敏史。喘息程度轻重不一,轻者仅感觉气短,重者可有端坐呼吸。

(4) 炎　慢支病变的特点是慢性非特异性炎症,感染明显者,体温可升高,病情往往迁延不愈或反复发作。随着病情发展,终年咳嗽、咳痰不停,冬季加剧。喘息型慢支患者在症状加重或继发感染时,常有哮喘样发作。

2. 体征　早期可无阳性体征。随着病情进展伴有明显感染时在肺底部可闻及干、湿啰音;喘息型慢支患者有时在咳嗽和深吸气时可闻及哮鸣音;长期反复发作的患者可出现肺气肿体征,如桶状胸、双肺下界移动度减弱、叩诊呈过清音、肺泡呼吸音减弱等。

3. 临床分型和分期

(1) 分型　根据喘息的有无将慢性支气管炎分为单纯型和喘息型。仅有咳嗽、咳痰症状者为单纯型;除咳嗽、咳痰症状外伴有喘息者为喘息型。

(2) 分期　① 急性发作期,是指一周内出现多量脓性或黏液脓性痰,痰量明显增加,或伴有发热等炎症表现,或“咳”、“痰”、“喘”中一项明显加重者。② 慢性迁延期,是指有不同程度的“咳”、“痰”、“喘”症状迁延一个月以上者。③ 临床缓解期,是指经治疗或自然缓解,临床症状基本消失或偶有轻微咳嗽、少量痰,持续两个月以上者。

【并发症】

最常见的并发症如下。

1. 阻塞性肺气肿　详见本章第二节。

2. 慢性肺源性心脏病 详见本篇第四章。

【实验室及辅助检查】

1. 血液检查 缓解期多无异常。急性发作期或并发肺部感染时,可见白细胞计数和中性粒细胞比例增高。喘息型慢支患者可有嗜酸性粒细胞增多。

2. 痰液检查 痰涂片可见大量中性粒细胞及破坏的柱状上皮细胞。痰液细菌培养可见致病菌,常见的是肺炎球菌、链球菌、克雷白杆菌、流感嗜血杆菌。喘息型慢支患者还可见到较多的嗜酸性粒细胞。

3. X线检查 早期无明显异常。反复发作者有肺纹理增多、增粗。继发感染时,肺纹理间隙不清,肺纹理粗乱、扭曲,管壁增厚,以双肺下野较显著。

4. 肺功能检查 早期可无异常。

【诊断及鉴别诊断】

1. 诊断 主要依据病史和症状。临床上根据咳嗽、咳痰或伴有喘息,每年发病至少持续3个月,并连续两年或两年以上者,并排除可引起上述症状的其他心肺疾病后,可做出诊断。

2. 鉴别诊断 慢支需与下列疾病相鉴别。

(1) 肺结核 肺结核患者虽然也有咳嗽、咳痰等症状,但程度较轻;而且肺结核患者有午后低热、盗汗、乏力、面颊潮红、食欲不振、消瘦等结核中毒症状。X线检查可见肺内结核性病变。血沉增快,痰菌检查若查到抗酸杆菌可以鉴别。

(2) 支气管哮喘 喘息型慢支易与支气管哮喘相混淆。哮喘常于幼年或青年突然发病,具有季节性,常有个人和家族过敏史;但一般无慢性咳嗽、咳痰病史,以发作性、呼气性呼吸困难为特征。发作时双肺可闻及哮鸣音,缓解时呼吸音基本正常。而喘息型慢支多见于中、老年人,一般以慢性咳嗽、咳痰伴有喘息及哮鸣音为主要临床特征,在秋冬季节或感冒时症状加重,感染控制后症状多可缓解,但肺底部仍可听到湿啰音或哮鸣音。支气管哮喘后期常并发慢支,与喘息型慢支鉴别有一定困难。

(3) 支气管扩张 具有慢性咳嗽、咳大量脓痰及反复咯血的特点,也多发于幼年,发作时肺部可闻及局限性湿啰音,且多固定于一侧下肺。支气管X线碘油造影或CT检查可以确定诊断。

(4) 肺癌 多见于40岁以上的成年人,常有多年吸烟史,疾病早期多表现为刺激性干咳,常伴有反复发生或持续的痰血;X线检查肺部有块状或结节状阴影,经有效抗菌药物治疗阴影不能完全消散;痰脱落细胞学检查和纤维支气管镜活检等有助于鉴别。

【治疗】

慢支的治疗原则:去除病因、控制感染、祛痰镇咳、综合处理。

1. 去除病因 针对慢性支气管炎的发病因素,通过去除病因、加强体育锻炼、增强体质、预防感冒,可以达到改善病情或根治的目的。

2. 急性发作期的治疗 以控制感染、祛痰镇咳为主,伴发喘息时,加用解痉平喘药物。

(1) 控制感染 根据病情严重程度、致病微生物的种类或细菌培养、药物敏感试验的结果及时选用有效的抗菌药物。临床上常首选β内酰胺类、大环内酯类抗生素和氟喹诺酮类抗菌药物口服,病情严重时静脉给药。常用的有复方磺胺甲基异噁唑(SMZ)、阿莫西林、氨苄西林、头孢氨苄、红霉素等口服。严重感染时,可静脉滴注给药,宜选用青霉素、头孢唑啉、头孢噻肟、头孢哌酮等,使用前应作相应药物的过敏试验。抗菌治疗疗程一般为7～10 d,治疗无效时应参考痰细菌培养药物敏感试验选用有效的抗生素。

(2) 祛痰镇咳　积极促进痰液排出,有利于控制感染,改善通气,从而缓解喘息。常用的药物有复方甘草合剂或沐舒痰(盐酸氨溴索)口服;或α-糜蛋白酶5 mg加入0.9%氯化钠液10 mL中雾化吸入,每日3～4次;止咳药如咳必清、咳必定、可待因等原则上应在痰少或无痰时使用,或剧咳时临时服用,因不利于排痰,故痰多时不宜使用。

(3) 解痉平喘　喘息型慢支患者或并发肺气肿者,可使用氨茶碱0.1～0.2 g,每日3次,博利康尼2.5 mg,每日2～3次口服,有支气管痉挛者常首选β_2肾上腺受体激动剂,如沙丁胺醇2～4 mg口服,每日2～3次。

3. 缓解期的治疗　此期患者症状缓解,应以积极预防呼吸道感染,加强身体锻炼,增强体质,预防复发和提高免疫力为主。

【预后】

慢性支气管炎如无并发症,大部分患者病情可控制,预后良好,不影响正常的工作和学习。但部分患者反复发作最终可发展成阻塞性肺疾病,甚至肺心病,预后不良。

第二节　阻塞性肺气肿

阻塞性肺气肿(obstructive pulmonary emphysema)简称肺气肿,是指由于慢性支气管炎、支气管哮喘等慢性阻塞性肺疾病或其他各种原因引起的细支气管狭窄或不完全阻塞致使终末细支气管远端弹性下降,肺组织过度充气,持久性膨胀;常伴有气道远端部分(包括呼吸性细支气管、肺泡管、肺泡囊和肺泡)膨胀并伴有气腔壁破坏、肺弹性减退及肺容积增大的一种疾病。肺气肿原本是病理形态学名称,但目前已经作为临床疾病的诊断。本病为慢性不可逆性病变,病程较长,以渐进性呼吸困难为主要表现,致残率高。

本节专门介绍慢性阻塞性肺气肿。

【病因及发病机制】

慢性阻塞性肺气肿的病因很复杂,凡能引起细支气管炎造成通气障碍者,都可引起慢性阻塞性肺气肿。如慢性支气管炎、反复发作的支气管哮喘、慢性纤维空洞型肺结核、尘肺和肺纤维化等。其发病机制至今尚未完全清楚,可归纳为以下几个方面。

1. 终末细支气管不完全性阻塞

(1) 支气管慢性炎症,使管腔狭窄,形成不完全性阻塞,吸气时为负压,气体容易进入肺泡,而呼气时由于胸膜腔内压增加,使支气管管腔缩小闭塞,气体排出困难,滞留于肺泡,终致肺泡过度充气、膨胀。

(2) 慢性炎症破坏小支气管软骨,使支气管失去正常的支架作用,吸气时支气管舒张,气体尚能进入肺泡,但呼气时支气管过度缩小、陷闭,阻碍气体排除,最终导致肺泡内积聚的气体逐渐增多,使肺泡明显膨胀和压力增高。

2. 血管内膜病变　炎症侵犯血管内膜,加之肺内小血管因缺氧痉挛或管腔狭窄、闭塞,引起肺组织局部缺血,使肺组织弹性下降,易造成肺泡破裂。

3. 蛋白酶-抗蛋白酶平衡失调　体内的一些蛋白水解酶对肺组织有破坏作用,而抗蛋白酶对于弹力蛋白酶等多种蛋白酶有抑制作用。蛋白酶和抗蛋白酶的平衡是维持肺组织正常结构免于破坏的重要因素;炎症以及吸烟等因素能促使肺内蛋白水解酶,特别是弹性蛋白酶增加,这些酶可导致肺实质的大分子断裂,肺泡间隔损坏,小支气管在呼气时因失去支架而塌陷闭塞使肺内残气量增多。另外,破坏的肺组织、纤维组织增生和瘢痕形成,产生机械性牵拉，使局部肺泡扩张，产生肺气肿。

慢性阻塞性肺气肿肺功能的病理生理变化主要表现在通气和换气功能的改变。通气和换气功能障碍可引起缺氧和二氧化碳潴留，发生不同程度的低氧血症和高碳酸血症，最终出现呼吸功能衰竭。

【临床表现】

1. 原发病的表现 慢性阻塞性肺气肿患者多有原发病如慢性支气管炎、支气管哮喘、肺结核、支气管扩张等病史，有多年的慢性咳嗽、咳痰、喘息、胸闷、气短或呼吸困难等症状。

2. 肺气肿症状和体征 逐渐加重的气短是肺气肿最重要且最具诊断价值的症状。其主要表现为呼吸困难，最初在劳动、上楼及快步行走时出现气短，严重者穿衣、进食、说话，甚至静息状态即有气短，可伴有慢性咳嗽和咳痰。晚期出现全身症状有疲劳感、食欲不振和体重减轻等。

体格检查：轻度肺气肿可无异常发现。肺气肿加重时，视诊胸廓前后径增大，肋间隙饱满呈桶状胸，双侧呼吸运动减弱。触诊语颤减弱。叩诊呈过清音，肺下界和肝浊音界下移，心浊音界缩小或消失。听诊心音遥远，双肺呼吸音减弱，呼气延长，部分患者可闻及干、湿啰音。当肺动脉瓣区第二心音增强时，常提示肺动脉高压和右心室肥大，可能并发慢性肺源性心脏病。合并右心衰竭时有凹陷性水肿、颈静脉怒张和肝大等。

【并发症】

1. 自发性气胸 剧烈咳嗽常为其诱因，导致肺泡破裂，空气进入胸膜腔；患者并发自发性气胸时，使原来的气短突然加重，可伴有明显的胸痛、干咳、发绀、呼吸音明显减弱甚至消失等，往往合并发绀。若形成张力性气胸，病情更为严重，即使肺压缩百分比不高，病情也可能急剧恶化，此时应及时作X线检查以确诊。

2. 肺部急性感染 慢性阻塞性肺气肿患者容易并发肺部急性感染，特别是抵抗力和肺功能较差的老年患者，更易并发支气管肺炎。

3. 慢性肺源性心脏病 详见本篇第四章。

4. 慢性呼吸衰竭 详见本篇第八章。

5. 继发性红细胞增多症 由于机体缺氧，肾上腺皮质分泌促红细胞生成素增加，刺激骨髓生成更多红细胞，使血液黏稠度增加，血流速度减慢，容易并发微小血栓。

【实验室及辅助检查】

1. 血气分析 血气分析异常见于呼吸功能障碍，尤其是肺弥散面积减少可导致缺氧，伴或不伴二氧化碳潴留，二氧化碳是否潴留与气道阻塞程度有关。动脉血气分析见动脉血氧分压（PaO_2）下降、二氧化碳分压（$PaCO_2$）正常或上升。此外有时可有程度不同、类型各异的酸碱失衡及电解质紊乱。

2. 肺功能检查 肺功能检查是判断气体受阻的主要客观指标，慢性阻塞性肺气肿早期即有通气功能异常，常见为第一秒用力呼出率（$FEV_{1.0}/FVC$）$<60\%$，最大通气量（MVV）$<80\%$，残气/肺总量（RV/TLC）$>40\%$。

3. X线胸片检查 双肺透亮度增加，重度肺气肿时胸廓扩张，肋间隙增宽，肋骨走行变平，侧位片胸廓前后径增大，膈肌下降，膈顶平坦，活动度减弱。肺野外带肺纹理纤细、稀疏，内带纹理常增强。心影多呈垂直位，有时见心胸比率减小。

【诊断】

根据慢性支气管炎的病史及肺气肿的临床特征、X线检查及肺功能检查一般可明确诊断。

【治疗】

慢性阻塞性肺气肿是不可逆性的慢性进展性疾病，其治疗目的是控制症状、延缓病程进展、减少并发症，以期延长患者生命、提高生活质量。

1. 去除病因 积极控制引起肺气肿的原发病，预防和有效治疗慢性支气管炎、支气管哮喘、肺结核等原发病是控制肺气肿病程演变最关键的环节；积极预防呼吸道感染；在慢支急性发作期应及时有效地控制感染、祛痰、解痉平喘，减低气道阻力，提高通气量，尽量缩短病程，防止肺气肿的进一步恶化。

2. 呼吸训练

(1) 体育锻炼 为有效缓解患者气短症状，增加通气量，应鼓励患者做力所能及的体育锻炼，如太极拳、踏车、活动平板、散步等，这不仅可增加肌肉活动度，而且可改善心肺功能，提高机体免疫力。

(2) 呼吸肌训练 ① 腹式呼吸，肺气肿患者常呈浅速呼吸，呼吸效率差。而深而缓的腹式呼吸有利于锻炼膈肌，可使呼吸阻力减低，潮气量增大，死腔通气比率减少，气体分布均匀，使通气/血液失调得到改善。② 缩唇呼气，先用鼻深吸气，尽力将腹部挺出，呼气时缩唇，作吹口哨样缓慢呼气，以增加气道外口段阻力，可防止气道过早闭合，改善通气。吸气与呼气时间之比为1∶2或1∶3，每次10～15 min，每日最少2～3次。

3. 改善营养状态 阻塞性肺气肿患者由于呼吸负荷加重，能量消耗大，且常因缺氧、心衰等使进食量减少，因此多数患者常合并营养不良。而营养不良又进一步损害呼吸功能，削弱免疫力，形成恶性循环，故应重视营养素的摄入，改善患者的营养状况。

4. 家庭氧疗 氧疗可以改善患者症状，提高工作效率，增加活动强度，扩大活动范围。每天坚持16～24 h低流量吸氧(1～2 L/min)，对改善肺气肿患者生活质量、延长寿命和防止并发肺心病等均有很好的效果。

5. 手术治疗

(1) 肺减容术 对某些终末期弥漫性肺气肿患者，采用外科手术方法切除少量通气/血流严重失调的肺组织，使剩余的肺组织功能得以改善。

(2) 近年来国外开展肺移植术治疗晚期肺气肿患者。有报道说单肺移植后2年及3年存活率分别为77%和75%。

【预后】

本病的预后、疾病的严重程度与是否采取了合理的治疗有关。肺功能检查测定FEV_1对估计预后有重要意义。

第三节 慢性阻塞性肺疾病

慢性阻塞性肺疾病(chronic obstructive pulmonary disease，COPD)，简称慢阻肺，是一组主要以气流受限为特征的肺部疾病，气流受限不完全可逆，呈进行性发展。其病因与肺部对有害气体或颗粒的异常反应有关，COPD主要累及肺部，但也可以引起肺外各器官的损害。COPD是呼吸系统疾病中的常见病和多发病，患病率和病死率均居高不下，1992年在我国北部和中部地区对102 230名农村成年人进行了调查，COPD的患病率为3%；近年来对我国7个地区20 245名成年人进行调查，COPD的患病率占40岁以上人群的8.2%。因肺功能进行性减退，严重影响了患者的劳动力和生活质量。COPD 造成了巨大的社会和经济负担，根据世界银行/世界卫生组织发表的研究，至 2020 年 COPD 将成为世界疾病经济负担的第五位。

【病因及发病机制】

确切的病因不清楚。但与下列因素有关，并且存在个体易感因素和环境因素的互相作用。

(1) 吸烟　烟雾中的苯并芘、煤焦油等直接损伤气管和支气管黏膜，使纤毛脱落、杯状细胞增生、黏膜充血与水肿。纸烟所含焦油和烟碱等化学物质既能抑制气道纤毛活动，削弱肺泡巨噬细胞的吞噬、灭菌作用，又能引起支气管痉挛，增加气道阻力。这些化学物质还可使氧自由基产生增多，诱导中性粒细胞释放蛋白酶，破坏肺弹力纤维，导致气流进出受阻。因此吸烟时间越长，吸烟量越多，COPD 患病率也越高。

(2) 职业性粉尘和化学物质　长期接触过高浓度的职业性粉尘及化学物质，如烟雾、变应原、工业废气及室内空气污染等，均可能产生类似于吸烟的 COPD。

(3) 空气污染　空气中的有害化学气体如二氧化硫、二氧化氮、氯气、臭氧和烟雾等，对支气管黏膜有刺激和细胞毒性作用，使纤毛柱状上皮的纤毛损坏、脱落，影响纤毛麦浪样波动，导致纤毛清除功能下降，管腔中黏液聚集，致使气流受限。

(4) 感染因素　感染是 COPD 发生、发展的重要因素之一，主要为病毒和细菌感染。常见的病毒为鼻病毒、腺病毒、流感病毒和呼吸道合胞病毒等。继发感染的细菌以流感嗜血杆菌、肺炎链球菌、卡他莫拉菌及葡萄球菌为多见。

(5) 蛋白酶-抗蛋白酶失衡　人体内存在的一些蛋白水解酶对肺组织有损伤、破坏作用，这些酶可导致肺实质的弹性纤维分解，肺泡间隔损坏，从而使小支气管在呼气时因失去支架而塌陷闭塞使肺残气量增多，而抗蛋白酶（其中 α_1-AT 活性最强）对于弹性蛋白酶等多种蛋白酶具有抑制作用。因此，蛋白酶和抗蛋白酶的平衡是维持肺组织正常结构免于破坏的重要因素。炎症及吸烟等吸入有害气体能促使肺内蛋白水解酶产生增多或活性增强，导致组织结构破坏，另外，破坏的肺组织、纤维组织增生和瘢痕形成，产生机械性牵拉，使局部肺泡扩张，促使气体流通进一步受限。

(6) 遗传和个体因素　先天性遗传性 α_1-抗胰蛋白酶（α_1-AT）缺乏者易发生 COPD；而个体因素，如自主神经功能失调、营养不良、气温突变等都有可能导致 COPD 的发生、发展。

【临床表现】

1. 症状　起病缓慢、病程较长。主要症状如下所述。

(1) 慢性咳嗽　常晨间咳嗽明显，白天较轻，夜间有阵咳或排痰。

(2) 咳痰　夜间副交感神经相对兴奋，呼吸道分泌物增加并蓄积于管腔内，一般为白色黏液或浆液性泡沫痰，偶可带血丝，清晨排痰较多。急性发作期痰量增多，可有脓性痰。

(3) 气短或呼吸困难　此为 COPD 的标志性症状，呈进展性发展。早期仅在劳力时出现，后逐渐加重，以致在日常活动甚至休息时也感到气短。

(4) 喘息和胸闷　此为 COPD 患者后期的代偿性表现，部分患者特别是重度患者或急性加重时表现明显。

(5) 其他　晚期患者有食欲减退，体重下降等。

2. 体征　早期可无异常，随疾病进展出现以下体征。

(1) 视诊　桶状胸，胸廓前后径增大，肋间隙增宽，剑突下胸骨角增宽。重症患者呼吸变浅,频率增快,甚至可有缩唇呼吸等。

(2) 触诊　双侧语颤减弱。

(3) 叩诊　肺部过清音,心浊音界缩小,肺下界和肝浊音界下降。

(4) 听诊　两肺呼吸音减弱,呼气延长,部分患者可闻及干性啰音和(或)湿性啰音。

【并发症】

1. 自发性气胸　剧烈咳嗽常为其诱因,导致肺泡破裂,空气进入胸膜腔;患者并发自发性气胸时,使原来的气短突然加重,可伴明显胸痛、干咳、发绀、呼吸音明显减弱甚至消失等。若形成张力性气胸,病情更为严重,即使肺压缩百分比不高,病情也可能急剧恶化,此时应及时做X线检查以确诊。

2. 慢性肺源性心脏病　由于COPD引起肺血管床减少及缺氧致肺动脉痉挛、血管重塑,导致肺动脉高压、右心室肥厚扩大,最终发生右心功能不全。详见本篇第四章。

3. 慢性呼吸衰竭　常在COPD急性加重时发生,其症状明显加重,发生低氧血症和(或)高碳酸血症,可有缺氧和二氧化碳潴留的临床表现,详见本篇第八章。

【实验室及辅助检查】

1. 血液和痰液检查　COPD合并细菌感染时,外周血白细胞增高,核左移。痰培养可以查出病原菌。

2. 血气分析　对确定发生低氧血症、高碳酸血症、酸碱平衡失调及判断呼吸衰竭的类型有重要价值。

3. 肺功能检查　此为判断气流受限的主要客观指标,对COPD诊断、疾病进展、预后及治疗等有重要指导意义,主要有:第一秒用力呼气量占用力呼气量百分比(FEV_1/FVC)、第一秒用力呼气量占预计值百分比(FEV_1%预计值)、肺总量(TLC)、功能残气量(FRC)和残气量(RV)、肺活量(VC)、一氧化碳弥散量(DLco)及DLco与肺泡通气量(VA)比值(DLco/VA)等指标;其中,FEV_1/FVC%对气流受限较敏感,FEV_1%预计值是评估COPD严重程度的指标。当FEV_1/FVC%<60%、FEV_1<80%预计值,肺总量(TLC)、功能残气量(FRC)和残气量(RV)增高,肺活量(VC)降低者,表明肺过度充气,存在不能完全可逆的气流受限。由于TLC增加不及RV增高程度明显,故RV/TLC增高。而一氧化碳弥散量(DLco)及DLco与肺泡通气量(VA)比值(DLco/VA)下降,对COPD的诊断有参考价值。

4. 胸部X线检查　COPD早期胸片可无变化,以后可出现肺纹理增粗、紊乱等非特异性改变,也可出现肺气肿改变。X线胸片对COPD诊断特异性不高,主要作为确定肺部并发症及与其他肺疾病鉴别之用。

【诊断及鉴别诊断】

1. 诊断　主要根据吸烟等高危因素史、临床症状、体征及肺功能检查等综合分析可确定。不完全可逆的气流受限是COPD诊断的必备条件。吸入支气管扩张药后,FEV_1/FVC<60%及FEV_1<80%预计值,可确定为不完全可逆性气流受限。

COPD病程分期　急性加重期(慢性阻塞性肺疾病急性加重)是指在疾病过程中,短期内咳嗽、咳痰、气短和(或)喘息加重,痰量增多,呈脓性或黏液脓性,可伴发热等症状的时期。稳定期是指患者咳嗽、咳痰、气短等症状稳定或症状较轻的时期。

2. 鉴别诊断

(1) 支气管哮喘　支气管哮喘常于幼年发病,且起病突然,一般无慢性咳嗽、咳痰病史,发作时双肺可闻及哮鸣音,缓解时呼吸音基本正常,哮喘的气流受限多为可逆性,常有个人和家族过敏史。

(2) 支气管扩张　有慢性咳嗽、咳痰的症状，但其常有咳大量脓痰及咯血的特点，也多发于幼年，发作时肺部可闻及湿啰音，且多固定。部分胸部X片显示肺纹理粗乱，支气管X线碘油造影或CT检查可以确定诊断。

(3) 肺结核　肺结核患者有午后低热、盗汗、乏力、面颊潮红、食欲不振、消瘦等结核中毒症状。X线检查可见肺内结核性病变，血沉增快。痰菌检查查到抗酸杆菌可以鉴别。

(4) 弥漫性泛细支气管炎　大多数为男性非吸烟者，几乎所有患者均有慢性鼻窦炎；X胸片和高分辨率CT显示弥漫性小叶中央结节影和过度充气征，红霉素治疗有效。

(5) 支气管肺癌　多见于40岁以上的成人，特别是有多年吸烟史者，多表现为刺激性干咳，常伴有持续的血痰；或原有慢性咳嗽、咳嗽性质发生改变。X线检查肺部有块状或结节状阴影，经有效抗菌药物治疗阴影不能消散。痰脱落细胞检查和纤维支气管镜检查等可有助于明确诊断。

(6) 其他原因所致呼吸气腔扩大　呼吸气腔均匀规则扩大而不伴有肺泡壁的破坏时，临床表现可以出现劳力性呼吸困难和肺气肿体征，但肺功能测定没有气流受限的改变，即$FEV_1/FVC \geqslant 60\%$，与COPD不同。如代偿性肺气肿、老年性肺气肿等。

【治疗】

慢性阻塞性肺疾病是不可逆性的慢性进展性疾病，其治疗目的：积极治疗原发病、控制症状、改善呼吸功能、延缓病程进展、减少并发症，以期延长患者生命，从而提高患者的生活质量。

1. 稳定期治疗

(1) 去除病因　教育和劝导患者戒烟，不断改善工作和生活环境。

(2) 支气管扩张药　① 抗胆碱能药是COPD常用的药物，主要为异丙托溴铵气雾剂，定量吸入，持续6～8 h，每次40～80 μg，每天3～4次。长效抗胆碱药有噻托溴铵选择性作用于M_1、M_3受体，每次吸入18 μg，每天一次。② β_2肾上腺素受体激动剂，主要有沙丁胺醇气雾剂，每次100～200 μg(1～2喷)，定量吸入，疗效持续4～5 h，每24 h不超过8～12喷。特布他林气雾剂也有同样作用，可缓解症状。尚有沙美特罗、福莫特罗等长效β_2肾上腺素受体激动剂，每日仅需吸入2次。③ 茶碱类：茶碱缓释或控释片，0.2 g，每12 h 1次；氨茶碱0.1 g，每日3次。

(3) 祛痰药　对痰不易咳出者可应用。常用药物有盐酸氨溴索30 mg，每日3次；N-乙酰半胱氨酸0.2 g，每日3次；或羧甲司坦0.5 g，每日3次；稀化黏素0.3 g，每日3次。

(4) 长期家庭氧疗　一般用鼻导管吸氧，氧流量为1～2 L/min，吸氧时间10～15 h/d。对COPD慢性呼吸衰竭者可提高生活质量和生存率。

2. 急性加重期治疗

(1) 支气管扩张药　同稳定期。

(2) 控制性吸氧　发生低氧血症者可鼻导管吸氧，或通过文丘里(Venturi)面罩吸氧。鼻导管给氧时，吸入的氧浓度与给氧流量有关，估算公式为：吸入氧浓度(%)＝21±4×氧流量(L/min)。一般吸入氧浓度为28%～30%，应避免吸入氧浓度过高引起二氧化碳潴留。

(3) 抗生素的应用　当患者呼吸困难加重，咳嗽伴痰量增加、有脓性痰时，应根据患者病原菌类型及药物敏感情况积极选用抗生素治疗。如给予β内酰胺类、第二代头孢菌素、大环内酯类或喹诺酮类药物。可用阿莫西林/克拉维酸、头孢唑肟0.25 g每日3次、头孢呋辛0.5 g每日2次、左氧氟沙星0.4 g每日1次；较重者可应用第三代头孢菌素如头孢曲松钠

2.0 g加于生理盐水中静脉滴注,每天1次。

(4) 糖皮质激素　对需住院治疗的急性加重期患者,可考虑口服泼尼松龙30～40 mg/d,也可静脉给予甲泼尼龙40～80 mg每日1次,连续5～7 d。有研究显示,长期吸入糖皮质激素与长效β_2肾上腺素受体激动剂联合制剂,可增加运动耐量、减少急性加重发作频率、提高生活质量,甚至有些患者的肺功能可得到改善。

【预后】

本病的预后与病情的严重程度和有无并发症有关:如病情较轻、呼吸道阻塞不严重,加强稳定期的治疗,则尚能代偿,胜任一般工作;如有并发症或严重的呼吸道感染,导致呼吸衰竭或伴心力衰竭,预后差,甚至危及生命。

病例分析

患者,男性,67岁,因"反复咳嗽、咳痰、喘息20年,发热伴喘息加重4天"入院。患者自20年前反复咳嗽、咳痰、喘息。咳痰以白色黏痰为主,多于冬季及受凉后发作,与体位及外界刺激无关;喘憋在活动后加重,休息及服药可缓解,咳嗽剧烈时伴胸前区疼痛。近半年已因"慢性阻塞性肺疾病急性加重"入院治疗一次,出院后每日吸入"沙美特罗替卡松粉吸入剂"治疗。4天前因感冒受凉后出现发热,体温37.6 ℃,无寒战,咳少量白色黏痰,痰不易咳出,伴喘息加重。无盗汗、咯血、胸痛,无心悸、胸闷。无端坐呼吸,无夜间发作性呼吸困难,无下肢水肿。于院外抗菌药物(具体用药不详)治疗3天,自觉症状无改善,来院就诊,为求进一步治疗收入住院。

既往史:9年前行"阑尾切除术",无肝炎、结核等传染病及接触史,无重大外伤及输血史。否认肿瘤、传染病及遗传病病史。预防接种史随当地。

体格检查:T37.6 ℃,P92次/分,R20次/分,BP140/80 mmHg,发育正常,营养良好,神志清,精神差,查体全合作。皮肤、巩膜无黄染,全身浅表淋巴结无肿大,口唇无发绀,咽部充血,扁桃体无肿大。颈软,颈静脉无怒张,气管居中,甲状腺无肿大。桶状胸,叩诊呈过清音,双肺可闻及散在干、湿性啰音。心界不大,心率92次/分,心音低钝,$A_2 < P_2$,心律齐,各瓣膜听诊区未闻及病理性杂音。腹部平软,无压痛、反跳痛,肝脾肋下未触及,肝肾区无叩击痛,移动性浊音阴性,未闻及血管杂音。双下肢无水肿,生理反射正常,病理反射未引出。

辅助检查:血常规示WBC 10.23×10^9/L,NEU% 87.1%,RBC 4.61×10^{12}/L;血气分析(鼻导管吸氧2 L/min)示pH 7.43,$PaCO_2$ 42 mmHg,PaO_2 110 mmHg,SaO_2 98%,HCO_3^- 31.0 mmol/L。

(1) 本病的临床诊断及诊断依据是什么?

(2) 要与哪些疾病相鉴别?

(3) 还要做哪些检查?

(4) 请制订治疗方案。

第四章 慢性肺源性心脏病

慢性肺源性心脏病(chronic pulmonary heart disease),简称慢性肺心病,是由肺组织、肺动脉血管或胸廓的慢性病变引起肺组织结构和功能的异常,造成肺血管阻力增加,肺动脉压力增高,使右心扩张或(和)肥厚、伴或不伴右心功能衰竭的心脏病。根据起病缓急及病程长短不同,可分为急性肺源性心脏病及慢性肺源性心脏病,临床上以后者多见。慢性肺心病是我国呼吸系统的常见病,其患病年龄多在40岁以上,患病率随年龄增长而增高,男女之间无明显差异。通常在寒冷地区、高原地区、农村患病率高。其原发病以慢性支气管炎、肺气肿最常见。急性发作以冬春季多见。常因呼吸道感染而诱发心肺功能不全。临床表现主要为:肺原发性疾病的症状,肺气肿和右心功能不全的体征及肺性脑病等。心电图、X线检查有助于诊断。治疗以控制感染,改善通气,合理氧疗为主。

【病因】

按原发病的部位和功能,可分为如下三类。

1. 支气管、肺疾病　该病最为多见,其中以慢性支气管炎并发阻塞性肺气肿引起的慢性阻塞性肺疾病(COPD)最为多见,占80%～90%;其次为支气管哮喘、支气管扩张、重症肺结核、尘肺、特发性肺间质纤维化和多种原因引起的肺间质纤维化、结节病、过敏性肺泡炎、嗜酸性肉芽肿等。

2. 胸廓运动障碍性疾病　该病较少见,严重的脊椎后、侧凸和脊椎结核、类风湿性关节炎、胸膜广泛粘连及胸廓成形术后造成的严重胸廓或脊椎畸形,以及神经肌肉疾患如脊髓灰质炎、肌营养不良等,均可使胸廓活动受限,肺泡受压,支气管及肺血管扭曲或变形,导致排痰不畅,肺部反复感染,并发肺气肿或肺纤维化。

3. 肺血管疾病　该病少见,累及肺动脉的过敏性肉芽肿病,广泛或反复发生的多发性肺小动脉栓塞及肺小动脉炎,以及原因不明的原发性肺动脉高压,均可使肺动脉压升高,加重右心室负荷。

【发病机制】

肺心病的病因虽然不同,但其发展过程是相同的,均为肺动脉压力升高,右心负荷加重,最后发展为右心功能不全。病情恶化的主要原因是合并肺部反复感染。以慢性支气管炎为例,其发展过程为慢性支气管炎→慢性阻塞性肺气肿→慢性肺心病。

1. 肺动脉高压的形成

(1) 肺小动脉痉挛　缺氧及高碳酸血症、呼吸性酸中毒是引起肺血管收缩、痉挛的重要因素。慢性支气管炎发展成阻塞性肺气肿,随病情发展使肺功能障碍逐渐严重,引起缺氧和高碳酸血症。缺氧使肺小动脉痉挛，这是产生肺动脉高压的最重要因素。此外，缺氧刺激颈动脉体和主动脉体化学感受器、兴奋交感神经、儿茶酚胺增多，使肺血管收缩加强；高碳酸血症、血液氢离子浓度升高，也可引起肺动脉高压，并使肺动脉对缺氧的敏感性增高。

(2) 肺血管病理改变　长期反复发作的支气管及其周围炎可引起动脉壁炎症，产生肺小动脉血栓及管壁增厚，管腔狭窄，甚至闭塞。此外，肺泡内压增高，压迫肺泡壁毛细血管及肺泡壁的破裂，造成毛细血管床减少，肺循环阻力增加，发生肺动脉高压。久之，肺小动脉中层增厚，肺小动脉硬化，加重肺循环阻力，造成恶性循环。

(3) 血容量增多　长期缺氧产生继发性红细胞增多症，使血液黏稠度升高；缺氧可使醛固酮增加，引起水、钠潴留；高碳酸血症使肾小管氢离子排出和钠离子回收增多，血容量增加。血液黏稠度增加和血容量增加，更使肺动脉压升高。

2. 心脏病变和心力衰竭　肺循环阻力增加时，右心发挥其代偿功能，以克服肺动脉压升高的阻力而发生右心室代偿性肥厚。随着病情的发展，特别是在急性感染时，肺动脉压持续升高，超过右心室的代偿能力，右心失代偿，右心排出量下降，右心室收缩末期残留血量增加，舒张末压增高，促使右心室扩大和右心室功能衰竭。肺心病患者一般不引起左心室受累，但少数患者由于缺氧和二氧化碳潴留等因素对心肌的损害，也可发生左心肥大和左心功能不全。

【临床表现】

本病发展缓慢。临床上除原有肺、胸疾病的各种症状和体征外，主要是逐步出现肺、心功能衰竭及其他器官损害的征象。根据肺、心功能的代偿情况将其分为代偿期与失代偿期。

1. 肺、心功能代偿期(缓解期)的表现

(1) 原发病表现和肺气肿体征　患者有慢性咳嗽、咳痰或哮喘史，逐步出现乏力和呼吸困难等症状。体格检查有程度不同的发绀和明显的肺气肿体征：视诊桶状胸，触诊语颤减弱，叩诊呈过清音、肝浊音界下移，听诊呼吸音减弱、心音遥远。合并感染者，痰呈黄白色或黄色。由于机体反应性低下，发热常不明显。因二氧化碳弥散力较氧大20倍，故本期患者虽有缺氧表现如发绀、心悸、胸闷等，但无高碳酸血症表现。

(2) 肺动脉高压的体征　肺动脉瓣区第二心音亢进、分裂，$P_2 > A_2$。

(3) 右心肥大体征　剑突下收缩期搏动，三尖瓣区收缩期杂音。

2. 肺、心功能失代偿期(急性加重期)的表现　多以急性呼吸道感染为诱因，使上述症状加重，除缺氧外，尚有高碳酸血症。主要表现为呼吸功能衰竭和右心功能衰竭，严重时可伴发左心功能衰竭。

(1) 呼吸功能不全和肺性脑病　由于通气和换气功能进一步减退，故此期的主要表现是缺氧和二氧化碳潴留引起的症状。缺氧表现除发绀、心悸和胸闷外，严重缺氧还可出现乏力、头痛、烦躁不安、谵妄、抽搐和昏迷。二氧化碳潴留可出现头痛、头胀、多汗和失眠等。严重时患者可出现精神、神经症状，称为肺性脑病(详见第八章呼吸衰竭)。

(2) 心功能不全　主要为右心功能不全，可出现明显的气促、心悸、呼吸困难、食欲不振、上腹胀、恶心、呕吐、尿少等。体检有发绀加重，颈静脉怒张，心率增快，肝肿大且有压痛，肝颈静脉回流征阳性，腹腔积液征阳性，下肢水肿。右室扩大可引起三尖瓣相对性关闭不全，在胸骨左缘第四、五肋间可听到收缩期杂音，严重病例，可听到舒张期奔马律。

【并发症】

1. 肺性脑病　该病是由于呼吸功能衰竭所致缺氧、二氧化碳潴留而引起精神障碍、神经系统症状的一种综合征，是慢性肺心病死亡的首要原因，应积极防治。

2. 酸碱失衡及电解质紊乱 慢性肺心病出现呼吸衰竭时，由于缺氧和二氧化碳潴留，当机体发挥最大限度代偿能力仍不能保持体内平衡时，可发生各种不同类型的酸碱失衡及电解质紊乱，使呼吸衰竭、心力衰竭、心律失常的病情更为恶化，对治疗及预后皆有重要意义，应进行监测，及时采取治疗措施。

3. 心律失常 心律失常多表现为房性期前收缩及阵发性室上性心动过速，其中以紊乱性房性心动过速最具特征性，也可有心房扑动及心房颤动。少数病例由于急性严重心肌缺氧，可出现心室颤动以致心跳骤停，应注意与洋地黄中毒等引起的心律失常相鉴别。

4. 休克 慢性肺心病休克并不多见，一旦发生，预后不良。发生原因有严重感染、失血（多由上消化道出血所致）和严重心力衰竭或心律失常。

5. 消化道出血 详见第四篇第三十九章。

6. 弥散性血管内凝血(DIC) 详见第六篇第五十四章。

【实验室及辅助检查】

1. 血常规 血红蛋白和红细胞计数因长期缺氧而增多；白细胞计数和中性粒细胞在肺部急性感染时可升高。

2. 血气分析和生化检查 动脉血气分析是慢性肺心病实验室检查中最重要的项目之一，特别是心肺功能失代偿期尤为重要，是呼吸衰竭诊断及分型的标准，也是酸碱失衡判断的必备条件，同时又是病情监护、指导治疗的关键信息来源，必要时需反复测定。血气分析主要反映有无缺氧及二氧化碳潴留。动脉血氧分压降低（小于 8 kPa）、动脉血氧饱和度降低（小于 80%）表示缺氧严重。动脉血二氧化碳分压升高（大于 6.7 kPa）表示二氧化碳潴留。部分患者血清学检查可有肾功能或肝功能改变；血清钾、钠、氯、钙、镁均可有变化。

3. X 线检查 主要表现为慢性肺胸疾病、肺动脉高压及右心室肥大的征象。慢性肺心病的 X 线诊断标准如下。

（1）右下肺动脉干扩张有三点：① 横径≥15 mm；② 右下肺动脉横径与支气管横径比值≥1.07；③ 经动态观察较原右下肺动脉干增宽 2 mm 以上。

（2）肺动脉段中度凸出或其高度≥3 mm。

（3）中心肺动脉扩张，外围分支血管纤细，形成“残根”征，两者形成鲜明的对比。

（4）圆锥部显著凸出（右前斜位 45°）或“锥高”≥7 mm。

（5）右心室增大（结合不同体位判断）。

具有上述五项中的一项即可诊断。

4. 心电图检查 心电图检查诊断标准如下。

（1）主要条件 ① 电轴右偏，额面平均电轴≥+90°；② V_1 导联 R/S≥1；③ 重度顺钟向转位（V_5 导联 R/S≤1）；④ aVR 导联 R/S 或 R/Q≥1；⑤ V_1～V_3 导联呈 QS、Qr、qr 形（需除外心肌梗死）；⑥ Rv_1+Sv_5>1.05 mV；⑦ 肺型 P 波：P 电压≥0.22 mV，或电压≥0.2 mV 呈尖峰型，结合 P 电轴>+80°，或当低电压时 P 电压>1/2R，呈尖峰型，结合电轴>+80°。

（2）次要条件 ① 肢导联低电压；② 右束支传导阻滞（完全性或不完全性）。

具有上述一项主要条件的即可诊断，具有上述两项次要条件的为可疑。

5. 超声心动图检查 通过测定右心室流出道内径≥30 mm；右心室内径≥20 mm；右心室前壁的厚度≥5 mm及左、右心室内径比值<2；右肺动脉内径≥18 mm 或肺动脉干≥20 mm 及右心房增大等指标，可诊断为慢性肺心病。

【诊断及鉴别诊断】

1. 诊断 由于该病病因较多,症状与体征往往与多种原发病混杂出现,故早期确诊比较困难。凡是在患慢性支气管炎、慢性阻塞性肺气肿或其他慢性肺胸疾病或肺血管疾病的基础上,逐渐出现肺动脉高压,右室肥大,伴或不伴右心衰竭,且排除能引起右心肥大的其他心脏疾病并通过相关的实验室和其他检查便可诊断为慢性肺源性心脏病。

2. 鉴别诊断

(1) 风湿性心脏病二尖瓣狭窄 风湿性心脏病二尖瓣狭窄引起的肺动脉高压、右室肥大,若合并肺部感染,与肺心病颇相类似,可根据:① 发病年龄多在40岁以前;② 有风湿热和(或)风湿性心脏病病史,而无慢性肺胸病史;③ 二尖瓣区有舒张期隆隆样杂音及震颤;④ X线检查,以左房扩大为主,心电图有二尖瓣型P波,M型超声心动图有二尖瓣回声增粗,前叶呈“城墙样”改变,后叶往往与前叶同向等征象。

(2) 冠状动脉粥样硬化性心脏病(简称冠心病) 此病与慢性肺心病均多见于老年人。二者均可出现心脏增大、心律失常和心功能不全,杂音均不明显,且冠心病患者也常有老年性肺气肿,甚至合并慢性支气管炎、肺气肿,应注意鉴别。冠心病患者常有心绞痛或心肌梗死病史,常并发高血压、高血脂、糖尿病等,一般无反复发作性咳嗽、咳痰及喘息病史。发生心力衰竭时首先出现左心衰竭,一般无缺氧及二氧化碳潴留表现。X线胸片一般无肺动脉高压征象,可出现左室增大或普大型心。心电图检查可有左室肥厚、心肌缺血或陈旧性心肌梗死表现。

(3) 原发性心肌病 此病因心脏增大、右心功能不全及房室瓣相对性关闭不全杂音与慢性肺心病相似。但原发性心肌病多为全心增大呈球形,无明显慢性呼吸道感染史及肺气肿体征,X线检查无肺动脉高压征,心电图无明显的心脏顺钟向转位及电轴右偏,而以心肌劳损和心律失常为主要表现可资鉴别。

【治疗】

由于绝大多数肺心病是慢性支气管炎、支气管哮喘并发肺气肿的后果,因此,积极防治这些疾病是避免慢性肺心病发生的根本措施。应讲究卫生、戒烟和增强体质,提高全身抵抗力,减少感冒和各种呼吸道疾病的发生。对已发生慢性肺心病的患者,应针对缓解期和急性期分别加以处理。

1. 缓解期治疗 缓解期治疗是防止慢性肺心病发展的关键。可采用如下措施。① 通过冷水擦身和呼吸肌锻炼以改善肺脏通气等耐寒及康复锻炼。② 对症治疗,如镇咳、祛痰、平喘和抗感染等。③ 合理营养,增强体质。慢性肺心病患者多数有营养不良,营养疗法有利于增强呼吸肌力,改善缺氧。④ 家庭氧疗对于降低肺动脉高压,延缓病情发展有较好效果。⑤ 中医中药在慢性肺心病的防治中积累了很多经验,宜扶正固本、活血化淤,以提高机体抵抗力,改善肺循环。

2. 急性加重期治疗 原则:积极控制感染;通畅呼吸道,改善呼吸功能;纠正缺氧和二氧化碳潴留;控制呼吸衰竭和心力衰竭;积极处理并发症。

(1) 控制感染 呼吸道感染是发生呼吸衰竭和心力衰竭的常见诱因,故需积极应用药物予以控制。宜根据痰培养和致病菌对药物敏感的测定结果选用,但不要受痰菌药物试验的约束。在还没有培养结果前,根据感染的环境及痰涂片革兰染色选用抗生素。社区获得性感染以革兰阳性菌占多数,医院感染则以革兰阴性菌为主。或选用二者兼顾的抗生素,常用的有青霉素类、氨基糖苷类、喹诺酮类及头孢菌素类抗感染药物。长期应用抗生素必须注意可能继发真菌感染，一旦真菌已成为肺部感染的主要病原菌，应调整或停用抗生素，给予抗真菌治疗。

（2）氧疗　纠正缺氧是抢救慢性肺心病呼吸衰竭的一项紧急而重要的措施。应持续低流量吸氧。失代偿期缺氧常伴二氧化碳滞留，此时呼吸主要靠缺氧刺激颈动脉体和主动脉体的化学感受器来维持，若高流量吸氧，会使缺氧刺激消失，导致呼吸停止。

（3）改善通气功能　加强护理，严密观察病情变化，宜加强心肺功能的监护。翻身、拍背排出呼吸道分泌物，是改善通气功能的一项有效措施。排痰过程中必须重视呼吸道黏膜湿化，使痰液稀薄而易排出，保证液体摄入量。祛痰可服氯化铵、碘化钾或必嗽平。雾化吸入液中可加2%碳酸氢钠或2%～5%的α-糜蛋白酶或痰易净2～5 mL。

（4）控制心力衰竭　慢性肺心病心力衰竭的治疗与其他心脏病心力衰竭的治疗有其不同之处，因为慢性肺心病患者一般在积极控制感染、改善呼吸功能后心力衰竭便能得到改善，患者尿量增多，水肿消退，不需加用利尿药。但对治疗无效的重症患者，可适当选用利尿药、正性肌力药或血管扩张药。

① 利尿药：利尿药有减少血容量、减轻右心负荷、消除水肿的作用。一般以间歇、小量交替使用缓慢制剂为妥。如：氢氯噻嗪25 mg，每天1～3次，一般不超过4 d；尿量多时需加用10%氯化钾10 mL，每天3次，或用保钾利尿药，如氨苯喋啶50～100 mg，每天1～3次。重度而急需行利尿的患者可用呋塞米(furosemide)20 mg，肌注或口服。使用利尿剂后可引起血液浓缩，使痰液黏稠，加重气道阻塞，电解质紊乱尤其是低钾、低氯性碱中毒，易导致难治性水肿和心律失常，应注意预防。

② 正性肌力药：慢性肺心病患者由于慢性缺氧及感染，在呼吸功能未改善前对洋地黄类药物的耐受性很低，疗效较差，且易发生心律失常，这与处理一般心力衰竭有所不同。使用正性肌力药时剂量宜小，否则极易发生毒性反应，而出现心律失常。一般约为常规剂量的1/2或2/3，同时选用作用快、排泄快的制剂，如毒毛花苷K 0.125～0.25 mg，或毛花苷丙0.2～0.4 mg加入10%葡萄糖液内静脉缓慢注射。用药前应注意纠正缺氧，防治低钾血症，以免发生药物毒性反应。低氧血症、感染等均可使心率增快，故不宜以心率作为衡量洋地黄类药物的应用和疗效考核指征。应用指征：感染已被控制、呼吸功能已改善、用利尿药后不能得到良好疗效而反复水肿的心力衰竭患者；以右心衰竭为主要表现而无明显感染的患者；合并急性左心衰竭的患者。

③ 血管扩张药：血管扩张药可减轻心脏前、后负荷，降低心肌耗氧量，增加心肌收缩力，对部分顽固性心力衰竭有一定效果，但并不像治疗其他心脏病那样效果明显。血管扩张药在扩张肺动脉的同时也扩张体动脉，往往造成体循环血压下降，反射性地产生心率增快、氧分压下降、二氧化碳分压上升等不良反应。因而限制了血管扩张药在慢性肺心病的临床应用。钙拮抗剂、一氧化氮(NO)、中药川芎嗪等有一定的降低肺动脉压效果。

（5）控制心律失常　慢性肺心病患者一般经过抗感染、纠正缺氧等治疗后，心律失常可自行消失。如果持续存在可根据心律失常的类型选用药物。详见第三篇第十六章。

【预后】

慢性肺心病为慢性阻塞性肺疾病的晚期表现，病情严重，多反复发作，心肺功能呈进行性损害，多数预后不良，病死率为10%～15%，这与慢性肺心病发病年龄偏大、多脏器损害常见、总体免疫力下降、感染源改变等因素有关，但经积极治疗可以延长寿命，提高患者的生活质量。主要死因依次为肺性脑病、呼吸衰竭、心力衰竭、休克、消化道出血、弥漫性血管内出血等。

第五章
肺血栓栓塞症

肺栓塞(pulmonary embolism,PE)是指以各种栓子阻塞肺动脉系统为发病因素的一组疾病或临床综合征的总称,如肺血栓栓塞症、脂肪栓塞综合征、羊水栓塞、空气栓塞等。它是一种常见的、具有潜在致命性的肺疾病,发病率有逐年增高的趋势,死亡率高。但如果及早诊断和治疗得当,生存甚至完全恢复的可能性还是很大的。

肺血栓栓塞症(pulmonary thromboembolism,PTE)是指来自静脉系统或右心的血栓阻塞肺动脉或其分支所致的疾病,主要临床和病理生理特征为肺循环和呼吸功能障碍。肺血栓栓塞症是最常见的类型,占肺栓塞中的绝大多数,通常所说的 PE 即指 PTE。

肺梗死(pulmonary infarction,PI)是指肺动脉发生栓塞后,其支配区域的肺组织因血流受阻或中断而发生的坏死。

【病因和危险因素】

肺栓塞按栓子的性质可分为血栓栓子和非血栓栓子。① 血栓栓子约占 82.2%,深静脉血栓形成(deep venous thrombosis,DVT)是 PTE 的主要来源,下肢深静脉和盆腔静脉血栓形成占绝大多数。此外还有其他原因,如充血性心力衰竭、房颤或感染等导致的右房、右室附壁血栓。② 非血栓栓子来源于血管外,如肿瘤、细菌、脂肪、羊水、空气等不同来源的栓子。

PTE 的危险因素包括任何可以导致静脉血流淤滞、静脉系统内皮损伤和血液高凝状态的因素。原发性危险因素由遗传变异引起;继发性危险因素如骨折、严重创伤、手术、恶性肿瘤、口服避孕药、充血性心力衰竭、房颤及因多种原因的制动或长期卧床、长途航空或乘车旅行和高龄等。上述危险因素可单独存在,也可以同时存在,相互协同。年龄可作为独立的危险因素,随着年龄的增长,PTE 的发病率也会逐渐增高。

【临床表现】

PTE 栓子可单发或多发,一般多部位或双侧性的血栓栓塞较为常见。栓子阻塞肺动脉及其分支达到一定程度后,通过机械阻塞、神经体液因素及低氧引起肺动脉收缩,肺循环阻力增加,肺动脉高压,继而引起右心扩大与右心衰竭。长期右心室扩大使室间隔左移,左心室功能受损,心输出量下降,进而可引起体循环低血压或休克。主动脉内低血压及右房压升高,使冠状动脉灌注压下降,心肌血流减少,尤其是右心室内膜下心肌处于低灌注状态。PTE 临床表现有很大差别,可以从无症状到猝死。其严重程度取决于栓子的大小、多少,栓塞的范围,发作的急缓程度及栓塞前的基础心肺状况。

1. 症状

(1) 呼吸困难　PTE 最常见的症状,尤以活动后更为明显。

(2) 咯血 常为小量咯血，大咯血较少见。

(3) 胸闷、胸痛 若栓塞部位波及胸膜，则可致胸膜炎性胸痛，常与呼吸有关。肺动脉高压和冠状动脉供血不足常可致胸闷、胸骨后疼痛。

(4) 晕厥 可为 PTE 的唯一或首发的症状。

(5) 其他 如咳嗽、心悸、烦躁不安、濒死感等，巨大栓塞可导致休克，甚至是猝死。

2. 体征

(1) 呼吸系统 呼吸频率增快，最为常见。低氧时可出现发绀，有时肺部可闻及哮鸣音、湿啰音、胸膜摩擦音，合并胸腔积液时可有相应的体征。

(2) 循环系统 心动过速，可伴有血压改变，严重时出现血压下降甚至休克。颈静脉充盈、颈动脉异常搏动，肺动脉瓣区第二心音(P_2)亢进或分裂，三尖瓣区可闻及收缩期杂音。

(3) 其他 发热，多为 38 ℃左右。

3. DVT 的临床表现 DVT 对该病的诊断有着重要的提示作用。主要表现有患肢疼痛或压痛、行走后肿胀、周径增粗、皮肤色素沉着等。半数 DVT 患者无症状，故双侧下肢周径相差 1 cm 以上者即应警惕。

【诊断】

1. 拟诊 若患者出现不能解释的呼吸困难、休克，术后、创伤后出现呼吸困难、胸痛、咯血、晕厥，或原有呼吸系统疾病突然加重、呼吸困难、下肢不对称肿胀等，特别是具有发病危险因素的患者，均应予以高度重视，并进行以下拟诊检查。

(1) 动脉血气分析 低碳酸血症、低氧血症、肺泡-动脉血氧分压差增大，部分患者血气结果正常。

(2) 血浆 D-二聚体(D-dimer) D-二聚体是由交联纤维蛋白在纤溶系统作用下产生的可溶性降解产物，在急性 PTE 时升高。

(3) 心电图 多数患者表现非特异性心电图异常，如 $V_1 \sim V_4$ T 波倒置和 ST 段异常、完全或不完全右束支传导阻滞、肺型 P 波、电轴右偏、顺钟向转位等。少数患者可出现典型的 $S_I Q_{III} T_{III}$ 征(即 Ⅰ 导联 S 波加深，Ⅲ 导联出现 Q/q 波及 T 波倒置)。若原有心电图正常，发病后出现以上心电图改变，对诊断更有意义。

(4) 胸部 X 线 缺乏特异性，可正常。也可表现为：① 区域性肺纹理变细、稀疏或消失，肺野透亮度增加；② 局部浸润性阴影，尖端指向肺门的楔形阴影，肺不张或膨胀不全；③ 右下肺动脉干增宽或伴截断征，肺动脉段膨隆及右心室扩大；④ 患侧横膈抬高，少至中量胸腔积液征等。仅凭 X 线胸片不能确诊或排除 PTE，但对提供疑似 PTE 线索和排除其他疾病方面具有重要作用。

(5) 超声心动图 对提示 PTE 诊断和排除其他心血管疾病方面具有重要价值。对于严重的 PTE 病例，可发现室间隔左移，右房、右室扩大，右室壁运动弥漫减弱，三尖瓣反流速度增快，肺动脉血流频谱呈双峰型，肺动脉压增高等表现。若在右房、右室或肺动脉内发现血栓，同时患者临床表现符合 PTE，则可做出诊断。慢性血栓栓塞性肺动脉高压者，常伴有右室壁肥厚。

(6) DVT 相关检查 血管超声是诊断 DVT 的首选方法，尤其对有症状的下肢近端血栓敏感性在 95%以上有效。其他方法有 CT 静脉造影、放射性核素下肢静脉显像、肢体阻抗容积图等。但静脉造影是诊断 DVT 的“金指标”，其诊断的敏感性和特异性均接近 100%。

2. 确诊 根据临床表现，结合上述检查结果提示 PTE 可疑，应进行以下确诊检查，其中一项阳性即可明确诊断。

(1) 螺旋CT肺动脉造影(CTPA)　除能够发现段以上肺动脉内的栓子,还可显示胸部的其他疾患。直接征象表现为肺动脉内低密度充盈缺损;间接征象如肺动脉干增粗、远端血管分支减少或消失、楔形或条带状高密度影、少量胸腔积液等。

(2) 核素肺通气/灌注扫描(V/Q)　典型征象表现为节段性分布的肺灌注缺损,但通气显像正常,即通气/灌注不匹配。

(3) 磁共振肺动脉造影(MRPA)　对段以上肺动脉内的栓子敏感度和特异度均较高,可用于碘过敏的患者。

(4) 肺动脉造影(PA)　诊断PTE的经典方法,因该项为有创检查,应严格掌握适应证。

【临床分型】

1. 急性PTE

(1) 大面积PTE是指以休克和低血压为主要表现的PTE。即动脉收缩压<90 mmHg,或较基础值下降幅度≥40 mmHg,持续15 min以上,并排除其他导致低血压的原因。

(2) 非大面积PTE是指未出现休克和低血压的PTE。部分患者临床上出现右心功能不全,或超声心动图表现为右室运动功能减弱。

2. 慢性血栓栓塞性肺动脉高压　慢性血栓栓塞性肺动脉高压(CTEPH)多有慢性、进行性发展的肺动脉高压的相关临床表现,后期可出现右心衰竭。影像学检查证实多部位、较广泛的肺动脉阻塞。右心导管检查符合肺动脉高压的标准。

【治疗】

1. 一般治疗　密切监测患者的生命体征,绝对卧床休息,保持大便通畅。出现烦躁、胸痛、咳嗽、发热等症状者应给予相应的对症治疗。积极纠正低氧血症。有右心功能不全但血压正常者,可使用多巴酚丁胺和多巴胺;出现血压下降时,可增大剂量或使用其他血管加压药物,如去甲肾上腺素等。注意因过大的液体负荷可能会加重右室扩张并进而影响心排出量,一般所予负荷量限于500 mL之内。

2. 溶栓治疗　溶栓的时间一般为2周,主要适用于大面积PTE,对于次大面积PTE若无禁忌证也可以考虑溶栓。迅速溶解血栓,可恢复肺组织再灌注,改善右心功能,降低死亡率。

(1) 溶栓的绝对禁忌证　① 活动性内出血;② 近期自发性颅内出血。

(2) 相对禁忌证　① 2个月内的缺血性脑卒中;② 1个月内的神经外科或眼科手术;③ 15 d内的严重创伤;④ 2周内进行大手术、分娩、器官活检或不能以压迫止血部位的血管穿刺;⑤ 10 d内的胃肠道出血;⑥ 其他禁忌证,如难以控制的重度高血压(收缩压>180 mmHg,舒张压>110 mmHg),近期曾行心肺复苏,血小板计数低于100×10^9个/L,妊娠,细菌性心内膜炎,严重肝、肾功能不全,糖尿病出血性视网膜病变及出血性疾病等。

(3) 常用溶栓方案　① 尿激酶20 000 IU/kg加生理盐水100 mL,持续静脉滴注2 h;② 负荷量尿激酶4 400 IU/kg加生理盐水20 mL静脉注射10 min,随后以尿激酶2 200 IU/(kg·h)加生理盐水250~500 mL,持续静脉滴注12 h;③ 重组组织型纤溶酶原激活剂(rt-PA)50 mg持续静脉滴注2 h。溶栓治疗结束后,应每2~4 h测定一次活化部分凝血活酶时间(APTT),当其恢复至正常值的2倍以内时,即应开始进行规范的低分子肝素抗凝治疗。

(4) 并发症　主要为出血。

3. 抗凝治疗　抗凝治疗可有效地防止血栓再形成和复发，是PTE和DVT的基本治疗方法。常用抗凝药物有普通肝素、低分子肝素和华法林，抗血小板药物的抗凝作用不能满足PTE或DVT的抗凝要求。

普通肝素用法为80 IU/kg静脉注射，然后以18 IU/(kg·h)持续静脉滴注。在开始治疗后的最初24 h内每4～6 h应测定APTT，根据APTT调整剂量，尽快使APTT达到并维持于正常值的1.5～2.5倍。也可应用低分子肝素，不需监测APTT和调整剂量。肝素通常使用7～10 d，用至临床情况平稳。在肝素开始应用后的1～3 d加用口服抗凝剂华法林，成人首次剂量3～5 mg。由于华法林数天后才能发挥作用，故需与肝素至少重叠使用4～5 d。当连续两天测得的国际标准化比率(INR)为2.0～3.0，或凝血酶原时间(PT)延长至正常值的1.5～2.5倍时，则可停用肝素，单独服用华法林。此后调整华法林剂量，使凝血酶时间维持于正常值的1.5～2.5倍，国防标准化比率为2.0～3.0，疗程为3～6个月。对于危险因素不易去除者、复发VTE者、并发肺动脉高压和肺心病者，疗程可延长至12个月或更长。抗凝治疗时应注意观察有无活动性出血、凝血功能障碍、血小板减少、未予控制的严重高血压等情况。用维生素K拮抗华法林所致出血。

4. DVT的治疗　抗凝治疗是其基础治疗手段，方法可参照PTE抗凝治疗。对症治疗包括卧床、抬高患肢等。一般不推荐常规静脉溶栓治疗。

5. 手术治疗

(1) 肺动脉血栓摘除术　适用于大面积PTE，肺动脉主干或主要分支阻塞，经溶栓和其他积极的内科治疗无效，或有溶栓禁忌证。

(2) 经静脉导管碎解和抽吸血栓　适用于肺动脉主干或主要分支阻塞的大面积PTE，并存在以下情况：① 溶栓和抗凝治疗禁忌；② 经溶栓或积极的内科治疗无效；③ 缺乏手术条件。

6. CTEPH的治疗　若阻塞部位处于手术可及的肺动脉近端，可考虑行肺动脉血栓内膜剥脱术。也可口服华法林3～5 mg/d，根据INR调整剂量，使其保持2.0～3.0。对于下肢深静脉血栓反复脱落者，可放置下腔静脉滤器。

【预后及预防】

肺栓塞的预后取决于栓塞部位，栓子的大小、多少及原有心肺功能情况，治疗后总的情况：80%再溶解，10%肺梗死，5%进展为CTEPH，5%死亡。因此消除DVT的条件是预防本病发生的关键，对于长期卧床、术后、老年、肥胖、肿瘤、静脉疾病、心功能衰竭、过去曾有静脉血栓形成史、处于产褥期的妇女等易形成血栓的患者，应早期预防下肢深静脉血栓形成，以减少PTE的发生。主要方法：① 机械预防，如间歇充气压缩泵、梯度弹力加压袜等；② 药物预防，皮下注射低分子肝素或口服华法林。

病例分析

患者，女性，68岁，因“活动后胸闷1月余”入院。患者于1月余前无明显诱因出现胸闷，活动后明显加重，咳嗽、咳少量白色痰，并伴有右下肢胀痛，活动后加重。无发热、盗汗，无胸痛、咯血，无气促、喘憋，无端坐呼吸、夜间发作性呼吸困难，无下肢水肿，无明显头痛、头晕及晕厥，无恶心、呕吐，无腹泻及上腹部烧灼感。曾于当地医院诊治，具体用药不详，疗效

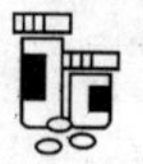

差。为求进一步诊治,收入我院。

既往史:自述双下肢静脉曲张病史27余年。否认高血压、冠心病、糖尿病病史,否认肝炎、结核等传染病病史,否认重大手术、外伤及输血史,预防接种史不详。

体格检查:T 36.4 ℃,P 62次/分,R 21次/分,BP 142/81 mmHg,发育正常,营养中等,神志清,精神差,查体合作。皮肤黏膜无黄染,全身浅表淋巴结无肿大,口唇无发绀,伸舌居中,咽部无充血,扁桃体无肿大。颈软,颈静脉无怒张,气管居中,甲状腺无肿大。胸廓对称,无皮下气肿,胸骨无压痛,双侧呼吸动度对称,语颤正常,叩诊清音,双肺呼吸音粗,未闻及干、湿性啰音。心前区无异常隆起,心率75次/分,$A_2<P_2$,心律齐,心音有力,剑突下心音强于心尖区。各瓣膜区未闻及病理性杂音。腹部平软,腹部及脐周未见淤斑,无腹壁静脉曲张,腹肌不紧,无压痛、反跳痛。肝脾肋下未及,无异常包块。肝肾区无叩击痛,移动性浊音阴性。肠鸣音正常。脊柱无畸形,双下肢可见静脉迂曲、扩张,肌张力正常。双下肢无水肿、压痛,无活动障碍。生理反射(包括腹壁反射、肌腱反射)存在,肌张力正常。双侧巴宾斯基征阴性。脑膜刺激征阴性。

辅助检查:双下肢彩超(入院前2天)示右下肢隐-股静脉瓣膜关闭不全(轻度),左小腿上段局限性浅静脉血栓性静脉炎,左小腿腓肠肌静脉血栓形成。心脏彩超(入院前2天)心脏各房、室腔大小可,无肺动脉高压征象。结论:心内结构大致正常。血气分析(入院当日,吸氧2 L/min)示pH 7.438,$PaCO_2$ 37.1 mmHg,PaO_2 57 mmHg,SaO_2 91%,HCO_3^- 25.1 mmol/L,BE1 mmol/L。螺旋CT肺动脉造影(入院当日):右肺中叶外侧段胸膜下见楔形高密度影,尖端指向肺门,右肺中叶动脉、下叶后外基底段动脉及左下肺叶前内基底段可见充盈缺损;右侧胸膜增厚。

(1) 本病的临床诊断及诊断依据是什么?

(2) 要与哪些疾病相鉴别?

(3) 还要做哪些检查?

(4) 请制订治疗方案。

第六章
支气管哮喘

支气管哮喘(bronchial asthma),简称哮喘,是指由嗜酸性粒细胞、肥大细胞、中性粒细胞、T淋巴细胞等多种细胞和细胞组分参与的气道慢性炎症性疾病。临床上主要表现为气道高反应性,通常出现广泛多变的可逆性气流受限,并引起反复发作性的喘息、气急、胸闷或咳嗽等症状,常在夜间和(或)清晨发作加剧,多数患者可自行或经治疗缓解。如炎症长期存在,由于纤维组织增生、黏膜肥厚,造成气道不可逆阻塞或半阻塞,进一步发展为慢性阻塞性肺气肿、慢性肺源性心脏病及呼吸衰竭等。我国患病率为1%~3%,儿童及青少年多见,约半数有家族过敏史,无明显性别差异。

【发病危险因素和发病机制】

1. 发病危险因素

(1) 遗传　流行病学调查显示,有家族过敏史者哮喘患病率明显高于其他人群。遗传因素对哮喘发病的影响可能是通过调控免疫球蛋白E(IgE)水平与免疫反应基因,使两者平衡失调,导致气道受体处于不稳定状态或呈气道高反应性(BHR)。

(2) 环境　环境中的过敏原主要分为吸入性过敏原、摄入性过敏原和接触性过敏原。如粉尘、花粉、真菌、昆虫、纤维、皮毛、食物、化妆品等。

2. 发病机制　哮喘的发病机制尚不清楚,可能与气候、运动、呼吸道感染、精神心理因素、微量元素缺乏和某些药物等诱因有关。

(1) IgE的合成　IgE是在T淋巴细胞的控制和调节下由B淋巴细胞合成的,当抑制T淋巴细胞(Ts)功能下降或数目减少时,IgE合成增加。

(2) 变态反应　过敏原进入机体后,被气道黏膜所黏附、溶解或吸收,并递呈给局部或全身淋巴组织。其中抗原特异性递呈给具有特异性的IgE型浆细胞,促使其产生特异性抗体,这些IgE抗体与肥大细胞和嗜碱性粒细胞结合,成为致敏的肥大细胞和嗜碱性粒细胞。当相同过敏原再次进入机体后,接触已致敏的肥大细胞或嗜碱性粒细胞时,便构成了激发机制,使细胞外的钙、镁离子进入细胞内,激活一系列酶原活性,使肥大细胞或嗜碱性粒细胞脱颗粒,释放多种炎性介质,如组胺、血小板激活因子(PAF)、白三稀(LT)、前列腺素(PG)、肝素、缓激肽等,引起支气管平滑肌收缩、痉挛,毛细血管扩张、血浆渗漏,腺体分泌增多,炎细胞向病灶聚集,最终使小气道狭窄、通气功能下降,出现呼吸困难。

【临床表现】

1. 症状　哮喘常突然发作,先有鼻部刺激症状,如鼻痒、打喷嚏、流鼻涕等,随后出现呼吸困难。严重时可出现端坐呼吸。经一般治疗后,咳嗽、咳少量白色稀薄痰后于数小时内缓解,也可自行缓解。

2. 体征 胸廓饱满,叩诊呈过清音,双肺闻及广泛的哮鸣音,合并感染时可闻及湿啰音,呼气时间明显延长,心率加快。

3. 哮喘严重发作 喘息症状频发,气促明显,心率增快,活动和说话受限。可出现大汗淋漓、发绀、极度焦虑甚至嗜睡和意识障碍。此时意味着病情危重,必须紧急抢救。其主要诱发因素是:诱因未去除、感染未控制、支气管有阻塞、严重脱水和患者极度衰竭。

4. 特殊类型的哮喘

(1) 咳嗽变异型哮喘 咳嗽变异型哮喘是指患者以连续咳嗽为唯一症状并持续1个月以上,常于夜间和凌晨发作,气道反应性增高,一般治疗无效而解痉剂和糖皮质激素治疗有效。

(2) 运动性哮喘 运动性哮喘是指达到一定运动量后引起支气管痉挛导致的哮喘。特点为:① 均在运动后发病;② 有明显的自限性;③ 特异性过敏原皮试阴性;④ 血清 IgE 一般不高。

(3) 药物性哮喘 药物性哮喘是指哮喘的发作因使用某些药物引起,如阿司匹林、β受体阻滞剂、局部麻醉剂等。

(4) 职业性哮喘 职业性哮喘是指仅由职业性致敏物引起的哮喘统称为职业性哮喘,如异氰酸酯类、苯酐类、多胺类固化剂、铂复合盐、剑麻和青霉素等。

【并发症】

哮喘急性发作时可出现气胸、纵隔气肿、肺不张等,长期反复发作和感染易并发 COPD、支气管扩张、肺纤维化和慢性肺源性心脏病。

【实验室和辅助检查】

(1) 血液检查 周围血白细胞计数和分类一般正常,嗜酸性粒细胞增加不明显,红细胞和血小板无质和量的异常改变。

(2) 痰液检查 痰液多数黏稠,嗜酸性粒细胞增多,可见夏科雷登(charcotleyden)结晶,严重哮喘患者可见脱落气道上皮细胞形成的 cerola 小体。

(3) 胸部 X 线检查 发作期可见明显肺气肿征:双肺透光度增加、双侧膈肌下降、肋骨水平;缓解期可无明显异常表现;胸部 X 线检查还可以用于确定有无气胸、肺不张、肺炎等并发症。

(4) 动脉血气分析 血气改变与病变程度相关,发病初期过度通气时,可出现一过性低碳酸血症和低氧血症,表现为 $PaCO_2 < 35$ mmHg,PaO_2 降低;随着病情的加重,可出现 $PaCO_2$ 增高和 PaO_2 进一步降低,发展为呼吸性酸中毒和呼吸衰竭。

(5) 肺功能检查 $FEV_{1.0}$%和 PEF 均有不同程度的降低,下降的幅度越大,表明气道阻塞的程度越重。$FEV_{1.0}$%还可作为气道阻塞改善率的判定指标,可用于支气管哮喘的疗效判定,改善率=(用药后 $FEV_{1.0}$%-用药前 $FEV_{1.0}$%)/用药前 $FEV_{1.0}$%。改善率大于0.15为阳性,0.15~0.24 为轻度改善,0.25~0.40 为中度改善,大于 0.40 为高度改善。$FEV_{1.0}$%也可作为气道高反应性的检测指标,在支气管激发试验中,吸入组织胺、乙酰甲胆碱或高渗盐水,哮喘患者组织胺或乙酰甲胆碱激发浓度($FEV_{1.0}$%较吸药前基础值降低20%时的吸入药浓度 mg/mL)降低,用 PC_{20} 表示,此值越低,说明气道具有越高的反应性。

(6) 过敏原皮肤试验 采用各种抗原稀释液,皮内注射或点刺,阳性结果结合发作季节、环境及与相关过敏原接触史,有助于确定特异性过敏原。

【诊断】

1. 诊断标准

(1) 反复发作喘息、气急、胸闷或咳嗽，多与接触变应原、冷空气、物理和化学性刺激及病毒性上呼吸道感染、运动等有关。

(2) 发作时在双肺可闻及散在或弥漫性以呼气相为主的哮鸣音，呼气相延长。

(3) 上述症状和体征可经治疗缓解或自行缓解。

(4) 其他疾病所引起的喘息、气急、胸闷和咳嗽。

(5) 临床表现不典型者(如无明显喘息或体征)，应至少具备以下一项试验阳性：① 支气管激发试验或运动激发试验阳性；② 支气管舒张试验阳性 FEV_1 增加不小于 12%，且 FEV_1 增加绝对值不小于 200 mL；③ 呼气流量峰值(PEF)日内变异率不小于 20%。

符合(1)～(4)项或(4)、(5)项者，可以诊断为哮喘。

2. 分期 根据临床表现哮喘可分为急性发作期、慢性持续期和临床缓解期。

(1) 急性发作期 该期喘息、气促、咳嗽、胸闷等症状突然发生，或原有症状急剧加重，常有呼吸困难，多因接触变应原、刺激物或呼吸道感染诱发。

(2) 慢性持续期 该期每周均出现不同频度和(或)不同程度的症状(喘息、气急、胸闷、咳嗽等)。

(3) 临床缓解期 该期症状、体征消失，肺功能恢复到急性发作前水平，并维持 3 个月以上。

3. 分级 急性发作时的病情轻重不一，严重者可在数小时或数天内出现，偶尔可在数分钟内即危及生命，故应对病情做出正确评估，以便给予及时有效的紧急治疗，哮喘急性发作时病情严重程度的分级见表 6-1。

表 6-1 哮喘急性发作时病情严重程度的分级

临床特点	轻度	中度	重度	危重
气短	步行、上楼时	稍事活动	休息时	—
体位	可平卧	喜坐位	端坐呼吸	—
讲话方式	连续成句	单词	单字	不能讲话
精神状态	可有焦虑，尚安静	时有焦虑或烦躁	常有焦虑、烦躁	嗜睡或意识模糊
出汗	无	有	大汗淋漓	—
呼吸频率	轻度增加	增加	常大于 30 次/分	—
三凹征	常无	可有	常有	胸腹矛盾运动
哮鸣音	散在，呼吸末期	响亮、弥漫	响亮、弥漫	减弱，乃至无
脉率/(次/分)	<100	100～120	大于 120	脉率变慢或不规则
奇脉	无	可有	常有	无
支扩剂治疗后肺功能	大于 80%	60%～80%	<60%	作用持续时间<2 h
PaO_2	正常	≥60 mmHg	<60 mmHg	<60 mmHg
$PaCO_2$/mmHg	<45	≤45	>45	>45
SaO_2(%)	>95	91～95	≤90	≤90
pH 值	正常	正常	正常	降低

【鉴别诊断】

1. 慢性喘息型支气管炎 慢性喘息型支气管炎容易与内源性哮喘相混淆。慢性喘息型支气管炎常见于老年人,多有慢性咳嗽、咳痰病史,常在冬春季发作,有缓解期和急性发作期。体格检查可见明显肺气肿征,双肺除闻及散在哮鸣音外,还可以闻及湿啰音。X线胸片有支气管慢性炎症改变,如肺纹理增多、增强、紊乱等。痰培养可见肺炎链球菌、流感嗜血杆菌、肺炎克雷白杆菌等感染。有时与内源性哮喘发作期很难鉴别,但治疗原则没有太大差异,可在症状缓解后做肺功能检查进行鉴别。

2. 心源性哮喘 心源性哮喘的主要原因是由急性左心衰引起的急性肺水肿。起病急,发作时可出现呼吸困难、强迫端坐位,听诊可闻及遍布双肺的哮鸣音。但心源性哮喘有心血管系统疾病史,如冠心病、高血压、风湿性心瓣膜病、心律失常等,常常夜间突然发病,不能平卧,咳嗽,常伴有白色泡沫痰或粉红色泡沫痰,两肺除可闻及哮鸣音外,尚可闻及广泛的湿啰音,心界向左侧扩大,心率增快,心尖部可闻及舒张期奔马律。如情况紧急一时难以鉴别,可雾化吸入β_2肾上腺素受体激动剂或静脉注射氨茶碱治疗,缓解症状后再做进一步检查,禁用吗啡,以免抑制呼吸中枢。

3. 外源性变态反应性肺泡炎 外源性变态反应性肺泡炎主要是由于吸入外界环境中的抗原粉尘引起的肉芽肿性间质性肺疾病。其主要致病抗原为多种放线菌和一些真菌孢子。病理变化是肺泡壁及其间质水肿,多种炎症细胞浸润,反复吸入抗原可引起弥漫性肺间质肉芽肿。外源性变态反应性肺泡炎一般在吸入抗原4～6 h后发生哮喘样症状,呼吸困难、胸闷、刺激性干咳等,有些患者双肺可闻及哮鸣音。但外源性变态反应性肺泡炎常在发作后出现发热、肌肉酸痛、头痛等全身症状。X线检查见早期病变呈对称分布的散在结节阴影,直径1～5 mm,边界不清,晚期患者主要为广泛肺间质纤维化和网状结节样阴影,最后形成蜂窝肺,肺活组织检查有利于鉴别。

【治疗】

哮喘的治疗目的:尽快控制症状、减少发作次数、减少用药剂量和活动不受限制。

1. 药物治疗 治疗药物可分为控制药物和缓解药物。控制药物为需要长期每天使用的药物,这些药物主要通过抗炎作用使哮喘维持临床控制,如吸入糖皮质激素、白三烯调节剂、长效β_2受体激动剂、茶碱类药物、色苷酸钠、抗IgE抗体和其他有助于减少全身激素剂量的药物等。缓解药物是指按需使用的药物。这些药物通过迅速解除支气管痉挛从而缓解哮喘症状,其中包括吸入速效β_2受体激动剂、全身用激素、吸入性抗胆碱能药物、短效茶碱及短效口服β_2-受体激动剂等。

(1) 糖皮质激素 糖皮质激素类药物吸入治疗中重度哮喘是近年来常选用的方法,其主要优点是局部起效快,全身不良反应小,并且已经作为一线药物使用。常用的是倍氯米松气雾剂,其抗炎作用比地塞米松强,作用持续4～6 h,半衰期15 h。严重哮喘除每日给予倍氯米松外,同时口服泼尼松30 mg/d,数日后减量至5 mg/d,逐渐停用。布地奈德局部抗炎作用较倍氯米松强1倍左右,初始剂量每次为200～800 μg,每日2次,维持量每日为200～400 μg。氢化可的松静脉滴注用于重度哮喘发作,常用剂量为1～2 mg/(kg·4～6h^{-1}),24 h内总量0.5～1.0 g,或用甲泼尼松40～80 mg/6 h。大剂量全身使用糖皮质激素一般1～2 d,同时注意水、电解质平衡。

(2) 白三烯调节剂 目前在国内应用主要是半胱氨酰白三烯受体拮抗剂,可减轻哮喘症状、改善肺功能、减少哮喘的恶化。但其作用不如吸入激素,也不能取代激素。作为联合治疗中的一种药物，可减少中至重度哮喘患者每天吸入激素的剂量，并可提高吸入激素治疗的临床疗效，尤其适用于阿司匹林哮喘、运动性哮喘和伴有过敏性鼻炎哮喘患者的治疗。通常口服给药，如扎鲁司特 20 mg，每日 2 次；孟鲁司特 10 mg，每日 1 次。

(3) β_2受体激动剂。

① 短效 β_2受体激动剂(简称 SABA)，常用的有沙丁胺醇(salbutamol)和特布他林(terbutalin)等。吸入给药：可供吸入的短效 β_2受体激动剂包括气雾剂、干粉剂和溶液等。这类药物松弛气道平滑肌作用强，通常在数分钟内起效，疗效可维持数小时，是缓解轻至中度急性哮喘症状的首选药物，也可用于运动性哮喘。应按需间歇使用，不宜长期、单一使用，也不宜过量使用，否则可引起骨骼肌震颤、低血钾、心律失常等不良反应。口服给药：如沙丁胺醇、特布他林、丙卡特罗片等，通常在服药后 15～30 min 起效，疗效维持 4～6 h。注射给药：虽然平喘作用较为迅速，但因全身不良反应的发生率较高，国内较少使用。贴剂给药：为透皮吸收剂型。现有产品有妥洛特罗(tulobuterol)，分为 0.5 mg、1 mg、2 mg 三种剂量。由于采用结晶储存系统来控制药物的释放，药物经过皮肤吸收，因此可以减轻全身不良反应，每天只需贴敷 1 次，效果可维持 24 h。

② 长效 β_2受体激动剂(简称 LABA)，这类药物舒张支气管平滑肌的作用可维持 12 h 以上。目前使用的经气雾剂或碟剂装置给药的有沙美特罗和福莫特罗。沙美特罗(salmeterol)给药后 30 min 起效，平喘作用维持 12 h 以上，推荐剂量为50 μg，每日 2 次吸入。福莫特罗(formoterol)经吸入装置给药，给药后 3～5 min 起效，平喘作用维持 8 h 以上，平喘作用具有一定的剂量依赖性，推荐剂量为 4.5～9 μg，每日 2 次吸入。吸入 LABA 适用于哮喘(尤其是夜间哮喘和运动性哮喘)的预防和治疗。近年来推荐联合吸入激素和 LABA 治疗哮喘。两者具有协同的抗炎和平喘作用，可获得相当于(或优于)应用加倍剂量吸入激素时的疗效，并可增加患者的依从性、减少较大剂量吸入激素引起的不良反应，尤其适合于中至重度持续哮喘患者的长期治疗。不推荐长期单独使用 LABA。

(4) 茶碱类药物　具有舒张支气管平滑肌作用，同时具有强心、利尿、扩张冠状动脉、兴奋呼吸中枢和呼吸肌等作用。不推荐已经长期服用缓释型茶碱的患者使用短效茶碱。

① 口服给药：所用药物包括氨茶碱和控(缓)释型茶碱，用于轻至中度哮喘发作和维持治疗，一般剂量为每日 6～10 mg/kg。口服控(缓)释型茶碱后昼夜血药浓度平稳，平喘作用可维持 12～24 h，尤其适用于夜间哮喘症状的控制。联合应用茶碱、激素和抗胆碱药物具有协同作用，但与 β_2受体激动剂联合应用时，易出现心率增快和心律失常。

② 静脉给药：氨茶碱加入葡萄糖溶液中，缓慢静脉注射(注射速度不宜超过 0.25 $mg \cdot kg^{-1} \cdot min^{-1}$)或静脉滴注，适用于哮喘急性发作且近 24 h 内未用过茶碱类药物的患者。负荷剂量为 4～6 mg/kg，维持剂量为 0.6～0.8 $mg \cdot kg^{-1} \cdot h^{-1}$。由于茶碱的“治疗窗”窄，以及茶碱代谢存在较大的个体差异，在有条件的情况下应监测其血药浓度，及时调整浓度和滴速。茶碱有效、安全的血药浓度范围应为 6～15 mg/L。影响茶碱代谢的因素较多，如发热性疾病、妊娠、抗结核治疗可以降低茶碱的血药浓度。肝脏疾患、充血性心力衰竭及合用甲氰咪胍或喹诺酮类、大环内酯类等药物可增加茶碱的毒性作用。

(5) 色苷酸钠：有稳定肥大细胞膜的作用，可抑制肥大细胞释放活性介质。用法为 20 mg 吸入，3～4 次/日。但此药作用较弱，对 β_2肾上腺素受体激动剂和氨茶碱难以控制的哮喘有效，对职业性哮喘、阿司匹林性哮喘、运动性哮喘有一定预防作用。

2. 哮喘急性发作的处理　目的在于尽快缓解症状、解除气流受限和低氧血症，同时还需要制定长期治疗方案以预防再次急性发作。

(1) 轻度和部分中度急性发作　重复吸入速效 β_2受体激动剂，在第1小时内每20 min吸入2～4喷。随后根据治疗反应，轻度急性发作可调整为2～4喷/3～4 h，中度急性发作为6～10喷/1～2 h。如在控制性治疗的基础上急性发作，应尽早口服激素(泼尼松龙0.5～1 mg/kg或等效剂量的其他激素)。

(2) 部分中度和所有重度急性发作：重复使用速效 β_2受体激动剂，随后根据需要间断给药(q 4 h)。联合使用 β_2受体激动剂和抗胆碱能制剂(如异丙托溴铵)。

(3) 中重度哮喘急性发作　尽早使用全身激素，泼尼松龙30～50 mg或等效的其他激素，每日单次口服给药。严重的急性发作或口服激素不能耐受时，可采用静脉注射或滴注，如甲基泼尼松龙80～160 mg，或氢化可的松400～1 000 mg分次给药。地塞米松因半衰期较长，对肾上腺皮质功能抑制作用较强，一般不推荐使用。

(4) 重度和危重哮喘急性发作　经过上述药物治疗，临床症状和肺功能无改善甚至继续恶化者，应及时给予机械通气治疗，其指征主要包括：意识改变、呼吸肌疲劳、$PaCO_2 \geqslant$ 45 mmHg等。

大多数哮喘急性发作并非由细菌感染引起，应严格控制抗菌药物的使用指征，除非有细菌感染的证据，或属于重度或危重哮喘急性发作，否则不予使用。

【预防及预后】

哮喘的预防主要包括：① 去除诱发因素；② 早诊断早治疗，防止病情发展；③ 积极控制症状，防止病情恶化和减少并发症。对患者需要进行环境控制，如减少与过敏原接触、戒烟、职业调整等。用药物进行预防，如使用 β_2受体激动剂或色苷酸钠。同时教育患者加强自我管理意识，能够识别发作的早期信息，做到及时自治、自救和及时就诊。部分儿童期哮喘随着年龄的增长可以自愈，成人哮喘经正规治疗可长期控制，有并发症的哮喘患者预后较差。

第七章
支气管扩张

支气管扩张(bronchiectasis)是指直径大于 2 mm 中等大小的近端支气管由于管壁的肌肉和弹性组织破坏引起的异常扩张与变形。主要症状为慢性咳嗽、大量脓痰、反复咯血与感染。儿童及青少年多见,常继发于麻疹、百日咳后的支气管炎,迁延不愈的支气管肺炎等。随着人们生活的改善,麻疹、百日咳疫苗的预防接种,以及抗生素的应用等,本病已明显减少。

【病因和发病机制】

1. 支气管肺组织感染 婴幼儿时期支气管肺组织感染是支气管扩张最常见的病因。由于婴幼儿支气管较细,且支气管壁发育尚未完善,管壁薄弱,易于阻塞和遭受破坏,反复感染破坏支气管壁各层组织,尤其是肌层组织及弹性组织的破坏,减弱了对管壁的支撑作用。支气管炎使支气管黏膜充血、水肿及分泌物堵塞引流不畅,从而加重感染。左下叶支气管细长且位置低,受心脏影响,感染后引流不畅,故发病率高。左舌叶支气管开口与左下叶背段支气管开口相邻,易被左下叶背段感染累及,因此两叶支气管同时扩张也常见。支气管内膜结核引起管腔狭窄、阻塞、引流不畅,导致支气管扩张。肺结核纤维组织增生、牵拉收缩,也导致支气管变形扩张,因肺结核多发于上叶,引流好,痰量不多或无痰,所以称为“干性”支气管扩张。其他如吸入腐蚀性气体、支气管曲霉菌感染、胸膜粘连等可损伤或牵拉支气管壁,反复继发感染,引起支气管扩张。

2. 支气管阻塞 肿瘤、支气管异物和感染均引起支气管腔内阻塞,支气管周围肿大淋巴结或肿瘤的外压可致支气管阻塞。支气管阻塞导致肺不张,失去肺泡弹性组织缓冲,胸腔负压直接牵拉支气管壁引起支气管扩张。右肺中叶支气管细长,有三组淋巴结围绕,因非特异性或结核性淋巴结炎而肿大,从而压迫支气管,引起右肺中叶肺不张和反复感染,又称“中叶综合征”。

3. 支气管先天性发育障碍和遗传因素 支气管先天发育障碍,如巨大气管支气管症,可能是先天性结缔组织异常、管壁薄弱所致的扩张。因软骨发育不全或弹性纤维不足,导致局部管壁薄弱或弹性较差所致支气管扩张,常伴有鼻窦炎及内脏转位(右位心),称为 Kartagener 综合征。与遗传因素有关的肺囊性纤维化,由于支气管黏液腺分泌大量黏稠黏液,分泌物潴留在支气管内引起阻塞、肺不张和反复继发感染,可发生支气管扩张。遗传性 α_1-抗胰蛋白酶缺乏症也伴有支气管扩张。

4. 全身性疾病 近年来发现类风湿关节炎、Crohn 病、溃疡性结肠炎、系统性红斑狼疮、支气管哮喘和泛细支气管炎等疾病可同时伴有支气管扩张。一些不明原因的支气管扩张,其体液和细胞免疫功能有不同程度的异常,提示支气管扩张可能与机体免疫功能失调有关。

【临床表现】

支气管扩张的患者，童年期曾有麻疹、百日咳或支气管肺炎的病史，此后常有反复发作的呼吸道感染，多见于青少年，早期可无自觉症状，随病情加重而出现典型临床表现。支气管扩张如反复感染，病变范围扩大蔓延，逐渐发展可导致肺动脉高压，引起肺心病、右心衰竭。

1. 症状

(1) 慢性咳嗽、大量脓痰　每日痰量可达 100～400 mL，痰量与体位改变有关，支气管扩张分泌物积储，体位变动时分泌物刺激支气管黏膜，引起咳嗽和排痰。痰液静置后分为三层：上层为泡沫；中层为黏液或脓性黏液；底层为坏死组织沉淀物。合并厌氧菌混合感染时，则痰有臭味，常见病原体为铜绿假单胞菌、金黄色葡萄球菌、流感嗜血杆菌、肺炎链球菌和卡他莫拉菌。

(2) 反复咯血　50%～70%的患者有不同程度的咯血史，从痰中带血至大量咯血，咯血量与病情严重程度、病变范围不一定成比例。部分患者以反复咯血为唯一症状，平时无咳嗽、咳脓痰等症状，故称为干性支气管扩张，病变多位于引流良好的上叶支气管。

(3) 反复肺部感染　特点为同一肺段反复发生肺炎并迁延不愈，是由于扩张的支气管清除分泌物的功能丧失、引流差所致。

(4) 慢性感染中毒症状　反复感染可引起发热、乏力、头痛、食欲减退等，病程较长者可有消瘦、贫血，儿童可影响生长发育。

2. 体征　早期或干性支气管扩张可无异常肺部体征。典型者在下胸部、背部可闻及固定、持久的局限性粗湿啰音，有时可闻及哮鸣音。部分慢性患者伴有杵状指(趾)，病程长者可有贫血和营养不良，出现肺炎、肺脓肿、肺气肿、肺心病等并发症时可有相应体征。

【实验室及辅助检查】

1. 实验室检查　白细胞计数与分类一般正常，急性感染时白细胞计数及中性粒细胞比例可增高。贫血者血红蛋白减少。血沉可增快。

2. X线检查　胸部平片可见肺纹理粗重紊乱，出现多个不规则环形透光阴影或蜂窝状、卷发状阴影。合并急性感染时阴影内可见小的液平面，提示支气管囊状扩张。胸部CT检查，柱状扩张的支气管管壁增厚，并延伸至肺的周边；囊状扩张表现为支气管显著扩张，呈串状或呈簇囊状，可含气液面。尤其是薄层扫描明显提高了CT对支气管扩张的诊断阳性率，可使部分患者免除支气管造影检查。支气管造影可显示支气管扩张的部位、性质和范围，可为手术治疗提供重要资料。

3. 纤维支气管镜检查　该项检查可发现出血部位和原因，观察支气管病变，抽排分泌物，清除堵塞，局部止血。也可经纤维支气管镜获取局部标本做病原学、细胞学检查等，对诊断、鉴别诊断及治疗有重要价值。

【诊断和鉴别诊断】

1. 诊断　根据慢性咳嗽、大量脓痰、反复咯血，结合儿童时期呼吸系统感染病史及肺部固定性局限性湿啰音，X线检查肺纹理粗乱或呈蜂窝状、卷发状，肺CT或支气管造影可见柱状及囊状扩张的支气管可做出诊断。

2. 鉴别诊断

(1) 慢性支气管炎　本病是中、老年常见病，也有慢性咳嗽、咳痰，但反复咯血不多见，尤其是大咯血更少见，湿啰音多在两肺底部闻及，咳后可消失且不固定。X线检查可见肺纹理粗乱或肺气肿的改变。

（2）肺结核 肺结核常有低热、盗汗等结核中毒症状，X线检查病灶多在两肺上野，痰中可有抗酸杆菌。有时肺结核可合并支气管扩张，但多见于双肺上叶支气管及下叶背段支气管。

（3）肺脓肿 肺脓肿起病较急，全身中毒症状明显，如畏寒、高热等，有大量臭脓痰，X线检查可见密度较高的炎症阴影，或可见伴有液平面的空洞，抗菌药物治疗有效。

（4）先天性肺囊肿 先天性肺囊肿为先天性疾病，若未合并感染可无症状。肺部X线检查可见多个边缘清楚、壁较薄的圆形或椭圆形阴影，周围无浸润性病变，支气管造影有助于诊断。

（5）弥漫性泛细支气管炎 慢性咳嗽、咳痰，活动时呼吸困难，常合并慢性鼻窦炎，胸片与胸部CT有弥漫分布的边界不太清楚的小结节影。类风湿因子、抗核抗体、冷凝集试验可呈阳性，需病理学确诊。大环内酯类抗生素治疗两个月以上有效。

【治疗】

支气管扩张症的治疗原则为控制感染，促进痰液流出，必要时手术治疗。

1. 控制感染 控制感染是急性感染期的主要治疗措施。应根据病情参考细菌培养及药物敏感试验结果选用抗菌药物。轻者可选用氨苄西林或阿莫西林0.5 g，每日4次，或用第一、二代头孢菌素，也可用氟喹诺酮类或磺胺类药物。重症患者需静脉联合用药，如第三代头孢菌素加氨基糖苷类药物有协同作用。假单胞菌属细菌感染者可选用头孢他啶、头孢吡肟和亚胺培南等。若痰有臭味，多伴有厌氧菌感染，可加用甲硝唑0.5 g静脉滴注，每日2～3次，或替硝唑0.4～0.8 g静脉滴注，每日2次。其他抗菌药物（如大环内酯类）可酌情应用。经治疗后如体温正常，脓痰明显减少，则1周左右考虑停药。缓解期不必常规使用抗菌药物，应适当锻炼，增强体质。

2. 清除痰液 清除痰液是控制感染和减轻全身中毒症状的关键。

（1）祛痰剂 口服氯化铵0.3～0.6 g，或溴己新8～16 mg，每日3次。

（2）支气管舒张剂 由于支气管痉挛，部分患者痰液排出困难，在无咯血的情况下，可口服氨茶碱0.1～0.2 g，每日3～4次或其他缓解气道痉挛的药物，也可加用β_2受体激动剂或异丙托溴铵吸入。

（3）体位引流 体位引流是根据病变部位采取不同的体位，原则上使患处位于高位，引流支气管的开口朝下，以利于痰液排入大气道而咳出，对于痰量多、不易咳出者更重要。每日2～4次，每次15～30 min。引流前可行雾化吸入，体位引流时轻拍病变部位以提高引流效果。

（4）纤维支气管镜吸痰 若体位引流痰液难以排出，可行纤维支气管镜吸痰，清除阻塞。可用生理盐水冲洗稀释痰液，并局部应用抗生素治疗，效果明显。

3. 咯血治疗 大咯血必须积极抢救，最重要的环节是防治窒息。应迅速清除口腔及呼吸道积血，保护健侧或头低脚高位引流。必要时紧急插管抽排积血，同时可采取适当的止血措施。若咯血量大，内科治疗无效，可行支气管动脉造影，找出出血的小动脉，然后注入明胶海绵或导入钢圈进行栓塞止血。

4. 外科手术 外科手术适用于反复呼吸道感染或大量咯血，内科久治无效，病变范围不超过两叶，心肺功能良好者。大咯血危及生命时，部分患者须急症手术抢救。

【预防及预后】

1. 预防 积极防治婴幼儿麻疹、百日咳、支气管肺炎及肺结核等急、慢性呼吸系统传染病。支气管扩张患者应积极预防呼吸道感染，努力增强体质，坚持体位引流及戒烟，避免尘埃吸入等。

2. 预后 病变较轻者及病灶局限、内科治疗无效而手术切除者预后好；病灶广泛，后期并发肺心病者预后差。

第八章
呼吸衰竭

呼吸衰竭(respiratory failure)是指各种原因引起的肺通气和(或)换气功能严重障碍，以致在静息状态下也不能维持足够的气体交换，导致机体缺氧伴或不伴二氧化碳潴留，从而引起一系列生理功能和代谢紊乱的临床综合征。主要临床特点为呼吸困难、发绀、神经精神症状等。常用动脉血气分析作为呼吸衰竭的诊断标准。

【病因】

临床上常见的病因有：① 呼吸道阻塞性病变；② 各种累及肺泡和(或)肺间质的病变；③ 肺血管疾病；④ 胸廓胸膜疾病；⑤ 神经中枢及其传导系统和呼吸肌疾病。

【分类】

1. 按起病急缓分类

(1) 急性呼吸衰竭　原有呼吸功能正常，因突发因素使肺通气和(或)换气功能严重障碍，引起呼吸功能突然衰竭即急性呼吸衰竭。急性气道阻塞、溺水、外伤、电击、药物中毒及颅脑病变抑制呼吸中枢等均可引起急性呼吸衰竭。

(2) 慢性呼吸衰竭　在一些慢性疾病的基础上，呼吸系统疾病或神经肌肉疾病、呼吸功能障碍逐渐加重而发生的呼吸衰竭即慢性呼吸衰竭。慢性阻塞性肺疾病(COPD)是最常见的原因。

2. 按动脉血气分类

(1) Ⅰ型呼吸衰竭　缺氧而无二氧化碳潴留(PaO_2<60 mmHg，$PaCO_2$降低或正常)的呼吸衰竭称为Ⅰ型呼吸衰竭，主要见于动-静脉分流、弥散功能障碍或通气/血流失调等换气功能障碍的疾病，如急性肺栓塞、间质性肺病等。

(2) Ⅱ型呼吸衰竭　缺氧伴二氧化碳潴留(PaO_2<60 mmHg，$PaCO_2$>50 mmHg)的呼吸衰竭称为Ⅱ型呼吸衰竭，它是肺泡有效通气量不足所致。单纯通气不足，缺氧与二氧化碳潴留的程度是平行的；若伴换气功能损害，则缺氧更严重，如COPD。

3. 按发病机制分类

(1) 泵衰竭　驱动或制约呼吸运动的中枢神经系统、外周神经系统、神经肌肉组织及胸廓功能障碍导致的呼吸衰竭称为泵衰竭，泵衰竭主要引起通气功能障碍，表现为Ⅱ型呼吸衰竭。

(2) 肺衰竭　肺组织、气道阻塞和肺血管病变导致的呼吸衰竭称为肺衰竭。肺组织和肺血管病变常引起换气功能障碍，表现为Ⅰ型呼吸衰竭。严重的气道阻塞性病变影响通气功能，造成Ⅱ型呼吸衰竭。

第一节　慢性呼吸衰竭

【病因】

最常见的病因为支气管、肺疾病，如COPD、重症肺结核、肺间质纤维化等，此外还有胸廓、神经肌肉病变及肺血管疾病，如胸廓、脊椎畸形，广泛胸膜肥厚等。

【发病机制和病理生理】

1. 缺氧和二氧化碳潴留的发生机制

(1) 通气不足　在出现COPD时，细支气管慢性炎症所致管腔狭窄的基础上，感染使气道炎性分泌物增多，阻塞呼吸道造成阻塞性通气不足，肺泡通气量减少，氧分压下降，二氧化碳排出障碍，最终导致PaO_2下降，$PaCO_2$增高。

(2)通气/血流失调　正常情况下，肺泡通气量为4 L/min，肺血流量5 L/min，通气/血流值为0.8。病理情况下，如慢性阻塞性肺气肿，由于肺内病变分布不均，有些区域虽有通气，但无血流或血流量不足，使通气/血流>0.8，吸入的气体不能与血流进行有效的交换，形成无效腔效应。而另一部分区域，虽有血流灌注，但气道阻塞，肺泡通气不足，使通气/血流<0.8，静脉血不能充分氧合，形成动-静脉样分流。通气/血流失调的结果主要导致缺氧，而无二氧化碳潴留。

(3) 弥散障碍　由于氧和二氧化碳通透肺泡膜的能力相差很大，氧的弥散力仅为二氧化碳的1/20。病理情况下，弥散障碍主要影响氧交换而产生以缺氧为主的呼吸衰竭。

(4) 氧耗量增加　发热、寒战、呼吸困难和抽搐等均可使氧耗量增加，正常人此时借助增加通气量以防止缺氧的发生。而COPD患者已有通气功能障碍，如出现氧耗量增加的因素，则可能导致严重缺氧。

2. 缺氧对机体的影响

(1) 缺氧对中枢神经系统的影响　轻度缺氧仅有注意力不集中、智力减退、定向障碍等。随着缺氧的加重可出现烦躁不安、神志恍惚、谵妄、昏迷。各部分脑组织缺氧的敏感性也不一样，以皮质神经原最为敏感，因此临床上缺氧的最早期表现是精神症状。② 严重缺氧可使血管通透性增加，引起脑间质和脑细胞水肿，颅内压急骤升高，加重脑组织缺氧，形成恶性循环。

(2) 缺氧对呼吸的影响　轻度缺氧可通过颈动脉体和主动脉体化学感受器的反射作用刺激通气。但缺氧程度缓慢加重时，这种反射迟钝。

(3) 缺氧对心脏、循环的影响　缺氧可使心率增加，血压升高，冠状动脉血流量增加以维持心肌活动所必需的氧。心肌对缺氧十分敏感，早期轻度缺氧心电图即有变化，急性严重缺氧可导致心室颤动或心跳骤停。长期慢性缺氧可致心肌纤维化、硬化。肺小动脉可因缺氧收缩而增加肺循环阻力，导致肺动脉高压、右心肥厚，最终引起肺源性心脏病、右心衰竭。

(4) 缺氧对细胞代谢、酸碱平衡和水、电解质的影响　严重缺氧会使细胞能量代谢的中间过程受到抑制，产生大量乳酸和无机磷，引起代谢性酸中毒。由于能量不足，体内离子转运钠泵受到损害，使钾离子由细胞内转移到血液和组织间液，钠和氢离子进入细胞内，造成细胞内酸中毒及高钾血症。

(5) 缺氧对肝、肾功能和造血系统的影响　缺氧会直接或间接损害肝细胞，使丙氨酸氨基转移酶升高，但缺氧纠正后肝功能可恢复正常。缺氧可使肾血流量减少，肾功能受到抑制。慢性缺氧可引起继发性红细胞增多,在增加血液携氧量的同时,也增加了血液黏稠度,严重时可加重肺循环阻力和右心负荷。

3. 二氧化碳潴留对人体的影响

(1) 对中枢神经的影响 轻度二氧化碳潴留可间接兴奋皮质,引起失眠、精神兴奋、烦躁不安等兴奋症状;随着二氧化碳潴留的加重,皮质下层受到抑制,中枢神经处于麻醉状态,又称 CO_2 麻醉,表现为嗜睡、昏睡,甚至昏迷。二氧化碳潴留还可扩张脑血管,严重时引起脑水肿。通常把由缺氧、二氧化碳潴留导致的神经精神障碍症候群称为肺性脑病。

(2) 对心脏和循环的影响 二氧化碳潴留可使心率加快,心排出量增加。脑血管、冠状动脉、皮下浅表毛细血管及静脉扩张,而部分内脏血管收缩。早期引起血压升高,严重时可致血压下降。

(3) 对呼吸的影响 二氧化碳是强有力的呼吸中枢兴奋剂,随着吸入二氧化碳浓度的增加,通气量逐渐增加。但当其浓度持续升高至 12%时通气量不再增加,呼吸中枢处于抑制状态。临床上Ⅱ型呼吸衰竭患者并无通气量增加,是由于存在气道阻力增高、肺组织严重损害和胸廓运动受限等多种因素。

(4) 对酸碱平衡的影响 二氧化碳潴留直接导致呼吸性酸中毒。由于血 pH 值取决于碳酸氢盐与碳酸的比值,慢性呼吸衰竭时二氧化碳潴留发展较慢,肾脏代偿性调节使 HCO_2 排出减少,血 pH 值维持正常,称为代偿性呼吸性酸中毒。急性呼吸衰竭或慢性呼吸衰竭的失代偿期,肾脏尚未发生代偿或代偿不完全,使 pH 值下降称为失代偿性呼吸性酸中毒。如同时有缺氧、摄入不足、感染性休克和肾功能不全等因素,使酸性代谢产物增加,血 pH 值下降,则与代谢性酸中毒并存,即呼吸性酸中毒合并代谢性酸中毒。在呼吸性酸中毒的基础上,如大量应用利尿剂、糖皮质激素等药物,而又未能及时补钾、补氯,则导致低钾低氯性碱中毒,即呼吸性酸中毒合并代谢性碱中毒。

(5) 对肾脏的影响 轻度二氧化碳潴留可使肾血管扩张,肾血流量增加而使尿量增加。严重二氧化碳潴留时,由于 pH 值下降,使肾血管痉挛,血流量减少,尿量也随之减少。

【临床表现】

除引起慢性呼吸衰竭原发病的症状、体征外,主要是缺氧和二氧化碳潴留引起的呼吸衰竭和多脏器功能紊乱的表现。

1. 呼吸困难 呼吸困难是临床最早出现的症状,表现在呼吸节律、频率和幅度的改变上。COPD 所致的呼吸衰竭,表现为呼吸费力伴呼气延长,严重时则为浅快呼吸,因辅助呼吸肌的参与,可表现为点头或提肩样呼吸。并发肺性脑病、二氧化碳麻醉时,则出现呼吸浅表、缓慢甚至呼吸停止。

2. 发绀 发绀是缺氧的典型症状。由于缺氧使血红蛋白不能充分氧合,当 $SaO_2 <$ 90%时,在口唇、指(趾)端、耳垂、口腔黏膜等血流量较大的部位出现发绀。但因发绀主要取决于血液中还原血红蛋白的含量,故贫血患者即使 SaO_2 明显降低,也可能没有发绀;而 COPD 患者由于继发性红细胞增多,即使 SaO_2 轻度减低也会有发绀出现。此外,发绀还受皮肤色素及心功能的影响。

3. 神经精神症状 缺氧和二氧化碳潴留均可引起神经精神症状,但因缺氧及二氧化碳潴留的程度、发生急缓及机体代偿能力的不同而表现不同。慢性缺氧多表现为记忆力减退,智力或定向力障碍。急性严重缺氧可出现精神错乱、躁狂、昏迷、抽搐等症状。轻度二氧化碳潴留可表现为兴奋症状,如失眠、烦躁、夜间失眠而白天嗜睡,即昼夜颠倒,此时切忌使用镇静、催眠药,以免加重二氧化碳潴留,诱发肺性脑病。严重二氧化碳潴留可导致昏睡甚至昏迷。

4. 循环系统 严重缺氧、酸中毒可引起心律失常、心肌损害、周围循环衰竭、血压下降。二氧化碳潴留可使外周浅表静脉充盈,皮肤红润、潮湿、多汗,血压升高,因脑血管扩张可产生搏动性头痛。COPD由于长期缺氧、二氧化碳潴留,可导致肺动脉高压、右心衰竭。严重缺氧可导致循环淤滞,诱发弥散性血管内凝血(DIC)。

5. 消化和泌尿系统 缺氧使胃肠道黏膜充血水肿、糜烂渗血,严重者可发生应激性溃疡,引起消化道出血。严重呼吸衰竭可引起肝肾功能异常,出现丙氨酸氨基转移酶、血尿素氮、肌酐升高。

【动脉血气分析的临床应用】

血气分析不仅可以明确诊断,还有助于了解呼吸衰竭的性质、程度,判断疗效,对指导氧疗、机械通气参数的调节、纠正酸碱失衡和水、电解质紊乱具有重要价值,血气分析的常用指标如下。

(1) 动脉血氧分压(PaO_2)为物理溶解于血液中的氧气所产生的分压力,是反映机体氧合状态的指标,也是决定SaO_2的重要因素。正常值为95~100 mmHg。随着年龄增长PaO_2逐渐降低。

(2) 动脉血氧饱和度(SaO_2)是动脉血中血红蛋白实际结合的氧量与所能结合的最大氧量之比,即血红蛋白含氧的百分数,正常值为96%±3%。SaO_2作为缺氧指标不如PaO_2灵敏。

(3) pH值是反映体液氢离子浓度的指标。动脉血pH值是酸碱平衡中最重要的指标,它可反映血液的酸碱度,正常值为7.35~7.45。pH值低于7.35为失代偿性酸中毒,高于7.45为失代偿性碱中毒。但pH值的异常并不能说明酸碱失衡的性质,即是代谢性还是呼吸性。pH值在正常范围内,不能说明没有酸碱失衡。

(4) 动脉血二氧化碳分压($PaCO_2$)为物理溶解于血液中的二氧化碳气体的分压力,是衡量肺泡通气的可靠指标,也是判断呼吸性酸碱失衡的重要指标。正常值为35~45 mmHg,平均40 mmHg。如$PaCO_2$>45 mmHg,提示通气不足,既可是原发性呼吸性酸中毒,又可是对代谢性碱中毒的代偿。如$PaCO_2$<35 mmHg,提示通气过度,既可是原发性呼吸性碱中毒,也可是对代谢性酸中毒的代偿。

(5) 碳酸氢离子(HCO_3^-)是反映代谢的指标,但也受呼吸因素的影响。$PaCO_2$增加时HCO_3^-也略有增加。正常值为22~27 mmol/L,平均值为24 mmol/L。

(6) 剩余碱(BE)只反映代谢的改变,不受呼吸因素的影响。正常值为-3~+3 mmol/L。血液偏碱时为正值,偏酸时为负值,BE>+3 mmol/L为代谢性碱中毒,BE<-3 mmol/L为代谢性酸中毒。

【诊断】

(1) 患者有慢性肺部疾病或其他导致呼吸功能障碍的疾病病史,如COPD、严重肺结核等。

(2) 有缺氧、二氧化碳潴留的临床表现。

(3) 动脉血气分析达到呼吸衰竭的诊断标准。

【治疗】

1. 保持气道通畅 保持气道通畅是纠正呼吸衰竭的重要措施。

(1) 清除气道分泌物 鼓励患者咳嗽,对于无力咳痰或意识障碍者应加强呼吸道护理,如吸痰、翻身拍背等。

(2) 稀释痰液　痰液黏稠不易咳出者，予以祛痰药盐酸氨溴索片 15 mg 口服或雾化吸入，每日 3 次，或雾化吸入生理盐水。

(3) 解痉平喘　有气道痉挛者，可雾化吸入或口服 β_2 受体激动剂沙丁胺醇、特布他林等，或吸入异丙托溴胺、噻托溴胺，也可口服或静脉滴注氨茶碱。

(4) 建立人工气道　经上述处理无效或病情危重者，应采用气管插管或气管切开，必要时给予机械通气辅助呼吸。

2. 氧疗　吸氧是治疗呼吸衰竭必需的措施。对于Ⅰ型呼吸衰竭，可吸入较高浓度的氧(大于 35%)，使 PaO_2 提高到 60 mmHg 或 SaO_2 在 90%以上。对于Ⅱ型呼吸衰竭，则应持续低浓度吸氧(小于 35%)，因慢性呼吸衰竭时，由于二氧化碳潴留，其呼吸中枢化学感受器对二氧化碳反应性差，呼吸的维持主要靠低氧血症对颈动脉体、主动脉体化学感受器的驱动作用。此时若吸入高浓度的氧，导致 PaO_2 迅速上升，使外周化学感受器丧失低氧血症的刺激，解除了低氧性呼吸驱动，从而抑制呼吸中枢，致使患者的呼吸变浅变慢，$PaCO_2$ 随之上升，严重时可陷入 CO_2 麻醉状态。可使用鼻导管或鼻塞吸氧，吸氧浓度(FiO_2)＝21＋4×吸入氧流量(L/min)。对于慢性Ⅱ型呼吸衰竭患者，长期家庭氧疗(1～2 L/min，每日 15 h 以上)有利于降低肺动脉压，改善呼吸困难和睡眠，增强活动能力和耐力，提高生活质量，延长患者的寿命。

3. 增加通气量　除积极治疗原发病外，增加肺泡通气量是有效排出 CO_2 的关键措施。呼吸兴奋剂可通过刺激呼吸中枢和外周化学感受器，增加呼吸频率和潮气量以改善通气，主要适用于中枢抑制为主、通气不足的呼吸衰竭。可根据患者的具体情况，给予呼吸兴奋剂(如 5%葡萄糖液 250 mL＋尼可刹米 0.375 g×4 支，静脉滴注，每日 1～2 次)。呼吸兴奋剂需在气道通畅的基础上应用，否则治疗无效而且增加氧耗量和呼吸功。应用过程中应密切观察病情变化，如无效宜行机械通气治疗。

4. 水、电解质紊乱和酸碱失衡的处理　多种因素可导致慢性呼吸衰竭患者发生水、电解质紊乱和酸碱失衡。应根据患者心功能状态酌情补液。单纯呼吸性酸中毒治疗的关键是改善通气，促进 CO_2 排出。合并代谢性酸中毒者，应积极去除代谢性酸中毒的病因，如 pH 值过低，可适量补碱，先给予 5%碳酸氢钠 100～150 mL 静脉滴注，使 pH 值升至 7.25 以上，补碱不需太积极。呼吸性酸中毒合并代谢性碱中毒时，除积极改善通气外，应注意补钾、补氯，必要时(血 pH 值明显增高)补盐酸精氨酸 10～20 g，可根据血气分析结果决定是否重复应用。

5. 病因治疗　呼吸道感染是慢性呼吸衰竭急性加重的常见原因，故针对致病菌选用有效的抗菌药物至关重要。

【预后及预防】

预后取决于慢性呼吸衰竭患者原发病的严重程度及肺功能状态。应加强慢性胸肺疾病的防治，阻止肺功能逐渐恶化和呼吸衰竭的发生。已有慢性呼吸衰竭的患者应注意预防呼吸道感染。

第二节　急性呼吸衰竭

急性呼吸衰竭是指原呼吸功能正常，由于某种突发原因，导致肺通气和(或)换气功能急剧下降，产生缺氧和(或)二氧化碳潴留的一种病症。急性呼吸衰竭多见于以下五种情况：① 呼吸道阻塞性病变，如异物吸入、喉头水肿等；② 胸肺疾病，如严重感染、急性大面积肺栓塞、胸部外伤、张力性气胸等;③ 中枢神经及神经肌肉疾病,如脑卒中、颅内感染、颅脑外伤、药物中毒等抑制呼吸中枢;④ 格林-巴利综合征、重症肌无力、多发性肌炎、周期性瘫痪累及呼吸肌;⑤ 多种肺内或肺外的严重疾病引起的急性呼吸窘迫综合征(一种特殊类型的急性呼吸衰竭)。

【治疗】

急性呼吸衰竭时,机体往往来不及代偿,因此需要及时救治,具体方法如下。

(1) 保持呼吸道通畅　出现呼吸停止时,应立即进行现场抢救,通畅呼吸道是救治急性呼吸衰竭的必要条件。使患者仰卧,头后仰,托起下颌将口打开,迅速清除呼吸道分泌物,并开始人工呼吸。口对口人工呼吸是一种简便而有效的临时急救措施,必要时尽快建立人工气道(口咽通气道、气管插管或气管切开)。如发生心脏停搏,应进行心肺脑复苏术。

(2) 高浓度吸氧　呼吸道通畅后应立即吸入高浓度氧或纯氧,以迅速改善组织氧合,这是保护重要器官和抢救成功的关键。但要避免长时间吸入高浓度氧,以免造成氧中毒,而发生急性肺损伤。

(3) 病因治疗及其他脏器支持　急性呼吸衰竭的病因多样,应针对不同病因采取相应的治疗措施。同时由于呼吸衰竭容易累及其他脏器,如出现消化道出血、肾功能不全、肺动脉高压等,故加强其他重要脏器功能的监测和支持也很重要。

第三节　急性呼吸窘迫综合征

急性呼吸窘迫综合征(acute respiratory distress syndrome,ARDS)是指由心源性以外的多种肺内外致病因素导致的急性、进行性缺氧性呼吸衰竭。过去称为"成人呼吸窘迫综合征"。ARDS不是一个独立的疾病,作为连续的病理过程,其早期阶段为急性肺损伤(ALI),重度的ALI即ARDS(ARDS是ALI的晚期阶段)。临床表现为呼吸急促、呼吸窘迫和顽固性低氧血症,后期常并发多脏器功能衰竭。对于ARDS病死率,虽然不同研究报道的差异较大,但总体来说,目前ARDS的病死率高达50%以上是基本肯定的,因此,ARDS是临床常见危重症。

【病因和发病机制】

1. 病因　根据在肺损伤中的作用,导致ARDS的原发病或高危因素可分为以下两类。

(1) 直接肺损伤因素包括严重肺部感染(包括细菌、病毒和囊虫感染)、胃内容物吸入、肺挫伤、吸入有毒气体、淹溺、氧中毒等。

(2) 间接肺损伤因素包括脓毒症、严重非胸部创伤、急诊大量输血、重症胰腺炎、体外循环、DIC等。

2. 发病机制　尚未完全阐明。目前认为上述任一因素,均可引发肺内乃至全身的过度炎症反应,称为全身炎症反应综合征(SIRS),而在全身炎症反应综合征中,肺脏是首位受累的靶器官。在炎症反应过程中,有许多炎症细胞及其释放的炎性介质和细胞因子发挥重要作用,使肺微血管通透性增高,导致渗透性肺水肿及透明膜形成,出现顽固性缺氧和呼吸窘迫。

【临床表现】

由于广泛肺组织损伤,肺微循环障碍,使肺毛细血管通透性增加,表面活性物质减少,从而发生肺水肿、微肺不张,最终导致进行性顽固性低氧血症。典型症状为突发的呼吸频数,极度呼吸困难即呼吸窘迫,伴顽固性低氧血症(即必须不断提高吸氧浓度,甚至吸入纯氧或间歇正压给氧也难以纠正的缺氧)，患者极度烦躁不安，出汗，或神志恍惚、淡漠。伴不同程度咳嗽、少痰，晚期可咯出典型的血水样痰。体征：呼吸频率加快，随病情进展，出现吸气"三凹征"，口唇、甲床发绀，晚期肺部闻及支气管呼吸音、细小水泡音。

【实验室和辅助检查】

(1) X线检查　早期X线胸片可无异常或仅见肺纹理增多。继而出现两肺弥漫性大小不等、边缘模糊的斑片状阴影，可融合使两肺大部分区域呈高密度浸润阴影，其内可见支气管充气征。后期可有不同程度的肺间质纤维化。

(2) 动脉血气分析　低氧血症是突出的表现，当 $PaO_2 < 60$ mmHg 并有进行性下降趋势即应警惕。氧合指数(PaO_2/FiO_2)降低是诊断ARDS的必要条件，正常值为400～500 mmHg，ALI时氧合指数≤300 mmHg，ARDS时氧合指数≤200 mmHg。

【诊断和鉴别诊断】

(1) 诊断　中华医学会呼吸病学分会2000年修订的急性肺损伤/急性呼吸窘迫综合征的诊断标准(草案)为：① 有发病的高危因素；② 急性起病，呼吸频数和(或)呼吸窘迫；③ 低氧血症，ALI时氧合指数≤300 mmHg(1 mmHg＝0.133 kPa)，ARDS时氧合指数≤200 mmHg，不管呼气末正压(PEEP)水平；④ 胸部X线检查两肺浸润阴影；⑤ 肺动脉楔压(PAWP)≤18 mmHg或临床上能排除心源性肺水肿。

凡符合①～⑤ 项者可诊断为ALI或ARDS。

(2) 鉴别诊断　ARDS的突出临床征象为肺水肿和呼吸困难，因此临床必须与相关疾病进行鉴别。心源性肺水肿患者，一般有基础心脏病的病史、体征，卧位呼吸困难加重，咳粉红色泡沫样痰，两肺湿啰音多在肺底部，X线胸片呈蝶翼状高密度阴影，强心、利尿治疗效果好，不难鉴别。此外还需与急性肺栓塞、大片肺不张、自发性气胸等相鉴别。

【治疗】

ARDS是一种危重症，需积极处理。目前治疗ARDS的主要方法如下。

(1) 氧疗是治疗ARDS的首要措施。一般需高浓度面罩吸氧，使 $PaO_2 > 60$ mmHg 或 $SaO_2 > 90\%$，若无效应给予机械通气。临床上大多数患者需机械通气治疗。

(2) 机械通气是纠正缺氧的主要措施。当吸氧的 $FiO_2 > 0.50$，PaO_2 仍低于60 mmHg，动脉 $SaO_2 < 90\%$，应行机械通气。目前治疗ARDS的通气模式都与呼气末气道内正压(PEEP)联用，以改善通气效果，通常从低水平开始(5 cmH_2O)，逐渐增加至合适水平，一般为8～18 cmH_2O。此外，ARDS机械通气时采用小潮气量，即6～8 mL/kg，以防止气道压力过高造成肺损伤。

(3) 加强液体管理　液体管理是ARDS治疗的重要环节。在保证组织器官灌注的前提下，实施限制性的液体管理，使液体出入轻度负平衡，有助于改善ALI/ARDS患者的氧合和肺损伤。可酌情使用利尿剂以减轻肺水肿。此期不宜使用胶体液，但对于存在低蛋白血症者，在补充白蛋白等胶体溶液的基础上加用利尿剂，有助于实现液体负平衡。

(4) 祛除诱因、积极治疗原发病　应针对原发病采取有效的治疗措施，如纠正休克、应用有效抗菌药物积极控制感染等。在治疗过程中，应动态监测呼吸、循环，水、电解质及酸碱平衡，基础疾病。目前不主张常规应用糖皮质激素，但对一些可引起感染性休克的原发病或急性出血性胰腺炎引起的休克，可早期应用糖皮质激素(甲基强的松龙500～1 000 mg加入5%～10%葡萄糖液250 mL静脉滴注，每日1次，2～3 d后减量)，对脂肪栓塞综合征并发的ARDS或晚期防治肺纤维化，也可酌情使用。

【预后及预防】

ARDS存活者,静息肺功能可恢复正常。中、晚期患者病死率高达60%。原发病类型与预后有关,脓毒症、持续低氧血症和骨髓移植并发症的ARDS预后差,脂肪栓塞综合征引起的ARDS预后较好。尽量避免可引起ARDS的高危因素,对有高危因素存在可能发生ARDS者,应加强监测。

病例分析

患者,男性,53岁,因“反复活动后喘憋6年余,加重1周”入院。患者6年来反复于活动后出现胸闷、气短、喘憋,休息后可缓解,伴有轻度咳嗽,稍咳痰,无发热,无胸痛及咯血,无心悸,无夜间阵发性呼吸困难,为求进一步诊治遂来住院治疗。

既往史:有高血压病史7年,最高血压170/100 mmHg,自服“卡托普利、硝苯地平”治疗,血压控制可。否认糖尿病病史、肾病史,否认肝炎、结核等传染病病史及密切接触史;因左足跟骨折分别于2003年、2004年行手术治疗;无输血史,预防接种史不详。

体格检查:T36.0 ℃,P104次/分,R23次/分,BP140/80 mmHg,发育正常,营养中等,神志清,精神差,喘憋貌,呼气性呼吸困难,查体合作。皮肤黏膜无黄染,全身浅表淋巴结无肿大。球结膜轻度水肿,瞳孔等大等圆,对光反射灵敏。口唇、颜面发绀,咽部充血,扁桃体无肿大。颈软,颈静脉怒张,气管居中,甲状腺无肿大。胸廓呈桶状,无皮下气肿,胸骨无压痛,叩诊呈过清音,双肺呼吸音低,呼吸明显延长,可闻及较弥漫呼气相哮鸣音及双肺底部湿啰音。心前区无异常隆起,心率104次/分,心律齐,心音低钝,各瓣膜听诊区未闻及病理性杂音。腹部略膨隆,胁腹部及脐周未见淤斑,无腹壁静脉曲张,腹软,无压痛、反跳痛,肝脾肋下未触及,肝肾区无叩击痛,移动性浊音阴性,肠鸣音正常,未闻及血管杂音。脊柱、四肢无畸形,左足跟部可见手术瘢痕,双下肢轻度凹陷性水肿,生理反射正常,病理反射未引出。

辅助检查:血常规示WBC 3.18×10^9/L,N 69.7%,HCT 65.68%,RBC 6.93×10^{12}/L,Hb 181 g/L,PLT 153×10^9/L。血电解质Na^+ 125 mmol/L,K^+ 4.5 mmol/L,Cl^- 80 mmol/L。心电图示肺型P波,右房大,重度顺钟向转位,T波改变。心脏彩超示肺动脉高压(中至重度),EF58%。

(1) 本病的临床诊断及诊断依据是什么?

(2) 要与哪些疾病相鉴别?

(3) 还要做哪些检查?

(4) 请制订治疗方案。

第九章
肺部感染性疾病

第一节　肺炎概述

肺炎(pneumonia)是指由多种病因所致的肺组织充血、水肿和渗出性炎症，以细菌感染最为常见。临床症状主要有发热、咳嗽、咳痰和呼吸困难。

【分类】

1. 按病因分类

(1) 细菌性肺炎，是最常见的肺炎，病原体包括革兰阳性球菌如肺炎链球菌、金黄色葡萄球菌、溶血性链球菌等，革兰阴性杆菌如肺炎克雷白杆菌、大肠杆菌、流感嗜血杆菌、阴沟肠杆菌、不动杆菌、绿脓杆菌及厌氧菌等。

(2) 病毒性肺炎，病毒包括腺病毒、呼吸道合胞病毒、流感病毒、麻疹病毒、冠状病毒、巨细胞病毒、单纯疱疹病毒等。

(3) 非典型病原体所致肺炎，病原体包括军团菌、支原体、衣原体。

(4) 其他病原体所致肺炎，病原体包括立克次体、弓形体、寄生虫(如肺包虫、肺吸虫)等。

(5) 真菌性肺炎，真菌包括白色念珠菌、曲霉菌、隐球菌、肺孢子菌等。

(6) 其他非感染因素：①放射性肺炎，肿瘤胸部放疗后所引起的肺损伤、纤维化；②化学性肺炎，吸入刺激性气体或液体；③过敏性肺炎，接触过敏原所致的肺嗜酸性粒细胞浸润。以上病因均可引起轻重不一的呼吸道症状。

2. 按感染来源分类

(1) 社区获得性肺炎(community acquired pneumonia，CAP)，是指在医院外罹患的感染性肺实质炎症，包括具有明确潜伏期的病原体感染而在入院后平均潜伏期内发病的肺炎。常见病原体包括肺炎链球菌、流感嗜血杆菌、金黄色葡萄球菌、卡他莫拉菌、需氧革兰阴性杆菌、军团菌、肺炎支原体、肺炎衣原体、病毒等。

(2) 医院获得性肺炎(hospital acquired pneumonia，HAP)，是指患者在入院时不存在，也不处在感染的潜伏期，而于入院 48 h 后在医院(包括老年护理院、康复院)内发生的肺炎。我国医院获得性肺炎占医院感染的第一位，多继发于有各种基础疾病的危重患者，耐药菌株多，革兰阴性杆菌感染所占比例高，其病死率高达 30%～40%，治疗困难。社区获得性肺炎与医院获得性肺炎的特点参见表 9-1。

表9-1 社区获得性肺炎与医院获得性肺炎的特点

项　目	社区获得性肺炎	医院获得性肺炎
发病时间	入院前或入院48 h内	入院48 h后
病原体	多为革兰阳性球菌	革兰阴性杆菌为主,真菌、厌氧菌、结核杆菌
感染方式	空气-飞沫传染	空气-飞沫传染、误吸、自身感染
患者	健康人	老年、免疫力低下、有基础疾病等患者
起病	急	隐袭
症状、体征	典型	症状不典型,体征少
病变	局限	散在,常为双肺,下肺尤为显著
治疗	相对容易	较困难,细菌多耐药
病程	较短	迁延
预后	好,多可治愈	差,病死率高

3. 按解剖部位分类

(1) 大叶性(肺泡性)肺炎　炎症初起在肺泡,经肺泡间孔扩展,累及肺段的一部分或整个肺段、肺叶,通常并不累及支气管。

(2) 小叶性(支气管性)肺炎　病原体经支气管入侵,引起细支气管、终末细支气管及肺泡的炎症。

(3) 间质性肺炎　病变累及支气管壁及支气管周围组织和肺泡壁。

【临床表现】

(1) 症状　肺炎的临床表现变化较大,与感染病原体致病性的强弱、是否合并基础疾病及患者免疫状态等有关。主要症状有发热、咳嗽、咳痰,痰可呈黏液痰、脓性痰或血痰,当病变波及胸膜时可出现胸痛。病变范围较大,或合并肺部基础疾病的患者往往有呼吸困难。此外,还可伴全身中毒症状,如头痛、乏力、恶心、呕吐、腹痛、腹泻等症状。

(2) 体征　肺部体征与病变范围、性质及病程有关。早期可无明显体征,或仅有呼吸音增粗。随病情进展可出现干、湿啰音。肺实变时出现叩诊浊音、语颤增强和支气管呼吸音等。并发胸腔积液者患侧叩诊浊音,呼吸音减弱。病情较重者可见呼吸增快、鼻翼扇动、口唇发绀。

【诊断】

肺炎的诊断包括临床诊断和病原学诊断。此外,还应对肺炎的严重程度做出评估。

(1) 临床诊断　① 临床表现:发热、咳嗽、咳黏液脓性痰,甚至出现呼吸困难、胸痛,或原有的呼吸道症状(慢性咳嗽、咳痰、气短等)加重,肺部呼吸音的改变及湿啰音出现等。② 辅助检查:X线胸片或胸部CT出现肺部浸润影,白细胞计数或分类增高。③ 排除肺结核、肺脓肿、肺栓塞、肺癌等肺部疾病,可做出肺炎的临床诊断。

(2) 病原学诊断　肺炎病原学诊断对临床治疗具有重要的指导意义。细菌培养标本主要通过以下途径获得。① 痰,是肺炎病原学诊断的主要标本,获取较方便,但普通痰标本易受上呼吸道寄生菌的污染,影响检测结果,连续多次送检培养出同一致病菌,其临床意义较大。② 人工气道吸引,对于行气管插管和气管切开的患者,可采取经人工气道插入无菌导管吸引,采集下呼吸道分泌物。③ 支气管镜技术,可直接吸引感染部位的呼吸道分泌物,也可使用防污染毛刷或支气管肺泡灌洗液获取标本。④ 其他途径,如针吸肺活检或开胸肺活检取得病变部位标本，血或胸腔积液培养等。

（3）严重性判断　诊断肺炎后，还应对其严重性做出判断，以确定治疗方案。2006 年中华医学会呼吸病学分会颁布的 CAP 诊断和治疗指南中，其重症肺炎的诊断标准可作为参考，即出现下列征象中的一项或以上者可诊断为重症肺炎，需积极救治，有条件时建议收住 ICU：① 意识障碍；② 呼吸频率≥30 次/分；③ PaO_2＜60 mmHg，PaO_2/FiO_2＜300，需行机械通气治疗；④ 动脉收缩压＜90 mmHg；⑤ 并发脓毒性休克；⑥ X 线胸片显示双侧或多肺叶受累，或入院 48 h 内病变扩大≥50%；⑦ 少尿，尿量＜20 mL/h，或尿量＜80 mL/4h，或并发急性肾功能衰竭需要透析治疗。

【鉴别诊断】

（1）急性肺脓肿　急性肺脓肿为急性肺部化脓性炎症，其早期临床表现与肺炎相似，但随着病程进展，在 7～10 d 后咳出大量脓臭痰，胸部 X 线显示厚壁空洞伴液平面。致病菌多为金黄色葡萄球菌、肺炎克雷白杆菌或其他革兰阴性杆菌、厌氧菌，病程较长，完全吸收需 8 周以上。

（2）肺结核　浸润型肺结核与轻型肺炎相似，但前者起病缓慢，有结核中毒症状，如午后发热、乏力、盗汗、体重减轻等，X 线胸片表现多在肺尖或锁骨上下。干酪性肺炎也可表现高热、乏力等，但病程较长，X 线胸片显示在高密度阴影中可见多个不规则的空洞或播散病灶，痰细菌检查可找到抗酸杆菌，抗感染治疗无效。

（3）支气管肺癌　少数周围型肺癌的 X 线影像与肺炎相似，但通常无急性感染中毒症状，血白细胞计数不高，常伴有痰中带血，若痰中发现癌细胞可以确诊。中心型肺癌继发阻塞性肺炎呈叶段分布，经有效抗菌药物治疗后，肺部炎症不消散或消散后反复出现，伴肺门影增大，胸部 CT、纤维支气管镜、痰脱落细胞等检查可确诊。

（4）肺血栓栓塞症　肺血栓栓塞症可表现为呼吸困难、咯血、胸痛，此后可有轻度发热，若伴白细胞计数升高、胸片阴影，易与肺炎混淆。但 PTE 常有深静脉血栓形成的基础，先有呼吸困难，后出现发热、肺部阴影，可有肺动脉高压的体征，螺旋 CT 肺动脉造影、核素肺通气/灌注扫描等可确诊。

（5）其他　以胸痛为主的不典型肺炎，需与急性心肌梗死鉴别。急性心肌梗死常有心电图的演变过程，心肌酶、肌钙蛋白增高等。下叶肺炎波及膈胸膜，可表现为剧烈上腹痛，需与急腹症鉴别。许多非感染性疾病如肺水肿、肺不张、肺间质纤维化、肺血管炎等也需进行鉴别。

【治疗】

选择合适的抗菌药物是治疗成功的关键，肺炎的治疗包括经验性治疗和针对病原体治疗。

（1）经验性治疗是指在无条件进行病原学检测或获得病原学检测结果前根据本地区肺炎病原体流行病学资料，选择可能覆盖病原体的抗菌药物。

（2）针对病原体治疗是指根据病原体标本的培养和药物敏感试验结果，选择敏感的抗菌药物。初始经验治疗可结合临床情况，参考以下原则选择药物。青壮年、无基础疾病的 CAP 患者，可用青霉素类、第一代或第二代头孢菌素或呼吸喹诺酮类（如左氧氟沙星、莫西沙星等）。由于我国肺炎球菌对大环内酯类耐药率很高，故考虑该菌所致 CAP 时不宜单独应用大环内酯类药物。但大环内酯类药物对非典型病原体肺炎（支原体肺炎、军团菌肺炎）具有良好的效果。老年人、有基础疾病或需要住院的 CAP，可单用第二、三代头孢菌素，

β-内酰胺类/β-内酰胺酶抑制剂或联合大环内酯类,也可单用呼吸喹诺酮类药物。HAP常用第二、三代头孢菌素,β-内酰胺类/β-内酰胺酶抑制剂,呼吸喹诺酮类或碳青霉烯类。对于危及生命的重症肺炎,应早期使用广谱强效的抗菌药物,然后根据病原学进行针对性治疗,或待病情稳定后降阶梯治疗。

选择抗菌药物还应考虑患者的年龄、基础疾病情况、发病诱因(如是否有误吸、有无特殊接触史等)、发病环境、住院时间长短、肺炎的严重程度及近期应用抗生素等。抗菌治疗应尽早进行,病情稳定后可从静脉途径给药转为口服治疗。抗菌疗程至少5 d,大多数患者需7~10 d或更长。一般于热退和主要呼吸道症状明显改善后3~5 d停药,不以影像上病灶完全吸收作为停药的依据。

第二节　肺炎球菌肺炎

肺炎球菌肺炎(pneumococcal pneumonia)是指由肺炎链球菌引起的急性肺泡炎症,占CAP的首位。好发于健康的青壮年,临床特点为突发寒战、高热、咳嗽、胸痛和血痰,近年来以轻症和不典型者较多见。

【病因和发病机制】

肺炎球菌为革兰阳性球菌,可单个、成对或短链状排列,又称为肺炎双球菌或肺炎链球菌。其菌体外有荚膜,不产生毒素,因此不引起原发性组织坏死或形成空洞,其致病力是由于具有高分子多糖体的荚膜对组织的侵袭作用。根据荚膜多糖抗原性质不同,分为86个血清型,成人致病菌多属1~9型及12型,其中以第3型毒力最强,常可导致严重的肺炎,偶可导致肺组织坏死和空洞形成。正常人鼻咽部可有肺炎链球菌寄生,但只有在机体免疫力降低时,有毒力的肺炎链球菌才可入侵肺内而发病。如上呼吸道病毒感染可使支气管黏膜受损,影响纤毛运动,有利于细菌侵入肺部而导致感染,因此冬春季呼吸道病毒感染流行时易发生肺炎,此外,受寒、淋雨、劳累、醉酒、吸入有害气体或心力衰竭、长期卧床、全身麻醉术后、镇静药过量等均可成为肺炎的诱因。

【临床表现】

多数患者发病前有受寒、淋雨、疲劳、病毒感染等诱因,大部分有上呼吸道感染的前驱症状。

1. 症状

(1) 全身症状　起病急骤,寒战、高热,体温可在数小时内上升至39~40 ℃,热型多呈稽留热,伴有全身酸痛、疲乏无力。部分患者有恶心、呕吐、腹胀、腹泻等消化道症状,严重者可出现神志模糊、烦躁不安、嗜睡、谵妄、昏迷等症状。

(2) 呼吸系统症状　主要表现为咳嗽、咳痰和胸痛。初起为干咳或伴有少量黏液痰,2~3 d后常有铁锈色痰,在第4~5 d转为黏液脓性痰,至消散期有较多量的稀薄淡黄色痰。胸膜受累时可有胸痛,常为刺痛,咳嗽、深呼吸时加重。当炎症发生在下叶波及膈胸膜时,可有上腹痛,少数患者腹痛剧烈,有时误诊为急腹症。

2. 体征　患者呈急性热病容,面颊绯红,皮肤灼热、干燥,呼吸困难,病变广泛时可出现发绀,约1/3的患者出现口鼻周围单纯疱疹。心率增快,有时心律不齐。有败血症者皮肤、黏膜可有出血点,巩膜黄染。累及脑膜可有颈抵抗及出现病理反射。肺部早期仅有叩诊浊音,呼吸音减弱。实变期有典型体征如叩诊浊音、触觉语颤增强及病理性支气管呼吸音等;

消散期可闻及湿啰音。胸膜受累可闻及胸膜摩擦音。

由于抗菌药物的早期应用,上述典型症状、体征目前已不多见,部分患者尤其是老年人常缺乏呼吸道症状而仅有消化道或神经系统症状,应注意识别。

【并发症】

近年来已较为少见。

(1) 感染性休克　由于严重感染所致脓毒症,可伴发感染性休克,常于发病后 2～3 d 出现;部分患者无发热、咳嗽等而突然发生休克。病原菌多为肺炎链球菌。患者表现为四肢湿冷、发绀、血压下降、心率增快、少尿、意识障碍、烦躁不安、谵妄甚至昏迷。

(2) 渗出性胸膜炎　部分患者可伴纤维素性胸膜炎,少量胸腔积液随病情好转自行吸收,胸腔积液量多时需抽液。个别患者可并发脓胸。

(3) 中毒性心肌炎　出现心动过速、心律失常、房室传导阻滞甚至心力衰竭。

(4) 中毒性脑病　可出现头痛、谵妄、幻觉、昏迷、惊厥等,伴脑膜刺激征。

【实验室和辅助检查】

(1) 血常规　白细胞计数增高可达$(10\sim30)\times10^9/L$,中性粒细胞比例在 80%以上,可有核左移或胞浆内中毒颗粒。老年患者有时白细胞计数不高,但中性粒细胞比例仍增高。

(2) 痰液检查　痰涂片可见成对或短链状排列的革兰阳性球菌,细菌培养为肺炎链球菌。

(3) 血培养　约 20%重症肺炎血培养阳性,为菌血症所致。早期应用抗菌药物可影响细菌培养的阳性率。

(4) 血气分析及血生化检查　可出现低氧血症、呼吸性碱中毒、代谢性酸中毒等酸碱失衡。

(5) X 线检查　在充血期仅有肺纹理增粗,或在病变的叶或段出现淡薄、均匀的阴影;实变期病变部位有大片均匀致密的阴影,常以叶间胸膜为界,边界清楚;消散期阴影密度逐渐减低,透亮度逐渐增加,呈现大小不等的小片状阴影,随后出现条索状阴影。2～3 周后阴影完全吸收。极少数患者阴影消散不全可演变为机化性肺炎。可伴肋膈角变钝及少量胸腔积液。

【诊断】

诊断要点:① 诱因,如受凉、淋雨或上呼吸道感染等;② 急性起病,高热、寒战;③ 咳嗽、咳铁锈色痰或黏液脓性痰,气急、胸痛;④ 具备肺实变的体征或有湿啰音;⑤ X 线检查可见叶、段性均匀的大片密度增高阴影;⑥ 白细胞计数增高或中性粒细胞比例增高;⑦ 血或痰培养出肺炎链球菌可确诊。鉴别诊断参阅本章第一节。

【治疗】

1. 一般治疗　早期应卧床休息,多饮水,必要时静脉补液,密切观察体温、脉搏、呼吸和血压的变化,及早发现休克指征。高热患者以物理降温为主,如酒精擦浴、冰袋冷敷等。呼吸困难和发绀明显者应采用鼻导管吸氧。剧烈胸痛者,可酌情使用少量镇痛药。有刺激性干咳者可给予可待因口服,痰量较多者可予以祛痰剂如氯化铵、盐酸氨溴索等口服或静脉滴注。

2. 抗菌药物治疗　一经诊断应立即给予抗生素治疗,不必等待细菌培养结果。肺炎链球菌肺炎以青霉素 G 为首选。用药途径及剂量视患者病情轻重及有无并发症而定:① 对于成年轻症患者,可用80万U,每日3～4次肌内注射,或用普鲁卡因青霉素每12 h肌内注射60万U;② 病情稍重者,给予青霉素G 800万～1 200万U/d,分2～4次静脉滴注;③ 重症及并发脑膜炎者,可增至1 000万～3 000万U/d,分4次静脉滴注。静脉滴注时宜用少量液体,尽可能在1 h内滴完,以维持有效血药浓度。对青霉素过敏、耐青霉素或多重耐药菌株感染者,可用喹诺酮类(左氧氟沙星、加替沙星、莫西沙星)、头孢噻肟或头孢曲松等药物。抗菌药物疗程一般为14 d,或在退热后3 d停药或由静脉用药改为口服,维持数日。

3. 休克型肺炎的治疗 休克型肺炎是以微循环衰竭为主要表现的重症肺炎,是由感染造成的毒血症直接损害微循环功能及损害心肌而使心排血量降低所导致的休克。常于发病后的2～3 d出现休克,部分患者无发热、咳嗽等而突然发生休克。治疗原则是积极控制感染和抗休克。

(1) 控制感染 加大青霉素G用量至1000万U/d,或用第一代头孢菌素。严重感染应首选足量有效的杀菌药物,并联合用药,如第二、三代头孢菌素联合氨基糖苷类或氟喹诺酮类药物,静脉给药。

(2) 抗休克治疗 抗休克治疗主要包括如下几个方面。

① 扩容:感染性休克的病理生理基础为有效循环血容量不足,因此扩容是抗休克的关键。胶体液首选低分子右旋糖酐,可提高血浆胶体渗透压,减少血浆外渗,从而扩充血容量,同时还可降低血液黏滞度,改善微循环,防止DIC的发生。为尽快扩容,常以较快的速度静脉滴入500 mL胶体液,肾功能不全或出血倾向者慎用。也可给予羟乙基淀粉(代血浆)。晶体液宜选用碳酸氢钠林格液或乳酸钠林格液等平衡盐液。补液原则为先快后慢、先盐后糖、先晶体后胶体、见尿补钾,根据液体出入量及电解质变化来调整补液量及成分,使患者神志转清、口唇红润、肢端温暖、发绀消失。收缩压＞12 kPa(90 mmHg),脉压＞4.0 kPa(30 mmHg),脉率＜100次/分,尿量＞30 mL/h。

② 血管活性药物:在积极扩容的同时,可加用血管活性药物以维持血压,保证重要器官的血液供应。临床常用多巴胺和间羟胺(阿拉明),每100 mL液体中各10～30 mg,15～20滴/分静脉滴注,使收缩压保持在90～100 mmHg。在补足血容量的同时,也可应用抗胆碱能药物如阿托品、东莨菪碱、山莨菪碱等,以改善微循环。以山莨菪碱(654-2)最为常用,每次10～20 mg静脉滴注或视病情需要来调整用量。

③ 纠正水、电解质和酸碱平衡紊乱:检测血钾、钠及氯,血气分析或CO_2CP,发现紊乱及时纠正。有明显代谢性酸中毒时,应给予5%碳酸氢钠200 mL静脉滴注,然后根据血气分析或CO_2CP测定值酌情用药。

④ 使用肾上腺皮质激素:使用肾上腺皮质激素有利于缓解中毒症状,改善病情和回升血压,可在有效抗菌药物应用的前提下短期使用,如氢化泼尼松100～200 mg/d或地塞米松5～10 mg/d静脉滴注,重症休克可加大剂量。

⑤ 维护重要脏器的功能:休克型肺炎常因心肌缺氧、酸中毒等或因输液不当而引起心功能不全,故应严密监测心功能,必要时给予快速强心剂、能量合剂等。另外,要注意防止ARDS、肾功能不全和DIC等并发症。

(3) 并发症的处理 经抗菌药物治疗后,高热常在24 h内消退,或数日内逐渐下降。若体温降而复升或3 d后仍不降者,应考虑肺炎链球菌的肺外感染,如脓胸、心包炎、关节炎等。持续发热的其他原因如耐青霉素的肺炎链球菌(PRSP)或混合感染、药物热、并存其他疾病。肿瘤或异物阻塞支气管时,经治疗后肺炎虽可消散,但阻塞因素未除,肺炎可再次发生。有10%～20%肺炎球菌肺炎伴发胸腔积液,应酌情取胸液检查以确定其性质。若治疗不当，约5%并发脓胸，应积极排脓引流。

【预后】

本病通常预后好，但存在下列因素如年老体弱，原有心、肺、肝、肾及代谢性疾病者，体温、血白细胞计数不高者及免疫缺陷者，病变广泛，多叶受累者，严重并发症如伴感染性休克者，则预后较差。

第三节　葡萄球菌肺炎

葡萄球菌肺炎(staphylococcal pneumonia)是指由金黄色葡萄球菌引起的肺部化脓性炎症，常发生于老年人、原有支气管-肺疾患、糖尿病、血液病(白血病、淋巴瘤等)、肝病、营养不良、酒精中毒、儿童患流感或麻疹时、艾滋病(acquired immune deficiency syndrome，AIDS)等免疫功能缺陷者。临床以起病急骤、高热、咳多量脓血痰、迅速衰竭及易形成脓肿为主要表现。

【病因和发病机制】

葡萄球菌为革兰阳性球菌，分为凝固酶阳性葡萄球菌(主要为金黄色葡萄球菌，简称金葡菌)和凝固酶阴性葡萄球菌(如表皮葡萄球菌)。葡萄球菌的致病物质主要是毒素与酶，其中凝固酶阳性者致病力较强。金葡菌血浆凝固酶阳性是化脓性感染的主要原因，随着医院内感染的增多，由凝固酶阴性葡萄球菌引起的肺炎也不断增多。葡萄球菌肺炎的感染来源有：① 原发吸入性感染，多继发于上呼吸道感染或机体免疫功能低下，病原菌经呼吸道入侵；② 继发血源性感染，由来自体内的金葡菌感染灶如皮肤疖、痈、毛囊炎、蜂窝织炎、伤口感染、骨髓炎等经血行播散至肺。

【临床表现】

起病急骤，畏寒、高热，热型呈弛张热或不规则热，伴进行性气急、发绀、咳嗽和胸痛，咳多量脓性痰，可带血丝或呈粉红色乳状痰。病情严重者短期内出现贫血、全身衰竭或休克。体格检查可有肺实变体征、肺内湿啰音和胸膜摩擦音。血源性感染者呼吸系统症状及体征常不明显，而以全身感染中毒症状为主要表现，常有出血性皮疹。院内感染的葡萄球菌肺炎起病缓慢，病程较长，表现不典型，恢复慢。常见并发症为脓胸和脓气胸。

【实验室及辅助检查】

血白细胞计数显著增高，常在$(15\sim20)\times10^9/L$，可高达$50\times10^9/L$，中性粒细胞常在90%以上，可有核左移及中毒颗粒。痰和血培养可有葡萄球菌生长。胸部X线检查呈小叶浸润影，病变常累及双肺，也可见肺段、叶实变，其中可见单个或多个脓肿并有液平面；血源性感染为双侧多发的小片状或团状阴影，短期内出现空洞、液平面及张力性气囊肿，也可出现胸膜改变或液气胸；X线胸片阴影的易变性为金葡菌肺炎的重要特征。

【诊断和鉴别诊断】

诊断要点：① 多好发于老年人、原有支气管-肺疾病、糖尿病、儿童患流感或麻疹等免疫功能缺陷者；② 起病急骤，高热、寒战，全身中毒症状较重，咳嗽、咳脓痰或脓血痰；③ 白细胞计数显著增高，中性粒细胞比例增加伴核左移；④ X线胸片表现炎性阴影常伴有空洞、液平面或张力性气囊肿等；⑤ 细菌培养出葡萄球菌可确诊。葡萄球菌肺炎需与其他病原体引起的肺炎相鉴别，病原学检查可以明确。

【治疗】

一般治疗同肺炎球菌肺炎,需注意早期处理原发病灶。

抗菌药物治疗:临床选择抗菌药物时应参考细菌培养及药物敏感试验。近年来由于葡萄球菌对青霉素G的耐药率已高达90%左右,因此一般应选用耐青霉素酶的半合成青霉素或头孢菌素,如苯唑西林钠3～4 g静脉滴注,每日2次,头孢唑啉2～4 g静脉滴注,每日2次,或氯唑西林;联合使用氨基糖苷类如阿米卡星有较好的疗效。此外,阿莫西林、氨苄西林/β-内酰胺酶抑制剂对产酶菌也有效。若为MRSA,应选用万古霉素0.5 g静脉滴注,每日3～4次;或去甲基万古霉素0.4 g静脉滴注,每日3～4次;或替考拉宁首日0.8 g静脉滴注,以后0.4g,每日1次。

【预后】

多数患者经早期诊断、有效治疗预后较好,但病情严重者、老年人、原有慢性疾病及出现严重并发症者则预后差。

第四节　革兰阴性杆菌肺炎

革兰阴性杆菌肺炎好发于免疫功能低下的患者。近年来产超广谱β-内酰胺酶(ESBLs)及可诱导型β-内酰胺酶(AmpC酶)的耐药株不断增加,已成为防治中的难点。

【病因和发病机制】

革兰阴性杆菌肺炎常见的致病菌有肺炎克雷白杆菌、大肠杆菌、流感嗜血杆菌、绿脓杆菌、变形杆菌、不动杆菌等。2%～10%的正常人咽部有该菌寄生,在一些慢性疾病、酒精中毒及昏迷的患者中,带菌率可达50%以上。这些细菌多为条件致病菌,当患者患有慢性肺疾病、糖尿病、肾病或长期使用糖皮质激素、免疫抑制剂、细胞毒药物时,因免疫功能低下而易发病。主要感染途径是口腔吸入。

【临床表现】

革兰阴性杆菌肺炎多见于老年人、原有慢性疾病等患者,病情较重。一般症状同肺炎球菌肺炎,多数患者有咳嗽,痰量多且黏稠不易咳出,痰的性质依致病菌不同而有不同特点,如克雷白杆菌肺炎多为血和黏液的混合痰,25%的患者咳典型的砖红色胶冻样痰。绿脓杆菌肺炎多数患者咳黄脓痰,少数咳典型的翠绿色脓痰。肺部可有实变体征或双下肺湿啰音。部分患者表现为慢性病程,或由急性迁延成为慢性。50%以上为双侧病变,常因炎症累及胸膜引起胸腔积液甚至脓胸。

【实验室及辅助检查】

末梢血中白细胞计数可增高、正常或减低,但中性粒细胞比例一般增高。痰涂片可见大量革兰阴性杆菌,痰及血培养可有革兰阴性杆菌生长;胸部X线表现各异,可为小叶浸润影、肺段或肺叶实变。小叶性肺炎病变多累及双肺中下野,呈斑片状阴影,易融合;克雷白杆菌所致的大叶性肺炎可发生于一个肺叶或多个肺叶,实变区密度较高,其中可见不规则透光区或空洞,叶间隙下坠。病变若波及胸膜,则可出现胸腔积液或液气胸。

【诊断】

诊断要点:① 年老体弱的患者出现发热、咳嗽、咳脓痰;② 肺部听诊可闻及水泡音;③ X线胸片有炎性浸润影。确诊需依靠痰中找到致病菌。

【治疗】

选择有效的抗菌药物是治疗的关键。一般革兰阴性杆菌肺炎应给予半合成青霉素如哌拉西林 3～4 g 静脉滴注，每日 2 次；或用第二、三代头孢菌素，如头孢噻肟 2～3 g 静脉滴注，每日 2 次。氨基糖苷类抗生素常与 β-内酰胺类联合应用，如阿米卡星 0.4 g 静脉滴注，每日 1 次，或用妥布霉素及奈替米星。呼吸氟喹诺酮类如环丙沙星、氧氟沙星等也可选用。绿脓杆菌可选用以下药物：哌拉西林、头孢他啶、头孢哌酮、亚胺培南-西司他丁联合庆大霉素、妥布霉素或环丙沙星。耐药菌株选用含 β-内酰胺酶抑制剂的复合制剂、第四代头孢菌素(头孢吡肟、头孢匹罗)或亚胺培南-西司他丁。疗程至少 2 周。此外，尚需注意营养支持、补充水分及充分引流痰液。

【预后】

革兰阴性杆菌肺炎病死率高，及时诊断和有效治疗可康复；高龄、原有慢性疾病、菌血症、粒细胞减少、有并发症者预后差。

第五节　军团菌肺炎

军团菌肺炎(legionaires pneumonia)是指由嗜肺军团杆菌引起的以肺炎为主的全身性疾病，自 1977 年美国首次自死者的肺组织中分离并报道后，许多国家相继发现此种肺炎，在我国军团菌肺炎的发病率也在不断增加。医院、旅馆、建筑工地等是军团菌肺炎流行的重要场所。

【病因和发病机制】

军团菌属于革兰阴性杆菌，有 34 种、59 个血清型，其中嗜肺军团菌是引起军团菌肺炎最重要的一种。军团菌存在于水和土壤中，可经供水系统、空调冷却水或雾化吸入呼吸道而引起感染。年老体弱，慢性心、肺、肾疾病，糖尿病，血液病，恶性肿瘤，艾滋病或接受免疫抑制剂者易患本病。

【临床表现】

好发于夏末秋初，轻者仅有流感样症状，重者表现以肺炎为主的全身症状。常呈亚急性起病，也可经 2～10 d 潜伏期后急骤起病。主要表现寒战、高热，体温可高达 40 ℃以上，呈稽留热，伴头痛、乏力、全身肌痛、腹痛、呕吐、腹泻，并迅速呈衰竭状态，严重者可有精神、神经症状和末梢循环衰竭的表现。呼吸系统有咳嗽、少量黏液痰或血痰、胸痛，重症有呼吸困难、发绀，甚至发生呼吸衰竭。查体肺部可闻及湿啰音，病情进展可有肺实变体征。少数有胸膜摩擦音，约 20%的患者有相对缓脉。

【实验室及辅助检查】

末梢血白细胞计数及中性粒细胞比例增高，血沉增快，常有低钠血症，部分患者有镜下血尿、肝肾功能异常。X 线胸片早期为局部斑片状肺泡内浸润，继而有肺实变，常位于下叶，可于 3～4 d 内迅速发展至多肺叶、段，或有小脓肿形成，累及胸膜伴胸腔积液。肺部病变吸收较慢。

病原学检测包括支气管抽吸物、胸液、支气管肺泡灌洗液军团菌培养，但其生长条件严格，需特殊培养基，培养阳性率低，非临床常用的诊断方法。酶联免疫吸附试验(ELISA)检测细菌可溶性抗原，间接免疫荧光法、ELISA 法、血清试管凝集试验或微量凝集试验检测抗体等较常用。采用分子杂交技术在分子水平检测军团菌已受到重视,应用核酸探针方法检测与鉴定军团菌,具有简捷、特异等优点。

【诊断】

根据流行病学资料、临床表现及实验室和其他检查,大环内酯类或呼吸喹诺酮类药物治疗有效;而氨基糖苷类及β-内酰胺类抗生素治疗无效可考虑。确诊需有以上病原学证据,其中血清抗体检测常用,前后两次抗体滴度呈4倍或以上增高,间接荧光法达1∶128、血清试管凝集试验达1∶160或更高者可诊断。

【治疗】

一般治疗同肺炎球菌肺炎,抗生素首选红霉素,1～2 g/d,轻症口服,重者静脉滴注。阿奇霉素、罗红霉素及莫西沙星也有效。危重者可联合应用利福平0.45～0.6 g/d口服。疗程需3周以上。氨基糖苷类、青霉素及头孢菌素类抗生素对本病无效。

【预后】

未经治疗者常病情恶化,死于呼吸衰竭及休克,死亡率为15%～20%。如经积极治疗患者可恢复。

第六节　肺炎支原体肺炎

肺炎支原体肺炎(mycoplasmal pneumonia)是指由肺炎支原体引起的急性呼吸道感染伴发肺炎,是社区获得性肺炎中非细菌性肺炎的常见病因。好发于秋冬季,以儿童、青少年多见,可引起散发呼吸道感染或小流行。

【病因和发病机制】

肺炎支原体是介于细菌和病毒之间,能在无细胞培养基上生长的最小微生物,经呼吸道传播,健康人经吸入空气中患者的口、鼻分泌物而感染。感染后支原体吸附于纤毛上皮表面,抑制纤毛活动和破坏上皮细胞,引起咽炎、支气管炎及肺炎。目前认为其致病性还可能与患者对支原体或其代谢产物的过敏有关。

【临床表现】

肺炎支原体感染的潜伏期为2～3周,部分患者感染后无症状。多数缓慢起病,常先有鼻塞、流涕、咽痛等上呼吸道感染的症状,可伴乏力、肌肉酸痛、头痛、发热等,发热多呈低中度,少数可高热。呼吸道症状以持久的阵发刺激性干咳为特点,可有少量黏痰或黏液脓性、血性痰,或伴有胸骨下疼痛。体征较少,可有颈部、颌下淋巴结肿大、压痛,少数有皮肤斑丘疹或口唇疱疹,相对缓脉,肺部可闻及呼吸音减弱或干、湿啰音等。

【实验室及辅助检查】

多数患者末梢血白细胞计数正常,部分稍增高,血沉增快。X线胸片无特异性改变,早期显示肺纹理增粗及网状阴影,以后可有多种形态的浸润性阴影,以下叶多见,呈节段性斑片状模糊影。痰、鼻咽拭子培养分离肺炎支原体技术条件高,临床推广较难。起病2周后,约半数患者冷凝集试验阳性,滴度在1∶32以上;部分患者链球菌MG抗体阳性(1∶40～1∶80),其滴度逐步增高者有助于诊断。目前应用较多的是血清支原体IgM、IgG抗体测定,急性期和恢复期双份血清抗体滴度4倍以上升高有较大的诊断价值。

【诊断】

根据肺炎伴有流感样症状，刺激性干咳，全身症状较轻，体征与X线胸片表现不平行(X线胸片有明显病灶，而肺部体征少)，以及大环内酯类抗生素治疗有效等可做出初步诊断。血清肺炎支原体特异性抗体测定或呼吸道分泌物中分离出肺炎支原体可确诊。

【治疗】

一般治疗同细菌性肺炎。抗生素首选大环内酯类，如红霉素1.0～1.5 g/d，口服或静脉滴注，也可用阿奇霉素0.5 g/d、罗红霉素或四环素类。呼吸氟喹诺酮类如左氧氟沙星和莫西沙星等，也可用于支原体肺炎的治疗。青霉素及头孢菌素类抗生素治疗无效。

【预后】

本病呈良性经过，轻者可自愈，较重者经治疗可痊愈。

第七节　病毒性肺炎

病毒性肺炎(viral pneumonia)是指由上呼吸道病毒感染，向下蔓延所致的肺部炎症。常发生于免疫功能正常或抑制的儿童和成人。本病大多发生在冬春季节，可呈暴发或散发流行。需住院的社区获得性肺炎约8%为病毒性肺炎。

【病因及发病机制】

引起成人肺炎的常见病毒有流感病毒、副流感病毒、腺病毒、呼吸道合胞病毒和冠状病毒等。免疫抑制宿主为疱疹病毒及麻疹病毒的易感者；骨髓移植和器官移植受者易患疱疹病毒和巨细胞病毒性肺炎。病毒侵入细支气管上皮引起细支气管炎。感染可波及肺间质和肺泡而引起肺炎。单纯病毒性肺炎多为间质性肺炎。

【临床表现】

好发于病毒疾病流行的季节，临床表现一般较轻，但起病较急，发热、头痛、倦怠、全身酸痛等症状较突出，常在急性流感症状尚未消退时，即出现咳嗽、少痰，或白色黏痰、咽痛等呼吸道症状。老年人易发生重症病毒性肺炎，表现为呼吸困难、发绀、精神萎靡、嗜睡，甚至发生休克、心力衰竭及呼吸衰竭等合并症，也可发生急性呼吸窘迫综合征。本病胸部体征常不显著，病情严重者有呼吸浅快、心率增快、发绀及肺部干、湿啰音。病程一般为1～2周。

【实验室及辅助检查】

血白细胞计数正常，稍高或偏低，血沉通常在正常范围，痰涂片以单核细胞居多，痰培养常无致病菌生长。胸部X线检查可见肺纹理增多，小片状浸润或广泛浸润，病情严重者显示双肺弥漫性结节性浸润，但大叶实变及胸腔积液者均不多见。

【诊断】

病毒性肺炎的诊断依据为临床症状和X线胸片改变，并排除由其他病原体引起的肺炎。确诊有赖于病原学检查，血清学检查常用的方法是检测特异性IgG抗体，仅能作为回顾性诊断，并无早期诊断价值。

【治疗】

(1) 一般治疗　以对症治疗为主，卧床休息，保持居室空气流通，注意隔离消毒，预防交叉感染。给予足量维生素和蛋白质,多饮水和少量多次进软食,酌情静脉输液及吸氧。保持呼吸道通畅,及时清除上呼吸道分泌物等。

(2) 药物治疗　原则上不宜应用抗生素预防继发性细菌感染,一旦明确已合并细菌感染,应及时选用敏感抗生素。目前已证实较有效的病毒抑制药物有:① 利巴韦林(三氮唑核苷、病毒唑),用于呼吸道合胞病毒、腺病毒、副流感病毒等感染;② 阿昔洛韦(无环鸟苷),用于疱疹病毒、水痘病毒等感染,尤其对免疫缺陷或应用免疫抑制剂者应尽早应用;③ 更昔洛韦,主要用于巨细胞病毒感染;④ 奥司他韦,对甲、乙型流感病毒均有很好作用;⑤ 阿糖腺苷,多用于免疫缺陷患者的疱疹病毒与水痘病毒感染;⑥ 金刚烷胺(为人工合成胺类药物),临床用于流感病毒等感染。

第八节　真菌性肺炎

肺部真菌感染为最常见的深部真菌病。近年来由于广谱抗生素、激素、细胞毒性药物及免疫抑制剂的广泛应用,人类免疫缺陷病毒(HIV)感染及艾滋病增多,肺部真菌感染有增多的趋势。病理可有过敏、化脓性炎症反应或慢性肉芽肿形成。X线胸片表现为多种多样,无特征性,可为支气管肺炎、大叶性肺炎、弥漫性小结节,乃至肿块状阴影和空洞形成。病程迁延。以下将分别讲述几种常见的真菌性肺炎。

一、肺念珠菌病

肺念珠菌病(pulmonary candidiasis)是指由白色念珠菌或其他念珠菌所引起的急性、亚急性或慢性肺炎。

1. 感染途径　感染途径主要是吸入,其次为血源性播散。

2. 临床类型及表现

(1) 念珠菌支气管炎　该病表现为阵发性刺激性咳嗽,咳白色泡沫状稀痰,量多,偶带血丝。随着病情的进展,痰稠如干浆糊状。气喘、气短、乏力、盗汗,多不发热。X线胸片仅示双肺中下野纹理增粗。

(2) 念珠菌肺炎　多见于免疫功能低下者,畏寒、高热、咳白色泡沫黏痰,有酵臭味,或呈胶冻状,有时咯血。X线胸片显示双下肺纹理增多,纤维条索影伴散在的大小不等、形状不一的结节状阴影,呈支气管肺炎表现。或融合、均匀的大片浸润性阴影,自肺门向周边扩展,可形成空洞。

3. 诊断　肺念珠菌病,要求连续3次以上痰培养有白色念珠菌生长,涂片可以查见菌丝。血清念珠菌特异IgE抗体测定有助于诊断。但确诊仍需组织病理学的依据。

4. 治疗　轻症患者在消除诱因后,病情可好转,病情严重者及时应用抗真菌药物,广谱抗真菌药物氟康唑对念珠菌、隐球菌、组织胞浆菌等引起的深部真菌感染有较好疗效。两性霉素B亦可用于重症病例。临床上应根据患者的状态和真菌药敏试验结果选用。

二、肺曲霉病

肺曲霉病(pulmonary aspergillosis)指主要由烟曲霉所致的肺炎。该真菌常寄生在上呼吸道,慢性病患者免疫力低下时才出现侵袭性曲霉病。

1. 临床类型及表现

(1) 侵袭性曲霉病　侵袭性曲霉病是最常见的类型,肺组织破坏严重,治疗困难。肺部曲霉感染多为局限性肉芽肿或广泛化脓性肺炎，伴脓肿形成。症状以干咳、胸痛常见，部分患者有咯血，病变广泛时出现呼吸困难，甚至呼吸衰竭。X线胸片以胸膜为基底的多发的楔形阴影或空洞，胸部CT早期为晕轮征，后期为新月体征。

(2) 曲菌球　曲菌球不侵犯组织，但可发展成侵袭性肺曲霉病。可有刺激性咳嗽，常反复咯血，甚至发生大咯血。因曲菌球与支气管多不相通，故痰量不多，痰中也难发现曲霉。影像学显示在原有的慢性空洞内有一团球影，随体位改变而在空腔内移动。

(3) 变应性支气管肺曲霉病　此多为由烟曲霉引起的气道高反应性疾病。哮喘样发作为其突出的临床表现，一般解痉平喘药难以奏效。痰中有大量嗜酸性粒细胞及曲霉丝，烟曲霉培养阳性。外周血嗜酸性粒细胞增多。典型X线胸片表现为上叶短暂性实变或肺不张，中央支气管囊状扩张及壁增厚征象如"戒指征"和"轨道征"。

2. 诊断　确诊有赖于组织培养(病变器官活检标本)和组织病理学检查。

3. 治疗　侵袭性曲霉病的治疗首选两性霉素B，其他对曲霉有效的药物还有伊曲康唑、伏立康唑和卡泊芬净等。

三、卡氏肺囊虫肺炎

卡氏肺囊虫肺炎(pneumocystis carinii pneumonia，PCP)是免疫功能低下患者最常见、最严重的机会感染性疾病之一。潜伏期一般为2周。

1. 临床类型及表现

(1) 流行型或经典型　主要见于早产儿、营养不良儿，年龄多在2～6个月之间。起病隐匿，进展缓慢。初期大多有拒睡或食欲下降、腹泻、低热、体重减轻等表现，逐渐出现干咳、气急，呈进行性加重，并出现呼吸困难、鼻翼扇动及发绀，病程一般持续3～8周，病死率为20%～50%。

(2) 散发型或现代型　多发生于免疫缺陷者，偶见于健康者。初期表现有食欲不振、体重减轻，儿童可有发育停滞。继而出现干咳、发热、发绀、呼吸困难等症状，很快出现呼吸窘迫，如未及时发现和治疗，其病死率高达70%～100%。

2. 实验室及辅助检查　外周血白细胞计数升高，部分患者降低，分类正常或核左移，嗜酸性粒细胞增加，淋巴细胞绝对值减少。乳酸脱氢酶明显升高。肺部X线胸片早期典型改变为双侧肺门周围弥漫性渗出，呈网状和小结节状影，然后迅速进展成双侧肺门的蝶状影，呈肺实变，可见支气管充气征。

3. 诊断　诊断有赖于病原学检查。

4. 治疗　在治疗基础病的基础上，给予对症治疗，药物可选择复方磺胺甲噁唑、羟乙基磺酸戊烷脒和三甲曲沙等。

病例分析

患者，女性，30岁，因"咳嗽、咳痰5天，发热3天"入院。患者于5天前受凉后出现咳嗽、咳痰，夜间明显，为白色黏痰，偶有黄色脓痰，易咳出，伴鼻塞、流涕，未予处理。3天前开始发热，体温最高39.8℃，在当地医院用"青霉素、氨溴索"治疗后效果不佳，仍有发热、咳嗽、咳痰，体温在37.5℃左右。为求进一步诊治今日入院。

既往史：否认高血压、冠心病、糖尿病病史，否认肝炎、结核等传染病病史，否认外伤、手术及输血史，预防接种史不详。

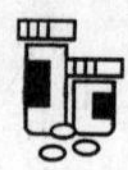

体格检查:T 37.6 ℃,P 100 次/分,R 19 次/分,BP 117/68 mmHg,发育正常,营养较差,神志清,精神差,查体合作。皮肤巩膜无黄染,全身浅表淋巴结无肿大,口唇发绀,咽部充血,扁桃体无肿大。颈软,颈静脉怒张,气管居中,甲状腺无肿大。胸廓对称,无皮下气肿,胸骨无压痛,叩诊呈清音,双肺可闻及散在干、湿啰音。心前区无异常隆起,心率 100 次/分,心律齐,心音有力,各瓣膜听诊区未闻及病理性杂音。腹部略膨隆,肋腹部及脐周未见淤斑,无腹壁静脉曲张,腹软,无压痛、反跳痛,肝脾肋下未触及,肝肾区无叩击痛,移动性浊音阴性,肠鸣音正常,未闻及血管杂音。双下肢无水肿,生理反射正常,病理反射未引出。

辅助检查:血常规示 WBC 10.01×10^9/L,N 76.88%。

(1) 本病的临床诊断及诊断依据是什么?

(2) 要与哪些疾病相鉴别?

(3) 还要做哪些检查?

(4) 请制订治疗方案。

第十章
肺 脓 肿

肺脓肿(lung abscess)是由多种病原菌引起的肺组织化脓性坏死性炎症,早期为肺组织化脓性感染,继而坏死、液化形成脓肿。临床特点为高热、胸痛、咳嗽、咳大量脓臭痰,X 线胸片显示肺部空洞伴液平面。本病多见于青壮年,男性多于女性。自抗菌药物广泛应用以来,发病率已明显下降,治愈率显著提高。

【病因和发病机制】

病原体常为上呼吸道、口腔的定植菌,包括需氧、厌氧和兼性厌氧菌。90%的患者合并有厌氧菌感染,毒力较强的厌氧菌在部分患者中可单独致病。常见的其他病原体包括金黄色葡萄球菌、化脓性链球菌、肺炎克雷白杆菌和铜绿假单胞菌。大肠埃希菌和流感嗜血杆菌也可引起坏死性肺炎。根据途径肺脓肿可分为以下类型。

(1) 吸入性肺脓肿　它又称原发性或支气管源性肺脓肿,最多见。由于右主支气管陡直、管径粗,吸入性肺脓肿好发于右肺。段叶分布与吸入时的体位有关,若仰卧深睡时吸入,多位于上叶后段及下叶背段;坐位吸入则易发生于下叶后基底段。致病菌主要为数种厌氧菌的混合感染,但上呼吸道存在的细菌如葡萄球菌、链球菌、肺炎球菌、梭形菌、螺旋体等均可致病。正常呼吸道的黏液纤毛系统及咳嗽反射能防止误吸,但在上呼吸道感染、患龋齿、扁桃体炎、鼻旁窦炎、过度疲劳或在熟睡、醉酒、全身麻醉及昏迷时,上述保护机制被削弱或丧失,带菌分泌物自口、鼻、咽部吸入下呼吸道而阻塞支气管,病原菌即可繁殖致病。

(2) 继发性肺脓肿　某些细菌性肺炎、支气管扩张症、肺囊肿、支气管肺癌、肺结核空洞等继发化脓感染等可导致继发性肺脓肿;支气管异物造成管腔阻塞,其远端也会形成肺脓肿;肺邻近器官的化脓性病变如肝脓肿、膈下脓肿、肾周脓肿等也可以直接蔓延或穿破至肺形成脓肿。继发性肺脓肿多发生于原发病变处。

(3) 血源性肺脓肿　原发病灶常为皮肤或组织器官的化脓性感染,如创伤、疖痈、骨髓炎等引起的败血症或脓毒血症,细菌或脓毒栓子经血流进入肺循环,造成肺小血管的栓塞及肺组织的炎症、坏死而形成脓肿。致病菌多为金黄色葡萄球菌、表皮葡萄球菌及链球菌,其特点为两肺多发性病变,常发生于肺的边缘。

【临床表现】

1. 症状

(1) 全身中毒症状　多数患者急性起病,吸入性肺脓肿发病前大多有口咽部感染性疾病,或手术、劳累、受凉等病史。患者出现畏寒、发热,体温可高达 39～40 ℃,热型呈弛张热,伴精神不振、乏力、食欲减退,还可有头痛、谵妄、意识障碍等神经系统症状。血源性肺脓肿中毒症状更为严重。

(2) 呼吸系统症状　咳嗽、咳痰，初期为黏液痰或黏液脓性痰，7～10 d后咳嗽加重，因脓肿破溃于支气管而咳出大量脓性痰，每日可达300～500 mL，脓臭痰为厌氧菌感染的特征。之后体温下降，全身中毒症状减轻。部分可有痰中带血或中等量咯血。病变累及胸膜者伴胸痛，脓肿破溃至胸膜腔时并发脓气胸，患者突感胸痛、呼吸困难。慢性肺脓肿患者表现为反复咳嗽、咳脓臭痰及咯血、不规则发热、贫血等。血源性肺脓肿先有原发病引起的脓毒血症的表现，经数日至2周才出现呼吸系统症状，咳嗽，痰量不多，很少咯血。

2. 体征　肺脓肿较小且位置深者及血源性肺脓肿时，肺部体征均不明显。病变范围大，位置贴近胸壁时叩诊呈浊音，局部闻及湿啰音或病理性支气管呼吸音，形成大脓腔可有空瓮音。慢性肺脓肿常有杵状指(趾)、消瘦和贫血。

【实验室及辅助检查】

1. 血常规　急性期白细胞计数明显增高，可达$(20\sim30)\times10^9/\mathrm{L}$，中性粒细胞占80%～90%以上，可伴有核左移。慢性肺脓肿可有红细胞及血红蛋白减低。

2. 细菌学检查　有助于确定致病菌及选择有效抗菌药物，可行痰涂片革兰染色、痰细菌培养及药敏试验，有条件行厌氧菌培养。留痰宜在应用抗菌药物之前，应防止口咽部寄生菌污染标本，采集痰液后立即送检。血源性肺脓肿血培养可发现致病菌。

3. X线检查　根据肺脓肿的不同类型、病期、支气管引流是否通畅及有无并发症，胸部X线检查表现各异。

(1) 吸入性肺脓肿　早期炎症阶段，胸片表现为好发部位的大片浓密模糊的阴影，边界不清，与细菌性肺炎易混淆；脓肿形成后上述浓密阴影中出现圆形透亮区及液平面；在消散期，脓腔逐渐变小，周围炎症逐渐吸收，最后遗留少许条索状阴影。

(2) 慢性肺脓肿　其周围因纤维增生而形成厚壁空洞，内壁不规则，有时呈多房性，周围有纤维组织增生及邻近胸膜增厚，不同程度的肺叶膨胀不全或不张，纵隔移向患侧，健侧代偿性肺气肿。结合侧位胸片或胸部CT可明确脓肿的具体部位、范围，有助于体位引流或外科治疗。

(3) 血源性肺脓肿　在单侧或双侧肺边缘呈现多发的小片状阴影或球形病灶，常可见到多发性含液平面的张力性薄壁小空腔，短期内阴影变化大，发展迅速，炎症吸收后可出现局部纤维化或小气囊样改变。并发脓胸者，患侧可见大片密度增高阴影，伴有气胸者可见到液平面。

4. 纤维支气管镜检查　可明确异物或肿瘤阻塞性肺脓肿。在支气管引流不畅或炎症长期不能愈合者，可通过纤维支气管镜吸痰，并在病变部位注入抗生素，促进支气管引流和脓腔愈合。

【诊断和鉴别诊断】

1. 诊断要点

(1) 发病前可有诱因，如口腔手术、昏迷呕吐、异物吸入等，或有皮肤创伤感染、疖、痈等化脓性病灶。

(2) 起病急骤、畏寒、高热、咳嗽、咳大量脓臭痰。

(3) 白细胞计数及中性粒细胞比例增高。

(4) X线胸片显示大片浓密炎性阴影，其中可见脓腔及气液平面，或多发性小片状、结节状阴影及张力性含气囊肿。

(5) 痰、血培养包括厌氧菌培养，对确定病因、指导用药有重要价值。

(6) 除外其他疾病。

2. 鉴别诊断

(1) 细菌性肺炎　早期肺脓肿在症状、X线胸片表现上与细菌性肺炎很相似，但随着病程变化鉴别不难。肺脓肿在7～10 d后咳出大量脓臭痰，X线胸片显示空洞和液平面，经治疗短期不会吸收。细菌性肺炎多有口周疱疹、咳铁锈色痰而无大量脓臭痰，X线胸片显示肺叶或段性实变或成片状淡薄炎症病变，边缘模糊不清，没有空洞形成。

(2) 肺结核空洞继发感染　本病也会有发热、咳嗽、咳黄脓痰，X线胸片表现与肺脓肿相似。但肺结核起病缓慢、病程长，继发感染之前常有结核中毒症状如午后低热、乏力、盗汗、长期咳嗽、咯血等，痰量较少无臭味。X线胸片显示厚壁空洞，空洞内一般无液平面，其周围可见到结核卫星病灶。反复查痰可找到抗酸杆菌。

(3) 肺囊肿继发感染　肺囊肿继发感染时可有发热、咳脓痰等需与肺脓肿鉴别。但其感染中毒症状及病灶周围炎症较肺脓肿轻，感染控制后X线胸片可见边缘光滑、薄壁的囊腔，如有既往X线胸片相比较则更容易鉴别。

(4) 支气管肺癌　支气管肺癌阻塞支气管导致远端肺化脓性感染形成脓肿，或癌性空洞继发感染均应与肺脓肿鉴别。肺癌一般起病缓慢，脓痰量较少，中毒症状轻，经抗菌药物治疗，症状、体征及胸片均不能完全改善。胸片示肺癌空洞呈偏心空洞，内壁凸凹不平，周围炎性反应少，纤维支气管镜检及痰脱落细胞检查查到肿瘤细胞可确诊。

【治疗】

急性肺脓肿的治疗原则是积极抗感染和充分引流。

(1) 抗菌治疗　吸入性肺脓肿病原菌中的大多数厌氧菌对青霉素敏感，仅脆弱类杆菌对青霉素不敏感，而对林可霉素、克林霉素和甲硝唑敏感。故可首选青霉素$(160\sim240)\times10^4$ U/d，重症应给予$(800\sim1\ 200)\times10^4$ U/d，分2～4次静脉滴注，以使药物在坏死组织中达到较高浓度。一般用药后3～10 d体温下降，中毒症状明显减轻，体温降至正常可改为肌内注射。对青霉素过敏者，可用林可霉素1.8～3.0 g/d，静脉滴注或分3次肌内注射，也可用克林霉素0.6～1.8 g/d。甲硝唑多对厌氧菌敏感，可与上述药物联用，常用0.4 g，每日3次，口服或静脉滴注。如疗效不佳应参考细菌培养及药物敏感试验结果，选择有效抗菌药物。如耐甲氧西林的金黄色葡萄球菌感染，可选用万古霉素0.5 g，每日3～4次；革兰阴性杆菌应选用第二、三代头孢菌素类药物及氟喹诺酮类药物，必要时联合氨基糖苷类。抗菌药物应用疗程宜长，一般需8～12周，停药指征为临床症状完全消失，X线胸片显示脓腔及炎性病变完全消散，仅残留条索状纤维阴影。

全身应用抗菌药物的同时也可局部治疗，如环甲膜穿刺、气管导管内滴药、经纤维支气管镜支气管内滴药等，均可提高疗效，缩短疗程。

(2) 引流排脓　对于支气管通畅咳痰顺利者，可按脓肿位置采用体位引流，让患者采取病变位于高位，支气管近端开口处于低位的体位，如上叶后段、下叶背段肺脓肿可取健侧俯卧头低位，基底段病变采取头低脚高俯卧位，轻轻拍击患部，利用重力的作用使脓液排出，一般每日2～3次，每次15～20 min。病情较重或有大咯血者暂不宜行体位引流。经纤维支气管镜冲洗吸痰为有效的引流方法。痰液黏稠者可选用祛痰药物如沐舒坦或吸入生理盐水等，均有利于排痰。血源性肺脓肿要及时处理原发病灶。

(3) 一般治疗　急性期中毒症状明显者应卧床休息，加强支持疗法，供给足够热量和维生素、必需氨基酸和血浆等，注意补充水分，维持电解质平衡，必要时吸氧。对症治疗包括解热、止咳、祛痰等。

(4) 外科治疗　下列情况可行外科手术治疗:① 肺脓肿内科规律治疗3个月脓腔不缩小、感染不能控制者;② 并发支气管扩张反复感染及大量咯血者;③ 伴支气管胸膜瘘或脓胸经引流冲洗疗效不佳者;④ 支气管阻塞疑为支气管肺癌者。

【预后及预防】

急性肺脓肿经积极有效的治疗,治愈率可达86%。少数因治疗不彻底可使病程延长或成为慢性肺脓肿,并发支气管扩张易反复感染和发生大咯血,急性期引流不畅而发生肺坏疽者预后较差。

要重视口腔、上呼吸道慢性感染病,如龋齿、化脓性扁桃体炎、鼻窦炎、牙槽脓肿等的治疗。口腔和胸腹手术前应注意保持口腔清洁,手术中注意清除口腔和上呼吸道血块和分泌物,鼓励患者咳嗽,及时取出呼吸道异物,保持呼吸道引流通畅,昏迷患者更要注意口腔清洁。

病例分析

患者,男性,61岁,因"咳嗽、咳痰、高热半月"入院。患者半月前受凉后出现咳嗽、咳痰,为大量黄脓痰,有腥臭味,无咯血,并逐渐出现发热,体温最高达39℃,伴畏寒。无鼻塞、流涕、咽痛,无头痛、头晕,无明显胸痛、胸闷,无呼吸困难。在当地医院就诊,考虑肺部感染,给予头孢呋辛及左氧氟沙星治疗,效果差。为求进一步诊治遂来住院治疗。

既往史:幼时患"气管炎",常于受凉后咳嗽、咳黄痰,偶有咯血,消炎治疗可控制,未系统检查及治疗,成年后未有明显不适。否认肝炎、结核等传染病病史,否认外伤、手术及输血史,预防接种史不详。

体格检查:T 39.0℃,P 92次/分,R 22次/分,BP 125/80 mmHg,发育正常,营养欠佳,神志清,精神可,查体合作。皮肤黏膜无黄染,无皮下出血、皮疹,无肝掌及蜘蛛痣,全身浅表淋巴结无肿大。口唇无发绀,咽部无充血,扁桃体无肿大。颈软,无颈静脉怒张,气管居中,甲状腺无肿大。胸廓对称,胸骨无压痛,右肺呼吸动度减弱,右下肺触觉语颤减弱且叩诊呈浊音,右下肺呼吸音减弱,右下肺可闻及中水泡音,左肺底少许湿啰音。心前区无隆起,心率92次/分,心律齐,心音低钝,剑突下心音强于心尖区心音,各瓣膜听诊区未闻及病理性杂音。腹部平软,无腹壁静脉曲张,无压痛、反跳痛,肝脾肋下未触及,无异常包块。墨菲氏征阴性。肝肾区无叩击痛,移动性浊音阴性。肠鸣音正常。

辅助检查:血常规示 WBC 15.2×10^9/L,NEU% 87.5%,LYM% 7.5%,Hb 122 g/L。心电图:窦性心律,电轴不偏。

(1) 本病的临床诊断及诊断依据是什么?

(2) 要与哪些疾病相鉴别?

(3) 还要做哪些检查?

(4) 请制订治疗方案。

第十一章
肺　结　核

肺结核(pulmonary tuberculosis)是由结核分枝杆菌感染引起的主要累及肺实质的肺部慢性传染病。全身各系统器官均可受累,但以肺部受累最为常见。特征性病理改变为结核结节和干酪样坏死。临床上可有低热、盗汗、食欲减退、乏力、消瘦等全身结核中毒症状及咳嗽、咯血、胸痛等呼吸系统表现。若能及时诊断,并给予正规治疗,绝大多数可获得临床痊愈。

【流行病学】

目前在全球范围内,由于耐药结核菌的产生和扩展,结核菌与人类免疫缺陷病毒(HIV)的双重感染及许多国家结核病控制规则的不完善,使得全球结核病疫情呈明显上升趋势。在全球传染性疾病中,结核病已成为成年人的首要死因。

【病因和发病机制】

1. 病因　结核分枝杆菌(mycobacterium tuberculosis)为放线菌目、分枝杆菌科、分枝杆菌属,分人型、牛型、非洲型和鼠型。对人类致病的主要为人型结核菌,牛型菌很少。结核分枝杆菌有以下特点。

(1) 生长缓慢　结核菌生长缓慢,严格需氧,一般需 4～6 周才能繁殖成明显的菌落。

(2) 抗酸性　结核菌不易染色,经品红加热染色后成红色,不能被酸性酒精脱色,故称为抗酸杆菌;镜下呈细长、稍弯的杆菌。

(3) 对外界抵抗力较强　结核分枝杆菌在阴湿处能生存 5 个月以上,干燥痰标本中可存活 6～8 个月,但在阳光下暴晒 2 h、接触 5%～12%来苏溶液 12 h、70%乙醇浸泡 2 min 或煮沸 1 min,即可被杀灭。将痰吐在纸上焚烧是最简易的灭菌方法。

结核菌含有类脂质、蛋白质和多糖类,与其致病力、免疫反应有关。在人体内,类脂质能引起单核细胞、上皮样细胞及淋巴细胞浸润而形成结核结节,同时增强菌体蛋白的致敏作用;蛋白质可引起过敏反应,导致组织发生干酪样坏死,同时也是结核菌素的主要成分;多糖类则参与某些特异性免疫反应。结核杆菌既可在细胞外生长繁殖,也可在细胞内生长繁殖;按生长繁殖的速度不同分为 A 群(存在于细胞外,生长繁殖旺盛)、B 群(存在于巨噬细胞内,生长繁殖缓慢)、C 群(存在于干酪样坏死组织内,偶尔生长繁殖)、D 群(休眠菌,完全处于休眠状态)。结核杆菌易产生耐药性,根据耐药性的获得方式可分为天然耐药和获得性耐药,从流行病学角度可分为原发耐药和继发耐药,前者指从未接触过药物治疗的患者,出现的结核菌对某药不敏感;后者则指接受过药物治疗的结核病患者出现的结核菌耐药。结核菌的上述生物学特点,使得结核病的治疗变得复杂而漫长,任何药物联合错误、剂量不足、过早停药或用药不规则,均可导致继发耐药,其结果是近期治疗失败或远期复发。因此,合理用药以避免耐药菌的产生是结核病治疗成功的关键。

2. 发病机制和免疫

(1) 传染源与传播途径　传染源主要是排菌的肺结核患者(尤其是痰菌阳性、未经治疗者)的痰液。患者咳嗽、打喷嚏等排出的带菌飞沫被健康人吸入肺中可引起感染,故呼吸道是最重要的传播途径。消化道是次要的感染途径,此外还可经皮肤、泌尿生殖系统等途径感染,但较少见。

(2) 人体的反应性　① 免疫反应:人体对结核菌的自然免疫力(先天免疫力)是非特异性的。接种卡介苗或经过结核菌感染后所获得的免疫力(后天免疫力)具有特异性,能将入侵的结核菌杀死或包围,制止其扩散,使病灶愈合。获得性免疫较自然免疫力强,但二者对人体的防护作用都是相对的。结核病的免疫主要是细胞免疫,入侵的结核菌被吞噬细胞吞噬后,使T淋巴细胞致敏。当致敏的T淋巴细胞再次接触结核菌时,便释放出多种淋巴因子,如趋化因子、巨噬细胞激活因子、移动抑制因子等。使巨噬细胞聚集在细菌周围,吞噬并杀灭细菌,然后成为类上皮细胞和郎罕(Langhans)巨细胞,最后形成结核结节使病变局限化。② 迟发型变态反应:是机体对细菌及其代谢产物的超敏反应,往往发生在结核菌侵入人体4～8周后,也由T淋巴细胞介导,以巨噬细胞为效应细胞,释放出多种炎性因子、皮肤反应因子和淋巴细胞毒素等,表现为局部的炎性渗出、干酪样坏死和发热、乏力、食欲减退等全身症状。皮肤结节性红斑、多发性关节炎或疱疹性结膜炎等均为结核病变态反应的表现。当机体初次感染结核杆菌后4～8周,逐渐形成对结核杆菌的敏感性,此时如用结核菌素做皮肤试验,则在48～72 h后注射局部发生充血和水肿,称为结核菌素试验阳性。这种变态反应属于Ⅳ型(迟发型)变态反应。对于未受过结核菌感染者,则注射局部无反应,称为结核菌素试验阴性。

免疫与变态反应均为机体对结核杆菌的免疫过程,免疫对人体起保护作用,而变态反应常伴有局部组织破坏,但对细菌也不利。严重疾病、使用免疫抑制剂等均可削弱机体免疫力,变态反应也同时受到抑制,表现为结核菌素试验阴性。当全身情况好转或停用免疫抑制剂后,随着免疫与变态反应的恢复,结核菌素反应也转变为阳性。总之,入侵结核菌的数量、致病力及人体免疫与变态反应的高低,决定感染后结核病的发生、发展与转归。

肺部首次(常为小儿)感染结核菌后,细菌被携至肺门淋巴结,使淋巴结肿大,并可向全身播散引起隐性菌血症。此时若机体免疫力低下则可发展成为原发性结核病,称为原发型肺结核。但在儿童时期已受过轻度结核菌感染或接种过卡介苗的成年人,因机体已有一定的免疫力,此时的再感染,多不引起局部淋巴结肿大,也不易发生全身播散,但在再感染局部发生剧烈的变态反应,可发生渗出、干酪样坏死、液化、形成空洞,这种初感染和再感染呈不同反应的现象可视为发生在人体内的科赫(Koch)现象。

(3) 基本病理变化　结核菌侵入人体后引起炎症反应,结核菌与人体抵抗力之间的较量互有消长,可使病变过程十分复杂,但其基本病变主要有渗出、变质和增生三种。

① 渗出性病变:病变部位肺组织充血、水肿,白细胞浸润。早期渗出性病变中的中性粒细胞可逐渐被单核细胞所代替,在大单核细胞内可见到吞入的结核菌。渗出性病变常发生于变态反应较强烈的患者,见于结核炎症的早期或病灶恶化时,也可见于浆膜结核。当病情好转时,渗出性病变可完全消散吸收。

② 增生性病变:常发生在病灶内菌量较少、机体免疫力较强时。当大单核细胞吞噬并消化了结核菌后转变成大而扁平的类上皮细胞,类上皮细胞聚集成团,中央可出现朗罕巨细

胞，其外周常有较多的淋巴细胞，形成典型的结核结节，为结核病的特征性病理改变。增殖性病变中一般不易找到结核菌，是结核病趋于好转的病理改变。

③ 变质性病变：特征为干酪样坏死，常发生在渗出或增生性病变的基础上。当人体抵抗力降低或菌量过多、变态反应过于强烈时，上述渗出性病变和结核结节连同原有的组织结构一起坏死。这是一种彻底的组织凝固性坏死。大体标本的坏死区呈灰白略带黄色，质松而脆，状似干酪，故称为干酪样坏死。坏死区周围逐渐有肉芽组织增生，最后由纤维组织包裹形成纤维干酪性病灶。

上述三种病理改变可同时存在，但常以一种病变为主，随着机体反应性、免疫状态、局部组织抵抗力及结核菌的数量、毒力的不同，可互相转化、交错存在。

(4) 结核病变的转归　这是人体抵抗力、变态反应强弱和细菌毒力三种因素综合作用的结果，上述三种病变可互相转变。当人体抵抗力强、菌量少时，病灶可吸收消散、纤维化、钙化，若为空洞可好转闭合痊愈；当变态反应强烈，菌量多时，病灶可增多，或增生性病变恶化为渗出性病变，进而发生干酪样坏死、液化、空洞形成以致播散。

(5) 结核病变的播散　包括局部蔓延、经支气管、淋巴管和血行播散。肺结核可局部进展扩大，直接蔓延到胸膜引起结核性胸膜炎。肺门淋巴结结核或肺内干酪坏死可侵蚀破溃入支气管沿支气管播散。儿童肺结核经引流淋巴管向淋巴结播散。结核病灶可直接破溃侵蚀血管或经气管旁淋巴结引流入胸导管进入上腔静脉而引起血行播散。若大量吞入含结核菌的痰液进入胃肠道，也可引起肠结核、腹膜结核等。

【临床表现】

典型肺结核起病缓慢，病程较长，有低热、乏力、盗汗、食欲不振、咳嗽和咯血等表现。但多数患者病变轻微，常无明显症状，经 X 线检查始被发现；少数患者急剧发病，有严重毒性症状和明显的呼吸道症状，经 X 线检查往往是急性粟粒型肺结核或干酪性肺炎。

1. 症状

(1) 全身症状　发热多为长期低热，每日午后或傍晚开始，次晨降至正常，可伴有倦怠、乏力、盗汗、食欲减退和体重减轻等。当肺部病灶急剧进展播散或合并感染时，可有高热。妇女可有月经失调或闭经、易激惹、心悸、面颊潮红等轻度毒性和植物神经功能紊乱症状。

(2) 呼吸系统症状　常见症状为咳嗽、咳痰、咯血、胸痛和呼吸困难。① 咳嗽、咳痰：一般为干咳或只有少量黏液痰，有空洞形成时痰量增加；伴继发感染时，痰呈黏液性或脓性。合并支气管内膜结核时可有刺激性干咳，并伴有局限性哮鸣音。② 咯血：约 1/3 患者有不同程度咯血，结核病灶炎症引起毛细血管扩张、通透性增加导致痰中带血。小血管损伤或空洞的血管瘤破裂可引起中等量以上咯血。纤维化和硬结钙化病灶机械损伤血管或继发性结核性支气管扩张均可引起大咯血。咯血后低热可能是由于小支气管内残留血块吸收或阻塞支气管引起感染。若发热持续不退，多提示结核病灶播散。大咯血时可发生失血性休克；有时血块阻塞大气道，引起窒息。此时患者烦躁、神色紧张、挣扎坐起、胸闷气急、发绀，应立即进行抢救。③ 胸痛和呼吸困难：部分患者可出现胸痛和气急，部位不定的隐痛常由神经反射作用引起；固定性针刺样痛、随呼吸和咳嗽加重而患侧卧位症状减轻，常是胸膜受累的缘故；膈胸膜受刺激，疼痛可放射至肩部或上腹部。重度毒血症状和高热可引起呼吸频率增快；真正气急仅见于广泛肺组织破坏、胸膜增厚和肺气肿时，严重者可并发肺心病和心肺功能不全。

2. 体征　体征取决于病变性质、部位、范围或程度。早期病灶小或位于肺组织深部，多无异常体征。因肺结核好发于上叶的尖后段和下叶背段，故锁骨上下、肩胛间区叩诊略浊，咳嗽后闻及湿啰音,对诊断有参考意义。以渗出性病变为主的肺实变范围较广时,叩诊浊音,听诊闻及支气管呼吸音和细湿啰音,空洞性病变位置浅表而引流支气管通畅时有支气管呼吸音或伴湿啰音,当肺部病变发生广泛纤维化或胸膜增厚粘连时,则气管向患侧移位、患侧胸廓下陷、肋间变窄,叩诊浊音,而对侧可有代偿性肺气肿的体征。

3. 特殊表现

(1) 变态反应性表现　变态反应性的表现在临床上类似风湿热,故称之为结核性风湿症,多见于青少年女性。可有多发性关节痛或关节炎,以四肢大关节较常受累。皮肤损害表现为结节性红斑及环形红斑,前者多见,好发于四肢,尤其是四肢伸侧面及踝关节附近,呈起彼状,间歇性地出现。常伴有长期低热,水杨酸制剂治疗无效。

(2) 无反应结核　其是一种严重的网状内皮系统结核,也称为结核性败血症。肝、脾、淋巴结或骨髓及肺、肾等呈严重干酪样坏死,其中有大量成簇结核菌,而缺乏类上皮细胞和巨细胞反应,渗出性反应也极轻微,见于极度免疫抑制的患者,临床表现为持续高热,骨髓抑制或见类白血病反应,肺部为血行播散型肺结核,但呼吸道症状和 X 线检查表现往往很不明显或者缺如。

(3) 特殊宿主结核病的不典型表现　免疫抑制、老年、糖尿病、矽肺及慢性呼吸道疾病患者等特殊宿主发生肺结核时,临床(包括 X 线检查)表现往往不典型,症状常被原发病掩盖,极易误诊。

【实验室及辅助检查】

(1) 结核菌检查　痰中查到结核菌是确诊肺结核的最特异性方法和最重要依据。但肺结核患者咳痰有时呈间歇排菌,故常需连续多次检查方能确诊,痰菌阳性表明具有传染性。

(2) 影像学检查　影像学检查是诊断肺结核的主要方法,不但能早期发现肺结核,而且可对病灶部位、范围、性质、病变演变和治疗效果作出判断,对决定治疗方案很有帮助。肺结核的常见 X 线胸片表现:纤维钙化的硬结病灶,浸润性病灶,干酪性病灶和空洞,肺结核病灶一般在肺的上野,单侧或双侧,存在时间较长,常有多种性质不同的病灶混合存在和肺内播散迹象。凡 X 线胸片上显示渗出性或渗出增生性病灶,干酪样肺炎和空洞形成(除净化空洞外),且病灶不稳定,均属于活动性病变;条索状、结节状病灶经一定时间观察稳定不变,或已形成纤维硬结,痰菌阴性者,属于非活动性病灶。

胸部 CT 有助于发现微小病灶及隐蔽区病灶,并对病变的鉴别诊断有帮助。在显示纵隔/肺淋巴结、肺内空洞、钙化、支气管充气征和支气管扩张等方面较 X 线胸片敏感,尤其对早期粟粒阴影的显示优于普通平片,故疑为粟粒型肺结核者可早期进行胸部 CT 检查。

(3) 结核菌素试验　结核菌素(简称结素)是结核菌的代谢产物。旧结核菌素(OT)制剂,由于非特异性反应较多见,已日渐少用。结核菌素的纯蛋白衍生物(PPD)是以硫酸铵作沉淀提取结核蛋白,相对较纯,不产生非特异性反应。由丹麦制造的 PPD 称为 PPD-RT23,我国从人型结核菌制成 PPD 为 PPD-C,又从卡介苗制成 BCG-PPD,0.1 mL 含 5 U,用于临床诊断。

试验方法:我国推广国际通用的皮内注射法,将 PPD-C 5 U(0.1 mL)注入左前臂屈侧上中三分之一交界处皮内,使局部形成皮丘,48～96 h(一般为 72 h)观察反应。结果判断以局部硬结直径为依据:<5 mm 为阴性(－);5～9 mm 为一般阳性(＋);10～19 mm 为中度阳性(＋＋);≥20 mm 或不足 20 mm 但有水疱或坏死为强阳性(＋＋＋)。结核菌素试验除引起局部皮肤反应外,还可引起全身反应。

结核菌素试验呈阳性仅表示结核感染,并不一定患病。我国城市居民的结核感染率在

60%以上，故用 5 U 结核菌素进行检查，其一般阳性结果意义不大。但如用高稀释度(1 U)作皮试呈强阳性者，常提示体内有活动性结核灶。结核菌素试验对婴幼儿的诊断价值比成年人大，因为年龄越小，自然感染率越低；3 岁以下强阳性者，应视为有新近感染的活动性结核病，须给予治疗。

结核菌素试验呈阴性除提示没有结核菌感染外，还见于以下情况：结核菌感染后 4～8 周才有变态反应建立，在此之前结核菌素反应阴性；应用糖皮质激素等免疫抑制剂，或营养不良及麻疹、百日咳等患者；严重结核病和各种危重患者。

(4) 支气管镜检查　凡临床和 X 线检查表现不典型而痰菌阴性者可行纤维支气管镜检查。经支气管镜对支气管或肺内病灶活检，可进行病理学诊断，也可收集分泌物做涂片，做抗酸染色或结核菌培养，获得病原诊断以提高确诊率，对发现支气管内膜结核和 40 岁以上需与肺癌鉴别者，做支气管镜检查意义更大。

(5) 其他检查　结核患者血常规一般无异常。严重病例可有继发性贫血，急性粟粒型肺结核可有白细胞计数减低或类白血病反应。活动性肺结核的红细胞沉降率(简称血沉)可增快，但对诊断无特异性价值，对已明确诊断为肺结核者有助于疗效评定。结核抗体测定的意义尚待确定。

【诊断】

X 线检查是发现和诊断肺结核的主要方法，痰结核菌检查是诊断肺结核的主要依据，也是考核疗效、随访病情的重要指标。在临床诊断工作中应包括以下五个部分。

1. 结核病的分类　2004 年，我国实施新的结核病分类标准，其分类和诊断要点如下。

(1) 原发型肺结核(Ⅰ型)　为初次感染即发病的肺结核，又称为初染结核。多见于儿童，偶见于边远山区，农村初次进入城市的成人。典型病变包括原发灶、引流淋巴管炎和局部淋巴结炎，称为原发综合征。吸入结核菌在肺部形成渗出性炎性病灶即原发病灶，多发生在胸膜下通气良好的部位如上叶后段、下叶背段，并引起淋巴管炎和淋巴结炎。肺部原发病灶常较快吸收，不留痕迹或仅成为细小钙化灶，肺门淋巴结炎可较长时间不愈，甚至蔓延至附近的纵隔淋巴结，称为肺门或纵隔淋巴结结核。原发型肺结核症状多轻微而短暂，可类似感冒，有微热、咳嗽、食欲不振、体重减轻，90%可自愈，部分播散，X 线检查可见肺部原发灶、淋巴管炎和肺门淋巴结肿大。三者构成哑铃形阴影(图 11-1)。

(2) 血行播散型肺结核(Ⅱ型)　多由原发型肺结核或体内潜伏的结核病灶发展而来，儿童较多见。包括急性、亚急性和慢性血行播散型肺结核三种。干酪样病灶液化溃破到血管，一次性或短期内大量结核菌入侵引起的血行播散型肺结核称为急性粟粒型肺结核。多发生于免疫力极度低下者，诱因有麻疹、百日咳、糖尿病、分娩及免疫抑制状态。起病急，有全身毒血症状，可伴发结核性脑膜炎。X 线检查显示肺内细小病灶如粟粒状，等大、均匀地播散于两肺上、中、下野。早期病灶在透视下不够明显，常不能及时诊断，而误诊为其他发热性疾病，如伤寒、败血症等。当人体免疫力较高、少量结核菌分批经血行进入肺部时，则血行播散灶常大小不均匀、新旧不等，较对称地分布在两肺上中部，称为亚急性或慢性血行播散型肺结核。临床可无明显中毒症状，患者常不自觉而于 X 线检查时才发现。

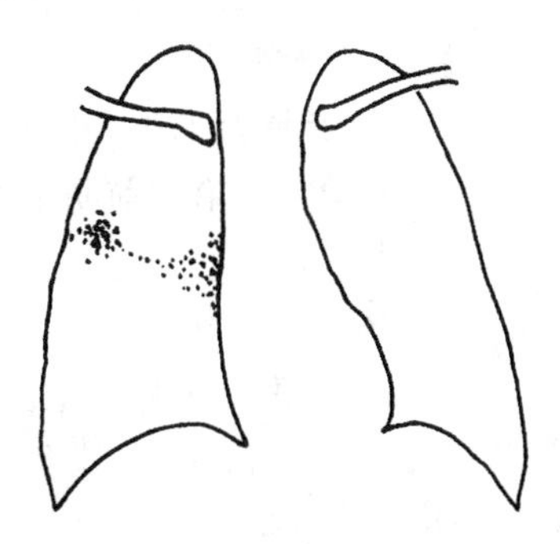

图 11-1　原发型肺结核——原发综合征

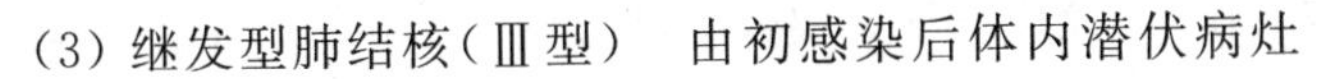

(3) 继发型肺结核(Ⅲ型)　由初感染后体内潜伏病灶

中的结核菌重新活动和释放(内源性感染)而发病,极少数为外源性再感染。本型是成人肺结核最常见类型,可发生于原发感染后的任何年龄,在病理和X线检查形态上又有渗出型浸润性肺结核、干酪性肺炎、空洞性肺结核、结核球(瘤)、慢性纤维空洞性肺结核等类型。常呈慢性临床经过,但也有呈急性临床过程者。若病灶以渗出为主,同时伴有不同程度的干酪样坏死,则称为渗出型浸润性肺结核,病灶多在锁骨上下。X线检查显示片状、云絮状阴影,边缘模糊。当人体过敏性很高时,大量结核菌进入肺部,病灶干酪样坏死、液化,可形成空洞和病灶的支气管播散。若病灶为大片干酪样坏死呈叶、段实变时,常呈急性进展,具有高度毒血症状,临床上称为干酪性(结核性)肺炎。干酪样坏死灶部分消散后,周围形成纤维包膜,或空洞引流支气管阻塞,空洞内干酪物不能排出,凝成球状病灶,称为"结核球"。有效的化学治疗能使空洞逐渐缩小闭合,或者空洞的组织缺损依旧存在,但其中的结核菌已全部消灭,称为"空洞开放愈合"。若肺结核未及时发现或者治疗不当,空洞长期不愈,空洞壁逐渐变厚,病灶出现广泛纤维化,随机体免疫力高低起伏,病灶吸收、修复与恶化、进展交替发生,称为慢性纤维空洞性肺结核(图11-2),其病灶常有反复的支气管播散,病程迁延,症状时有起伏,痰中带有结核菌,为结核病的重要传染源,X线检查显示一侧或两侧单个或多个厚壁空洞,多伴有支气管播散病灶及明显的胸膜增厚,由于肺组织纤维收缩,肺门向上牵拉,肺纹呈垂柳状阴影,纵隔向病侧牵引,该种肺结核常并发慢性支气管炎、肺气肿、支气管扩张、继发感染和肺源性心脏病。若肺组织广泛破坏,纤维组织大量增生,可导致肺叶或全肺收缩,称为毁损肺。

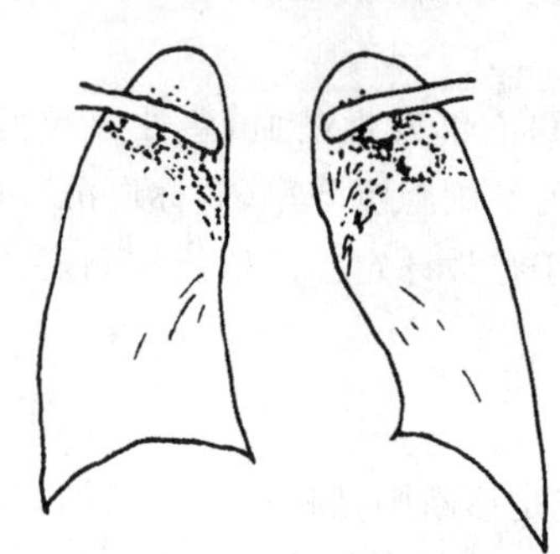

图11-2 慢性纤维空洞性肺结核

(4)结核性胸膜炎(Ⅳ型) 为临床上已排除其他原因引起的胸膜炎,在其发展的不同阶段,有结核性干性胸膜炎、结核性渗出性胸膜炎和结核性脓胸三种类型。

(5)其他肺外结核(Ⅴ) 按部位和脏器命名,如骨关节结核、肾结核、肠结核等。此型不属于肺结核范畴。

2. 痰菌检查 痰菌检查是确定诊断、判定传染性和指导治疗的主要指标。痰菌检查阳性,以(+)表示;阴性,以(-)表示。常注明痰检方法,如涂片、培养等,以涂(+)、涂(-)、培(+)、培(-)书写。当患者无痰或未查痰时,则注明(无痰)或(未查)。

3. 化疗史 化疗史分初治与复治。

(1)初治 指既往未用过抗结核药物治疗或用药时间少于1个月的新发病例。

(2)复治 凡既往应用抗结核药物1个月以上的新发病例、复发病例、初治治疗失败的病例等。

4. 病变范围及部位 肺结核病变范围按左右侧,每侧以上、中、下肺野记录。

(1)上肺野 第二前肋下缘内端水平以上。

(2)中肺野 上肺野以下,第四前肋下缘内端水平以上。

(3)下肺野 中肺野以下。

5. 记录程序 按病变范围及部位、类型、痰菌情况、化疗史程序书写。如:右中原发型肺结核,涂(-),初治;双上继发型肺结核,涂(+),复治;左侧结核性胸膜炎,涂(-),培(-),初治。

【鉴别诊断】

肺结核可酷似多种疾病,容易误诊,尤应与下列疾病仔细鉴别。

(1) 支气管肺癌　中央型肺癌常有痰中带血。肺门附近有阴影，与肺门淋巴结结核相似。周围型肺癌呈球形、分叶块状影，有时需要与结核球鉴别。肺癌多发生在40岁以上男性，常无毒性症状，而有刺激性咳嗽、明显胸痛和进行性消瘦。X线等影像学检查，结核球周围可有卫星病灶、钙化，肿瘤病灶边缘常有切迹、毛刺，痰结核菌、脱落细胞、支气管镜和活组织检查有助于鉴别诊断。

亚急性、慢性血行播散型肺结核和肺泡细胞癌(弥漫型)均可出现两肺大小不等的结节样阴影，应注意鉴别，后者阴影边界清楚、密度较深，随病情的发展逐渐增多、增大，多分布于两肺中下野，痰检及经支气管镜肺活检常可确诊。

还要注意肺癌与肺结核并存的可能，对于难以鉴别但不能排除肺癌者，若无禁忌证应及早剖胸探查，以免失去手术治疗的机会。

(2) 肺炎　支原体肺炎、病毒性肺炎和过敏性肺炎等均有轻度咳嗽、低热、X线检查有肺部炎症征象，与早期浸润型肺结核相似。支原体肺炎在短时间(2～3周)内可自行消散。过敏性肺炎血中嗜酸性粒细胞增多，且肺内浸润常呈游走性。干酪性肺炎与肺炎球菌肺炎均可表现急性起病、发热、咳嗽、胸痛及肺内大片炎症，易混淆，但肺炎球菌肺炎可有口唇疱疹，痰为铁锈色，痰中结核菌阴性而肺炎球菌阳性，在有效抗生素治疗下，肺部炎症一般可在3周左右完全消失。

(3) 肺脓肿　浸润型肺结核伴空洞需与肺脓肿相鉴别。后者起病较急，高热，脓痰多，痰中无结核菌，但有多种其他细菌，血白细胞计数及中性粒细胞增多，抗生素治疗有效。慢性纤维空洞性肺结核伴继发感染时易与慢性肺脓肿混淆，后者痰结核菌阴性。

(4) 其他发热性疾病　急性粟粒型肺结核出现重度毒血症状而早期X线征象不明显时易与伤寒和败血症混淆。伤寒常呈稽留热，出现相对缓脉、玫瑰疹，血清伤寒凝集试验阳性，血、尿和粪伤寒杆菌培养阳性。败血症表现无局限于某一系统的倾向，有新近皮肤感染、疮疖挤压史或尿路、胆道等感染史，皮肤黏膜常见淤点；可有迁徙性病灶及感染性休克，血或骨髓培养可发现致病菌。急性粟粒型肺结核有时血常规呈类白血病反应或单核细胞异常增多，需与白血病鉴别，白血病有出血倾向，周围血常规、骨髓涂片和X线胸片随访有助于明确诊断。成人支气管淋巴结结核有肺门淋巴结肿大，有时需与纵隔淋巴瘤、结节病等相鉴别。

【治疗】

治疗对结核病的控制起着决定性作用，合理的化疗可使病灶全部灭菌达到痊愈。

1. 化疗

(1) 抗结核药物　理想的抗结核药物具有杀菌、灭菌或较强的抑菌作用，毒性低，不良反应少，使用方便，价格便宜，药源充足，经口服或注射后药物能在血液中达到有效浓度。一线杀菌剂有异烟肼、利福平、链霉素、吡嗪酰胺等，二线抑菌剂有乙胺丁醇、对氨基水杨酸、氨硫脲、卷曲霉素、卡那霉素、紫霉素、环丝氨酸、乙硫异烟胺及丙硫异烟胺等。以下介绍其中主要的几种抗结核药物。

① 异烟肼：抑制结核菌DNA合成，对细胞内、外结核菌均有杀灭作用。口服经胃肠吸收迅速，1～2 h血液达高峰浓度，能渗入组织、通过血脑屏障，经肝脏乙酰化代谢灭活。偶有周围神经炎、中毒性肝炎，可诱发癫痫及引起精神症状。剂量：成人300～400 mg，口服，每日1次，对结核性脑膜炎和急性粟粒型肺结核剂量可以加倍，待急性毒性症状缓解后可改为常规剂量。维生素B_6可预防大剂量INH可能并发的周围神经炎，但大剂量维生素B_6可

影响 INH 疗效,故一般剂量 INH 不需加用维生素 B_6。

② 利福平:与菌体 RNA 聚合酶结合,干扰 DNA 和蛋白质合成,对细胞内、外代谢旺盛和偶尔繁殖的结核菌均有作用。经胃肠吸收,1.5~3 h 达峰值,广泛分布于组织和体液,60%经粪便排泄。不良反应轻微,可有消化道不适、流感症候群、短暂性肝功能损害、转氨酶升高、黄疸等。成人 450~600 mg,空腹口服,每日 1 次。

③ 链霉素:干扰细菌蛋白质合成,作用于偏碱性环境细胞外结核菌。肌内注射后 1 h 血液达高峰浓度,24 h 后大部分以原药经肾排泄。可有第Ⅷ颅神经毒性及肾脏毒性。成人 0.75~1.0 g,肌内注射,每日 1 次。

④ 吡嗪酰胺:作用机制不明,对酸性环境下和细胞内静止菌有较好杀灭作用。口服 2 h 血清达高峰浓度,广泛分布于组织和体液。偶有肝脏损害、高尿酸血症和痛风。成人 0.25~0.5 g,口服,每日 3 次。

⑤ 乙胺丁醇:抑制 RNA 合成,与其他抗结核药无交叉耐药性,能防止耐药菌产生。口服吸收良好,4 h 血清达高峰浓度。剂量过大可引起球后视神经炎。成人0.75~1.0 g,口服,每日 1 次。

⑥ 对氨基水杨酸:为抑菌药,可延缓其他药物产生耐药性。成人 2~4 g,口服,每日 3 次。不良反应有食欲减退、恶心、呕吐、腹泻等。饭后服用可减轻胃肠道反应;也可取该药 12 g 加于 5%~10%葡萄糖溶液 500 mL 中避光静脉滴注,每日 1 次,1 个月后改为口服。常用抗结核药物的用法及不良反应见表 11-1。

表 11-1 常用抗结核药物的用法及不良反应

药 名	缩 写	剂量/(g/d)	间歇疗法/(g/d)	制菌作用机制	主要不良反应
异烟肼	H,INH	0.3	0.6~0.8	DNA 合成	周围神经炎、偶有肝功能损害
利福平	R,RFP	0.45~0.6*	0.6~0.9	mRNA 合成	肝功能损害、过敏反应
链霉素	S,SM	0.75~1.0△	0.75~1.0	蛋白质合成	听力障碍、眩晕、肾功能损害
吡嗪酰胺	Z,PZA	1.5~2.0	2~3	吡嗪酸抑制	胃肠道不适、肝功能损害、高尿酸血症、关节痛
乙胺丁醇	E,EMB	0.75~1.0**	1.5~2.0	DNA 合成	视神经炎
对氨基水杨酸	P,PAS	8~12***	10~12	中间代谢	胃肠道不适、过敏反应、肝功能损害
丙硫异烟胺	1321Th	0.5~0.75	0.5~1.0	蛋白质合成	胃肠道不适、肝功能损害
卡那霉素 Z	K,KM	0.75~1.0△	0.75~1.0	蛋白质合成	听力障碍、眩晕、肾功能损害
卷曲霉素	Cp,CPM	0.75~1.0△	0.75~1.0	蛋白质合成	听力障碍、眩晕、肾功能损害

注:*体重<50 kg 用 0.45 g/d,≥50 kg 用 0.6 g/d;S、Z、Th 用量亦按体重调节;**前 2 个月 25 mg/kg,其后减至 15 mg/kg;***每日分 2 次服用(其他药均为每日一次);△老年人每次 0.75 g。

(2) 化疗原则 结核病化疗的目标是预防耐药性产生,早期杀菌和最终灭菌。为达到这一目标,结核病化疗必须遵循早期、联合、适量、规律、全程原则,其中以联合和规律用药最为重要。

① 早期:指早期治疗,一旦发现和确诊结核病后立即给药治疗。因活动性病灶内的结核菌生长代谢旺盛,抗结核药物常可发挥最大的杀菌或抑菌作用。此外,早期病灶局部血运丰富,药物易到达病灶,故强调早期用药。

② 联合:指根据病情及抗结核药物的作用特点,联合应用两种或两种以上抗结核药物,

以增强和确保疗效;使耐药菌明显减少;减少药物的不良反应。

③ 适量:指根据不同病情及不同个体确定不同给药剂量。剂量不足,组织内达不到有效药物浓度,细菌易产生继发性耐药;剂量过大,易产生不良反应。

④ 规律:指患者必须严格按照化疗规定的用药方法,有规律地坚持治疗,不可随意更改方案或无故随意停药,也不可随意间断用药。

⑤ 全程:指患者必须按照方案所定的疗程完成治疗。因结核菌生长缓慢,少数结核菌大部分时间处于静止期,偶尔繁殖,因此应使抗结核药物在体内长期保持有效治疗浓度。

(3) 化疗方案　目前经国内外对照研究证实疗效确切、不良反应较少、患者易接受并且经济实用的化疗方案,称为统一标准方案。严格执行统一标准方案确能达到预期效果。

① 初治肺结核的化疗方案:WHO 推荐的化疗方案:2HRZ/4HR 即强化期 2 个月,异烟肼、利福平、吡嗪酰胺每日 1 次,清晨顿服,巩固期 4 个月,异烟肼、利福平每日 1 次,清晨顿服。我国卫生部推荐的化疗方案:初治菌阳者,2HRZE(S)/4HR 或 2HRZE(S)/$4H_3R_3$ 或 $2H_3R_3Z_3E_3$(S)/$4H_3R_3$;初治菌阴者,2HRZ/4HR 或 2HRZ/$4H_3R_3$或 $2H_3R_3Z_3$/$4H_3R_3$。

② 复治肺结核化疗方案:复治病例应该选择敏感药物联用,并且疗程要适当延长。结核菌的药物敏感试验对药物的选择有帮助,但一般费时较长,价格较贵。故临床常用方法是根据患者既往详细用药史,选出过去未用的或很少用过的,或曾规则联合使用过的药物,一般以 5 种联用,组成复治方案。当实验室药敏检测结果报告后,结合该方案的治疗效果酌情调整。此类患者有发展成多重耐药的高度危险,应接受至少 3 个月的全程督导,如痰菌仍阳性,应继续全程督导用药直至转阴。

③ 耐多药肺结核的化疗方案:耐多药结核病(MDR-TB)的化疗方案,WHO 推荐一线和二线抗结核药混合应用,主张每日用药,疗程要延长至 21 个月以上。如 3Z-Km(Cm)-Ofx-Eto-Cs/18Z- Eto-Cs,即强化期使用吡嗪酰胺、卡那霉素(或卷曲霉素)、氧氟沙星、乙硫异烟肼、环丝胺酸每日 1 次,3 个月,巩固期使用吡嗪酰胺、乙硫异烟肼、环丝胺酸口服每日 1 次,至少 18 个月,总疗程 21 个月以上。若化疗前或化疗中获得了药敏结果,可在上述药物的基础上调整,保证敏感药物在 3 种以上。

2. 对症治疗

(1) 毒性症状　结核病的毒性症状常可在有效抗结核治疗 1～2 周内消退,不必特殊处理。而干酪性肺炎、急性粟粒型肺结核、结核性胸膜炎等,有时毒性症状过于严重,或胸腔积液不能很快吸收,可在使用有效抗结核药物的同时,加用糖皮质激素(常用泼尼松 20 mg 口服,每日 1 次,1～2 周,以后逐渐减量)以减轻炎症和过敏反应,促使渗液吸收,减少纤维组织形成和胸膜粘连的发生。毒性症状减退或胸液消失或明显减少后,激素剂量递减使用6～8周后停药。糖皮质激素无抑菌作用,但能抑制机体免疫力,有可能使结核病变扩散,对已形成的胸膜粘连与肥厚无作用,故应在有效抗结核的基础上慎用。

(2) 咯血　对小量咯血患者,安静休息、消除紧张情绪,往往能使咯血自行停止。必要时可用小量镇静剂、止咳剂。年老体弱、肺功能不全者,咯血时慎用强镇咳和镇静药,以免抑制咳嗽反射和呼吸中枢,使血块不能咯出而发生窒息。咯血较多,应采取患侧卧位,轻轻将气管内存留的积血咯出。脑垂体后叶素有收缩小动脉、减少肺血流量的作用,从而减少咯血,可用 10 U 垂体后叶素加入 5%葡萄糖液 20～30 mL 中,缓慢静脉推注(15～20 min),继以 10～40 U 加入 5%葡萄糖液 500 mL 中缓慢静脉滴注维持。此药还能收缩冠状动脉及子宫、肠平滑肌,故对患有高血压、冠状动脉粥样硬化性心脏病患者及孕妇忌用。注射过快可引起恶心、便意、心悸、面色苍白等不良反应。咯血过多,根据血红蛋白和血压测定酌情给予少量输血。在抢救大咯血时,应特别注意保持呼吸道通畅。若有窒息征象,应立即取头低脚高体位,轻拍背部,以便血块排出,并尽快挖出或吸出口、咽、喉、鼻部血块。必要时作气管插管或气管切开,以解除呼吸道阻塞。大咯血不止者,可经支气管镜找到出血部位,用去甲肾上腺素2~4 mg加入冷盐水10 mL中局部滴入。也可行支气管动脉造影,发现出血部位后,注入明胶海绵止血。对上述治疗方法无效的大咯血,若对侧肺无活动性病灶,肺功能储备尚可,又无明显禁忌证者,在明确出血部位的情况下,可考虑肺叶、段切除。

【预防及预后】

1. 预防

(1) 建立防治系统　根据我国结核病疫情,须强调建立健全和稳定各级防治结核机构,负责组织和实施治、管、防、查的系统和全面管理,并开展防结核宣传。

(2) 早期发现和彻底治疗患者　对学校、托幼机构及儿童玩具厂工作人员等定期健康检查,对门诊因症就诊者及时诊断,以防漏诊、误诊,查出必治,治必彻底,只有彻底治疗患者,大幅度降低传染源密度,才能有效降低感染率和减少发病;及时正确治疗,防止耐药慢性病例形成和积累,是预防工作的中心环节。

(3) 卡介苗接种　卡介苗(BCG)是一种无毒牛型结核菌活菌疫苗,接种后机体反应与低毒结核菌原发感染相同,产生变态反应,同时获得免疫力。接种对象是未受感染的新生儿、儿童及青少年,对边远低发病地区进入高发区的新生和新兵等,结核菌素试验阴性者也必须接种BCG。卡介苗不能预防感染,但可降低儿童感染后的发病及减轻病情,尤其是结核性脑膜炎等严重结核病减少。新生儿出生时即接种BCG,每隔5年左右对结核菌素试验阴性者补种,直至15岁。接种方法采用冻干卡介苗行皮内法接种,保证接种质量。但对已患肺结核、急性传染病愈后未满1个月或患有慢性疾病的患儿禁忌接种。

(4) 化学预防　主要应用于受结核菌感染易发病的高危人群,方法为INH 300 mg口服,每日1次,持续6~8个月,疗程中应当注意监测肝功能。

2. 预后　肺结核的愈合包括病变经治疗而吸收、纤维化、钙化,或形成纤维干酪灶、结核瘤,或形成净化空洞愈合,临床治愈时病灶内可长期有静止或冬眠状态的结核菌存活,一旦患者抵抗力下降,可使病变复发。痊愈则指病灶内结核菌彻底被杀灭,为真正的治愈。

第十二章
胸膜疾病

第一节　胸腔积液

胸膜腔是位于肺和胸壁之间的一个潜在的腔隙。正常情况下胸腔内有一层很薄的液体(厚 2～10 μm)，在呼吸运动时起润滑作用。腔内的液体并非处于静止状态，据测算，健康人每 24 h 可有 0.5～1 L 的液体形成与吸收，通过呼吸周期中胸膜腔形状和压力变化维持动态平衡。若由于全身或局部病变破坏了这种动态平衡，胸膜腔内液体形成过快或吸收过缓，则导致胸腔积液(pleural effusion)。

【病因和发病机制】

(1) 胸膜毛细血管内静水压增高　如充血性心力衰竭、缩窄性心包炎、血容量增加、上腔静脉或奇静脉受阻，产生胸腔漏出液。

(2) 胸膜毛细血管通透性增加　如胸膜炎症(结核病、肺炎)、结缔组织病(系统性红斑狼疮、类风湿性关节炎)、胸膜肿瘤(恶性肿瘤转移、间皮瘤)、肺梗死、膈下炎症(膈下脓肿、肝脓肿、急性胰腺炎)等，产生胸腔渗出液。

(3) 胸膜毛细血管内胶体渗透压降低　如低蛋白血症、肝硬化、肾病综合征、急性肾小球肾炎、黏液性水肿等，产生胸腔漏出液。

(4) 壁层胸膜淋巴引流障碍　癌性淋巴管阻塞、发育性淋巴管引流异常等。

(5) 损伤　主动脉瘤破裂、食管破裂、胸导管破裂等，产生血胸、脓胸、乳糜胸。

肺、胸膜和肺外疾病均可引起，由于胸液性质不同，将胸腔积液分为渗出性和漏出性，其中以渗出性最常见，病因多见于结核和肿瘤。

【临床表现】

1. 症状　呼吸困难是最常见的症状，多伴有胸痛和咳嗽。呼吸困难的严重程度与胸腔积液的多少密切相关。病因不同其症状有所差别。结核性胸膜炎多见于青年人，常有发热、干咳、胸痛，随着胸腔积液量的增加胸痛可缓解，但可出现胸闷气促。恶性胸腔积液多见于中年以上患者，一般无发热，胸部隐痛，伴有消瘦和呼吸道或原发部位肿瘤的症状。炎性积液多为渗出性，常伴有咳嗽、咳痰、胸痛及发热。心力衰竭者，有心功能不全的其他表现。肝脓肿所伴右侧胸腔积液可为反应性胸膜炎，亦可为脓胸，多有发热和肝区疼痛。

2. 体征　与积液量有关，少量积液时无明显体征，或可触及胸膜摩擦感、闻及胸膜摩擦音。中等量或大量积液时，患侧胸廓饱满，肋间隙增宽，呼吸运动减弱，触觉语颤减弱或消

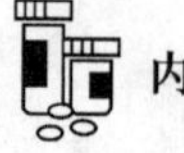

失，叩诊呈浊音或实音，听诊呼吸音减弱或消失。大量积液时可伴有气管、纵隔移向健侧。如有胸膜增厚与粘连时，患侧胸廓塌陷，肋间隙变窄，呼吸运动受限，呼吸音减弱。

【实验室及辅助检查】

(1) 胸腔积液化验常规检查　胸腔积液生化常规检查包括外观、比重、细胞数、葡萄糖含量、蛋白质、pH 值、酶等，可鉴别漏出液和渗出液，见表 12-1。

表 12-1　漏出液和渗出液的鉴别

鉴别要点	漏出液	渗出液
病因	充血性心力衰竭、肝硬化、局部静脉回流障碍、肾炎、肾病综合征、低蛋白血症等	感染性疾病、结缔组织病、恶性肿瘤、肺梗死、变态反应性疾病
外观	清，常呈淡黄色，为浆液性	混浊，可为草黄色，脓性、血性、乳糜性
凝固性	不易凝固	常自行凝固
比重	＜1.018	＞1.018
Rivalta 试验	阴性	阳性
蛋白含量	＜25～30 g/L	＞25～30 g/L
细胞数	$<10\times10^{7}$/L，主要为内皮细胞	$>50\times10^{8}$/L，急性炎症时以中性粒细胞为主，慢性炎症以淋巴细胞为主
葡萄糖	同血液含量	低于血液含量
LDH	＜200 U/L	＞200 U/L
胸腔积液 LDH/血清 LDH	＜0.6	＞0.6
致病菌	无	可找到致病菌

(2) 胸部 X 线检查　其改变与积液量和是否有包裹或粘连有关。极小量的游离性胸腔积液，胸部 X 线检查仅见肋膈角变钝。中等量积液时可见典型外高内低，凹面向上的弧形均匀的高密度阴影(图 12-1)。大量胸腔积液时，患侧肺野大部呈均匀浓密阴影，可仅见肺尖透亮，气管和纵隔均向健侧移位。液气胸时有气液平面，积液时常遮盖肺内原发病灶，故复查胸片应在抽液后，可发现肺部肿瘤或其他病变。包裹性胸腔积液随包裹部位不同而形成不同形状密度增高的阴影，阴影的边缘与胸壁呈钝角。CT 检查可显示少量胸腔积液、肺内病变、胸膜间皮瘤、胸内转移性肿瘤、纵隔和气管旁淋巴结等病变，有助于病因诊断。

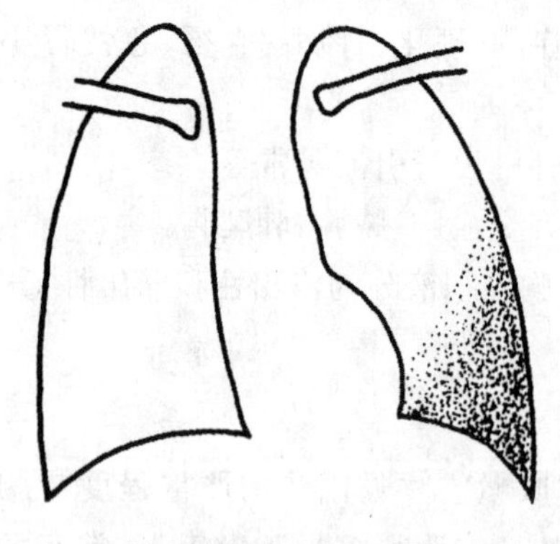

图 12-1　渗出性胸膜炎

(3) 胸膜活检　这是诊断结核性胸膜炎的重要手段，活体组织应送病理学检查、结核菌培养及抗酸染色。胸膜肉芽肿改变提示结核性胸膜炎。

(4) 超声波检查　探测胸腔积液的灵敏度高，定位准。能够估计积液的量和深度，特别对少量积液或包裹性积液，可提供较准确的穿刺部位。

(5) 胸腔镜或开胸活检　对上述检查不能确诊者，该项检查有积极的意义。

(6) 其他检查　结核菌素试验、血常规、血清肿瘤标志物和血沉等检查。

【诊断】

根据发病年龄、病史、临床表现、实验室检查及X线检查，诊断是否存在胸腔积液一般不太困难，但要明确原因应搞清以下两个主要问题。

1. 是漏出液还是渗出液　漏出液和渗出液的鉴别要点见表12-1。

2. 是否为恶性胸腔积液　恶性肿瘤并发胸腔积液很常见，如支气管肺癌、乳腺癌、其他部位的肿瘤转移至胸膜，以支气管肺癌最多见，约占42%，其次是乳腺癌。此外，还有恶性胸膜间皮瘤。结核性胸腔积液与肿瘤性胸腔积液的鉴别见表12-2。

表12-2　结核性胸腔积液与肿瘤性胸腔积液的鉴别

鉴别要点	结核性胸腔积液	肿瘤性胸腔积液
年龄	青、少年多见	中、老年
中毒症状	有	无
胸腔积液量	多为少、中量	多为大量、生长快
胸腔积液外观	草黄色	多为血性
胸腔积液细胞类型	淋巴细胞为主，间皮细胞<5%	大量间皮细胞
胸腔积液的pH值	常<7.3	>7.4
胸腔积液腺苷脱氨酶	>50 U/L	<50 U/L
胸腔积液癌胚抗原	<20 U/L	>20 U/L
干扰素γ	显著升高	低(<2 U/mL)
脱落细胞检查	阴性	可找到肿瘤细胞
胸膜活检	结核性肉芽肿	肿瘤组织

【治疗】

治疗包括一般治疗、胸膜腔引流和病因治疗。

1. 一般治疗　包括休息、营养支持和对症治疗。

2. 胸膜腔引流　由于胸腔积液蛋白含量高，容易引起胸膜粘连，故应尽快抽尽胸腔内积液。每周抽胸腔积液2～3次，首次抽液不超过600 mL，以后每次不宜超过1000 mL，而且要缓慢抽吸，过快、过多抽液可使胸腔压力骤降，易发生复张性肺水肿或循环衰竭，故在抽液过程中应密切观察血压、脉搏等情况，如有胸闷、心悸、出汗、面色苍白、脉搏细数、四肢发凉等“胸膜反应”症状时，应立即停止，使患者平卧，必要时皮下注射0.1%肾上腺素0.3～0.5 mL，同时肌内注射地塞米松5～10 mg，并密切观察病情变化。如发生复张后肺水肿，立即进行相应的抢救。一般情况下，抽液后不必胸腔内注射抗结核药物，结核性脓胸用生理盐水或2%碳酸氢钠溶液冲洗脓腔后注入异烟肼400～600 mg或链霉素0.5～1 g。必要时可注射尿激酶10～20 U，防止胸膜粘连。

3. 病因治疗　结核性胸膜炎行合理的抗结核治疗，坚持早期、联合、适量、规律及全程的用药原则，一般可采用2S(E)HRZ/4HR或2HSP(E)/10HP(E)方案。脓胸治疗原则是控制感染、引流胸腔积液及促使肺复张，恢复肺功能。抗菌药物要足量，体温恢复正常后再持续用药2周以上，防止脓胸复发，急性期联合抗厌氧菌的药物，全身及胸腔内给药。恶性胸腔积液多为晚期恶性肿瘤常见并发症，其胸腔积液生长迅速，常因大量积液的压迫引起严重呼吸困难，甚至导致死亡。常需反复胸腔穿刺抽液，但反复抽液可使蛋白丢失太多，效果不理想。可选择化学性胸膜固定术,在抽吸胸腔积液或胸腔插管引流后,胸腔内注入博来霉素、顺铂、丝裂霉素等抗肿瘤药物,或胸膜粘连剂,如滑石粉等,可减缓胸腔积液的产生。也可胸腔内注入生物免疫调节剂,如短小棒状杆菌疫苗、白介素-2、干扰素、淋巴因子激活的杀伤细胞、肿瘤浸润性淋巴细胞等,可抑制恶性肿瘤细胞、增强淋巴细胞局部浸润及活性,并使胸膜粘连。

第二节 气 胸

任何原因造成气体进入胸膜腔称为气胸(pneumothorax)。胸膜腔为脏、壁层胸膜之间密闭的潜在性腔隙,正常为负压,无气体存在。发生气胸后,胸膜腔内压力升高,使肺脏受压萎缩,静脉回心血流受阻,产生不同程度的心、肺功能障碍。主要临床表现为突发胸痛、胸闷、呼吸困难,严重者出现休克。根据气胸发生的原因不同将气胸分为如下三类。

(1) 人工气胸　由人工方法将滤过的空气注入胸膜腔,以便在X线或CT下鉴别胸内疾病。

(2) 创伤性气胸　由胸外伤、针刺治疗等引起的气胸,称为外伤性气胸,其中由于诊断和治疗操作导致的气胸称为医源性气胸。

(3) 自发性气胸　较常见的是因肺部疾病使肺组织及脏层胸膜破裂,或因胸膜下肺大疱、细小气肿疱自发破裂,使气体进入胸膜腔,称为自发性气胸(spontaneous pneumothorax)。本章重点叙述自发性气胸。

【病因和发病机制】

根据病因可将自发性气胸分为以下两类。

(1) 特发性气胸　也称原发性气胸,即肺部常规X线检查无明显病变的健康者发生的气胸,多见于瘦长体型的男性青壮年。发病多由胸膜下肺大疱、微小气肿破裂所致,病变常位于肺尖,并有反复发作的倾向。胸膜下气肿的形成可能与非特异性炎症瘢痕或弹性纤维先天发育不良有关。

(2) 继发性气胸　常继发于基础肺部病变,如COPD、肺结核、肺癌、肺化脓性疾病或弥漫性肺间质纤维化等,其中以继发于COPD及肺结核最常见。由于其引流的小气道炎性狭窄,肺泡内压急骤升高而导致肺大疱破裂所致,也可由病变累及胸膜破溃至胸腔形成。此外,胸膜上有异位的子宫内膜,在月经期可以破裂而发生气胸(月经性气胸)。航空、潜水作业而无适当防护措施时,从高压环境突然进入低压环境,以及呼吸机使用不当、压力过高时,均可发生气胸。常见诱因有抬举重物、剧咳、屏气、用力排便,甚至大笑等,但部分患者找不到明确的诱因。

【临床类型】

自发性气胸按胸膜破裂情况及胸腔内压力不同分为以下三种。

(1) 闭合性气胸　也称单纯性气胸,裂口较小,随肺脏萎陷而闭合,胸腔测压视气量多少可为正压也可为负压。

(2) 交通性气胸　裂口较大,或因胸膜粘连带妨碍肺脏回缩使裂口持续开放,气体经裂口自由进出,胸膜腔测压为零,或随呼吸在零位上下波动。

(3) 张力性气胸　裂口呈单向活瓣,呼吸时气体单向进入胸膜腔,胸膜腔内压力不断提高,使肺脏受压、纵隔向健侧偏移,甚至影响心脏血液回流。

【临床表现】

(1) 症状 气胸的症状与起病缓急、气量多少、临床类型、肺脏压缩程度及肺原发疾病等情况有关。患者常有咳嗽、持重物、屏气、剧烈运动等诱发因素,但也有在睡眠中发生气胸者。典型症状为突发胸痛,疼痛部位常与气胸同侧,继有胸闷或呼吸困难,并可有刺激性咳嗽。小量闭合性气胸先有气急,但数小时后逐渐平稳;若积气量较大或者原来已有广泛肺部疾患,患者常不能平卧。张力性气胸由于胸腔内压骤然升高,肺被压缩,纵隔移位,出现严重呼吸循环障碍,患者有气促、窒息感、烦躁不安、发绀、出汗、脉速而弱,可有休克表现,甚至出现意识不清、昏迷,应立即抢救。

(2) 体征 少量气胸时体征不明显。若肺压缩在30%以上,则患侧胸廓饱满、肋间隙增宽、气管及向健侧偏移,呼吸运动减弱或消失,语颤减弱,叩诊呈鼓音,听诊呼吸音减弱或消失。右侧气胸时肝浊音界下降,左侧气胸时心界叩不清,气量少时可听到与心脏跳动一致的噼啪音(Hamman 征)。

【辅助检查】

X 线胸片可了解肺受压程度,肺内病变情况以及有无胸膜粘连、胸腔积液及纵隔移位等,是确诊气胸的重要方法。X 线表现为肺组织向肺门萎陷,表面呈纤细的弧形分界线,称为气胸线,气胸线以外透光度增高,肺纹理消失,大量胸腔积气可见全肺向肺门方向萎陷。少量积气可仅局限于肺尖,气胸线显示不清晰,可嘱患者呼气,使肺体积缩小而密度增高,与外带积气透光带形成对比以利于诊断。胸膜多处粘连而发生气胸时,多呈局限性包裹。纵隔旁出现透光带提示有纵隔气肿。气胸合并胸腔积液时,可见典型的气液平面。肺部 CT 检查比 X 线检查更为准确和敏感。

【诊断】

① 部分患者发病前可有提重物、屏气、剧咳、用力过度等诱因,或有 COPD、肺结核病史。② 发病突然,患侧胸部剧痛、气急及刺激性干咳,张力性气胸患者有烦躁不安、出汗、呼吸窘迫,严重者可出现呼吸循环衰竭。③ 局限性少量气胸可无阳性体征,气量较大时可出现典型气胸体征。④ 胸部 X 线检查可确诊并明确肺被压缩的程度(以%表示)。⑤ 胸腔内测压(经胸壁穿刺)可判断气胸的临床类型。

【鉴别诊断】

(1) 支气管哮喘与阻塞性肺气肿 两者均有不同程度的呼吸困难,体征如胸廓饱满、肋间隙增宽、叩诊过清音、呼吸音减弱也与气胸相似,但支气管哮喘常有反复发作史,多可闻及哮鸣音,阻塞性肺气肿患者呼吸困难为缓慢加重,肺部体征双侧对称。当哮喘及肺气肿患者突发严重呼吸困难、冷汗、烦躁,一般支气管舒张剂、抗感染药物等治疗效果不好,且症状加剧时,应考虑并发气胸的可能,可行 X 线检查相鉴别。

(2) 急性心肌梗死 患者突发胸痛、胸闷、呼吸困难、休克等临床表现与气胸相似,但常有高血压、冠心病史,无气管移位,双肺呼吸音清、对称,X 线检查无气胸的表现,心电图、血清酶学检查有助于鉴别。

(3) 肺血栓栓塞症 患者有突发胸痛、呼吸困难及发绀等,酷似自发性气胸,但常有下肢或盆腔血栓性静脉炎、骨折、严重心脏病、心房颤动、长期卧床等病史,往往有咯血及低热,无气胸体征。X 线检查、CT 及放射性核素通气/灌注扫描可助诊断。

(4) 肺大疱 位于肺周边的肺大疱在 X 线下易被误认为局限性气胸。通常起病缓慢,呼吸困难不严重,X 线检查腔内透光度增高,可见稀疏的肺纹理,其周边可见菲薄的线状气

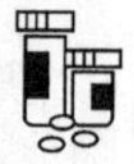

腔壁。以往做过胸透、胸片与当前X线检查及胸部CT可助鉴别。如将肺大疱误诊为气胸进行抽气,易导致气胸。

【治疗】

治疗原则是尽快消除胸腔气体、降低胸腔内压、促进肺复张、消除病因、减少复发、治疗原发病、及时处理并发症。

1. 一般治疗 应限制患者活动,卧床休息,保持大便通畅,剧烈咳嗽可用镇咳药物,如咳必清、可待因等。吸氧可加快胸腔内气体的吸收。

2. 胸腔减压

(1) 闭合性气胸 如临床症状轻,无明显呼吸困难、发绀,肺压缩小于20%者,可保守治疗,不需抽气,气体在2～3周内可自行吸收,但应住院观察,因气胸发生后24～48 h内有可能出现症状加重。临床症状明显或肺压缩大于20%者,应于锁骨中线外侧第2肋间抽气,一般每日或隔日抽气一次,每次抽气不超过1 000 mL,直至肺大部分复张,残余积气自行吸收。

(2) 交通性气胸 因胸膜破口较大,原则上均应作胸腔闭式引流,必要时负压吸引,胸膜破口关闭后肺即可复张。若证实因胸膜粘连带牵扯而破口持续不闭,可经胸腔镜或开胸手术治疗。

(3) 张力性气胸 病情危重,须尽快排气。情况紧急可用消毒针头插入患侧胸腔,使胸内高压积气自行排出,或用大注射器连接三通开关抽气缓解症状。也可将粗注射针头尾部扎上橡皮指套,指套末端剪一小裂缝,插入气胸侧胸膜腔做临时简易排气。当高压气体从小裂缝排出,胸腔内压减至负压时套囊可自行塌陷,小裂缝关闭,外界空气不能进入。经以上处理病情缓解后,尽快行胸腔闭式引流排气或其他措施。

胸腔闭式引流(图12-2)用于交通性或张力性气胸的治疗,插管部位多取锁骨中线外侧第2肋间,或腋前线第4～5肋间,如为局限性气胸或尚需引流胸腔积液,则应在X线透视下选择适当部位进行插管。

若经闭式引流后未能使胸膜破口愈合,肺持久不能复张,则可用负压吸引装置(图12-3)。采用负压为$-20\sim-10$ cmH_2O,调压管一般置于水面下8～12 cm,使用负压吸引连续12 h后肺仍未复张,应查找原因。应注意严格消毒,防止发生感染。

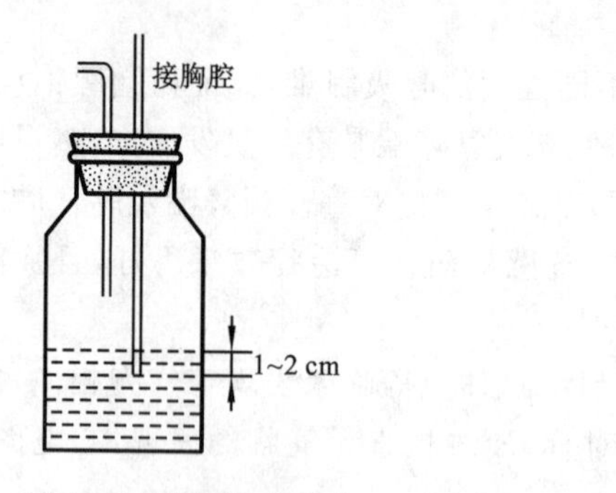

图12-2 胸腔闭式引流

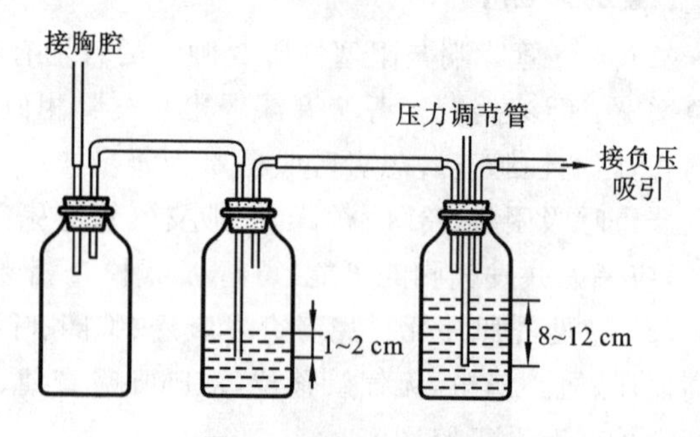

图12-3 负压吸引装置

3. 化学性胸膜固定术 反复发生的气胸患者,为了预防复发,可在胸腔内注入硬化剂,以产生无菌性胸膜炎症,使脏层胸膜和壁层胸膜粘连,从而消灭胸膜腔间隙。该术主要适用于拒绝手术的下列患者:持续性或复发性气胸、双侧气胸、合并肺大疱、肺功能不全及不能耐受手术者。

4. 手术治疗 经内科治疗无效的气胸可为手术适应证，手术方法可采用胸腔镜或开胸手术，主要适用于长期气胸、血气胸、双侧气胸、复发性气胸、张力性气胸引流失败者、胸膜增厚致肺膨胀不全或影像学有多发性肺大疱者。手术治疗成功率高，复发率低。

5. 并发症的治疗

(1) 纵隔气肿和皮下气肿 大量气胸时胸膜腔内高压气体经破裂肺泡进入肺间质，沿血管鞘进入纵隔形成纵隔气肿。气体还可能沿筋膜进入颈部及胸壁皮下组织形成皮下气肿。高压气胸抽气后气体可沿针孔而至颈部、胸壁皮下形成皮下气肿。此时患者可有颈部变粗，触诊有握雪感。严重的纵隔气肿因压迫大血管而有胸骨后疼痛、气短、发绀、低血压等。皮下气肿与纵隔气肿可随胸腔抽气减压而自行吸收，较严重者可吸入高浓度氧有利于气肿消散，病情严重影响呼吸、循环者，可做胸骨上窝穿刺或切开排气。

(2) 血气胸和脓气胸 血气胸多由胸膜粘连带中血管破裂所致，肺复张后常可自行止血，如出现量大则需手术结扎止血。脓气胸应彻底引流，并根据感染致病菌选用抗菌药物，长期不愈形成慢性脓胸者应考虑手术。

病例分析

患者，女性，50 岁，因“咳嗽、咳痰 1 个月，胸闷 10 天”入院。患者于 1 个月前受凉后出现咳嗽，咳黄白色痰，痰多，黏稠不易咳出。发热，最高体温 38 ℃，伴畏寒，无胸闷、憋气，无头晕、头痛，无痰中带血或咯血。至当地县医院就诊，静脉滴注药物治疗 8 天(具体药物不详)，患者体温正常，咳嗽、咳痰较前减轻后停用。10 天前患者出现右侧胸痛，于深呼吸及活动后加剧，并逐渐出现胸闷、憋气，夜间平卧困难，再次到当地医院就诊，胸部 X 线检查结果示右侧胸腔积液，给予胸腔穿刺引流并给予抗感染治疗 7 天(用药不详)，先后引流出暗红色胸腔积液约 1 250 mL，并做胸腔积液涂片检查，未查到肿瘤细胞。为求进一步诊疗来我院就诊。

既往史：无肝炎、结核等传染病及密切接触史，否认高血压病、冠心病、糖尿病病史。7 年前行右侧乳腺癌切除术，术后行化疗 4 个疗程，放疗 1 个疗程，无外伤及输血史，预防接种史不详。

体格检查：T 36.5 ℃，P 96 次/分，R 22 次/分，BP 125/80 mmHg，发育正常，营养中等，神志清，精神好，查体合作。皮肤黏膜无黄染，无皮下出血、皮疹，无肝掌及蜘蛛痣。全身浅表淋巴结无肿大，口唇无发绀，咽部无充血，扁桃体无肿大。颈软，无颈静脉怒张，气管偏左，甲状腺无肿大。胸廓不对称，右侧饱满，无皮下气肿，无胸壁压痛，右肺中下叩浊，呼吸音消失，双肺未闻及干湿啰音。心前区无隆起，心率 96 次/分，心律齐，心音低，各瓣膜听诊区未闻及病理性杂音。腹部平软，无腹壁静脉曲张。无压痛、反跳痛，肝脾肋下未触及，无异常包块，移动性浊音阴性，肠鸣音正常。

辅助检查：血常规示 WBC 4.32×10^9/L，NEU% 58.10%。血生化 ALT 10 U/L，AST 19 U/L，r-GT 20 U/L，AKP 72 U/L，血白蛋白 32.2 g/L，球蛋白 35.2 g/L。呼吸系统肿瘤系列。癌胚抗原 139.8 ng/mL，糖类抗原 CA-125 803.6 U/mL，神经元特异性烯醇化酶 31.53 ng/mL，细胞角蛋白 19 片段>500.00 ng/mL。胸腔积液超声：右侧大量胸腔积液。

(1) 本病的临床诊断及诊断依据是什么？

(2) 要与哪些疾病相鉴别？

(3) 还要做哪些检查？

(4) 请制订治疗方案。

第十三章 原发性支气管肺癌

原发性支气管肺癌(primary bronchogenic carcinoma)简称肺癌(lung cancer),是原发于支气管黏膜或腺体的恶性肿瘤,为目前世界各地最常见的恶性肿瘤之一。早期常有刺激性咳嗽、痰中带血等呼吸道症状。近年来,世界各国肺癌的发病率和死亡率都在急剧上升。WHO 于 1997 年、1999 年均报告肺癌是癌症的第一位死亡原因。在我国肺癌死亡占恶性肿瘤死亡病因的第三位,城市占第一位,农村占第四位。

【病因和发病机制】

目前肺癌的病因及发病机制尚不明确,可能与以下因素有关。

(1) 吸烟　为目前公认的重要危险因素。纸烟中含有多种致癌物质,其中主要为苯并芘。有资料表明肺癌患者中 75%有重度吸烟史,吸烟者肺癌死亡率比不吸烟者高 10～13 倍,吸烟量越多,吸烟年限越长,开始吸烟年龄越早,其肺癌死亡率越高。病理学也证实吸烟与支气管上皮细胞纤毛脱落、上皮细胞增生、鳞状化生、核异形变密切相关。另外,被动吸烟也容易引起肺癌。

(2) 空气污染　包括室内小环境及室外大环境污染。如接触煤烟或其不完全燃烧物、烹调加热时所释放出的油烟雾,城市中汽车废气、工业废气、公路沥青等都有致癌物质的存在,其中主要是苯并芘。统计资料表明大城市肺癌发病率远比中小城市、农村高。

(3) 职业性或理化因素　目前公认的如石棉、铬、镍、煤焦油、矿物油、芥子气、沥青等及放射性物质镭、铀均有致癌作用,长期从事接触上述物质的职业者肺癌发生率较同龄人明显增高。如在石棉厂工作的吸烟工人肺癌死亡率为一般吸烟者的 8 倍,是不吸烟也不接触石棉者的 92 倍,说明二者有协同作用。

(4) 其他因素　有肺结核病史尤其是结核瘢痕的患者,患肺癌的危险男性是正常人群的 5 倍,女性是正常人群的 10 倍,主要组织学类型为腺癌。此外,病毒感染、黄曲霉毒素、维生素 A 缺乏、机体免疫功能降低、内分泌失调及家族遗传等因素与肺癌的发生有一定相关性。近年来研究表明,肺癌的发生与某些癌基因的活化及抗癌基因的缺失密切相关。

【分类】

1. 按解剖学部位分类

(1) 中央型肺癌　生长在段支气管以上至主支气管的癌,位于肺门附近,约占 3/4,以鳞癌和小细胞未分化癌较多见。

(2) 周围型肺癌　生长在段支气管以下的癌,约占 1/4,以腺癌较多见。

2. 组织学分类　一般分为非小细胞肺癌及小细胞肺癌两大类。

(1) 非小细胞肺癌(non-small cell lung cancer,NSCLC)。

①鳞状上皮细胞癌(鳞癌):占30%～35%,好发于老年男性,与吸烟关系密切。以中央型肺癌多见,并有向管腔内生长的倾向。其生长缓慢,转移晚,手术机会相对较多,5年生存率较高,但对放疗、化疗不如小细胞癌敏感。镜下典型的鳞癌细胞大,呈多形性,胞质丰富,有角化倾向,核异形深染,常呈鳞状上皮样排列,细胞间桥多见。

②腺癌:占35%～40%,女性较多见,与吸烟关系不大,多为周围型。腺癌倾向于管外生长,但也可循肺泡壁蔓延,常在肺边缘形成直径2～4 cm的肿块。癌组织有丰富的血管分布,故局部浸润和血行转移较鳞癌早,易累及胸膜而引起胸腔积液或转移至肝、脑和骨。包括腺泡状、乳头状、细支气管肺泡癌和实体癌伴黏液形成,细胞大小比较一致,圆形或椭圆形,胞质丰富,常含有黏液,核大深染,核膜清楚。

③大细胞未分化癌(大细胞癌):占10%～15%,可发生在肺门附近或肺周边,转移较小细胞未分化癌晚,手术切除机会较大。可分为巨细胞型和透明细胞型,透明细胞型易误诊为转移性肾腺癌。癌细胞较大,常呈多角形或不规则形,胞质丰富,实性巢状排列,伴大片出血性坏死;核大,核仁明显,核分裂象常见。

(2) 小细胞肺癌(small cell lang cancer,SCLC)　占15%～25%,患者年龄较轻,多有吸烟史。以中央型肺癌多见,倾向于管壁浸润生长,常侵犯管外肺实质,易与肺门、纵隔淋巴结融合成团块。癌细胞生长快,远处转移早,恶性程度最高,手术机会少,对放疗、化疗较敏感,包括燕麦细胞型、中间细胞型和混合型燕麦细胞癌。癌细胞多为类圆形或棱形,胞质少,类似淋巴细胞。燕麦细胞型、中间型可能起源于神经外胚层的Kulchitsky细胞或嗜银细胞,胞质内含有神经分泌型颗粒,可引起副癌综合征。

【临床表现】

肺癌的临床表现复杂多样,5%～15%的患者于发现肺癌时无症状。主要表现包括以下几方面。

1. 由原发肿瘤引起的表现

(1) 咳嗽　为早期常见的症状,呈刺激性干咳或少量黏液痰,肺泡癌常有大量黏液痰。若肿瘤增大造成支气管狭窄加重,呈现带有高调金属音的阻塞性咳嗽,则可伴有脓性痰。

(2) 咯血　因癌组织血管丰富,可有痰中带血或间断血痰,常不易引起患者的重视。如累及大血管则引起大咯血。

(3) 喘鸣　由于肿瘤部分阻塞支气管,约2%的患者可闻及局限性喘鸣。

(4) 呼吸困难　当肿瘤引起支气管狭窄,或肿瘤转移导致淋巴结肿大压迫主支气管或隆突时,可出现胸闷、气短,若大气道受阻则呈现典型的吸气性呼吸困难。此外肿瘤转移至胸膜或心包膜发生大量积液、膈肌麻痹、上腔静脉阻塞以及肺部广泛受累均可引起。

(5) 体重下降　恶性肿瘤晚期由于肿瘤毒素和消耗,及合并感染或疼痛所致的食欲减退,可表现为消瘦或恶病质。

(6) 发热　肿瘤组织坏死或继发感染均可引起发热,多数发热是由于肿瘤引起的阻塞性肺炎所致,抗菌药物治疗效果不佳。

2. 肿瘤局部扩展引起的表现

(1) 胸痛　由于肿瘤侵犯胸膜、肋骨、胸壁、脊柱等,可造成顽固性胸痛。

(2) 呼吸困难　肿瘤压迫大气道时,可出现吸气性呼吸困难。

(3) 咽下困难　肿瘤侵犯或压迫食管可引起吞咽困难,还可引起支气管食管瘘,导致肺部感染。

(4) 声音嘶哑 肿瘤直接压迫或转移至纵隔淋巴结压迫喉返神经(多见左侧)时,可发生声音嘶哑。

(5) 上腔静脉综合征 肿瘤侵犯纵隔压迫上腔静脉时,使上腔静脉回流受阻,产生头面部、颈部和上肢水肿及胸前部淤血和静脉曲张,可引起头痛、头昏或眩晕。

(6) Horner 综合征 位于肺尖部的肺癌称为肺上沟癌(Pancoast 癌),可压迫颈交感神经,引起患侧眼睑下垂、瞳孔缩小、眼球内陷及同侧额部无汗或少汗。也常压迫臂丛神经造成以腋下为主、向上肢内侧放射的烧灼样疼痛,夜间尤甚。

3. 肿瘤远处转移引起的表现

(1) 浅表淋巴结肿大 多为锁骨上和颈部无痛性淋巴结肿大。

(2) 脑转移 较为常见,可有头痛、头晕及呕吐等颅内压增高的表现,少数可有复视、偏瘫、共济失调、脑神经麻痹及一侧肢体无力等。

(3) 骨转移 以肋骨转移较多见,其次为脊柱、骨盆,常出现骨痛,局部压痛点,易发生病理性骨折。

(4) 肝转移 可有厌食、肝区疼痛、黄疸、肝大及腹腔积液等。

(5) 其他 少数皮肤转移而有多发性皮下结节。

4. 副癌综合征 副癌综合征是指肺癌作用于其他系统引起的肺外表现,包括内分泌、神经肌肉、结缔组织、血管及血液系统等的异常改变。

(1) 肥大性肺性骨关节病 多侵犯上下肢长骨远端,出现长骨端疼痛、骨膜增生及关节肿胀疼痛,但无畸形。如同时伴有杵状指(趾)多见于鳞癌,杵状指(趾)常发生快、指端疼痛、甲床周围环绕红晕。切除肿瘤后,症状可减轻或消失,肿瘤复发又可出现。

(2) 分泌促肾上腺皮质激素 可引起库欣综合征,如肌力减弱、水肿、高血压、高血糖等。

(3) 分泌促性腺激素 可引起男性乳房发育,常伴有肥大性骨关节病。

(4) 分泌抗利尿激素 可表现为全身水肿、嗜睡、定向障碍、稀释性低钠血症等,称为抗利尿激素分泌增多综合征(SIADHS)。

(5) 神经肌肉综合征 包括小脑皮层变性、脊髓小脑变性、周围神经病变、重症肌无力及肌病,多见于小细胞未分化癌。

(6) 高钙血症 肿瘤转移至骨或异生性甲状旁腺样激素等可引起高血钙,与呕吐、恶心、嗜睡、烦渴、多尿和精神紊乱等症状同时发生,多见于鳞癌。

(7) 类癌综合征 在燕麦细胞癌和腺癌时,因 5-羟色胺分泌过多,可造成哮喘样支气管痉挛、阵发性心动过速、水样腹泻及皮肤潮红等。

【实验室及辅助检查】

1. 胸部 X 线 胸部 X 线是发现肺癌的重要方法之一。

(1) 中央型肺癌 多为一侧肺门类圆性阴影,边缘大多毛糙,有时有分叶表现,或为单侧不规则的肺门部肿块,为肺癌本身与转移性肺门或纵隔淋巴结融合而成的表现。也可与肺不张或阻塞性肺炎并存,形成所谓倒 S 形的典型 X 线征象。肺不张、阻塞性肺炎及局限性肺气肿均为肿瘤对支气管完全或部分阻塞所引起的间接征象。

(2) 周围型肺癌 早期常呈局限性小斑片状阴影,边缘不清、密度较淡,易误诊为结核或炎症。若动态观察,则阴影渐增大,密度增高,呈圆形或类圆形,边缘清楚常呈分叶状,有切迹或毛刺,尤其是细毛刺或长短不等的毛刺。

(3) 细支气管肺泡癌 弥漫型肺泡癌可见两肺大小不等的结节播散病灶,边界清楚,密度较深，常伴网状阴影，应与血行播散型肺结核进行鉴别，结节型肺泡癌与周围型肺癌相似。

2. 电子计算机体层扫描(CT)及核磁共振(MRI) CT 的优点在于能发现普通 X 线检查不能显示的解剖结构，特别是位于心脏后、脊柱旁沟、肺尖、近膈面下及肋骨头等部位的病灶，还可以辨认有无肺门和纵隔淋巴结肿大，肿瘤是否直接侵犯邻近器官。螺旋 CT 可发现大于 3 mm 的小病灶。MRI 在明确肿瘤与大血管的关系方面明显优于 CT，但在发现小病灶(小于 5 mm)方面又远不如螺旋 CT。

3. 痰脱落细胞检查 痰脱落细胞检查是最简单的早期诊断方法，而且能明确组织类型。但其阳性率取决于送检标本的质量和检查次数，如新鲜痰液多次送检(4～6 次)，其阳性率可达 70%～80%，中央型肺癌较周围型肺癌阳性率高。

4. 纤维支气管镜 纤维支气管镜为目前诊断肺癌的主要方法，它可窥视 4～5 级支气管，而且可刷检或活检可疑的黏膜组织，对中央型肺癌其诊断阳性率可达 90%以上。对肺癌的确诊及组织分型都具有决定性意义。

5. 活组织检查 活组织检查为取得组织学证据的另一种检查方法，活检方法有转移淋巴结活检、经皮肺穿刺、经纤支镜肺穿刺、经纵隔镜及胸腔镜活检、前斜角肌淋巴结活检等。

6. 其他检查 放射性核素肺扫描是利用肿瘤细胞摄取放射药物的数量与正常组织之间的差异，进行肿瘤的定位、定性诊断，但特异性较差，诊断价值有限。肺癌相关抗原如癌胚抗原及部分酶学的检查均无特异性，可在观察病情变化中作为判断预后的参考指标。

7. 开胸探查 对高度怀疑肺癌的患者，经各种检查方法不能确诊，有切除条件而又无手术禁忌证者应及时开胸探查，既可术中取活检以明确诊断，又可不失去手术时机切除肿物。

【诊断】

对于肺癌应强调早期发现、早期诊断。

(1) 大力普及肺癌防治知识，提高患者对其不典型临床表现的认识，及早就诊，对高危人群定期体检。

(2) 临床上对 40 岁以上长期吸烟者，出现下列临床表现应警惕肺癌的可能：① 刺激性咳嗽持续 2～3 周而治疗无效，或原有慢性呼吸道疾病咳嗽的性质发生改变；② 持续性痰中带血而无其他原因可以解释；③ 单侧局限性哮鸣音不因咳嗽而改变；④ 反复同一部位发生的肺炎；⑤ 不明原因的肺脓肿而无中毒症状，无大量脓痰，无异物吸入史，抗炎治疗效果不佳；⑥ 原因不明的四肢关节痛及杵状指(趾)；⑦ X 线检查表现为局限性肺气肿、肺不张、孤立性圆形病灶和单侧肺门阴影逐渐增大；⑧ 原有肺结核病灶已经稳定，而形态或性质却发生改变；⑨ 无中毒症状的胸腔积液为血性胸腔积液。

对于可疑病例需进一步行胸部 X 线、CT 检查，根据肿块的形态学改变首先做出初步判断，然后再根据病情及肿块位置，选择最适合的检查方法如纤维支气管镜检等，来获取病理学诊断，并对其临床分期做出判断。目前广泛采用的是 2011 年国际抗癌联盟修订的 TNM 临床分期(其中 T 表示原发肿瘤，N 表示区域淋巴结，M 表示远处转移)(表 13-1)。

表 13-1 非小细胞肺癌(NSCLC)的 TNM 分期

隐性肺癌	T_x N_0 M_0
0 期	Tis 原位癌
I_a 期	T_1 N_0 M_0
I_b 期	T_{2a} N_0 M_0

续表

隐性肺癌	T_x　N_0　M_0
Ⅱ$_a$期	T_1 N_1 M_0　T_{2a} N_1 M_0　T_{2b} N_0 M_0
Ⅱ$_b$期	T_{2b} N_1 M_0　T_3 N_0 M_0
Ⅲ$_a$期	T_3 N_1 M_0　T_{1-3} N_2 M_0　T_4 N_{0-1} M_0
Ⅲ$_b$期	T_4 N_2 M_0　T_{0-4} N_3 M_0
Ⅳ期	任何T任何N M_1

注：T表示原发肿瘤。

T_0：无原发肿瘤证据。

T_x：由支气管肺癌的分泌物中找到有诊断意义的肿瘤细胞，但X线和纤支镜检查未证实有肿瘤病灶，称隐性肺癌。

Tis表示原位癌。

T_1：肿瘤最大直径≤3 cm，被肺组织或脏层胸膜所包裹，支气管镜检查无叶支气管近端受侵犯的表现(即未累及主支气管)；T_{1a}≤2 cm，2 cm<T_{1b}≤3 cm。

T_2：肿瘤最大直径>3 cm但≤7 cm，或肿瘤侵犯脏层胸膜，或肿瘤可侵犯肺门伴有阻塞性肺炎或肺不张；未累及一侧全肺叶，且无胸腔积液；累及支气管但不超过气管隆突下2 cm；3 cm<T_{2a}≤5 cm，5 cm<T_{2b}≤7 cm。

T_3：肿瘤>7 cm或任何大小的肿瘤直接侵犯胸壁、膈、纵隔胸膜、膈神经或心包，但未累及心脏、大血管、气管、食管或椎体，也包括肺上沟肿瘤以及主支气管肿瘤距离隆凸2 cm之内，但未累及隆凸的肿瘤，同一肺叶的瘤结节。

T_2：任何大小的肿瘤侵犯纵隔及心脏、大血管、气管、食管、喉返神经、椎体或隆凸，同侧肺非原发肺叶的单个及多个瘤结节。

N表示局部区域性淋巴结的侵犯。

N_X：区域淋巴结不能评估。

N_0：未发现局部淋巴结侵犯。

N_1：支气管周围的或同侧肺门淋巴结，或两者均有。

N_2：肿瘤转移至同侧纵隔淋巴结或隆凸下淋巴结。

N_3：肿瘤转移到对侧纵隔淋巴结，对侧肺门淋巴结，同侧或对侧斜角肌淋巴结或锁骨上淋巴结。

M表示远处转移。

M_X：远处转移不能评估。

M_0：未发现远处转移。

M_{1a}：对称肺出现分散的单个或多个瘤结节，胸膜结节或恶性胸腔(或心包)积液。

M_{1b}：已有远处转移。

【鉴别诊断】

(1) 肺结核　① 结核球：应与周围型肺癌进行鉴别，本病多发生于年轻患者，可有结核中毒症状，病灶多位于肺上叶后段或下叶背段，其周围可见卫星病灶，边缘无分叶及毛刺，长期观察无增大。② 肺结核空洞：其内壁规则，多无液平面，痰结核菌检查常为阳性，可与癌性空洞进行鉴别。③ 肺门淋巴结结核：易与中央型肺癌相混淆，但本病多见于儿童或青年，有全身结核中毒症状，PPD试验阳性，抗结核治疗后可缩小等。④ 粟粒型肺结核需与弥漫型肺泡癌鉴别，前者多伴有明显的结核中毒症状，胸片上病灶细小，分布均匀，密度较淡，以中上肺野较多。⑤ 结核性胸膜炎与癌性胸腔积液的鉴别详见本篇第十二章相关内容。

(2) 肺炎　临床对于反复同一部位发生的肺炎或肺炎经治疗后吸收缓慢者，应警惕阻塞性肺炎，需进一步行纤维支气管镜、痰脱落细胞等检查。

(3) 肺脓肿　癌性空洞继发感染时应与肺脓肿鉴别。肺脓肿一般起病急骤、发热、咳大量脓臭痰，X线胸片病变多位于上叶后段或下叶背段，空洞呈圆形，内壁光滑，有液平面，抗炎治疗有效。痰脱落细胞学、纤维支气管镜等检查可鉴别。

(4) 结核性渗出性胸膜炎　应与恶性胸腔积液相鉴别。

【治疗】

目前肺癌的治疗采取综合治疗，即根据患者的状况、肿瘤病理类型、侵犯的范围和发展趋势合理地、有计划地应用现有的治疗手段，以期较大幅度地提高治愈率和患者的生活质量。治疗原则：非小细胞肺癌Ⅰ～$Ⅲ_a$期采用以手术为主的综合治疗，$Ⅲ_b$期采用以放疗为主的综合治疗，Ⅳ期以化疗为主。小细胞肺癌以化疗为主，辅以手术和/或放疗。

1. 手术治疗　一般推荐肺叶切除术。非小细胞肺癌Ⅰ期和Ⅱ期患者无肯定的手术禁忌证，应行以治愈为目标的手术切除治疗。对以同侧纵隔淋巴结受累为特征的Ⅲ期患者应行原发病灶及受累淋巴结手术切除治疗。小细胞肺癌90%以上在就诊时已有胸内或远处转移，在确诊时11%～47%有骨髓转移，14%～51%有脑转移，此外尚有潜在血行、淋巴微转移灶，因此国内主张先化疗、后手术，5年生存率为28.9%～51%，而单一手术的5年生存率仅8%～12%。

2. 化学药物治疗(简称化疗)　小细胞肺癌对化疗有高度的反应性，因此合理应用化疗，可使其缓解率提高到50%～90%。化疗获得缓解后，25%～50%出现局部复发，这是由于小细胞肺癌有3个亚型，即纯化小细胞肺癌型、小细胞大细胞型和混合型，后两种因混有非小细胞成分是构成复发的原因，因此化疗缓解后局部治疗也很重要。化疗结合局部治疗后，还残存微转移灶，因此继续全身化疗有其重要性。

(1) 对小细胞肺癌国内常用治疗方案如下。

① EP方案：VP-16(足叶乙苷)100 mg/(m^2 · d)静脉滴注，第1～3天。DDP(顺铂)100 mg/(m^2 · d)静脉滴注，第1～3天。每3周为1个周期。

② CE方案：VP-16 120 mg/m^2静脉注射，第1～3天。CBP(卡铂)100 mg/m^2静脉注射，第1～3天。每4周为1个周期。

③ CAE方案：环磷酰胺(CTX)1000 mg/m^2，第1天静脉注射。阿霉素(ADM)45 mg/m^2，第1天静脉注射；VP-16 50 mg/(m^2 · d)静脉注射，第1～5天。每3周为1个周期。

(2) 对非小细胞肺癌国内常用的治疗方案如下。

① CAP方案：CTX 400 mg/m^2，第1天静脉注射。ADM 40 mg/m^2，第1天静脉注射。DDP 40 mg/m^2，第1天静脉滴注。每4周为1个周期。

② NP方案：NVB(去甲长春花碱)25 mg/(m^2 · d)，第1、8、15天静脉注射，DDP 60～80 mg/(m^2 · d)，第1天静脉滴注。每4周为1个周期。

③ ICE方案：IFO(异环磷酰胺)1.2 g/(m^2 · d)，第1～3天静脉注射。CBP 300 mg/m^2，第1天静脉滴注。VP16剂量80 mg/(m^2. d)，第1～3天静脉注射。每4周为1个周期。

3. 放射治疗(简称放疗)　常用^{60}Co γ射线、电子束β射线和中子加速器等，癌细胞受放射线照射后，DNA分子断裂，癌细胞变性，被巨噬细胞吞噬、纤维化。放疗对小细胞肺癌效果较好，其次为鳞癌和腺癌，其放射剂量以腺癌最大，小细胞癌最小。放疗分为根治性和姑息性两种。

(1) 根治性放疗　用于病灶局限、因解剖原因不便手术或患者不愿意手术者，若辅以化疗，则可提高疗效。

(2) 姑息性放疗　目的在于抑制肿瘤发展，延迟肿瘤扩散和缓解症状。对控制骨转移性疼痛、骨髓压迫、上腔静脉综合征和支气管阻塞及脑转移引起的症状有肯定疗效，可使60%～80%咯血症状和90%的脑转移症状获得缓解。放射反应有白细胞减少，放射性肺炎、肺纤维化和食管炎等。其中放射性肺炎可用糖皮质激素治疗。

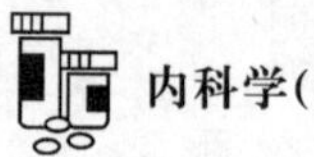

4. 其他局部治疗方法 近年来许多局部治疗方法用于缓解患者的症状和控制肿瘤的发展。如经支气管动脉和(或)肋间动脉灌注加栓塞治疗、经纤支镜用电刀切割瘤体、激光烧灼等。经纤支镜引导腔内置入放疗做近距离照射也取得了较好的效果。

5. 生物缓解调解剂(BRM) BRM为小细胞肺癌提供了一种新的治疗手段,如小剂量干扰素、转移因子、左旋咪唑等在肺癌的治疗中都能增加机体对化疗、放疗的耐受性,提高疗效。

6. 中医药治疗 祖国医学有许多单方、方剂在治疗肺癌同时可以与西药起协同作用,减少患者对放疗、化疗的反应,提高机体抗病能力,在巩固疗效、促进机体功能恢复中起到辅助作用。

【预后】

肺癌的预后取决于发现的早晚和治疗是否合理。隐性肺癌早期治疗可获痊愈。晚期肺癌5年生存率极低,一般认为鳞癌预后较好,腺癌次之,小细胞未分化癌较差。近年来采用综合治疗后小细胞未分化癌的预后有很大改善。

病例分析

患者,男性,68岁,因"刺激性咳嗽2个月余"入院。患者近2个月前出现无明显诱因的刺激性咳嗽,无咳痰、喘息,无咯血、胸痛,无发热、盗汗,无声音嘶哑及饮水呛咳。在当地卫生院经抗炎、止咳等治疗(具体不详)2周后无好转。之后在家自服中草药治疗20天,疗效差,遂来我院就诊,门诊行胸部X线检查见右上肺有一大小约3.5 cm×3.0 cm的高密度影。为求进一步诊治收入住院。

既往史:否认慢性支气管炎、高血压、冠心病、糖尿病病史,否认肝炎、结核等传染病病史,否认外伤、手术及输血史,预防接种史不详。

体格检查:T 36.8 ℃,P 90次/分,R 20次/分,BP 128/78 mmHg,发育正常,营养良好,神志清,精神差,查体全合作。皮肤巩膜无黄染,全身浅表淋巴结无肿大,口唇无发绀,咽部无充血,扁桃体无肿大。颈软,颈静脉无怒张,气管稍偏向右侧,甲状腺无肿大。胸廓对称,无皮下气肿,双肺呼吸动度对等,胸骨无压痛,叩呈清音,右上肺呼吸音低,双肺未闻及干、湿性啰音。心前区无异常隆起,心率90次/分,心律齐,心音有力,各瓣膜听诊区未闻及病理性杂音。腹部平软,肋腹部及脐周未见淤斑,无腹壁静脉曲张,无压痛、反跳痛,肝脾肋下未触及,肝肾区无叩击痛,移动性浊音阴性,未闻及血管杂音。双下肢轻度凹陷性水肿,生理反射正常,病理反射未引出。

辅助检查:血常规示WBC 7.59×10^{9}/L,NEU 75.8%,HCT 53.4%。心电图:窦性心律,电轴不偏。胸部正侧位片:胸廓对称,气管偏向右侧,右肺上叶见一圆形高密度影,大小约3.5 cm×3.0 cm,边界不清;心影不大,纵隔未见明显肿块。

(1) 本病的临床诊断及诊断依据是什么?

(2) 要与哪些疾病相鉴别?

(3) 还要做哪些检查?

(4) 请制订治疗方案。

(蒲东升)

第二篇

循环系统疾病

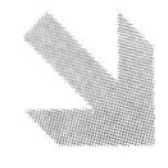

XUN HUAN XI TONG JI BING

第十四章
总　论

循环系统由心脏、血管和调节血液循环的神经体液组成。循环系统疾病包括心脏和血管的疾病，又称为心血管病。在人类跨入 21 世纪之初，心血管病已成为全球性的重大公共卫生问题。近几十年来，随着我国经济的发展、人民生活水平的提高、饮食结构的改变及人口迅速老龄化，心血管病的发病率和死亡率呈明显上升趋势，是全球范围内上升速度较快的国家之一。目前我国每年约有 300 万人死于心血管病，给人民健康造成严重威胁，并给社会带来沉重负担。因此，积极开展心血管疾病的预防和治疗及危险因素的干预，具有重要意义。

第一节　循环系统的解剖和生理

1. 心脏

（1）心脏的组织结构　心脏位于胸腔中纵隔内，是一个中空的肌性器官，形似倒置的、前后稍扁的圆锥体，约 2/3 位于正中线左侧，约 1/3 位于右侧。心尖朝向左前下方，心底朝向右后上方。心脏被心间隔及房室瓣分成 4 个心腔，即左心房、左心室、右心房、右心室。左心房室之间的瓣膜称为二尖瓣，右心房室之间的瓣膜称为三尖瓣，两侧房室瓣均有腱索与心室乳头肌相连。左、右心室与大血管之间也有瓣膜相隔，位于左心室与主动脉之间的瓣膜称为主动脉瓣，位于右心室与肺动脉之间的瓣膜称为肺动脉瓣。心壁可分为内层、中层和外层。内层为心内膜，由内皮细胞和薄结缔组织构成。中层为心肌层，心室肌远较心房肌厚，以左心室为甚。外层为心外膜，即心包的脏层，紧贴于心脏表面，与心包壁层之间形成心包腔，腔内含少量浆液，在心脏收缩和舒张时起润滑作用。

（2）心脏的传导系统　心肌细胞按形态和功能可分为普通心肌细胞和特殊心肌细胞。前者主要功能是收缩；后者具有自律性和传导性，其主要功能是产生和传导冲动，控制心脏的节律性活动。心脏传导系统由特殊心肌细胞构成，包括窦房结、结间束、房室结、希氏束、左右束支及其分支和浦肯野纤维网（图 14-1）。心脏传导系统的细胞均能发出冲动，但以窦房结的自律性最高，为正常人心脏的起搏点，其后依次为房室结、房室束、左右束支。

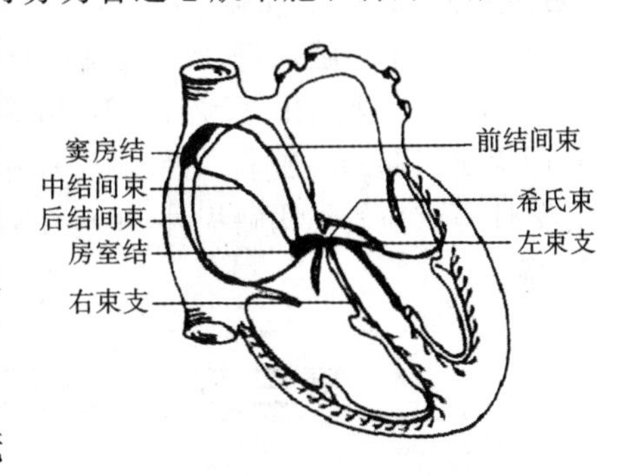

图 14-1　心脏传导系统示意图

（3）心脏的供血　心脏的血液供应来自左、右冠状动脉，灌流主要在心脏舒张期。左冠状动脉主干很短，然后分为前降支和回旋支，营养心脏前壁、左室侧壁及室间隔的前2/3；右冠状动脉一般分布于右房、右室前壁大部分、右室侧壁和后壁的全部、左室后壁的一部分及室间隔的后1/3。当冠状动脉中的某一支血管发生慢性闭塞时，其他两支有可能通过侧支形成来维持其分布区心肌的血供。当冠状动脉的一支或多支发生狭窄甚至阻塞而侧支循环尚未建立时，则可造成相应供血区域的心肌发生缺血性改变或坏死。

2. 血管 循环系统的血管分为动脉、毛细血管和静脉三类。动脉的主要功能为输送血液到组织器官，其管壁含平滑肌和弹性纤维，故又称为阻力血管。毛细血管是血液与组织液进行物质交换的场所，故又称为功能血管。静脉的主要功能是汇集从毛细血管来的血液，将血液送回心脏，其容量大，故又称为容量血管。

3. 调节循环系统的神经-体液

(1) 调节循环系统的神经　主要包括交感神经和副交感神经两组。当交感神经兴奋时，通过肾上腺素能 α 和 β_1 受体，使心率加快，心肌收缩力增强，外周血管收缩，血管阻力增加，血压升高；当副交感神经兴奋时，通过乙酰胆碱能受体作用，使心率减慢，心肌收缩力减弱，外周血管扩张，血管阻力减小，血压下降。

(2) 调节循环系统的体液因素　如肾素-血管紧张素-醛固酮系统、血管内皮因子、某些激素和代谢产物等。肾素-血管紧张素-醛固酮系统是调节钠钾平衡、血容量和血压的重要因素。血管内皮细胞生成的收缩物质及舒张物质的平衡对维持正常的循环功能起重要作用。心血管病的分类有其特殊性，它应包括病因、病理解剖和病理生理的分类。

第二节　循环系统疾病病因

循环系统疾病根据其病因分为先天性和后天性两大类。

(1) 先天性心血管病　为心脏大血管在胎儿期中发育异常所致，病变可累及心脏各组织和大血管，如动脉导管未闭、法洛四联症。

(2) 后天性心血管病　为出生后心脏受到外来或机体内在因素作用而致病，有以下几种类型。① 动脉粥样硬化：常累及主动脉、冠状动脉、脑动脉、肾动脉等。冠状动脉粥样硬化引起心肌血供障碍时，称为冠状动脉粥样硬化性心脏病或缺血性心脏病。② 风湿性心脏病：急性期引起心内膜、心肌和心包炎症，称为风湿性心肌炎；慢性期主要形成瓣膜狭窄和(或)关闭不全，称为风湿性心瓣膜病。③ 原发性高血压：显著而持久的动脉血压增高可影响心脏，导致高血压性心脏病。④ 肺源性心脏病：为肺、肺血管或胸腔疾病引起肺循环阻力增高而导致的心脏病。⑤ 感染性心脏病：为病毒、细菌、真菌、立克次体、寄生虫等感染侵犯心脏而导致的心脏病。⑥ 内分泌疾病性心脏病：如甲状腺功能亢进性心脏病、甲状腺功能减退性心脏病等。⑦ 血液病性心脏病：如贫血性心脏病等。⑧ 营养代谢性心脏病：如维生素 B_1 缺乏性心脏病等。⑨ 心脏神经症：为植物神经功能失调引起的心血管功能紊乱。⑩ 其他：如药物或化学制剂中毒、结缔组织疾病、神经肌肉疾病、放射线、高原环境或其他物理因素所引起的心脏病、心脏肿瘤和原因不明的心肌病等。此外，某些遗传性疾病除常伴有先天性心脏血管结构缺损外，也可在后天发生心血管病变，如 Marfan 综合征伴发主动脉夹层等。

第三节　循环系统疾病主要症状及体征

循环系统疾病的主要症状有呼吸困难、发绀、咳嗽、咯血、胸痛、心悸、水肿、晕厥、声音嘶哑等。多数症状也见于一些其他系统的疾病，因此分析时要作出仔细的鉴别。

循环系统疾病常见的体征有心脏增大征、心音的异常变化、额外心音、心脏杂音和心包摩擦音、心律失常征、脉搏的异常变化、周围动脉的杂音和“枪击声”、毛细血管搏动征、水冲脉、颈静脉充盈或异常搏动、水肿等。下面主要介绍心源性呼吸困难、水肿、胸痛、心悸、心源性晕厥、咯血、发绀等内容。

（1）心源性呼吸困难　心源性呼吸困难是指由于各种心血管疾病导致患者呼吸时感到空气不足，呼吸费力，并伴有呼吸频率、深度与节律异常。最常见的病因是左心衰竭，也见于右心衰竭、心包积液、心脏压塞时。心源性呼吸困难常表现如下：① 劳力性呼吸困难，在体力活动时发生或加重，休息后缓解或消失，常为左心衰竭最早出现的症状。开始多发生在较重体力活动时，休息后缓解，随着病情进展，轻微体力活动时即可出现。② 夜间阵发性呼吸困难，即患者在夜间已入睡后因突然出现胸闷、气急而憋醒，被迫坐起，呼吸深快。轻者数分钟至数十分钟后症状逐渐缓解，重者可伴有咳嗽、咯白色泡沫痰、气喘、发绀、肺部哮鸣音，称为心源性哮喘。③ 端坐呼吸，患者常因平卧时呼吸困难加重而被迫采取高枕卧位、半卧位或坐位。④ 急性肺水肿，是心源性哮喘的进一步发展，常伴咯大量粉红色泡沫样痰液，需紧急处理。

（2）水肿　水肿是指液体在组织间隙过多积聚。心源性水肿最常见的病因是右心衰竭，其发生机制主要是有效循环血量不足，肾血流量减少，肾小球滤过率降低，水钠潴留；同时体静脉压增高，毛细血管静水压增高，组织液回吸收减少。心源性水肿的特点是首先出现在身体最下垂的部位，如卧床患者的背骶部、会阴或阴囊部，非卧床患者的足踝部、胫前。用指端加压水肿部位，局部可出现凹陷，称为压陷性水肿。重者可延及全身，出现胸腔积液、腹腔积液。此外，患者还可伴有尿量减少，近期体重增加等。

（3）胸痛　多种循环系统疾病可引起胸痛。常见病因有各种类型的心绞痛、急性心肌梗死、急性主动脉夹层、急性心包炎、心血管神经症等，其特点见表 14-1。

表 14-1　几种常见胸痛特点比较

病　　因	特　　点
心绞痛	多位于胸骨后，呈阵发性压榨样痛，于体力活动或情绪激动时发生，休息或含服硝酸甘油后多可缓解
急性心肌梗死	疼痛多无明显诱因，程度较重，持续时间较长，伴心律、血压改变，含服硝酸甘油多不能缓解
急性主动脉夹层	可出现胸骨后或心前区撕裂样剧痛或烧灼痛，可向背部放射
急性心包炎	可因呼吸或咳嗽而加剧，呈刺痛，持续时间较长
心血管神经症	可出现心前区针刺样疼痛，但部位常不固定，与体力活动无关，且多在休息时发生，伴神经衰弱症状

（4）心悸　心悸是指患者自觉心跳或心慌并伴心前区不适感。常见的病因有：① 心律失常，如心动过速、心动过缓、期前收缩、心房扑动或颤动等；② 心脏搏动增强，如各种器质性心血管病（二尖瓣、主动脉瓣关闭不全等）及全身性疾病（甲亢、贫血）；③ 心血管神经症，除了有心悸外，常有胸痛、头痛、失眠等神经官能症；④ 其他，生理性因素如健康人剧烈运动、精神紧张或情绪激动、过量吸烟、饮酒、饮浓茶或咖啡，应用某些药物如肾上腺素、阿托品、氨茶碱等可引起心率加快、心肌收缩力增强而致心悸。心悸严重程度并不一定与病情成正比。初次、突发的心律失常，心悸多较明显。慢性心律失常者，因逐渐适应可无明显心悸。

(5) 心源性晕厥　心源性晕厥是由于心排血量骤减、中断或严重低血压而引起脑供血骤然减少或停止而突然出现的可逆性短暂意识丧失，5 s 以上可发生晕厥。心源性晕厥的常见病因包括严重心律失常(如病窦综合征、严重房室传导阻滞、阵发性室性心动过速)和器质性心脏病(如严重主动脉瓣狭窄、急性心肌梗死、急性主动脉夹层)。晕厥发作时先兆症状常不明显，持续时间甚短。大部分晕厥患者预后良好，反复发作的晕厥是病情严重和危险的征兆。

(6) 咯血　心血管疾病引起的咯血是由肺淤血所致。主要见于风湿性心瓣膜病二尖瓣狭窄，其次见于先心病如房间隔缺损、动脉导管未闭等所引起的肺动脉高压时。咯血可呈痰中带血、小量咯血、大咯血或粉红色泡沫样血痰(急性肺水肿时)，是因肺泡壁或支气管内膜毛细血管破裂所致。

(7) 发绀　当毛细血管血液中还原血红蛋白超过 50 g/L，皮肤黏膜呈现青紫色时，称为发绀。常以皮肤较薄、色素较浅和毛细血管丰富的末梢处明显，如口唇、鼻尖、颊部、耳垂及指(趾)等部位。重度贫血者当血红蛋白低于 50 g/L 时，即使血红蛋白全部变为还原血红蛋白，也不会出现发绀。血中含有异常的血红蛋白衍化物(如高铁血红蛋白)时皮肤也可出现青紫，但不应与发绀相混淆。发绀分为三类：中心性发绀、周围性发绀及混合性发绀。中心性发绀是由于肺淤血、肺部疾患或右向左分流的先天性心脏病引起的肺换气障碍所致，其特点是发绀分布于周身皮肤黏膜，皮肤温暖。周围性发绀是由于血液通过毛细血管时血流速度缓慢，组织从血液中摄取氧过多所致。周围性发绀的特点：发绀见于肢体末梢及下垂部位，皮肤温度低，经按摩、使局部温度增高后发绀可消失。既有中心性发绀又有周围性发绀者称为混合性发绀，如二尖瓣狭窄病例平时因肺淤血表现为中心性发绀，在发生右心衰后，周围性发绀即占重要地位。

第四节　循环系统疾病的辅助检查

【实验室检查】

除常规血、尿检查外，多种生化、微生物和免疫学检查有助于诊断。如感染性心脏病时体液的微生物培养、血液细菌、病毒核酸及抗体等检查；风心病时有关链球菌抗体和炎症反应(如抗“O”、血沉、C 反应蛋白)的血液检查；动脉粥样硬化时血液各种脂质检查；急性心肌梗死时血肌钙蛋白、肌红蛋白和心肌酶的测定等。

【器械检查】

传统的是动脉血压测定、静脉压测定、心脏 X 线透视和摄片、心电图检查等。随着科学技术的发展，新的检查方法不断推出，可分为侵入性检查和非侵入性检查两大类。

1. 侵入性检查　侵入性检查主要有心导管检查和与该检查相结合进行的选择性心血管造影(包括选择性冠状动脉造影)，选择性指示剂(包括温度)稀释曲线测定心排血量，心腔内心电图检查、希氏束电图检查、心内膜和外膜心电标测(以上这些检查和心脏程序起搏刺激相结合进行时称为临床心脏电生理检查)、心内膜心肌活组织检查及新近发展的心脏和血管腔内超声显像、心血管内镜检查等。这些检查会给患者带来一些创伤，但可得到比较直接的诊断资料，诊断价值较大。

2. 非侵入性检查　非侵入性检查包括各种类型的心电图检查(遥测心电图、24 h 动态心电图、食管导联心电图及起搏电生理检查、心电图运动负荷试验、心室晚电位)，24 h 动态血压监测；超声心动图（M 型超声、二维超声、经食管超声、超声心动图三维重建等）和超声多普勒血流图检查；电子计算机 X 线体层摄影（CT），包括多层螺旋 CT、数字减影法心血管造影（DSA）和 CT 血管造影（CTA）；放射性核素心肌和血池显像，单光子发射体层显影（SPECT）；磁共振体层显影（MRI）及磁共振血管造影（MRA）等。这些检查对患者无创伤性，但得到的资料较间接，而随着仪器性能和检查技术的不断更新和提高，它们的诊断价值也在迅速提高。

第五节 循环系统疾病的诊断

为能更好地反映心脏病的性质、指导治疗和判断预后，心血管疾病的诊断应包括以下三方面。

（1）病因诊断 根据致病因素可将心血管病分为先天性心血管病和后天性心血管病两大类。先天性心血管病为心脏、大血管在胎儿期发育异常所致，如动脉导管未闭、法洛四联征。后天性心血管病为出生后心脏、大血管受外来或机体内在因素作用而致病，如冠状动脉粥样硬化性心脏病、风湿性心脏病、原发性高血压、病毒性心肌炎、肺源性心脏病、甲状腺功能亢进性心脏病、心血管神经症等。

（2）病理解剖诊断 指出病变部位、范围、性质及组织结构改变，位于病因诊断之后。包括：心内膜病（心内膜炎、心瓣膜狭窄或关闭不全等）；心肌病（心肌炎症、肥厚、缺血、坏死等）；心包疾病（心包炎症、积液、缩窄等）。

（3）病理生理诊断 列出不同病因的心血管病可引起相同或不同的病理生理变化。如心功能不全、各种心律失常、休克、心绞痛等。

在诊断心血管病时，需将病因、病理解剖和病理生理分类诊断先后列出。

心脏病诊断示例：

风湿性心脏瓣膜病（病因诊断）；

二尖瓣狭窄伴关闭不全（病理解剖诊断）；

心脏扩大（病理解剖诊断）；

心房颤动（病理生理诊断）；

心功能Ⅳ级（病理生理诊断）。

第六节 循环系统疾病的治疗及研究进展

【治疗】

循环系统疾病的治疗主要包括病因治疗、解剖病变的治疗和病理生理的治疗等几方面。

1. 病因治疗 对于病因比较明确的心血管疾病，消除病因：如消除梅毒感染，及时地控制急性链球菌感染和积极治疗风湿热等。目前危害大、发病率高的心血管疾病如高血压、冠心病并无明确的单一病因，而是由多种危险因素引起。因而近年来提出了“心血管事件链”的概念。所谓“事件链”，是由各种导致心血管疾病的危险因素产生各靶器官损害，主要是动脉粥样硬化和左心室肥厚，然后导致冠心病、脑卒中等事件，直至心力衰竭和死亡。而防治措施必须从事件链的源头开始，也就是对各种危险因素的早期综合干预，在事件链的各个阶段更要有针对性地积极防治。各种危险因素中除性别、年龄等不可改变的因素外，大多是可以控制的，如肥胖、吸烟、高血压、血脂异常、糖代谢异常等。但有些病种即使积极治疗病因也不能逆转其已形成的损害,如风心病时治疗风湿热已不能改变瓣膜已形成的病理解剖变化;梅毒性心脏病时抗梅毒治疗也不能改变主动脉瓣关闭不全或主动脉瘤的病理改变。近年来用射频电能、冷冻或激光消融心脏异常传导路径或异位兴奋病灶的方法治疗异位快速心律失常,也起到消除病因的作用。

2. 解剖病变的治疗 用介入或外科手术治疗可纠正病理解剖改变。目前大多数先心病可用外科手术或介入治疗根治。某些心瓣膜病,可用介入性球囊扩张治疗或瓣膜交界分离、瓣膜修复或人工瓣膜置换等手术纠治。血管病变包括冠状动脉病,可施行病变部位介入手术治疗如腔内球囊扩张,粥样斑块的激光或超声消融、旋切或旋磨消除、安置支架等;也可用外科手术治疗如自体血管或人造血管旁路移植术等。心肌化学消融对肥厚型梗阻性心肌病的患者可使病情明显缓解。对病变严重难以修复的心脏,可施行心脏、心肺联合移植。

3. 病理生理的治疗 对目前尚无法或难以根治的心血管病,主要是纠正其病理生理变化。有些病理生理变化可迅速发生并很严重如急性心力衰竭、严重心律失常,需积极地紧急处理,有些则逐渐发生且持续存在,如慢性心力衰竭、慢性房颤,需长期治疗。治疗措施多采用药物,但心脏再同步化治疗(CRT)、机械辅助循环、动力性心肌成形术则是治疗顽固性心力衰竭的可选择的措施;而人工心脏起搏、电复律及埋藏式自动复律除颤器(ICD)则是治疗心律失常的有效措施。

4. 康复治疗 根据患者的心脏病变、年龄、体力等情况,嘱患者工作或学习中注意劳逸结合和生活规律。在恢复期尽早进行适当的体力活动,对改善心脏功能,促进身体康复有良好的作用。对患者的工作、学习和生活安排提出建议,加强患者与疾病作斗争的信心。

【进展】

近年来有关心血管疾病的分子生物学和细胞生物学研究取得了较大进展。器官和组织中肾素-血管紧张素系统的作用的研究更是涉及了心血管疾病的各个方面。测定血脑钠肽(BNP)水平可作为诊断心力衰竭的证据;认识了神经激素系统的激活、心肌细胞β肾上腺素能受体密度的调节对心肌缺血和心力衰竭的利弊;深入了解细胞膜的离子通道,开发出通道阻滞剂和通道开放剂;揭示了心肌缺血再灌注损伤是由于氧自由基和脂质过氧化反应对心肌的损害,而心肌缺血预适应则可起到保护心肌的作用;发现了由基因调控的细胞死亡特殊形式——细胞凋亡;发现了胰岛素抵抗和与之相关的代谢障碍及其与心血管疾病之间的关系;提出了心肌重塑(remodeling)、血管重塑和电重塑的概念。实时三维超声显像、心肌和心腔的心脏声学造影、正电子发射体层显影(PET)、多排(64 排)螺旋 CT、数字减影法心血管造影(DSA)系统等的应用、提高了诊断心血管病的水平。新的治疗方法不断涌现:调整血脂、降血压、扩血管、抗心律失常、抗血小板、抗凝血和溶血栓药物不断有新品种推出;基因重组脑钠肽用于治疗急性心力衰竭;用利尿剂、血管紧张素转换酶抑制剂或血管紧张素受体阻滞剂、β受体阻滞剂及醛固酮拮抗剂为主治疗慢性心力衰竭;介入性疗法已用于冠状动脉病(包括急性心肌梗死)、瓣膜病、先心病、主动脉夹层、主动脉瘤和心律失常等的治疗;起搏和电复律治疗已发展到使用埋藏式的自动起搏复律除颤器和多部位心脏起搏;药物涂层支架的应用减少了冠状动脉介入治疗后的再狭窄。这些都使心血管病的治疗水平得到了进一步的提高。

第十五章
心 力 衰 竭

心力衰竭(heart failure)是由于各种原因引起的心肌损伤导致心脏结构和功能的变化，最后导致心室充盈和(或)射血能力减退而引起的一组临床综合征。其临床上出现体循环和(或)肺循环淤血。主要临床表现是呼吸困难、疲乏和液体潴留。某些情况下心肌收缩力尚可使射血功能维持正常，但由于心肌舒张功能障碍左心室充盈压异常增高，使肺静脉回流受阻，而导致肺循环淤血。后者常见于冠心病和高血压性心脏病心功能不全的早期或原发性肥厚型心肌病等，称为舒张性心力衰竭。心功能不全或心功能障碍(cardiac dysfunction)理论上是一个更广泛的概念，伴有临床症状的心功能不全称为心力衰竭，而有心功能不全者，不一定全是心力衰竭。心力衰竭按发展速度可分为急性心力衰竭和慢性心力衰竭；按发生的部位可分为左心、右心和全心心力衰竭；按左室射血分数是否正常可分为射血分数降低性心力衰竭和射血分数正常性心力衰竭两类，替代了以往收缩性心力衰竭和舒张性心力衰竭的概念。心力衰竭的分期与分级如下所述。

(1) 心力衰竭的分期　心力衰竭是各种心脏结构性和功能性疾病所导致的，其病理生理过程为不断进展的临床综合征。近年来，对心力衰竭的治疗已有很大的进步，但从整体上看死于心力衰竭的患者数目仍在逐步上升。为了从整体上减少因心力衰竭而死亡的患者，仅仅针对已发生心力衰竭临床表现的患者是不够的，必须从预防着手，从源头上减少和延缓心力衰竭的发生。为此，2001 年美国 AHA/ACC 的成人慢性心力衰竭指南上提出了心力衰竭的分期的概念，在 2005 年更新版中仍然强调了这一概念，具体分期如下。

A 期：心力衰竭高危期，尚无器质性心脏(心肌)病或心力衰竭症状，如患者有高血压、心绞痛、代谢综合征，使用心肌毒性药物等，可发展为心脏病的高危因素。

B 期：已有器质性心脏病变，如左室肥厚，LVEF 降低，但无心力衰竭症状。

C 期：器质性心脏病，既往或目前有心力衰竭症状。

D 期：需要特殊干预治疗的难治性心力衰竭。

心力衰竭的分期对每一个患者而言只能是停留在某一期或向前进展而不可能逆转。如 B 期患者，心肌已有结构性异常，其进展可导致 3 种后果：患者在发生心衰症状前死亡；进入到 C 期，治疗可控制症状；进入 D 期，死于心力衰竭，而在整个过程中猝死可在任何时间发生。

为此，只有在 A 期对各种高危因素进行有效治疗，在 B 期进行有效干预，才能有效减少或延缓进入到有症状的临床心力衰竭。

(2) 心力衰竭的分级　NYHA 分级是按诱发心力衰竭症状的活动程度将心功能的受

损状况分为四级。这一分级方案于1928年由美国纽约心脏病学会(NYHA)提出,临床上沿用至今。上述的心力衰竭分期不能取代这一分级,而只是对它的补充。实际上NYHA分级是对C期和D期患者症状严重程度的分级。

Ⅰ级:患者患有心脏病,但日常活动量不受限制,一般活动不引起疲乏、心悸、呼吸困难或心绞痛。

Ⅱ级:心脏病患者的体力活动受到轻度的限制,平时一般活动下可出现疲乏、心悸、呼吸困难或心绞痛。休息时无自觉症状。

Ⅲ级:心脏病患者体力活动明显受限,小于平时的一般活动强度即可引起上述症状。

Ⅳ级:心脏病患者不能从事任何体力活动。休息状态下也出现心衰的症状。

这种分级方案的优点是简便易行,因此,几十年以来仍为临床医师所采用。但其缺点是仅凭患者的主观陈述,有时症状与客观检查有很大差距,同时患者个体之间的差异也较大。

第一节　慢性心力衰竭

大多数心血管疾病到一定程度均可引起心功能不全,因此导致心功能不全的原因也很多。从病理生理的角度看,心肌舒缩功能障碍可分为原发性心肌损害和长期负荷过重,心肌功能由代偿最终发展为失代偿两类。

【病因】

1. 基本病因

(1) 原发性心肌损害　① 冠心病心肌缺血和(或)心肌梗死;② 心肌炎和心肌病,各种类型的心肌炎和心肌病均可引起,以扩张型心肌病为常见;③ 心肌代谢障碍性疾病,以糖尿病心肌病最常见。

(2) 心脏负荷过重　① 压力负荷(后负荷)过重,即收缩期负荷过重,左心室压力负荷过重常见于高血压、主动脉瓣狭窄;右心室压力负荷过重常见于二尖瓣狭窄、慢性阻塞性肺气肿致肺动脉高压、肺动脉瓣狭窄、肺栓塞等。② 容量负荷(前负荷)过重,即舒张期负荷过重,见于心脏瓣膜关闭不全,血液反流,如二尖瓣、主动脉瓣关闭不全等;左、右心或动静脉分流性先天性心脏病,如间隔缺损、动脉导管未闭等。此外,伴有全身血容量增多或循环血量增多的疾病如慢性贫血、甲状腺功能亢进症等。③ 心肌舒张受限(心室前负荷不足),如:心包缩窄或填塞、限制性心肌病等,心室充盈受限,使前负荷不足,体循环与肺循环淤血而出现心功能不全。

2. 诱因

(1) 感染　呼吸道感染是最常见、最重要的诱因,其次感染性心内膜炎作为心力衰竭的诱因也不少见。

(2) 心律失常　特别是快速心律失常,如快速心房颤动是诱发心力衰竭的重要因素。其他各种类型的快速性心律失常及严重的缓慢性心律失常也可诱发心力衰竭。

(3) 劳累过度、情绪激动、精神过于紧张。

(4) 妊娠和分娩　妊娠和分娩可加重心脏负荷,从而诱发心力衰竭。

(5) 其他　如合并甲状腺功能亢进症或贫血等疾病,钠盐摄入过多,输液或输血过快、过多。

【发病机制】

慢性心力衰竭是一个逐渐发展的过程,当基础心脏病导致心功能受损时,机体首先发生多种代偿机制，这些代偿机制可使心功能在一定时间内维持在相对正常的水平，久之则发生失代偿。

(1) Frank-Starling 机制　即增加心脏的前负荷，使回心血量增多，心室舒张末期容积增加，从而增加心排血量及心脏做功量。心室舒张末期容积增加，意味着心室扩张，舒张末压力也增高，相应的心房压、静脉压也随之升高。图 15-1 所示为左心室功能曲线，在心力衰竭时，心功能曲线向右下偏移。当左心室舒张末压大于 18 mmHg 时，出现肺充血的症状和体征；若心脏指数小于 2.2 L/(min · m^2)时，出现低心排血量的症状和体征。

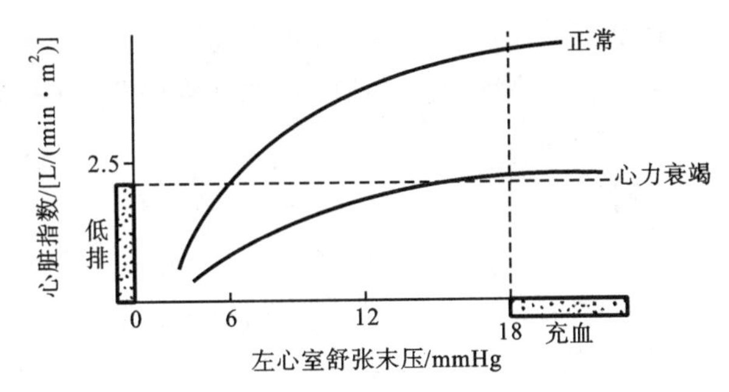

图 15-1　左心室功能曲线

(2) 心肌肥厚　当心脏后负荷增高时，常以心肌肥厚作为主要的代偿机制，心肌收缩力增强，克服后负荷阻力，使心排血量在相当长时间内维持正常。心肌肥厚以心肌细胞增大为主，心肌细胞数增多并不明显，心肌从整体上显得能源不足，继续发展最终导致心肌细胞死亡。

(3) 神经体液的代偿机制　主要包括：① 交感神经兴奋性增强；② 肾素-血管紧张素系统(RAS)激活等。

(4) 其他　如心肌损害与心室重塑、心力衰竭时各种体液因子的改变、舒张性心衰等因素。

【临床表现】

1. 左心衰竭　左心衰竭主要表现为以肺循环淤血和心排血量降低所致的临床综合征。

(1) 症状　① 呼吸困难：呼吸困难是左心衰竭较早出现的最主要的症状。依病情的不同阶段可分别表现为劳力性呼吸困难、夜间阵发性呼吸困难、端坐呼吸、急性肺水肿。② 咳嗽、咳痰和咯血：咳嗽、咳痰是肺泡和支气管黏膜淤血所致，开始常发生在夜间，坐位或立位时可减轻或消失。痰常呈白色泡沫状，偶可见痰中带血丝。慢性肺淤血，肺静脉压力升高，在支气管黏膜下形成扩张的血管，一旦破裂可引起大咯血。③ 乏力、虚弱、心悸：主要是由于心排血量降低，器官、组织血液灌注不足及代偿性心率加快所致。④ 泌尿系统症状，严重的左心衰竭时肾血流量减少，患者可出现少尿。长期慢性肾血流量减少可出现血尿素氮、肌酐升高并可有肾功能不全的相应表现。

(2) 体征　① 肺部湿啰音：由于肺毛细血管压增高，液体可渗出到肺泡而出现湿啰音。随着病情由轻到重，肺部啰音可从局限于肺底部直至全肺。② 心脏体征：患者一般均有心脏扩大、舒张期奔马律及肺动脉瓣区第二心音亢进。同时伴有基础心脏病的固有体征。

2. 右心衰竭　右心衰竭主要表现为以体静脉淤血所致的临床综合征。

(1) 症状　① 消化道症状：胃肠道及肝淤血引起腹胀、食欲减退、恶心、呕吐等，是右心衰竭最常见的症状，长期肝淤血可致心源性肝硬化的发生。② 呼吸困难，右心衰竭可由左心衰竭发展而来。单纯性右心衰竭多由分流性先天性心脏病或肺部疾病所致。左心功能不全的症状因右心衰竭的出现而减轻。

(2) 体征　① 心脏体征:除基础心脏病的相应体征外,右心衰竭时可因右心室显著扩大而出现三尖瓣关闭不全的反流性杂音。② 水肿:体静脉压力增高使皮肤等软组织出现水肿,其特征为首先出现在身体最低垂的部位,为对称性压陷性水肿。③ 颈静脉回流征:颈静脉充盈、怒张,是右心衰竭的主要体征,肝颈静脉回流征阳性则更具特征性。④ 淤血性肝肿大、伴压痛,持续慢性右心衰竭可致心源性肝硬化,晚期可出现肝功能受损、黄疸及大量腹腔积液。⑤ 胸腔积液、腹腔积液:胸腔积液是因体静脉压力增高引起,以双侧多见,若为单侧则以右侧更为多见。腹腔积液多发生病程晚期,多与心源性肝硬化有关。

3. 全心衰竭　全心衰竭多见于心脏病晚期、病情危重,同时具有左、右心力衰竭的表现。当右心衰竭出现后,右心排血量减少,因此阵发性呼吸困难等肺淤血症状反而有所减轻。

【实验室及辅助检查】

(1) 常规实验室检查　血常规,尿常规,肝、肾功能,水、电解质及酸碱平衡,甲状腺功能等检查,有助于对心力衰竭的诱因、诊断与鉴别诊断提供依据、指导治疗。

(2) 心电图检查　有助于基本病变的诊断,如心房、心室肥大、心肌缺血等;对心肌梗死更有诊断作用,为治疗提供依据,V_1ptf<－0.03 mm・s,提示左房负荷过重或有早期左心力衰竭。

(3) X线检查　心影大小及外形可为心脏病的病因诊断提供重要依据,心脏扩大的程度和动态改变也可间接反映心功能状态;肺淤血的有无及其程度直接反映心功能状态。早期肺静脉压增高时,主要表现为肺门血管影增强;肺动脉压力增高可见右下肺动脉增宽,进一步出现间质性肺水肿可使肺野模糊;Kerley B线是在肺野外侧清晰可见的水平线状影,是肺小叶间隔内积液的表现,是慢性肺淤血的特征性表现。

(4) 超声心动图　更准确地提供各心腔大小变化及心瓣膜结构功能情况。以收缩末及舒张末的容量差计算射血分数(EF值),可反映心脏收缩功能,正常EF值大于50%;超声多普勒可显示心动周期中舒张早期与舒张晚期心室充盈速度最大值之比(E/A),是临床上最实用的判断舒张功能的方法,正常人的E/A值不应小于1.2;舒张功能不全时E/A值降低。

(5) 放射性核素检查　放射性核素心血池显影有助于判断心室腔大小,计算EF值及左心室最大充盈速率,反映心脏收缩及舒张功能。

(6) 有创性血流动力学检查　可采用漂浮导管经静脉插管直至肺小动脉,测定各部位的压力及血液含氧量,计算心脏指数(CI)及肺小动脉楔压(PCWP),直接反映左心功能。正常时CI>2.5 L/(min・m^2),PCWP<12 mmHg。

【诊断及鉴别诊断】

1. 诊断　诊断是根据病史、症状、体征、实验室及其他检查结果而作出的。首先应明确有无器质性心脏病或损害心功能疾病的诊断。左心衰竭肺淤血可引起不同程度的呼吸困难,右心衰竭体静脉淤血可引起颈静脉怒张、肝大、水肿等,这些都是诊断心衰的重要依据。

2. 鉴别诊断

(1) 支气管哮喘　左心衰竭所致呼吸困难伴有哮鸣音时常称为心源性哮喘,应与支气管哮喘相鉴别。前者多见于老年人有高血压或慢性心瓣膜病史,后者多见于青少年有过敏史;前者发作时必须坐起,重症者肺部有干、湿啰音,甚至咳粉红色泡沫痰,后者发作时双肺可闻及典型哮鸣音,咳出白色黏痰后呼吸困难常可缓解。测定血浆BNP水平对鉴别心源性哮喘和支气管哮喘有参考价值。治疗上心源性哮喘首选吗啡,支气管哮喘首选肾上腺素能

β_2受体激动剂，鉴别不清时用氨茶碱。

(2) 肝硬化腹腔积液伴下肢水肿与慢性右心衰竭的鉴别 除基础心脏病体征有助于鉴别外，非心源性肝硬化不会出现颈静脉怒张等上腔静脉回流受阻的体征。

(3) 心包积液、缩窄性心包炎 由于腔静脉回流受阻同样可以引起颈静脉怒张、肝大、下肢水肿等表现，根据病史、心脏及周围血管体征可鉴别，超声心动图检查可确诊。

【治疗】

1. 治疗原则及目的 纠正血流动力学异常，缓解症状，防止心肌损害进一步加重；阻止或延缓心室重塑，降低死亡率，改善生活质量、延长寿命。

2. 治疗方法

(1) 病因治疗 ① 基本病因的治疗：如控制高血压，应用药物、介入或手术治疗改善冠心病心肌缺血，心瓣膜病的换瓣手术以及先天畸形的纠治手术等。② 消除诱因：如积极选用适当抗生素控制感染；对于心室率很快的心房颤动，如不能及时复律应尽可能控制心室率。甲状腺功能亢进症、贫血等也可能是心衰加重的原因，应注意检查并予以纠正。③ 改善生活方式：戒烟、戒酒、控制体重、控制高血压、血脂及糖尿病。

(2) 减轻心脏负荷 ① 休息和镇静剂的应用：休息是减轻心脏负荷的主要措施之一，包括限制体力和心理活动。休息可以减轻心脏负荷，减慢心率，增加冠状动脉血供，有利于心功能改善。应予以心理治疗，鼓励和安慰患者，可适当应用镇静药物以保证患者充分休息。严重心力衰竭患者，用镇静药催眠剂时应慎重。② 控制钠盐摄入：正常成年人每日钠摄入量为 3～6 g，心衰Ⅰ度者，每日钠摄入量应限制在 2 g 左右(相当于氯化钠 5 g)，Ⅱ度者应限制在 1 g(相当于氯化钠 2.5 g)，Ⅲ度者应限制在 0.4 g(相当于氯化钠 1 g)。③ 水分的摄入：在严格限制钠摄入时，液体摄入量以每日 1.5～2.0 L 为宜。④ 利尿剂：利尿剂是心力衰竭治疗中最常用的药物，通过排钠排水、减轻心脏的容量负荷，减轻液体潴留体征，有十分显著的效果。对慢性心衰患者原则上利尿剂应长期维持，水肿消失后，应以最小剂量(如氢氯噻嗪25 mg，隔日 1 次)无限期使用，这种用法不必加用钾盐。常用的利尿剂适用于所有伴液体潴留的心衰患者和绝大部分有液体潴留病史的患者。常用利尿剂的种类及用法见表 15-1。水、电解质紊乱是利尿剂最容易出现的副作用，特别是高血钾或低血钾均可导致严重后果，应注意监测。血管紧张素转换酶抑制剂、血管紧张素受体阻滞剂等有较强的保钾作用，与不同类型利尿剂合用时应特别注意监测血钾变化。此外，还应注意监测血钠。⑤ 血管扩张剂：患者以前负荷过度心衰为主，应选择扩张静脉为主的药物；以后负荷过度心衰为主，应选用扩张小动脉为主的药物；若后负荷和前负荷过度都存在的心衰，则选用均衡扩张动静脉药物或以两类药物联合应用效果较好。临床常用血管扩张剂如下。a. 硝普钠：硝普钠均衡扩张小动脉和小静脉，降低体循环和肺血管阻力，减轻心脏前后负荷，增加心排血量，减轻肺淤血症状。适用于急性左心衰竭与肺水肿，尤其伴高血压者应首选硝普钠治疗。对难治性心衰有较好疗效。对心源性休克，可与多巴胺或多巴酚丁胺合用。硝普钠应从小剂量开始，一般初始剂量 15 μg/min，可每隔 5～10 min 增加 5～10 μg/min，直到获得满意效果。最大剂量 300 μg/min，维持量 25～250 μg/min。b. 硝酸酯类血管扩张剂：其主要直接作用血管平滑肌，扩张外周静脉、肺小动脉及冠状动脉，对外周小动脉的扩张较弱。常用硝酸甘油静脉用药时要从小剂量开始，逐渐增量，停药时逐渐减量，以免发生“反跳”。初始剂量10 μg/min，最高剂量 200 μg/min。

表 15-1 常用利尿剂的种类及用法

种类	剂量及用法
排钾类	
氢氯噻嗪	轻度:25 mg;每周 2 次或隔天 1 次口服 较重:每天 75～100 mg,分 2～3 次口服
吲达帕胺	2.5～5 mg,每天 1 次口服
呋塞米	轻度:20 mg,每天 1～2 次口服 重度:100 mg,每天 2 次口服或静注
保钾类	
螺内酯	20 mg,每天 3 次口服
氨苯蝶啶	50～100 mg,每天 2 次口服

(3) 肾素-血管紧张素-醛固酮系统抑制剂　血管紧张素转换酶抑制剂(ACEI)是抑制慢性心衰患者肾素-血管紧张素系统的首选药物。ACEI 用于治疗心衰时其主要作用机制是扩张血管,减轻淤血症状,同时降低心衰患者代偿性神经-体液变化的不利影响,限制心肌、小血管的重塑,以达到维护心肌功能,推迟心衰进展,降低远期死亡率的目的。ACEI 治疗应从小剂量开始,患者能够很好耐受才可以逐渐加量,至适量后长期维持。ACEI 目前种类很多,如短效制剂卡托普利 12.5～25 mg,餐前 1 h 口服,每日 2～3 次;苯那普利(5～10 mg)、培哚普利(2～4 mg)等为长效制剂,每日 1 次,可提高患者服药的依从性。其他尚有咪达普利、赖诺普利等长效制剂均可选用。对重症心力衰竭在其他治疗配合下从极小量开始逐渐加量,至慢性期长期维持终生用药。ACEI 的副作用有低血压、肾功能一过性恶化、高血钾及干咳。临床上无尿性肾衰竭、妊娠哺乳期妇女及对 ACEI 药物过敏者禁用本类药物。双侧肾动脉狭窄、血肌酐水平明显升高(大于 225.2 μmol/L)、高血钾(大于 5.5 mmol/L)及低血压者也不宜应用本类药物。

(4) 血管紧张素受体拮抗剂(ARB)　对不能耐受 ACEI 的患者,可改用 ARB 替代。常用药物如氯沙坦、缬沙坦等。ACEI 相关的副作用,除干咳外均可见于 ARB,用药的注意事项也同 ACEI。

(5) 醛固酮拮抗剂　螺内酯是应用最广泛的醛固酮拮抗剂。小剂量 20 mg,1～2 次/日,螺内酯可阻断醛固酮效应,对抑制心血管重塑、改善慢性心力衰竭的远期预后有很好的作用。对中重度心衰患者可加用小剂量醛固酮受体拮抗剂,但必须注意血钾的监测。对近期有肾功能不全,血肌酐升高或高钾血症患者不宜使用。

(6) β 受体阻滞剂　β 受体阻滞剂可对抗代偿机制中交感神经兴奋性增强这一效应,从而提高患者运动耐量,降低死亡率。除非患者有禁忌证或不能耐受,对所有左心室射血分数下降稳定的心力衰竭患者均可应用 β 受体阻滞剂。由于 β 受体阻滞剂具有负性肌力作用,临床应用应十分慎重,应待心力衰竭情况稳定已无体液潴留后再使用。用于治疗心力衰竭的 β 受体阻滞剂仅限于比索洛尔、卡维地洛和缓慢释放型美托洛尔中的一种。美托洛尔 12.5 mg/d、比索洛尔(bisoprol01)1.25 mg/d、卡维地洛 6.25 mg/d,首先从小量开始,逐渐增加剂量,适量长期维持。临床疗效常在用药后 2～3 个月才出现。β 受体阻滞剂的禁忌证为支气管痉挛性疾病、心动过缓、二度及二度以上房室传导阻滞。

(7) 正性肌力药

① 洋地黄类药物　洋地黄类药物作为正性肌力药物的代表用于治疗心力衰竭已有200余年的历史。洋地黄制剂的选择：常用的洋地黄制剂为地高辛(digoxin)、洋地黄毒苷(digitoxin)及毛花苷C(Lanatoside C，西地兰)、毒毛花苷K(strop hant hin K)等。地高辛：口服片剂0.25 mg/片，口服后2～3 h血浓度达高峰。4～8 h获最大效应。地高辛85%由肾脏排出，10%～15%由肝胆系统排至肠道，连续口服相同剂量7天后血浆浓度可达有效稳态，目前所采用的自开始即使用维持量的给药方法称为维持量法。本制剂适用于中度心力衰竭维持治疗，每日1次，用量0.25 mg。对70岁以上或肾功能不良的患者宜减量。毛花苷C：静脉注射用制剂，注射后10 min起效，1～2 h达高峰，每次0.2～0.4 mg稀释后静注，24 h总量0.8～1.2 mg，适用于急性心力衰竭或慢性心衰加重时，特别适用于心力衰竭伴快速心房颤动者。毒毛花苷K：也为快速作用类，静脉注射后5 min起作用1/2～1 h达高峰，每次静脉用量为0.25 mg，24 h总量为0.5～0.75 mg，用于急性心力衰竭时。应用洋地黄的适应证：心力衰竭无疑是应用洋地黄的主要适应证，在利尿剂、ACE抑制剂(或ARB)和β受体阻滞剂治疗过程中持续有心力衰竭症状的患者，可考虑加用洋地黄类药物。

洋地黄制剂对于心腔扩大、舒张期容积明显增加的慢性充血性心力衰竭效果较好。这类患者如同时伴有心房颤动则是应用洋地黄的最好指征。肺源性心脏病导致右心衰，常伴低氧血症，洋地黄效果不好且易于中毒，应慎用。肥厚型心肌病主要是心肌舒张功能不良，增加心肌收缩性可能使原有的血流动力学障碍更为加重，洋地黄属于禁用药。

影响洋地黄中毒的因素：洋地黄用药安全窗很小，心肌在缺血、缺氧情况下更易中毒。低血钾是常见的引起洋地黄中毒的原因，肾功能不全及与其他药物的相互作用也是引起中毒的因素。

洋地黄中毒的表现：包括各类心律失常、胃肠道反应及中枢神经的症状。测定血药浓度有助于洋地黄中毒的诊断。

洋地黄中毒的处理：发生洋地黄中毒后应立即停药。单发性室性期前收缩、一度房室传导阻滞等停药后常自行消失；对快速性心律失常者，如血钾浓度低则可用静脉补钾，如血钾不低可用利多卡因或苯妥英钠。电复律一般禁用，因易致心室颤动。有传导阻滞及缓慢性心律失常者可用阿托品0.5～1.0 mg皮下或静脉注射。

② 非洋地黄类正性肌力药　肾上腺素能受体兴奋剂：多巴胺是去甲肾上腺素的前体，其作用随应用剂量的大小而表现不同，较小剂量[2～5 μg/(kg·min)]表现为心肌收缩力增强，血管扩张，特别是肾小动脉扩张，是治疗心力衰竭所需的。如果用大剂量[5～10 μg/(kg·min)]则可出现不利于心力衰竭治疗的副作用。多巴酚丁胺是多巴胺的衍生物，可通过兴奋β受体增强心肌收缩力，扩血管作用及加快心率的作用也比多巴胺小。起始用药剂量与多巴胺相同。以上两种药均只能在慢性心力衰竭加重时短期静脉应用，可帮助患者渡过难关。

(8) 其他　可考虑适当的运动锻炼与药物治疗相结合，心脏再同步化治疗，植入式心脏复律除颤器(ICD)的应用，干细胞移植等。

(9) 射血分数正常性心力衰竭的治疗　① 去除舒张性心衰的因素：如积极控制高血压，应用硝酸酯类药、β受体阻滞剂和钙拮抗剂，缓解和改善心肌缺血，手术解除诱因，如缩窄性心包炎心包切除术。② 松弛心肌：如钙拮抗剂维拉帕米可加快肥厚型心肌病的心室舒张。③ 逆转左室肥厚、改善舒张功能：如ACEI、钙拮抗剂及β-受体阻滞剂等。④ 降低前负荷、减轻肺淤血，可用利尿剂和静脉扩张剂(如硝酸盐类)。⑤ 心动过速的控制、心房颤动的迅速复律。地高辛等正性肌力药不仅无效,还可能引起不良作用。

(10) 难治性终末期心力衰竭的治疗　应仔细评价和控制液体潴留,可考虑静脉应用非洋地黄类正性肌力药物(多巴胺、多巴酚丁胺和米力农)和扩血管药物(硝酸甘油、硝普钠)以减轻症状,经内科治疗预计1年死亡率大于50%的患者,可考虑应用左心室辅助装置作为永久或"终点"治疗;或者应用人工心脏起搏器,对终末状态的患者,心脏移植是一种治疗选择。

【预后】

心力衰竭的预后主要取决于引起心力衰竭的原发病情况及对心力衰竭的正确治疗与护理。

第二节　急性心力衰竭

急性心力衰竭是指由于急性心脏病变导致心排血量显著、急骤下降而引起急性循环淤血的综合征。临床上以急性左心衰竭较为常见,多表现为急性肺水肿或心源性休克,是临床最常见的急危重症之一,本节将重点讨论急性左心衰竭。

【病因】

心脏解剖或功能的突发异常,使心排血量急剧降低和肺静脉压突然升高均可发生急性左心衰竭。

(1) 急性弥漫性心肌损害　如广泛前壁心肌梗死、急性心肌炎。

(2) 急性容量负荷过重　如急性心肌梗死及感染性心内膜炎引起的瓣膜穿孔、腱索断裂致急性反流,在原有心脏病基础上输液过快过多等。

(3) 急性心脏后负荷过重　如高血压心脏病血压急剧升高。

【发病机制】

心脏收缩力突然严重减弱,或左室瓣膜急性反流,心排血量急剧减少,左室舒张末压迅速升高,肺静脉回流不畅,导致肺静脉压快速升高,肺毛细血管压随之升高使血管内液体渗入到肺间质和肺泡内,形成急性肺水肿。肺水肿早期可因交感神经激活,血压升高,但随病情持续进展,血管反应减弱,血压逐步下降。

【临床表现】

急性左心衰竭发病急骤,主要表现为急性肺水肿,患者突发严重呼吸困难,呼吸频率可达30～40次/分,端坐呼吸,频频咳嗽,咳粉红色泡沫样痰,有窒息感而极度烦躁不安、恐惧。面色灰白或发绀,大汗,皮肤湿冷。肺水肿早期血压可一过性升高,如不能及时纠正,血压可持续下降直至休克。听诊两肺满布湿啰音和哮鸣音,心率增快,心尖部可闻及舒张期奔马律,肺动脉瓣第二心音亢进。

【诊断和鉴别诊断】

根据患者的病史及典型的症状和体征,例如突发极度呼吸困难、咳粉红色泡沫痰、两肺满布湿啰音等,一般不难做出诊断。急性左心衰竭所致的呼吸困难与支气管哮喘的鉴别前已述及,与肺水肿并存的心源性休克及其他原因所致休克并不难鉴别。

【治疗】

1. 体位　立即协助患者取坐位,双腿下垂,以减少回心血量。

2. 吸氧 通过氧疗将血氧饱和度维持在95%～98%水平是非常重要的，以防出现脏器功能障碍甚至多器官功能衰竭。首先应保证有开放的气道，立即给予6～8 L/min的高流量鼻管吸氧，病情特别严重者可予以面罩给氧或采用包括持续气道正压通气（CPAP）或无创性正压机械通气（NIPPV）。给氧时在氧气湿化瓶加入50%～70%的乙醇，有助于消除肺泡内的泡沫。如患者不能耐受，可降低乙醇浓度至30%或给予间断吸入。

3. 镇静剂 吗啡可使患者镇静，降低心率，同时扩张小血管而减轻心脏负荷。早期给予吗啡3～5 mg静注，必要时每隔15 min可重复应用1次，共2～3次。老年患者应减量或改为肌内注射。观察患者有无呼吸抑制或心动过缓。

4. 快速利尿 快速利尿剂有迅速利尿及静脉扩张作用，减轻心脏前负荷。常用呋塞米20～40 mg静注，于2 min内推完，10 min内起效，可持续3～4 h，4 h后可重复1次。

5. 血管扩张剂 可选用硝普钠、硝酸甘油或酚妥拉明静脉滴注，严格按医嘱定时监测血压，有条件者用输液泵控制滴速，根据血压调整剂量，维持收缩压在100 mmHg左右，对原有高血压者血压降低幅度（绝对值）以不超过80 mmHg为度。

（1）硝普钠 硝普钠为动、静脉血管扩张剂，一般初始剂量为15 μg/min，在严密观察下逐渐增至50～100 μg/min。硝普钠含有氰化物，连续使用不宜超过24 h。

（2）硝酸甘油 可扩张小静脉，降低回心血量。一般从10 μg/min开始，每10 min调整1次，每次增加5～10 μg。以后根据治疗后情况调整剂量。

（3）重组人脑钠肽（RHBNP） 为重组的人BNP，具有扩血管、利尿、抑制RAAS和交感活性的作用，已通过临床验证，有望成为更有效的扩血管药用于治疗AHF。

6. 洋地黄类药物 用毛花苷C静脉给药，最适合用于心房颤动伴有快速心室率及左心室收缩功能不全者。首次剂量可给予0.4～0.8 mg，2 h后可酌情再给予0.2～0.4 mg。对急性心肌梗死患者，在急性期24 h内不宜用洋地黄类药物；二尖瓣狭窄所致肺水肿，洋地黄类药物也无效。后两种情况如伴有心房颤动快速室率，则可应用洋地黄类药物减慢心室率，以利于缓解肺水肿。

7. 氨茶碱 氨茶碱可解除支气管痉挛，减轻呼吸困难，并有一定的正性肌力及扩血管、利尿作用，常用0.25 g以葡萄糖液稀释后静脉注射，10～15 min注射完，必要时4～6 h重复应用。

8. 机械辅助治疗 主动脉内球囊反搏（IABP）和临时心肺辅助系统，对极危重患者有条件的医院可采用。

病例分析

患者，女性，48岁，因“劳累性心悸、气短3年、伴间断性双下肢水肿3个月，呼吸困难、不能平卧5天”而入院。3年前无明显诱因出现劳动耐力下降，且心悸、气短。休息后好转。曾检查发现“早搏、心电图不正常”，未经系统治疗。3个月前开始出现尿量减少，色深黄，双下肢水肿。5天前，因感冒后症状加重，咳嗽，痰呈白色泡沫样，呼吸困难、不能平卧而来院就诊。

既往体健，不嗜烟酒。5年前其哥哥曾患相似疾病去世。

体格检查：T 37 ℃，P 108次/分，R 26次/分，BP 96/64 mmHg。端坐位，呼吸急促，口唇轻度发绀，颈静脉怒张，双肺底有广泛中小水泡音，心界向两侧扩大，以左侧明显，心尖部3/6级的收缩期杂音，心率108次/分，心律不齐，可闻及早搏，每分钟8次。肝脏触诊于右

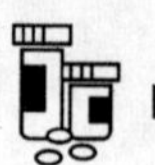

锁骨中线肋缘下4.0 cm,前正中线剑突下5.0 cm。双下肢中度凹陷性水肿。

辅助检查:血常规示WBC 11.5×10^9/L,N 85%,L 15%。尿常规正常。心电图示窦性心律,肢导低电压,P-R间期0.24 s,频发室性早搏。超声心动图示左室扩大,左室流出道扩大,室间隔、左室后壁运动减弱,提示心肌收缩力下降,二尖瓣前后叶呈镜面像,且振幅降低。

(1) 该患者的主要症状和体征有哪些?

(2) 其心力衰竭属哪种类型?

(3) 可采用的治疗方法有哪些?

(包再梅)

第十六章
心律失常

第一节　概　　述

心脏传导系统包括窦房结，结间束，房室结，希氏束，左、右束支和浦肯野纤维。它接受迷走神经与交感神经支配，迷走神经兴奋性增加抑制窦房结的自律性与传导性，交感神经的作用与迷走神经的相反。正常情况下，心脏激动起源于窦房结，在成人以60～100次/分的频率沿正常心脏传导系统依次激动心房及心室。心律失常是指由于各种原因导致心脏激动的起源异常和（或）激动传导异常引起的正常节律或速率的改变。

【分类】

心律失常的种类繁多，分类方法也很多。按其发生原理，目前临床上较普遍应用的分为以下四大类。

1. 激动起源异常

（1）窦性心律失常　①窦性心动过速；②窦性心动过缓；③窦性心律不齐；④窦性停搏。

（2）异位心律　①被动性异位心律：a. 逸搏（房性、房室交界性、室性）；b. 逸搏心律（房性、房室交界性、室性）。②主动性异位心律：a. 期前收缩（房性、房室交界性、室性）；b. 阵发性心动过速（房性、房室交界性、室性）；c. 扑动与颤动（心房、心室）。

2. 激动传导异常

（1）生理性　干扰与脱节（房性、房室交界性、室性）。

（2）病理性　①窦房传导阻滞；②房内传导阻滞；③房室传导阻滞；④心室内传导阻滞（束支或分支传导阻滞、末梢性室内传导阻滞）。

（3）传导径路异常　①预激综合征；②房室结内双径路或多径路。

3. 激动起源异常合并传导异常

（1）并行心律。

（2）反复心律。

（3）折返性心律失常。

（4）心房颤动合并束支传导阻滞。

4. 起搏器诱发的心律失常　按照心律失常发生时心率的快慢，可将其分为快速性心律失常与缓慢性心律失常两大类。本章节根据心律失常发生原理，同时结合心律失常时心率快慢进行分类，对常见心律失常进行讨论。

【发生机制】

心律失常的发生机制包括激动形成异常、激动传导异常或两者同时具备。

1. 快速性心律失常的发生机制

(1) 折返激动　折返是发生快速心律失常的最常见机制。形成折返激动的基本条件是传导异常,具体如下。① 心脏的两个或多个部位的电生理的不均一性(即传导性或不应期各不相同),这些部位互相连接,形成一个潜在的闭合环;② 在环形通路的基础上一条通道内发生单向阻滞;③ 可传导通道的传导减慢,使最初阻滞的通道有时间恢复其兴奋性;④ 最初阻滞的通道再次兴奋,从而可完成一次折返的激动。激动经过这个环反复循环,引起持续而快速的心律失常。

(2) 自律性异常增高　自主神经系统兴奋性改变或其内在病变,可导致具有自律性的窦房结、结间束、冠状窦口附近、房室结的远端、希氏束和浦肯野纤维等处的心肌细胞不适当的激动发放。此外,原来无自律性的心肌细胞,也可在病理状态下出现异常自律性而形成各种快速性心律失常。这些病理状态主要包括:① 内源性或外源性儿茶酚胺增多;② 电解质紊乱(如高血钙、低血钾);③ 缺血缺氧;④ 机械性效应(如心脏扩大);⑤ 药物,如洋地黄等。

(3) 触发活动　在某些情况下,如局部儿茶酚胺浓度增高、洋地黄中毒、高血钙、低血钾等,在心房、心室或希氏-浦肯野组织可发生触发活动。这些因素导致细胞内钙的积累,引起动作电位后的第二次阈值的除极化,即后除极化。触发性心律失常是由于早期后除极化及延迟后除极所致。

2. 缓慢性心律失常的发生机制

(1) 窦房结自律性受损　如因炎症、缺血、坏死或纤维化可致窦房结起搏功能障碍,引起窦性心动过缓、窦性停搏等。

(2) 传导阻滞　① 窦房结及心房病变,可导致窦房阻滞,房内传导阻滞。② 房室传导阻滞是由于房室结或房室束的传导功能降低,窦房结的兴奋激动不能如期向下传导而引起,可分为生理性和病理性两种,病理性常见于心肌炎、心肌病、冠状动脉粥样硬化性心脏病、洋地黄中毒等。生理性多见于迷走神经兴奋性过高。

激动传导至某处心肌,若该处心肌正处于生理性不应期,可形成生理性阻滞或干扰现象。传导障碍若不是生理性不应期所致者,则称为病理性传导阻滞。

【诊断方法】

心律失常经过仔细地询问病史、心脏体格检查往往能做出初步诊断,确诊主要依靠心电图,有些心律失常的性质确定需要做心电生理检查。

1. 病史询问　心律失常的诊断应详细询问病史,通过询问病史可以了解过去是否存在心律失常及其类型、发作时有无诱发因素(如运动、喝茶及咖啡、饮酒、精神因素等)、发作频率、如何起止、发作时症状、持续时间、治疗经过及疗效、有无器质性心脏病等。

2. 体格检查　体格检查主要通过心脏听诊了解心率、节律与心音的特点,结合颈静脉及桡动脉搏动情况,有助于心律失常的诊断。心率缓慢(小于60次/分)而规则多见于窦性心动过缓,少数为房室交界性心律、房性心动过速2∶1传导、心房扑动4∶1传导等;心室率快(大于100次/分)而规则多见于窦性心动过速、房性心动过速、心房扑动、室上性心动过速或室性心动过速等;心室率缓慢(小于60次/分)而不规则多见于窦性心动过缓伴窦性心律不齐或期前收缩、二度以上房室传导阻滞等;心室率快(大于100次/分)而不规则多见于心房颤动、房性心动过速及心房扑动不规则房室传导。一度房室传导阻滞可出现第一心音减弱;心房颤动时第一心音强弱不等、桡动脉搏动频率少于心室率;完全性房室传导阻滞若心房、心室同时收缩,颈静脉可见巨大 a 波,心尖区可听到特别响亮的第一心音(大炮音)。右束支传导阻滞时可出现第一心音分裂及第二心音分裂,左束支传导阻滞可出现第二心音反常分裂。

3. 心电图检查

(1) 常规心电图 常规心电图为诊断心律失常最重要的无创伤性检查。心律失常时记录 12 导联心电图,并选择Ⅱ、avF 或 V_1 导联等显示 P 波较清楚的导联的心电图长条以备分析。常见的心律失常一般可以确诊。

(2) 动态心电图 动态心电图是诊断心律失常重要的方法之一。患者在日常生活不受影响的情况下连续 24 h 或更长时间记录二导或多导心电图。这项检查的优点在于了解临床症状(如心悸、晕厥等)及日常活动与心律失常的关系、明确心律失常的昼夜分布特征、协助评价抗心律失常药物和起搏器或埋藏式心脏复律除颤器的疗效。

(3) 食管心电图 食管心电图是分析心律失常较为重要的一种辅助手段。主要优点是能描记到高大的 P 波,食道电极由浅而深可记录到四种心电图波形。常常用于复杂心律失常的鉴别诊断,对房室折返性心动过速、房室结折返性心动过速及阵发性室性心动过速的诊断有重要的价值。食管快速心房起搏还有助于不典型的预激综合征的确诊。应用电刺激诱发与终止心动过速,也用于评价窦房结功能。

4. 心内电生理检查 心内电生理检查是利用心导管技术,经静脉和(或)动脉将多根多极导管插入心腔内的不同部位,并用多导生理仪同步记录各部位电活动,了解心电激动的起源部位、传导途径、速度、顺序及传导过程中的异常心电现象,以确定某些心律失常的性质。同时,应用程序电刺激和快速心房或心室起搏,测定心脏不同部位的电生理功能;诱发曾出现过的心动过速;评价不同心律失常治疗措施的疗效。

【治疗】

(1) 病因治疗 心律失常患者通过除去病因及诱因或对症处理,心律失常常可控制。常见的病因有炎症、高血压、心功能不全、心肌缺血、电解质紊乱、甲状腺功能异常或药物等。

(2) 药物治疗 合理使用抗心律失常药物的原则:① 注意基础心脏病的治疗及病因和诱因的纠正;② 掌握抗心律失常药物的适应证,只有直接导致明显的症状或血流动力学障碍及具有致命危险的恶性心律失常时,才需要针对心律失常的治疗;③ 注意抗心律失常药物的不良反应。

临床常用的抗快速性心律失常药物,按照药物的电生理效应分为以下四大类。

① Ⅰ类药:钠通道阻滞剂。a. IA 类药物减慢动作电位 0 相除极速率,延长复极时程。如奎尼丁、普鲁卡因胺、丙吡胺等属此类。b. IB 类药物不减慢除极速率,缩短复极时程。如美西律、苯妥英钠、利多卡因等属此类。c. IC 类药物减慢除极速率,减慢传导与轻微延长复极时程。如氟卡尼、普罗帕酮等属此类。

② Ⅱ类药:β 受体阻滞剂。阻断 β 肾上腺素能受体,减慢动作电位 0 相除极速率,抑制 4 相自动除极。如阿替洛尔、美托洛尔、比索洛尔等均属此类。

③ Ⅲ类药:阻断钾通道与延长复极的药物。如胺碘酮、溴苄胺、索他洛尔等均属此类。

④ Ⅳ类药:钙通道阻滞剂。阻断慢钙通道,抑制 4 相自动除极。如地尔硫䓬、维拉帕米等均属此类。

选择药物治疗时应注意:某类药物可具有其他类药物的电生理特性;同类药物之间又有不同的特性;不同类别的药物也可出现相似的作用。此外,药物在体内因作用于不同的组织,或因病程、心率、电解质情况等的不同,所以药物发挥的作用也有差异。

缓慢性心律失常的药物治疗一般选用增强自律性和(或)加速传导的药物,如阿托品、异丙肾上腺素、山莨菪碱、碳酸氢钠等。

(3) 电学治疗　具体内容见第二十五章。

第二节　窦性心律失常

一、窦性心动过速

正常窦性心律的激动起源于窦房结,成年人的频率为60～100次/分。若成年人窦性心律的频率超过100次/分,称为窦性心动过速(sinus tachycardia)。

【病因】

窦性心动过速可见于体力活动、情绪激动、吸烟、饮酒及饮茶或咖啡等生理状态,也可见于某些病理状态,如发热、贫血、休克、心肌缺血、心力衰竭、甲状腺功能亢进及应用阿托品、肾上腺素等。

【心电图检查】

心电图特征(图16-1):① 窦性P波,即P波在Ⅰ、Ⅱ、avF导联直立圆钝,avR导联倒置,P-R间期0.12～0.20 s;② P波规律出现,P-P间期<0.60 s,P-P间期差<0.12 s,同一心动周期P-P间期与R-R间期相等;③ 成人心室频率大多在101～160次/分之间,偶可见高达200次/分,频率增快和减慢呈逐渐变化。

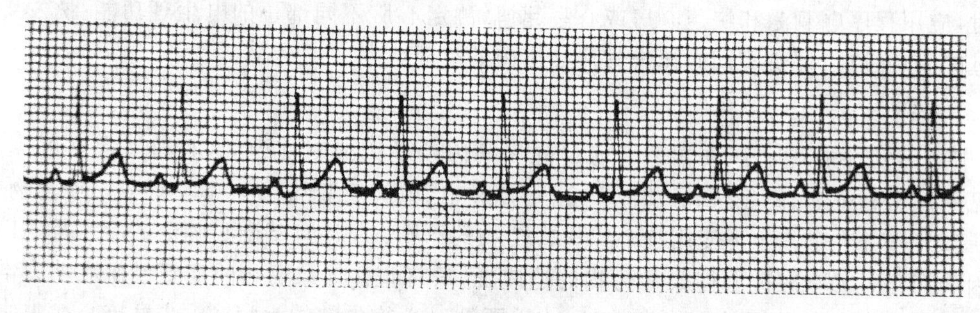

图16-1　窦性心动过速

【治疗】

应针对病因和诱发因素进行治疗,病因和诱发因素去除后,窦性心动过速多可消失,如纠正贫血、控制心力衰竭等。必要时可使用β受体阻滞剂或非二氢吡啶类钙通道阻滞剂减慢心率、缓解症状。

二、窦性心动过缓

成人窦性心律的频率小于60次/分,称为窦性心动过缓(sinus bradycardia)。

【病因】

窦性心动过缓可见于生理状态,如健康的青年人及老年人、运动员、睡眠状态等,也可见于病理状态,如颅内疾患、甲状腺功能减退、阻塞性黄疸、急性下壁心肌梗死、窦房结病变、严重缺氧及低温等。此外,使用胺碘酮、β受体阻滞剂、拟胆碱药物、洋地黄等药物亦常发生窦性心动过缓。

【心电图检查】

心电图特征(图 16-2):① 窦性 P 波,即 P 波在 Ⅰ、Ⅱ、avF 导联直立圆钝,avR 导联倒置,P-R 间期 0.12～0.20 s;② P 波规律出现,P-P 间期>1.00 s,P-P 间期差<0.12 s,同一心动周期 P-P 间期与 R-R 间期相等。

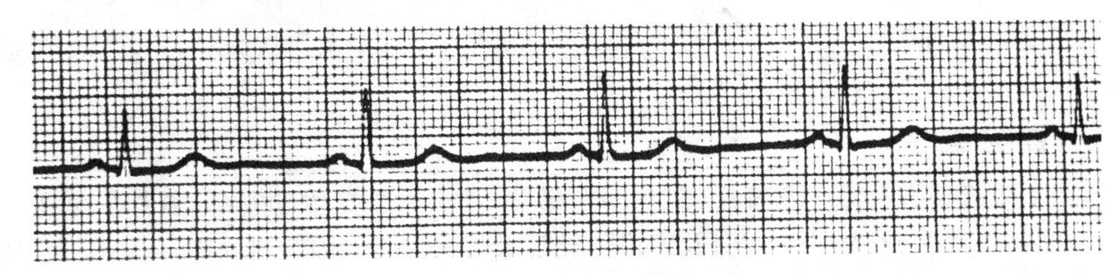

图 16-2 窦性心动过缓

窦性心动过缓常同时伴有窦性心律不齐(P-P 间期差>0.12 s)。

【治疗】

应针对病因进行治疗。无症状的窦性心动过缓通常无需治疗。如因心率过慢,出现头昏、乏力等心输出量不足症状,可用阿托品、异丙肾上腺素等药物,但不适合长期应用,易发生严重副作用,效果不确定,可考虑心脏起搏治疗。

三、窦性停搏

窦性停搏(sinus pause),又称窦性静止(sinus arrest),是指窦房结暂停产生激动,使心房及心室活动相应暂时停止的现象。

【病因】

窦性停搏可见于迷走神经张力增高、急性下壁心肌梗死、窦房结变性与纤维化、脑血管意外等,也可由洋地黄、胺碘酮、乙酰胆碱等药物引起。

【心电图检查】

心电图特征(图 16-3):① 较正常 P-P 间期显著长的间期内无 P 波;② 长的 P-P 间期与基本的窦性 P-P 间期无倍数关系;③ 长的 P-P 间期中可出现逸搏或逸搏性心律。

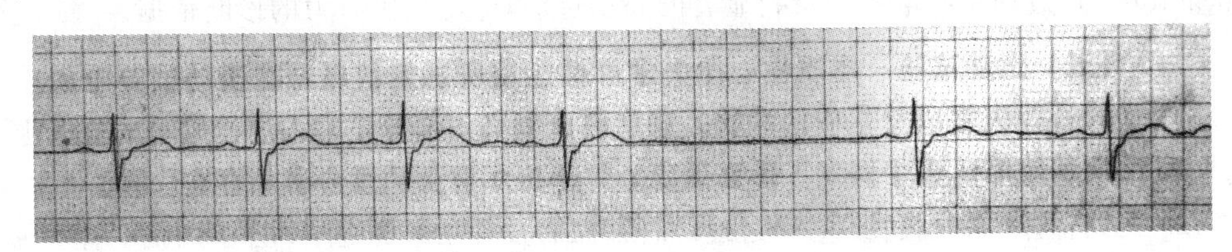

图 16-3 窦性停搏

【治疗】

参照病态窦房结综合征。

四、病态窦房结综合征

病态窦房结综合征(sick sinus syndrome),简称病窦综合征,是由于窦房结及其周围组织病变导致功能减退,引起激动形成或传导障碍,产生多种心律失常的综合表现。患者可出现一种以上的心律失常,常合并心房自律性异常。

【病因】

窦房结及其周围组织发生炎症、变性、缺血、纤维化、脂肪浸润、退行性变等均可损害窦房结,导致窦房结功能障碍。多见于冠心病、心肌病、心肌炎、甲状腺功能减退、克山病等。

【临床表现】

患者因心动过缓,常出现心、脑等脏器供血不足的表现,如发作性头晕、黑朦等,严重者可出现晕厥;如出现心动过速,则可出现心悸、胸痛等症状。

【辅助检查】

(1) 心电图检查　心电图特征(图 16-4):① 持续的窦性心动过缓,心率多在 50 次/分以下;② 窦性停搏与窦房传导阻滞及窦房传导阻滞与房室传导阻滞可同时存在;③ 严重的心动过缓与房性心动过速、心房扑动或心房颤动交替发生,即心动过缓-心动过速综合征;④ 房室交界区性逸搏心律。

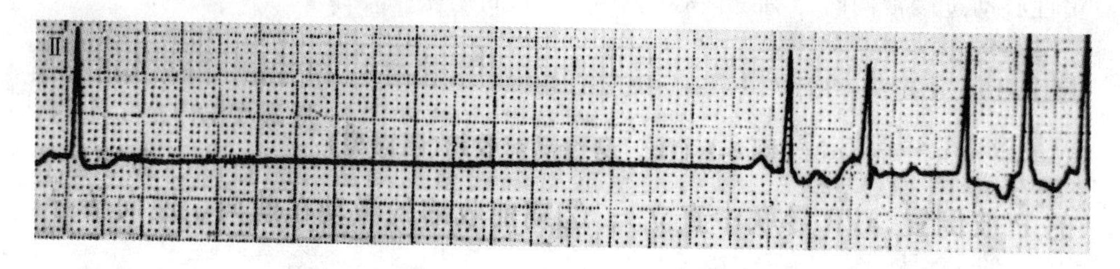

图 16-4　病态窦房结综合征

(2) 固有心率测定　以普萘洛尔(0.2 mg/kg)静脉注射,10 min 后再以阿托品(0.04 mg/kg)静脉注射,然后测定心率。固有心率正常值通常以下列公式计算:118.1－(0.57×年龄)。病窦综合征患者的固有心率低于正常值。

(3) 电生理检查　常用心内电生理检查技术或食管心房调搏方法。阳性标准:窦房结恢复时间大于 2 000 ms、校正窦房结恢复时间大于 450 ms、窦房传导时间大于 120 ms。

【诊断】

根据心电图的典型表现,结合临床症状与心电图改变的相关性,即可确诊。若在晕厥等症状发作时,通过动态心电图记录到显著的心动过缓,即可提供有力的诊断依据。

【治疗】

(1) 病因治疗　若为冠心病、心肌病、心肌炎、甲状腺功能减退等所致,应积极治疗原发病。

(2) 药物治疗　心动过缓-心动过速综合征患者发作心动过速,不宜单用抗心律失常药物治疗。

(3) 起搏器治疗　有症状的病窦综合征患者,应安装起搏器,在安装起搏器后,若仍有心动过速发作,可同时应用抗心律失常药物。

第三节　房性心律失常

一、房性期前收缩

房性期前收缩(atrial premature beats)又称房性早搏,是指心房(除窦房结以外)的任何部位激动提前引起心脏收缩的现象。

【病因】

房性期前收缩可见于正常成人(大约 60%均发生过),常因情绪激动、精神紧张、吸烟、饮酒及饮茶或咖啡等而诱发;各种器质性心脏病患者均可发生,也可见于药物的副作用,如洋地黄制剂、异丙肾上腺素等,还可见于水、电解质紊乱及心脏手术等。

【心电图检查】

心电图特征(图 16-5):① P 波提前发生,与窦性 P 波形态不同;② 大多数 QRS 波群正常,如发生在舒张早期,P 波传导可中断,无 QRS 波发生,因室内差异性传导,可出现宽大畸形的 QRS 波群;③ P-R 间期一般大于 0.12 s;④ 大多数房性期前收缩后有一个不完全性代偿间歇。少数为完全性代偿间歇。

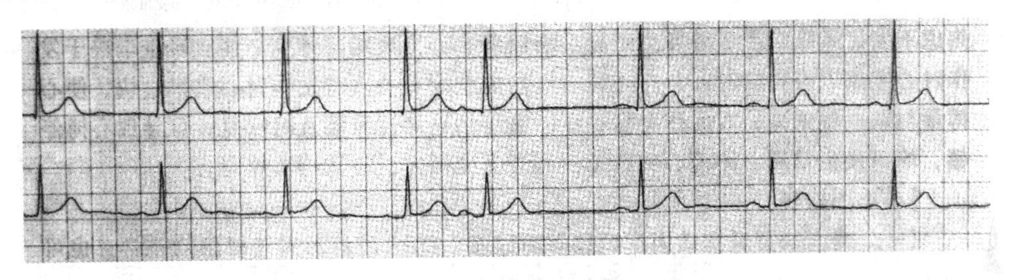

图 16-5 房性期前收缩

【治疗】

房性期前收缩通常无需治疗。如有明确病因或诱因,则应治疗原发病或祛除诱因。当有明显症状或因房性期前收缩触发室上性心动过速时,可服用 β 受体阻滞剂、普罗帕酮或莫雷西嗪等药物。

二、房性心动过速

房性心动过速(atrial tachycardia)包括自律性房性心动过速、折返性房性心动过速及紊乱性房性心动过速三种。

1. 自律性房性心动过速

(1) 病因 大多数阵发性房性心动过速因自律性增高引起。常见于慢性肺部疾病、心肌梗死、心肌病及各种代谢障碍等,也见于洋地黄中毒。

(2) 临床表现 呈短暂、间歇或持续发生,可出现头昏、乏力、心悸及胸闷等症状。当房室传导比率发生变化时,听诊心律不齐,第一心音强度变化。

(3) 心电图 心电图特征(图 16-6):① P 波形态与窦性 P 波不同;② 心房率通常为 150~200 次/分;③ 常伴二度Ⅰ型或Ⅱ型房室传导阻滞。

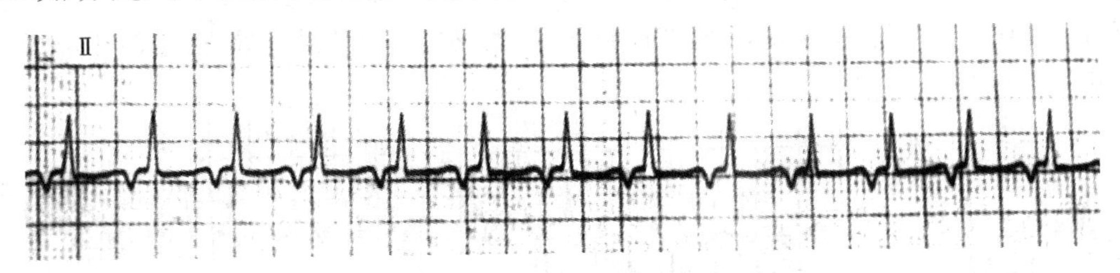

图 16-6 自律性房性心动过速

(4) 治疗 若心室率不快,无需紧急处理。若心室率达 140 次/分以上或因洋地黄中毒所致,应进行紧急治疗。其处理方法如下。

① 洋地黄中毒者:a. 立即停用洋地黄;b. 如无高钾血症,口服或静脉补充氯化钾,但应避免出现高血钾;c. 若经上述措施未控制或不能补钾,可选用利多卡因、苯妥英钠及β受体阻滞剂等。

② 非洋地黄中毒者:a. 积极治疗原发病;b. 可选用洋地黄、β受体阻滞剂、IA、IC或Ⅲ类抗心律失常药物;c. 射频消融。

2. 折返性房性心动过速 本型较为少见,心电图表现为P波与窦性P波形态不同,P-R间期通常延长。可参照阵发性室上性心动过速的治疗。

3. 紊乱性房性心动过速

(1) 病因 常见于慢性阻塞性肺疾病、充血性心力衰竭、洋地黄中毒、低血钾。

(2) 心电图 心电图表现为(图16-7):① 多种形态各异的P波,大多数P波能下传心室,少数P波不下传心室,P-R间期各不相同;② 心房率100~130次/分;③ 心室率不规则。

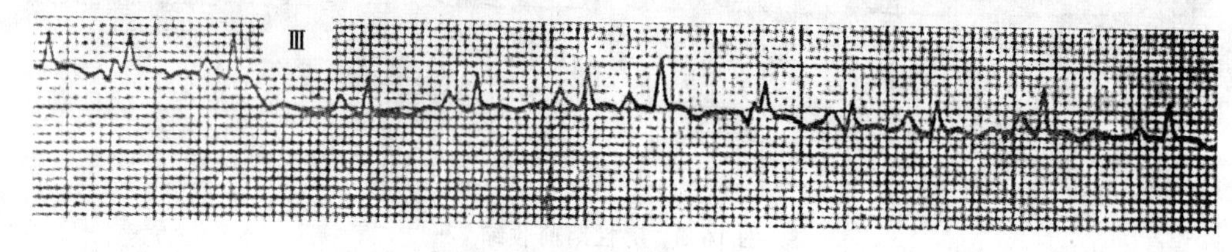

图16-7 紊乱性房性心动过速

(3) 治疗 ① 应针对原发疾病进行治疗;② 可用维拉帕米或胺碘酮;③ 补充钾盐与镁盐可抑制心动过速发作。

三、心房扑动

心房扑动(atrial flutter)简称房扑,是指快速、规则的心房电活动。

【病因】

可见于无器质性心脏病者。常见于心脏病患者,如风湿性心脏病、冠心病、心肌病等,也可见于肺栓塞、甲状腺功能亢进症、酒精性心肌病、心包炎等。

【临床表现】

心室率不快时,患者可无症状。若伴快速的心室率,可诱发心绞痛与心力衰竭,并出现相应症状。房室传导不恒定时,第一心音强度也随之变化。

【心电图】

心电图特征(图16-8):① P波消失,取而代之为规律的锯齿状扑动波,称为F波;② 心房率一般为250~300次/分。③ 心室率规则或不规则,房室传导多呈2∶1或4∶1传导,有时也出现1∶1传导;④ QRS波群形态正常,但发生室内差异传导、束支传导阻滞时,QRS波群出现宽大畸形。

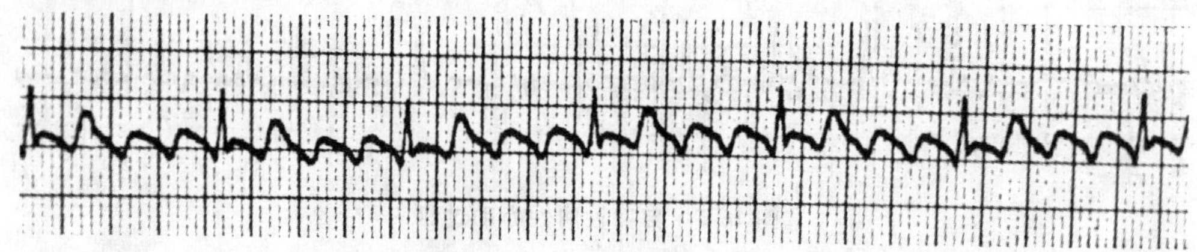

图16-8 心房扑动

【治疗】

治疗原则：减慢心室率，保持血流动力学稳定；转复为窦性心律；预防复发并进行病因治疗。

（1）病因治疗　应针对原发疾病进行治疗。如治疗风湿性心脏病、冠心病、心肌病、肺栓塞、甲状腺功能亢进症等。

（2）药物治疗　可选用洋地黄制剂、非二氢吡啶类钙通道阻滞剂或β受体阻滞剂等减慢心室率；IA、IC或Ⅲ类抗心律失常药可用于转复房扑或预防复发。

（3）电学治疗　直流电复律为最有效的终止房扑的方法。对于症状明显或血流动力学不稳定的房扑患者，应选用射频消融治疗。

四、心房颤动

心房颤动（atrial fibrillation）简称房颤。房颤按持续时间长短分为阵发性、持续性和永久性房颤，按心室率快慢可分为快速性房颤和缓慢性房颤。

【病因】

房颤可见于正常人，常因情绪激动、运动或大量饮酒而诱发。常见于风湿性心脏病、冠心病、高血压性心脏病、甲状腺功能亢进症、心肌病及慢性肺源性心脏病等。心肺疾病患者出现急性缺氧、高碳酸血症等情况时也可出现房颤。

【临床表现】

（1）症状　房颤症状的轻重受心室率快慢的影响。心室率快时，患者可有心悸、胸闷等症状，严重时可发生心绞痛、心力衰竭及晕厥；心室率不快时，患者可无症状。房颤并发体循环栓塞的危险性大，脑栓塞的发生率高。

（2）体征　典型体征为心脏第一心音强弱不一，心律不规则，心室率快时可出现脉搏短绌。

当房颤患者的心室律变得规则时，则有可能：① 恢复了窦性心律；② 转变为房性心动过速或房扑；③ 发生完全性房室传导阻滞（多见于洋地黄中毒）。

【心电图】

心电图特征（图16-9）：① P波消失，代之以小而不规则的F波；② 心房率350～600次/分；③ 心室率极不规则，心室率一般为100～160次/分；④ QRS波群形态一般正常，出现室内差异性传导时，QRS波群宽大畸形。

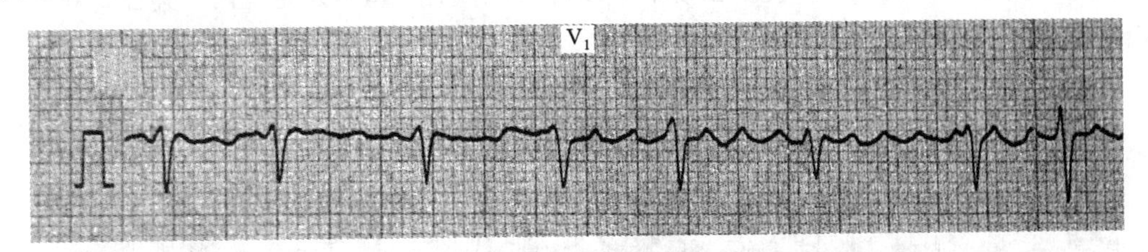

图16-9　心房颤动

【治疗】

治疗原则：减慢心室率，酌情恢复窦性心律；预防复发要进行病因治疗。

1. 病因治疗　应针对原发疾病进行治疗，如治疗风湿性心脏病、冠心病、心肌病、慢性肺源性心脏病、甲状腺功能亢进症等，并去除情绪激动、大量饮酒及缺氧等诱因。

2. 控制症状

(1) 急性心房颤动　在24～48 h以内初次发作的房颤,称为急性房颤。一般在短时间内可自行终止,对于症状明显且不能自行终止者,应迅速给予治疗。可选用静脉注射β受体阻滞剂或钙通道阻滞剂,也可选用洋地黄(不作为首选用药),维持稍活动后心室率不超过100次/分。经上述处理后,房颤仍未能恢复窦性心律者,可应用IA、IC或Ⅲ类等抗心律失常药物转复房颤,但应注意致心律失常作用。药物复律无效时,可给予电复律。

(2) 慢性心房颤动　① 阵发性房颤一般能自行终止,急性发作时按上述处理。反复发作或症状明显时,可口服普罗帕酮或胺碘酮等药物。② 持续性房颤若选择复律,可用普罗帕酮、索他洛尔与胺碘酮等药物复律,也可选用电复律治疗,应注意预防复律后房颤复发及血栓栓塞。③ 永久性房颤可选用β受体阻滞剂、钙通道阻滞剂或地高辛等,以控制房颤过快的心室率。

3. 其他电学治疗　快速性房颤反复发作且药物治疗无效者,可给予房室结阻断消融术,并安装按需或双腔起搏器。其他还有外科手术、射频消融、植入式除颤器等治疗方法。

4. 预防栓塞并发症　慢性房颤患者过去有栓塞病史、高血压、糖尿病、风心病、冠心病等情况,均应长期抗凝治疗。口服华法林,维持INR在2.0～3.0之间,不宜使用华法林的患者可改服阿司匹林。长期抗凝治疗应注意出血的危险。房颤持续小于48 h者,复律前无需抗凝治疗;房颤持续超过48 h者,复律前应服用华法林3周,复律后继续服用华法林3～4周;紧急复律可用肝素或低分子量肝素抗凝。

第四节　房室交界区性心律失常

一、房室交界区性期前收缩

房室交界区性期前收缩(premature atrioventricular junctional beats),简称交界性期前收缩,是指房室交界区的激动前向和逆向传导,相应导致提前产生QRS波群与逆行P波。

【病因】

临床较少见,可见于器质性心脏病患者,也可见于洋地黄中毒患者及正常人。

【心电图】

心电图特征(图16-10):① 逆行P波可位于QRS波群之前(P-R间期<0.12 s)、之中或之后(R-P间期<0.20 s);② 提前出现的QRS波群形态正常,当发生室内差异性传导,QRS波群形态可有变化;③ 代偿间歇正常。

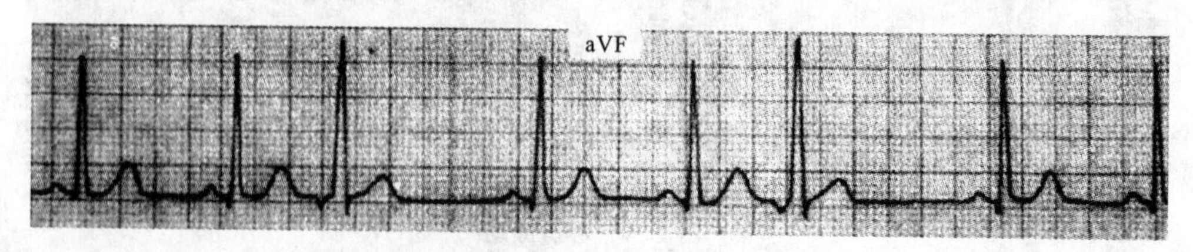

图16-10　房室交界区性期前收缩

【治疗】

交界性期前收缩通常无需治疗,主要针对原发因素处理。

二、非阵发性房室交界区性心动过速

非阵发性房室交界区性心动过速(nonparoxysmal atrioventricular junctional tachycardia)是由于房室交界区组织自律性增高或触发活动所致的心律失常。

【病因】

洋地黄中毒是最主要的病因,也可见于下壁心肌梗死、心肌炎、急性风湿热或心瓣膜手术后,偶见于正常人。

【心电图】

心电图特征(图 16-11):① 发作起始与终止时心率逐渐变化,心率 70～150 次/分或更快;② 逆行 P 波可位于 QRS 波群之前、之中或之后;③ QRS 波群正常,R-R 间期规则。

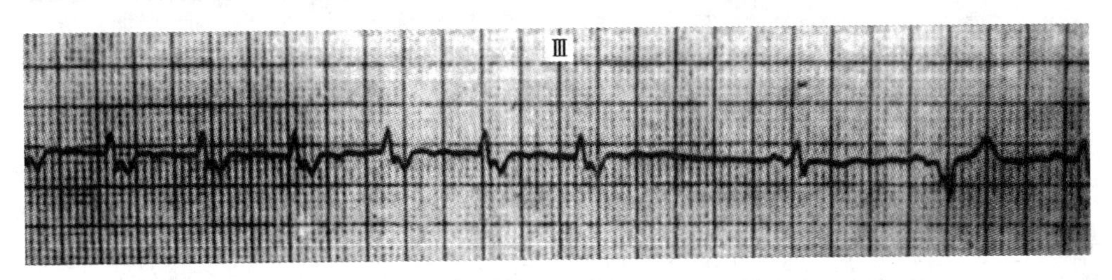

图 16-11 非阵发性房室交界区性心动过速

【治疗】

本型心律失常一般自行消失,若患者能耐受,仅需密切观察和治疗原发疾病。洋地黄中毒者,立即停药,予以钾盐、利多卡因或 β 受体阻滞剂治疗,无需电复律。其他患者可选用 IA、IC 与Ⅲ类(胺碘酮)药物。

三、阵发性室上性心动过速

阵发性室上性心动过速(paroxysmal supraventricular tachycardia,PSVT),简称室上速。心电图一般表现为 QRS 波群形态正常、R-R 间期规则的快速心律。大部分室上速由折返机制引起,主要包括窦房折返性心动过速、房室结内折返性心动过速与心房折返性心动过速。利用隐匿性房室旁路逆行传导的房室折返性心动过速习惯上称室上速,但折返回路并不仅仅在房室交界区。其中,房室结内折返性心动过速与利用隐匿性房室旁路的房室折返性心动过速占 90%以上。

房室结内折返性心动过速(atrioventricular nodal reentrant tachycardia,AVNRT)是最多见的阵发性室上性心动过速。

【病因】

患者一般无器质性心脏病表现,各年龄阶层的男女性均可发生,也可有器质性心脏病表现。

【临床表现】

心动过速往往突然发作与终止,持续时间长短不一。可出现头晕、乏力、心悸、胸闷、焦虑及烦躁不安等,晕厥、心绞痛、心力衰竭与休克等症状少见。症状轻重与发作时心室率快速及持续时间有关,也与原发病的严重程度有关。心尖区第一心音强弱一致,心律绝对规则。

【心电图】

心电图特征(图16-12):① 逆行P波常位于QRS波群内或其终末部分,P波与QRS波群保持固定关系;② 心室率150~250次/分,节律规则;③ QRS波群正常,但发生室内差异性传导或束支传导阻滞时,QRS波群形态异常;④ 起始突然,一般由房性期前收缩触发,其下传的P-R间期显著延长,随之出现心动过速。

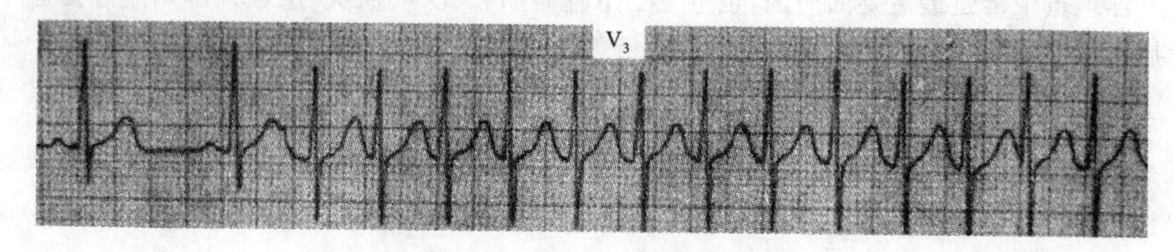

图16-12 阵发性室上性心动过速

【治疗】

1. 急性发作期

(1) 刺激迷走神经 应根据患者基础病因、既往情况及耐受程度适当处理。若心功能与血压正常,可尝试刺激迷走神经的方法。如颈动脉窦按摩、Valsalva动作、刺激咽喉部等方法可使心动过速终止。

(2) 药物治疗 ① 首选药物为腺苷快速静注,副作用为胸闷、呼吸困难、面部潮红、窦性心动过缓、房室传导阻滞等;② 如腺苷无效可静脉注射维拉帕米或地尔硫䓬;③ 对伴有心功能不全患者首选静脉注射洋地黄,可终止发作;④ β受体阻滞剂能有效终止心动过速,多选用短效β受体阻滞剂,如艾司洛尔;⑤ 普罗帕酮静脉注射。

(3) 电学治疗 ① 食管心房调搏术;② 直流电复律,但已应用洋地黄者不应接受电复律治疗;③ 射频消融技术能有效根治心动过速,应优先考虑应用。

2. 预防复发 若发作频繁或发作时症状严重,可长期口服药物预防。首先选用洋地黄制剂、长效钙通道阻滞剂或长效β受体阻滞剂单独或联合应用,也可口服普罗帕酮。

第五节 室性心律失常

一、室性期前收缩

室性期前收缩(premature ventricular beats),简称室性早搏,是最常见的心律失常。

【病因】

室性期前收缩可见于正常人。各种心脏病均可发生室性期前收缩,常见于冠心病、高血压、心肌病、风湿性心脏病与二尖瓣脱垂等,也见于洋地黄、奎尼丁、三环类抗抑郁药中毒。水、电解质紊乱(低钾、低镁等),烦躁不安,过量吸烟饮酒及咖啡,炎症,缺血,缺氧等是其常见诱因。

【临床表现】

通常可无症状,也可出现心悸、胸闷、头昏、乏力。听诊时在基本节律之间可发现提早搏动,早搏后出现较长的停歇,室性早搏之第二心音强度减弱,仅能听到第一心音。

【心电图】

心电图特征(图16-13):① 提前出现的宽大畸形QRS波群,时限≥0.12 s;② ST段与

T 波的方向与 QRS 主波方向相反；③ 一般为完全性代偿间歇。

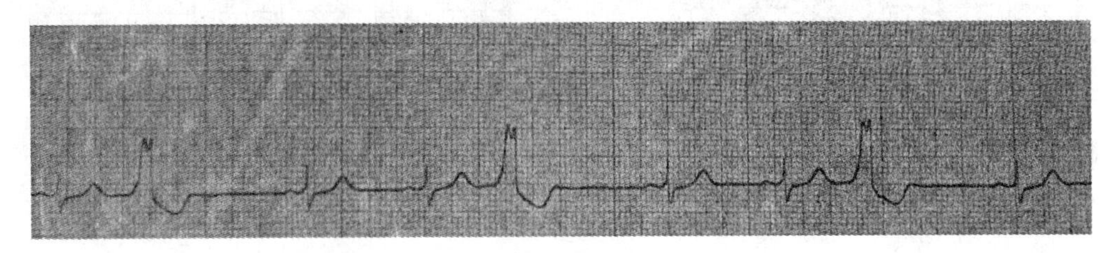

图 16-13 室性期前收缩

【治疗】

应根据室性早搏的类型、症状及其原有心脏病情况，决定是否给予治疗及采取何种方法治疗。

(1) 无器质性心脏病 一般不必使用药物治疗。若症状明显，治疗以消除症状为目的。应特别注意对患者说明这种情况的良性预后，消除诱发因素，药物宜选用 β 受体阻滞剂、普罗帕酮等。

(2) 急性心肌缺血 在急性心肌梗死发病开始的 24 h 内，目前不主张预防性应用抗心律失常药物，应加强监护。但早期出现频发性室性早搏(每分钟超过 5 次)、多源性室性早搏、成对或连续出现的室性早搏、室性早搏落在前一个心搏的 T 波上等情况时，可静脉注射胺碘酮或利多卡因。若急性心肌梗死发生窦性心动过速与室性期前收缩，应早期使用 β 受体阻滞剂。其他急性心肌缺血亦按上述原则处理。

(3) 慢性心脏病变 心肌梗死后或心肌病患者常伴有室性早搏，但应避免应用 Ⅰ 类抗心律失常药物，原因是这些药物使总死亡率和猝死的风险增加，可使用 β 受体阻滞剂或胺碘酮进行治疗。

二、室性心动过速

室性心动过速(ventricular tachycardia)简称室速。

【病因】

各种器质性心脏病均可发生室速，常见于冠心病、心肌病、心肌炎、心力衰竭、心瓣膜病、二尖瓣脱垂等，也可见于代谢障碍、电解质紊乱、洋地黄中毒等，偶可发生在无器质性心脏病者。

【临床表现】

临床症状轻重与基础心脏病变、心功能状况及发作时心室率的快慢、持续时间长短有关。发作时可出现头昏、乏力、低血压、气促、呼吸困难、心绞痛、晕厥等。严重时可出现心力衰竭、休克等表现。听诊心律轻度不规则，第一、二心音分裂。

【心电图检查】

心电图特征(图 16-14)：① QRS 波群宽大畸形，时限≥0.12 s；② ST-T 波方向与 QRS 波群主波方向相反；③ 心室率多为 100～250 次/分；R-R 间期规则，但也可略不规则；④ 窦性 P 波与 QRS 波群无固定关系，形成室房分离；⑤ 偶可产生心室夺获和室性融合波(为其特征)。

【治疗】

治疗原则：治疗原发病及去除诱因；非持续性短暂室速若无症状或血流动力学影响，其处理的原则与室性早搏相同；持续性室速发作，应给予治疗。

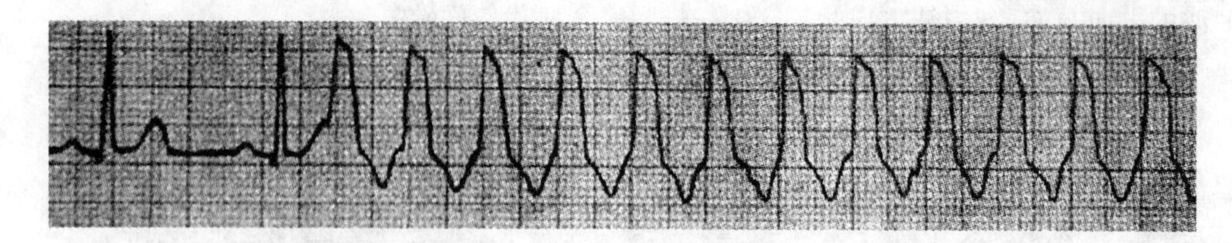

图16-14 室性心动过速

(1) 终止室速发作 ① 无明显的血流动力学障碍者,可先给予利多卡因、普鲁卡因胺、普罗帕酮治疗,但普罗帕酮不宜用于心肌梗死或心力衰竭。若无效,则可用胺碘酮静脉注射或直流电复律。② 有明显的血流动力学障碍者,应迅速施行直流电复律。③ 洋地黄中毒引起的室速,应给予药物治疗,不宜用电复律。

(2) 预防复发 应积极治疗诱因及可逆性病变。在药物效果大致相同的情况下,应选择毒副反应较少者,常用β受体阻滞剂或胺碘酮。单一药物治疗无效时,可联合用药。

目前,植入式心脏复律除颤器、外科手术、射频消融也用于治疗某些室速。

三、心室扑动与心室颤动

心室扑动与心室颤动(ventricular flutter and ventricular fibrillation)为致命性心律失常。

【病因】

常见于缺血性心脏病患者,也可见于严重缺血缺氧、使用抗心律失常药物、出现极快的心室率及电击伤等患者。

【临床表现】

临床症状严重,通常出现意识丧失、抽搐、呼吸停顿甚至死亡。听诊心音消失、无脉搏、血压无法测到。

【心电图】

心电图特征(图16-15):① 心室扑动,无正常QRS-T波形,呈正弦图形,波幅大而规则,频率150~300次/分;② 心室颤动,无法辨认QRS-T波,波形、振幅与频率均极不规则。

心室扑动与心室颤动的治疗参阅本篇第二十三章。

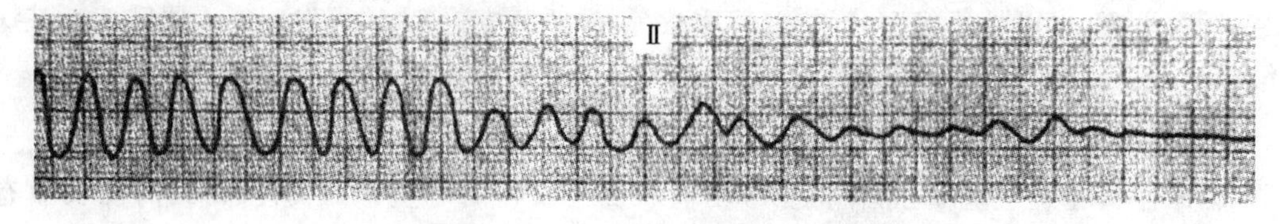

图16-15 心室扑动与心室颤动

第六节 房室传导阻滞

房室传导阻滞(atrioventricular block)是指房室交界区脱离了生理不应期后,心房激动传导延迟或不能下传到心室。房室结、希氏束及束支等不同的部位都能出现房室阻滞。

【病因】

① 迷走神经张力亢进的正常人或运动员;② 器质性心脏病,如急性心肌梗死、高血压病、病毒性或风湿性心肌炎、心内膜炎、心肌病、心脏退行性变及先天性心血管病等;③ 心脏

手术，水、电解质紊乱（如高血钾）及药物中毒（如洋地黄）；④ 急性全身感染。

【临床表现】

一度房室传导阻滞一般无症状，听诊第一心音减弱。二度房室传导阻滞可有心悸，听诊心律不齐，有心跳脱漏。三度房室传导阻滞取决于心室率的快慢与原发病变，可出现头晕、乏力、晕厥、心力衰竭等症状，严重者可出现意识丧失、抽搐甚至猝死，称为 Adams-Strokes 综合征。听诊第一心音强度不恒定，第二心音分裂，有时听到响亮亢进的第一心音（大炮音）。

【心电图表现】

1. 一度房室传导阻滞 窦性 P 波，每个 P 波后均有 QRS 波群，P-R 间期≥0.20 s（图 16-16）。

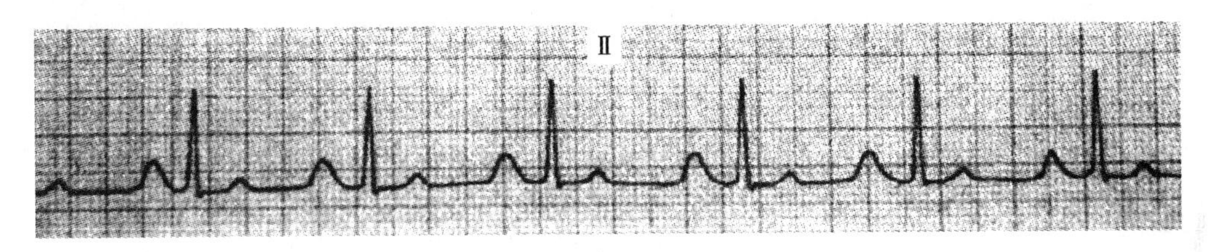

图 16-16 一度房室传导阻滞

2. 二度房室传导阻滞 通常分为Ⅰ型和Ⅱ型，Ⅰ型又称文氏阻滞，Ⅱ型又称莫氏阻滞。

（1）二度Ⅰ型房室传导阻滞 ① P-R 间期进行性延长，相邻 R-R 间期进行性缩短，直至一个 P 波受阻不能下传心室；② QRS 波群大多正常；③ 包含受阻 P 波在内的 R-R 间期小于正常窦性 P-P 间期的两倍（图 16-17）。

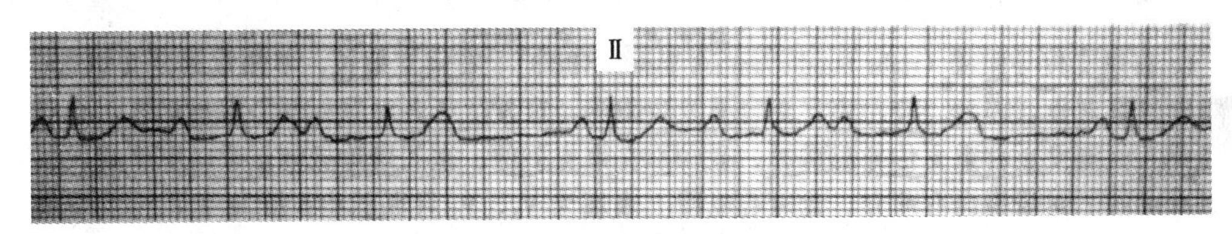

图 16-17 二度Ⅰ型房室传导阻滞

（2）二度Ⅱ型房室传导阻滞 ① P-R 间期恒定不变；② QRS 波群多数；③ P 波后 QRS 波群可呈不同比例脱漏，如 2∶1 或 3∶2 房室阻滞（图 16-18）。

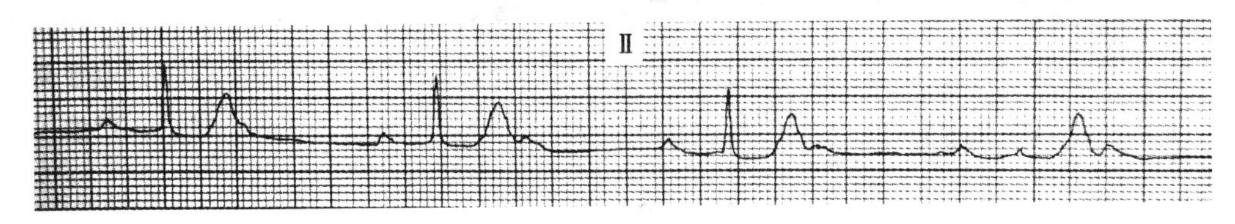

图 16-18 二度Ⅱ型房室传导阻滞

3. 三度（完全性）房室传导阻滞

① P 波与 QRS 波群各自独立、互不相关；② 心房率快于心室率；③ QRS 波群形态及心室率取决于心室起搏点位置。心室起搏点一般在阻滞部位稍下方，QRS 波群正常，R-R 间期较稳定，心室率 40～60 次/分；如位于室内传导系统的远端，QRS 波群增宽，R-R 间期不稳定，心室率≤40 次/分（图 16-19）。

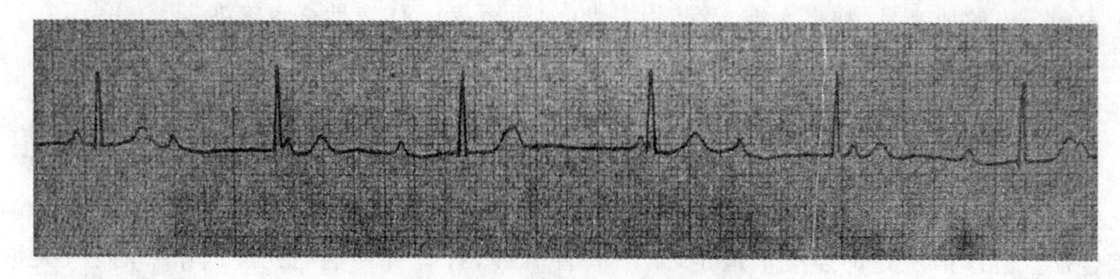

图 16-19　三度(完全性)房室传导阻滞

【治疗】

(1) 病因治疗　积极治疗原发病并去除诱因。一度房室传导阻滞与二度Ⅰ型房室传导阻滞心室率不太慢者,无需特殊治疗。

(2) 药物治疗　各型房室阻滞若心室率太慢,可予以药物提高心室率。① 阿托品可提高房室阻滞的心室率,适用于阻滞位于房室结的患者;② 异丙肾上腺素适用于任何部位的房室传导阻滞,但慎用于急性心肌梗死;③ 以上药物适用于无心脏起搏条件的应急情况。

(3) 人工心脏起搏　对于症状明显、心室率缓慢者,应及早给予临时性或永久性心脏起搏治疗。

病例分析

患者,女性,65 岁,因"阵发性心悸 2 年,加重半年"入院。患者 2 年前开始无明显诱因出现心悸,诊断为"阵发性房颤",服用"胺碘酮"可有效控制,未使用抗栓药物。近半年来心悸较前频繁,发作时间延长,发作时伴胸闷。3 个月前持续发作 3 天不缓解,于外院急诊静脉滴注"胺碘酮"复律。复律后 3 天出现右侧肢体活动障碍,诊断为"脑栓塞",经治疗后无后遗症,"脑栓塞"后 1 个月开始服用华法林。

既往无高血压病、冠心病、糖尿病、心肌病史。

体格检查:BP 125/85 mmHg,双肺呼吸音清,未闻及干、湿性啰音,心界不大,心率 90 次/分,心律齐,双下肢无水肿。

辅助检查:入院查心脏超声示左心房 39 mm,左心室舒张期末径 45 mm,收缩期末径 26 mm,左室射血分数 6690。经食管超声未发现心房/心耳血栓。

(1) 本病的临床诊断及诊断依据是什么?

(2) 要与哪些疾病相鉴别?

(3) 还要做哪些检查?

(4) 请制订治疗方案。

(贺志明)

第十七章
原发性高血压

高血压(primary hypertension)是以体循环动脉压升高为主要特点，由多基因遗传、环境及多种危险因素相互作用所致的全身性疾病。高血压是多种心、脑血管疾病的重要病因和危险因素，影响重要脏器如心、脑、肾的结构与功能，最终可导致这些器官的功能衰竭。高血压分为原发性高血压(又称高血压病，约占95%)和继发性高血压(约占5%)。

高血压的患病率在欧美等国家高于亚非国家，工业化国家较发展中国家高。我国高血压的患病率低于西方国家。我国高血压患病率和流行存在地区、城乡和民族差别，北方高于南方，东部高于西部，城市高于农村，高原少数民族地区患病率较高。高血压病的患病率也随年龄而上升，女性更年期前患病率低于男性，更年期后高于男性。

【病因】

目前认为原发性高血压是在一定的遗传背景下，由于多种后天环境因素作用，使正常血压调节机制失代偿所致。

1. 遗传和基因因素 原发性高血压有群集于某些家族的倾向，提示其有遗传学基础或伴有遗传生化异常。双亲均有高血压的子女，以后发生高血压的比例增高。高血压的遗传可能存在主要基因显性遗传和多基因关联遗传两种方式。

2. 环境因素 高血压可能是环境因素与遗传易感性相互作用的结果。

(1) 饮食 流行病学资料显示食盐摄入量与高血压的发生和血压水平呈正相关。但改变钠盐摄入并不能影响所有患者的血压水平，摄盐过多导致血压升高主要见于对盐敏感的人群中。另外，有人认为饮食低钙、低钾、高蛋白质摄入、饮食中饱和脂肪酸或饱和脂肪酸与不饱和脂肪酸的比值较高也可能属于升压因素。饮酒也与血压水平呈线性相关。

(2) 肥胖 肥胖是血压升高的重要危险因素。一般采用体重指数(BMI)来衡量肥胖程度，即体重(kg)/身高(m^2)(以20～24为正常范围)。血压与BMI呈显著正相关。

【发病机制】

影响血压的因素众多，从血流动力学角度看，主要取决于心排血量及体循环的外周血管阻力。高血压的发病机制主要在于以下几个环节。

(1) 交感神经系统活动亢进 长期精神紧张、压力、焦虑或长期噪声环境等可引起高血压，因此，城市脑力劳动者的高血压患病率超过体力劳动者，从事精神紧张度高的职业和长期在噪声环境中工作者患高血压较多。各种病因因素使大脑皮层下神经中枢功能发生变化，各种神经递质浓度与活性异常，导致交感神经系统活动亢进，血浆儿茶酚胺浓度升高，阻力小动脉收缩增强。

(2) 肾素-血管紧张素-醛固酮系统(RAAS)激活　体内存在两种 RAAS,即循环 RAAS 和局部 RAAS。肾小球入球小动脉的球旁细胞分泌的肾素,可作用于肝合成的血管紧张素原而生成血管紧张素Ⅰ,经血管紧张素转换酶(ACE)的作用转变为血管紧张素Ⅱ(AⅡ),后者可使小动脉平滑肌收缩,外周血管阻力增加,并可刺激肾上腺皮质球状带分泌醛固酮,使水、钠潴留,血容量增加。AⅡ还可通过交感神经末梢突触前膜的正反馈,使去甲肾上腺素分泌增加。以上机制均可使血压升高,参与并维持高血压发病。此外,很多组织中 RAAS 在高血压形成中起了很大的作用。

(3) 肾脏潴留过多钠盐　各种原因可引起肾性水、钠潴留,机体为避免心输出量增高使组织过度灌注,全身阻力小动脉收缩增强,导致外周血管阻力增高。排钠激素分泌释放增加,也可使外周血管阻力增高。

(4) 胰岛素抵抗(insulin resistance,IR)　高血压病患者中约半数存在胰岛素抵抗。胰岛素抵抗是指胰岛素维持正常血糖的能力下降,即一定浓度的胰岛素没有达到预期的生理效应,或组织对胰岛素的反应下降。临床表现为高胰岛素血症。大多数高血压患者空腹胰岛素水平增高,而糖耐量有不同程度降低,提示有 IR 现象。胰岛素的以下作用可能与血压升高有关:① 使肾小管对钠的重吸收增加;② 增强交感神经活动;③ 使细胞内钠、钙浓度增加;④ 刺激血管壁增生肥厚。

(5) 内皮细胞功能受损　血管内皮通过代谢、生成、激活和释放各种血管活性物质在血液循环、心血管功能的调节中起着重要作用。高血压时血管内皮细胞功能受损,具有舒张血管作用的物质生成减少,而内皮素等缩血管物质增加,血管平滑肌细胞对舒张因子的反应减弱而对收缩因子反应增强。

【临床表现】

(1) 症状　原发性高血压通常起病缓慢,早期常无症状或不明显,仅在体格检查时发现血压升高,少数患者则在发生心、脑、肾等并发症后才被发现。高血压患者可有头痛、眩晕、后颈部疼痛、疲劳、心悸、耳鸣等症状,但并不一定与血压水平相关。

(2) 体征　听诊可闻及主动脉瓣区第二心音亢进、带有金属音调,主动脉瓣区收缩期杂音或收缩早期喀喇音;长期持续高血压可有左心室肥厚出现抬举性心尖搏动,并可闻及第四心音。

(3) 恶性或急进型高血压　发病急骤,血压显著升高,舒张压可持续高于 120 mmHg,伴有头痛、视力模糊,眼底检查可发现眼底出血、渗出和视乳头水肿。肾损害突出,表现为持续蛋白尿、血尿与管型尿,进展迅速,预后差,如不及时治疗可发展为肾衰竭、脑卒中或心力衰竭而死亡。

【并发症】

(1) 高血压危象　患者表现为头痛、眩晕、恶心、呕吐、心悸、胸闷、气急、视力模糊等严重症状,可伴有动脉痉挛累及的靶器官缺血症状。

(2) 高血压脑病　血压极度升高突破了脑血流自动调节范围,可发生高血压脑病,临床以脑病的症状与体征为特点,表现为严重头痛、恶心、呕吐及不同程度的意识障碍、昏迷或惊厥,血压降低即可逆转。

(3) 脑血管病　脑血管病包括短暂性脑缺血发作、脑血栓形成、腔隙性脑梗死、脑出血。

(4) 心力衰竭　左心室后负荷长期增高可致心室肥厚、扩大,晚期可发生心力衰竭。

(5) 慢性肾功能不全　长期持久血压升高可致进行性肾小球硬化，可出现蛋白尿、肾损害，晚期出现肾功能衰竭。

【实验室及辅助检查】

(1) 血压测量　包括诊所偶测血压、自测血压、动态血压监测，特别是 24 h 动态血压监测，有助于判断高血压的严重程度，了解血压变异性和血压昼夜节律；指导降压治疗和评价降压药物疗效。

(2) 实验室检查　检查血常规、尿常规、肾功能、血糖、血脂分析、血尿酸等，可发现高血压对靶器官损害的情况。

(3) 心电图　可见左心室肥大、劳损。

(4) X 线胸片　可见主动脉弓迂曲延长，左室增大，出现心力衰竭时肺野可有相应的变化。

(5) 超声心动图　了解心室壁厚度、心腔大小、心脏收缩和舒张功能、瓣膜情况等。

(6) 眼底检查　有助于对高血压严重程度的了解，其分级标准如下。Ⅰ级：视网膜动脉变细，反光增强。Ⅱ级：视网膜动脉狭窄，动静脉交叉压迫。Ⅲ级：眼底出血或棉絮状渗出。Ⅳ级：视神经盘水肿。

【诊断及鉴别诊断】

1. 高血压诊断　主要根据测量的血压值，测量安静休息时上臂肱动脉部位血压，但必须以非药物状态下 2 次或 2 次以上非同日血压测定所得的平均值为依据。原发性高血压患者需做相关检查，评估靶器官损害和相关危险因素。

2. 诊断标准　目前我国采用国际上统一的高血压诊断标准，即收缩压≥140 mmHg 和(或)舒张压≥90 mmHg 即可诊断为高血压。根据血压升高的水平，可进一步分为高血压 1、2、3 级，血压水平的定义和分类如表 17-1 所示。表 17-1 中的标准适用于男、女任何年龄的成人。

表 17-1　血压水平的定义和分类

类　别	收缩压/mmHg	舒张压/mmHg
正常血压	＜120	＜80
正常高值	120～139	80～89
高血压	≥140	≥90
1 级高血压(轻度)	140～159	90～99
2 级高血压(中度)	160～179	100～109
3 级高血压(重度)	≥180	≥110
单纯收缩期高血压	≥140	＜90

注：当收缩压和舒张压分属于不同分级时，以较高的级别作为标准。

3. 高血压危险度分层　高血压预后与血压升高水平、有无其他心血管危险因素存在及靶器官损害程度有关，现主张对高血压进行危险程度的分层，将高血压患者分为低危、中危、高危和极高危，治疗目标及预后判断也应以此为基础。具体分层标准的根据是血压升高水平、心血管疾病危险因素、靶器官损害及并存临床情况(表 17-2)。

(1) 用于分层的心血管疾病危险因素　① 血压水平(1～3 级)；② 吸烟；③ 血胆固醇＞5.72 mmol/L；④ 糖尿病；⑤ 男性＞55 岁；⑥ 女性＞65 岁；⑦ 早发心血管疾病家族史(发病年龄女性＜65 岁，男性＜55 岁)。

(2) 靶器官损害　① 左心室肥厚(心电图或超声心动图)；② 蛋白尿和(或)血肌酐轻度升高(106～177 μmol/L)；③ 超声波或 X 线证实有动脉粥样硬化斑块(颈动脉、髂动脉、股动脉或主动脉);④ 视网膜动脉局灶或广泛狭窄。

表 17-2　高血压患者的危险度分层

危险因素和病史	血压水平/mmHg		
	1级	2级	3级
Ⅰ.无其他危险因素	低危	中危	高危
Ⅱ.1～2个危险因素	中危	中危	极高危
Ⅲ.3个及以上危险因素,或糖尿病或靶器官损害者	高危	高危	极高危
Ⅳ.并存临床情况	极高危	极高危	极高危

(3) 并存临床情况　① 心脏疾病,如心肌梗死、心绞痛、冠状动脉血运重建术后、心力衰竭。② 脑血管疾病,如脑出血、缺血性脑卒中、短暂性脑缺血发作。③ 肾脏疾病,如糖尿病肾病、血肌酐升高超过 177 μmol/L 或 2.0 mg/dL。④ 血管疾病,如主动脉夹层、外周血管病。⑤ 重度高血压性视网膜病变,如出血或渗出、视乳头水肿。

总之,对已明确诊断的高血压患者,诊断性评估一般包括3个内容:① 是否有影响预后的各种心血管危险因素;② 是否存在靶器官损害和相关的临床状况;③ 有无引起高血压的其他疾病。

4. 鉴别诊断

(1) 慢性肾脏疾病　慢性肾小球肾炎、慢性肾盂肾炎、多囊肾和糖尿病肾病等均可引起高血压。这些疾病早期均有明显的肾脏病变的临床表现,在病程中、后期出现高血压,至终末期肾病阶段高血压几乎都和肾功能不全相伴行,因此,根据病史、尿常规和尿沉渣细胞计数不难与原发性高血压的肾脏损害相鉴别。

(2) 原发性醛固酮增多症　病因为肾上腺皮质醛固酮或增生所致的醛固酮分泌过多,典型的症状和体征如下:① 轻至中度高血压;② 多尿,尤其夜尿增多;③ 发作性肌无力或瘫痪。

(3) 药源性高血压　药物所致的高血压也是继发性高血压的常见原因。一些药物不仅可使血压正常者血压升高,也可使原有高血压加重,诱发高血压危象,或成为难治性高血压,还可增加心脑血管病的发病率和病死率。

【治疗】

有效的治疗必须使血压降至正常范围,目前主张高血压患者血压应降到 140/90 mmHg 以下,对于高血压合并糖尿病或慢性肾脏病变的患者,应降到 130/80 mmHg 以下。老年收缩期性高血压应使收缩压降至 140～150 mmHg,舒张压<90 mmHg 但不低于 65～70 mmHg。

1. 改善生活行为　适用于各级高血压患者,具体如下:① 减轻体重;② 限制钠盐摄入;③ 补充钙和钾盐;④ 减少食物中饱和脂肪酸的含量和脂肪总量;⑤ 戒烟、限制饮酒;⑥ 适当运动;⑦ 减少精神压力,保持心理平衡。

2. 降压药物治疗　以下情况,必须使用降压药物治疗:高血压2级或以上患者;高血压合并糖尿病,或者已有心、脑、肾靶器官损害和并发症的患者;血压持续升高6个月以上,非药物治疗手段仍不能有效控制血压者。

(1) 降压药物种类与作用特点　目前常用降压药物可归纳为5类,各类代表药物的名称、剂量及用法见表 17-3。

表 17-3 常用降压药物的名称、剂量及用法

药物分类	药物名称	剂 量	用 法
利尿剂			
噻嗪类	氢氯噻嗪	12.5 mg	1～2 次/天
	氯噻酮	25～50 mg	1 次/天
袢利尿剂	呋塞米	20～40 mg	1～2 次/天
醛固酮受体拮抗剂	螺内酯	20～40 mg	天 1～2 次/天
保钾利尿药	氨苯蝶啶	50 mg	1～2 次/天
	阿米洛利	5～10 mg	1 次/天
β受体阻滞剂	普萘洛尔	10～20 mg	2～3 次/天
	美托洛尔	25～50 mg	2 次/天
	阿替洛尔	50～100 mg	1 次/天
	卡维洛尔	12.5～25 mg	1～2 次/天
钙通道阻滞剂	硝苯地平	5～10 mg	3 次/天
	硝苯地平控释剂	30～60 mg	1 次/天
	氨氯地平	5～10 mg	1 次/天
	维拉帕米缓释剂	240 mg	1 次/天
	地尔硫䓬缓释剂	90～180 mg	1 次/天
血管紧张素转换酶抑制剂	卡托普利	12.5～50 mg	2～3 次/天
	伊那普利	10～20 mg	2 次/天
	培哚普利	4～8 mg	1 次/天
血管紧张素Ⅱ受体拮抗剂	缬沙坦	80～160 mg	1 次/天
	氯沙坦	50～100 mg	1 次/天
	伊贝沙坦	150～300 mg	1 次/天
	替米沙坦	40～80 mg	1 次/天

(2) 降压药物应用方案 联合用药治疗可以增强药物疗效，减少不良反应，目前比较合理的两种降压药物联合治疗方案是：① 利尿剂与β受体阻滞剂；② 利尿剂与 ACEI 或 ARB；③ 二氢吡啶类钙通道阻滞剂与β受体阻滞剂；④ 钙通道阻滞剂与 ACEI 或 ARB。药物治疗应从小剂量开始，逐步递增剂量，达到满意血压水平所需药物的种类与剂量后，进行长期降压治疗。推荐应用长效制剂以减少血压的波动，降压药物和治疗方案选择应个体化。

(3) 高血压急症的治疗 高血压急症是指短时期内(数小时或数天)血压重度升高，舒张压＞120 或 130 mmHg 和(或)收缩压＞200 mmHg，伴有重要器官组织如心、脑、肾、眼底、大动脉的严重功能障碍或不可逆损害。

① 迅速降低血压，在监测血压的前提下选择适宜有效的降压药物静脉滴注给药，应采取逐步控制性降压的方式，即开始的 24 h 内血压降低 20%～25%，48 h 内血压不低于 160/100 mmHg，再将血压逐步降到正常水平。常用的降压药物包括：a. 硝普钠，为首选药物，能同时直接扩张动脉和静脉，降低心脏前、后负荷；b. 硝酸甘油，扩张静脉和选择性扩张冠状动脉与大动脉；c. 拉贝洛尔，是兼有α受体阻滞作用的β受体阻滞剂。

② 有高血压脑病时宜应用脱水剂，如甘露醇；或选择快速利尿剂如呋塞米静注。

③ 伴烦躁、抽搐者应用地西泮静脉注射、巴比妥类药物肌内注射。

④ 脑出血急性期，实施血压监控与管理，只有在血压＞180/105 mmHg 时，才考虑严密监测血压的情况下将血压控制在不低于160/100 mmHg 的水平。

【预后】

原发性高血压属慢性病，发展缓慢，如得到合理正确的治疗，一般预后良好，否则易发生靶器官损害。一旦发生高血压脑病或恶性高血压，则预后差，死亡原因以脑血管疾病常见，其次为心力衰竭和肾衰竭。

病例分析

患者，男性，52岁，因“间断性头晕、头痛4年”入院。患者于6年前出现头晕头胀痛，有时伴耳鸣心悸，自感记忆力减退睡眠欠佳，劳累及紧张时加重，当时未进行特殊治疗。4年前受强烈精神刺激后出现头晕、头痛加重，在当地医院就诊，当时测得血压190/110 mmHg。给予降压治疗后症状明显减轻。此后，间断服用降压药物控制血压，血压一直在(146～168)/(96～100)mmHg之间。患病以来无活动后心悸、气促、无少尿及下肢水肿，无心前区不适及疼痛。

既往健康，有吸烟史20年，每天10支，家族中母亲患高血压病，65岁时死于急性心肌梗死。

体格检查：T 36.8 ℃，P 98次/分，R 16次/分，BP 162/108 mmHg，精神尚可，发育正常，营养良好。无颈静脉怒张，颈部血管无杂音，甲状腺无肿大，双肺检查正常，心界不大，心率98次/分，主动脉瓣区第二心音亢进，心律齐，无杂音。腹部平软，无压痛、反跳痛，肝脾肋下未触及，肝肾区无叩击痛，移动性浊音(－)，未闻及血管杂音。双下肢无水肿，生理反射正常，病理反射未引出。眼底检查未见异常。

辅助检查：血常规示 WBC 9.0×10^9/L，Hb 136 g/L。尿常规蛋白(＋)，BUN 7.6 mmol/L，Scr 124 μmol/L。眼底检查动脉变细，反光增强，左侧眼底可见出血。心电图示窦性心律，心电轴轻度左偏，Rv5＋Sv1＝5.0 mV，Rv5 3.5 mV。

(1) 本病的临床诊断及诊断依据是什么？

(2) 需与哪些疾病相鉴别？

(3) 还要做哪些检查？

(4) 请制订治疗方案。

(包再梅)

第十八章
动脉粥样硬化和冠状动脉粥样硬化性心脏病

第一节　动脉粥样硬化

动脉粥样硬化(atherosclerosis)是最常见且最重要的一种动脉硬化的血管病。其他常见的动脉硬化类型还有小动脉硬化和动脉中层硬化。各种动脉硬化的共同特点是动脉管壁增厚变硬、失去弹性和管腔缩小。动脉粥样硬化的特点是受累动脉的病变从内膜开始,有脂质和复合糖类积聚、纤维组织增生和钙质沉着形成斑块,动脉中层逐渐退行性变,继发性斑块内出血、斑块破裂及局部血栓形成。由于在动脉内膜积聚的脂质外观呈黄色粥样,所以称为动脉粥样硬化。

【病因和危险因素】

本病病因还没有完全明确,目前认为是由多种因素作用于不同环节所致,这些因素称为危险因素。主要的危险因素如下。

1. 血脂异常　脂质代谢异常是动脉粥样硬化最重要的危险因素。血浆总胆固醇(TC)、甘油三酯(TG)、低密度脂蛋白(LDL)或极低密度脂蛋白(VLDL)增高被认为是重要的危险因素,载脂蛋白 B(ApoB)增高、高密度脂蛋白(HDL)减低、载脂蛋白 A(ApoA)降低也被认为是危险因素。

2. 高血压　血压增高与本病有密切关系。冠状动脉粥样硬化患者的 60%～70%有高血压,收缩压或舒张压增高的高血压患者,患本病较血压正常者高 3～4 倍。

3. 糖尿病和糖耐量异常　糖尿病患者中不仅本病发病率较非糖尿病患者高出数倍,并且病变进展迅速。本病患者糖耐量减低者也很常见。

4. 吸烟　吸烟者动脉粥样硬化的发病率和病死率较不吸烟者增高 2～6 倍,且与每日吸烟的支数呈正比。被动吸烟也是危险因素。

5. 年龄及性别　本病在临床上多见于 40 岁以上的中老年人,49 岁以后进展较快。近年来,临床发病年龄有年轻化趋势,早期的粥样硬化病变在一些青壮年人甚至儿童的尸检中也曾有发现。男性发病率高于女性,比例约为 2∶1,但女性在更年期后发病率增加。

6. 其他的危险因素　① 肥胖:超标准体重的肥胖者及体重迅速增加者。② 长期工作压力大且活动少的脑力劳动者。③ 饮食:高糖、高盐、高热量、高动物性脂肪及高胆固醇等饮食者。④ 遗传因素:家族中有 50 岁之前患本病者,其近亲患本病的机会明显增高。家族性高脂血症(常染色体显性遗传)是这些家族成员易患本病的因素。⑤ A 型性格:性情急躁、争强好胜、不善于劳逸结合。⑥ 其他:高同型半胱氨酸血症、胰岛素抵抗、病毒或衣原体感染等。

近年来提出的代谢综合征(向心性肥胖与血脂异常、高血压、糖尿病或糖耐量异常同时存在)是本病重要的危险因素。

【发病机制】

本病发病机制复杂,曾有不同学说从不同角度阐述。近年来,多数学者认同内皮损伤反应学说。该学说认为各种主要危险因素最终都损伤动脉内膜,动脉对内膜损伤作出的炎症纤维增生性反应,逐渐导致粥样硬化病变的形成。① 在长期高脂血症的情况下,增高的脂蛋白中主要是氧化修饰的低密度脂蛋白(OxLDL)和胆固醇对动脉内膜造成功能性损伤,使内皮细胞和单核细胞或淋巴细胞的表面特性发生改变,黏附因子表达增加。② 黏附在内皮细胞上的单核细胞数量增多,并移入受损的内膜下,成为激活的巨噬细胞,通过清道夫受体吞噬 OxLDL,成为泡沫细胞,泡沫细胞的不断形成及堆积,继而出现粥样硬化早期病变脂质条纹。③ 巨噬细胞能氧化 LDL、形成过氧化物和超氧化离子,还能合成和分泌至少 6 种细胞因子(如白介素 1、血小板衍生的生长因子等),在这些细胞因子的作用下,促使脂肪条纹演变为纤维脂肪病变,再发展为纤维斑块。④ 血流动力学发生变化时(如血压增高、血管局部狭窄所产生的湍流和切应力变化等),动脉内膜内皮细胞间的连续性中断,受损内膜下的组织暴露出来,此时血小板活化因子(PAF)激活血液中的血小板,使之黏附、聚集于受损的内膜上,形成附壁血栓。

【病理及病理生理】

动脉粥样硬化的病理变化主要表现在体循环系统的大型肌弹力型动脉(如主动脉)和中型肌弹力型动脉(如冠状动脉、脑动脉、下肢动脉、肾动脉和肠系膜动脉等)受累,而肺循环动脉极少受累。病变分布多为数处组织器官的动脉同时受累。最早出现病变的部位多位于主动脉后壁及肋间动脉开口等血管分支处。动脉粥样硬化时相继出现脂质点和脂质条纹、粥样和纤维粥样斑块、复合病变 3 类变化。

美国心脏病学学会根据其病变发展过程将其细分为 6 型。Ⅰ型,出现脂质点。动脉内膜出现小黄点,由小范围的巨噬细胞含脂滴形成的泡沫细胞积聚而成。Ⅱ型,出现脂质条纹。动脉内膜见黄色条纹,由成层的含脂滴巨噬细胞组成,内膜的平滑肌细胞也含脂滴,有 T 淋巴细胞浸润。Ⅲ型,出现斑块前期。细胞外出现较多脂滴,在内膜和中膜平滑肌层之间形成脂核,但尚未形成脂质池。Ⅳ型,出现粥样斑块。细胞外脂质积聚并融合形成脂质池,内膜结构破坏,动脉壁变形。Ⅴ型,出现纤维粥样斑块。为动脉粥样硬化最具特征性的病变,呈白色斑块突入动脉腔内引起管腔狭窄。斑块表面内膜被破坏,增生的纤维膜(纤维帽)覆盖于脂质池之上。病变可向中膜扩展,破坏管壁,并伴有纤维结缔组织增生、变性坏死等继发病变。Ⅵ型,表现为复合病变。病变严重,由发生出血、坏死、溃疡、钙化的纤维斑块和附壁血栓所形成。粥样斑块可因内膜表面破溃而形成所谓粥样溃疡。破溃后粥样物质进入血流成为栓子。

临床上将动脉粥样硬化的斑块分为两类:一类是稳定型斑块,指纤维帽较厚而脂质池较小且不易破裂的斑块;另一类是不稳定型(易损型)斑块,指纤维帽较薄而脂质池较大且易于破裂的斑块。不稳定型斑块的破裂往往导致心血管急性事件的发生。血流动力学变化、应激、炎症反应等常为动脉粥样硬化斑块不稳定的因素。其中炎症反应在动脉粥样硬化斑块不稳定和斑块破裂中起着重要作用。

从动脉粥样硬化的慢性过程看，病变动脉弹性逐渐下降且脆性增加，易于破裂，管腔变窄或闭塞，也可形成动脉瘤。根据病变动脉和侧支循环形成情况的不同，这可导致整个心血管系统或个别脏器的功能紊乱。

1. 主动脉因粥样硬化而致管壁弹性降低 当心脏收缩时，它暂时扩张的作用减弱，使收缩压升高而舒张压降低，脉压增大；形成动脉瘤时，管壁主要为纤维组织，病变部位失去紧张性且向外隆起。以上情况均能影响全身血流的调节，使心脏的负荷加重。少部分形成动脉夹层，若破裂可引起迅速死亡。

2. 内脏或四肢动脉管腔狭窄或闭塞 在侧支循环未形成时，组织器官的血液供应出现障碍，导致缺血坏死及纤维化。如肾动脉粥样硬化可导致肾脏萎缩及高血压；冠状动脉粥样硬化可导致心肌纤维化、心绞痛或心肌梗死。

3. 动脉壁的弹力层和肌层被破坏 血管壁脆弱，在血压波动时易于破裂出血，如脑动脉破裂引起脑出血。

本病病理变化进展缓慢，多于壮年以后开始出现病变，多在老年期才出现显著病变。近年来，不少动物试验资料显示：在停止致动脉粥样硬化饲料或用药物治疗一段时间后，动脉粥样硬化病变可部分或完全消退。动脉粥样硬化患者，在控制和治疗各危险因素一段时间后，经血管造影或腔内超声波检查证实，病变可部分消退。

【分期】

根据发展过程，本病可分为 4 期。

1. 无症状期 从病理变化开始出现，到动脉粥样硬化已经形成的这段时期，此时管腔无明显狭窄，尚无临床表现。

2. 缺血期 血管腔狭窄，组织器官出现缺血的临床表现。

3. 坏死期 血管腔出现急性血栓形成，引起管腔闭塞，组织器官出现坏死的临床表现。

4. 纤维化期 长期慢性缺血，组织器官纤维化及萎缩而引起临床表现。

【临床表现】

其主要是相关器官受累后出现的症状。

1. 一般表现 可表现为脑力及体力减退，体表大动脉触诊可发现变粗、变硬或迂曲。

2. 主动脉粥样硬化 一般无特异性表现。弥漫性主动脉粥样硬化，可引起主动脉弹性降低的相关表现，如收缩期血压升高、脉压增大等。

主动脉粥样硬化可形成主动脉瘤。① 腹主动脉瘤多无症状，腹部可有搏动性肿块，相应部位可听到杂音，股动脉搏动可减弱。② 胸主动脉瘤可引起胸痛、气促、咯血、吞咽困难、声音嘶哑等表现。③ 主动脉瘤破裂，可迅速发生休克而致命。④ 极少数可出现动脉夹层分离。

3. 冠状动脉粥样硬化 可引起心绞痛、心肌梗死等，详见本章第二节相关内容。

4. 脑动脉粥样硬化 多见于颈内动脉、基底动脉等，尤以颈内动脉入脑处最常见。动脉粥样硬化可使脑血管狭窄，引起头痛、眩晕或晕厥等脑缺血症状；长期脑缺血可引起脑萎缩，并可出现血管性痴呆。脑动脉血栓形成或破裂出血时可出现脑血管意外表现。

5. 肾动脉粥样硬化 可引起顽固性高血压或肾脏萎缩，年龄在 55 岁以上而突发高血压者，应考虑本病的可能。若出现肾动脉血栓形成，可引起发热、肾区疼痛和尿闭等。

6. 肠系膜动脉粥样硬化 可出现消化不良、腹痛和便秘等症状。若血栓形成时则可有剧烈腹痛、腹胀及发热等。肠壁坏死时则可出现便血、肠梗阻及休克等症状。

7. 四肢动脉粥样硬化 以下肢动脉较多见。可出现下肢发凉、麻木和间歇性跛行，严重者可有持续性疼痛，足背动脉搏动减弱或消失。若完全闭塞可产生坏疽。

【实验室及辅助检查】

本病尚缺乏敏感而又特异的早期检查方法。部分患者有脂质代谢异常。选择性或数字减影法动脉造影可显示主动脉、冠状动脉、脑动脉、肾动脉、肠系膜动脉和四肢动脉粥样硬化所造成的管腔狭窄或动脉瘤病变，有利于介入治疗或外科治疗的选择。多普勒超声波检查有利于判断颈动脉、四肢动脉和肾动脉的血流情况和血管病变。电子计算机断层显像(CT)或磁共振显像有助于判断脑动脉的功能情况及脑组织的病变情况。超声波心动图检查、心电图检查及其负荷试验所示的特征性变化有助于诊断冠状动脉粥样硬化性心脏病。血管造影是诊断动脉粥样硬化最直接的方法。

【诊断和鉴别诊断】

1. 诊断 本病早期诊断很难，但发展到一定程度，尤其是器官有明显动脉病变时，诊断并不困难。中老年人若检查发现血脂异常，超声波、动脉造影发现血管狭窄性或扩张性病变，应首先考虑诊断本病。

2. 鉴别诊断 ① 主动脉粥样硬化应与主动脉炎、纵隔肿瘤等相鉴别；② 冠状动脉粥样硬化应与冠状动脉炎、冠状动脉栓塞等相鉴别；③ 心肌纤维化应与原发性扩张型心肌病相鉴别；④ 脑动脉粥样硬化所致脑血管意外应与其他原因所致的脑血管意外相鉴别；⑤ 肾动脉粥样硬化所致的高血压应与原发性高血压相鉴别。

【防治】

首先应积极控制危险因素；若病变已发生，应积极治疗；有并发症者，应及时治疗，防止病情恶化。

1. 一般防治措施

(1) 健康教育 已有客观证据表明：本病经合理防治可延缓和阻止病变进展或使病变消退；同时，动脉侧支循环形成可使病情得到改善。所以，对患者进行健康教育，说服患者接受长期的防治非常重要。

(2) 合理的膳食 ① 控制膳食总热量，维持正常体重，特别是40岁以上者。② 超体重者应减少每日进食的总热量，予以低脂、低胆固醇膳食，并限制酒及含糖食物的摄入。③ 40岁以上者应尽量避免进食过多的动物性脂肪和含胆固醇较高的食物，以低脂肪食物为宜。④ 提倡清淡饮食，多食富含维生素C和植物蛋白的食物。

(3) 适量的体力活动 参加适量的体力活动，对预防肥胖、锻炼心血管系统的功能和调整血脂代谢均有好处，是预防本病的一项积极措施。体力活动量应以不过多增加心脏负担和不引起不适感觉为原则。

(4) 规律生活 生活规律，保持愉快心情，尽量避免情绪激动，注意劳逸结合，保证充分睡眠。

(5) 戒烟及少饮酒 吸烟是心血管疾病的主要危险因素之一，因此要戒烟。不提倡大量饮酒，少量饮红葡萄酒能提高血HDL，但不提倡长期饮用，原因是会导致其他问题。

(6) 积极治疗其他危险因素 包括高脂血症、高血压、糖尿病、肥胖症、肝病等。

2. 药物治疗

(1) 血管扩张药物 解除血管运动障碍，改善血液循环。

(2) 调整血脂药物 血脂异常的患者，经上述治疗3个月后，未达到目标水平者，应选用他汀类等药物降低 TC 和 LDL-C。

(3) 抗血小板聚集药物　抑制血小板黏附、聚集和释放功能，可防止血栓形成。常用阿司匹林，其他有氯吡格雷、阿昔单抗等药物。

(4) 溶血栓和抗凝药物　对动脉内形成血栓导致管腔狭窄或阻塞者，可用溶解血栓制剂，继而用抗凝药物治疗。

3. 介入和外科手术治疗　对严重狭窄或闭塞的血管，施行再通、重建或旁路移植等外科手术，以恢复动脉的供血。也可用带球囊的导管进行经皮腔内血管成形术、经腔激光再通、经皮腔内血管旋切术、旋磨术、激光成形术等多种介入治疗。

第二节　冠状动脉粥样硬化性心脏病

冠状动脉粥样硬化性心脏病(coronary atherosclerotic heart disease)是指冠状动脉因粥样硬化而发生狭窄、堵塞和(或)因伴随痉挛，致使心肌缺血、缺氧或坏死而发生的心脏病，也称为冠状动脉性心脏病(coronary heart disease)，简称冠心病，还称为缺血性心脏病。冠状动脉粥样硬化性心脏病是动脉粥样硬化导致器官病变的最常见类型。本病多发生在 40～50 岁或以后，男性发病多于女性，在欧美发达国家常见，在我国不如欧美国家多见，但近年来呈不断增长的趋势。

【分型】

1979 年世界卫生组织曾将之分为 5 型：隐匿型或无症状性冠心病，心绞痛，心肌梗死，缺血性心肌病，猝死。

近年来趋于将本病分为急性冠脉综合征(ACS)和慢性缺血综合征(CIS)两大类。前者包括不稳定型心绞痛(UA)、非 ST 段抬高性心肌梗死(NSTEMI)和 ST 段抬高性心肌梗死(STEMI)；后者包括稳定型心绞痛、冠脉正常的心绞痛(如 X 综合征)、无症状性心肌缺血和缺血性心力衰竭。

一、稳定型心绞痛

稳定型心绞痛也称为稳定型劳力性心绞痛，是指在冠状动脉狭窄的基础上，由于心肌负荷的增加而引起心肌急剧的、暂时的缺血与缺氧的临床综合征。其特征是阵发性的压榨性疼痛或胸闷，疼痛多位于胸骨后部，可放射至心前区、左颈部和左上肢，常于劳累或情绪激动时发生，持续数秒或数分钟，休息或含服硝酸酯制剂后消失。本病男性多于女性，多数在 40 岁以上发病，常因劳累、精神打击、情绪激动、饱食及急性循环衰竭等而诱发。

【发病机制】

对于正常心脏，心肌的需氧与冠状动脉的供氧始终保持动态平衡状态。在冠状动脉病变的基础上，上述的需氧和供氧失去平衡，冠状动脉血流量不能满足心肌代谢的需要，引起心肌急剧的、暂时的缺血缺氧，导致心绞痛发作。

心肌氧耗的多少主要由心肌收缩力、心肌张力和心率决定。平时血液氧含量的65%～75%主要用于心肌能量的产生，因此心肌氧供的增加主要靠增加冠状动脉的血流量。在正常情况下，冠状循环有很大的储备量，剧烈活动时，冠状动脉扩张，血流量最大可增加到休息时的 6～7 倍。冠状动脉粥样硬化致狭窄超过 50%时，其扩张性减弱，血流量减少，冠状动脉的最大储备量下降。心肌的血供减少但尚能满足休息时心脏的需要，则可无症状。但在劳累、激动、左心衰竭等情况下，心脏负荷突然增加，使心肌张力及心肌收缩力增加和心率增快，导致心肌氧耗量增加，心肌对血供的需求增加超过狭窄的冠状动脉的最大储备量，从而引起心肌缺血、缺氧，即可出现心绞痛。

在其他情况下，如严重贫血、肥厚性心肌病、主动脉瓣狭窄/关闭不全等，由于血液携带氧的能力下降、或心肌肥厚致氧耗增加或心排血量过少/舒张压过低，均可造成心肌供氧和耗氧之间失去平衡，心肌血液供给不足，导致心绞痛发作。

【临床表现】

1. 症状 心绞痛主要表现为发作性胸痛，胸痛的主要特点如下。① 诱因，体力活动最常见，如快步行走、上楼、爬坡等，情绪激动、精神创伤、寒冷、吸烟、心动过速等也可诱发。② 部位，常位于胸骨体中上段之后及心前区，少数横贯前胸，常放射至左肩、左臂内侧，少数仅位于左牙床、左下颌骨或喉咙。③ 性质，常为压榨性、紧迫性、憋闷性、烧灼感等，但不像针刺或刀割样锐性痛，偶伴濒死感。部分患者仅觉胸闷不适，很难用言语说清楚。④ 持续时间，大部分为 3～5 min。短者几十秒，长者达 20 min。可数天、数周或数月发作一次，也可一日内发作多次，但频率较固定。⑤ 缓解方式，一般在诱因消除后或舌下含服硝酸甘油即可缓解。

根据加拿大心血管病学会(CCS)分级，将心绞痛严重度分为四级。Ⅰ级：一般体力活动(如步行和登楼)不受限，仅在强、快或持续用力时发生心绞痛。Ⅱ级：一般体力活动轻度受限。快步、饭后、寒冷或刮风中、精神应激或醒后数小时内发作心绞痛。Ⅲ级：一般体力活动明显受限，一般情况下平地步行 200 m 以上或登楼一层会引起心绞痛。Ⅳ级：轻微活动或休息时即可发生心绞痛。

2. 体征 未发作时多无异常体征。心绞痛发作时，患者可有表情痛苦、皮肤湿冷、血压上升、心率加快，甚至可出现奔马律。若乳头肌缺血导致功能失调而引起二尖瓣关闭不全时，可有短暂的心尖部收缩期杂音。

【实验室及辅助检查】

1. 心电图检查 心电图检查是发现心肌缺血、诊断心绞痛最常用的检查方法。

(1) 静息时心电图 近半数患者心电图正常，也可能有陈旧性心肌梗死的改变或非特异性 ST 段和 T 波异常，有时出现房室或束支传导阻滞或室性、房性期前收缩等心律失常。

(2) 心绞痛发作时心电图 出现缺血性 ST 段压低的改变(≥0.1 mV)，缓解后恢复。有时出现 T 波倒置。

(3) 心电图负荷试验 最常用的是运动负荷试验。运动方式主要为分级活动平板或踏车，其运动强度可逐步分期升级，以前者较为常用。运动中出现典型心绞痛，心电图出现 ST 段水平型或下斜型压低≥0.1 mV，并持续 2 min 以上为运动试验阳性标准，本试验有一定比例的假阳性和假阴性，单纯运动心电图阳性或阴性结果不能作为诊断或排除冠心病的依据。心肌梗死急性期，不稳定型心绞痛，心力衰竭，严重心律失常或急性疾病者禁做运动负荷试验。

(4) 心电图连续动态监测 可发现 ST-T 改变和各种心律失常，出现时间可与患者的活动和症状相对照。胸痛发作时相应时间的缺血性 ST-T 改变有助于确定心绞痛的诊断。

2. X 线检查 X 线检查可无异常发现，如已伴发缺血性心肌病可见心影增大、主动脉增宽、肺充血等。

3. 冠状动脉造影 冠状动脉造影可明确病变部位及狭窄程度。

4. 其他检查 二维超声心动图可探测到缺血区心室壁的运动异常，心肌超声造影可了解心肌血流灌注。电子束或多层螺旋 X 线计算机断层显像冠状动脉造影二维或三维重建，磁共振显像冠状动脉造影等，已用于冠状动脉的显像。血管镜检查、冠状动脉内超声显像及多普勒检查有助于指导冠心病介入治疗时采取更恰当的治疗措施。

【诊断和鉴别诊断】

1. 诊断 根据患者有冠心病危险因素，同时具有心绞痛典型的症状和体征，发作时心电图检查可见以 R 波为主的导联 ST 段压低，T 波平坦或倒置，发作过后数分钟内逐渐恢复，除外其他原因所致的心绞痛，一般可作出诊断。若心电图无变化者可考虑做心电图负荷试验。不典型发作者，应结合观察硝酸甘油的疗效及发作时心电图的改变或 24 h 的动态心电图连续监测做出诊断。诊断有困难者可行放射性核素心肌显像、CT 或 MRI 冠脉造影，若确有必要可考虑行选择性冠状动脉造影。

2. 鉴别诊断

（1）急性心肌梗死 疼痛部位与心绞痛相似，但性质更剧烈，持续时间多大于 30 min，可长达数小时，含服硝酸甘油多不能缓解，常伴有心律失常、心力衰竭或休克。心电图有典型改变，心肌坏死标记物增高。

（2）肋间神经痛 疼痛常累及 1～2 个肋间，不局限在前胸，为刺痛或灼痛，多为持续性而非阵发性，咳嗽、用力呼吸等可使疼痛加剧，病变部位有压痛。

（3）心脏神经症 多见于青中年女性，胸痛多位于左胸乳房下心尖部附近，一般为刺痛，持续时间长，与体力活动无关，含服硝酸甘油多无效，常伴叹气样呼气。

（4）其他 不典型疼痛还需与反流性食管炎等食管疾病、消化性溃疡、肺炎球菌性肺炎、急性胰腺炎、胆石症等相鉴别。

【治疗】

治疗原则：增加冠状动脉的血液供应，减少心肌的耗氧量。

1. 发作时的治疗

（1）消除诱因 患者应立即休息，停止活动后症状多可缓解。

（2）药物治疗 发作严重者，可使用起效较快的硝酸酯制剂，扩张冠状动脉，降低阻力，增加冠状循环的血流量；减少静脉回流心脏的血量，减低心脏前后负荷和心肌的需氧，从而缓解心绞痛。常用制剂有：① 硝酸甘油，常用 0.3～0.6 mg 舌下含服，1～2 min 即开始起作用，约 10 min 后作用消失。对绝大多数患者有效，完全无效时常提示不是稳定型心绞痛，同时应注意药物是否失效或未溶解。长时间反复应用可产生耐受性，停用 10 h 以上，即可恢复药效。副作用有面红、头晕、头胀痛、头部跳动感等。② 硝酸异山梨酯，常用 5～10 mg 舌下含服，2～5 min 见效，作用维持 2～3 h。

2. 缓解期的治疗 应尽量避免各种诱发因素。合理饮食，勿暴饮暴食，戒烟，保持心情舒畅及适量的体力活动，注意劳逸结合。

（1）药物治疗 使用抗心绞痛药物，预防心绞痛发作，可单独选用、交替应用或联合应用下列药物。① 硝酸酯制剂：硝酸异山梨酯缓释制剂，每次 20 mg，每日 2 次；5-单硝酸异山梨酯，每次 20～40 mg，每日 2 次；长效硝酸甘油制剂 2.5 mg，每 8 h 服 1 次；2%硝酸甘油油膏或橡皮膏贴片（含 5～10 mg）涂或贴在胸前或上臂皮肤而缓慢吸收，适用于预防夜间心绞痛发作。② β 受体阻滞剂：阻断拟交感类对心率和心收缩力受体的刺激作用，减慢心率，降低血压及心肌收缩力，减少心肌耗氧量，从而减少心绞痛的发作。目前常用的制剂有：阿替洛尔 12.5～25 mg，每日 2 次；美托洛尔 25～100 mg，每日 2 次，缓释片 100～200 mg，每日 1

次；比索洛尔 2.5～5 mg，每日 1 次；卡维地洛 25 mg，每日 2 次等。③ 钙通道阻滞剂：可抑制钙离子进入细胞内，抑制心肌细胞兴奋-收缩偶联中钙离子的利用，从而抑制心肌收缩，减少心肌氧耗；扩张冠状动脉，解除冠状动脉痉挛，改善心内膜下心肌的供血；另外还可扩张周围血管，减轻心脏负荷，降低血液黏稠度，抗血小板聚集，改善心肌微循环。对合并有高血压的患者更适合。常用制剂有：地尔硫䓬 30～60 mg，每日 3 次，其缓释制剂 90 mg，每日 1 次；氨氯地平 5～10 mg，每日 1 次；硝苯地平缓释制剂 20～40 mg，每日 2 次，控释剂30 mg，每日 1 次。④ 曲美他嗪：通过抑制脂肪酸氧化和增加葡萄糖代谢，改善心肌氧的供需平衡而治疗心肌缺血，20 mg，每日 3 次，饭后服。⑤ 其他治疗：中医中药治疗，以"活血化淤"、"芳香温通"和"祛痰通络"法最为常用。

(2) 介入治疗　参见第二十五章第三节相关内容。

(3) 外科手术治疗　主要是施行主动脉-冠状动脉旁路移植手术(CABG)。术后心绞痛症状改善者可达 80%～90%，且大部分患者生活质量可得到提高。这种手术创伤较大，围手术期死亡率为 1%～4%，死亡率的高低与患者术前冠脉病变、心功能状态及有无其他合并症有关。此外，术后移植的血管还可能闭塞，因此应个体化权衡利弊，慎重选择手术适应证。

【预防】

对稳定型心绞痛除用药物防止心绞痛再次发作外，还应从阻止或逆转动脉粥样硬化病情进展、预防心肌梗死等方面综合考虑，以改善预后，具体内容参考心肌梗死的二级预防措施。

二、不稳定型心绞痛

心肌缺血所引起的缺血性胸痛有各种不同的表现类型，有关心绞痛的分型命名不下十余种，但除变异型心绞痛仍为临床所保留外，其他如静息心绞痛、卧位型心绞痛、恶化型心绞痛、梗死后心绞痛、混合性心绞痛等，目前已趋向于统称为不稳定型心绞痛(UA)。

【发病机制】

冠状动脉内不稳定粥样斑块继发病理改变，使局部心肌血流量明显下降，如斑块纤维帽出现裂隙、斑块内出血、表面上有血小板聚集和(或)刺激冠状动脉痉挛，导致心肌缺血加重。也可因劳力负荷、吸烟等而诱发。

【临床表现】

胸痛的部位、性质与稳定型心绞痛相似，但具有以下特点：① 原为稳定型心绞痛，在 1 个月内疼痛发作的频率增加，诱发因素变化、时限延长、程度加重，硝酸类药物缓解作用减弱；② 在 1 个月之内因较轻体力活动所诱发的新的心绞痛；③ 在较轻微活动或休息状态下发作的心绞痛，以及发作时表现有 ST 段抬高的变异型心绞痛。此外，因感染、贫血、甲亢、心律失常等原因所诱发的心绞痛称为继发性不稳定型心绞痛。

【诊断和鉴别诊断】

1. 诊断　对同时具备下述情形者，应诊断为 UA。

(1) 临床新出现或恶化的心肌缺血症状表现(心绞痛、急性左心衰竭)或心电图心肌缺血图形。

(2) 无或仅有轻度 CK-MB 或 TnT、TnI 增高(未超过 2 倍正常值)，且心电图无 ST 段持续抬高。

UA 的诊断确立后，应进一步进行危险分层，以便于对其进行预后评估和干预。根据 UA 患者的严重程度不同，在临床上将之分为以下几种。

(1) 低危组：指新发的或原有劳力性心绞痛恶化加重，达 CCSⅢ级或Ⅳ级，发作时 ST 段下移≤1 mm，持续时间＜20 min，TnT 或 TnI 正常。

(2) 中危组：指就诊前一个月内（但 48 h 内未发）发作 1 次或数次，静息心绞痛或梗死后心绞痛，发作时 ST 段下移＞1 mm，持续时间＜20 min，心电图可见 T 波倒置＞0.2 mV，或有病理性 Q 波，TnT 或 TnI 正常或轻度升高。

(3) 高危组：指就诊前 48 h 内反复发作，静息心绞痛或梗死后心绞痛伴 ST 段改变（＞1 mm）、新出现束支传导阻滞或持续性室速，持续时间＞20 min，TnT 或 TnI 升高。

2. 鉴别诊断

(1) UA 的鉴别诊断参见稳定性心绞痛，但还应对其是否稳定作出判断。

(2) UA 与 NSTEMI 同属非 ST 段抬高性的急性冠脉综合征（ACS），两者的区别主要是根据血中心肌坏死标记物的测定，因此对非 ST 段抬高性的 ACS 必须检测心肌坏死标记物，UA 的心肌坏死标记物未超过 2 倍正常值。

【治疗】

不稳定型心绞痛病情发展常难以预料，疼痛发作频繁或持续不缓解及高危组的患者应立即住院。

1. 一般处理 卧床休息 1～3 天；连续监测心电图、心肌坏死标记物；有呼吸困难者应给予氧气吸入，维持氧饱和度达到 90%以上；烦躁不安、剧烈疼痛者可予以吗啡 5～10 mg，皮下注射；无论血脂是否增高均应及早用他汀类药物。

2. 缓解疼痛

(1) 硝酸酯类制剂 立即舌下含服或喷雾吸入硝酸酯类制剂，如不能缓解症状，可每隔 5 min 给药一次，共用 3 次；硝酸甘油或硝酸异山梨酯持续静脉滴注或微泵输注，以 10 μg/min 开始，每 3～5 min 增加 10 μg/min，直至症状缓解或出现血压下降。

(2) β 受体阻滞剂 硝酸酯类制剂静脉滴注疗效不佳，且无低血压等禁忌证者，应及早开始用 β 受体阻滞剂，口服 β 受体阻滞剂的剂量应个体化，宜从小剂量开始使用。

(3) 钙通道阻滞剂 少数情况下，如伴血压明显升高，心率增快者可静脉滴注艾司洛尔 250 μg/(kg · min)，停药后 20 min 内作用消失。也可用非二氢吡啶类钙拮抗剂，如硫氮䓬酮 1～5 μg/(kg · min)持续静脉滴注，常可控制发作。

治疗变异型心绞痛以钙通道阻滞剂的疗效最好。钙通道阻滞剂可与硝酸酯同服，其中硝苯地平尚可与 β 受体阻滞剂同服。停用这些药时应逐渐减量然后停服，以免诱发冠状动脉痉挛。

3. 抗凝(抗栓) 常用阿司匹林、氯吡格雷和肝素（包括小分子肝素），是 UA 中的重要治疗措施，其目的在于防止血栓形成，阻止病情向心肌梗死方向发展，溶栓药物有促发心肌梗死的危险，不推荐应用。

4. 介入及手术治疗 对于个别病情极严重者（心绞痛发作时 ST 段压低＞1 mm，持续时间＞20 min，或血肌钙蛋白升高者）、保守治疗效果不佳，在有条件的医院可行急诊冠脉造影，考虑 PCI 或 CABG 治疗，病情稳定后应继续强调抗凝和降脂治疗，特别是他汀类药物的应用。

三、心肌梗死

心肌梗死（myocardial infarction，MI）是指在冠状动脉粥样硬化基础上，冠状动脉血供突然急剧减少或中断,使相应的心肌发生严重持久地急性缺血性损伤和坏死。急性心肌梗死(AMI)临床表现有持久而剧烈的胸骨后疼痛、发热、白细胞计数和血清心肌坏死标记物增高以及心电图进行性改变;可发生心律失常、心力衰竭或休克,属急性冠脉综合征(ACS)的严重类型。

【病因和发病机制】

冠状动脉粥样硬化是其基本病因(偶为冠状动脉栓塞、痉挛和冠状动脉口阻塞等所致),当病变造成冠状动脉管腔狭窄或闭塞,而侧支循环未充分建立,致使心肌供血不足。在此基础上,一旦某种原因造成心肌供血急剧减少或中断,心肌将出现严重而持久地急性缺血,如持续时间达 20～30 min 以上无缓解,该部分心肌即可发生坏死,即发生 AMI。

大量的研究已证明,绝大多数的 AMI 是由于不稳定的粥样斑块破裂,继而出血和管腔内血栓形成,致使管腔闭塞;少数情况下粥样斑块内或其下发生出血或血管持续痉挛,使冠状动脉完全闭塞。主要诱因有:① 情绪过分激动、重体力活动、用力大便或血压剧升时,致左心室负荷明显加重。② 在饱餐特别是高脂饮食后,血脂增高,血黏稠度增高;③ 晨起 6～12 h交感神经活动增加,血压、心率、心肌收缩力增高,冠状动脉张力增高;④ 出血、严重脱水、休克、外科手术或严重心律失常,致心排血量骤降,冠状动脉灌流量锐减。

【临床表现】

与心肌梗死的部位、大小、侧支循环情况等密切有关。

1. 先兆表现 ①多数患者在起病前数日出现乏力,胸闷,活动时心悸、气促、心绞痛等先兆症状。②心绞痛发作较前更频繁、持续时间更长、性质更严重、硝酸甘油疗效差、诱因不明显。③心电图示 ST 段短暂性明显抬高或压低,T 波倒置或增高。

2. 症状

(1) 全身症状　患者常烦躁不安、大汗淋漓、面色苍白、濒死感等。疼痛发生后 24～48 h出现发热(一般在 38 ℃左右,持续约一周)。

(2) 疼痛　最早出现,多在清晨发生,疼痛部位和性质与心绞痛相同,但程度更重,持续时间更长,休息和含用硝酸甘油片多不能缓解,诱因多不明显。部分患者可无疼痛,起病即表现为急性心力衰竭或休克。少数患者疼痛可位于上腹部或向左侧的下颌、颈部、背部上方等处放射。

(3) 胃肠道症状　常见恶心、呕吐和上腹胀痛,重症者可发生呃逆。

(4) 心律失常　绝大多数患者可在起病后 1～2 天发生,以 24 h 内最常见,多表现为室性心律失常,尤其是各种室性期前收缩,如频发室性期前收缩、多源性或呈 RonT 现象等,常为心室颤动的先兆。室颤是 AMI 早期,特别是入院前主要的死因。房室传导阻滞和束支传导阻滞也较多见。

(5) 心力衰竭　多为急性左心衰竭(梗死后心脏收缩力显著减弱或不协调所致),常在起病最初几天内发生,或见于疼痛、休克好转阶段。表现为烦躁、咳嗽、呼吸困难、发绀等症状,严重者可出现急性肺水肿,随后可出现右心衰竭表现。起病即出现右心衰竭表现,并伴血压下降,应考虑为右心室心肌梗死。

(6) 低血压和休克　疼痛期常可出现血压下降。若疼痛缓解而收缩压仍低于80 mmHg,并伴有烦躁不安、面色苍白、大汗淋漓、脉搏细速、少尿、意识障碍等,则为心源性休克。休克多在起病后数小时至数日内发生。

3. 体征

(1) 心脏体征　心率增快或减慢;心尖区第一心音减弱;若二尖瓣乳头肌功能失调或断裂时,心尖区可出现粗糙的收缩期杂音或伴收缩中晚期喀喇音;可出现舒张晚期或早期奔马律;少数患者在起病后第 2~3 天出现心包摩擦音;可有各种心律失常。

(2) 血压　极早期血压可增高,绝大多数患者都出现血压降低。起病前有高血压者,血压可降至正常,且可能不再恢复到起病前的水平。

(3) 其他　可出现与心律失常、心力衰竭或休克相关体征。

【并发症】

1. 乳头肌功能失调或断裂　约见于半数患者。二尖瓣乳头肌因缺血、坏死等使收缩功能发生障碍,造成不同程度的二尖瓣脱垂并关闭不全,心尖区可闻及收缩中晚期喀喇音和吹风样收缩期杂音。轻症者可以恢复,杂音可消失。乳头肌整体断裂极少见,多见于下壁心肌梗死时二尖瓣后乳头肌断裂,可出现严重心力衰竭,在数天内可迅速发生肺水肿而死亡。

2. 心脏破裂　少见,多于起病 1 周内出现,多数因心室游离壁破裂导致心包积血,引起急性心脏压塞而猝死。极少数为心室间隔破裂造成穿孔,可导致心力衰竭和休克而在数日内死亡。亚急性心脏破裂患者可存活数月。

3. 栓塞　少见,多在起病后 1~2 周发生,可因左心室附壁血栓脱致脑、肾或四肢等动脉栓塞,也可因下肢静脉血栓形成而部分脱落导致肺动脉栓塞。

4. 心室壁瘤　5%~20%的患者可出现,常见于左心室。体格检查可见心尖搏动弥散,叩诊左侧心界扩大,可听到收缩期杂音。心电图示 ST 段持续抬高。X 线透视及摄影、超声心动图等可见局部心缘突出,搏动减弱或有反常搏动。

5. 心肌梗死后综合征　约有 10%的患者发生,表现为心包炎、胸膜炎或肺炎等,可出现发热、胸痛等症状,多在心肌梗死后数周至数月内出现,可反复发生。

【实验室及辅助检查】

1. 实验室检查

(1) 血常规　起病后 1~2 d 白细胞、中性粒细胞即可增多,嗜酸性粒细胞减少或消失,可持续 1~3 周。

(2) 血沉　起病后 4~5 d 血沉增快,可持续 1~3 周。

(3) C 反应蛋白(CRP)　可增高,持续 1~3 周。

(4) 血心肌坏死标记物增高　增高水平与心肌梗死范围及预后明显相关。① 肌红蛋白:起病后 2 h 内升高,1~2 h 内达高峰,24~48 h 内恢复正常。② 肌钙蛋白 I(cTnI)或肌钙蛋白T(cTnT):是诊断心肌梗死的特异性指标。起病 3~4 h 后升高。cTnI 于 11~24 h 达高峰,7~10 天降至正常;cTnT 于 24~48 h 达高峰,10~14 天降至正常。③ 肌酸激酶同工酶 CK-MB:能较准确地反映梗死的范围大小,有助于判断溶栓治疗是否成功。起病后 4 h 内增高,16~24 h 达高峰,3~4 天恢复正常。④ 其他 AMI 心肌酶测定:肌酸激酶(CK)、天冬酸氨基转移酶(AST)以及乳酸脱氢酶(LDH),其特异性及敏感性均远不如上述心肌坏死标记物,但仍有参考价值。三者在 AMI 发病后 6~10 h 开始升高,按序分别于 12 h、24 h 及 2~3 天内达高峰;又分别于 3~4 天、3~6 天及 1~2 周内回降至正常。

对心肌坏死标记物的测定应进行综合评价,如肌红蛋白在 AMI 后出现最早,也十分敏感,但特异性不很强;cTnT 和 cTnI 出现稍延迟,而特异性很高,在症状出现后 6 h 内测定为阴性,则 6 h 后应再复查,其缺点是持续时间长,可达 10~14 天,在此期间再次出现胸痛,对判断是否有新的梗死不利。CK-MB 虽不如 cTnT、cTnI 敏感,但对早期(<4 h)AMI 的诊断有较重要价值。

2. 心电图

(1) 特征性改变(图 18-1) ST 段抬高性心肌梗死者其心电图表现特点为:① ST 段抬高,呈弓背向上型;② T 波倒置;③ 病理性 Q 波。在背向心肌梗死区的导联则出现相反的改变,即 R 波增高、ST 段压低和 T 波直立、增高。

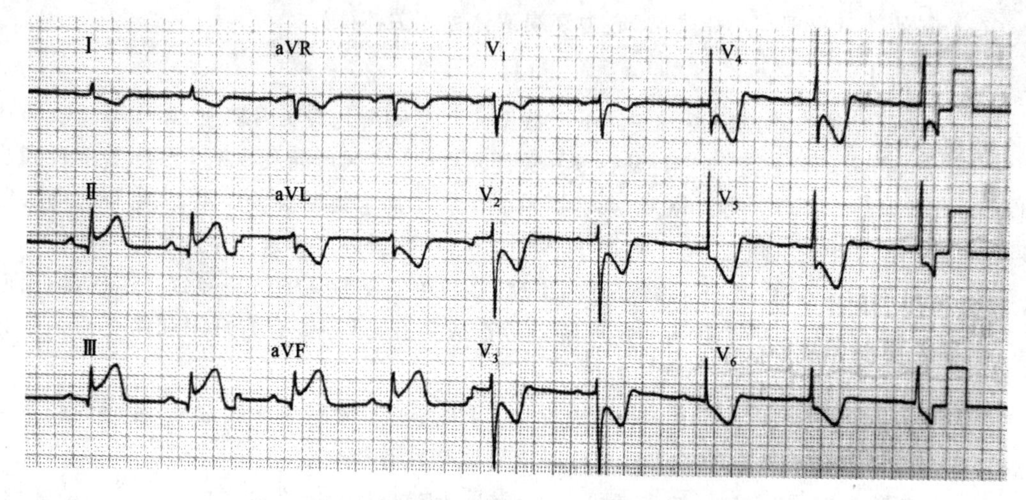

图 18-1 急性下壁、后壁心肌梗死的心电图

非 ST 段抬高性心肌梗死者,心电图的改变有两种类型:① 无病理性 Q 波,有普遍性 ST 段压低≥0.1 mV,但 aVR 导联 ST 段抬高或出现对称性 T 波倒置,为心内膜下心肌梗死所致;② 无病理性 Q 波,也无 ST 段变化,仅有 T 波倒置改变。

(2) 动态性改变 ST 段抬高性心肌梗死。① 超急性期:起病数小时内,可尚无异常或出现异常高大两肢不对称的 T 波。② 急性期:数小时后,ST 段明显抬高,弓背向上,与直立的 T 波连接,形成单相曲线。数小时至 2 天内出现病理性 Q 波,同时 R 波减低。Q 波在 3～4 天内稳定不变,以后大多数可永久存在。③ 亚急性期:如不进行早期治疗干预,ST 段抬高持续数日至两周左右,逐渐回落到基线水平,T 波则变为平坦或倒置。④ 慢性期:数周至数月后,T 波呈 V 形倒置,两肢对称。T 波倒置可在数月至数年内逐渐恢复,也可永久存在。

非 ST 抬高性心肌梗死:① 先是 ST 段普遍压低(除 aVR,有时 V_1 导联外),继而 T 波倒置加深呈对称型。ST 段和 T 波的改变持续数日或数周后恢复。② T 波改变在 1～6 个月内恢复。

(3) 定位和定范围 ST 抬高性心肌梗死的定位和定范围可根据出现特征性改变的导联数来判断。

3. 超声心动图 二维和 M 型超声心动图有助于了解心室壁的运动和左心室功能,也可诊断室壁瘤和乳头肌功能失调等。

【诊断和鉴别诊断】

1. 诊断标准 诊断急性心肌梗死必须至少具备下列标准中的两条:① 缺血性胸痛的临床症状,疼痛持续 30 min;② 心电图的特征性改变及动态演变;③ 血清心肌坏死标记物的增高和动态变化。

2012 年 8 月 25—29 日在德国慕尼黑召开的 ESC 大会上公布了第三版更新的心肌梗死

全球统一定义,更新版的主要内容如下。

心肌梗死标准为:血清心肌标志物(主要是肌钙蛋白)升高(至少超过99%参考值上限),并至少伴有以下一项临床指标。

(1) 缺血症状。

(2) 新发生的缺血性ECG改变[新的ST-T改变或左束支传导阻滞(LBBB)]。

(3) ECG病理性Q波形成。

(4) 影像学证据显示有新的心肌活性丧失或新发的局部室壁运动异常。

(5) 冠脉造影或尸检证实冠状动脉内有血栓。

心肌梗死的临床分型。

1型:由冠状动脉斑块破裂、裂隙或夹层引起冠脉内血栓形成,从而导致自发性心肌梗死。

2型:继发于心肌氧供需失衡(如冠脉痉挛、心律失常、贫血、呼吸衰竭、高血压或低血压)导致缺血的心肌梗死。

3型:疑似为心肌缺血的突发心源性死亡,或怀疑为新发生的ECG缺血变化或新的LBBB的心源性死亡。由于死亡已经发生,患者来不及采集血样进行心肌标志测定。

4型(4a和4b):与PCI相关的心肌梗死,其中将4型心肌梗死分为4a型和4b型。

5型:与CABG相关的心肌梗死。

1型和2型心肌梗死的区别在于:1型心肌梗死患者的冠脉内膜是不稳定的,血栓形成是心肌梗死发生的主要原因,需要进行溶栓、抗栓和抗血小板等积极治疗;2型心肌梗死则没有血栓形成,扩张冠状动脉和改善心肌供氧是治疗的主要措施。

4型心肌梗死与PCI相关,现在将4型心肌梗死分为4a型和4b型。4a型心肌梗死定义为PCI过程所致的心肌梗死,包括球囊扩张和支架植入过程,标准是术后患者血清肌钙蛋白水平升高超过99%参考值上限的5倍,并且有其中之一:心肌缺血症状、新的ECG缺血变化、造影所见血管缺失、有新的心肌活力丧失或新的室壁运动异常的影像学证据。4b型心肌梗死定义为支架血栓形成的心肌梗死,标准是冠脉造影或尸检所见相关血管有血栓形成,血清心肌标志物升高至少超过99%参考值上限。

5型心肌梗死定义为:心肌梗死与CABG有关,患者的肌钙蛋白要超过99%参考值上限10倍,并伴有以下之一:ECG新出现的病理性Q波或LBBB、造影证实新的桥(静脉桥或动脉桥)内堵塞、新的心肌活性丧失或新发的局部室壁运动异常。

2. 鉴别诊断 急性心肌梗死应与心绞痛、急性肺动脉栓塞、主动脉夹层、急性心包炎、消化性溃疡、急性胆囊炎、胆石症及急性胰腺炎等相鉴别。但根据病史、体格检查、心电图检查、血清心肌酶和肌钙蛋白测定等可帮助鉴别。

【治疗】

治疗原则是强调早发现及并早住院,加强住院前的就地处理。尽快恢复心肌的血液灌注(到达医院后30 min内开始溶栓或90 min内开始介入治疗),及时处理严重心律失常、心衰竭和各种并发症,防止猝死,使患者不但能度过急性期,还能保持尽可能多的有功能的心肌。

1. 一般治疗

(1) 休息 急性期卧床休息,保持环境安静,减少探视,防止不良刺激,解除焦虑,注意饮食,保持大便通畅。

(2) 吸氧 对有呼吸困难和血氧饱和度降低者,可间断或持续通过鼻导管或面罩吸氧数日。

(3) 监测　密切观察心律、心率、血压和心功能的变化,持续进行心电图、血压和呼吸的监测,对于严重心力衰竭者还应监测肺毛细血管压和静脉压。

(4) 建立静脉通道　保持至少一条静脉给药途径通畅。

(5) 护理　起病12 h内卧床休息;如无并发症,24 h内应鼓励患者在床上行肢体活动;如无低血压,第3天就可在病房内适当走动;梗死后第4～5天,逐步增加活动直至每日3次步行100～150 m。

(6) 阿司匹林　无禁忌证者应立即服用水溶性阿司匹林或嚼服肠溶阿司匹林150～300 mg/d,3天后改为75～150 mg/d,长期服用。

2. 解除疼痛　可给予吗啡5～10 mg皮下注射或哌替啶50～100 mg肌内注射,必要时1～2 h后再注射一次,以后每4～6 h可重复应用,应注意防止出现呼吸功能抑制。疼痛较轻者可用可待因或罂粟碱0.03～0.06 g肌内注射或口服,或予以硝酸甘油0.3 mg或硝酸异山梨酯5～10 mg舌下含服或静脉滴注,应注意观察心率和血压情况。心肌再灌注疗法可极有效地解除疼痛。

3. 再灌注心肌　在起病3～6 h进行,一般不超过12 h,可使闭塞的冠状动脉再通,心肌得到再灌注,濒临坏死的心肌可能得以存活或使坏死范围缩小,减轻梗死后心肌重塑,可有效改善预后。

1) 溶栓治疗　无条件进行介入治疗或因患者就诊延误、转送患者到可施行介入治疗的单位将会错过再灌注时机,如无禁忌证应立即(接诊患者后30 min内)行溶栓治疗。

(1) 适应证　① 两个或两个以上相邻导联ST段抬高(胸导联≥0.2 mV,肢导联≥0.1 mV),或病史提示AMI伴左束支传导阻滞,起病时间<12 h,患者年龄<75岁。② ST段显著抬高的MI患者年龄>75岁,经慎重权衡利弊仍可考虑。③ ST段抬高性MI,发病时间已达12～24 h,但如仍有进行性缺血性胸痛,广泛ST段抬高者也可考虑。

(2) 禁忌证　① 既往发生过出血性脑卒中,1年内发生过缺血性脑卒中或脑血管事件;② 颅内肿瘤;③ 近期(2～4周)有活动性内脏出血;④ 未排除主动脉夹层;⑤ 入院时严重且未控制的高血压(>180/110 mmHg)或有慢性严重高血压病史;⑥ 目前正在使用治疗剂量的抗凝药或已知有出血倾向;⑦ 近期(2～4周)创伤史,包括头部外伤、创伤性心肺复苏或较长时间(>10 min)的心肺复苏;⑧ 近期(<3周)外科大手术;⑨ 近期(<2周)曾有在不能压迫的部位的大血管行穿刺术。

(3) 溶栓药物及使用方法　以纤维蛋白溶酶原激活剂激活血栓中纤维蛋白溶酶原,使其转变为纤维蛋白溶酶而溶解冠状动脉内的血栓。国内常用:① 尿激酶30 min内静脉滴注150万～200万U。② 链激酶或重组链激酶60 min内静脉滴注150万U。③ 重组组织型纤维蛋白溶酶原激活剂100 mg在90 min内静脉给予:先静脉注入15 mg,继而30 min内静脉滴注50 mg,其后60 min内再滴注35 mg。用药前先用肝素5 000 U静脉注射,用药后继续以肝素每小时700～1 000 U持续静脉滴注,共48 h,以后改为皮下注射7500 U,每12 h一次,连用3～5天(也可用小分子肝素)。

(4) 溶栓再通的指标　① 心电图抬高的ST段于2 h内回降>50%;② 胸痛2 h内基本消失;③ 2 h内出现再灌注性心律失常;④ 血清CK-MB酶峰值提前出现(14 h内)。也可根据冠状动脉造影直接判断再通情况。

2) 介入治疗

(1) 直接PCI　适应证:① ST段抬高和新出现左束支传导阻滞的心肌梗死;② ST段

抬高性心肌梗死并发心源性休克；③ 适合再灌注治疗而有溶栓治疗禁忌证者；④ 非 ST 段抬高性心肌梗死，但梗死相关动脉严重狭窄，TIM≤Ⅲ级血流。注意事项：① 发病时间超过 12 h不宜施行 PCI；② 不宜对非梗死相关的动脉施行 PCI；③ 要由有经验者施术，以避免延误时机；④ 有心源性休克者宜先行主动脉内球囊反搏术，待血压稳定后再施术。

(2) 补救性 PCI　溶栓治疗后仍胸痛明显、抬高的 ST 段无明显降低者，应尽快进行冠状动脉造影，如显示 TIM＜Ⅲ级血流，说明相关动脉未再通，宜立即施行补救性 PCI。

(3) 溶栓治疗再通者的 PCI　溶栓治疗成功的患者，如无缺血复发表现。可在 7～10 天后行冠状动脉造影，如残留的狭窄病变适宜于 PCI，则可行 PCI 治疗。

3) 紧急主动脉-冠状动脉旁路移植术　介入治疗失败或溶栓治疗无效且有手术指征者，宜争取在 6～8 h 内施行主动脉-冠状动脉旁路移植术。

再灌注损伤：多在急性缺血心肌再灌注时出现，常表现为再灌注性心律失常。可表现为各种快速、缓慢性心律失常，最常见的是一过性非阵发性室性心动过速（对此不必行特殊处理），很少出现严重心律失常。

4. 消除心律失常　心律失常应及时处理，以避免演变为严重心律失常甚至猝死（参见第十六章“心律失常”相关内容）。

5. 纠正休克

(1) 补充血容量　估计有血容量不足，或中心静脉压和肺动脉楔压低者，予以右旋糖酐或 5%～10%葡萄糖液静脉滴注，输液后如中心静脉压上升＞18 cmH_2O，肺小动脉楔压为 15～18 mmHg 或以上则应停止。右心室梗死时，中心静脉压的升高则未必是补充血容量的禁忌指标。

(2) 升压药　补充血容量后血压仍不升，而肺小动脉楔压和心排血量正常时，提示周围血管张力不足。首选多巴胺，起始剂量 3～5 μg/(kg·min)，逐渐加量，甚至 10～20 μg/(kg·min)，或更大量静脉维持输注，以确保血压达到或接近 90/60 mmHg。必要时加用去甲肾上腺素 2～8 μg/min，也可选用多巴酚丁胺[起始剂量 3～10 μg/(kg·min)]静脉滴注。

(3) 血管扩张剂　经过上述处理后血压仍不升，而肺动脉楔压(PCWP)增高，心排血量低或周围血管显著收缩以致四肢厥冷并有发绀时，首选硝普钠，以 15 μg/min 开始静脉滴注，每 5 min 逐渐增量至 PCWP 降至 15～18 mmHg；以硝酸甘油 10～20 μg/min 开始静脉滴注，每 5～10 min 增加 5～10 μg/min，直至左室充盈压下降。

(4) 其他　有条件的医院可考虑用主动脉内球囊反搏术进行辅助循环，然后做选择性冠状动脉造影，随即施行介入治疗或主动脉-冠状动脉旁路移植手术，可使住院死亡率降至 35%～50%。另外，应注意纠正酸中毒、避免脑缺血、保护肾功能，必要时应用洋地黄制剂等。

6. 治疗心力衰竭　主要是治疗急性左心衰竭，可予以吗啡（或哌替啶）、利尿剂、血管扩张剂治疗，或用多巴酚丁胺 10 μg/(kg·min)静脉滴注或用短效血管紧张素转换酶抑制剂从小剂量开始治疗（参见第十五章“心力衰竭”相关内容）。

7. 其他治疗　下列疗法可能有助于心肌梗死的治疗，但有些尚未完全成熟或疗效尚有争论的，可根据患者具体情况考虑选用。

(1) β受体阻滞剂和钙通道阻滞剂　在起病的早期，如无禁忌证可尽早使用，如阿替洛尔、美托洛尔或卡维地洛等，尤其是前壁心肌梗死伴有交感神经功能亢进者。如有β受体阻滞剂禁忌者，可考虑应用钙通道阻滞剂中的地尔硫䓬。

(2) 血管紧张素转换酶抑制剂和血管紧张素受体阻滞剂　在起病早期应用，从小剂量

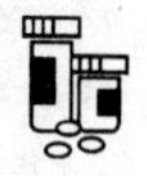

开始,逐渐加量至最大耐受剂量,如卡托普利、依那普利、福辛普利等。如不能耐受血管紧张素转换酶抑制剂者可选用血管紧张素Ⅱ受体阻滞剂,如氯沙坦、缬沙坦等。

(3) 极化液疗法　在急性心肌梗死早期可应用,10%葡萄糖液 500 mL 加胰岛素 10 U、氯化钾 1.5 g 静脉滴注,每日 1～2 次,1～2 周为一疗程,多在急性心肌梗死早期应用。

(4) 抗凝疗法　先用肝素或小分子肝素,维持凝血时间在正常的两倍左右(试管法20～30 min,APTT 法 60～80 s,ACT 法 300 s 左右),继而口服氯吡格雷或阿司匹林。目前多在溶解血栓疗法之后使用。有出血、出血倾向或出血既往史、活动性消化性溃疡、血压过高、严重肝肾功能不全、新近手术而创口未愈者禁用。

8. 恢复期的处理　如病情稳定,体力良好,可考虑出院。出院前可做症状限制性运动负荷心电图、放射性核素和(或)超声显像检查,必要时行冠状动脉造影检查,以便进一步处理。在急性心肌梗死恢复后,逐步进行适当的体育锻炼,可增加体力和增强工作力度,但应避免过重体力劳动或精神过度紧张。

9. 并发症的处理　并发栓塞时,可给予溶栓和(或)抗凝治疗。心脏破裂和乳头肌功能严重失调者,可考虑手术治疗。心室壁瘤如影响心功能或引起严重心律失常,宜手术治疗。心肌梗死后综合征可用糖皮质激素或阿司匹林、吲哚美辛等治疗。

10. 右心室心肌梗死的处理　如出现右心衰竭伴低血压,而无左心衰竭的表现时,可在血流动力学监测下静脉滴注输液补充血容量,直到低血压得到纠正或肺毛细血管压达 15～18 mmHg。输液 1～2 L 后低血压未能纠正者可用正性肌力药,首选多巴酚丁胺,不宜用利尿药。伴有房室传导阻滞者可予以临时起搏。

11. 非 ST 段抬高性心肌梗死的处理　此类患者不宜进行溶栓治疗。低危险组(无合并症、血流动力学稳定、不伴反复胸痛者)以阿司匹林和肝素(尤其是小分子肝素)治疗为主;中危险组(伴持续或反复胸痛,心电图无变化或 ST 段压低 1 mm 上下者)和高危险组(并发心源性休克、肺水肿或持续低血压)则以介入治疗为首选。

【预防】

二级预防应综合考虑,归纳为以下五个方面(以 A、B、C、D、E 符号代表)。

A:抗血小板聚集(aspirin)、抗心绞痛治疗及硝酸酯类制剂(anti-angina therapy)。

B:预防心律失常,减轻心脏负荷等(beta-blocker)、控制好血压(blood pressure control)。

C:控制血脂水平(cholesterol lowing)、戒烟(cigarettes quitting)。

D:控制饮食(diet control)、治疗糖尿病(diabetes treatment)。

E:健康教育(education)、运动锻炼(exercise)。

病例分析

患者,男性,60 岁,因间断发作性胸痛 1 个月,频发伴大汗 2 天入院。患者每于活动、劳累或快步行走时即出现胸骨后闷痛不适,同时向左臂放射,持续数分钟,停止活动可缓解。近 2 天来胸痛发作频繁,且程度较前加重,静息亦有发作,伴恶心和大汗淋漓,时间大于 20 min,有时休息不能缓解,需舌下含服硝酸甘油方可缓解。

既往史:有"糖尿病"6 年,"高血压"病史 3 年,血压最高达 180/105 mmHg。吸烟史 28 年,少量饮酒。

体格检查:T 36 ℃, P 80 次/分,R 21 次/分,BP 160/100 mmHg,体胖,心肺检查未见

异常。辅助检查:发作时心电图ST段水平压低>1 mm,发作后心电图恢复正常。TnI 0.15 μg/mL。

(1) 本病的临床诊断及诊断依据是什么?

(2) 要与哪些疾病相鉴别?

(3) 还要做哪些检查?

(4) 请制订治疗方案。

第十九章
心脏瓣膜病

心脏瓣膜病(valvular heart disease)是由于炎症、黏液样变性、退行性改变、缺血性坏死、先天性畸形及创伤等因素导致的单个或多个瓣膜的结构和(或)功能异常,导致瓣口狭窄和(或)关闭不全。二尖瓣病变最常见,其次为主动脉瓣。

风湿性心脏病(rheumatic heart disease),简称风心病,是风湿性炎症过程所致瓣膜损害,40 岁以下人群多见。风心病是我国常见的心脏病之一。近年来,瓣膜黏液样变性和老年人的瓣膜钙化的发病率在我国越来越高。

第一节　二尖瓣狭窄

【病因及病理】

二尖瓣狭窄(mitral stenosis)是我国主要的瓣膜病,其最常见病因为风湿热,女性多见。单纯二尖瓣狭窄占风心病的 1/4,二尖瓣狭窄伴有二尖瓣关闭不全占 2/5,主动脉瓣常同时受累。风湿热导致二尖瓣不同部位粘连融合,可致二尖瓣狭窄,包括交界处增厚粘连、瓣叶游离缘增厚粘连、腱索增厚粘连。上述病变导致二尖瓣开放受限,瓣口截面积减少,狭窄的二尖瓣呈漏斗状,瓣口常呈鱼口状。如果风湿热主要导致腱索的挛缩和粘连,而瓣膜交界处的粘连很轻,则主要出现二尖瓣关闭不全。长期二尖瓣狭窄可导致左心房扩大及左心房壁钙化,在合并房颤时左心耳及左心房内可形成附壁血栓。

【病理生理】

左房压升高致肺静脉压升高,肺顺应性减低,从而发生劳力性呼吸困难。心率增快时舒张期缩短,左房压升高,故任何增加心率的诱因均可促使急性肺水肿的发生,如房颤、妊娠、感染或贫血等。由于左房压和肺静脉压升高,引起肺小动脉反应性收缩,最终导致肺小动脉硬化,肺血管阻力增高,肺动脉压力升高。重度肺动脉高压可引起右心室肥厚、三尖瓣和肺动脉瓣关闭不全和右心衰竭。

【临床表现】

1. 症状　一般在二尖瓣中度狭窄(瓣口面积 1～1.5 cm^2)时才有明显症状。

(1) 呼吸困难　为最常见的早期症状。常有运动、感染、妊娠或心房颤动等诱因,可由劳力性呼吸困难发展到静息时呼吸困难、端坐呼吸和阵发性夜间呼吸困难,甚至发生急性肺水肿。

(2) 咯血　有以下几种情况:① 突然咯大量鲜血,通常见于严重二尖瓣狭窄,可为首发症状，当肺静脉压突然升高时，支气管静脉破裂引起大咯血，咯血后肺静脉压减低，咯血可自止；② 阵发性夜间呼吸困难或咳嗽时出现痰中带血或血痰；③ 急性肺水肿时咳大量粉红色泡沫状痰。

(3) 咳嗽　常见，多在夜间睡眠或劳动后出现，与支气管黏膜淤血水肿易患支气管炎或左心房增大压迫左主支气管有关。

(4) 声嘶　较少见，由于扩大的左心房和肺动脉压迫左喉返神经所致。

2. 体征　重度二尖瓣狭窄患者常有“二尖瓣面容”。

(1) 二尖瓣狭窄的心脏体征　① 望诊心尖搏动正常或不明显；② 心尖区可闻第一心音亢进和开瓣音，提示前叶柔顺、活动度好，如瓣叶钙化僵硬，则第一心音减弱，开瓣音消失；③ 心尖区有低调的隆隆样舒张中晚期杂音，杂音局限、不传导，常可触及舒张期震颤。

(2) 肺动脉高压和右心室扩大的心脏体征　肺动脉高压时肺动脉瓣区第二心音亢进或伴分裂。当肺动脉扩张引起相对性肺动脉瓣关闭不全时，可在胸骨左缘第二肋间闻及舒张早期吹风样杂音，称 Graham-Steell 杂音。右心室扩大伴相对性三尖瓣关闭不全时，在三尖瓣区闻及全收缩期吹风样杂音。

【并发症】

1. 急性肺水肿　急性肺水肿为重度二尖瓣狭窄的严重并发症。患者常突发重度呼吸困难和发绀，不能平卧，咳粉红色泡沫状痰，双肺满布干、湿啰音。若抢救不及时，可导致死亡。

2. 心房颤动　心房颤动为较早期的常见并发症，可为患者就诊的首发原因，多先有房性期前收缩。开始为阵发性心房扑动及颤动，之后转为慢性心房颤动。心房颤动时，左心室充盈减少，可使心输出量下降 1/5，常使心衰加重。

3. 右心衰竭　右心衰竭为晚期常见并发症。右心衰竭时，右心排出量明显减少，肺循环血量减少，左心房压相对下降，呼吸困难可有所减轻，临床表现为右心衰竭的症状和体征。

4. 血栓栓塞　1/5 的患者发生体循环栓塞，极少数为首发症状，以脑栓塞最常见，血栓多来源于左心耳或左心房。心房颤动和右心衰竭时，可在右心房形成附壁血栓，可致肺栓塞。

5. 感染性心内膜炎　较少见。

6. 肺部感染　常见。

【实验室及辅助检查】

1. X 线检查　左心房增大是二尖瓣狭窄的典型表现，其他 X 线征象包括右心室增大、肺动脉主干突出、肺淤血、间质性肺水肿等征象。

2. 心电图　重度二尖瓣狭窄可有“二尖瓣型 P 波”，QRS 波群示电轴右偏和右心室肥厚的表现。

3. 超声心动图　超声心动图是确诊二尖瓣狭窄的可靠方法。M 型示二尖瓣城墙样改变，后叶向前移动及瓣叶增厚。二维超声心动图可显示狭窄瓣膜的形态和活动度，测绘二尖瓣口面积。典型者为舒张期前叶呈圆拱状，后叶活动度减少，交界处粘连融合，瓣叶增厚和瓣口面积缩小。彩色多普勒血流显像可实时观察二尖瓣狭窄的射流，有助于连续多普勒测定的正确定向。

【诊断和鉴别诊断】

心尖区有隆隆样舒张期杂音伴 X 线或心电图示左心房增大，一般可诊断二尖瓣狭窄，超声心动图检查可确诊。

心尖区舒张期隆隆样杂音应与下列情况相鉴别。① 相对性二尖瓣狭窄:严重二尖瓣反流、高动力循环及大量左向右分流的先天性心脏病时,心尖区可有短促的隆隆样舒张中期杂音,常紧随于增强的第三心音后。② Austin-Flint 杂音:见于严重主动脉瓣关闭不全。③ 左房黏液瘤:瘤体阻塞二尖瓣口,产生随体位改变的舒张期杂音,其前有肿瘤扑落音。

【治疗】

1. 一般治疗 有风湿活动者应给予抗风湿治疗;预防感染性心内膜炎;呼吸困难者应减少体力活动,限制钠盐摄入,口服利尿剂,避免和控制诱发急性肺水肿的因素,如急性感染、贫血等。

2. 并发症的处理

(1) 大量咯血 应取坐位以减少回心血量,用镇静剂防治烦躁不安,减少活动,静脉注射利尿剂,以降低肺静脉压。

(2) 急性肺水肿 处理原则与急性左心衰竭所致的肺水肿的相似。但应注意:① 应选用扩张静脉系统、减轻心脏前负荷为主的硝酸酯类药物,避免使用以扩张小动脉为主、减轻心脏后负荷的血管扩张药物;② 正性肌力药物对二尖瓣狭窄所致的肺水肿无益,仅用于心房颤动伴快速心室率时,以减慢心室率,可静脉滴注毛花苷丙。

(3) 心房颤动 治疗目的为控制心室率,争取恢复和保持窦性心律,预防血栓栓塞。

(4) 右心衰竭 限制钠盐摄入,应用利尿剂等。

3. 介入和手术治疗 介入和手术治疗为治疗本病的有效方法。当二尖瓣口有效面积$<1.5\ cm^2$,伴有症状,尤其症状进行性加重时,应用介入或手术方法扩大瓣口面积,减轻狭窄。常用方法如下。① 经皮球囊二尖瓣成形术,为缓解单纯二尖瓣狭窄的首选方法。② 二尖瓣分离术,有闭式分离术和直视分离术两种,闭式分离术目前临床已很少使用,直视分离术适于瓣叶严重钙化、病变累及腱索和乳头肌、左心房内有血栓的二尖瓣狭窄的患者。③ 人工瓣膜置换术,适用于严重瓣叶和瓣下结构钙化、畸形者及二尖瓣狭窄合并明显二尖瓣关闭不全者。

第二节 二尖瓣关闭不全

【病因和病理】

1. 瓣叶损害 ① 最常见为风湿性损害,占二尖瓣关闭不全的1/3。风湿性病变使瓣膜僵硬、变性、连接处融合以及腱索融合缩短。② 二尖瓣原发性黏液性变使瓣叶宽松膨大或伴腱索过长,心脏收缩时瓣叶突入左房可影响二尖瓣关闭。③ 感染性心内膜炎破坏瓣叶。

2. 瓣环扩大 ① 左室增大或伴左心衰竭都可造成二尖瓣环扩大而导致二尖瓣关闭不全。② 二尖瓣环退行性变和瓣环钙化。

3. 腱索损害 先天性或获得性的腱索病变,如腱索过长、断裂缩短和融合。

4. 乳头肌功能障碍 冠状动脉灌注不足可引起乳头肌功能失调。如乳头肌缺血短暂,可出现短暂的二尖瓣关闭不全;如急性心肌梗死发生乳头肌坏死,则出现永久性二尖瓣关闭不全,乳头肌坏死是心肌梗死的常见并发症,乳头肌完全断裂可发生严重致命的急性二尖瓣关闭不全。

【病理生理】

1. 急性 收缩期左心室的部分血流反流至左心房，与肺静脉至左心血血流汇总。在舒张期充盈左心室，致左心房和左心室容量负荷骤增，左心室来不及代偿，致左心室舒张末压急剧上升，左心房压也急剧升高，导致肺淤血甚至肺水肿。

2. 慢性 左心室对慢性容量负荷过度的代偿为左心室舒末期容量增大，根据 Frank-Starling 机制，这可使左心室心搏量增加；加上代偿性离心性肥大，并且左心室在收缩期将部分血排入低压的左心房，室壁应力下降快，利于左心室排空。因此，在代偿期左心室总的心搏量明显增加，射血分数可完全正常。但如果二尖瓣关闭不全持续存在并继续加重，使左室舒张末期容量增加，左室功能恶化，一旦心排出量降低时即可出现症状。

二尖瓣关闭不全时，左心房的顺应性增加，左心房扩大。在较长的代偿期，同时扩大的左心房和左心室可适应容量负荷增加，左心房压和左心室舒张末压不致明显上升，肺淤血不出现。持续严重的过度容量负荷终致左心衰竭，左心房压和左心室舒张末压明显上升，导致肺淤血、肺动脉高压和右心衰竭发生。

【临床表现】

1. 症状

(1) 急性 轻度二尖瓣反流仅有轻微劳力性呼吸困难。严重反流时会很快发生急性左心衰竭，甚至发生急性肺水肿。

(2) 慢性 轻度二尖瓣关闭不全可终身无症状。严重反流有心排出量减少，可表现为疲乏无力，晚期可出现劳力性呼吸困难，活动耐力显著下降。

2. 体征

(1) 急性 心尖搏动为高动力型。第二心音肺动脉瓣成分亢进。非扩张的左心房强有力收缩所致心尖区第四心音常可闻及。由于收缩末左房室压差减小，心尖区反流性杂音于第二心音前终止，而非全收缩期杂音，低调，呈递减型，不如慢性者响。严重反流也可出现心尖区第三心音和短促舒张期隆隆样杂音。

(2) 慢性 ① 心尖搏动：左心室增大时向左下移位。② 心音：风心病时瓣叶缩短，导致重度关闭不全时，第一心音减弱。二尖瓣脱垂和冠心病时第一心音多正常。③ 心脏杂音：心尖区全收缩期杂音，为二尖瓣关闭不全主要体征，杂音可向左腋下和左肩下区传导。后叶异常时，杂音向胸骨左缘和心底部传导。在典型的二尖瓣脱垂为随喀喇音之后的收缩晚期杂音。腱索断裂时杂音可似海鸥鸣或乐音性。反流严重时，心尖区可闻及紧随第三心音后的短促舒张期隆隆样杂音。

【并发症】

心房颤动可见于 3/4 的慢性重度二尖瓣关闭不全患者；感染性心内膜炎较二尖瓣狭窄常见；体循环栓塞见于左心房扩大、慢性心房颤动的患者，较二尖瓣狭窄少见；心力衰竭在急性者早期出现，在慢性者晚期发生；二尖瓣脱垂的并发症包括感染性心内膜炎、脑栓塞、心律失常、猝死、腱索断裂、严重二尖瓣关闭不全和心力衰竭。

【实验室及辅助检查】

1. X 线检查 急性者心影正常或左心房轻度增大伴明显肺淤血，甚至肺水肿征。慢性重度反流常伴左心房、左心室增大，左心室衰竭时可见肺淤血和间质性肺水肿征。二尖瓣环钙化为粗的 C 形阴影，在左侧位或右前斜位可见。

2. 心电图 急性者心电图正常,窦性心动过速常见。慢性重度二尖瓣关闭不全主要为左心房增大,部分有左心室肌肥厚和非特异性 ST-T 改变,少数有右心室肥厚征,心房颤动常见。

3. 超声心动图 M型和二维超声心动图不能确定二尖瓣关闭不全。脉冲式多普勒超声和彩色多普勒血流显像可于二尖瓣心房侧和左心房内探及收缩期反流束,诊断二尖瓣关闭不全的敏感性几乎达100%,且可半定量反流程度。后者测定的左心房最大反流束面积,小于4 cm^2为轻度反流、4～8 cm^2为中度反流、大于8 cm^2为重度反流。二维超声可显示二尖瓣装置的形态特征,有助于明确病因。

【诊断和鉴别诊断】

1. 诊断

(1) 急性 根据突然发生呼吸困难,心尖区出现收缩期杂音,X线心影不大而肺淤血明显等特点可诊断,确诊靠超声心动图。

(2) 慢性 心尖区有典型杂音伴左心房及左心室增大,诊断可以成立,确诊靠超声心动图。

2. 鉴别诊断 应注意与以下情况相鉴别。① 三尖瓣关闭不全:为全收缩期杂音,在胸骨左缘第4、5肋间最清楚,右心室显著扩大时可传导至心尖,但不向左腋下传导。杂音在吸气时增强,常伴颈静脉收缩期搏动和肝收缩期搏动。② 室间隔缺损:为全收缩期杂音,在胸骨左缘第4肋间最清楚,不向腋下传导,常伴胸骨旁收缩期震颤。③ 胸骨旁收缩期喷射性杂音:血流通过左或右心室流出道时产生,多见于左或右心室流出道梗阻。杂音自收缩中期开始,于第二心音前终止,呈吹风样和递增-递减型。主动脉瓣狭窄的杂音位于胸骨右缘第2肋间;肺动脉瓣狭窄的杂音位于胸骨左缘第2肋间;肥厚型梗阻型心肌病的杂音位于胸骨左缘第3、4肋间。以上情况主要靠超声心动图确诊。

【治疗】

(1) 急性 ① 内科治疗:一般为术前过渡措施,尽可能在床旁血流动力学监测指导下进行。静脉滴注硝普钠通过扩张小动静脉,降低心脏前、后负荷,减轻肺淤血,减少反流,增加心排出量;静脉滴注利尿剂可降低前负荷。② 外科治疗:为根本措施。视病因、病变性质、反流程度和患者对药物治疗的反应等具体情况,采取紧急、择期或选择性手术(人工瓣膜置换术或修复术)。

(2) 慢性 ① 内科治疗:风心病伴风湿活动者需行抗风湿治疗并预防风湿热复发;预防感染性心内膜炎;心房颤动者应采取减慢心率的措施,并应长期进行抗凝治疗;心力衰竭者,应限制钠盐的摄入,使用利尿剂、血管紧张素转换酶抑制剂和洋地黄。② 外科治疗:为恢复瓣膜关闭完整性的根本措施。应在发生不可逆的左心室功能不全之前施行,否则术后预后不佳。手术方法有瓣膜修补术和人工瓣膜置换术。

第三节 主动脉瓣狭窄

【病因和病理】

1. 风心病 风湿性炎症导致瓣膜交界处粘连融合,瓣叶纤维化、钙化和挛缩畸形,引起瓣口狭窄。大多伴有关闭不全和二尖瓣损害。

2. 先天性畸形 先天性二叶瓣畸形为最常见的先天性主动脉瓣狭窄的病因。先天性单叶瓣、先天性三个瓣叶狭窄少见。

3. 退行性老年钙化性主动脉瓣狭窄 为65岁以上老年人单纯性主动脉狭窄的常见原因。无交界处融合,瓣叶主动脉面有钙化结节限制瓣叶活动。常伴有二尖瓣环钙化。

【病理生理】

慢性主动脉瓣狭窄时,左心室压力负荷增加,左心室室壁代偿性向心性肥厚,以维持正常收缩期室壁应力和左心室心排出量。左心室肥厚使其顺应性降低,左心室舒张末压进行性升高,引起左心房的后负荷增加,左心房代偿性肥厚。肥厚的左心房在舒张末期收缩力明显增加,使左心室舒张末期充分充盈,达到左心室有效收缩时所需水平,以维持心搏量正常。左心室舒张末容量直至失代偿的病程晚期才增加。最终由于室壁应力增高、心肌缺血和纤维化等导致左心室功能衰竭。

【临床表现】

1. 症状 呼吸困难、心绞痛和晕厥为典型主动脉狭窄常见的三联征。

(1) 呼吸困难 90%的有症状患者晚期常以劳力性呼吸困难为首发症状,随后出现阵发性夜间呼吸困难、端坐呼吸和急性肺水肿。

(2) 心绞痛 多出现在运动后,休息后缓解,见于60%的有症状患者。绝大多数因心肌缺血所致,极少数是因瓣膜的钙质栓塞冠状动脉。

(3) 晕厥 多于直立、运动中或运动后即发生,少数在休息时发生,见于1/3的有症状患者。主要因为运动时周围血管扩张,而主动脉瓣开放受限,同时心肌缺血加重,使左心室收缩功能降低,致使心输出量减少;运动后体循环静脉回流突然减少,心室充盈不足,心输出量进一步减少;少数因心律失常引起心输出量骤减;上述因素均导致体循环动脉压下降,脑循环灌注压降低,发生脑缺血而致晕厥。

2. 体征

(1) 心音 第一心音正常。若主动脉瓣钙化僵硬,主动脉瓣区第二心音减弱或消失。严重狭窄者可出现第二心音逆分裂。可听到明显的第四心音。

(2) 收缩期喷射性杂音 在第一心音稍后或紧随喷射音开始,第二心音之前消失,为吹风样、粗糙、递增-递减型,在胸骨右缘第2或左缘第3肋间最响,常向颈动脉传导,多伴震颤。狭窄越重,杂音越长。左心室衰竭时,杂音消失或减弱。

(3) 其他 动脉脉搏细小而持续。在晚期,收缩压和脉压均下降。心尖搏动相对局限且增强,如左心室扩大,可向左下移位。

【并发症】

1. 心律失常 10%的可发生心房颤动。主动脉瓣钙化侵及传导系统可致房室传导阻滞。左心室肥厚、心内膜下心肌缺血或冠状动脉栓塞可致室性心律失常。

2. 心脏性猝死 多见于以往有症状者,1%～3%的无症状患者也可发生猝死。

3. 感染性心内膜炎 不常见。

4. 体循环栓塞 少见。

5. 心力衰竭 主要为左心衰竭,右心衰竭少见。

【实验室及辅助检查】

1. X线检查 心影正常或左心室轻度增大,左心房可能轻度增大,升主动脉根部常见狭窄后扩张。晚期可有肺淤血征象。

2. 心电图 重度狭窄者有左心室肥厚伴ST-T继发性改变和左心房大。可有房室阻滞、室内阻滞、心房颤动或室性心律失常。

3. 超声心动图 为明确诊断和判定狭窄程度的重要方法。二维超声心动图探测可了解主动脉瓣瓣叶数目、大小、增厚及钙化,根据瓣膜结构情况,有助于确定狭窄的病因,但不能准确定量狭窄程度。连续多普勒测定通过主动脉瓣的最大血流速度,可计算出平均和峰跨膜压差以及瓣口面积。

【诊断和鉴别诊断】

典型主动脉狭窄杂音时,较易诊断。风心病患者常合并关闭不全和二尖瓣损害;15岁以下者,以单叶瓣畸形多见;16~65岁者的单纯主动脉瓣狭窄,以先天性二叶瓣钙化可能性较大;退行性老年钙化性病变多见于65岁以上者。确诊主要靠超声心动图。

主动脉瓣狭窄的杂音如传导至胸骨左下缘或心尖区时,应与二尖瓣关闭不全、三尖瓣关闭不全或室间隔缺损的全收缩期杂音区别。此外,主动脉瓣狭窄还应与先天性主动脉瓣狭窄、梗阻性肥厚型心肌病相鉴别。以上情况的鉴别有赖于超声心动图。

【治疗】

1. 内科治疗 主要是对症治疗。治疗措施如下。① 预防感染性心内膜炎,如为风心病合并风湿活动,应预防风湿热。② 如有频发房性期前收缩,应予以抗心律失常药物,预防心房颤动。③ 心绞痛可试用硝酸酯类药物。④ 心力衰竭者应限制钠盐摄入,可用洋地黄类药物和小心应用利尿剂。不可使用作用于小动脉的血管扩张剂,以防血压过低。

2. 外科治疗 人工瓣膜置换术为治疗成人主动脉狭窄的主要方法。主动脉重度狭窄伴心绞痛、晕厥或心力衰竭症状为该手术的主要指征。儿童和青少年的非钙化性先天性主动脉瓣严重狭窄,可在直视下行瓣膜交界处分离术。经皮球囊主动脉瓣成形术为手术高危、不能接受外科手术的患者或手术前过渡。

第四节 主动脉瓣关闭不全

【病因和病理】

1. 急性 主要原因有:① 胸部穿通或钝挫伤致升主动脉根部、瓣叶支持结构和瓣叶破损或瓣叶急性脱垂;② 感染性赘生物致瓣叶破损或穿孔,瓣叶因支持结构受损而脱垂;③ 主动脉夹层血肿使主动脉瓣环扩大,一个瓣叶被夹层血肿压迫向下,瓣环或瓣叶被夹层血肿撕裂;④ 人工瓣破裂。

2. 慢性

(1) 主动脉瓣疾病 ① 风心病,约67%的主动脉瓣关闭不全为风心病所致。由于瓣叶纤维化、增厚和缩短,影响舒张期瓣叶边缘对合。常因瓣膜交界处融合伴不同程度狭窄,合并二尖瓣损害。② 感染性心内膜炎,感染性赘生物致瓣叶破损或穿孔,瓣叶因支持结构受损而脱垂或赘生物介于瓣叶间妨碍其闭合而引起关闭不全。为单纯性主动脉瓣关闭不全的常见病因。③ 先天性畸形,二叶主动脉瓣、室间隔缺损等。④ 主动脉瓣黏液样变性。

(2) 主动脉根部扩张 由于引起瓣环扩大,而致瓣叶舒张期不能对合。主要原因有:① 梅毒性主动脉炎,主动脉炎致主动脉根部扩张,30%发生主动脉瓣关闭不全;② 马凡综合征，为遗传性结缔组织病，通常累及骨、关节、眼、心脏和血管，常伴二尖瓣脱垂；③ 强直性脊柱炎，升主动脉弥漫性扩张；④ 特发性升主动脉扩张。

【病理生理】

1. 急性 舒张期左心室接纳左心房的充盈血流，同时左心室接纳主动脉反流血液，左心室容量负荷急剧增加。若反流量大，左心室的急性代偿性扩张的能力有限，左心室舒张压急剧上升，导致左心房压增高和肺淤血，甚至肺水肿。由于急性者左心室舒张末容量仅能有限增加，即使左心室收缩功能正常或增加，但心输出量仍减少。

2. 慢性 由于反流量逐渐增加，早期左心室舒张末容量增加，左心室肥厚、扩张，左心室舒张末压正常或轻度升高，左心室心搏量增加，同时因左心室壁厚度与心腔半径的比例不变，室壁应力维持正常。以上各因素使左心室能较长期维持正常心排出量和肺静脉压无明显升高。随着反流量进一步增大，左心室肥厚、扩张失代偿，左心室舒张末压显著升高，晚期心室收缩功能降低，心排出量减少，肺静脉压明显升高，直至发生左心衰竭。左心室心肌重量增加使心肌氧耗增多，主动脉舒张压低使冠状动脉血流减少，二者引起心肌缺血，促使左心室心肌功能恶化。

【临床表现】

1. 急性 轻者可无症状，重者出现急性左心衰竭和低血压。体格检查：① 收缩压、舒张压和脉压正常或舒张压稍低，脉压稍增大，无明显周围血管征；② 心尖搏动正常；③ 第一心音减弱，第二心音肺动脉瓣成分增强，第三心音常见。

2. 慢性 早期可无症状，甚至可耐受运动；也可出现心悸、心前区不适、头部强烈搏动感等症状。晚期出现左心室衰竭表现，可伴心绞痛，常有体位性头昏，晕厥罕见。体格检查：① 收缩压升高，舒张压降低，脉压增大，周围血管征常见；② 心尖搏动向左下移位，心尖部抬举性搏动；③ 第一心音减弱，第二心音主动脉瓣成分减弱或缺如，心尖区常有第三心音；④ 主动脉关闭不全的杂音为与第二心音同时开始的高调叹气样递减型舒张早期杂音，坐位并前倾和深呼气时易听到。轻度反流时，杂音限于舒张早期，音调高，中重度反流时，杂音粗糙，为全舒张期。杂音为乐音性时，提示瓣叶脱垂、撕裂或穿孔，主动脉瓣损害的杂音在胸骨左中下缘明显，升主动脉扩张的杂音在胸骨右上缘更清楚，向胸骨左缘传导。老年人的杂音有时在心尖区最响。心底部常有主动脉瓣收缩期喷射性杂音，较粗糙，强度为2/6～4/6级，可伴有震颤，与左心室心搏量增加和主动脉根部扩大有关。重度反流者，常在心尖区听到舒张中晚期隆隆样杂音（Austin-Flint杂音）。

【并发症】

感染性心内膜炎较常见；可发生室性心律失常，但心脏性猝死少见；急性者心力衰竭出现早，慢性者于晚期出现。

【实验室及辅助检查】

1. X线检查 急性者常有肺淤血或肺水肿征。慢性者左心室增大，可有左心房增大，升主动脉扩张，主动脉结突出。左心衰竭时有肺淤血征。

2. 心电图 急性者常见窦性心动过速和非特异性ST-T改变。慢性者常见左心室肥厚劳损。

3. 超声心动图 M型显示舒张期二尖瓣前叶或室间隔纤细扑动，为主动脉瓣关闭不全的可靠诊断征象，但敏感性低。急性者可见二尖瓣期前关闭，主动脉瓣舒张期纤细扑动为瓣叶破裂的特征。彩色多普勒血流显像在主动脉瓣的心室侧可探及全舒张期反流束，有助于判断其严重程度。二维超声可显示瓣膜和主动脉根部的形态改变,有助于确定病因。

【诊断和鉴别诊断】

有典型主动脉瓣关闭不全的舒张期杂音伴周围血管征,可诊断为主动脉瓣关闭不全。急性重度反流者早期出现左心室衰竭,X线心影正常而肺淤血明显。慢性如合并主动脉瓣或二尖瓣狭窄,支持风心病诊断。超声心动图可助确诊。主动脉瓣舒张早期杂音于胸骨左缘明显时,应与Graham-Steell杂音相鉴别。

【治疗】

1. 急性 人工瓣膜置换术或主动脉瓣修复术为根本措施。内科治疗一般仅为术前准备过渡措施,应尽量在血流动力学监测下进行。静脉滴注硝普钠对降低前后负荷、改善肺淤血、减少反流量和增加排血量有益。也可酌情经静脉使用利尿剂和正性肌力药物。

2. 慢性

(1) 内科治疗 预防感染性心内膜炎,若为风心病有风湿活动应预防风湿热;无症状的轻或中度反流者,应限制重体力活动;出现左心力衰竭时应用血管紧张素转换酶抑制剂和利尿剂,必要时可加用洋地黄类药物;心绞痛可用硝酸酯类药物;积极纠正心房颤动和治疗心律失常;如有感染应及早积极控制。

(2) 外科治疗 人工瓣膜置换术为严重主动脉瓣关闭不全的主要治疗方法,应在不可逆的左心室功能不全发生之前进行。无呼吸困难或心绞痛且左心室功能正常的严重反流不需手术,但需密切随访。部分病例可行瓣膜修复术。

第五节 三尖瓣和肺动脉瓣疾病

一、三尖瓣狭窄

【病因及病理】

最常见病因为风心病。其病理改变与二尖瓣狭窄的相似,但损害较轻。单独三尖瓣狭窄者极少见,常伴关闭不全、二尖瓣和主动脉瓣损害。

【病理生理】

血流动力学异常包括:① 舒张期跨三尖瓣压差,运动和吸气时升高,呼气时降低,最大舒张期压差>1.9 mmHg提示三尖瓣狭窄;② 右心室心排出量减少,不随运动而增加,右心室容量正常或减少。

【临床表现】

(1) 症状 心输出量减少导致疲乏,体循环淤血致腹胀、水肿,可并发心房颤动和肺栓塞。

(2) 体征 ① 颈静脉扩张;② 胸骨左下缘有三尖瓣开瓣音;③ 胸骨左缘第4、5肋间或剑突附近有紧随开瓣音后的较二尖瓣狭窄杂音弱而短的舒张期隆隆样杂音,伴舒张期震颤;④ 腹腔积液和全身水肿。

【实验室及辅助检查】

(1) X线检查 心影明显增大,后前位右心缘见右房和上腔静脉突出,右房缘距中线的最大距离常>5 cm。

(2) 心电图　Ⅱ和 V_1 导联 P 波振幅＞0.25 mV，提示右房增大。

(3) 超声心动图　二维超声心动图确诊三尖瓣狭窄具有高度敏感性和特异性，心尖四腔观可见瓣叶增厚，舒张期呈圆拱形。彩色多普勒血流显像可见三尖瓣口右心室侧高速“火焰形”射流。

【诊断和鉴别诊断】

具有体循环静脉淤血而不伴肺淤血和典型听诊体征，可诊断三尖瓣狭窄。风心病二尖瓣狭窄者，若无明显右心室扩大和肺淤血，而在剑突处或胸骨左下缘听到有随吸气增强的舒张期隆隆样杂音，提示同时存在三尖瓣狭窄。房间隔缺损如左至右分流量大，通过三尖瓣的血流增多，可在三尖瓣区听到第三心音后短促的舒张中期隆隆样杂音。

【治疗】

1. 内科治疗　限制钠盐摄入，应用利尿剂，控制心房颤动的心室率。

2. 外科治疗　跨三尖瓣压差＞5 mmHg 或瓣口面积＜2.0 cm^2 时，应手术治疗。风心病可做瓣膜交界分离术或人工瓣膜置换术。

二、三尖瓣关闭不全

【病因、病理及病理生理】

1. 功能性三尖瓣关闭不全　常见，由于右心室扩张，瓣环扩大，收缩时瓣叶不能闭合，多见于有右心室收缩压增高或肺动脉高压的心脏病，如风湿性二尖瓣病、肺动脉瓣狭窄和肺心病等。

2. 器质性三尖瓣关闭不全　较少见，包括三尖瓣下移畸形、三尖瓣脱垂、感染性心内膜炎、冠心病等。严重的三尖瓣关闭不全的病理生理特征为体循环静脉高压和运动时右心室心搏量相应增加的能力受限，晚期出现右心室衰竭。

【临床表现】

1. 症状　为右心衰竭表现，重者有疲乏、水肿、腹胀等症状。

2. 体征　① 血管和心脏：颈静脉扩张伴明显的收缩期搏动，吸气时增强；右心室抬举性搏动；重度反流时，胸骨左下缘有第三心音，吸气时增强；三尖瓣关闭不全的杂音为高调、吹风样和全收缩期，在胸骨左下缘或剑突区最响；三尖瓣脱垂有收缩期喀喇音。② 右心衰竭体征。

【实验室及辅助检查】

1. X 线检查　右房明显增大，右心室、上腔静脉和奇静脉扩大。

2. 心电图　P 波高尖、不完全性右束支阻滞和心房颤动常见。

3. 超声心动图　二维超声心动图对三尖瓣关闭不全的病因诊断有助。

【诊断和鉴别诊断】

典型者诊断不难。注意与二尖瓣关闭不全相鉴别。

【治疗】

1. 内科治疗　右心衰竭者应限制钠盐摄入，使用利尿剂、洋地黄类药物和血管扩张药，控制心房颤动的心室率。

2. 外科治疗　① 继发于二尖瓣或主动脉瓣疾病者，轻度反流不需手术，中度反流可行瓣环成形术，重者行瓣环成形术或人工瓣膜置换术。② 三尖瓣下移畸形、感染性心内膜炎等需做人工瓣膜置换术。

三、肺动脉瓣狭窄

肺动脉瓣狭窄的最常见病因为先天性畸形。风湿性极少见,且极少严重者,常合并其他瓣膜损害,临床表现为后者掩盖。

四、肺动脉瓣关闭不全

【病因及病理】

最常见病因为继发于肺动脉高压的肺动脉干根部扩张,引起瓣环扩大,见于风湿性二尖瓣疾病、艾森曼格综合征等情况。肺动脉瓣原发性损害少见,可发生于感染性心内膜炎、肺动脉瓣狭窄或法洛四联症术后。

【临床表现】

多数病例因原发病的临床表现突出,肺动脉瓣关闭不全的表现被掩盖,仅偶然于听诊时发现。体征如下。① 胸骨左缘第2肋间扪及肺动脉收缩期搏动,可伴收缩或舒张期震颤;胸骨左下缘或剑突下扪及右心室抬举性搏动。② 肺动脉高压时,第二心音肺动脉瓣成分增强,第二心音呈宽分裂,胸骨左缘第4肋间常有第三和第四心音,吸气时增强。③ 继发于肺动脉高压者,在胸骨左缘第2～4肋间有第二心音后立即开始的舒张早期叹气样高调递减型杂音,吸气时增强,称为Graham-Steell杂音。

【实验室及辅助检查】

1. X线检查 右心室和肺动脉干扩大。

2. 心电图 肺动脉高压者有右心室肥厚征。

3. 超声心动图 多普勒超声对确诊肺动脉瓣关闭不全极为敏感,可半定量反流程度。二维超声心动图有助于明确病因。

【诊断和鉴别诊断】

Graham-Steell杂音需与主动脉关闭不全的舒张早期杂音相鉴别。

【治疗】

以治疗导致肺动脉高压的原发性疾病为主,仅在严重的肺动脉瓣反流导致难治性右心衰竭时,才考虑对该瓣膜进行手术治疗。

病例分析

患者,男性,50岁,农民。因“反复气促,下肢浮肿7年余,加重1年”入院。患者7年前开始出现进行性劳力性气促,胸闷乏力,腹胀,双下肢水肿,无明显心悸,曾在外院就诊,诊断不详,予抗心衰等对症处理后好转。其后长期口服利尿药和地高辛治疗,仍反复发作,间断性下肢水肿。近1年来,气促加重,伴夜间端坐,时有咳嗽,咳泡沫痰。目前平路行走等轻微日常活动就有气促,二便正常。

既往体健,能从事重体力劳动,无就医史,无外伤史,无高血压病史,否认家庭遗传病史。

体格检查:T 36.5 ℃ ,P 60次/分,R 24次/分,BP 90/60 mmHg,神清,精神差,高枕卧位。

巩膜有轻度黄染,颈静脉怒张,咽不红,扁桃体未见肿大,胸廓外形正常,两肺呼吸音粗,双中下肺可闻及湿啰音,心界向左下扩大,心尖搏动弥散,无抬举性搏动及震颤,HR72次/分,心音强弱不一，胸骨左缘3、4肋间可闻及3/6级收缩期喷射性杂音，粗糙，向心底部传导，无颈部传导，三尖瓣区可闻及2/6级吹风性全收缩期杂音，P_2亢进，无周围血管征，腹平软，肝肋下3 cm，肝颈回流征阳性，腹水征阴性。双下肢凹陷性水肿，四肢关节活动可，无压痛，神经系统查体阴性。

(1) 本病的临床诊断及诊断依据是什么?

(2) 要与哪些疾病相鉴别?

(3) 还要做哪些检查?

(4) 请制订治疗方案。

第二十章 感染性心内膜炎

感染性心内膜炎(infective endocarditis)是指各种病原微生物感染心内膜表面并形成赘生物的一种表现。赘生物主要由血小板和纤维素组成形态、大小各异的团块,内含大量病原微生物和少量炎症细胞。感染最常累及的部位是瓣膜,间隔缺损部位、腱索或心壁内膜也可受累。按病程通常分为急性和亚急性,后者较多见。感染性心内膜炎又可分为自体瓣膜、人工瓣膜和静脉药瘾者心内膜炎。

急性感染性心内膜炎的临床特征:① 全身感染中毒表现明显;② 起病急、病程进展快,数天至数周引起瓣膜破坏;③ 感染迁移多见;④ 致病菌多为金黄色葡萄球菌。亚急性感染性心内膜炎临床特征:① 全身感染中毒表现轻;② 起病慢、病程进展慢、病程长;③ 感染迁移少见;④ 致病菌多为草绿色链球菌,其次为肠球菌。

【病因】

1. 自体瓣膜心内膜炎 主要病原菌为链球菌和葡萄球菌。急性者主要由金黄色葡萄球菌引起;亚急性者常见于草绿色链球菌感染,其次为D族链球菌、表皮葡萄球菌。

2. 人工瓣膜心内膜炎 早期感染多为表皮葡萄球菌,金黄色葡萄球菌较少,其他有革兰阴性杆菌和真菌;晚期感染以草绿色链球菌为主,其次为表皮葡萄球菌,其他有革兰阴性杆菌和真菌。

3. 静脉药瘾者心内膜炎 主要病原菌为金黄色葡萄球菌,其次为链球菌、革兰阴性杆菌和真菌。

【发病机制】

1. 感染途径 ① 主要为咽峡部及呼吸道炎症,如口腔创伤、拔牙及扁桃体手术后细菌侵入循环血中致菌血症;② 各种感染或细菌通过皮肤及黏膜的创伤处(如手术、器械操作等)而侵入;③ 静脉注射麻醉药成瘾,通过静脉将皮肤致病菌带入血流;④ 人工瓣膜置换术直接引起心内膜感染。

2. 基础疾病及易感性 ① 亚急性者主要发生于心脏瓣膜病及先天性心血管病,可能与湍流下部位有利于微生物沉积、生长和高速射流冲击心脏或大血管内膜处致局部损伤有关。② 皮肤、肌肉、骨骼或肺等部位的活动性感染灶中的病原菌侵入循环血中细菌量大,细菌毒力强,具有高度侵袭性和黏附于内膜的能力,可引起急性心内膜炎。③ 静脉药瘾者心内膜炎大多累及正常三尖瓣,其次为主动脉瓣和二尖瓣。多为急性发病,常伴有迁移性感染灶;亚急性表现多见于曾有感染性心内膜炎病史者。④ 人工瓣膜心内膜炎除赘生物形成外,常出现人工瓣膜部分破裂、瓣周漏、瓣环周围组织和心肌脓肿。最常累及主动脉瓣。早期者多为急性起病，晚期常为亚急性表现。⑤ 近年来，非风湿性瓣膜病的心内膜炎发病率有所升高。

3. 赘生物 结节样无菌性赘生物常位于湍流区、瘢痕处和心外因素所致内膜受损区。侵入血液的少量细菌往往寄居在瓣膜表面，细菌定居后，迅速繁殖，促使血小板聚集和纤维蛋白沉积，形成感染性赘生物。感染性赘生物脱落形成大小不一的细菌栓子，导致全身各脏器栓塞。

【临床表现】

1. 感染中毒表现 ① 最常见的症状是发热，一般高于 39 ℃，午后和晚上高，急性者多有高热、寒战。② 亚急性者起病慢，病程长，可有全身不适、食欲减退、头昏、乏力、体重减轻及贫血等症状。③ 头痛、胸背痛和肌肉关节痛常见。④ 急性者呈暴发性败血症过程，常突发心力衰竭。

2. 体征

(1) 心脏杂音 绝大部分的患者均有心脏杂音，主要表现为在原有杂音的基础上出现杂音强度和性质的变化，或出现新的杂音。原因是瓣膜出现新的损害，多为瓣膜关闭不全，以主动脉瓣关闭不全常见。急性者更易出现。

(2) 血管损害及栓塞表现 ① 淤点及出血：任何部位都可出现，尤以指和趾甲下、锁骨以上皮肤、口腔黏膜和睑结膜常见。② Janeway 损害：多见于急性感染者，出现在手掌和足底处的无痛性出血红斑（直径为 1～4 mm）。③ Roth 斑：亚急性感染多见，为视网膜的出血斑，中心呈白色的卵圆形斑。④ Osier 结节：出现在指和趾垫的豌豆大的红或紫色痛性结节，一般见于亚急性感染者。⑤ 脏器栓塞：脑、心脏、脾、肾、肠系膜、四肢及肺等均可出现栓塞。

(3) 其他体征 ① 脾大：多见于亚急性感染病程大于 6 周的患者。② 贫血：进行性贫血，多见于亚急性感染者，一般是因感染抑制骨髓所致。

【实验室及辅助检查】

1. 血液常规 急性感染者常表现为血白细胞计数增高和明显核左移。亚急性感染者多为正常色素型正常细胞性贫血，白细胞计数正常或轻度升高，轻度核左移。

2. 尿液常规 常有显微镜下血尿和轻度蛋白尿。肾梗死时有肉眼血尿。肾小球性肾炎时有红细胞管型和大量蛋白尿。

3. 血培养 血培养是感染性心内膜炎的最重要诊断依据，阳性结果对指导治疗非常关键。未用抗生素治疗的血培养阳性率可高达 95%（国内培养阳性率低于国外），培养生长的细菌量大致与采血量成正比，仅一次阳性结果往往不可靠，绝大部分患者的阳性结果来自入院后第一天采取的标本。

本病的菌血症为持续性，无需在体温升高时采血。未经治疗的亚急性感染者，应在入院第一天采血 3 次，每次采血间隔至少 1 h。如次日未见细菌生长，重复采血 3 次后开始抗生素治疗。已用过抗生素者，停药 2～7 d 后采血。急性感染者应在入院后 3 h 内，每隔 1 h 采血 1 次，共取 3 个血标本后开始治疗。每次取静脉血 10～20 mL 做需氧和厌氧培养，至少应培养 3 周，并周期性做革兰染色涂片和次代培养。培养液量至少达到血标本量的 10 倍以上，必要时培养基需补充特殊营养或采用特殊培养技术。2 周内用过抗生素或采血、培养技术不当，常降低血培养的阳性率。

4. 超声心动图 超声心动图有利于发现赘生物、心内并发症等，一般能明确基础心脏病,并对确诊心内膜炎有帮助。超声心动图未发现赘生物时不能排除心内膜炎,必须密切结合临床。赘生物直径≥10 mm时,易发生动脉栓塞。感染治愈后,赘生物可持续存在。

【诊断和鉴别诊断】

根据发热、心脏杂音(特别是主动脉瓣关闭不全的杂音)、贫血、血尿、脾大、白细胞增高、伴或不伴栓塞、血培养阳性,可诊断本病。超声心动图检出赘生物及一次以上阳性血培养对明确诊断有重要价值。

亚急性感染者应与急性风湿热、系统性红斑狼疮、左房黏液瘤等鉴别。急性感染者应与金黄色葡萄球菌、肺炎球菌和革兰阴性杆菌败血症鉴别。

【治疗】

1. 抗生素治疗 抗生素治疗是最重要的治疗措施。用药原则:① 早期用药;② 高血药浓度;③ 首选杀菌性药物;④ 长疗程;⑤ 根据血培养及药敏结果用药;⑥ 联合用药。

(1) 经验治疗 在尚没有培养出病原菌时:① 急性者采用萘夫西林(2 g,静脉滴注,每4 h 1次)加氨苄西林(2 g,静脉滴注,每4 h 1次,)或加庆大霉素(160～240 mg/d,静脉滴注);② 亚急性者的用药方案以青霉素为主或加庆大霉素,青霉素(320～400万U,静脉滴注,每4～6 h 1次),庆大霉素剂量(160～240 mg/d,静脉滴注)。

(2) 已知致病微生物时的治疗。

① 对青霉素敏感的细菌,如草绿色链球菌、牛链球菌、肺炎球菌等多属此类。a. 首选青霉素(320～400万U,静脉滴注,每4～6 h 1次)或头孢曲松(2 g/d,静脉滴注)。b. 青霉素过敏时可选择万古霉素15 mg/(kg·d),分2次静脉滴注。所有病例均至少用药4周。

② 对青霉素敏感不确定的链球菌。a. 青霉素(480万U,静脉滴注,每4～6 h 1次,用药4周)加庆大霉素(160～240 mg/d,静脉滴注,用药2周)。b. 上述疗效不佳或患者不能耐受者可改用万古霉素30 mg/(kg·d),分2次静脉滴注,疗程4周。

③ 肠球菌心内膜炎。a. 可采用青霉素(1 800万U～3 000万U/d,分次静脉滴注,每4 h 1次)加庆大霉素(160～240 mg/d,静脉滴注),疗程4～6周;或氨苄西林(12 g/d,分次静脉滴注,每4 h 1次)加庆大霉素(160～240 mg/d,静脉滴注),用药4～6周。治疗过程中注意预防庆大霉素毒副作用。b. 上述疗效不佳或患者不能耐受者可改用万古霉素30 mg/(kg·d),分2次静脉滴注,疗程4～6周。

④ 金黄色葡萄球菌和表皮葡萄球菌。a. 萘夫西林或苯唑西林均为2 g,静脉注滴,每4～6 h 1次,用药4～6周;治疗初始3～5 d加用庆大霉素(160～240 mg/d,静脉滴注)。b. 青霉素过敏或无效者用头孢唑林2 g,静脉滴注,每8 h 1次,用药4～6周;治疗初始3～5 d加用庆大霉素160～240 mg/d,静脉滴注。c. 如青霉素、头孢菌素无效或甲氧西林耐药,可用万古霉素30 mg/(kg·d),疗程4～6周。

⑤ 其他细菌。a. 用青霉素、头孢菌素或万古霉素,加或不加氨基糖苷类,疗程4～6周。b. 革兰阴性杆菌感染用氨苄西林(2 g,静脉滴注,每4 h 1次)或哌拉西林(2 g,静脉滴注,每4 h 1次)或头孢噻肟(2 g,每4～6 h 1次)或头孢噻肟(2 g,静脉滴注,每8 h 1次)加庆大霉素(160～240 mg/d,静脉滴注),也可用环丙沙星400 mg,静脉滴注。c. 真菌感染用两性霉素B,首日1 mg,之后每日递增3～5 mg,直至25～30 mg/d,总量3～5 g,静脉滴注,应注意该药物的毒副作用。两性霉素B用够疗程后口服氟胞嘧啶100～150 mg/(kg·d),每6 h 1次,用药数月。

2. 外科治疗 人工瓣膜置换术的适应证:① 积极抗生素治疗情况下,仍反复发作的大动脉栓塞，赘生物直径>10 mm；② 严重的瓣膜反流致心力衰竭；③ 积极抗生素治疗情况下，菌血症和发热持续 8 d 以上；④ 难以治愈或对心脏结构破坏力大的病原微生物感染（如真菌）时；⑤ 局部感染扩散致心肌脓肿、假性动脉瘤以及瓣叶破裂等；⑥ 复发的肺动脉栓塞后三尖瓣赘生物直径>20 mm；⑦ 若二尖瓣赘生物直径>10 mm 或抗生素治疗下赘生物体积增大或赘生物位于二尖瓣闭合的边缘；⑧ 换瓣术后出现新发生的心脏传导阻滞。

【预防】

对人工瓣膜置换术后、有感染性心内膜炎史、体-肺循环分流术后、有心脏瓣膜病或先天性心脏病的易感染患者，在接受手术和器械操作时，应采取针对性的预防感染措施，加强无菌技术操作等。

病例分析

患者，男性，38 岁，因“胸闷 2 个月，反复发热 10 天余”入院。

体格检查：口唇无发绀，颈静脉无怒张，双肺呼吸音对称，呼吸音清，心率 92 次/分，主动脉瓣区可闻及 2/6 级收缩期杂音及轻度舒张期杂音，腹软，脾脏明显增大，越过正中线，双下肢凹陷性水肿。

辅助检查：UCG 示主动脉瓣轻度狭窄伴中度反流，主动脉瓣团状赘生物形成。血常规示白细胞 15.2×10^9/L，Hg 71.5 g/L，中性粒细胞 12.1×10^9/L。肝肾常规示白蛋白 22.4 mmol/L 肌酐 178 μmol/L，尿蛋白 22.4 mmol/L。腹部 B 超示脾脏增大，长径 115 mm，厚径 51 mm。

（1）本病的临床诊断及诊断依据是什么？

（2）要与哪些疾病相鉴别？

（3）还要做哪些检查？

（4）请制订治疗方案。

第二十一章 心肌疾病

心肌疾病是指除心脏瓣膜病、冠状动脉粥样硬化性心脏病、高血压心脏病、肺源性心脏病、先天性心血管病和甲状腺功能亢进性心脏病等以外的以心肌病变为主要表现的一组疾病。根据1995年世界卫生组织和国际心脏病学会（WHO/ISFC）工作组的报告，心肌病是指伴有心肌功能障碍的心肌疾病，其分类按病理生理学特点分为四型，即扩张型心肌病、肥厚型心肌病、限制型心肌病及致心律失常型右室心肌病。

第一节　扩张型心肌病

扩张型心肌病（dilated cardiomyopathy，DCM）是指单侧或双侧心腔扩大，心肌收缩期功能减退，常伴充血性心力衰竭及心律失常的心肌病。本病一般男性多于女性，病死率较高。

【病因及病理】

病因尚不明确，目前认为与持续病毒感染有关，病毒性心肌炎可能是主要原因之一。自身免疫可导致或诱发扩张型心肌病。此外，遗传、代谢异常、药物中毒等多因素也可引起本病。

病理改变以心腔扩张为主表现。① 肉眼所见：心室显著扩张，室壁变薄，心肌小梁变粗而扁平，纤维瘢痕形成，多伴附壁血栓。② 组织学改变：心肌细胞肥大、变性，并有纤维化。

【临床表现】

1. 症状　起病缓慢，病初无症状，有时可达10多年。出现临床症状时主要表现为气促、水肿、劳力性呼吸困难及端坐呼吸等充血性心力衰竭的症状。部分患者可发生栓塞或猝死。常有心律失常的表现。

2. 体征　心脏向两侧扩大，第一心音减弱，常可听到第三心音或第四心音，心率快时呈奔马律，二、三尖瓣区可听到收缩期吹风性杂音。常合并各种类型的心律失常。

【辅助检查】

1. 胸部X线检查　心影常明显增大，心胸比率多在0.6以上，常伴有肺淤血表现。

2. 心电图检查　① 心房颤动，传导阻滞等各种心律失常；② QRS波群低电压，R波减低；③ ST-T改变；④ 少数可见病理性Q波。

3. 超声心动图　本病超声心动图的特点：① 心腔大，早期即有心腔轻度扩大，后期各心腔均扩大，以左心室扩大为主；② 室壁运动弱，室壁运动普遍减弱，提示心肌收缩力下降；

③ 室壁薄，心室壁普遍变薄，左心室更明显；④ 幅度小，二尖瓣、三尖瓣开放幅度相对变小；⑤ 二尖瓣、三尖瓣在收缩期不能退至瓣环水平而致关闭不全，彩色血流多普勒显示二、三尖瓣反流。

4. 心内膜心肌活检 可见心肌细胞肥大、变性、间质纤维化等。

【诊断与鉴别诊断】

1. 诊断 根据本病主要特点（心脏增大、心律失常和充血性心力衰竭），结合超声心动图证实有心腔扩大与心脏弥漫性搏动减弱，即应考虑有本病的可能。

2. 鉴别诊断 应与病毒性心肌炎、各种继发性心肌病、冠心病、风心病及先天性心血管病等相鉴别。

【治疗】

1. 一般治疗 限制体力活动，低盐饮食，易消化饮食，注意预防感染。

2. 控制心力衰竭 具体治疗方法参见“第十五章心力衰竭”。但本病较易发生洋地黄中毒，故应慎用。

3. 抗心律失常治疗 在改善心功能的基础上，可给予抗心律失常治疗，具体措施参见第十六章心律失常相关内容。对预期临床状态预后尚好的患者可置人工心脏电复律除颤器（ICD），预防猝死发生。

4. 抗凝治疗 预防栓塞发生，根据情况可用阿司匹林、华法林、氯吡格雷、小分子肝素等。

5. 中药治疗 中药黄芪、生脉散和牛磺酸等有抗病毒，调节免疫、改善心功能等作用，长期使用对改善症状及预后有一定辅助作用。

6. 再同步化治疗 对重症晚期患者，心室收缩不同步，可通过心脏再同步化治疗（CRT），通过调整左、右心室收缩程序，改善心脏功能，缓解症状，有一定疗效。

7. 心脏移植及左室成形术 对长期严重心力衰竭，内科治疗无效的病例，可考虑进行心脏移植。也可行左室成形术，但疗效尚待肯定。

【预后】

本病的病程长短不等，若充血性心力衰竭反复发作，预后不良。死亡原因常见于心力衰竭和严重心律失常，不少患者猝死。过去认为症状出现后 5 年的存活率在 40%左右。近年来，存活率已明显提高。

第二节 肥厚型心肌病

肥厚型心肌病（hypertrophic cardiomyopathy，HCM）是指以心室非对称性肥厚及心室腔变小为特征，并累及室间隔，左心室充盈受阻、舒张期顺应性下降为基本病态的心肌病。根据左心室流出道有无梗阻可分为梗阻性和非梗阻性肥厚型心肌病。本病常为青年猝死的原因。后期可出现心力衰竭。

【病因及病理】

可能与常染色体显性遗传有关，约 1/3 患者有家族史，心脏肌球蛋白重链及心脏肌钙蛋白 T 基因突变是主要的致病因素。儿茶酚胺代谢异常、细胞内钙调节异常、高血压、高强度运动等可能是其促发因素。

病理改变主要在心肌。① 肉眼所见：左心室形态改变，常以不均等的心室间隔增厚，也有心肌均匀肥厚和(或)心尖部肥厚。② 组织学改变:心肌细胞肥大,形态特异,排列紊乱。以左心室间隔部改变明显。

【临床表现】

1. 症状 部分患者可无自觉症状,部分患者可有心悸、胸痛、劳力性呼吸困难,伴有流出道梗阻的患者可在起立或运动时出现眩晕,甚至神志丧失等。

2. 体征 可有心尖搏动增强,心脏轻度增大,能听到第四心音,流出道有梗阻的患者可在胸骨左缘第3～4肋间听到较粗糙的喷射性收缩期杂音及心尖部收缩期杂音。凡能影响心肌收缩力,改变左心室容量及射血速度的因素均可使胸骨左缘第3～4肋间收缩期杂音的响度有明显变化。

【辅助检查】

1. 胸部X线检查 心影增大不明显,心力衰竭时心影明显增大并伴肺淤血。

2. 心电图 ① 左心室肥大表现;② ST-T 改变;③ Ⅰ、aVL 或Ⅱ、Ⅲ、aVF 可出现深而不宽的病理性 Q 波;④ 有时在 V_1 可见 R 波增高,R/S 比增大;⑤ 室内传导阻滞和期前收缩。

3. 超声心动图 是诊断的主要手段。① 室间隔的非对称性肥厚,舒张期室间隔的厚度与后壁之比≥1.3,间隔运动低下;② 室间隔流出道部分向左心室内突出、二尖瓣前叶在收缩期前移;③ 部分心脏普遍肥厚或心尖部肥厚;④ 左心室顺应性降低,舒张功能障碍等;⑤ 心室腔变小,流出道狭窄。

4. 心内膜心肌活检 心肌细胞排列紊乱,异常肥大。

【诊断和鉴别诊断】

1. 诊断 对年轻患者出现胸痛、呼吸困难、昏厥等表现,不能用冠心病及其他心脏病解释,则应想到本病的可能。结合阳性家族史(猝死、心脏增大等),心电图、超声心动图及心内膜活检可作出诊断。

2. 鉴别诊断 本病应与风心病、高血压心脏病、冠心病、先天性心血管病等相鉴别。

【治疗】

治疗原则:弛缓肥厚的心肌,减轻流出道梗阻,控制心律失常,缓解心力衰竭。

1. 一般治疗 避免劳累、激动、剧烈运动、持重或屏气等。

2. 药物治疗 主要用β受体阻滞剂及钙通道阻滞剂治疗。避免使用增强心肌收缩力和减少心脏容量负荷的药物,如洋地黄、硝酸类制剂等。

3. 介入或手术治疗 对重症梗阻性患者可作植入全自动型起搏器、消融或切除肥厚的室间隔心肌。

【预后】

一般成人10年存活率为80%,小儿为50%。成人死亡多为猝死,阳性家族史易发生;小儿多因心力衰竭死亡。

第三节 病毒性心肌炎

病毒性心肌炎(viral myocarditis)是指病毒感染引起局灶性或弥漫性心肌的炎症病变。

【病因及发病机制】

很多种病毒都可能导致心肌炎,其中以肠道病毒及呼吸道病毒最为常见。主要包括柯萨奇病毒(A、B组)、埃可病毒、脊髓灰质炎病毒、腺病毒、流感病毒、EB病毒、肝炎病毒、单纯疱疹病毒、麻疹病毒及HIV等。尤以柯萨奇B组病毒最常见，占30%～50%。

病毒性心肌炎的发病机制较复杂，一方面是因为病毒直接侵犯心肌及微血管，另一方面可能是病毒感染引起细胞介导的免疫损伤作用。另外，自身免疫反应可能也是原因之一。多种因素最终导致心脏功能和结构的损害。病毒性心肌炎病理改变主要表现为弥漫性或局灶性实质及间质病变。组织学特征是心肌细胞溶解，间质充血、水肿及增生，炎性细胞浸润等。可侵犯心内膜及心包。

【临床表现】

1. 症状 症状轻重常取决于病变的广泛程度，轻者可无症状，重者可猝死。半数以上发病前1～3周有呼吸道或消化道病毒感染史，可先有发热、头痛、乏力或恶心、呕吐等症状，后出现胸痛、心悸、气促、呼吸困难、水肿等症状，严重者出现心律失常、心力衰竭、心源性休克或Adams-Stokes综合征。

2. 体征 发热程度与心率增快不平行，心脏大小可正常或增大，第一心音减弱，心律不齐，可听到第三、四心音或杂音。严重者出现颈静脉怒张、肺部啰音、水肿及肝大等心力衰竭体征，甚至出现心源性休克。

【实验室及辅助检查】

1. 血液检查 急性期白细计数增高，血沉增快，高敏C反应蛋白增加。

2. 血清心肌酶 血清肌钙蛋白(T或I)及心肌肌酸激酶(CK-MB)增高。

3. 病原学检查 发病后3周内，间隔两周的两次血清柯萨奇B组病毒中和抗体滴度呈4倍或以上增高，或一次高达1∶640；特异型柯萨奇B组病毒IgM>1∶32以上；外周血中可检出肠道病毒核酸等。

4. 胸部X线检查 心影正常或扩大。

5. 心电图 ① ST-T改变；② 各型心律失常，室性早搏最常见，其次是房室传导阻滞；③ 可有病理性Q波。

6. 超声心动图 轻者可正常，重者可有左心室增大、左心室收缩及舒张功能减退，弥漫性或局限性室壁运动减弱等。

7. 心内膜心肌活检 为有创检查手段，一般不做常规检查。有助于本病的诊断、病情和预后判断。

【诊断及鉴别诊断】

1. 诊断 诊断依据：① 上呼吸道感染、腹泻等病毒感染后3周内出现与心脏相关的表现，不能用一般原因解释；② 心电图有ST-T改变或心律失常表现；③ 有明确心肌损害的依据；④ 病原学检查结果呈阳性；⑤ 排除其他心肌疾病。

1999年全国心肌炎心肌病专题研讨会提出的成人急性心肌炎诊断参考标准如下。

(1) 病史与体征 在上呼吸道感染、腹泻等病毒感染后3周内出现与心脏相关的表现，如不能用一般原因解释的感染后严重乏力、胸闷头晕(心排血量降低)、心尖第一心音明显减弱、舒张期奔马律、心包摩擦音、心脏扩大、充血性心力衰竭或阿-斯综合征等。

(2) 上述感染后3周内出现下列心律失常或心电图改变者：

① 窦性心动过速、房室传导阻滞、窦房阻滞或束支阻滞。

② 多源、成对室性期前收缩，自主性房性或交界性心动过速，阵发或非阵发性室性动过速，心房或心室扑动或颤动。

③ 两个以上导联ST段呈水平型或下斜型下移达到0.05 mV或ST段异常抬高或出现异常Q波。

(3) 心肌损伤的参考指标　病程中血清心肌肌钙蛋白I或肌钙蛋白T(强调定量测定)、CK-MB明显增高。超声心动图示心腔扩大或室壁活动异常和(或)核素心功能检查证实左心室收缩或舒张功能减弱。

(4) 病原学依据。

① 在急性期从心内膜、心肌、心包或心包穿刺液中检测出病毒、病毒基因片段或病毒蛋白抗原。

② 病毒抗体:第2份血清中同型病毒抗体(如柯萨奇B组病毒中和抗体或流行性感冒病毒血凝抑制抗体等)滴度较第1份血清升高4倍(2份血清应相隔2周以上)或一次抗体效价≥640者为阳性,320者为可疑(如以1∶32为基础者则宜以一次抗体效价≥256为阳性,128为可疑阳性,根据不同实验室标准作决定)。

③ 病毒特异性IgM:以一次抗体效价≥1∶320者为阳性(按各实验室诊断标准,需在严格质控条件下)。如同时有血中肠道病毒核酸阳性者更支持有近期病毒感染。

注:同时具有上述(1)、(2)、(3)中任何二项,在排除其他原因心肌疾病后临床上可诊断急性病毒性心肌炎。如具有(4)中的第①项者可从病原学上确诊急性病毒性心肌炎;如仅具有(4)中第②、③项者,在病原学上只能拟诊为急性病毒性心肌炎。

如患者有阿-斯综合征发作、充血性心力衰竭伴或不伴心肌梗死样心电图改变、心源性休克、急性肾衰竭、持续性室性心动过速伴低血压发作或心肌心包炎等在内的一项或多项表现,可诊断为重症病毒性心肌炎,如仅在病毒感染后3周内出现少数期前收缩或轻度T波改变,不宜轻易诊断为急性病毒性心肌炎。

对难以明确诊断者,可进行长期随访,有条件时可做心内膜心肌活检进行病毒基因检测及病理学检查。

在考虑病毒性心肌炎诊断时,应排除β受体功能亢进、甲状腺功能亢进症、二尖瓣脱垂综合征及影响心肌的其他疾患如风湿性心肌炎、中毒性心肌炎、冠心病、结缔组织病、代谢性疾病以及克山病(克山病地区)等。

2. 鉴别诊断　病毒性心肌炎应与β受体功能亢进、原发性心肌病、甲状腺功能亢进症、风湿性心肌炎及中毒性心肌炎等相鉴别。

【治疗】

1. 一般治疗　卧床休息,进食易消化、富含维生素及蛋白质的食物。

2. 控制心力衰竭　具体治疗方法参见第十五章心力衰竭相关内容。但本病较易发生洋地黄中毒,故应慎用。

3. 控制心律失常　具体措施参见第十六章心律失常相关内容。重症者可考虑使用临时性心脏起搏器。

4. 糖皮质激素治疗　目前不主张早期使用糖皮质激素,但对有房室传导阻滞、难治性心力衰竭、心源性休克或考虑有自身免疫的情况下则可慎用。

5. 中西医结合治疗　黄芪、板蓝根、牛磺酸、辅酶Q_{10}等有抗病毒、调节免疫和改善心脏功能等作用,具有一定疗效。

【预后】

大多数患者经过适当治疗后能痊愈。重症者可因严重心律失常、急性心力衰竭和心源性休克而死亡。部分患者经过数周至数月后病情可趋稳定,但经久不愈可演变为扩张型心肌病。

病例分析

患者,女性,15 岁,因“发热、反复晕厥 5 天”入院。患者于 5 天前突发上感,体温最高达 39 ℃,当天出现晕厥,伴双眼上翻,肢体抽搐,无口吐白沫及大小便失禁,数秒钟后恢复,晕厥前无剧烈活动,无胸痛胸闷发作。此后 5 天反复发作晕厥。外院心电图提示:Ⅲ度 AVB,室性逸搏心律。

既往对青霉素过敏,无遗传病史。

体格检查:T 36.4 ℃,P 92 次/分,R 18 次/分,BP 94/54 mmHg,精神差,平卧无呼吸困难,口唇稍发绀,颈软,颈静脉稍充盈,左肺呼吸音清,右下肺呼吸音低,心界无扩大,心音可,心律齐,未闻及杂音,腹部检查阴性,双下肢无水肿,神经系统未见异常。

辅助检查:TnT 3.372 ng/mL,CK 1043 U/L;血常规:WBC 27.1×10^{9}/L,N 83.4%;NT-pro BNP>3500 pg/mL。

(1) 本病的临床诊断及诊断依据是什么?

(2) 要与哪些疾病相鉴别?

(3) 还要做哪些检查?

(4) 如何制订治疗方案?

第二十二章
心 包 炎

心包炎(pericarditis)是指心包脏层和壁层的炎症。按发病原因可分为感染性心包炎和非感染性心包炎(如肿瘤、自身免疫性疾病、代谢性疾病、尿毒症等所致);按病情进展可分为急性心包炎、亚急性渗出性缩窄性心包炎、粘连性心包炎、慢性心包积液、慢性缩窄性心包炎等。其中,急性心包炎和慢性缩窄性心包炎为临床上最常见的类型。

第一节　急性心包炎

急性心包炎(acute pericarditis)是指各种因素引起的心包脏层和壁层的急性炎症。心包炎常是全身性疾病表现的一部分或为其并发症,但也可独立存在。

【病因及病理】

急性心包炎常见病因如下:① 急性非特异性;② 感染(如病毒、细菌、真菌等);③ 肿瘤;④ 自身免疫(包括风湿热及其他结缔组织疾病);⑤ 代谢疾病(如尿毒症、痛风等);⑥ 物理因素(如外伤、放射性等);⑦ 邻近器官疾病(如急性心肌梗死、胸膜炎、主动脉夹层、肺梗死等)。依据病理变化,可将急性心包炎分为纤维蛋白性心包炎和渗出性心包炎两种。① 纤维蛋白性心包炎　心包壁层和脏层充血、肿胀,可有纤维蛋白、白细胞及少许内皮细胞的渗出,但尚无明显液体积聚。② 渗出性心包炎　随着病程进展,液体渗出增加,多为浆液纤维蛋白性,液体量为100～3 000 mL。因为不同病因,渗出液可为黄色、清亮的液体,也可为混浊不清、脓性或血性。渗出液多在数周至数月内吸收,也可出现壁层与脏层的粘连、增厚及缩窄。若短时间内大量积液可引起心脏压塞。急性心包炎时,炎症可累及心外膜下心肌、纵隔、横膈和胸膜等部位,若累及心外膜下心肌范围较广泛时称为心肌心包炎。

【临床表现】

1. 纤维蛋白性心包炎

(1) 症状　主要症状是心前区疼痛,位于心前区或胸骨后,可为剧痛或压榨样疼痛,与呼吸运动有关,咳嗽、改变体位、深呼吸或吞咽时加重,颈部、左肩、左臂、左肩胛骨及上腹部等部位可出现放射痛。发展缓慢的心包炎疼痛症状可能不明显。

(2) 体征　典型体征是心包摩擦音,呈抓刮样粗糙音,一般位于心前区,于胸骨左缘第3、4肋间听诊最清楚,身体前倾将听诊器胸件加压更清楚,可持续数小时、数天或数周。

2. 渗出性心包炎

(1) 症状　呼吸困难是主要的症状,严重时患者呈端坐呼吸,可有面色苍白、发绀。当心包积液压迫气管、食管时，可出现干咳、声音嘶哑及吞咽困难。此外可有胸闷、腹胀、烦躁不安等表现。

(2) 体征　① 心尖搏动弱，叩诊心界向两侧增大，心音低而遥远。② 大量积液时因左肺受压而表现为左肩胛骨下出现语颤增强、叩诊浊音并可听到支气管呼吸音，称为心包积液征(Ewart 征)。③ 少数病例可闻及心包叩击音。④ 心脏压塞：因静脉回流受阻而出现颈静脉怒张、肝大、腹腔积液、下肢水肿及奇脉等；由于心排血量下降而出现心动过速、血压下降及脉压变小等，严重时可产生急性循环衰竭、休克等。

【实验室及辅助检查】

1. 化验检查

(1) 血常规　细菌感染性者白细胞及中性粒细胞计数增加。

(2) 血沉　血沉多增快。

(3) 心包穿刺液检查　可做生物学(细菌、真菌等)、生化、细胞分类的检查，包括寻找肿瘤细胞等。

2. X 线检查

(1) 纤维蛋白性心包炎　心影正常。

(2) 渗出性心包炎　成人液体量大于 250 mL 及儿童大于 150 mL 时，可见心影向两侧增大并随体位变化而改变，心脏搏动减弱或消失。

(3) 为继发于结核及恶性肿瘤等诊断提供线索。

3. 心电图

(1) ST 段呈弓背向下型抬高，但 aVR 导联中 ST 段压低，持续一至数日。

(2) 待 ST 段回到基线，则出现 T 波低平及倒置，数周至数月后 T 波逐渐恢复正常。

(3) 有心包积液时 QRS 低电压，当大量积液时可见电交替。

(4) 常有窦性心动过速。

4. 超声心动图　M 型或二维超声心动图中均可见液性暗区可确定诊断。反复多次检查可观察心包积液量的变化。

【常见病因类型】

心包炎常见病因类型包括急性非特异性心包炎、结核性心包炎、化脓性心包炎、肿瘤性心包炎、心脏损伤后综合征等。其鉴别及治疗如表 22-1 所示。

表 22-1　五种常见心包炎的鉴别及治疗

	急性非特异性	结核性	化脓性	肿瘤性	心脏损伤后综合征
病史	起病前数日常有上呼吸道感染，起病急，常反复发作	常伴原发性结核病或其他浆膜腔结核并存	常有原发感染病灶伴明显败血症表现	转移性肿瘤多见，并可见于淋巴瘤及白血病	有手术、心肌梗死、心脏创伤等心脏损伤史，可反复发作
症状	发热、剧烈胸痛，早期有心包摩擦音	可无发热、胸痛，有心包摩擦音	高热、胸痛，有心包摩擦音	常无发热、胸痛，少有心包摩擦音	常有发热、胸痛，少有心包摩擦音

续表

	急性非特异性	结核性	化脓性	肿瘤性	心脏损伤后综合征
白细胞	正常或增高	正常或稍增高	明显增高	正常或稍增高	正常或稍增高
心包	量较少,草黄色或血性,淋巴细胞为主,多无细菌	大量积液,多为血性,淋巴细胞较多,可有分支杆菌	量较多,脓性,中性粒细胞多,有化脓性细菌	大量积液,多为血性,淋巴细胞较多,无细菌	中量积液,积液常为浆液性,淋巴细胞较多,无细菌
治疗	非甾体类抗炎药	抗结核药	抗生素,心包切开	原发病治疗,心包穿刺	糖皮质激素

【诊断和鉴别诊断】

根据临床表现、X线、心电图及超声心动图检查可作出心包炎的诊断,然后需结合不同病因性心包炎的特征及心包穿刺、活体组织检查等资料对其病因学作出诊断。

【治疗】

急性心包炎的治疗与预后取决于病因,也与是否早期诊断及正确治疗有关。

1. 一般治疗　卧床休息,呼吸困难者予以坐位并吸氧,胸痛者用镇痛剂,加强营养支持疗法。

2. 病因治疗

(1) 急性非特异性心包炎　给予大剂量非甾体类抗炎药物治疗,症状控制后缓慢减量直至停药。若无效,则可给予糖皮质激素治疗,常用泼尼松40～60 mg/d,1～3周,症状严重者可静脉给予甲泼尼龙。

(2) 结核性心包炎　应予以抗结核治疗,药物使用参见肺结核的治疗。对中毒症状重,积液量多者,在抗结核的同时可予以糖皮质激素治疗。

(3) 化脓性心包炎　针对病原菌选择敏感的抗生素,并配合反复心包穿刺或引流脓液。

3. 解除心脏压塞

(1) 心包穿刺　心包压塞一经确立,均应行心包穿刺排液以缓解症状。

(2) 心包切开引流　化脓性心包炎疗效不佳,穿刺排脓困难,可予以心包切开引流。

(3) 心包切除术　顽固性复发性心包炎伴严重胸痛的患者可考虑外科心包切除术治疗。

4. 其他治疗　近年认为秋水仙碱对预防复发性心包炎似乎有效且副作用较小。秋水仙碱的推荐剂量为0.5～1 mg/d,至少1年,缓慢减量停药。但终止治疗后仍有一部分患者呈复发倾向。

第二节　缩窄性心包炎

缩窄性心包炎(constrictive pericarditis)是由急性心包炎演变而来,心脏被大量坚厚的纤维化或钙化心包所包裹,导致心室舒张期充盈受限而产生一系列循环障碍的表现。

【病因及病理】

在我国最常见的缩窄性心包炎是由结核性心包炎演变而来,其次是急性非特异性心包炎、化脓性或创伤性心包炎的后遗症。近年来，因放射性心包炎及心脏直视手术后所致者呈上升趋势。少数与心包肿瘤等有关。也有部分患者其病因不明。

心包壁层与脏层因大量纤维组织增生而广泛粘连、增厚及钙化，心脏及大血管根部被压，活动受限，影响心肌代谢，心肌可萎缩，心脏大小正常或较小。结核性心包炎病理检查可发现结核性肉芽组织或干酪样病变，非特异性心包炎多为透明样变性组织。心脏与大血管受压及限制可使心室充盈减少，静脉回流受限，心输出量下降，心率增快，并出现静脉压升高、颈静脉怒张、肝大、胸腔积液、腹腔积液及下肢水肿等。吸气时上、下腔静脉回流增多而心室适应性扩张受限，致静脉压增高，颈静脉较呼气时更明显扩张，称为 Kussmaul 征。

【临床表现】

本病大多发生在 30～40 岁，也见于青少年，多于急性心包炎后数月或数年内形成。

1. 症状 主要症状为劳力性呼吸困难、乏力、腹胀、腹痛、食欲不振。

2. 体征 ① 心包腔缩窄体征：表现静脉回流受阻，如颈静脉怒张、肝大、胸腔积液、腹腔积液、下肢水肿、Kussmaul 征等。因心输出量减少而出现脉搏细弱无力，动脉收缩压降低，脉压变小。② 心脏体检可发现：心尖搏动不明显，心浊音界不增大，心率增快，心音减低，通常无杂音，可闻及心包叩击音，可有心房颤动。

【辅助检查】

1. X 线检查 可示心影偏小、正常或轻度增大，心搏动减弱或消失，心缘平直，心包可有钙化影。主动脉弓小，上腔静脉常扩张。

2. 心电图 QRS 波群低电压、T 波低平或倒置。也可有心房颤动。

3. 超声心动图 可见心包增厚、室壁活动减弱、室间隔矛盾运动等。

【诊断】

典型缩窄性心包炎根据临床表现及实验室检查诊断并不困难。临床上常需与肝硬化、充血性心力衰竭及结核性腹膜炎相鉴别。限制型心肌病的临床表现和血流动力学改变与本病很相似，两者鉴别可能十分困难，必要时需通过心内膜心肌活检来诊断。

【治疗】

早期施行心包切除术是本病治疗的关键，术后大部分患者临床症状能得到改善。一般在心包感染被控制、结核活动已静止时即应手术。若为结核所致应在术后继续用药 1 年。

病例分析

患者，男性，34 岁。主诉：咳嗽、咳痰 2 周，发热 1 周，呼吸困难 3 日。患者于 2 周前受凉之后出现咳嗽伴有黄痰，自服“头孢氨苄”症状未见好转，1 周前开始出现发热，最高体温 39 ℃，用解热镇痛药可以使体温降至正常，但几小时后体温再次升高，午后尤重。同时出现周身无力、食欲下降。在当地医院应用环丙沙星静滴后发热减轻，但在 3 天前出现呼吸困难、胸部胀痛、咳嗽加重。

既往史：儿童时因咳嗽，当地医院曾疑诊为肺结核。吸烟 10 年，15 支/日；少量饮酒。否认有结核病史。

体格检查：BP 89/70 mmHg，P 108 次/分，R 24 次/分，T 37.8 ℃。一般状态尚可，神志清楚，身高 176 cm，体重 62 kg。呼吸略促，喜蹲位，颜面、口唇略白，颈静脉怒张。双下肺可闻及小水泡音，左下肺呼吸音减弱。心界明显扩大，心音遥远，$A_2=P_2$。腹部膨隆，肝大，双下肢轻度水肿。奇脉(+)。

辅助检查:白细胞 15 $\times 10^9$/L,中性粒细胞 82%,红细胞 3.1$\times 10^{12}$/L,血红蛋白 110 g/L。尿蛋白(+),尿中红细胞(+),酮体(±)。CK 284 U/L,CK-MB 8.0 U/L,ALT 87 U/L,LDH 276 U/L。γ-GT 58 U/L,球蛋白 38 g/L,白蛋白 30 g/L。血钾 3.1 mmol/L。心脏超声:LVD 45 mm,EF 50%,心包内可见大量积液,最厚处 42 mm,二尖瓣口反流面积 1.4 cm^2。心电图:窦性心动过速,标准导联肢导低电压,多导联的 ST 段呈弓背向下抬高。

(1) 本病的临床诊断及诊断依据是什么?

(2) 要与哪些疾病相鉴别?

(3) 还要做哪些检查?

(4) 请制订治疗方案。

第二十三章
心脏性猝死与心肺复苏

心脏性猝死(sudden cardiac death)是指无论患者是否有心脏病,因心脏原因引起的急性症状发作后 1 h 内出现以意识突然丧失为特征的无法预料的死亡。心跳骤停常是心脏性猝死的直接原因。心跳骤停是指心脏射血功能的突然终止。导致心跳骤停的主要机制最常见的为快速型室性心律失常,其次为缓慢性心律失常或心室停顿,无脉性电活动较少见。

【病因及病理】

绝大部分心脏性猝死患者都有器质性心脏病。在西方国家,4/5 左右心脏性猝死是冠心病及其并发症引起的,约 3/4 冠心病均有心肌梗死病史。心肌梗死后左心室射血分数小于 30%或存在频发性与多源性室性期前收缩,高度提示有发生心脏性猝死的可能。35 岁以前心脏性猝死患者主要是由于心肌病所引起,各种心肌病引起的心脏性猝死占 5%～15%。此外,充血性心力衰竭、风心病及离子通道病等亦可发生心脏性猝死。

常见的病理表现是冠状动脉粥样硬化及陈旧性心肌梗死,其次是左心室肥厚或左心室肥厚并心肌缺血。

致命性快速心律失常是心脏性猝死的主要原因,但冠心病引起致命性快速心律失常的机制尚不明确。可能是冠状动脉血流持续减少或中断、心肌代谢变化、心肌损伤及电稳定性丧失等因素相互作用的结果。严重缓慢性心律失常和心室停顿常见于病变累及浦肯野纤维的严重心脏疾病。其主要机制是窦房结、房室结功能异常时,次级自律细胞不能兴奋。无脉性电活动是指心脏有持续的电活动而没有有效的机械收缩功能,常规方法不能测出血压和脉搏,可见于心室破裂、严重心脏病终末期及大面积肺梗死等。非心律失常性心脏性猝死常由于心脏破裂、急性心脏压塞及心脏流入、流出道的急性阻塞等导致。

【临床表现】

心脏性猝死的临床经过可分为前驱期、终末事件期、心跳骤停与生物学死亡四个时期。但部分患者可无典型临床经过。

1. 前驱期 在猝死前的一段时间,部分患者可出现心悸、气促、乏力、胸痛等症状。有些患者可无前驱表现。

2. 终末事件期 该期是指从心血管状态出现急剧变化到心跳骤停发生前,持续时间不超过1 h。此期可出现突发心悸、剧烈胸痛,呼吸困难及昏厥等典型表现,也可事先无预兆。猝死前常有心电活动的改变,常见为心率加快、室性异位搏动、室性心动过速及室颤。

3. 心跳骤停 心跳骤停后因脑血流量急剧减少而致意识突然丧失,可伴抽搐。出现下列表现有助于判断:意识丧失、动脉搏动消失、呼吸断续或停止、皮肤苍白或发绀、听诊心音消失等。

4. 生物学死亡 心跳骤停至发生生物学死亡时间与原发病的性质及心肺复苏开始的时间有关。心跳骤停发生后，一般4～6 min内即发生不可逆脑损害。避免发生生物学死亡的关键在于立即实施心肺复苏和尽早除颤。脑损害是复苏成功后死亡的最主要的原因，另外有继发感染、低心排血量及心律失常复发等。

【心跳骤停的处理】

心跳骤停大部分发生在院外，抢救成功的关键是尽早进行心肺复苏（cardiopulmonary resuscitation，CPR）和尽早进行复律治疗。因此，开展全民心肺复苏的知识及技术的健康教育，建立社区急救体系非常重要。心肺复苏分为初级心肺复苏和高级心肺复苏两个阶段，通常按照以下顺序进行。

1. 识别心跳骤停 当患者突然出现意识丧失时，首先要判断患者有无反应，观察皮肤颜色，有无呼吸运动及动脉搏动，拍打或摇动患者并大声问“你怎么啦”。如患者无反应、无脉搏及呼吸时，应在10 s内确立心跳骤停的诊断，并立即开始初级心肺复苏。

2. 呼救 在进行心肺复苏的同时，应设法通知急救医疗系统。

3. 初级心肺复苏 初级心肺复苏，即基础生命活动的支持。一旦确立心跳骤停的诊断，应立即进行。主要包括开通气道（airway）、人工呼吸（breathing）和人工胸外按压（circulation）三个步骤（简称CAB三部曲）。

(1) 胸外按压　胸外按压是建立人工循环的主要方法。人工胸外按压时，患者应仰卧平躺于硬质平面，救助者跪在其旁；若在床上进行胸外按压，患者背部应垫以硬板。胸外按压的部位是双乳头之间连线与胸骨下半部交界处。将一手掌根部放在按压部位，使手掌根部横轴与胸骨长轴方向一致，另一手平行重叠放在前一手背上，两手指相互锁扣或伸直，但不应接触胸壁。按压时肘关节伸直，用肩部和背部的力量垂直向下按压，使胸骨压低3～5 cm，随后放松，放松时双手不要离开胸壁，按压和放松的时间大致相等，按压频率为100次/分。

胸外按压的并发症主要有肋骨骨折、气胸、血胸、心包积血或压塞、肺挫伤、肝脾撕裂伤和脂肪栓塞等。

(2) 开通气道　首先应清除患者口中的异物和呕吐物，取下松动的义齿。然后可采用仰头抬颏法开通气道。方法是，术者将一只手放在患者前额用力向后加压，使头后仰，另一只手的食指、中指两指抬起下颏，使下颌尖与耳垂之间的连线与地面垂直。

(3) 人工呼吸　开通气道后，应在10 s以内判断有无自主呼吸。方法是将耳朵贴近患者的口鼻附近，感觉有无气息及气流呼出，并观察胸部有无起伏。若确定无呼吸，应立即实施人工通气。首先予以两次人工呼吸，每次吹气持续时间至少1 s以上，以保证充足的潮气量使胸廓起伏。无论是否有胸廓起伏，两次人工呼吸后应立即予以胸外按压。气管内插管是予以人工呼吸的最好方法。若客观条件不允许时，可予以口对口、口对鼻或口对口鼻罩呼吸。口对口呼吸是救助者用放在患者前额的拇指与食指捏住患者鼻孔，吸一口气，用口唇将患者的口全罩住，然后用力吹气，每次吹气持续时间至少1 s以上。无论如何进行心肺复苏，按压和通气的比例均为30∶2，交替进行。上述措施只作为临时性抢救措施，应尽快气管内插管，以人工气囊挤压或呼吸机进行辅助呼吸。

(4) 除颤及复律　心脏体外电除颤是终止室颤及持续快速室性心动过速，恢复窦性心律最有效的手段。进行一段时间CPR（如5个循环）后，如果具备自动电除颤仪（AED），应该联合应用CPR和AED。

4. 高级心肺复苏 高级心肺复苏，主要措施包括气管插管、呼吸机辅助呼吸、除颤、建立静脉通路使用药物维持循环。监测心电图、血压、血氧饱和度、呼气末二氧化碳分压测定等，必要时进行有创血流动力学监测，如动脉血气分析、中心动脉压、动脉压、肺动脉压等。

(1) 通气与氧供 有条件应尽早行气管插管。院外患者常用面罩或简易球囊维持通气，予以吸入氧浓度100%；院内患者常予呼吸机，并根据血气分析结果调整呼吸机参数。

(2) 电除颤、复律与起搏治疗 心跳骤停时最常见的心律失常是心室颤动，迅速恢复窦性心律是复苏成功的关键。胸外按压和人工呼吸极少能将室颤转为正常心律，终止室颤最有效的方法是电除颤。但心脏停顿与无脉电活动电除颤无益。

采用双向波电除颤可以选择150～200 J，单向波电除颤应选择360 J。一次电击无效应继续胸外按压和人工通气，5个周期的CRP后再次分析心律，必要时再次除颤。电除颤虽列为高级复苏的手段，但有条件在初级心肺复苏中即应行电复律治疗。

对心搏停止者不推荐经皮起搏治疗，而对有症状心动过缓者则考虑起搏治疗。若患者出现严重症状，尤其是当高度房室传导阻滞发生在希氏束以下时，则应该立即施行起搏治疗。若患者对经皮起搏没有反应，则应进行经静脉起搏治疗。

(3) 药物治疗 心跳骤停患者在进行心肺复苏时，应尽早开通静脉通道使用药物。① 肾上腺素是CPR的首选药物，常规方法是静脉推注1 mg，每3～5 min重复1次，可逐渐增加剂量至5 mg。通常用于电击无效的室颤及无脉室速、心脏停搏或无脉性电生理活动。血管升压素也可以作为一线药物，但只推荐使用一次40 U静脉注射。严重低血压可以给予去甲肾上腺素、多巴胺、多巴酚丁胺。② 复苏过程中通过改善通气可改善代谢性酸中毒，不必过分补充碳酸氢盐，但对心跳骤停或复苏时间过长者，可适当补充碳酸氢钠(初始剂量1 mmol/kg)，在复苏过程中每15 min重复1/2量，注意防止产生碱中毒。③ 给予2～3次除颤加CPR及肾上腺素之后仍然是室颤/无脉室速，可考虑使用抗心律失常药。常用药物胺碘酮，可先用利多卡因。利多卡因(首剂1～1.5 mg/kg静脉注射)如无效可每3～5 min重复一次，若总量达3 mg/kg室颤不能控制可给予胺碘酮治疗。胺碘酮(首剂150 mg缓慢静脉注射)如无效可重复给药至总量达500 mg，再以10 mg/(kg·d)维持静脉滴注，每日总量可达2 g，根据需要可维持数天。④ 缓慢性心律失常及心室停顿在给予基础生命支持后，应设法稳定自主心律或起搏心脏。常用药物为肾上腺素(每隔3～5 min静脉注射1 mg)及阿托品(1～2 mg静脉注射)。心跳骤停或无脉性电活动患者使用阿托品(每3～5 min静脉注射1 mg，最大总量3 mg)。缓慢性心律失常施行临时性人工心脏起搏。⑤ 经过心肺复苏使心脏节律恢复后，可使用儿茶酚胺类药物维持心电与血流动力学状态稳定，其中肾上腺素为首选药。

【复苏后处理】

心肺复苏后的处理主要是维持循环和呼吸功能稳定，预防再次发生心跳骤停，维持水、电解质和酸碱平衡，防治脑水肿、急性肾衰竭和继发感染等，其中重点是脑复苏。

1. 维持有效循环及呼吸功能 应对心血管系统及相关因素进行评价，寻找心跳骤停的原因，特别注意是否有急性心肌梗死及电解质紊乱存在，并及时处理。自主循环恢复后，患者仍可存在呼吸系统功能障碍，部分患者仍需机械通气和吸氧治疗，应根据监测结果及时调整。持续性低碳酸血症可加重脑缺血，应避免常规使用高通气治疗。

2. 防治脑缺氧和脑水肿 亦称脑复苏。脑复苏是心肺复苏最后成功的关键。主要措施如下。① 降温，体温增高可进一步导致脑组织缺氧，从而加重脑损伤。心跳骤停复苏后，应监测体温变化，采取降温措施，体温维持在33～34 ℃为宜。② 脱水：通常选用20%甘露醇(1～2 g)或25%山梨醇(1～2 g)快速静脉滴注(2～4次/日)。联合使用呋塞米(首次20～40 mg，必要时增加至100～200 mg静脉注射)、25%白蛋白(20～40 mL静脉滴注)或地塞米松(5～10 mg静脉注射)有助于避免或减轻渗透性利尿导致的“反跳现象”。同时应注意防止过度脱水造成的血容量不足。③ 防治抽搐：应用冬眠药物控制缺氧性脑损害引起的四肢抽搐及降温过程的寒战反应。可用异丙嗪50 mg、二氢麦角碱0.6 mg静脉滴注；亦可用地西泮10 mg静脉注射。④ 高压氧治疗。⑤ 促进早期脑血流灌注：给予抗凝及钙拮抗剂治疗。

3. 防治急性肾衰竭 如果心跳骤停时间较长或复苏后持续低血压，则易发生急性肾衰竭。防治方法参见第四十四章第二节。

【预后】

(1) 心跳骤停复苏成功的患者，左心室功能减退较左心室功能正常的患者心跳骤停复发的可能性较大，抗心律失常药物治疗效果差，死亡率较高。

(2) 急性广泛前壁心肌梗死并传导阻滞引起的心跳骤停，预后不良。

(3) 急性下壁心肌梗死并缓慢性心律失常或心室停顿所致的心跳骤停，预后良好。

(4) 急性心肌梗死早期的原发性心室颤动，除颤易成功。

(5) 急性大面积心肌梗死及血流动力学异常的心跳骤停，即时死亡率高。即使复苏成功，也难以维持稳定的血流动力学状态。

【预防】

心脏性猝死的预防，关键在于识别高危人群。加强原发病的治疗及二级预防应能减少心脏性猝死的发生率。β受体阻滞剂能明显减少急性心肌梗死、心梗后及充血性心力衰竭患者心脏性猝死的发生，对扩张型心肌病、长QT综合征、儿茶酚胺依赖性多形性室速及心肌桥患者也有预防心脏性猝死的作用。血管紧张素转换酶抑制剂对减少充血性心力衰竭猝死的发生可能有作用。胺碘酮对心肌梗死后合并左心室功能不全或心律失常的患者能显著减少心律失常导致的死亡，但对总死亡率无明显影响。近年的研究证明，埋藏式心脏复律除颤器能改善部分有高度猝死危险患者的预后。伴无症状性非持续性室速的陈旧性心肌梗死患者及非一过性或可逆性原因引起的室颤或室速所致心跳骤停的存活者、持续性室速及明确为快速性心律失常引起的晕厥患者，ICD较其他方法能更好地预防心脏性猝死的发生。

病例分析

患者，男性，70岁。因持续性胸痛1 h急诊入院。1 h前患者活动后出现胸骨后持续性刀割样疼痛，伴濒死感及大汗淋漓，含服速效救心丸10粒无缓解，120送入急诊抢救室。

既往史：有原发性高血压史20年。

体格检查：T 35.7 ℃，P 108次/分，R 21次/分，BP 120/90 mmHg。心电图示急性广泛前壁心肌梗死。在静脉穿刺过程中突发面色发绀，抽搐，呼之不应，呼吸断续呈叹息样，双瞳孔直径约5 mm，对光反射消失，颈动脉搏动消失。

(1) 本病的临床诊断是什么？

(2) 心电图检查可能有什么表现？

(3) 应如何急救？

第二十四章 血管疾病

第一节 主动脉夹层

主动脉夹层(aortic dissection)是指主动脉内的血液经内膜撕裂口流入囊样变性的中层,并在主动脉中层内扩展,形成夹层血肿。本病起病凶险,死亡率极高,若不及时救治,48 h内死亡率可高达50%。本病临床特点是突然起病、剧烈疼痛、休克和血肿压迫所致相应脏器缺血症状。

【病因与发病机制】

大多数患者的基本病因并不清楚,目前认为可能与遗传或代谢性异常有关。马凡综合征并发本病者约为40%,5%的先天性二叶主动脉瓣患者也并发本病。主要的诱发因素有高血压、动脉粥样硬化和高龄。大约75%的主动脉夹层患者有高血压,60～70岁的老年人发病率较高。此外,医源性损伤也可诱发本病。

本病的基本病理变化是主动脉中层囊样退行性变。部分患者为遗传性先天性心血管病伴有结缔组织异常,但研究资料表明,囊性中层退行性变是结缔组织的遗传性缺损,原纤维基因突变,使弹性硬蛋白在主动脉壁沉积进而使主动脉僵硬扩张,致中层弹力纤维断裂、平滑肌局灶性丧失和中层空泡变性并充满黏液样物质。还有资料证明,主动脉中层的基金属蛋白酶活性增高,从而降解主动脉壁的结构蛋白,这可能也是发病机制之一。

【分型】

根据夹层的起源及受累的部位分为以下三型。

1. Ⅰ型 夹层起源于升主动脉,扩展超过主动脉弓到降主动脉,甚至腹主动脉,此型最多见。

2. Ⅱ型 夹层起源并局限于升主动脉。

3. Ⅲ型 病变起源于降主动脉左锁骨下动脉开口远端,并向远端扩展,可直至腹主动脉。

【临床表现】

绝大部分的患者有突发、持续而剧烈且很难耐受的疼痛。疼痛部位与撕裂口的部位有时相关。升主动脉夹层多为前胸痛或颈、喉、颌或脸疼痛,而降主动脉夹层多表现为肩胛间最痛或背、腹或下肢痛。若仅诉胸痛,可能是升主动脉夹层的外破口破入心包腔而致心脏压塞的胸痛。约半数或1/3患者起病后有面色苍白、大汗淋漓、皮肤湿冷、气促、脉搏细速或消失等表现。血压可升高、正常或下降，心脏压塞或急性重度主动脉瓣关闭不全时出现低血压，夹层瘤破入胸膜腔时可出现严重的休克。夹层血肿的扩展可压迫邻近组织或波及主动脉大分支，从而出现相应系统的临床表现。如心血管系统可出现主动脉瓣关闭不全、心力衰竭、心脏压塞或心肌梗死的表现；夹层压迫脑、脊髓的动脉可导致昏迷、瘫痪；夹层扩展到腹腔动脉或肠系膜动脉可致肠坏死急腹症；夹层扩展到肾动脉可引起急性腰痛、血尿、急性肾衰竭或肾性高血压等。

【辅助检查】

1. X线胸部平片　胸片可有主动脉增宽，少数为上纵隔增宽。

2. 超声心动图检查　可识别真、假腔或主动脉的内膜裂口下垂物。

3. CT、螺旋CT及磁共振检查　均有很高的决定性诊断价值，其敏感性与特异性都可达98%左右。

【诊断与鉴别诊断】

1. 诊断　根据典型的急起胸背部撕裂样剧痛伴有虚脱等症状，以及血压、脉搏的变化，夹层血肿的扩展压迫邻近组织或波及主动脉大分支引起相应系统的临床表现，结合超声、CT、MRI的征象，即可确定主动脉夹层的诊断。

2. 鉴别诊断　本病主要与急性心肌梗死和急性肺栓塞相鉴别，同时注意与主动脉瓣关闭不全、充血性心力衰竭、脑血管意外、急腹症和肾功能不全等相鉴别。

【治疗】

1. 紧急处理　① 严密监测，包括血压、心率、心律及出入液量等；② 绝对卧床休息，强效镇静与镇痛。

2. 药物治疗　① 静脉滴注硝普钠将收缩压降至100～120 mmHg或更低；② β受体阻滞剂静脉滴注，控制心率至60～70次/分。

3. 介入治疗　以导管介入方式在主动脉内置入带膜支架，是大多数降主动脉夹层治疗的最佳方案。

4. 外科手术治疗　修补撕裂口，排空假腔或人工血管移植术，适用于升主动脉夹层及少数降主动脉夹层有严重并发症者。

主动脉夹层治疗原则如下。① 急性期患者首先给予强化的药物治疗，再决定是否采取介入或手术治疗。② 升主动脉夹层特别是波及主动脉瓣或心包内有渗液者宜急诊外科手术。③ 降主动脉夹层急性期病情进展迅速，病变局部血管直径达到5 cm或有血管并发症者应争取介入治疗置入支架(动脉腔内隔绝术)。夹层范围不大，无特殊血管并发症时，可试行药物保守治疗，若一周不缓解或发生特殊并发症，应立即行介入或手术治疗。

第二节　大动脉炎

大动脉炎(Takayasu arteritis，TA)又称为无脉症、主动脉弓综合征或高安病等，是指主动脉及其主要分支的慢性非特异性炎症，病变部位动脉狭窄或闭塞，并出现缺血表现，少数可出现动脉扩张或动脉瘤的表现。本病多见于亚洲、中东地区，好发于青年女性，绝大多数在30岁以内发病。

【病因及病理】

本病病因未明，可能与遗传因素、内分泌异常及感染后机体免疫功能紊乱和炎症反应有关。基本病变呈急性渗出、慢性非特异性炎症和肉芽肿表现。主要累及弹力动脉，以主动脉多见。全层动脉壁病变，因结缔组织增生使管腔狭窄或闭塞，极少数有血栓形成，内膜坏死、增生、纤维化及钙化。部分动脉壁弹力纤维及平滑肌变性、坏死及断裂，动脉壁变薄而出现局限性扩张或形成动脉瘤。

【临床表现】

起病时可出现全身症状，如乏力、发热、盗汗、食欲减退、体重下降及关节痛等，还可出现组织或器官缺血症状。根据受累动脉的不同可分为：① 头臂动脉型；② 胸腹主动脉型；③ 广泛型，它们都可合并肺动脉狭窄。

1. 头臂动脉型(主动脉弓综合征) 颈动脉和椎动脉狭窄引起头部不同程度缺血，表现为头痛、头昏、眩晕、视物不清、咀嚼无力等，严重时出现晕厥、抽搐及偏瘫等症状。受累上肢缺血可出现无力、麻木、酸痛等。体格检查可发现颈动脉、桡动脉、肱动脉搏动减弱或消失，颈部和锁骨上、下窝可闻及血管杂音。患侧较健侧上肢动脉血压低 10 mmHg 以上。

2. 胸腹主动脉型 下肢缺血症状，如双下肢无力、酸痛、冰凉及间歇性跛行等。肾动脉狭窄表现，如腰腹痛、恶心、呕吐及肾性高血压症状等。体格检查可于背部、腹部闻及血管杂音，下肢血压低于上肢血压。

3. 广泛型 出现以上两型的表现及体征。

4. 其他表现 合并肺动脉受累临床可见心悸、气促，肺动脉瓣区可闻及杂音和第二音亢进，晚期可并发肺动脉高压；累及冠状动脉可出现心绞痛，甚至心肌梗死症状；累及肠系膜动脉可有腹痛等症状。

【实验室及辅助检查】

1. 实验室检查 白细胞计数增高、血沉快、C 反应蛋白增高、ASO 增高等。

2. 胸部 X 线检查 可见轻度左心室扩大，升主动脉扩张，降主动脉内收等。

3. 眼底检查 可出现视网膜脉络膜炎，视网膜、玻璃体积血，视神经乳头周围动静脉吻合。

4. 超声彩色多普勒 可探及主动脉及其主要分支狭窄、闭塞或瘤样扩张等。

5. 特殊检查 可做动脉造影、数字减影血管造影(DSA)、多排螺旋 CT、或核磁共振(MRI) 等检查以确诊。

【诊断及鉴别诊断】

典型病例诊断不难。40 岁以下女性出现桡动脉搏动减弱或消失；单侧或双侧肢体血压降低或测不出；闻及血管杂音；顽固性高血压伴有腹部血管杂音；不明原因低热伴血管杂音及脉搏异常；内脏缺血表现等均应考虑本病，确诊主要依赖血管造影。

本病应与先天性主动脉狭窄、肾动脉纤维肌性结构不良、动脉粥样硬化、血栓闭塞性脉管炎、结节性多动脉炎等相鉴别。

1990 年美国风湿病学会关于大动脉炎诊断标准如下：① 发病年龄不超过 40 岁；② 肢体间歇性跛行；③ 一侧或双侧肱动脉搏动减弱；④ 双上肢收缩压差大于 10 mmHg；⑤ 一侧或双侧锁骨下动脉或腹主动脉区闻及血管杂音；⑥ 动脉造影异常。符合上述 6 条中 3 条者可诊断本病，同时需排除先天性主动脉狭窄、肾动脉纤维肌性结构不良、动脉粥样硬化、血栓闭塞性脉管炎、贝赫切特病、结节性多动脉炎及胸廓出口综合征。

【治疗】

1. 控制症状 对于急性期或活动期患者采取如下措施。① 控制感染。② 糖皮质激素:泼尼松或泼尼松龙1 mg/(kg·d),病情好转后递减,直至病情稳定,5～15 mg/d维持。③ 对糖皮质激素不敏感者可联用免疫抑制剂,常用环磷酰胺1～2 mg/(kg·d),其次还可选用硫唑嘌呤、甲氨蝶呤等。

2. 对症治疗 可用周围血管扩张药、改善微循环药物、抗血小板药物、降压药等。

3. 手术治疗 对慢性期或静止期患者可考虑手术治疗,如介入治疗、人工血管重建术、内膜血栓清除术、肾切除术、血管搭桥术等。

【预后】

本病一般缓慢起病,受累动脉易形成侧支循环,多数患者预后良好,10年生存率达90%以上。常见死因为脑出血,其次为手术并发症、肾衰竭及心力衰竭等。

病例分析

患者,男性,61岁。因"间断头晕1年,胸背、剑下剧痛11 h"入院。患者于1年前劳累后出现间断头晕,测血压为140/90 mmHg,此后多次测血压波动在(140～150)/(90～95) mmHg,感头晕时服用复方降压片或卡托普利,症状消失后停药。11 h前,夜间睡眠中突感胸闷,双侧肩背剧痛,难以耐受,伴明显气短,往城镇医院就诊,给予消心痛及活血化瘀的中药治疗无效,疼痛逐渐扩展至胸部及剑突、脐周。晨来我院做心电图示:基本正常。门诊以冠心病心绞痛收治住院。发病以来,患者无畏寒、发热,无咳嗽、咳痰及咯血,无反酸、嗳气及排便、排气停止。无意识障碍,无夜间阵发性呼吸困难,食欲、睡眠可,大小便正常。

体格检查:T 36.5 ℃, P 65次/分,R 20次/分,BP 160/80 mmHg、神志清,精神差,营养中等,超力体形,急性痛苦病容,自动体位,平车入室,查体合作。全身皮肤黏膜无黄染、出血点及淤斑,未见皮疹、蜘蛛痣,浅表淋巴结未触及。头颅大小形状正常,眼球无震颤及斜视,结膜无充血水肿,不苍白,巩膜无黄染,角膜反射存在,双侧瞳孔等大等圆,对光反射灵敏,辐辏反射正常。唇无发绀,舌质红,伸舌居中。颈软,无抵抗,无颈静脉怒张,肝-颈静脉回流征阴性,气管居中,甲状腺大小硬度正常。胸廓对称无畸形,未触及胸膜摩擦感,双肺叩诊清音,双肺听诊呼吸音清,未闻及干、湿啰音。心前区无隆起,心尖搏动不弥漫,未触及震颤,心尖位于左侧第五肋间锁骨中线外0.3 cm处,心率65次/分,律齐,心音正常,$A_2>P_2$,各瓣膜听诊区未及杂音及病理性第三心音,右侧肱动脉处可闻及杂音,双侧股、腘及足背动脉波动正常。腹平坦,无腹壁静脉怒张,未见胃肠型及蠕动波,腹软,无压痛及反跳痛,肝脾未及,双肾叩痛阴性,移动性浊音及液波震颤均阴性。外生殖器及肛门未查,脊柱未见畸形,活动度正常,肌张力正常。指端无发绀,双下肢无凹陷性水肿。未见杵状指(趾)。腹壁反射存在,肱二头肌、肱三头肌、桡骨膜、膝腱及跟腱反射正常。

辅助检查:心电图正常,肌钙蛋白弱阳性,血尿淀粉酶阴性。

(1) 本病的临床诊断及诊断依据是什么?

(2) 要与哪些疾病相鉴别?

(3) 还要做哪些检查?

(4) 请制订治疗方案。

第二十五章
心血管疾病的介入性诊断及治疗

第一节　人工心脏起搏及埋藏式心脏复律除颤器

一、人工心脏起搏

人工心脏起搏(artificial cardiac pacing)是通过人工心脏起搏器发放一定形式的电脉冲刺激心脏，使之激动和收缩的治疗方法，主要用于治疗因某些心律失常所致的心脏功能障碍。心脏起搏技术是心律失常介入性治疗的重要方法之一，还可用于临床心脏电生理研究及射频消融治疗。近几年来，随着电子计算机技术和生物医学工程技术的发展，新型起搏器不断出现，缓慢性心律失常已基本能够治愈。心脏起搏除了用于治疗缓慢性心律失常以外，还可用于治疗快速性心律失常及心力衰竭等。

1. 起搏治疗的目的　起搏治疗的主要目的是通过不同的起搏方式纠正心率和心律的异常，以及使左右心室的协调收缩，提高患者的生活质量，减少病死率。

2. 起搏治疗的适应证　植入永久性心脏起搏器的适应证：① 伴有临床症状的完全或高度房室传导阻滞；② 有症状者的束支-分支水平阻滞，间歇发生二度Ⅱ型房室阻滞；无症状但在观察过程中阻滞程度进展、H-V 间期 100 ms 者；③ 病窦综合征或房室传导阻滞，有明确的临床症状，心室率小于 50 次/分；或间歇发生心室率小于 40 次/分；或虽无症状，但有长达 3 s 的 R-R 间隔；④ 由于颈动脉窦过敏引起的心率减慢伴有明确症状者，心率或 R-R 间隔达到上述标准；⑤ 有窦房结功能障碍和(或)房室传导阻滞的患者，因其他情况必须采用具有减慢心率的药物治疗时。

此外，起搏器治疗还可用于预防心房颤动，防治长 QT 间期综合征的恶性室性心律失常，辅助治疗肥厚梗阻型心肌病、扩张型心肌病、顽固性心力衰竭和神经介导性晕厥。有些患者如急性心肌梗死合并房室传导阻滞、某些室速的转复、心肺复苏的抢救可能需要临时心脏起搏。

3. 起搏器的功能及类型　目前通用 1987 年由北美心脏起搏电生理学会与英国心脏起搏和电生理学组专家委员会制定的 NASPE/BPEG 起搏器代码，即 NBG 起搏器代码(表 25-1)。

理解起搏器代码的含义非常重要，例如，DDI 起搏器起搏的是心房及心室，感知的是自身心房及心室信号，自身心房及心室信号被感知后抑制起搏器发放一次脉冲。另外还有 VVI、VAT、AAIR、VDD、DDD、DDDR 等起搏方式。

表 25-1 NBG起搏器代码

第一位 起搏心脏	第二位 感知心脏	第三位 感知后反应方式	第四位 程控功能	第五位 其他
	O无	O无	O无	略
A心房	A心房	I抑制	P简单	
V心室	V心室	T触发	M多项程控	
D心房+心室	D心房+心室	D双重(I+T)	C遥测	
S心房或心室	S心房或心室		R频率调整	

根据电极导线植入的部位分为:① 单腔起搏器,电极导线放在右室心尖部或右心耳,根据室率或房率的需要起搏;② 双腔起搏器,植入的两支电极导线分别放在右心耳和右室心尖部,进行房室顺序起搏;③ 三腔起搏器,目前主要分为双房+右室三腔起搏器和右房+双室三腔心脏起搏器。

4. 起搏方式的选择 最佳起搏方式选用原则:① 完全性房室传导阻滞而窦房结功能正常者,以VDD方式最好;② 窦房结功能和房室传导功能都有障碍者,以DDD方式最好;③ 窦房结功能障碍而房室传导功能正常者,以AAI方式最好;④ 需要从事中至重度体力活动者,考虑加用频率自适应功能。

(1) VVI方式 VVI方式是最基本的心脏起搏方式,主要用于以下几种情况:① 无器质性心脏病且心功能良好的心室率缓慢者;② 长R-R间隔及间歇发作的心室率缓慢,但不宜用于下列情况者:① 心功能代偿不良者;② 起搏时血压下降20 mmHg以上者;③ 有起搏器综合征的患者。

(2) AAI方式 AAI方式属生理性起搏,能保持房室顺序收缩,用于房室传导功能正常的病窦综合征。不宜用于下列情况者:① 房室传导阻滞;② 慢性房颤。

(3) DDD方式 DDD方式是对心房和心室的起搏和感知功能最完整者,又称房室全能型。主要用于房室传导阻滞伴或不伴窦房结功能障碍。但不宜用于慢性房扑或房颤的患者。

(4) 频率自适应(R)方式 起搏器通过感知体动、血pH值判断机体对心排血量的需要而自动调节起搏频率,主要用于需要从事中至重度体力活动者。可根据具体情况选用AAIR、VVIR、DDDR方式。但不宜用于心率加快后心悸等症状加重者或诱发心力衰竭、心绞痛症状加重者。

二、埋藏式心脏复律除颤器

近年来,经静脉置放心内膜除颤电极已取代了早期开胸置放心外膜除颤电极。埋藏式心脏复律除颤器(implantable cardioverter defibrillator,ICD)的体积也明显减小,已可埋藏于胸大肌和胸小肌之间,甚至像起搏器一样可埋藏于皮下囊袋中,但功能却日益强大,应用日益广泛。现今,ICD已具备除颤、复律、抗心动过速起搏及抗心动过缓起搏等功能。

(1) ICD的适应证 ① 原因不明的晕厥,在电生理检查时能诱发有血流动力学显著临床表现的持续性室速或室颤,药物治疗无效、不能耐受者。② 非一过性或可逆性原因引起的室速或室颤所致的心跳骤停,自发的持续性室速。③ 伴发于冠心病、陈旧性心肌梗死和左心室功能不良的非持续性室速,在电生理检查时可诱发持续性室速或室颤,不能被Ⅰ类抗心律失常药物所抑制者。

(2) ICD的随访　植入ICD的患者应经常随诊，且应由相关的专科医师接诊。术后第一年每2～3个月随诊一次，此后可半年随诊一次。

ICD可有效降低猝死高危患者的病死率。与常用的抗心律失常药物比较可明显降低总病死率。但部分患者会出现恐惧、焦虑、抑郁等心理问题。这些心理反应往往使心律失常更易发生。因此临床医师应对ICD植入者予以健康教育，必要时建议进行心理咨询。

第二节　冠状动脉造影术

冠状动脉造影术是用特制的心导管经股动脉、肱动脉或桡动脉送达主动脉根部，分别插入左、右冠状动脉口，手推注射器注入少量含碘造影剂的一种诊断方法。这种选择性冠状动脉造影通过在不同的投射方位下可清楚地显示左、右冠状动脉及其主要分支，并可发现各支动脉狭窄性病变的部位及其程度。

主要适应证：① 疑有冠心病而无创性检查不能确诊的中老年心脏增大、心力衰竭及心律失常；② 急性冠脉综合征拟行急诊PCI者；③ 有不典型胸痛、心绞痛、心肌梗死病史，但心电图有病理性Q波或缺血性ST改变不能以其他原因解释者；④ 药物治疗效果不佳的冠心病，拟行介入治疗或旁路移植手术者；⑤ 心肌梗死后再发心绞痛或运动试验阳性者。

以冠状动脉造影来评定冠脉狭窄的程度，一般用TIMI试验所提出的分级指标：0级，无血流灌注，闭塞血管远端无血流；Ⅰ级，造影剂部分通过，冠状动脉狭窄远端不能完全充盈；Ⅱ级，冠状动脉狭窄远端可完全充盈，但显影慢，造影剂消除也慢；Ⅲ级，冠状动脉远端造影剂完全而且迅速充盈和消除，类同正常冠状动脉血流。

第三节　冠状动脉内支架植入术

冠心病的介入治疗是用心导管技术疏通狭窄甚至闭塞的冠状动脉管腔，从而改善心肌的血流灌注的方法。临床最早应用的是经皮冠状动脉腔内成形术(percutaneous transluminal coronary angioplasty，PTCA)，其后还发展了经冠状动脉内旋切术、旋磨术和激光成形术等，1987年开发了冠状动脉内支架置入术，2002年，又应用药物洗脱支架降低了再狭窄发生率。这些技术统称为经皮冠状动脉介入治疗(percutaneous coronary intervention，PCI)。目前PTCA加上支架置入术已成为治疗冠心病的重要手段。

1. 经皮冠状动脉腔内成形术(PTCA)　经皮穿刺周围动脉将带球囊的导管置入冠状动脉到达狭窄节段，扩张球囊使狭窄管腔扩大，维持血流畅通。球囊扩张时主要通过下列机制使管腔扩大：① 斑块局部表面破裂；② 斑块被压回管壁；③ 偏心性斑块处的无病变血管壁伸展。在此过程中被剥脱的内皮细胞需1周左右才能再生，此时中膜平滑肌细胞增生并向内膜游移，修复撕裂的斑块表面内膜。

2. 冠状动脉内支架植入术　将金属制成的管壁呈网状带有间隙的支架(裸支架)，置入冠状动脉内支撑血管壁，使病变部位的血管维持血流畅通。其作用机制为支架植入后最好是所有支架的网状管壁完全紧贴血管壁，支架管腔均匀地扩张，血流畅通。术后支架逐渐被包埋在增厚的动脉内膜之中，内膜在148周内被新生的内皮细胞覆盖。支架管壁下的中膜变薄和纤维化。药物洗脱支架又称为药物涂层支架，是在金属支架表面涂上了不同的药膜，植入的此种支架能抑制平滑肌细胞的增生，降低再狭窄率，但药物洗脱支架使血管内皮化过程延迟，支架内血栓发生率较裸支架为高。

3. PCI术前及术后处理 PCI术前需作碘过敏试验，查血小板计数、出血和凝血时间、凝血酶原时间、电解质、肝肾功能等。择期手术者，术前3～5 d开始服用阿司匹林100～150 mg/d，氯吡格雷75 mg/d，术前禁食4～6 h。若为急诊手术，术前未用抗凝药者，应于术前口服氯吡格雷300 mg，嚼服阿司匹林300 mg。术中常规使用肝素抗凝，急诊PCI时有时需加用血小板糖蛋白$Ⅱ_b/Ⅲ_a$受体拮抗剂，以抑制血小板聚集。术中及术后鞘管拔出前应检测活化凝血时间。鞘管拔出后局部压迫止血15～20 min，如无出血则可加压包扎，包扎后应密切观察局部出血情况。

PCI术后应终生口服阿司匹林100～150 mg/d；口服氯吡格雷75 mg/d，植入裸支架者服用1个月，植入药物洗脱支架者应坚持服用9～12月。单纯行PTCA者，可不用氯吡格雷。

4. 冠心病介入治疗适应证

(1) 急性ST段抬高心肌梗死发病12 h内，或发病12～24 h以内，并且有严重心力衰竭和(或)血流动力学或心电不稳定和(或)有持续严重心肌缺血证据者可行急诊PCI。

(2) 经药物治疗后仍有症状，狭窄的血管供应中到大面积处于危险中的存活心肌的稳定型心绞痛患者。

(3) 有轻度症状或无症状但心肌缺血的客观证据明确，狭窄病变显著，病变血管供应中到大面积存活心肌的心绞痛患者。

(4) 介入治疗后心绞痛复发，管腔再狭窄的患者。

(5) 主动脉-冠状动脉旁路移植术后复发心绞痛的患者。

(6) 经积极药物治疗，病情未能稳定的不稳定型心绞痛；心绞痛发作时心电图ST段压低超过1 mm、持续时间在20 min以上，或血肌钙蛋白升高的患者。

施行PCI治疗如不成功，需做紧急主动脉-冠状动脉旁路移植手术。成功的PCI使心绞痛消除或显著减轻，狭窄的管腔减少至20%以下，血流达到TIMI Ⅲ级，心电图变化改善。PTCA治疗后半年内再狭窄率约达30%，裸支架植入术为20%，药物洗脱支架植入术为10%。

第四节 心导管射频消融术

射频电能是一种低电压高频电能。射频消融仪通过导管头端的电极释放射频电能，在导管头端与局部心肌内膜之间电能转化为热能，达到一定温度(46～90 ℃)后，使特定的局部心肌细胞脱水、变性、坏死，自律性和传导性能均发生改变，从而使心律失常得以根治。

(1) 射频消融的适应证 根据我国射频消融(RFCA)治疗快速性心律失常指南，RFCA的适应证如下：① 预激综合征合并阵发性心房颤动和快速心室率；② 房室折返性心动过速、房室结折返性心动过速、反复发作性房速和特发性室速；③ 典型房扑及非典型房扑发作频繁、心室率不易控制者；④ 症状明显的心房颤动频繁发作；⑤ 不适当窦速合并心动过速心肌病；⑥ 药物预防发作效果差的心肌梗死后室速发作频繁和(或)症状重。

(2) 射频消融的步骤 ① 确定心律失常的诊断。② 经心内电生理检查进一步证实心律失常的诊断，确定准确的消融靶点。③ 根据不同的靶点位置，置入消融导管到达靶点。④ 根据消融部位及不同类型心律失常放电消融(能量5～30周，时间持续或间断10～60 s)。⑤ 检测是否已达到消融成功标准。

(3) 射频消融的并发症　射频消融的并发症为误伤希氏束致二度或三度房室传导阻滞,心脏穿孔致心脏压塞等。

病例分析

患者,女性,73岁,因“心前区不适5个月,加重1周”入院。

体格检查:无异常。

辅助检查:血常规无异常,生化测定除肾功能减退外其余指标均在正常范围。ECG示下壁导联ST段下移1 mm以上,血肌钙蛋白升高。

(1) 本病的临床诊断及诊断依据是什么?

(2) 本病要与哪些疾病相鉴别?

(3) 该患者还要做哪些检查?

(4) 请制订治疗方案。

(贺志明)

第三篇

消化系统疾病

XIAO HUA XI TONG JI BING

第二十六章
总　论

消化系统包括食管、胃、肠、肝、胆、胰等器官，这些器官的器质性和功能性疾病均为消化系统疾病，是临床上常见病、多发病。消化系统疾病不仅局限于本系统的器官，某些疾病也可累及其他系统，形成多器官疾病。而全身性或其他系统疾病也可引起消化系统症状或疾病，因此，既要掌握消化系统疾病的局限性特点，又要注意它与全身的关系，方可做出全面、准确的诊断，从而进行有效的治疗。

第一节　消化系统疾病病因和分类

【病因】

消化系统疾病的病因十分复杂，可为单一病因引起，也可能是多种病因综合作用的结果。常见的病因有感染、物理因素、化学因素、营养缺乏、代谢紊乱、吸收障碍、肿瘤、神经系统功能失调、自身免疫障碍、变态反应、外伤、先天性畸形、遗传因素等。

【分类】

消化系统疾病按病变器官分类如下。

1. 食管疾病　常见疾病有食管炎、食管溃疡、食管癌、食管贲门失弛缓症等。这些疾病的主要症状为食物反流、咽下困难、胸骨后灼热感及疼痛等。

2. 胃、十二指肠疾病　常见疾病有胃炎、消化性溃疡、十二指肠炎、胃癌、胃肠功能紊乱等。常见的主要症状为上腹部不适疼痛、厌食、反酸、嗳气、恶心及呕吐等。

3. 小肠疾病　常见疾病有各种原因引起的急、慢性腹泻，如急性肠炎、急性出血性坏死性肠炎、肠结核、克罗恩病(Crohn 病)、吸收不良综合征、肠梗阻等。常见的主要症状为腹胀，腹痛，腹泻，粪便呈糊状、稀水样，血便等。消化吸收不良者的大便中可含有未被完全消化的食物成分，严重者可有营养不良，脱水，酸中毒，水、电解质代谢紊乱等全身表现。

4. 大肠疾病　常见疾病有痢疾、结肠炎、阑尾炎、结肠癌、直肠癌、肠易激综合征等。主要症状为一侧或双侧腹痛、腹泻或便秘，可为黏液便、脓血便、血便等。累及直肠者可有里急后重。

第二节　消化系统疾病主要临床表现

【临床表现】

1. 反酸　由于食管下端括约肌功能不良及胃的逆蠕动，酸度较高的胃内容物反流至口腔所致,常见于胃食管反流病、消化性溃疡等。

2. 嗳气 指胃内气体从口腔逸出的现象。可见于胃食管反流病,胃、十二指肠及胆道疾病。频繁嗳气常由精神神经因素引起。

3. 吞咽困难 见于咽、食管或食管周围疾病,或见于神经系统疾病,如延髓麻痹等。

4. 食欲不振 由神经肌肉病变、胃肠道梗阻性病变、消化酶缺乏等所致。见于胃炎、肝炎、肝硬化、胰腺炎、胰腺癌、尿毒症、功能性消化不良等。

5. 恶心、呕吐 常先有恶心然后呕吐,两者也可单独发生。常见于胃炎、胃癌、幽门梗阻等器质性病变,也见于肝、胆、胰腺、腹膜的急慢性炎症。

6. 腹痛 为腹部疼痛不适感。可由消化器官的膨胀、肌肉痉挛、腹膜刺激、供血不足所致,如胃肠炎、胆囊炎、胰腺炎、肝癌、腹膜炎、缺血性肠炎等。腹痛也可见于全身性疾病,如铅中毒、卟啉病、肺部疾病等。胃肠道功能性疾病如功能性消化不良,肠易激综合征等,也可引起腹痛。

7. 腹泻 由于肠分泌过多,肠蠕动加速所致。多见于肠道疾病如小肠病变、结肠炎症或溃疡、肠道感染性疾病等。精神因素及肠运动障碍性疾病也可引起腹泻。

8. 便秘 由于结肠平滑肌、腹肌、膈肌及提肛肌张力低下或结肠痉挛而缺乏驱动性蠕动或肠道机械性梗阻,直肠反射减弱或消失等所致,也可见于身体虚弱、习惯性便秘、肠道肿瘤或功能性消化不良等患者。

9. 呕血和黑便 上消化道出血的特征性表现为呕血和黑便,常见于消化性溃疡,食管胃底静脉曲张破裂,急性胃黏膜病变及胃癌等。每日出血量超过 50 mL,可表现为柏油样黑便,出血量过大,胃肠蠕动过快时,可表现为暗红色血便。

10. 黄疸 由胆红素代谢障碍导致的皮肤黏膜黄染现象。分为溶血性、肝细胞性、阻塞性及先天性黄疸等。

第三节 消化系统疾病诊断

消化系统疾病的诊断主要依据病史、症状、体征及辅助检查,影像学检查在诊断中起着关键性的作用,在全面分析资料的基础上,有针对性地选择恰当的影像学及有关特殊检查,以求既能尽快作出正确的诊断,又能减少各种检查给患者带来的精神负担并节省医疗资源。

1. 病史与症状 病史采集在消化系统疾病诊断中占有相当重要的地位,不少消化系统疾病典型症状可以为诊断提供重要线索乃至作出临床诊断,因此针对主要症状,要尽可能了解其诱因、起病情况、发病经过(急性还是慢性、间歇还是持续等)、用药的反应等,如腹痛,要详细了解其部位、性质、程度、时间、加剧和缓解的规律,以及伴随症状等。此外,患者的年龄、性别、籍贯、职业、经济状况、精神状态、饮食及生活习惯、烟酒嗜好、接触史以及家族史等对诊断也有重要意义。

2. 体格检查 体格检查需局部检查与全身检查相结合。例如:观察面部表情可提示腹痛是否存在及其严重程度;口腔溃疡及关节炎可能与炎症性肠病有关;皮肤黏膜的表现如色素沉着、黄疸、淤点、淤斑、蜘蛛痣、肝掌等是诊断肝病的重要线索,左锁骨上淋巴结肿大见于胃肠道癌转移。腹部检查要全面、细致。视诊常能提供重要线索,如腹部膨隆提示腹腔积液或肠胀气,腹壁静脉曲张提示门脉高压(但要查血流方向以与下腔静脉阻塞相鉴别),胃肠型和蠕动波提示肠梗阻等。腹部触诊十分重要,腹壁紧张度、压痛和反跳痛对腹痛的鉴别诊断十分重要;腹腔脏器的触诊可能发现脏器的相关疾病;触到腹部包块时应详细检查其位置、大小、形状、表面情况、硬度、活动情况、触痛及搏动感等。叩诊发现移动性浊音提示已有中等量的腹腔积液。听诊时注意肠鸣音的特点对急腹症的鉴别诊断及消化道活动性出血的诊断有帮助;腹部的血管杂音有时会有特殊的诊断价值。肛门直肠指检在胃肠道疾病诊断中很重要,尤其对便血、腹泻、便秘、下腹痛的患者更是必要,这能发现大多数的直肠肿瘤及胃肠道恶性肿瘤的盆腔转移。

3. 实验室和其他检查

(1) 化验检查　血液常规检查可反映有无脾功能亢进、恶性贫血等。大便常规检查是胃肠道疾病的一项重要常规检查,粪便的肉眼观、隐血试验、显微镜下检查可为诊断提供重要资料,对肠道感染、某些寄生虫病有确诊价值,必要时可做细菌培养以确定致病菌;潜血试验阳性是消化道出血的重要证据。血、尿胆红素检查可初步鉴别黄疸的性质。血、尿淀粉酶测定对急性胰腺炎诊断有重要价值。血沉可作为炎症性肠病、肠或腹膜结核的活动性指标。肝功能试验可反映肝损害的情况。甲胎蛋白对于原发性肝细胞癌有较特异的诊断价值,而癌胚抗原等肿瘤标志物对结肠癌和胰腺癌具有辅助诊断和估计疗效的价值。腹腔积液常规检查可大致判断出腹腔积液是渗出性或漏出性,结合生化、细胞学及细菌培养对鉴别肝硬化合并原发性细菌性腹膜炎、结核性腹膜炎和腹腔恶性肿瘤很有价值。幽门螺杆菌的检测可采用血清学、胃黏膜活检标本做尿素酶试验、组织学检查、涂片革兰染色镜下观察,以及^{13}C或^{14}C-尿素呼气试验等。

(2) 内镜检查　内镜检查现已成为消化系疾病诊断的一项非常重要的检查手段。应用内镜可直接观察消化道内的各种病变,并可取活体组织做病理学检查,还可摄影、录像留存以备分析。根据不同部位的检查内镜分为胃镜、十二指肠镜、小肠镜、结肠镜、腹腔镜、胆道镜、胰管镜等。其中,以胃镜和结肠镜最为常用,可检出大部分常见胃肠道疾病。胃镜或结肠镜检查时镜下喷洒染色剂,即染色内镜,可判别轻微的病变,提高早期癌的诊断,如结合放大内镜,早期癌的诊断水平可进一步提高。应用十二指肠镜插至十二指肠降段可进行逆行胰胆管造影(ERCP),是胆道、胰管疾病的重要诊断手段,并可同时进行内镜下治疗。经内镜导入超声探头,即超声内镜检查,可了解黏膜下病变的深度、性质、大小及周围情况,并可在超声引导下进行穿刺取样活检。新近发明了胶囊内镜,受检者吞服胶囊大小的内镜后,内镜在胃肠道进行拍摄并将图像通过无线电发送到体外接收器进行图像分析,该检查对以往不易发现的小肠病变诊断有特殊价值,如小肠出血、早期克罗恩病等。双气囊小肠镜的发明大大改进了小肠镜插入深度,逐渐成为小肠疾病诊断的重要手段。

(3) 影像学检查。

① X线检查:普通X线检查仍是诊断胃肠道疾病的常用手段。腹部平片可判断腹腔内有无游离气体,钙化的结石或组织及肠曲内气体和液体的情况。通过胃肠钡剂造影、小肠钡灌造影、钡剂灌肠造影等X线检查,可观察全胃肠道;气-钡双重对比造影技术能更清楚地显示黏膜表面的细小结构,可发现微小病变,提高诊断率。这些检查可发现胃肠道的溃疡、肿瘤、炎症、静脉曲张、结构畸形及运动异常等,对于膈疝和胃黏膜脱垂的诊断优于内镜检查。口服及静脉注射X线胆系造影剂可显示胆系结石和肿瘤、胆囊浓缩和排空功能障碍,以及其他胆道病变。经皮肝穿刺胆管造影术,可确定肝外梗阻性黄疸的梗阻部位和病因,尤其适用于黄疸较深者。近年来数字减影血管造影技术的应用提高了消化系疾病的诊断水平。选择性腹腔动脉造影有助于肝和胰腺肿瘤的诊断和鉴别诊断及判断肿瘤范围,并可同时进行介入治疗,此外,对不明原因消化道出血的诊断也有相当重要的价值。

② 电子计算机X线体层显像(CT)和磁共振显像(MRI):该类检查因其敏感度和分辨

率高,可反映轻微的密度改变,对病灶的定位和定性效果较佳,CT 对腹腔内病变,尤其是肝、胰等实质脏器及胆系的病变如肿瘤、囊肿、脓肿、结石等有重要诊断价值;对弥漫性病变如脂肪肝、肝硬化、胰腺炎等也有较高诊断价值。MRI 对占位性病变的定性诊断尤佳。近年来,应用螺旋 CT 图像后处理可获得类似内镜在管腔脏器观察到的三维和动态图像,称为仿真内镜;MRI 图像后处理可进行磁共振胰胆管造影术(MRCP),用于胆、胰管病变的诊断;磁共振血管造影术(MRA)可显示门静脉及腹腔内动脉。上述 CT 或 MRI 图像后处理技术为非创伤性检查,具有良好的应用前景,其中 MRCP 已成为一项成熟的技术,临床上可代替侵入性的逆行胰胆管造影(ERCP)用于胰胆管病变的诊断。

③ 超声波检查:B 型实时超声波普遍用于腹腔内实体脏器检查,因为无创性且检查费用较低,在我国成为首选的初筛检查。B 超可显示肝、脾、胆囊、胰腺等,可发现脏器的肿瘤、囊肿、脓肿、结石等病变,并可了解有无腹腔积液及腹腔积液量,对腹腔内实质性肿块的定位、大小、性质等的判断也有一定价值。

④ 放射性核素检查:^{99m}Tc-PMT 肝肿瘤阳性显像可协助原发性肝癌的诊断。静脉注射^{99m}Tc 标记红细胞对不明原因消化道出血的诊断有特殊价值。放射核素检查还可用于研究胃肠运动如胃排空、肠转运时间等。

⑤ 正电子发射体层显像(PET):PET 反映生理功能而非解剖结构,根据示踪剂的摄取水平能将生理过程形象化和数量化,近年来用于消化系统肿瘤的诊断、分级和鉴别诊断均有重要价值,可与 CT 和 MRI 互补提高诊断的准确性。

(4) 活组织检查和脱落细胞检查。

① 活组织检查:取活组织做组织病理学检查具有确诊价值,对诊断有疑问者尤应尽可能做活组织检查。消化系统的活组织检查主要是内镜窥视下直接取材,如胃镜或结肠镜下对食管、胃、结直肠黏膜病变组织,或腹腔镜下对病灶取材。超声或 CT 引导下细针穿刺取材也是常用的方法,如对肝、胰或腹腔肿块的穿刺。也可较盲目地穿刺取材,如采用 1 s 穿刺吸取法作肝穿刺活检,经口导入活检囊盲目锚取小肠黏膜等。手术标本的组织学检查也属此范畴。

② 脱落细胞检查:在内镜直视下冲洗或擦刷胃肠道、胆道和胰管,检查所收集的脱落细胞,有利于发现该处的癌瘤。收集腹腔积液找癌细胞也属此范畴。

(5) 脏器功能试验　如胃液分泌功能检查、小肠吸收功能检查、胰腺外分泌功能检查、肝脏储备功能检查等分别用于有关疾病的辅助诊断。

(6) 胃肠动力学检查　对胃肠道动力障碍性疾病的诊断有相当价值。目前临床上常做的有包括食管、胃、胆道、直肠等处的压力测定、24 h 食管 pH 监测、胃排空时间及胃肠经过时间测定等。

(7) 剖腹探查　对疑似重症器质性疾病而各项检查不能肯定诊断者可考虑剖腹探查。

第四节　消化系统疾病防治原则

消化系统疾病的治疗一般分为一般治疗、药物治疗、手术治疗或介入治疗三大方面。

1. 一般治疗

(1) 饮食营养　消化系统是食物摄取、转运、消化、吸收及代谢的重要场所,消化系统病变影响上述生理功能。而不当的饮食又会加重疾病过程,因此,饮食和营养在治疗中占相当重要的地位。应视疾病部位、性质及严重程度决定限制饮食甚至禁食,有梗阻病变的还要给予胃肠减压。由疾病引起的食欲下降、呕吐、腹泻、消化吸收不良,再加上饮食限制,会导致营养障碍,水、电解质及酸碱平衡紊乱,因此,支持疗法相当重要,注意给予高营养而且易消化吸收的食物,必要时静脉补液及补充营养物质,甚至全胃肠外营养或全胃肠内营养(要素饮食)。烟、酒、某些刺激性食物、某些引起过敏的食物会诱发或加重病情,在一些疾病中应避免。

(2) 生活安排与心理治疗 一方面因为功能性胃肠病相当常见,另一方面不少器质性消化系统疾病在疾病过程中也会引起功能性症状,而精神紧张或生活紊乱又会诱发或加重器质性疾病。因此,心理治疗相当重要,包括向患者耐心解释病情、消除紧张心理,必要时给予心理治疗,适当使用镇静药等,还要教育患者注意劳逸结合、合理安排作息时间。

2. 药物治疗

(1) 针对病因或发病环节的治疗 有明确病因的消化系统疾病多为感染性疾病如细菌引起的胃肠道炎症、胆道炎症、幽门螺杆菌相关性慢性胃炎等,这类疾病予以抗菌药物治疗多可被彻底治愈。大多数消化系统疾病病因不明,治疗上主要针对发病的不同环节,打断病情发展的恶性循环,促进病情缓解、改善症状和预防并发症的发生。如抑酸药物或促胃肠动力药治疗胃食管反流病、抑酸药或黏膜保护剂治疗消化性溃疡、抑制炎症反应药物治疗炎症性肠病、抗纤维化药物治疗早期肝硬化、血管活性药物治疗门静脉高压引起的食管胃底静脉曲张出血等。这类治疗有两个要点应予以注意:一是由于发病机制及病理生理涉及多方面,因此应强调综合治疗及不同时期治疗措施的合理选择;二是由于病因未从根本上去除,因此,缓解期往往需要维持治疗以预防复发。

(2) 对症治疗 许多消化系统疾病的症状(如腹痛、呕吐、腹泻等)不但令患者经受难以忍受的痛苦,而且会导致机体功能及代谢紊乱,从而进一步加剧病情的发展,因此,在基础治疗未发挥作用时往往要考虑予以对症治疗。镇痛药、止吐药、止泻药及抗胆碱能药物是常用的对症治疗药物。但应注意,药物使用应权衡利弊,酌情使用,否则会影响基础治疗。如过强的止泻药用于急性胃肠感染会影响肠道有毒物质的排泄,在治疗重症溃疡性结肠炎时会诱发中毒性巨结肠。还要注意对症治疗有时因掩盖疾病的主要临床表现而影响临床判断,甚至延误治疗,如急腹症病因诊断未明者用强力镇痛药、结肠癌用止泻药等可能导致漏诊。

3. 手术治疗或介入治疗 手术治疗是消化系统疾病治疗的重要手段。对经内科治疗无效、疗效不佳或出现严重并发症的疾病,手术切除病变部位常常是疾病治疗的根本办法或最终途径,如肿瘤应及早切除,合并穿孔、严重大出血不止、器质性梗阻的消化道疾病常需要手术治疗,各种晚期肝病可考虑肝移植等。手术指征的掌握,应从病情出发,结合患者手术耐受的能力,考虑手术可能引起并发症和术后复发的风险,权衡利弊,综合考虑。近年在消化内镜下进行的"治疗内镜"技术发展迅速,涉及食管狭窄扩张术及食管支架放置、消化道息肉切除术、食管胃底静脉曲张止血(硬化剂注射及皮圈套扎术)及非静脉曲张上消化道出血止血治疗(局部药物喷洒、局部药物注射、微波、激光、热探头止血、血管夹钳夹等)、早期胃癌和早期食管癌黏膜切除术、十二指肠乳头括约肌切开术、胆道碎石和取石术、胆管内外引流术、经皮内镜下胃造瘘术等。血管介入技术如经颈静脉肝内门体静脉分流术(TIPS)治疗门脉高压及狭窄血管支架置入术治疗 Budd-Chiari 综合征、肝动脉栓塞化疗(TAE)治疗肝癌等。B 超引导下穿刺进行引流术或注射术治疗囊肿、脓肿及肿瘤也得到广泛应用。以往需外科手术的许多消化系统疾病可用创伤较少的介入治疗替代,或将其与外科手术互相配合,从而大大开拓了消化系统疾病治疗的领域。

第二十七章
胃食管反流病

胃食管反流病(gastroesophageal reflux disease,GERD)是指胃十二指肠内容物反流入食管引起"烧心"等症状,可引起反流性食管炎,以及咽喉、气道等食管邻近的组织损害。发病率随年龄增加而增加,40～60 岁发病率高,男女发病无差异,但反流性食管炎中,男性多于女性(2～3)∶1。有相当部分胃食管反流病患者内镜下可无食管炎表现,这类胃食管反流病又称为内镜阴性的胃食管反流病或称非糜烂性反流病。

【病因和发病机制】

胃食管反流病是由多种因素造成的消化道动力障碍性疾病。胃食管反流病的主要发病机制是抗反流防御机制减弱和反流物对食管黏膜攻击作用的结果。

1. 食管抗反流防御机制减弱 抗反流防御机制包括抗反流屏障,食管对反流物的清除及黏膜对反流攻击作用的抵抗力。

(1) 抗反流屏障 抗反流屏障是指在食管和胃交接的解剖结构,包括食管下括约肌、膈肌脚、膈食管韧带、食管与胃底间的锐角等,上述各部分的结构和功能上的缺陷均可造成胃食管反流,其中最主要的是食管下括约肌的功能状态。食管下括约肌是指食管末端 3～4 cm长的环形肌束。正常人静息时食管下括约肌压力为 10～30 mmHg,为一高压带,可防止胃内容物反流入食管。食管下括约肌部位的结构受到破坏时可使食管下括约肌压力下降,如贲门失弛缓症手术后易并发反流性食管炎。一些因素可导致食管下括约肌压力降低,如某些激素 (如缩胆囊素、胰升糖素、血管活性肠肽等)、食物(如高脂肪、巧克力等)、药物(如钙拮抗剂、地西泮)等。腹内压增高(如妊娠、腹腔积液、呕吐、负重劳动等)及胃内压增高(如胃扩张、胃排空延迟等)均可引起食管下括约肌压力相对降低而导致胃食管反流。一过性食管下括约肌松弛是近年来研究发现引起胃食管反流的一个重要因素。正常情况下吞咽时,食管下括约肌即松弛,食物得以进入胃内。一过性食管下括约肌松弛是指非吞咽情况下食管下括约肌自发性松弛,其松弛时间明显长于吞咽时食管下括约肌松弛的时间。一过性食管下括约肌松弛既是正常人生理性胃食管反流的主要原因,也是食管下括约肌静息压正常的胃食管反流病患者的主要发病机制。

(2) 食管清除作用 正常情况下,一旦发生胃食管反流,大部分反流物通过 1～2 次食管自发和继发性蠕动性收缩将食管内容物排入胃内,即容量清除,是食管廓清的主要方式。剩余的则由唾液缓慢地中和。故食管蠕动和唾液产生的异常也参与胃食管反流病的致病作用。食管裂孔疝是部分胃经膈食管裂孔进入胸腔的疾病,可引起胃食管反流并降低食管对酸的清除,导致胃食管反流病。

(3) 食管黏膜屏障 反流物进入食管后,食管还可以凭借食管上皮表面黏液、不移动水

层和表面 HCO_3^-、复层鳞状上皮等构成的上皮屏障，以及黏膜下丰富的血液供应构成的后上皮屏障，发挥其抗反流物对食管黏膜损伤的作用。因此，任何导致食管黏膜屏障作用下降的因素（长期吸烟、饮酒及抑郁等），将使食管黏膜不能抵御反流物的损害。

2. 反流物对食管黏膜的攻击作用 在食管抗反流防御机制下降的基础上，反流物刺激和损害食管黏膜，其受损程度与反流物的质和量有关，也与反流物与黏膜的接触时间、部位有关。胃酸与胃蛋白酶是反流物中损害食管黏膜的主要成分。近年对胃食管反流病监测证明存在胆汁反流，其中的非结合胆盐和胰酶是主要的攻击因子，参与损害食管黏膜。

【临床表现】

胃食管反流病的临床表现多样，轻重不一，主要表现如下。

1. 食管症状

（1）典型症状　烧心和反流是本病最常见的症状，而且具有特征性，因此，被称为典型症状。反流是指胃内容物在无恶心和不用力的情况下涌入咽部或口腔的感觉，含酸味或仅为酸水时称为反酸。烧心是指胸骨后或剑突下烧灼感，常由胸骨下段向上延伸。烧心和反流常在餐后 1 h 出现，卧位、弯腰或腹压增高时可加重，部分患者烧心和反流症状可在夜间入睡时发生。

（2）非典型症状　非典型症状是指除烧心和反流之外的食管症状。胸痛由反流物刺激食管引起，疼痛发生在胸骨后。严重时可为剧烈刺痛，可放射到后背、胸部、肩部、颈部、耳后，有时酷似心绞痛，可伴有或不伴有烧心和反流。由胃食管反流病引起的胸痛是非心源性胸痛的常见病因。吞咽困难见于部分患者，可能是由于食管痉挛或功能紊乱，症状呈间歇性，进食固体或液体食物均可发生。少部分患者吞咽困难是由食管狭窄引起，此时吞咽困难可呈持续性或进行性加重。有严重食管炎或并发食管溃疡者，可伴吞咽疼痛。

2. 食管外症状 由反流物刺激或损伤食管以外的组织或器官引起，如咽喉炎、慢性咳嗽和哮喘。对一些病因不明、久治不愈的上述疾病患者，要注意是否存在胃食管反流病，伴有烧心和反流症状有提示作用，但少部分患者以咽喉炎、慢性咳嗽或哮喘为首发或主要表现。严重者可发生吸入性肺炎，甚至出现肺间质纤维化。一些患者诉咽部不适，有异物感、棉团感或堵塞感，但无真正吞咽困难，称为癔球症，近年研究发现部分患者也与胃食管反流病相关。

【并发症】

（1）上消化道出血　反流性食管炎患者，因食管黏膜糜烂及溃疡可以导致上消化道出血，临床表现可有呕血和（或）黑便及不同程度的缺铁性贫血。

（2）食管狭窄　食管炎反复发作致使纤维组织增生，最终导致瘢痕狭窄。

（3）Barrett 食管　Barrett 食管内镜下的表现为正常呈现均匀粉红带灰白的食管黏膜出现胃黏膜的橘红色，分布可为环形、舌形或岛状。Barrett 食管可发生在反流性食管炎的基础上，也可不伴有反流性食管炎。Barrett 食管是食管腺癌的癌前病变，其腺癌的发生率较正常人高 30～50 倍。

【实验室及辅助检查】

1. 内镜检查 内镜检查是诊断反流性食管炎最准确的方法，并能判断反流性食管炎的严重程度和有无并发症，结合活检可与其他原因引起的食管炎和其他食管病变（如食管癌等）作鉴别。内镜下无反流性食管炎不能排除胃食管反流病。根据内镜下所见食管黏膜的损害程度进行反流性食管炎分级，有利于病情判断及指导治疗。目前多采用洛杉矶分级法：

正常,食管黏膜没有破损;A级,一个或一个以上食管黏膜破损,长径小于5 mm;B级,一个或一个以上黏膜破损,长径大于5 mm,但没有融合性病变;C级,黏膜破损有融合,但小于75%的食管周径;D级,黏膜破损融合,至少达到75%的食管周径。

2. 24 h食管pH监测 24 h食管pH监测是诊断胃食管反流病的重要检查方法。应用便携式pH记录仪在生理状态下对患者进行24 h食管pH连续监测,可提供食管是否存在过度酸反流的客观证据,并了解酸反流的程度及其与症状发生的关系。常用的观察指标:24 h内pH<4的总百分时间、pH<4的次数、持续5 min以上的反流次数及最长反流时间等指标。但要注意在进行该项检查前3 d应停用抑酸药与促胃肠动力的药物。

3. 食管吞钡X线检查 该检查对诊断反流性食管炎敏感性不高,对不愿接受或不能耐受内镜检查者行该项检查,其目的主要是排除食管癌等其他食管疾病。严重反流性食管炎可发现阳性X线征。

4. 食管滴酸试验 在滴酸过程中,出现胸骨后疼痛或烧心的患者为阳性,且多在滴酸的最初15 min内出现。

5. 食管测压 可测定食管下括约肌的长度和部位、食管下括约肌压、食管下括约肌松弛压、食管体部压力及食管上括约肌压力等。食管下括约肌静息压为10～30 mmHg,如食管下括约肌压小于6 mmHg则易导致反流。当胃食管反流病内科治疗效果不好时可作为辅助性诊断方法。

【诊断与鉴别诊断】

胃食管反流病的诊断是基于以下几点:① 有反流症状;② 内镜下可能有反流性食管炎的表现;③ 食管过度酸反流的客观证据。如患者有典型的“烧心”和反酸症状,可作出胃食管反流病的初步临床诊断。内镜检查如发现有反流性食管炎并能排除其他原因引起的食管病变,本病诊断可成立。对有典型症状而内镜检查阴性者,行24 h食管pH监测,如证实有食管过度酸反流,诊断成立。

由于24 h食管pH监测需要一定仪器设备且为侵入性检查,常难以在临床常规应用。因此,临床上对疑诊为本病而内镜检查阴性患者常用质子泵抑制剂(PPI)做试验性治疗(如奥美拉唑每次20 mg,每日2次,连用7 d),如有明显效果,本病诊断一般可成立。对症状不典型患者,常需结合内镜检查、24 h食管pH监测和试验性治疗进行综合分析来作出诊断。

虽然胃食管反流病的症状有其特点,临床上仍应与其他病因的食管炎、药物性食管炎、食管癌、食管贲门失弛缓症、消化性溃疡、胆道疾病等相鉴别。胸痛为主要表现者,应与心源性胸痛及其他原因引起的非心源性胸痛进行鉴别。还应注意与功能性疾病如功能性“烧心”、功能性胸痛、功能性消化不良作鉴别。

1. 贲门失弛缓症 为食管神经肌肉功能障碍所致疾病,主要为食管缺乏蠕动,食管下括约肌高压和对吞咽动作的松弛反应减弱,导致食物不能正常通过贲门。临床表现为间歇性咽下困难、食物反流和下胸骨后不适或疼痛,病程长。食管吞钡可见“鸟嘴征”,食管镜可见食管扩张,贲门部闭合,但食管镜可通过。

2. 食管癌 多表现为进行性吞咽困难、胸痛、反流、呕吐,一般病程较短,X线钡餐检查,食管镜+活检可明确诊断。

3. 心源性胸痛 常有高血压、糖尿病史,年纪较大,多由于劳累、进食、激动诱发。胸痛有其特征性,与体位关系不明显。含服硝酸甘油等血管扩张药物有效,心电图常有特征性改变。

【治疗】

胃食管反流病的治疗目的是控制症状、减少复发和防治并发症。

1. 一般治疗 改变生活方式与饮食习惯。为了减少卧位及夜间反流可将床头抬高15～20 cm。避免睡前2 h内进食，白天进餐后也不宜立即卧床。注意减少一切引起腹压增高的因素，如肥胖、便秘、紧束腰带等。应避免进食使食管下括约肌压降低的食物，如高脂肪、巧克力、咖啡、浓茶等。应戒烟及禁酒。避免应用降低食管下括约肌压的药物及引起胃排空延迟的药物。如一些老年患者因食管下括约肌功能减退易出现胃食管反流，如同时合并有心血管疾病而服用硝酸甘油加重反流症状，应适当避免。一些支气管哮喘患者如合并胃食管反流可加重或诱发哮喘症状，尽量避免应用茶碱及多巴胺受体激动剂，并加用抗反流治疗。

2. 药物治疗 治疗本病的常用药物如下。

(1) 促胃肠动力药 如多潘立酮、莫沙必利、依托必利等，这类药物可能通过增加食管下括约肌压力、改善食管蠕动功能、促进胃排空，从而达到减少胃内容物食管反流及减少其在食管的暴露时间。由于这类药物疗效有限且不确定，因此只适用于轻症患者，或作为与抑酸药合用的辅助治疗。

(2) 抑酸药 H_2受体拮抗剂，如西咪替丁、雷尼替丁、法莫替丁等。H_2受体拮抗剂能减少24 h胃酸分泌的50%～70%，但不能有效抑制进食刺激引起的胃酸分泌，因此适用于轻、中症患者。可按治疗消化性溃疡常规用量，但宜分次服用，增加剂量可提高疗效，同时也增加不良反应。疗程8～12周。质子泵抑制剂，包括奥美拉唑、兰索拉唑、泮托拉唑、雷贝拉唑和埃索美拉唑等。这类药物抑酸作用强，因此，对本病的疗效优于H_2受体拮抗剂，特别适用于症状重、有严重食管炎的患者。一般按治疗消化性溃疡常规用量，疗程4～8周。对个别疗效不佳者，可加倍剂量或与促胃肠动力药联合使用，并适当延长疗程。抗酸药适合症状轻、间歇发作的患者作为临时缓解症状用。抑酸治疗是治疗本病的主要措施，对初次接受治疗的患者或有食管炎的患者宜以质子泵抑制剂治疗，以求迅速控制症状、治愈食管炎。

3. 维持治疗 胃食管反流病具有慢性复发倾向，为减少症状复发，防止食管炎反复复发引起的并发症，需考虑给予维持治疗。停药后很快复发且症状持续者，往往需要长程维持治疗。有食管炎并发症如食管溃疡、食管狭窄、Barrett食管者，肯定需要长程维持治疗。H_2受体拮抗剂和质子泵抑制剂均可用于维持治疗，其中以质子泵抑制剂效果最好。维持治疗的剂量因患者而异，以调整至患者无症状之最低剂量为最适剂量；对无食管炎的患者也可考虑采用按需维持治疗，即有症状时用药，症状消失时停药。

4. 抗反流手术治疗 抗反流手术是不同术式的胃底折叠术，目的是阻止胃内容物反流入食管。抗反流手术的疗效与质子泵抑制剂相当，但术后有一定并发症。因此，对于那些需要长期使用大剂量质子泵抑制剂维持治疗的患者，可以根据患者的意愿来决定抗反流手术。对确诊由反流引起的严重呼吸道疾病的患者、质子泵抑制剂疗效欠佳者，宜考虑抗反流手术。

5. 并发症的治疗

(1) 食管狭窄 除极少数严重瘢痕性狭窄需行手术切除外，绝大部分狭窄可行内镜下食管扩张术治疗。扩张术后予以长程质子泵抑制剂维持治疗可防止狭窄复发，对年轻患者也可考虑抗反流手术。

(2) Barrett食管 必须使用质子泵抑制剂治疗及长程维持治疗。Barrett食管发生食管腺癌的危险性大大增高，尽管有各种清除Barrett食管方法的报道，但均未获得肯定，因此,加强随访是目前预防 Barrett 食管癌变的唯一方法。重点是早期识别异型增生,发现重度异型增生或早期食管癌及时手术切除。

【预后及预防】

1. 预后 临床上有些胃食管反流病患者经过治疗后好转,有些停药后复发,有些需要终身服药。胃食管反流病的预后与其发病机制、治疗和患者的生活方式有关。

2. 预防 良好的生活习惯,定时定量进食,清淡饮食,对胃食管反流病至关重要,平时要做到减少进食量、少量多餐;少吃刺激性食物;减少脂肪摄入;增加蛋白质摄入;少喝酸性饮料、戒烟酒等。

病例分析

患者,男性,66 岁,餐后“烧心”、反酸 1 年,近日上述症状加重,伴有咳嗽、气喘。

既往史:健康,有吸烟史 20 年,10 支/天。

体格检查:T 36.8 ℃,P 68 次/分,R 16 次/分,BP 120/78 mmHg,精神尚可,发育正常,营养良好。无颈静脉怒张,双肺检查正常,心界不大,心率 68 次/分,心律齐,无杂音。腹部平软,无压痛、反跳痛,肝脾肋下未触及,肝肾区无叩击痛,移动性浊音(—),未闻及血管杂音。双下肢无水肿,生理反射正常,病理反射未引出。

辅助检查:胃镜食管黏膜可见二个破损,长径大于 5 mm 。

(1) 本病的临床诊断及诊断依据是什么?

(2) 要与哪些疾病相鉴别?

第二十八章
胃　　炎

第一节　急性胃炎

急性胃炎(acute gastritis)是指多种原因引起的胃黏膜的急性炎症。胃黏膜充血、水肿、表面覆盖渗出物称为急性单纯性胃炎;黏膜病变以糜烂和出血为主则称为急性糜烂出血性胃炎,又称为急性胃黏膜病变。一般短期内可治愈,很少遗留后遗症,极少数可演变为慢性浅表性胃炎。

【病因及发病机制】

1. 理化刺激因素　化学药物,浓茶、烈酒,过冷、过热或粗糙食物,暴饮暴食等均可损伤胃黏膜引起炎症病变。化学药物中主要是非甾体抗炎药(NSAIDs),如阿司匹林、吲哚美辛、保泰松等,其他药物及化学物质如乙醇、氨茶碱、氯化钾、铁剂、肾上腺皮质激素、某些抗癌药物、胆盐等均可刺激胃黏膜引起炎症变化。NSAIDs作用机制是抑制环氧化酶的活性(COX-1、COX-2非选择性抑制),阻碍前列腺素(PGs)的合成,导致胃黏膜损害。

2. 应激状态　危重疾病如败血症、大手术、大面积烧伤、急性心脑血管疾病、严重的精神刺激等机体处于严重应激状态时,常导致胃黏膜的糜烂和出血。胃黏膜缺血和胃酸分泌增加,H^+反弥散是主要发病因素。应激时,肾上腺糖皮质激素等代偿性增加,不足以维持胃黏膜微循环正常的血运,形成黏膜缺氧,黏液分泌不足,前列腺素合成减少,使胃黏膜发生糜烂、出血。

3. 感染因素　进食被细菌、病毒等病原体污染的食物,如大肠杆菌、葡萄球菌、肉毒杆菌等,其毒素可导致胃黏膜的急性炎症。急性化脓性胃炎是胃壁黏膜下层的蜂窝织炎,本病少见但较严重,由于抗生素的广泛应用,患者死亡率已明显下降。

【临床表现】

病因不同,急性胃炎的临床表现不尽相同。由理化因素引起的单纯性胃炎,表现为上腹不适、腹痛、恶心、呕吐、厌食等症状;由细菌或病毒污染食物引起者,多在进食6～24 h发病,表现为上腹不适,阵发性绞痛,恶心、呕吐、消化不良等症状。急性糜烂性胃炎常有服用NSAID药物或酗酒及各种疾病的应激情况等病史,除有上腹部疼痛不适外,常表现为呕血和黑便,一般出血量不大,可伴有贫血。

【实验室及辅助检查】

确诊有赖于急诊胃镜检查,一般应在出血后24～48 h内进行,可见胃底、胃体黏膜多发性糜烂、出血、水肿为特征的急性胃黏膜病变。

【诊断】

根据病史,起病急,有上腹部疼痛、不适,恶心、呕吐,食欲不振等消化不良症状,一般可作出急性胃炎诊断。有近期服用非甾体抗炎药(NSAIDs)史、严重疾病状态或大量饮酒患者,如发生呕血和(或)黑便,应考虑急性糜烂出血性胃炎的可能,确诊有赖急诊胃镜检查。内镜可见以弥漫分布的多发性糜烂、出血灶和浅表溃疡为特征的急性胃黏膜病损,一般应激所致的胃黏膜病损以胃体、胃底为主,而非甾体抗炎药或乙醇所致者则以胃窦为主。强调内镜检查宜在出血发生后24～48 h内进行,因病变(特别是非甾体抗炎药或乙醇引起者)可在短期内消失,延迟胃镜检查可能无法确定出血病因。

【鉴别诊断】

1. 消化性溃疡 消化性溃疡上腹部疼痛有节律性、周期性,病程长,不难和急性单纯性胃炎鉴别。而合并上消化道出血时通过胃镜检查就能确诊病因。

2. 急性胰腺炎 急性胃炎时上腹部疼痛伴恶心、呕吐,与急性胰腺炎相似。但急性胰腺炎上腹部疼痛剧烈且常向腰背部放射,甚至可引起休克。可伴恶心、呕吐,但呕吐后腹痛不缓解,而急性胃炎呕吐后腹痛常缓解,腹痛程度也轻。检查血和尿淀粉酶或作腹部B超更易于鉴别。

3. 急性胆囊炎 急性胆囊炎时右上腹痛,莫菲氏征阳性,可伴黄疸。腹部B超检查易于鉴别。

【治疗】

1. 一般治疗 去除病因。如必须服用非甾体抗炎药的患者,可预防性地服用抑酸剂治疗,西咪替丁0.4 g,每日2次,洛赛克10 mg,每日1次或米索前列醇。

2. 药物治疗

(1) 抑制胃酸分泌 抑制胃酸分泌,促进黏膜愈合,控制出血。常用H_2受体拮抗剂(如西咪替丁)或质子泵抑制剂(如洛赛克)。

(2) 保护胃黏膜 可选用硫糖铝、胶体铋剂或米索前列醇等药物。

(3) 局部止血剂 凝血酶1 000 U口服,每1～2 h一次。云南白药、去甲肾上腺素等均可口服止血。

(4) 抗生素的应用 如为细菌感染引起者,应予以足量抗生素。

【预后及预防】

1. 预后 本病病程较短,系自限性疾病,数天内可恢复,一般不需作特殊检查。但病情严重者,如合并脱水、酸中毒、休克及消化道出血者,必须积极处理。

2. 预防 避免暴饮暴食,过度烟、酒、茶、油腻、粗糙及刺激性食物。

第二节 慢性胃炎

慢性胃炎(chronic gastritis)是指各种病因所致的胃黏膜的慢性非特异性炎症。

【病因和发病机制】

1. 幽门螺杆菌(helicobacter pylori, H. pylori)感染 慢性胃炎的主要病因。依据如下:

① 绝大多数慢性活动性胃炎患者胃黏膜中可检出幽门螺杆菌；② 幽门螺杆菌在胃内的分布与胃内炎症分布一致；③ 根除幽门螺杆菌可使胃黏膜炎症消退；④ 志愿者和动物模型可复制幽门螺杆菌感染引起的慢性胃炎。

2. 理化刺激 长期过冷、过热或粗糙食物刺激，服用非甾体抗炎药，吸烟，饮烈性酒等与慢性胃炎均有一定的关系。

3. 十二指肠液反流 幽门括约肌功能受损、十二指肠液反流胃腔、胆汁及胰液损伤胃黏膜屏障导致胃黏膜炎症。

4. 免疫因素 自体免疫性胃炎患者血中可发现内因子抗体（IFA）和壁细胞抗体（PCA），壁细胞数减少，胃内缺酸，维生素 B_{12} 吸收不良可伴恶性贫血。

5. 其他 人体的遗传易感性在慢性胃炎发病中起一定作用，慢性胃炎的发病与年龄呈显著正相关，缺铁性贫血、胃内容物滞留、放射治疗等均与慢性胃炎有关。

【临床表现】

1. 症状 慢性胃炎的临床症状缺乏特异性。最常见的症状是上腹部饱胀不适，以进餐后为重，可伴有上腹隐痛、反酸、嗳气、食欲不振、烧心、恶心、呕吐等，可有反复小量出血。胃体胃炎可有厌食、消瘦伴缺铁性贫血，少数为恶性贫血。

2. 体征 多数患者无明显体征，上腹部可有轻度压痛。

3. 并发症

（1）胃溃疡 胃溃疡与浅表性胃炎、糜烂性胃炎同在，存在明显的炎症刺激，胃黏膜萎缩变薄，并发糜烂、溃疡，应及时进行胃镜检查，以免延误诊治。

（2）胃出血 慢性胃炎出血很常见。黏膜萎缩变薄、血管显露、粗糙食物磨搓、黏膜糜烂出血，以黑便为主要表现，若出血量大时可突然呕血，重者头晕、心悸、大汗淋漓甚至休克。

（3）贫血 慢性胃炎大量失血后伴有两种贫血。①巨幼红细胞贫血：即恶性贫血，患者具有贫血表现，头晕、乏力、心悸、面色苍白。②缺铁性贫血：慢性失血导致；慢性胃炎患者进食少，营养不良造成；胃酸缺乏。

（4）胃癌前期 据国际卫生组织统计，在胃癌高发区，经 10～20 年随访，平均胃癌发生率为 10%，他们的发展脉络为：浅表性胃炎-慢性胃炎-肠化生或不典型增生-胃癌。慢性胃炎的癌变与胃炎性增生密切有关。

【实验室及辅助检查】

1. 胃镜及活组织检查 该检查是最可靠的确诊方法。浅表性胃炎病变黏膜红白相间，以红为主，黏膜充血、红肿，可有糜烂及出血点，黏液分泌增多；萎缩性胃炎黏膜灰白色，也可红白相间，以白为主，黏膜皱襞平坦，黏膜下血管显露，黏膜表面易有糜烂及出血，或有不规则颗粒状结节。内镜下活检可进行病理诊断，同时检测幽门螺杆菌。

2. 幽门螺杆菌检测 侵入性方法有活检标本快速尿素酶实验、活检黏膜微氧环境下培养、活检标本病理切片观察幽门螺杆菌或作 Warthin-starry 银染色法观察幽门螺杆菌；非侵入性方法包括血清抗幽门螺杆菌抗体测定，适用于流行病学检查、^{13}C 或 ^{14}C 尿素呼气试验，敏感度和特异度均较高，适用于治疗后复查。

3. 血清学检查 血清促胃液素水平在萎缩性胃体胃炎（A 型胃炎）时明显升高，血清壁细胞抗体、内因子抗体阳性；萎缩性胃窦胃炎（B 型胃炎），血清促胃液素水平正常或下降，随

G细胞破坏程度而定。

4. X线钡餐检查 气-钡双重对比造影检查,萎缩性胃炎可见胃黏膜皱襞变细或消失,张力低;胃窦炎可见窦区狭窄、皱襞增粗;浅表性胃炎可无阳性发现。

【诊断】

临床表现缺乏特异性,确诊依赖胃镜及黏膜活组织检查,同时检测有无H. pylori感染,必要时检测血清壁细胞抗体及内因子抗体。

【鉴别诊断】

1. 胃癌 慢性胃炎之症状如食欲不振、上腹不适、贫血等少数胃窦胃炎的X线征与胃癌颇相似,需特别注意鉴别。绝大多数患者纤维胃镜检查及活检有助于鉴别。

2. 消化性溃疡 两者均有慢性上腹痛,但消化性溃疡以上腹部规律性、周期性疼痛为主,而慢性胃炎疼痛很少有规律性并以消化不良为主。鉴别依靠X线钡餐透视及胃镜检查。

【治疗】

1. 消化不良的症状治疗 有消化不良症状而伴有慢性胃炎的患者,症状治疗事实上属于功能性消化不良的经验性治疗,抑酸或抗酸药、促胃肠动力药、胃黏膜保护药、中药等,这些药物不仅可以对症治疗,对胃黏膜上皮修复及炎症也可能有一定作用。

2. 根除幽门螺杆菌的治疗 对于幽门螺杆菌引起的慢性胃炎是否应常规根除幽门螺杆菌尚缺乏统一意见。2006年中国慢性胃炎共识意见,建议根除幽门螺杆菌特别适用于以下情况:① 有胃癌家族史者;② 伴有胃黏膜糜烂、萎缩及肠化生、异型增生者;③ 有消化不良症状者。成功根除幽门螺杆菌可改善胃黏膜组织学、可预防消化性溃疡及可能降低胃癌发生的危险性,少部分患者消化不良症状也可取得改善。

3. 自身免疫性胃炎的治疗 目前尚无特异治疗,有恶性贫血时注射维生素B_{12}后贫血可获纠正。

【预后及预防】

1. 预后 慢性浅表性胃炎,预后良好,少数可演变为萎缩性胃炎。萎缩性胃炎伴有重度肠腺化生或(和)不典型增生者有癌变可能,慢性萎缩性胃炎的癌变率为2.55%~7.46%。

2. 预防 少食用或尽量不食用对胃有刺激性的食物;戒烟酒;禁暴饮、暴食;即使已治愈,也应经常注意引起本病的因素,防止再次发病。

病例分析

患者,男性,23岁,因"中上腹不适4年"就诊。因学习紧张,经常熬夜,饮食无规律,4年前开始出现间断性中上腹部隐痛不适,时伴反酸、嗳气及腹胀;与季节、进餐及排便无关,休息后可缓解,饮酒可加重。未行检查,自认为"胃炎",自服"达喜"等治疗,疼痛可减轻。发病以来患者体重下降不明显,大小便正常,没有排过黑色大便。

既往史:健康,否认既往有肝炎、结核病史。吸烟5~10支/天,5年。

体格检查:T 36.8 ℃,P 68次/分,R 16次/分,BP 126/68 mmHg,精神尚可,发育正常,

营养良好。巩膜无黄染，心肺无异常，腹软，上腹部轻压痛，无反跳痛，肠鸣音存在，不亢进。

辅助检查：血常规示 WBC 9.0×10^{9}/L，Hb 136 g/L。

(1) 本病的临床诊断及诊断依据是什么？

(2) 要与哪些疾病相鉴别？

(3) 还要做哪些检查？

第二十九章
消化性溃疡

消化性溃疡(peptic ulcer)主要是指发生在胃和十二指肠的慢性溃疡,因与胃酸-胃蛋白酶的消化作用有关,故称消化性溃疡。根据发生部位分为胃溃疡和十二指肠溃疡。

【病因和发病机制】

消化性溃疡的发病机制较为复杂。与胃酸、胃蛋白酶为主的攻击因素增强,胃、十二指肠黏膜防御因素的削弱及幽门螺杆菌感染有关。正常情况下,胃、十二指肠黏膜具有一系列防御和修复机制,包括黏液、黏膜屏障,充足的黏膜血流量,黏膜上皮细胞的不断更新,前列腺素及表皮生长因子等。这些防御因素与下述攻击因素处于动态平衡之中。如果失去平衡——攻击因素增强和(或)防御功能被削弱,即可导致消化性溃疡的发生。

1. 幽门螺杆菌(Helicobacter pylori,H. pylori) 近年研究表明幽门螺杆菌感染是消化性溃疡的主要病因,也是消化性溃疡反复发作、迁延不愈的根本原因。确认幽门螺杆菌为消化性溃疡的重要病因主要基于两方面的证据:① 消化性溃疡患者的幽门螺杆菌检出率显著高于对照组的普通人群,在GU为70%～80%,在DU的检出率约为90%;② 大量临床研究肯定,成功根除幽门螺杆菌后溃疡复发率明显下降,根除幽门螺杆菌可使溃疡复发率降至5%以下。而用常规抑酸治疗后愈合的溃疡年复发率为50%～70%。

幽门螺杆菌感染导致消化性溃疡发病的确切机制尚未阐明。目前比较普遍接受的一种假说试图将幽门螺杆菌、宿主和环境三个因素在DU发病中的作用统一起来。该假说认为,胆酸对幽门螺杆菌生长具有强烈的抑制作用,因此,正常情况下幽门螺杆菌无法在十二指肠生存,十二指肠球部酸负荷增加是DU发病的重要环节,因为酸可使结合胆酸沉淀,从而有利于幽门螺杆菌在十二指肠球部生长。幽门螺杆菌只能在胃上皮组织定植,因此在十二指肠球部存活的幽门螺杆菌只有当十二指肠球部发生胃上皮化生才能定植下来,而据认为十二指肠球部的胃上皮化生是十二指肠对酸负荷的一种代偿反应。十二指肠球部酸负荷增加的原因:一方面与幽门螺杆菌感染引起慢性胃窦炎有关,幽门螺杆菌感染直接或间接作用于胃窦D、G细胞,削弱了胃酸分泌的负反馈调节,从而导致餐后胃酸分泌增加;另一方面,吸烟、应激和遗传等因素均与胃酸分泌增加有关。定植在十二指肠球部的幽门螺杆菌引起十二指肠炎症,炎症削弱了十二指肠黏膜的防御和修复功能,在胃酸、胃蛋白酶的侵蚀下最终导致DU发生。十二指肠炎症同时导致十二指肠黏膜分泌碳酸氢盐减少,间接增加了十二指肠的酸负荷,进一步促进DU的发生和发展过程。

2. 非甾体抗炎药(non-steroidalanti-inflammatorydrug,NSAID) 引起消化性溃疡的另一个常见病因。大量研究资料显示,服用NSAID的患者发生消化性溃疡及其并发症的概率显著高于普通人群。临床研究报道,在长期服用NSAID的患者中10%～25%可发现胃或十二指肠溃疡,有1%～4%患者发生出血、穿孔等溃疡并发症。NSAID引起的溃疡以GU较DU多见。溃疡形成及其并发症发生的概率除与服用NSAID种类、剂量、疗程有关外,还与高龄、同时服用抗凝血药、糖皮质激素等因素有关。

NSAID通过削弱黏膜的防御和修复功能而导致消化性溃疡发病,损害作用包括局部作用和系统作用两个方面,系统作用主要是致溃疡机制,损害作用通过抑制环氧合酶(COX)而起作用,导致胃肠黏膜生理性前列腺素E合成不足。前列腺素E通过增加黏液和碳酸氢盐分泌、促进黏膜血流增加、细胞保护等作用在维持黏膜防御和修复功能中起重要作用。

NSAID和幽门螺杆菌是引起消化性溃疡发病的两个独立因素,至于两者是否有协同作用尚无定论。

3. 胃酸和胃蛋白酶 消化性溃疡的最终形成是由于胃酸、胃蛋白酶对黏膜自身消化所致。因胃蛋白酶活性是pH依赖性的,当pH值大于4时便失去活性,因此在探讨消化性溃疡发病机制和治疗措施时主要考虑胃酸。胃酸在溃疡形成过程中起决定性作用,是溃疡形成的直接原因。胃酸的这一损害作用一般只有在正常黏膜防御和修复功能遭受破坏时才能发生。

DU患者中约有1/3存在五肽胃泌素刺激的最大酸排量(MAO)增高,其余患者MAO多正常。GU患者基础酸排量(BAO)及MAO多属正常或偏低,对此,可能解释为GU患者多伴多灶萎缩性胃炎,因而胃体壁细胞泌酸功能已受影响,而DU患者多为慢性胃窦炎,胃体黏膜未受损或受损轻微因而仍能保持旺盛的泌酸能力。少见的特殊情况,如胃泌素瘤患者,极度增加的胃酸分泌的攻击作用远远超过黏膜的防御作用,从而成为溃疡形成的起始因素。

4. 其他因素 吸烟者消化性溃疡发生率比不吸烟者高。吸烟影响溃疡愈合及加速溃疡复发,其确切机制尚不明确,可能与吸烟增加胃酸分泌、减少十二指肠及胰腺碳酸氢盐分泌、影响胃十二指肠协调运动、黏膜损害性氧自由基增加等因素有关。遗传因素曾一度被认为是消化性溃疡发病的重要因素,但随着幽门螺杆菌在消化性溃疡发病中的重要作用得到认识,遗传因素的重要性受到挑战。例如,消化性溃疡的家族史可能是幽门螺杆菌感染的"家庭聚集"现象,O型血者胃上皮细胞表面表达更多黏附受体而有利于幽门螺杆菌定植。因此,遗传因素的作用尚有待进一步研究。急性应激可引起应激性溃疡已是共识;胃十二指肠运动异常,研究发现部分DU患者胃排空增快,这可使十二指肠球部酸负荷增大,部分GU患者有胃排空延迟,这可增加十二指肠液反流入胃,加重胃黏膜屏障损害。但目前认为,胃肠运动障碍不大可能是原发病因,但可加重幽门螺杆菌或NSAID对黏膜的损害。

总之,消化性溃疡是一种多因素疾病,其中幽门螺杆菌感染和服用NSAID是已知的主要病因,溃疡发生是黏膜侵袭因素和防御因素失平衡的结果,胃酸在溃疡形成中起关键作用。

【临床表现】

典型消化性溃疡临床表现特点:① 慢性病程,反复发作,少则几年,多则几十年;② 周期性发作;③ 节律性疼痛。

1. 症状

(1) 上腹部疼痛 上腹部疼痛是消化性溃疡的主要症状(表29-1)。疼痛与胃酸直接刺激溃疡面;溃疡神经末梢对胃酸刺激的痛阈降低;局部肌张力增高或痉挛等因素有关。

① 部位和性质:常位于上腹部剑突下,偏左或偏右。可表现为钝痛、隐痛、灼痛、胀痛,也可表现为饥饿样不适感,疼痛范围较局限。

表 29-1 DU、GU的疼痛比较

	胃溃疡	十二指肠溃疡
疼痛性质	烧灼或痉挛感	钝痛、灼痛、胀痛或剧痛,也可仅有饥饿样不适感
疼痛部位	剑突下正中或偏左	上腹正中或稍偏右
疼痛发作时间	进食后30~60 min,疼痛较少发生于夜晚	进食后1~3 h,午夜至凌晨3点常被痛醒
疼痛持续时间	1~2 h	饭后2~4 h,到下次进餐后为止
一般规律	进食→疼痛→缓解	疼痛→进食→缓解

② 节律性:为消化性溃疡疼痛的最主要特征,节律性疼痛与进食有关。十二指肠溃疡常发生空腹痛,即餐后2~3 h出现疼痛,进食后可减轻;疼痛也可出现于睡前或午夜,可被痛醒,称夜间痛。胃溃疡疼痛多出现于进餐后0.5~1 h,称餐后痛,至下次餐前自动缓解,夜间痛少见。

③ 周期性发作:发作期与缓解期交替出现,十二指肠溃疡更为明显。缓解期长短不一,常于秋冬或冬春之交发病,或因精神紧张、过度疲劳、饮食不节、服用NSAID药物等而诱发。

(2) 其他　除上腹部疼痛外,还可表现反酸、流涎、嗳气、恶心、呕吐等症状。大约10%的患者没有腹痛,甚至完全没有症状,称无症状性溃疡。

2. 体征　缓解期无明显体征,活动期剑突下有压痛点,与溃疡位置相符。

3. 特殊类型消化性溃疡

(1) 球后溃疡　球后溃疡是指发生于球部以下,十二指肠乳头以上部位的溃疡。其具有典型的十二指肠溃疡症状,夜间痛和背部放射痛更多见,易并发大出血,内科疗效差。X线和胃镜检查易漏诊,应仔细检查。

(2) 幽门管溃疡　幽门管溃疡是指发生在幽门管的溃疡,较少见。缺乏典型的周期性和节律性疼痛,餐后上腹疼痛出现,药物疗效差,易发生幽门痉挛及幽门梗阻,常需外科手术治疗。

【并发症】

1. 出血　消化性溃疡是上消化道出血最常见的原因,占全部上消化道出血的50%左右,其中以十二指肠球部溃疡出血占多数。出血前上腹部疼痛往往加重,大出血后减轻。临床表现为呕血和黑便,如出血量大,往往伴失血性休克表现。如诊断困难应争取出血后24~48 h内急诊胃镜检查,可及时诊断和治疗。

2. 穿孔　溃疡穿透胃及十二指肠壁可引起穿孔,是消化性溃疡的严重并发症。穿孔分为以下三种。

(1) 急性穿孔　穿孔位于胃及十二指肠的游离面,胃内容物进入腹腔产生急性弥漫性腹膜炎,腹膜刺激征阳性;腹部X线检查80%左右患者可发现膈下游离气体,应及时手术治疗。

(2) 亚急性穿孔　穿孔小,临床表现轻,上腹部可有局限性腹膜炎体征。

(3) 慢性穿孔　溃疡穿孔并与邻近器官粘连,缓慢穿入肝、胰、脾等,又称穿透性溃疡,溃疡疼痛的节律性消失，可有后背疼痛。

3. 幽门梗阻 大约见于3%的患者，十二指肠球部溃疡或幽门管溃疡多见。溃疡急性发作时，幽门附近黏膜水肿或幽门平滑肌痉挛引起暂时性梗阻，随溃疡好转而缓解。由瘢痕挛缩引起的为慢性持续性梗阻。幽门梗阻表现为上腹胀满、惧食，餐后加重，可有胃型、蠕动波，常伴恶心、呕吐，呕吐物含发酵宿食，严重时可出现脱水，低氯、低钾性碱中毒，X线或胃镜检查可确诊。

4. 癌变 十二指肠溃疡极少发生癌变。胃溃疡发生癌变的概率在1%以下，临床上对年龄在45岁以上、有长期GU病史、溃疡顽固不愈、大便隐血试验持续阳性者要提高警惕，胃镜检查可帮助确诊，胃镜检查要多点取活组织检查做病理检查。必要时定期复查。

【实验室及辅助检查】

1. 胃镜检查和黏膜活组织检查 胃镜检查可以直接观察、摄影，做活组织检查及H. pylori检查，对消化性溃疡有确诊价值，并可鉴别良、恶性溃疡。胃镜与X线检查结合，可提高十二指肠溃疡诊断的正确率。内镜下溃疡多为圆形或椭圆形，底平整、清洁，有灰白色或黄色苔覆盖，周围黏膜红肿，可见皱襞向溃疡集中。

2. 幽门螺杆菌检测(H. pylori) 其是诊断消化性溃疡的常规检测项目。分侵入性和非侵入性两大类(见慢性胃炎相关内容)。

3. X线钡餐检查 其是诊断消化性溃疡的方法之一。气钡双重造影可提高诊断正确率。溃疡的X线表现分直接征象与间接征象两种。龛影是直接征象，龛影正面观呈圆形或椭圆形，边缘光滑，周围可见月晕样浅影或透明区，黏膜皱襞向龛影集中，切面观龛影凸出于胃、十二指肠轮廓之外；间接征象包括局部压痛、激惹现象，溃疡对侧可见痉挛性切迹，十二指肠球部畸形等。间接征象仅提示溃疡，不作确诊依据。

4. 胃液分析 十二指肠溃疡患者基础胃酸分泌量(BAO)增多，胃溃疡患者正常或稍低。五肽促胃液素试验：① 最大酸排出量(MAO)超过40 mmol/h，有助于十二指肠溃疡的诊断；② BAO＞15 mmol/h，MAO＞60 mmol/h，BAO/MAO＞0.60，以上提示促胃液素瘤(Zollinger-El-lison综合征)的可能。

【诊断】

根据慢性病程、周期性发作、节律性疼痛，可做出初步诊断。确诊依赖X线钡餐或胃镜检查。

【鉴别诊断】

1. 胃癌 胃的良性溃疡与恶性溃疡的鉴别主要依赖于钡餐检查和内镜活组织检查。恶性溃疡X线钡餐检查，龛影形态不规则，位于胃腔轮廓之内，龛影周围黏膜呈结节状，僵硬，黏膜中断，蠕动消失；内镜下溃疡形状不规则，底部凹凸不平，污秽苔，出血，边缘不平，呈结节性隆起，僵硬，蠕动消失，活组织检查可找到癌细胞。对于怀疑恶性溃疡而一次活组织检查阴性者，应短期复查胃镜并多次进行活组织检查。

2. 慢性胃炎、十二指肠炎 多为慢性无节律性上腹痛。内镜检查是主要的鉴别诊断方法。

3. 慢性胆囊炎、胆石症 右上腹疼痛，进油腻食物易诱发，胆囊区压痛。B超检查或ERCP检查可帮助诊断。

4. 胃神经功能症 上腹疼痛缺乏溃疡的节律性，多伴有失眠、多梦、心悸、焦虑、忧郁等。X线钡餐或胃镜检查无阳性发现。

【治疗】

治疗目的是去除病因、缓解症状、促进溃疡愈合、预防复发和避免并发症。

1. 一般治疗 生活规律,睡眠充足,避免精神过于紧张,必要时给予镇静药。饮食避免生冷刺激性食物,牛奶类食品可刺激胃酸分泌,不宜多饮。戒除烟酒,避免应用 NSAID,如必须服用,可加用抑酸剂或胃黏膜保护剂。

2. 药物治疗

(1) 抑酸治疗 抗酸药通过中和胃酸来缓解疼痛,促进溃疡愈合,但多次服药会产生代谢性碱中毒、腹胀等副作用,目前已很少使用。临床上常用的抑酸治疗包括 H_2受体拮抗剂(H_2RA)和 PPI 两大类。H_2RA 常用的有西咪替丁、雷尼替丁、法莫替丁、尼扎替丁等,抑酸作用依次增强,治疗溃疡效果好,副作用相对较少,个别患者出现腹泻、头痛、男性乳房发育、粒细胞减少、血清转氨酶升高等副作用。PPI 通过抑制质子泵(H^+-K^+-ATP 酶),抑制胃酸产生的终末环节,是目前最强的抑酸剂,它包括奥美拉唑、兰索拉唑、泮托拉唑、雷贝拉唑、埃索美拉唑等,根据个体情况选用。

(2) 加强保护因素的药物 在抑酸治疗的基础上,可加用胃黏膜保护剂。常用的胃黏膜保护剂有硫糖铝、枸橼酸铋钾和米索前列醇。硫糖铝在酸性环境下,可沉积于溃疡基底部,形成保护膜,促进溃疡愈合,还可促进内部前列腺素(PG)的合成和表皮生长因子(EGF)分泌,发挥胃黏膜保护作用;枸橼酸铋钾具有抗 H. pylori 作用,并促进 PG 合成,具有黏膜保护作用。对 NSAID 引起的溃疡,应尽可能减少或停用 NSAID,如必须服用,可同时用 PPI 或 H_2 RA 防止溃疡的发生。

(3) 根除 H. pylori 治疗 H. pylori 是消化性溃疡的主要致病因素,也是消化溃疡反复发作的主要原因。不论溃疡是初发或复发、活动或静止,有无并发症,均应根除 H. pylori。临床研究表明:单一使用抗生素,H. pylori 很快耐药;二联用药,临床疗效欠佳,不主张使用。一般使用三联药物,少数难以根除者可选用四联用药。根除 H. pylori 治疗方案一般分为两大类:一是以质子泵抑制剂(PPI)为基础加用两种以上抗生素;另一种是以铋剂为主加用两种以上抗生素,构成三联(表 29-2)或四联疗法。推荐的治疗方案如下表所示。

表 29-2 根除 H. pylori 三联疗法方案

PPI 或胶体铋剂	抗菌药物
奥美拉唑 40 mg/d	克拉霉素 500～1 000 mg/d
兰索拉唑 60 mg/d	阿莫西林 1 000～2 000 mg/d
枸橼酸铋钾 480 mg/d	甲硝唑 800 mg/d
选择一种	选择两种
上述剂量分两次服,疗程 7 d	

3. 并发症的治疗

(1) 大出血 消化性溃疡上消化道大出血是内科急症,除尽快补充血容量外,使用抑酸剂使胃内 pH 值提升至 4～6 以上是治疗关键。常用奥美拉唑 80 mg,每日 2 次,静脉滴注;或西咪替丁,每日 0.8～1.2 g,静脉滴注。经内科治疗 24 h,出血不止者,可手术治疗。

(2) 幽门梗阻 禁食、胃肠减压、使用抑酸剂,若症状好转,说明幽门梗阻是水肿或痉挛所致,可继续观察治疗;若内科治疗无效,应手术治疗。

【预后及预防】

1. 预后 消化性溃疡是一种具有反复发作倾向的慢性病。病程长者可达一二十年或更长;但经多次发作后不再发作者也不在少数。许多患者尽管一再发作。然后始终无并发症发生;也有不少患者症状较轻而不被注意。或不经药物治疗而愈。由此可见。在多数患者。本病是预后良好的病理过程。但高龄患者一旦并发大量出血。病情常较凶险。不经恰当处理,病死率可高达30%。球后溃疡较多发生大量出血和穿孔。消化性溃疡并发幽门梗阻,大量出血者,以后再发生幽门梗阻和大量出血的机会增加。少数胃溃疡患者可发生癌变。其预后显然变差。

2. 预防 去除和避免诱发消化性溃疡发病的因素甚为重要。如精神刺激。过度劳累。生活无规律。饮食不调。吸烟与酗酒等。消化性溃疡经药物治疗后达到症状缓解。溃疡愈合,仍需要继续给予维持量的药物治疗1～2年。对预防溃疡复发有积极意义。

病例分析

患者,男性,41岁。上腹部烧灼痛反复发作,常发生于空腹或夜间,伴反酸、嗳气半年余。

体格检查:T 36.8 ℃,P 68次/分,R 16次/分,BP 126/68 mmHg,精神尚可,发育正常,营养良好。巩膜无黄染,心肺无异常,腹软,上腹部轻压痛,无反跳痛,肠鸣音存在,不亢进。

辅助检查:血常规 WBC 9.0×10^9/L,Hb 136 g/L。

(1) 本病的临床诊断及诊断依据是什么?还要做哪些检查?

(2) 本病治疗原则及常用药物是什么?

(3) 请制订治疗方案。

第三十章
胃　　癌

胃癌(gastric carcinoma)在消化道肿瘤中居首位,在全部肿瘤中列第三位,在恶性肿瘤病死率中列第二位。2/3 胃癌病例分布在发展中国家,尤以日本、中国及其他东亚国家高发。该病在我国仍是最常见的恶性肿瘤之一。男性胃癌的发病率和死亡率高于女性,男、女之比约为 2∶1。发病年龄以中老年居多,35 岁以下较低,55～70 岁为高发年龄段。我国不同地区胃癌的发病率有很大差异,北方地区的甘肃、宁夏、青海及东北等地高发,湖南、广西、广东以及云南、贵州、四川发病率较低,平均年死亡率约为 16/10 万。

【病因和发病机制】

胃癌的发生是一个多步骤、多因素进行性发展的过程。在正常情况下,胃黏膜上皮细胞的增殖和凋亡之间保持动态平衡。这种平衡的维持有赖于癌基因、抑癌基因及一些生长因子的共同调控。此外,环氧合酶-2 在胃癌发生过程中也有重要作用。多因素的平衡一旦被破坏,即癌基因被激活,抑癌基因被抑制,生长因子参与,使胃上皮细胞过度增殖又不能启动凋亡信号,则可能逐渐进展为胃癌。多种因素会影响上述调控体系,共同参与胃癌的发生。

1. 环境和饮食因素　第一代到美国的日本移民胃癌发病率下降约 25%,第二代下降约 50%,至第三代发生胃癌的危险性与当地美国居民相当,故环境因素在胃癌发生中起重要作用。某些环境因素,如火山岩地带、高泥炭土壤、水土含硝酸盐过多、微量元素比例失调或化学污染可直接或间接经饮食途径参与胃癌的发生。流行病学研究提示:多吃新鲜水果和蔬菜,使用冰箱及正确贮藏食物,可降低胃癌的发生。经常食用霉变食品、咸菜、腌制烟熏食品,以及过多摄入食盐,可增加危险性。长期食用含硝酸盐较高的食物后,硝酸盐在胃内被细菌还原成亚硝酸盐,再与胺结合生成致癌物亚硝胺。此外,慢性胃炎及胃部分切除者胃酸分泌减少有利于胃内细菌繁殖。老年人因泌酸腺体萎缩常有胃酸分泌不足,有利于细菌生长。胃内增加的细菌可促进亚硝酸盐类致癌物质产生,长期作用于胃黏膜将导致癌变。

2. 幽门螺杆菌感染　幽门螺杆菌(Hp)感染与胃癌的关系已引起关注。幽门螺杆菌感染与胃癌有共同的流行病学特点:胃癌高发区人群幽门螺杆菌感染率高;幽门螺杆菌抗体阳性人群发生胃癌的危险性高于阴性人群。日本曾报告 132 例早期胃癌患者作局部黏膜切除后随访 66 个月,发现 65 例同时根治幽门螺杆菌的患者无新癌灶出现,而未作根治的 67 例中有 9 例胃内有新癌灶;在实验室中,幽门螺杆菌直接诱发蒙古沙鼠发生胃癌取得成功。1994 年世界卫生组织宣布幽门螺杆菌是人类胃癌的Ⅰ类致癌原。胃癌可能是幽门螺杆菌长期感染与其他因素共同作用的结果,其中,幽门螺杆菌可能起先导作用。幽门螺杆菌诱发胃癌的可能机制有:幽门螺杆菌导致的慢性炎症有可能成为一种内源性致突变原;幽门螺杆菌可以还原亚硝酸盐,N-亚硝基化合物是公认的致癌物;幽门螺杆菌的某些代谢产物促进上皮细胞变异。

3. 遗传因素 胃癌有明显的家族聚集倾向，家族发病率高于普通人群 2～3 倍。最著名的 Bonaparte 家族例子很好地说明了遗传因素在胃癌发病中的作用，例如拿破仑、他的父亲和祖父都死于胃癌。浸润型胃癌有更高的家族发病倾向，提示该型与遗传因素有关。一般认为遗传因素使易感者更易致癌。

4. 癌前状态 胃癌的癌前状态分为癌前疾病和癌前病变，前者是指与胃癌相关的胃良性疾病，有发生胃癌的危险性，后者是指较易转变为癌组织的病理学变化。

癌前疾病包括以下几种。

(1) 慢性萎缩性胃炎。

(2) 胃息肉：炎性息肉约占 80%，直径多在 2 cm 以下，癌变率低；腺瘤性息肉癌变的概率较高，特别是直径大于 2 cm 的广基息肉。

(3) 胃溃疡：癌变多从溃疡边缘发生，多因溃疡边缘的炎症、糜烂、再生及异型增生所致。

(4) 残胃炎：癌变常在毕氏Ⅱ式胃切除术术后 10～15 年发生。

癌前病变包括以下几种。

(1) 肠型化生 肠型化生有小肠型和大肠型两种。大肠型化生又称不完全肠化生，其肠化生细胞不含亮氨酸氨基肽酶和碱性磷酸酶，被吸收的致癌物质易于在细胞内积聚，导致细胞异型增生而发生癌变。

(2) 异型增生 胃黏膜腺管结构及上皮细胞失去正常的状态出现异型性改变，组织学上介于良、恶性之间。因此，对上述癌前病变应注意密切随访。

【临床表现】

早期胃癌多无症状，或者仅有一些非特异性消化道症状。因此，仅凭临床症状，诊断早期胃癌十分困难。

进展期胃癌最早出现的症状是上腹痛，常同时伴有食欲减退，厌食，体重减轻。腹痛可急可缓，开始仅为上腹饱胀不适，餐后更甚，继之有隐痛不适，偶呈节律性溃疡样疼痛，但这种疼痛不能被进食或服用制酸剂缓解。患者常有早饱感及软弱无力。早饱感是指患者虽感饥饿，但稍一进食即感饱胀不适。早饱感或呕吐是胃壁受累的表现，皮革胃或部分梗阻时这种症状尤为突出。胃癌发生并发症或转移时可出现一些特殊症状，贲门癌累及食管下段时可出现吞咽困难。并发幽门梗阻时可有恶心、呕吐，溃疡型胃癌出血时可引起呕血或黑便，继之出现贫血。胃癌转移至肝脏可引起右上腹痛，黄疸和(或)发热；转移至肺可引起咳嗽、呃逆、咯血，累及胸膜可产生胸腔积液而发生呼吸困难；肿瘤侵及胰腺时，可出现背部放射性疼痛。

早期胃癌无明显体征，进展期在上腹部可扪及肿块，有压痛。肿块多位于上腹偏右相当于胃窦处。若肿瘤转移至肝脏可致肝大、黄疸，甚至出现腹腔积液。腹膜有转移时也可发生腹腔积液，移动性浊音阳性。侵犯门静脉或脾静脉时有脾脏增大。有远处淋巴结转移时可扪及 Virchow 淋巴结，质硬不活动。肛门指检在直肠膀胱凹陷可扪及一板样肿块。

一些胃癌患者可以出现副癌综合征，包括反复发作的表浅性血栓静脉炎及过度色素沉着、黑棘皮症(皮肤褶皱处有过度色素沉着，尤其是双腋下)皮肌炎、膜性肾病、累及感觉和运动通路的神经肌肉病变等。

【并发症】

1. 出血 约 5%可发生大出血，表现为呕血和(或)黑便，偶为首发症状。

2. 幽门或贲门梗阻　病变位于贲门或胃窦近幽门部时常发生。

3. 穿孔　较良性溃疡少见,多见于幽门前区的溃疡型癌。

【实验室及其他检查】

1. 实验室检查　缺铁性贫血较常见,是长期失血所致。若有恶性贫血,可见巨幼细胞性贫血。微血管病变引起的溶血性贫血也有报道。肝功能异常提示可能有肝转移。粪便隐血实验常呈持续阳性,有辅助诊断意义。胃液分析对胃癌的诊断意义不大,一般不列入常规检查。

肿瘤血清学检查,如血清癌胚抗原可能出现异常,对诊断胃癌的意义不大,也不作为常规检查。但这些指标对于监测胃癌术后情况有一定价值。

2. 内镜检查　内镜检查结合黏膜活检,是目前最可靠的诊断手段。有经验的内镜医师诊断准确率可达到95%～99%,因此要多取活检,至少取6块以上。对早期胃癌,内镜检查更是最佳的诊断方法。

(1) 早期胃癌　内镜下早期胃癌可表现为小的息肉样隆起或凹陷。癌灶直径小于1 cm者称小胃癌,小于0.5 cm者称微小胃癌。早期胃癌有时难于辨认,可在内镜下对可疑病灶行美蓝染色,癌性病变处将着色,有助于指导活检部位。新型的放大内镜,能更有效地观察到细微病变,提高早期胃癌的诊断率。早期胃癌的分型由日本内镜学会1962年首先提出,并沿用至今。

Ⅰ型(息肉型):病灶隆起呈小息肉状,基底宽,无蒂,常大于2 cm,占早期胃癌的15%左右。

Ⅱ型(浅表型):癌灶表浅,分三个亚型,共占75%。

Ⅱa型(浅表隆起型):病变稍高出黏膜面,高度不超过0.5 cm,表面平整。

Ⅱb型(浅表平坦型):病变与黏膜等平,但表面粗糙呈细颗粒状。

Ⅱc型(浅表凹陷型):最常见,凹陷不超过0.5 cm,病变底面粗糙不平,可见聚合黏膜皱襞的中断或融合。

Ⅲ型(溃疡型):约占早期胃癌的10%,黏膜溃烂较Ⅱc深,但不超过黏膜下层,周围聚合皱襞有中断、融合或变形成杵状。

(2) 进展期胃癌　在临床上较早期胃癌多见,大多可以从肉眼观察作出拟诊,肿瘤表面多凹凸不平,糜烂,有污秽苔,活检易出血;也可呈深大溃疡,底部覆有污秽灰白苔,溃疡边缘呈结节状隆起,无聚合皱襞,病变处无蠕动。

大体形态类型仍沿用Borrmann提出的分类法。

Ⅰ型:又称息肉型或蕈伞型,肿瘤呈结节状,向胃腔内隆起生长,边界清楚。此型不多见。

Ⅱ型:又称溃疡型,单个或多个溃疡,边缘隆起,形成堤坎状,边界较清楚,此型常见。

Ⅲ型:又称溃疡浸润型,隆起而有结节状的边缘向周围浸润,与正常黏膜无清晰的分界,此型最常见。

Ⅳ型:又称弥漫浸润型,癌组织发生于黏膜表层之下,在胃壁内向四周弥漫浸润扩散,同时伴有纤维组织增生,此型少见。病变若累及胃窦,可造成狭窄;若累及全胃,可使整个胃壁增厚、变硬,称为皮革胃。

超声内镜是指将超声探头引入内镜的一种检查。能判断胃内或胃外的肿块,观察肿瘤侵犯胃壁的深度,对肿瘤侵犯深度的判断准确率可达90%,有助于区分早期和进展期胃癌;还能了解有无局部淋巴结转移,可作为CT检查的重要补充。此外,超声内镜还可以引导对淋巴结的针吸活检，进一步明确肿瘤性质。

3. X线钡餐检查 X线检查对胃癌的诊断仍然有较大的价值。应用气-钡双重对比法、压迫法和低张造影技术，采用高密度钡粉，能更清楚地显示黏膜结构，有利于发现微小病变。早期胃癌可表现为小的充盈缺损，边界比较清楚，基底宽，表面粗糙不平。Ⅱc及Ⅲ型常表现为龛影，前者凹陷不超过5 mm，后者深度常大于5 mm，边缘不规则呈锯齿状。集中的黏膜有中断、变形或融合现象。双重造影或加压法检查时，可见较浅的层钡区，表现为不规则的小龛影。对怀疑早期胃癌的患者，应从多角度摄X线片，仔细寻找微小病变。进展期胃癌的X线诊断正确率可达90%以上。肿瘤凸向胃腔内生长，表现为较大而不规则的充盈缺损，多见于蕈伞型胃癌；溃疡型胃癌主要发生在肿块之上，龛影位于胃轮廓之内，形状不规则，侧位缘呈典型半月征，外缘平直，内缘不整齐而有多个尖角。龛影周绕以透明带，即环堤征，其宽窄不等，轮廓不规则而锐利。溃疡浸润型黏膜皱襞破坏、消失或中断，邻近胃黏膜僵直，蠕动消失。胃壁僵硬失去蠕动是浸润型胃癌的X线表现。胃窦癌表现为胃窦狭窄，呈管状或漏斗状。弥漫性胃癌时受累范围广，胃容积变小，蠕动消失，呈革袋状。胃癌必须与胃淋巴瘤相鉴别。胃淋巴瘤的特点是，病变广泛累及胃及十二指肠，X线显示黏膜皱襞粗大，伴息肉样充盈缺损和多发性小龛影。

【诊断】

胃癌的诊断主要依据内镜检查加活检以及X线钡餐。早期诊断是根治胃癌的前提。对下列情况应及早和定期行胃镜检查：① 40岁以上，特别是男性，近期出现消化不良、呕血或黑便者；② 慢性萎缩性胃炎伴胃酸缺乏，有肠化或不典型增生者；③ 良性溃疡但胃酸缺乏者；④ 胃溃疡经正规治疗2个月无效，X线钡餐提示溃疡增大者；⑤ X线发现大于2 cm的胃息肉者，应进一步做胃镜检查；⑥ 胃切除术后10年以上者。

【鉴别诊断】

（1）胃良性溃疡 与早期胃癌较难鉴别，一般靠胃镜下活检鉴别。

（2）胃息肉 往往有蒂，胃镜若见表面光滑常为良性，若较大且表面有坏死也可能癌变，需做活检鉴别。

（3）胃间质瘤 占胃恶性肿瘤0.25%～3%，多见于老年人，好发于胃底、胃体部，呈半球形或球形，表面黏膜经常正常，但也可因缺血出现大溃疡。无溃疡时往往活检阴性（即未见肿瘤细胞），超声内镜可协助鉴别。

【治疗】

1. 手术治疗 外科手术切除加区域淋巴结清扫是目前治疗胃癌的手段。胃切除范围可分为近端胃切除、远端胃切除及全胃切除，手术效果取决于胃癌的分期、浸润的深度和扩散范围。对那些无法通过手术治愈的患者，部分切除仍然是缓解症状最有效的手段，特别是有梗阻的患者，术后有50%的患者症状能缓解。因此，即使是进展期胃癌，如果无手术禁忌证或远处转移，应尽可能手术切除。

2. 内镜下治疗 早期胃癌可在内镜下行电凝切除或剥离切除术。由于早期胃癌可能有淋巴结转移，故需对切除的癌变息肉进行病理检查，如癌变累及到根部或表浅型肿瘤侵袭到黏膜下层，需手术治疗。

3. 化学治疗 早期胃癌且不伴有任何转移灶者，手术后一般不需要化疗。胃癌对化疗并不敏感，目前应用的多种药物以及多种给药方案的总体疗效评价很不理想，尚无标准方案。化疗失败与癌细胞对化疗药物产生耐药性或多药耐药性有关。化疗分为术前、术中、术后,可使癌灶局限,消灭残存癌灶,防止复发和转移。

胃癌治疗的临床证据表明,胃癌的预后直接与诊断时的分期有关。迄今为止,手术仍然是胃癌的最主要治疗手段,但由于胃癌早期诊断率低(约10%),大部分胃癌在确诊时已处于中晚期,5年生存率较低(7%~34%)。

【预后及预防】

1.预后 60岁以上术后效果较好,30岁以下预后很差。远端预后较好,近端及广泛者预后差。大于4 cm者预后差。弥漫的比局限的差,低分化的比高分化的差。

2.预防 一级预防(病因预防)胃癌病因未明,根据流行病学调查,多吃新鲜蔬菜和水果、少吃腌腊制品,可以降低胃癌发病。尽管幽门螺杆菌感染被认为与胃癌的发生有一定的关系,但胃癌的发生除幽门螺杆菌之外,尚有其他危险因素,包括宿主和环境因素。由于有关根除幽门螺杆菌作为胃癌干预性措施的研究尚未有结果,因此,尽管根据推理可认为根除幽门螺杆菌有可能预防胃癌,但鉴于上述原因,更鉴于我国的经济条件以及不同地区胃癌发病率的差异,目前认为对有胃癌发生的高危因素,如中至重度萎缩性胃炎、中至重度肠型化生、异型增生癌前病变、有胃癌家族史者应予根除幽门螺杆菌治疗。

二级预防的重点是早期诊断与治疗,因此有必要在胃癌高发地区对高危人群定期普查。

病例分析

患者,男性,35岁,腹胀伴恶心、呕吐2个月。以上腹胀为主,饭后加重,呕吐物为胃内容物,无呕血,无黑便,无腹痛。体重下降20 kg。

体格检查:脱水貌,口唇干裂。双侧锁骨上淋巴结(—),心肺(—),上腹饱满,无压痛、肌紧张、无反跳痛。未及明显肿物。叩诊鼓音,震水音(+),肠鸣音正常。

辅助检查:血常规示Hb 168 g/L。胃镜示胃内大量潴留液,胃窦部巨大肿物伴幽门梗阻。活检病理示低分化腺癌,伴部分印戒细胞癌。

(1) 本病的临床诊断及诊断依据是什么?

(2) 本病并发症有哪些?

第三十一章
溃疡性结肠炎

溃疡性结肠炎(ulcerative colitis)是直肠和结肠的慢性非特异性炎症性疾病。目前病因尚不十分清楚,病变主要限于大肠黏膜与黏膜下层。临床表现为腹泻、黏液脓血便、腹痛。病情轻重不等,多呈反复发作的慢性病程。本病可发生在任何年龄,多见于20～40岁,亦可见于儿童或老年人。男、女发病率无明显差别。近年患病率有明显增加,重症也常有报道。

【临床表现】

多为慢性起病,少数急性起病,偶见急性暴发起病。病程呈慢性过程,多表现为发作期与缓解期交替,少数症状持续并逐渐加重。部分患者在发作间歇期可因饮食失调、劳累、精神刺激、感染等诱因诱发或加重症状。临床表现与病变范围、病型及病期等有关。

1. 消化系统表现

(1) 腹泻　腹泻见于绝大多数患者。腹泻主要与炎症导致大肠黏膜对水、钠吸收障碍以及结肠运动功能失常有关,粪便中的黏液脓血则为炎症渗出、黏膜糜烂及溃疡所致。黏液脓血便是本病活动期的重要表现。大便次数及便血的程度反映病情轻重,轻者每日排便2～4次,便血轻或无;重者每日可达10次以上,脓血显见,甚至大量便血。粪质也与病情轻重有关,多数为糊状,重者可呈稀水样。病变限于直肠或累及乙状结肠患者,除可有便频、便血外,偶尔还有便秘,这是由病变引起直肠排空功能障碍所致。

(2) 腹痛　轻型患者可无腹痛或仅有腹部不适。一般诉有轻度至中度腹痛,多为左下腹或下腹的阵痛,也可涉及全腹。有疼痛—便意—便后缓解的规律,常有里急后重。若并发中毒性巨结肠或炎症波及腹膜,有持续性剧烈腹痛。

(3) 其他症状　腹胀,严重病例有食欲不振、恶心、呕吐。

(4) 体征　轻、中型患者仅有左下腹轻压痛,有时可触及痉挛的降结肠或乙状结肠。重型和暴发型患者常有明显压痛和鼓肠。若有腹肌紧张、反跳痛、肠鸣音减弱应注意中毒性巨结肠、肠穿孔等并发症。

2. 全身表现　一般出现在中、重型患者。中、重型患者活动期常有低度至中度发热,高热多提示合并症或见于急性暴发型。重症或病情持续活动可出现衰弱、消瘦、贫血、低蛋白血症、水与电解质平衡紊乱等表现。

3. 肠外表现　本病可伴有多种肠外表现,包括外周关节炎、结节性红斑、巩膜外层炎、前葡萄膜炎、口腔复发性溃疡等,这些肠外表现在结肠炎控制或结肠切除后可以缓解或恢复;骶髂关节炎、强直性脊柱炎、原发性硬化性胆管炎及少见的淀粉样变性、急性发热性嗜中性皮肤病等,可与溃疡性结肠炎共存,但与溃疡性结肠炎本身的病情变化无关。国内报道肠外表现的发生率低于国外。

4. 临床分型 按本病的病程、程度、范围及病期进行综合分型。

(1) 临床类型 ① 初发型，指无既往史的首次发作；② 慢性复发型，临床上最多见，发作期与缓解期交替；③ 慢性持续型，症状持续，间以症状加重的急性发作；④ 急性暴发型，少见，急性起病，病情严重，全身毒血症状明显，可伴中毒性巨结肠、肠穿孔、败血症等并发症。上述各型可相互转化。

(2) 临床严重程度 ① 轻度，腹泻每日 4 次以下，便血轻或无，无发热、脉速，贫血无或轻，血沉正常；② 重度，腹泻频繁并有明显黏液脓血便，有发热、脉速等全身症状；③ 中度，介于轻度与重度之间。

(3) 病变范围 根据病变范围可分为直肠炎、直肠乙状结肠炎、左半结肠炎、广泛性或全结肠炎(病变扩展至结肠脾曲或全结肠)。

(4) 病情分期 根据病情分为活动期和缓解期。

【并发症】

1. 中毒性巨结肠 多发生在暴发型或重症溃疡性结肠炎患者。国外报道发生率在重症患者中约有 5%。此时结肠病变广泛而严重，累及肌层与肠肌神经丛，肠壁张力减退，结肠蠕动消失，肠内容物与气体大量积聚，引起急性结肠扩张，一般以横结肠为最严重。常因低钾、钡剂灌肠、使用抗胆碱能药物或阿片类制剂而诱发。临床表现为病情急剧恶化，毒血症明显，有脱水与电解质平衡紊乱，出现鼓肠、腹部压痛、肠鸣音消失。血常规白细胞计数显著升高。X 线腹部平片可见结肠扩大，结肠袋消失。本并发症预后差，易引起急性肠穿孔。

2. 直肠结肠癌变 多见于广泛性结肠炎、幼年起病而病程漫长者。国外有报道起病 20 年和 30 年后癌变率分别为 7.2% 和 16.5%。

3. 其他并发症 肠大出血在本病发生率约为 3%。肠穿孔多与中毒性巨结肠有关。肠梗阻少见，发生率远低于克罗恩病。

【实验室及辅助检查】

1. 血液检查 血红蛋白在轻型病例多正常或轻度下降，中、重型病例有轻或中度下降，甚至重度下降。白细胞计数在活动期可有增高。血沉加快和 C-反应蛋白增高是活动期的标志。严重病例血清白蛋白下降。

2. 粪便检查 粪便常规检查肉眼观常有黏液脓血，显微镜检查见红细胞和脓细胞，急性发作期可见巨噬细胞。粪便病原学检查的目的是要排除感染性结肠炎，是本病诊断的一个重要步骤，需反复多次进行(至少连续 3 次)。检查内容包括：① 常规致病菌培养，排除痢疾杆菌和沙门菌等感染，可根据情况选择特殊细菌培养以排除空肠弯曲菌、艰难梭状芽孢杆菌、耶尔森杆菌、真菌等感染；② 取新鲜粪便，注意保温，找溶组织阿米巴滋养体及包囊；③ 有血吸虫疫水接触史者作粪便集卵和孵化以排除血吸虫病。

3. 自身抗体检测 近年研究发现，血中外周型抗中性粒细胞胞浆抗体和抗酿酒酵母抗体分别为溃疡性结肠炎和克罗恩病的相对特异性抗体，同时检测这两种抗体有助于溃疡性结肠炎和克罗恩病的诊断和鉴别诊断，但其诊断的敏感性和特异性尚有待进一步评估。

4. 结肠镜检查 该检查是本病诊断与鉴别诊断的最重要手段之一。应作全结肠及回肠末段检查，直接观察肠黏膜变化，取活组织检查，并确定病变范围。本病病变呈连续性、弥漫性分布，从肛端直肠开始逆行向上扩展，内镜下可见的重要改变有：① 黏膜血管纹理模糊、紊乱或消失，充血，水肿，易脆，出血及脓性分泌物附着，并常见黏膜粗糙，呈细颗粒状；② 病变明显处见弥漫性糜烂和多发性浅溃疡；③ 慢性病变见假息肉及桥状黏膜，结肠袋往往变浅、变钝或消失。结肠镜下黏膜活检组织学见弥漫性慢性炎症细胞浸润，活动期表现为表面糜烂、溃疡、隐窝炎、隐窝脓肿，慢性期表现为隐窝结构紊乱、杯状细胞减少。

5. X线钡剂灌肠检查 X线主要表现：① 黏膜粗乱和(或)颗粒样改变；② 多发性浅溃疡，表现为管壁边缘毛糙呈毛刺状或锯齿状以及见小龛影，亦可有炎症性息肉而表现为多个小的圆形或卵圆形充盈缺损；③ 肠管缩短，结肠袋消失，肠壁变硬，可呈铅管状。结肠镜检查比X线钡剂灌肠检查准确，有条件宜做结肠镜全结肠检查，检查有困难时辅以钡剂灌肠检查。重型或暴发型病例不宜做钡剂灌肠检查，以免加重病情或诱发中毒性巨结肠。

【诊断】

具有持续或反复发作的腹泻和黏液脓血便、腹痛、里急后重，伴有(或不伴有)不同程度全身症状者，在排除阿米巴痢疾、慢性血吸虫病、肠结核等感染性结肠炎及结肠克罗恩病、缺血性肠炎、放射性肠炎等基础上，具有上述结肠镜检查重要改变中至少1项及黏膜活检组织学所见可以诊断本病(没条件进行结肠镜检查，而X线钡剂灌肠检查具有上述X线征象中至少1项，也可以拟诊本病)。初发病例、临床表现、结肠镜改变不典型者，暂不作出诊断，须随访3～6个月，观察发作情况。应强调，本病并无特异性改变，各种病因均可引起类似的肠道炎症改变，故只有在认真排除各种可能有关的病因后才能作出本病诊断。一个完整的诊断应包括其临床类型、临床严重程度、病变范围、病情分期及并发症。

【鉴别诊断】

1. 急性自限性结肠炎 各种细菌感染，如痢疾杆菌、沙门菌、耶尔森菌、空肠弯曲菌等。急性发作时发热、腹痛较明显，粪便检查可分离出致病菌，抗生素治疗有良好效果，通常在4周内痊愈。

2. 阿米巴肠炎 病变主要侵犯右侧结肠，也可累及左侧结肠，结肠溃疡较深，边缘潜行，溃疡间的黏膜多属正常。粪便或结肠镜取溃疡渗出物检查可找到溶组织阿米巴滋养体或包囊。血清抗阿米巴抗体阳性。抗阿米巴治疗有效。

3. 血吸虫病 有疫水接触史，常有肝脾大，粪便检查可发现血吸虫卵，孵化毛蚴阳性。直肠镜检查在急性期可见黏膜黄褐色颗粒，活检黏膜压片或组织病理检查发现血吸虫卵。免疫学检查亦有助于鉴别。

4. 克罗恩病 克罗恩病的腹泻一般无肉眼血便，结肠镜及X线检查病变主要在回肠末段和邻近结肠且呈非连续性、非弥漫性分布并有其特征性改变，与溃疡性结肠炎鉴别一般不难。但要注意，克罗恩病可表现为病变单纯累及结肠，此时与溃疡性结肠炎鉴别诊断十分重要，并可参考自身抗体的检测。

5. 大肠癌 大肠癌多见于中年以后，经直肠指检常可触到肿块，结肠镜或X线钡剂灌肠检查对鉴别诊断有价值，活检可确诊。须注意溃疡性结肠炎也可发生结肠癌变。

6. 肠易激综合征 粪便可有黏液但无脓血，显微镜检查正常，隐血试验阴性。结肠镜检查无器质性病变证据。

7. 其他 其他感染性肠炎、缺血性结肠炎、放射性肠炎、过敏性紫癜、胶原性结肠炎、贝赫切特病、结肠息肉病、结肠憩室炎以及HIV感染合并的结肠炎等应和本病鉴别。

【治疗】

治疗目的是控制急性发作，维持缓解，减少复发，防治并发症。

1. 一般治疗 强调休息、饮食和营养。活动期患者应充分休息，给予流质或半流饮食，待病情好转后改为富营养少渣饮食。重症或暴发型患者应入院治疗，及时纠正水、电解质平衡紊乱,贫血者可输血,低蛋白血症者输注入血清白蛋白。病情严重者应禁食,并给予完全胃肠外营养治疗。患者的情绪对病情会有影响,可给予心理治疗。对腹痛、腹泻的对症治疗,要权衡利弊,使用抗胆碱能药物或止泻药如地芬诺酯(苯乙哌啶)或洛哌丁胺宜慎重,在重症患者应禁用,因有诱发中毒性巨结肠的危险。抗生素治疗对一般病例并无指征。但对重症有继发感染者,应积极抗菌治疗,给予广谱抗生素,静脉给药,合用甲硝唑对厌氧菌感染有效。

2. 药物治疗

(1) 氨基水杨酸制剂　柳氮磺吡啶是治疗本病的常用药物。该药口服后大部分到达结肠,经肠菌分解为5-氨基水杨酸与磺胺吡啶,前者是主要有效成分,其滞留在结肠内与肠上皮接触而发挥抗炎作用。病情完全缓解后仍要继续用药长期维持治疗。该药不良反应分为两类:一类是与剂量相关的不良反应如恶心、呕吐、食欲减退、头痛、可逆性男性不育等,餐后服药可减轻消化道反应;另一类不良反应属于过敏,有皮疹、粒细胞减少等。该药适用于轻、中度患者或重度经糖皮质激素治疗已有缓解者。用药方法:4 g/d,分4次口服。副作用有粒细胞减少、自身免疫性溶血、再生障碍性贫血等。因此,服药期间必须定期复查血常规,一旦出现此类不良反应,应改用其他药物。口服5-氨基水杨酸新型制剂可避免在小肠近段被吸收,而在结肠内发挥药效,这类制剂有各种控释剂型的美沙拉嗪、奥沙拉嗪和巴柳氮。口服5-氨基水杨酸新型制剂疗效与柳氮磺吡啶相仿,优点是不良反应明显减少,缺点是价格昂贵,因此对柳氮磺吡啶不能耐受者尤为适用。5-氨基水杨酸的灌肠剂适用于病变局限在直肠乙状结肠者,栓剂适用于病变局限在直肠者。

(2) 糖皮质激素　对急性发作期有较好疗效,适用于对氨基水杨酸制剂疗效不佳的轻、中度患者,特别适用于重度患者及急性暴发型患者。一般予口服泼尼松40～60 mg/d;重症患者先予较大剂量静脉滴注,如氢化可的松300 mg/d、甲泼尼龙48 mg/d或地塞米松10 mg/d,7～10 d后改为口服泼尼松。病情缓解后,每1～2周减少5～10 mg用量直至停药。减量期间加用氨基水杨酸制剂逐渐接替激素治疗。病变局限在直肠乙状结肠患者,可用琥珀酸钠氢化可的松100 mg或地塞米松5 mg加生理盐水100 mL做保留灌肠,每晚1次。病变局限于直肠者,如有条件,也可用布地奈德泡沫灌肠剂2 mg保留灌肠,每晚1次,该药是局部作用为主的糖皮质激素,故全身不良反应较少。

(3) 免疫抑制剂　硫唑嘌呤或巯嘌呤可试用于对激素治疗效果不佳或对激素依赖的慢性持续型病例,加用这类药物后可逐渐减少激素用量甚至停用。近年国外报道,对严重溃疡性结肠炎急性发作者,静脉用糖皮质激素治疗无效的病例,应用环孢素4 mg/(kg·d)静脉滴注,大部分患者可取得暂时缓解而避免急症手术。

3. 手术治疗　紧急手术指征为并发大出血、肠穿孔、重型患者特别是合并中毒性巨结肠经积极内科治疗无效且伴严重毒血症状者。择期手术指征:① 并发结肠癌变;② 慢性持续型病例内科治疗效果不理想而严重影响生活质量,或虽然用糖皮质激素可控制病情但糖皮质激素不良反应太大不能耐受者。一般采用全结肠切除加回肠肛门小袋吻合术。

本病活动期治疗方案的选择主要根据临床严重程度和病变部位,结合治疗反应来决定,如前所述。缓解期主要以氨基水杨酸制剂作维持治疗。柳氮磺吡啶的维持治疗剂量以往推荐2 g/d,但近年国外研究证明,3～4 g/d疗效较好。5-氨基水杨酸制剂维持治疗剂量同诱导缓解时所用剂量。如患者活动期缓解是由硫唑嘌呤或巯嘌呤所诱导,则仍用相同剂量的该类药维持。维持治疗的疗程未统一,但一般认为至少要维持3年。

【预后】

本病呈慢性过程，大部分患者反复发作，轻度及长期缓解者预后较好。急性暴发型、有并发症及年龄超过60岁者预后不良，但近年由于治疗水平的提高，病死率已明显下降。慢性持续活动或反复发作频繁，预后较差，但如能合理选择手术治疗，亦可望恢复。病程长者癌变危险性增加，应注意随访。

【预防】

由于本病原因不清，尚无具体的预防措施，对长期反复发作或持续不稳定的患者，应保持心情舒畅安静，注意饮食有节、起居有常，避免劳累，预防肠道感染，对防止复发或病情进一步发展有一定作用。此外应注意患者的心理调节和饮食控制，戒除烟酒嗜好。

病例分析

患者，男性，38岁。因腹痛、解黏液脓血便3月余入院。患者于3月前无明显诱因出现腹痛，以左下腹为主，多为隐痛，并解黏液脓血便，2～3次/天，便后腹痛无缓解。患者自起病以来精神、睡眠可，无明显消瘦。

既往史：因扁桃体炎引起风湿热，行“扁桃体摘除术”。否认肝炎、结核病史，否认高血压、糖尿病病史，否认外伤手术及输血史，无食物、药物过敏史。

体格检查：T 37.8 ℃，R 16次/分，P 89次/分，BP 100/60 mmHg，皮肤黏膜无黄染，浅表淋巴结无肿大，心肺(－)，腹软，肝脾肋下未及，左下腹压痛(＋)，无反跳痛，余无特殊。

辅助检查：血常规示 WBC 4.3×10^{6}/L，RBC 3.35×10^{12}/L，Hb112 g/L。大便常规示 RBC(3＋)，WBC(4＋)。直肠镜示肠黏膜充血，水肿，肛乳头肥大，内痔。

(1) 本例最可能的诊断，需与哪些疾病鉴别？

(2) 本例治疗原则是什么？

第三十二章 功能性胃肠病

功能性胃肠病(functional gastrointestinal disorder)又称胃肠道功能紊乱，是一组表现为慢性或反复发作性的胃肠道综合征，临床表现主要是胃肠道(包括咽、食管、胃、胆道、小肠、大肠、肛门)的相关症状，因症状特征而有不同命名。常伴有失眠、焦虑、抑郁、头昏、头痛等其他功能性症状，且多伴有精神因素的背景。需经检查排除器质性病因方可确诊。

第一节 功能性消化不良

功能性消化不良(functional dyspepsia)是指具有上腹痛、上腹灼热感、上腹胀、餐后饱胀和早饱、嗳气、食欲不振、恶心、呕吐等由胃和十二指肠功能紊乱引起的症状，经检查排除引起这些症状的器质性疾病的一组临床综合征，症状可持续或反复发作。功能性消化不良是临床上最常见的一种功能性胃肠病。欧美的流行病学调查表明，普通人群中有消化不良症状者占19%～41%。

【病因和发病机制】

病因和发病机制至今尚未清楚，可能与多种因素有关。已证明功能性胃肠病主要具有以下病理生理学改变。① 动力障碍：包括胃排空延迟、胃十二指肠运动协调失常、消化间期Ⅲ相胃肠运动异常等。近年研究还发现胃肠动力障碍常与胃电活动异常有关。② 内脏感觉过敏：研究发现功能性胃肠病患者胃的感觉容量明显低于正常人，内脏感觉过敏可能与外周感受器、传入神经、中枢整合等水平的异常有关。③ 胃底对食物的容受性舒张功能下降：研究证明，部分功能性胃肠病患者进食后胃底舒张容积明显低于正常人，这一改变最常见于有早饱症状的患者。精神社会因素一直被认为与功能性胃肠病的发病有密切关系。调查表明，功能性胃肠病患者存在个体异常，焦虑、抑郁的积分显著高于正常人和十二指肠溃疡组。还有调查报道，在功能性胃肠病患者生活中，特别是童年期应激事件的发生频率高于正常人和十二指肠溃疡患者。但精神因素的确切致病机制尚未阐明。约半数功能性胃肠病患者有幽门螺杆菌感染及由此而引起的慢性胃炎，但研究至今未发现幽门螺杆菌感染及慢性胃炎与功能性胃肠病症状有明确的相关性；且长期随访证明，经治疗幽门螺杆菌被根除并伴慢性胃炎病理组织学改善之后，大多数患者症状并未得到改善，因此目前多数学者认为幽门螺杆菌感染及慢性胃炎在功能性胃肠病发病中不起主要作用，或者仅与某一亚型功能性胃肠病患者发病有关。此外，功能性胃肠病患者中胃酸大多在正常范围内，但有研究发现功能性胃肠病患者的十二指肠对胃酸的敏感性增加，酸灌注十二指肠可引起症状，因此功能性胃肠病发病与胃酸分泌的关系亦未明确。

【临床表现】

其主要症状包括上腹痛、上腹灼热感、餐后饱胀和早饱之一种或多种，可同时存在上腹胀、嗳气、食欲不振、恶心、呕吐等。常以单独或某一组症状为主，在病程中症状也可发生变化。起病多缓慢，呈持续性或反复发作。不少患者有饮食、精神等诱发因素。上腹痛为常见症状，常与进食有关，表现为餐后痛，亦有表现为饥饿痛、进食后缓解，亦可无规律性。部分患者表现为上腹灼热感。餐后饱胀和早饱是另一类常见症状，可单独或以一组症状出现，伴或不伴有上腹痛。这些症状发生与进食密切相关。餐后饱胀是指正常餐量即出现饱胀感。早饱是指有饥饿感但进食后不久即有饱感，致摄入食物明显减少。上腹胀、嗳气、食欲不振、恶心、呕吐等症状可同时存在。不少患者同时伴有失眠、焦虑、抑郁、头痛、注意力不集中等精神症状。

【诊断】

诊断标准：① 有上腹痛、上腹灼热感、餐后饱胀和早饱症状之一种或多种，呈持续或反复发作的慢性过程；② 上述症状排便后不能缓解（排除症状由肠易激综合征所致）；③ 排除可解释症状的器质性疾病。

诊断程序：功能性胃肠病多为需作排除性诊断的疾病，在临床实际工作中，既要求不漏诊器质性疾病，又不应无选择性地对每例患者进行全面的实验室及特殊检查。因此，在全面病史采集和体格检查的基础上，应先判断患者有无下列提示器质性疾病的“报警症状和体征”：45 岁以上，近期出现消化不良症状；有消瘦、贫血、呕血、黑便、吞咽困难、腹部肿块、黄疸等；消化不良症状进行性加重。对有“报警症状和体征”者，必须进行彻底检查直至找到病因。对年龄在 45 岁以下且无“报警症状和体征”者，可选择基本的实验室检查和胃镜检查。亦可先予经验性治疗 2～4 周观察疗效，对诊断可疑或治疗无效者有针对性地选择进一步检查。

【鉴别诊断】

需要鉴别的疾病包括：食管、胃和十二指肠的各种器质性疾病（如消化性溃疡、胃癌等）；各种肝胆胰疾病；由全身性或其他系统疾病引起的上消化道症状如（糖尿病、肾脏病、结缔组织病及精神病等）；药物引起的上消化道症状（如服用非甾体抗炎药）；其他功能性胃肠病和动力障碍性疾病（如胃食管反流病、肠易激综合征等）。应注意，不少功能性胃肠病患者常同时有胃食管反流病、肠易激综合征及其他功能性胃肠病并存，临床上称为症状重叠。

【治疗】

其主要是对症治疗，遵循综合治疗和个体化治疗的原则。

1. 一般治疗 建立良好的生活习惯，避免烟、酒及不服用非甾体抗炎药。无特殊食谱，避免会诱发症状的食物。注意根据患者不同特点进行心理治疗。失眠、焦虑者可适当予以镇静药。

2. 药物治疗 无特效药，目前主要是经验性治疗。

（1）抑制胃酸分泌药 一般适用于以上腹痛、上腹灼热感为主要症状的患者，可选择 H_2受体拮抗剂或质子泵抑制剂。

（2）促胃肠动力药 一般适用于以餐后饱胀、早饱为主要症状的患者。多潘立酮（每次 10 mg、3 次/天）、莫沙必利（每次 5 mg、3 次/天）或依托必利（每次 50 mg、3 次/天）均可选用，甲氧氯普胺因长期服用不良反应大，现已少用于功能性胃肠病的治疗。对疗效不佳者，抑制胃酸分泌药和促胃肠动力药可换用或合用。

(3) 根除幽门螺杆菌　治疗对小部分有幽门螺杆菌感染的功能性胃肠病患者可能有效。

(4) 抗抑郁药　上述治疗疗效欠佳而伴随精神症状明显者可试用。常用的有三环类抗抑郁药如阿米替林、选择性抑制5-羟色胺再摄取的抗抑郁药(如帕罗西汀等),宜从小剂量开始,注意药物的不良反应。

【预后及预防】

1. 预后　功能性消化不良是低风险和预后良好的疾病,经过患者的生活方式调整和适当的治疗,功能性消化不良的症状能够得到较明显的缓解和控制;如果诱因不能去除,功能性消化不良症状可能会反复发作。

2. 预防　功能性消化不良患者在饮食中应避免油腻及刺激性食物,戒烟,戒酒,养成良好的生活习惯、避免暴饮暴食及睡前进食过量;可采取少食多餐的方法;加强体育锻炼;要特别注意保持愉快的心情和良好的心境。

第二节　肠易激综合征

肠易激综合征(irritable bowel syndrome,IBS)以腹痛或腹部不适伴排便习惯改变为特征的功能性肠病,经检查排除可引起这些症状的器质性疾病。本病是最常见的一种功能性肠道疾病,在普通人群中进行问卷调查,有肠易激综合征症状者欧美为10%～20%,我国北京和广州地区分别为7.3%和5.6%。患者以中青年居多,50岁以后首次发病者少见,男女比例约为1∶2。

【病因和发病机制】

本病病因和发病机制尚不清楚,与多种因素有关。目前认为,肠易激综合征的病理生理学基础主要是胃肠动力学异常和内脏感觉异常,而造成这些变化的机制则尚未阐明。据报道肠道感染和精神心理障碍是肠易激综合征发病的重要因素。

1. 胃肠动力学异常　在生理状况下,结肠的基础电节律为慢波频率6次/分,而3次/分的慢波频率则与分节收缩有关,肠易激综合征以便秘、腹痛为主者,3次/分的慢波频率明显增加。正常人结肠高幅收缩波主要出现在进食或排便前后,与肠内容物长距离推进性运动有关,腹泻型肠易激综合征高幅收缩波明显增加。使用放射性核素显像技术显示腹泻型。肠易激综合征由口到盲肠通过时间较正常人明显增快,而便秘型则正好相反。

2. 内脏感觉异常　直肠气囊充气试验表明,肠易激综合征患者充气疼痛阈值明显低于对照组。回肠运动研究发现,回肠推进性蠕动增加可使60%肠易激综合征患者产生腹痛,而在健康对照组则仅为17%。

3. 精神因素　心理应激对胃肠运动有明显影响。大量调查表明,肠易激综合征患者存在个性异常,焦虑、抑郁积分显著高于正常人,应激事件发生概率亦高于正常人。但研究还发现,因症状而求医与有症状而不求医者相比,有更多的精神心理障碍,对应激反应更敏感和强烈。因此,有关精神因素在肠易激综合征发病学上有两种观点,一种认为肠易激综合征是机体对各种应激的超常反应;另一种认为精神因素并非直接病因,但可诱发和加重症状,而使患者就医。

4. 感染　研究提示,部分患者IBS症状发生于肠道感染治愈之后,其发病与感染的严重性及应用抗生素时间均有一定相关性。

5. 其他 约1/3患者对某些食物不耐受而诱发症状加重。近年研究还发现某些肽类激素如缩胆囊素等可能与肠易激综合征症状有关,有助于解释精神、内脏敏感性以及胃肠动力异常之间的内在联系。

【临床表现】

起病隐匿,症状反复发作或慢性迁延,病程可长达数年至数十年,但全身健康状况却不受影响。精神、饮食等因素常诱使症状复发或加重。最主要的临床表现是腹痛与排便习惯和粪便性状的改变。

1. 腹痛 几乎所有肠易激综合征都有不同程度的腹痛。部位不定,以下腹和左下腹多见。多于排便或排气后缓解。睡眠中痛醒者极少。

2. 腹泻 一般每日3～5次左右,少数严重发作期可达十数次。大便多呈稀糊状,也可为成形软便或稀水样。多带有黏液,部分患者粪质少而黏液量很多,但绝无脓血。排便不干扰睡眠。部分患者腹泻与便秘交替发生。

3. 便秘 排便困难,粪便干结、量少,呈羊粪状或细杆状,表面可附黏液。

4. 其他消化道症状 多伴腹胀感,可有排便不净感、排便窘迫感。部分患者同时有消化不良症状。

5. 全身症状 相当部分患者可有失眠、焦虑、抑郁、头昏、头痛等精神症状。

6. 体征 无明显体征,可在相应部位有轻压痛,部分患者可触及腊肠样肠管,直肠指检可感到肛门痉挛、张力较高,可有触痛。

7. 分型 根据临床特点可分为腹泻型、便秘型和腹泻便秘交替型。

【诊断】

最新的罗马Ⅲ诊断标准如下。

(1) 病程半年以上且近3个月来持续存在腹部不适或腹痛,并伴有下列特点中至少2项:① 症状在排便后改善;② 症状发生伴随排便次数改变;③ 症状发生伴随粪便性状改变。

(2) 以下症状不是诊断所必备,但属常见症状,这些症状越多越支持肠易激综合征的诊断:① 排便频率异常(每天排便多于3次或每周排便不到3次);② 粪便性状异常(块状硬便或稀水样便);③ 粪便排出过程异常(费力、急迫感、排便不尽感);④ 黏液便;⑤ 胃肠胀气或腹部膨胀感。

(3) 缺乏可解释症状的形态学改变和生化异常。

【鉴别诊断】

腹痛为主者应与引起腹痛的疾病鉴别。腹泻为主者应与引起腹泻的疾病鉴别,其中要注意与常见的乳糖不耐受症鉴别。以便秘为主者应与引起便秘的疾病鉴别,其中功能性便秘及药物不良反应引起的便秘常见,应注意详细询问病史。

【治疗】

主要是积极寻找并去除诱发因素,并对症治疗,强调综合治疗和个体化的治疗原则。

1. 一般治疗 详细询问病史以发现促发因素,并设法予以去除。告知患者肠易激综合征的诊断并详细解释疾病的性质,以解除患者顾虑、提高对治疗的信心,这是治疗最重要的一步。帮助患者建立良好的生活习惯,饮食上避免诱发症状的食物。一般而言,宜避免食用产气的食物(如乳制品、大豆等)。高纤维食物有助改善便秘。对失眠、焦虑者可适当给予镇静药。

2. 针对主要症状的药物治疗

(1) 胃肠解痉药 抗胆碱药物可作为缓解腹痛的短期对症治疗。匹维溴胺为选择性作用于胃肠道平滑肌的钙拮抗药,对腹痛亦有一定疗效且不良反应少,用法为每次 50 mg,3 次/天。

(2) 止泻药 洛哌丁胺或地芬诺酯止泻效果好,适用于腹泻症状较重者,但不宜长期使用。轻症者宜使用吸附止泻药如蒙脱石、药用炭等。

(3) 泻药 对便秘型患者应酌情使用泻药,宜使用作用温和的轻泻剂以减少不良反应和药物依赖性。常用的有渗透性轻泻剂,如聚乙二醇、乳果糖或山梨醇,容积性药(如欧车前制剂和甲基纤维素等)也可选用。

(4) 抗抑郁药 对腹痛症状重,上述治疗无效且精神症状明显者可试用。临床研究表明这类药物甚至对不伴有明显精神症状者亦有一定疗效。

(5) 其他 肠道菌群调节药(如双歧杆菌、乳酸杆菌、酪酸菌等制剂)可纠正肠道菌群失调。

3. 心理和行为疗法 症状严重而顽固,经一般治疗和药物治疗无效者应考虑予以心理行为治疗,包括心理治疗、认知疗法、催眠疗法和生物反馈疗法等。

【预后及预防】

生活规律,睡眠充足,加强锻炼,增进体质。少食多餐,避免刺激性食物和过冷过热的饮食,戒烟戒酒。腹泻者以少渣、易消化的食物为宜;便秘者除多饮水外,应养成定时排便的习惯并增加含纤维素多的食物。药物治疗以对症处理为主,根据腹痛、腹胀和排便情况调节每日的药物用量,便秘者尽量避免使用各种泻药。

第三十三章 肠结核

肠结核(intestinal tuberculosis)是结核分枝杆菌引起的肠道慢性特异性感染。过去在我国比较常见,近几十年来,随着生活及卫生条件改善,结核患病率下降,本病已逐渐减少。但由于肺结核目前在我国仍然常见,故在临床上对本病须继续提高警惕。

【病因和发病机制】

肠结核主要由人型结核分枝杆菌引起。少数地区有因饮用未经消毒的带菌牛奶或乳制品而发生牛型结核分枝杆菌肠结核。结核分枝杆菌侵犯肠道主要是经口感染。患者多有开放性肺结核或喉结核,因经常吞下含结核分枝杆菌的痰液而引起本病。经常和开放性肺结核患者密切接触,也可被感染。结核分枝杆菌进入肠道后,多在回盲部引起结核病变,可能和下列因素有关:① 含结核分枝杆菌的肠内容物在回盲部停留较久,增加了局部肠黏膜的感染机会;② 结核分枝杆菌易侵犯淋巴组织,而回盲部有丰富的淋巴组织,因此成为肠结核的好发部位。但胃肠道其他部位有时亦可受累。肠结核也可由血行播散引起,见于粟粒性结核,或由腹腔内结核病灶如女性生殖器结核直接蔓延引起。结核病的发病是人体和结核分枝杆菌相互作用的结果。经上述途径而获得感染仅是致病的条件,只有当侵入的结核分枝杆菌数量较多、毒力较大,并在人体免疫功能低下、肠功能紊乱引起局部抵抗力削弱时,才会发病。

【临床表现】

本病一般见于中青年,女性稍多于男性。

1. 腹痛 多位于右下腹或脐周,间歇性发作,常为痉挛性阵痛伴腹鸣,于进餐后加重,排便或肛门排气后缓解。腹痛的发生可能与进餐引起胃肠反射或肠内容物通过炎症、狭窄肠段,引起局部肠痉挛有关。体检常有腹部压痛,部位多在右下腹。腹痛亦可由部分或完全性肠梗阻引起,此时伴有其他肠梗阻症状。

2. 腹泻与便秘 腹泻是溃疡型肠结核的主要临床表现之一。排便次数因病变严重程度和范围不同而异,一般每日 2～4 次,重者每日达 10 余次。粪便呈糊样,一般不含脓血,不伴有里急后重。有时患者会出现腹泻与便秘交替,这与病变引起的胃肠功能紊乱有关。增生型肠结核多以便秘为主要表现。

3. 腹部肿块 腹部肿块常位于右下腹,一般比较固定,中等质地,伴有轻度或中度压痛。腹部肿块主要见于增生型肠结核,也可见于溃疡型肠结核,病变肠段和周围组织粘连,或同时有肠系膜淋巴结结核。

4. 全身症状和肠外结核表现 结核毒血症状多见于溃疡型肠结核,表现为不同热型的长期发热,伴有盗汗。患者倦怠、消瘦、贫血,随病程发展而出现维生素缺乏等营养不良的表现。可同时有肠外结核特别是活动性肺结核的临床表现。增生型肠结核病程较长,全身情况一般较好,无发热或有时低热。并发症见于晚期患者,以肠梗阻多见,瘘管和腹腔脓肿远较克罗恩病少见,肠出血较少见,少有急性肠穿孔。可因合并结核性腹膜炎而出现相关临床表现。

【实验室及辅助检查】

1. 实验室检查 溃疡型肠结核可有轻至中度贫血,无并发症时白细胞计数一般正常。血沉多明显增快,可作为判断结核病活动程度的指标之一。溃疡型肠结核的粪便多为糊样,一般无肉眼黏液和脓血,但显微镜下可见少量脓细胞与红细胞,隐血试验阳性。结核菌素试验呈强阳性有助于本病诊断。

2. X线检查 X线小肠钡剂造影对肠结核的诊断具有重要价值。在溃疡型肠结核,钡剂于病变肠段呈现激惹征象,排空很快,充盈不佳,而在病变的上、下肠段则钡剂充盈良好,称为X线钡影跳跃征象。病变肠段如能充盈,则显示黏膜皱襞紊乱、肠壁边缘不规则,有时呈锯齿状,可见溃疡。也可见肠腔变窄、肠段缩短变形、回肠盲肠正常角度消失。

3. 结肠镜检查 结肠镜可以对全结肠和回肠末段进行直接观察,因病变主要在回盲部,故常可发现病变,对本病诊断有重要价值。内镜下见病变肠黏膜充血、水肿,溃疡形成(常呈横形、边缘呈鼠咬状),大小及形态各异的炎症息肉,肠腔变窄等。镜下取活体组织送病理检查具有确诊价值。

【诊断】

诊断标准:① 中青年患者有肠外结核,主要是肺结核;② 临床表现有腹泻、腹痛、右下腹压痛,也可有腹块、原因不明的肠梗阻,伴有发热、盗汗等结核毒血症状;③ X线小肠钡剂检查发现跳跃征、溃疡、肠管变形和肠腔狭窄等征象;④ 结肠镜检查发现主要位于回盲部的肠黏膜炎症、溃疡、炎症息肉或肠腔狭窄;⑤ 结核菌素(PPD)试验强阳性。如活体组织病检能找到干酪性肉芽肿具确诊意义,活检组织中找到抗酸染色阳性杆菌有助于诊断。对高度怀疑肠结核的病例,如抗结核治疗数周(2～6周)内症状明显改善,2～3个月后肠镜检查病变明显改善或好转,可作出肠结核的临床诊断。对诊断有困难而又有手术指征的病例行手术剖腹探查,病变肠段和(或)肠系膜淋巴结病理组织学检查发现干酪性肉芽肿可获确诊。

【鉴别诊断】

需考虑下列有关疾病。

1. 右侧结肠癌 本病比肠结核发病年龄晚,常在40岁以上。一般无发热、盗汗等结核毒血症表现。结肠镜检查及活检可确定结肠癌诊断。

2. 阿米巴病或血吸虫病性肉芽肿 既往有相应感染史。脓血便常见。粪便常规或孵化检查可发现有关病原体。结肠镜检查多有助于鉴别诊断。相应特效治疗有效。

3. 其他 肠结核有时还应与肠恶性淋巴瘤、耶尔森杆菌肠炎及一些少见的感染性肠病,如非典型分枝杆菌(多见于艾滋病患者)、性病性淋巴肉芽肿、梅毒侵犯肠道、肠放线菌病等相鉴别。以发热为主要表现者需与伤寒等长期发热性疾病相鉴别。

【治疗】

肠结核的治疗目的是消除症状、改善全身情况、促使病灶愈合及防治并发症。强调早期治疗,因为肠结核早期病变是可逆的。

1. 休息与营养 休息与营养可增强患者的抵抗力,是治疗的基础。

2. 抗结核化学药物治疗 抗结核化学药物治疗是本病治疗的关键。抗结核化学药物的选择、用法、疗程详见本书相关内容。

3. 对症治疗 腹痛可用抗胆碱能药物。摄入不足或腹泻严重者应注意纠正水、电解质与酸碱平衡紊乱。对不完全性肠梗阻患者，需进行胃肠减压。

4. 手术治疗 手术治疗的适应证包括：① 完全性肠梗阻；② 急性肠穿孔，或慢性肠穿孔瘘管形成经内科治疗而未能闭合者；③ 肠道大量出血经积极抢救不能有效止血者；④ 诊断困难需剖腹探查者。

【预后】

本病的预后取决于早期诊断与及时治疗。当病变尚在渗出性阶段时，经治疗可以痊愈，预后良好。合理选用抗结核药物，保证充分剂量与足够疗程，也是决定预后的关键。

【预防】

对肠结核的预防，应着重在肠外结核的早期诊断与积极治疗。广泛进行有关结核病的卫生宣教，教育肺结核或喉结核患者不要吞咽唾液，并保持大便通畅。日常生活应注意饮食卫生，在公共场所进餐时提倡用一次性碗筷，牛奶应经过灭菌消毒。

病例分析

患者，女性，20 岁。因反复右下腹疼痛 3 个月，加重 1 天入院。曾数次在地方医院按“阑尾炎”予抗感染治疗症状可缓解，但反复发作。

体格检查：T 37.8 ℃，P 86 次/分，R 20 次/分，BP 110/70 mmHg。急性病容，发育正常，营养中等，神志清，皮肤、巩膜无黄染，心、肺未见异常；腹肌稍紧张，右下腹压痛明显，无明显反跳痛；肝、脾不大，移动性浊音(—)，肠鸣音稍弱。

辅助检查：血常规示白细胞 12.1×10^9/L，中性粒细胞 70%；红细胞沉降率 30 mm/h；尿常规正常；摄 X 线胸片示心、肺、膈未见异常；B 超检查肾、输尿管、膀胱均未见异常。

初步诊断：慢性阑尾炎急性发作。急诊在硬膜外麻下行阑尾切除术。术中见腹膜明显增厚、水肿，大网膜与肠管粘连，肠管间粘连，阑尾稍充血、水肿，行阑尾切除术，进一步探查见回盲部肠管及腹膜上可见数粒绿豆样大小不等的土白色结节，质硬，移动度可。术中取 2 枚结节送病检，病理报告：结节内可见大片干酪样组织。

(1) 患者的临床诊断及诊断依据是什么？本病好发部位在哪？

(2) 请制订治疗方案。

第三十四章
结核性腹膜炎

结核性腹膜炎(tuberculous peritonitis)是由结核分枝杆菌引起的慢性弥漫性腹膜感染。在我国,本病患病率虽比新中国成立初期有明显减少,但仍多见。本病可见于任何年龄,以中青年多见,女性较多见,男女之比约为1∶2。

【病因和发病机制】

本病由结核分枝杆菌感染腹膜引起,多继发于肺结核或体内其他部位结核病。结核分枝杆菌感染腹膜的途径以腹腔内的结核病灶直接蔓延为主,肠系膜淋巴结结核、输卵管结核、肠结核等为常见的原发病灶。少数病例由血行播散引起,常可发现活动性肺结核(原发感染或粟粒性肺结核)、关节、骨、睾丸结核,并可伴结核性多浆膜炎、结核性脑膜炎等。

【临床表现】

结核性腹膜炎的临床表现因病理类型及机体反应性的不同而异。一般起病缓慢,早期症状较轻;少数起病急骤,以急性腹痛或骤起高热为主要表现;有时起病隐袭,无明显症状,仅因和本病无关的腹部疾病在手术进入腹腔时,才被意外发现。

1. 全身症状 结核毒血症常见,主要是发热与盗汗。热型以低热与中等热为最多,约1/3患者有弛张热,少数可呈稽留热。高热伴有明显毒血症者,主要见于渗出型、干酪型,或见于伴有粟粒型肺结核、干酪样肺炎等严重结核病的患者。后期有营养不良,表现为消瘦、水肿、贫血、舌炎、口角炎等。

2. 腹痛 早期腹痛不明显,以后可出现持续性隐痛或钝痛,也可始终没有腹痛。疼痛多位于脐周、下腹,有时在全腹。当并发不完全性肠梗阻时,有阵发性绞痛。偶可表现为急腹症,系因肠系膜淋巴结结核或腹腔内其他结核的干酪样坏死病灶溃破引起,也可由肠结核急性穿孔所致。

3. 腹部触诊 腹壁柔韧感是腹膜遭受轻度刺激或有慢性炎症的一种表现,是结核性腹膜炎的常见体征。腹部压痛一般轻微;少数压痛严重,且有反跳痛,常见于干酪型结核性腹膜炎。

4. 腹腔积液 腹腔积液以少量至中量多见,少量腹腔积液在临床检查中不易检出,因此必须认真检查。患者常有腹胀感,可由结核毒血症或腹膜炎伴有肠功能紊乱引起,不一定有腹腔积液。

5. 腹部肿块 腹部肿块多见于粘连型或干酪型,常位于脐周,也可见于其他部位。肿块多由增厚的大网膜、肿大的肠系膜淋巴结、粘连成团的肠曲或干酪样坏死脓性物积聚而成,其大小不一,边缘不整,表面不平,有时呈结节感,活动度小。

6. 其他 腹泻常见，一般不超过每日 3～4 次，粪便多呈糊样。腹泻主要由腹膜炎所致的肠功能紊乱引起，偶可由伴有的溃疡型肠结核或干酪样坏死病变引起的肠管内瘘等引起。有时腹泻与便秘交替出现。同时存在结核原发病灶者，有结核原发病灶相应症状、体征及相关检查表现。

7. 并发症 以肠梗阻为常见，多发生在粘连型。肠瘘一般多见于干酪型，往往同时有腹腔脓肿形成。

【实验室及辅助检查】

1. 血常规、红细胞沉降率与结核菌素(PPD)试验 病程较长而有活动性病变的患者有轻度至中度贫血。白细胞计数多正常，有腹腔结核病灶急性扩散或干酪型患者，白细胞计数可增高。病变活动时血沉增快，病变趋于静止时逐渐正常。PPD 试验呈强阳性有助于本病的诊断。

2. 腹腔积液检查 腹腔积液检查对鉴别腹腔积液性质有重要价值。本病腹腔积液为草黄色渗出液，静置后有自然凝固块，少数为淡血色，偶见乳糜性，比重一般超过 1.018，蛋白质含量在 30 g/L 以上，白细胞计数超过 500×10^6/L，以淋巴细胞为主。但有时因低白蛋白血症，腹腔积液蛋白质含量减少，检测血清-腹腔积液白蛋白梯度有助于诊断。结核性腹膜炎的腹腔积液腺苷脱氨酶活性常增高，有一定特异性。本病的腹腔积液普通细菌培养结果为阴性，结核分枝杆菌培养的阳性率很低。腹腔积液细胞学检查目的是排除癌性腹腔积液，宜作为常规检查。

3. 腹部 B 超检查 少量腹腔积液需靠 B 超检查发现，并可提示穿刺抽腹腔积液的准确位置。对腹部包块性质的鉴别有一定帮助。

4. X 线检查 腹部 X 线平片检查有时可见到钙化影，提示有钙化的肠系膜淋巴结结核。胃肠 X 线钡餐检查可发现肠粘连、肠结核、肠瘘、肠腔外肿块等征象，对本病诊断有辅助价值。

5. 腹腔镜检查 对诊断有困难者具有确诊价值。一般适用于有游离腹腔积液的患者，可窥见腹膜、网膜、内脏表面有散在或集聚的灰白色结节，浆膜失去正常光泽，呈混浊、粗糙。活组织检查有确诊价值。腹腔镜检查在腹膜有广泛粘连者属禁忌。

【诊断】

诊断标准如下：① 中青年患者，有结核病史，伴有其他器官结核病证据；② 长期发热原因不明，伴有腹痛、腹胀、腹腔积液、腹壁柔韧感或腹部包块；③ 腹腔积液为渗出液性质，以淋巴细胞为主，普通细菌培养阴性；④ X 线胃肠钡餐检查发现肠粘连等征象；⑤ PPD 试验呈强阳性。典型病例可作出临床诊断，予抗结核治疗(2 周以上)有效可确诊。不典型病例，主要是有游离腹腔积液病例，行腹腔镜检查并进行活检，符合结核改变可确诊。有广泛腹膜粘连者腹腔镜检查属禁忌，需结合 B 超、CT 等检查排除腹腔肿瘤，有手术指征者剖腹探查。

【鉴别诊断】

1. 以腹腔积液为主要表现者

(1) 腹腔恶性肿瘤 腹腔恶性肿瘤包括腹膜转移癌、恶性淋巴瘤、腹膜间皮瘤等。临床上不时会见到肿瘤原发灶相当隐蔽而已有广泛腹膜转移的病例，此时与结核性腹腔积液鉴别相当困难。腹腔积液细胞学检查如果方法得当，阳性率较高且假阳性少，如腹腔积液找到癌细胞，腹膜转移癌可确诊。可同时通过 B 超、CT、内镜等检查寻找原发癌灶(一般以肝、胰、胃肠道及卵巢肿瘤常见)。原发性肝癌或肝转移癌、恶性淋巴瘤在没有发生腹膜转移时，腹腔积液细胞学检查为阴性,此时主要靠B超、CT等检查寻找原发灶。对腹腔积液细胞学检查未找到癌细胞而结核性腹膜炎与腹腔肿瘤鉴别有困难者,腹腔镜检查多可明确诊断。

(2) 肝硬化腹腔积液　肝硬化腹腔积液为漏出液,且伴失代偿期肝硬化典型表现,鉴别无困难。肝硬化腹腔积液合并感染(原发性细菌性腹膜炎)时腹腔积液可为渗出液性质,但腹腔积液细胞以多形核为主,腹腔积液普通细菌培养阳性。肝硬化腹腔积液合并结核性腹膜炎时容易漏诊或不易与原发性细菌性腹膜炎鉴别。若患者腹腔积液白细胞计数升高但以淋巴细胞为主,普通细菌培养阴性,特别是有结核病史、接触史或伴其他器官结核病灶,应注意肝硬化合并结核性腹膜炎的可能,必要时行腹腔镜检查。

(3) 其他疾病引起的腹腔积液　如结缔组织病、Meigs综合征、Bladd-Chiari综合征、缩窄性心包炎等。

2. 以腹部包块为主要表现者　腹部出现包块应与腹部肿瘤等相鉴别。

3. 以发热为主要表现者　结核性腹膜炎有时以发热为主要症状而腹部症状、体征不明显,需与引起长期发热的其他疾病相鉴别。

4. 以急性腹痛为主要表现者　结核性腹膜炎可因干酪样坏死灶溃破而引起急性腹膜炎,或因肠梗阻而发生急性腹痛,此时应与常见外科急腹症鉴别。注意询问结核病史、寻找腹膜外结核病灶、分析有无结核毒血症等,尽可能避免误诊。

【治疗】

本病治疗的关键是及早给予合理、足够疗程的抗结核化学药物治疗,以达到早日康复、避免复发和防止并发症的目的。休息和营养,以改善全身情况和增强抗病能力,这是重要的辅助治疗措施。

1. 抗结核化学药物治疗　抗结核化学药物的选择、用法、疗程详见第二篇第五章相关内容。在结核性腹膜炎的应用中应注意:对一般渗出型病例,由于腹腔积液及症状消失常不需太长时间,患者可能会自行停药而导致复发,故必须强调全程规则治疗;对粘连型或干酪型病例,由于大量纤维增生,药物不易进入病灶达到应有浓度,病变不易控制,必要时宜考虑加强抗结核化学治疗的联合应用及适当延长抗结核的疗程。

2. 放腹腔积液治疗　如有大量腹腔积液,可适当放腹腔积液以减轻症状。

3. 手术治疗　手术适应证包括:① 并发完全性肠梗阻或有不全性肠梗阻经内科治疗而未见好转者;② 急性肠穿孔,或腹腔脓肿经抗生素治疗未见好转者;③ 肠瘘经抗结核化学治疗与加强营养而未能闭合者;④ 本病诊断有困难,与急腹症不能鉴别时,可考虑剖腹探查。

【预后】

一般来说结核性腹膜炎在规范的抗结核治疗后能有较好的预后,但因为结核性腹膜炎或肠结核引起的急性肠梗阻或肠穿孔也属于外科急腹症范畴,处理不当可能会给患者带来生命危险,或形成肠外瘘反复不愈。

【预防】

对肺、肠、肠系膜淋巴结、输卵管等结核病的早期诊断与积极治疗,是预防本病的重要措施。

病例分析

患者，女性，28 岁。因“腹痛半年，加重伴发热、阵咳、腹胀 2 个月”入院。

体格检查：T 38 ℃，P 98 次/分，R 16 次/分，BP 120/70 mmHg，精神尚可，发育正常，营养良好。双肺检查正常，心界不大，心率 98 次/分，心律齐，无杂音。腹部膨隆，全腹压痛，无反跳痛，移动性浊音阳性。

入院后给予腹腔穿刺抽液 3 次，抽出黄色腹水共计 3920 mL，腹水化验为渗出液。

(1) 本病的临床诊断及诊断依据是什么？

(2) 还要做哪些检查？

(3) 简述该病的治疗原则。

（杨　柳）

第三十五章
肝 硬 化

肝硬化(cirrhosis of liver)是由一种或多种病因导致的肝脏组织炎症、坏死进而弥漫性肝纤维化、假小叶和残存肝细胞结节性再生为特征的慢性肝病。临床上以肝功能减退和门静脉高压为主要表现，晚期常出现上消化道出血、肝性脑病、自发性腹膜炎、肝肾综合征等严重并发症，是我国常见病和主要死亡原因之一。

【病因】

病因很多，在我国主要与病毒性肝炎有关，在国外主要与酗酒有关。近年来随着我国人民生活水平的提高，酒精性肝炎及肝硬化也日渐增多。各种病因可交叉重叠致病。

1. 病毒性肝炎 我国常见，占60%～80%。主要是乙型和丙型病毒性肝炎，丁型肝炎病毒可在乙型肝炎病毒感染的基础上重叠致病。甲型病毒性肝炎和戊型病毒性肝炎很少发展为肝硬化。慢性乙型肝炎患者平均4～5年即可发展为肝硬化。

2. 酒精中毒 欧美多见，近年我国有增多趋势。长期大量饮酒(每日饮酒80～150 mL,8～10年)，酒精及其中间代谢产物乙醛可直接损坏肝细胞，导致酒精性肝炎进而发展为肝硬化。

3. 胆汁淤积 由于胆汁淤积、高浓度胆酸和胆红素可引起肝细胞变性、坏死、纤维结缔组织增生，进而发展为肝硬化。动物实验表明：胆总管完全结扎犬或大鼠6～8周可形成胆汁性肝硬化。临床由于肝内胆汁淤积引起者称为原发性胆汁性肝硬化；肝外胆管阻塞引起者称为继发性胆汁性肝硬化。

4. 淤血 慢性充血性心力衰竭、缩窄性心包炎、布-加(Budd-Chiari)综合征等，可致肝脏长期淤血、缺氧，肝细胞变性、坏死、纤维结缔组织增生，形成淤血性(心源性)肝硬化。

5. 血吸虫病 血吸虫卵沉积于汇管区，刺激肝脏(汇管区)纤维结缔组织增生，形成肝纤维化及门静脉高压。由于再生结节不明显，故称为血吸虫性肝纤维化。

6. 遗传代谢性疾病 由于遗传性或先天性酶的缺陷，使某些物质代谢障碍，沉积于肝脏，引起肝细胞坏死和纤维增生。如肝豆状核变性(铜代谢障碍)、血色病(铁代谢障碍)等。

7. 化学毒物或药物 长期接触某些工业毒物或药物，如四氯化碳、砷、磷、醋氨酚等或服用异烟肼、甲氨蝶呤、四环素、甲基多巴等可引起中毒性或药物性肝炎，最终导致肝硬化。

8. 其他 自身免疫性肝炎可致肝硬化，5%～10%发病原因未明者称隐源性肝硬化。

【发病机制】

肝纤维化是指肝脏内纤维结缔组织的异常增生，是肝硬化形成的必经阶段。肝硬化的演变过程包括：① 广泛肝细胞变性及坏死、肝小叶纤维支架塌陷；② 残存肝细胞不沿原有纤维支架排列，堆积形成肝细胞团；③ 汇管区和肝包膜有大量纤维结缔组织增生，形成纤维束，包绕再生结节或将残留肝小叶重新分割，形成假小叶；④ 假小叶中的肝细胞不具有正常肝细胞的结构和功能，使肝功能进一步受损。由于再生结节的形成，胶原纤维增加，使肝内血管床挤压、狭窄和扭曲，肝内血流减少；由于肝窦毛细血管化，进一步影响肝细胞与肝窦血循环的物质交换，加重肝细胞损伤，并使门脉血流受阻，导致并加重门静脉高压。

【临床表现】

肝硬化起病隐匿，病程较长，可潜伏数年至十数年，常因体格检查或并发上消化道出血时被发现。少数大片肝坏死者发展较快，数月即可进展为肝硬化。肝硬化临床表现分为肝硬化代偿期与失代偿期。

肝功能代偿期无表现或症状较轻，缺乏特异性。可有乏力、食欲不振、恶心、呕吐、腹胀、腹泻及消瘦等一般症状，其中乏力、食欲不振出现较早且突出。症状多呈间歇性，因劳累或伴发病而诱发，休息或治疗后可缓解。肝脏轻度肿大，质地稍硬，轻压痛；脾脏轻度肿大。肝脏实验室检查多正常或轻度酶学异常。

肝功能失代偿期主要为肝功能减退和门静脉高压两大类临床表现，可发生多种并发症。

1. 肝功能减退的临床表现

(1) 全身症状　患者一般状况及营养均较差，乏力为早期症状，其程度可自轻度疲倦至严重乏力。体重下降往往随病情进展而逐渐明显。少数患者有不规则低热，与肝细胞坏死有关。

(2) 消化道症状　常有食欲不振、腹胀、腹泻、恶心、呕吐、厌油腻食物、脂肪泻等。腹腔积液量大时，腹胀成为患者最难忍受的症状。上述症状的出现与门静脉高压时胃肠道淤血、水肿、消化吸收障碍及肠道菌群失调有关。黄疸提示肝功能储备已明显减退，黄疸呈持续性或进行性加深提示预后不良。

(3) 出血倾向与贫血　常出现鼻腔、牙龈出血、皮肤紫癜、女性月经过多等，与肝功能减退致凝血酶原及其他凝血因子合成减少、脾功能亢进致血小板减少等有关。可有不同程度贫血，与营养缺乏、胃肠道出血等有关。

(4) 内分泌失调　男性患者出现性欲减退、睾丸萎缩、乳房发育等；女性患者出现阴毛脱落、月经失调、不孕等。患者在上腔静脉引流区出现蜘蛛痣和(或)毛细血管扩张、肝掌等，与雌激素水平增高有关。肝功能减退时，肝脏对雌激素的灭活作用减弱，使雌激素水平升高，并反馈抑制腺垂体功能，使雄激素、肾上腺皮质激素水平下降。肝脏对醛固酮和抗利尿激素灭活下降，可引起水钠潴留，是形成水肿和腹腔积液的原因之一。

2. 门静脉高压　肝纤维化及再生结节对肝窦及肝静脉的压迫导致门静脉阻力升高是门静脉高压的起始动因。肝硬化时因肝功能减退及各种因素导致多种血管活性因子失调，形成心输出量增加、外周血管阻力低的高动力循环状态，此时内脏充血进而导致门静脉血流量增加，此过程是维持和加重门静脉高压的重要因素，表现为脾大、侧支循环的建立和开放、腹腔积液。

(1) 脾大　脾脏因充血而肿大，多为轻、中度肿大，有时为巨脾。上消化道出血后，脾脏可暂时缩小。脾大常伴白细胞、血小板及红细胞减少，称脾功能亢进。

(2) 侧支循环的建立与开放　对门静脉高压的诊断有特征性价值。门静脉压力超过 200 mmH_2O 时，门静脉与腔静脉之间的吻合支代偿性扩张，建立门-体侧支循环，门静脉血可不经肝而直接回到右心。重要的侧支循环有如下三组。

①食管胃底静脉曲张：由门静脉系的胃冠状静脉、胃短静脉和腔静脉系的食管静脉、肋

间静脉、奇静脉等之间的胃底和食管黏膜下静脉开放。门静脉高压导致食管胃底静脉曲张和(或)门静脉高压性胃病,是发生上消化道出血的主要原因。

②腹壁静脉曲张:门静脉高压时,已闭锁的脐静脉重新开放,与副脐静脉、腹壁静脉相连,而形成腹壁静脉曲张。往往以脐为中心,向上及下腹部延伸;严重者脐周静脉突起呈水母状并可听见连续的静脉杂音。

③痔静脉曲张:系门静脉系的直肠(痔)上静脉与腔静脉系的直肠(痔)中、下静脉吻合,形成痔核,易发生便血。

(3) 腹水　肝硬化腹水形成是门静脉高压和肝功能减退共同作用的结果,是肝硬化失代偿期最突出的临床表现。腹水形成的机制与下列因素有关。①门静脉压力增高:形成腹腔积液的主要原因,当超过300 mmH_2O 时,门静脉系统的毛细血管内静水压增高,组织液漏入腹腔。②血浆胶体渗透压降低:白蛋白低于25～30 g/L时,血浆胶体渗透压降低,至血管内液体进入组织间隙,产生腹腔积液或水肿。③肝淋巴液生成过多:肝静脉血流受阻,血浆自肝窦壁渗透致窦旁间隙,形成大量肝淋巴液,超过胸导管的引流能力,淋巴液自肝包膜表面和肝门淋巴管壁漏入腹腔。④继发性醛固酮、抗利尿激素及雌激素增高,使肾的水、钠重吸收增加;腹腔积液形成时有效血容量不足及前列腺素、心钠素活性减低,均可导致水、钠吸收增加。⑤感染因素:肝硬化患者易发生细菌感染,内毒素吸收入血,可加重腹腔积液形成。

腹腔积液可伴下肢水肿,大量腹腔积液可见腹部膨隆,状如蛙腹,膈肌抬高,可出现呼吸困难。部分患者可伴肝性胸腔积液,右侧多见,系腹腔积液通过膈淋巴管或横膈裂孔进入胸腔所致。

3. 肝脏改变　早期肝大、质硬而边缘钝;晚期肝缩小、坚硬,表面呈结节状;一般无压痛。胆汁淤积和静脉回流障碍引起的肝硬化晚期仍有肝大。

【并发症】

1. 上消化道出血　其为本病最常见的并发症。多由食管胃底静脉曲张破裂引起,部分由门静脉高压性胃病所致。表现为呕血和黑便,常引起休克或诱发肝性脑病,死亡率很高。

2. 肝性脑病　肝性脑病是本病晚期最严重的并发症和最常见的死亡原因(详见肝性脑病相关内容)。

3. 感染　肝硬化患者抵抗力下降,易于并发各种感染,如呼吸道、胃肠道、泌尿道等感染。有腹腔积液的患者常并发自发性细菌性腹膜炎(SBP),SBP是指在无任何邻近组织炎症的情况下发生的腹膜和(或)腹腔积液的细菌性感染,是肝硬化严重的并发症之一。致病菌多为革兰阴性杆菌,临床表现为发热、腹胀、腹痛、短期内腹腔积液迅速增加及全腹压痛和腹膜刺激征。血常规检查白细胞计数升高。部分患者无腹痛或发热,而表现为进行性肝功能衰竭或顽固性腹腔积液、低血压或休克,可诱发肝性脑病,应予注意。腹腔积液检查则为渗出液或介于漏出液与渗出液之间,细菌培养可阳性。

4. 电解质和酸碱平衡紊乱　肝硬化患者常见的电解质和酸碱平衡紊乱如下。①低钠血症:钠摄入不足、长期利尿或大量放腹腔积液导致钠丢失、抗利尿激素增多致水潴留超过钠潴留(稀释性低钠)。②低钾低氯血症:钾的摄入不足、呕吐、腹泻、长期应用利尿剂或高渗葡萄糖液、继发性醛固酮增多等,均可促使或加重血钾和血氯降低;低钾、低氯血症可导致代谢性碱中毒,并诱发肝性脑病。③酸碱平衡紊乱:肝硬化时可发生各种酸碱平衡紊乱,其中最常见的是呼吸性碱中毒或代谢性碱中毒,其次是呼吸性碱中毒合并代谢性碱中毒。

5. 原发性肝癌　肝硬化特别是病毒性肝炎肝硬化和酒精性肝硬化发生肝细胞癌的危险性明显增高。肝硬化患者短期内出现进行性肝肿大、持续性肝区疼痛,并迅速出现大量腹腔积液或腹腔积液转为血性，应怀疑并发原发性肝癌，血清甲胎蛋白升高及B超提示肝占位性病变时应高度怀疑。

6. 肝肾综合征 肝肾综合征是指发生在严重肝病基础上的肾功能衰竭，主要见于伴有腹水的晚期肝硬化或急性肝功能衰竭患者。肝硬化大量腹水时，由于有效血容量和肾血流量减少，使肾小球滤过率下降，但肾脏无明显病理改变，发生肝肾综合征，又称功能性肾衰竭。临床表现为自发性少尿或无尿、氮质血症、稀释性低钠血症和低尿钠，预后较差。

7. 肝肺综合征 肝肺综合征是指发生在严重肝病基础上的低氧血症，主要与肺内血管扩张相关而过去无心肺疾病基础。临床特征为严重肝病、肺内血管扩张、低氧血症/肺泡-动脉氧梯度增加的三联征。晚期肝硬化患者常有轻度的低氧血症，主要与大量腹腔积液导致膈肌抬高所引起的呼吸障碍有关，但当动脉氧分压明显下降而排除了相关的心肺疾病时应考虑肝肺综合征。本症无有效治疗，预后差。

8. 门静脉血栓形成 如果血栓缓慢形成，可无明显的临床症状。如发生门静脉急性完全阻塞，可出现剧烈腹痛、腹胀、血便、休克，脾脏迅速增大和腹腔积液迅速增加。

【实验室及辅助检查】

1. 血常规 失代偿期可有不同程度贫血。白细胞、血小板计数减少。

2. 尿常规 失代偿期可有蛋白和管型，有黄疸时尿胆红素和尿胆原增加。

3. 肝功能实验

(1) 血清酶学检查 转氨酶常轻、中度增高，一般丙氨酸氨基转移酶(ALT)增高显著，肝细胞严重坏死时，则天门冬氨酸氨基转移酶(AST)活力常高于ALT。酒精或中毒引起的肝硬化γ谷氨酰转肽酶(GGT)增高较持久。

(2) 血清蛋白测定 血清总蛋白降低、正常或增高。血清白蛋白降低、球蛋白增高，白蛋白和球蛋白的比值(A/G)降低或倒置。

(3) 胆红素检查 重症患者直接胆红素与间接胆红素均升高。

(4) 肝纤维化指标测定 临床常测定血清Ⅲ型前胶原肽(P-Ⅲ-P)、Ⅳ型胶原(IV-C)、透明质酸(HA)、板层素(LN)等指标，肝纤维化活动进展时显著增高。

(5) 凝血酶原时间测定 肝硬化失代偿期明显延长，注射维生素K不能纠正者，预后欠佳。

(6) 吲哚菁绿(ICG)试验 此是临床上初筛肝病患者最有价值和最为突出的试验，肝细胞受损时潴留率明显增高。

4. 免疫学检查 肝硬化时反应细胞免疫功能的指标，如T淋巴细胞数、CD3、CD4和CD8细胞均有降低；反应体液免疫功能的指标IgG、IgA均可增高。部分患者可出现自身抗体如抗平滑肌抗体、抗核抗体及抗线粒体抗体等。若为病毒性肝炎引起者，乙型、丙型肝炎病毒标记物为阳性。

5. 腹腔积液检查 一般为漏出液，比重在1.018以下，Rivata实验阳性，细胞数少于0.1×10^9/L，蛋白质总量少于25 g/L。如并发自发性细菌性腹膜炎(SBP)，腹腔积液介于漏出液与渗出液之间，细菌培养阴性。

6. 影像学检查 B超可提示肝硬化，但不能作为确诊依据，而且约1/3的肝硬化患者超声检查无异常发现。B超常显示肝脏表面不光滑、肝叶比例失调(右叶萎缩、左叶及尾叶增大)、肝实质回声增强及不均匀等提示肝硬化改变的超声图像，门静脉主干内径大于13 mm，脾静脉内径大于9 mm，提示门静脉高压，还能检出体检难以检出的少量腹腔积液；肝脏CT或MRI检查示CT对肝硬化的诊断价值与B超相似，但对肝硬化合并原发性肝癌的诊断价值则高于B超;食管X线钡餐检查,食管下段呈虫蚀状或蚯蚓状充盈缺损,胃底见菊花样充盈缺损。

7. 纤维胃镜检查 可直接观察静脉曲张的部位、程度和范围,并可进行镜下治疗。

8. 肝穿刺活组织检查 发现假小叶形成可确诊肝硬化。

9. 腹腔镜检查 腹腔镜检查适用于疑难病例,可直接观察肝脏表面情况,并在直视下进行肝穿刺活组织检查,可早期发现病变并确诊。

【诊断】

失代偿期肝硬化诊断并不困难,依据下列各点可作出临床诊断:①有病毒性肝炎、长期酗酒等可导致肝硬化的有关病史;②有肝功能减退及门静脉高压的临床症状;③肝功能试验有血清白蛋白下降、血清胆红素升高及凝血酶原时间延长等指标提示肝功能失代偿;④B超或CT提示肝硬化以及内镜发现食管胃底静脉曲张;⑤肝活组织检查见假小叶形成是诊断本病的"金标准"。代偿期肝硬化的临床诊断常有困难,对慢性病毒性肝炎、长期大量饮酒者应长期密切随访,注意肝脾情况及肝功能试验的变化,如发现肝硬度增加,或有脾大,或肝功能异常变化,B超检查显示肝实质回声不均等变化,应注意早期肝硬化,必要时肝穿刺活检可获确诊。

【鉴别诊断】

1. 肝肿大的鉴别诊断

(1) 慢性肝炎　血清肝纤维化指标测定结合影像学检查有助于诊断,肝活检可确诊。

(2) 原发性肝癌　有进行性肝肿大伴疼痛,血清AFP动态监测结合影像学检查可以诊断,肝活检可确诊。

(3) 其他　结合病史、影像学检查与肝囊肿、血吸虫病、肝棘球蚴病、华支睾吸虫病、肝脏代谢性疾病及慢性白血病进行鉴别。

2. 与其他有关疾病鉴别

(1) 腹水的鉴别诊断　特别是结核性腹膜炎、癌性腹膜炎、缩窄性心包炎、肾病综合征等,根据病史、腹水实验室检查特点、影像学检查等可鉴别肝硬化腹水。

(2) 肝硬化并发症的鉴别诊断　上消化道出血、肝性脑病和肝肾综合征的鉴别诊断见有关章节。

【治疗】

本病目前无特效治疗,关键在于早期诊断,针对病因给予相应处理,阻止肝硬化进一步发展,后期积极防治并发症,至终末期则只能有赖于肝移植。

1. 一般治疗

(1) 休息　肝功能代偿期应注意休息,可从事轻工作,以不疲劳为度;失代偿期尤其是出现并发症时应卧床休息。

(2) 饮食　以适当热量、高蛋白质、高维生素、低脂肪饮食为宜。有肝性脑病趋向者应限制蛋白质摄入量,有腹水者应限制钠盐摄入,有食管静脉曲张者应避免粗糙、刺激性食物。禁酒,忌用对肝有损害的药物。

(3) 支持疗法　注意维生素B、维生素C摄入,食欲低下或不能进食者可通过静脉适当补充营养,纠正水、电解质代谢紊乱,视情况输注白蛋白或血浆。

2. 抗纤维化治疗 目前尚无有肯定作用的药物。治疗原发病,以防治起始病因所致的肝脏炎症坏死,即可在一定程度上起到防止肝纤维化发展的作用。对病毒复制活跃的病毒性肝炎肝硬化患者可予抗病毒治疗。肝功能较好、无并发症的乙型肝炎肝硬化患者 HBeAg 阳性者可用拉米夫定 100 mg,每日 1 次口服或阿德福韦酯 10 mg,每日 1 次,无固定疗程,需长期应用。肝功能代偿期的慢性丙型病毒性肝炎肝硬化者建议在严密观察下给予抗病毒治疗,如普通干扰素联合利巴韦林治疗方案:IFNα3-5 MU,隔日 1 次肌内或皮下注射,联合口服利巴韦林 1 000 mg/d,建议治疗 48 周。

中医药治疗肝硬化历史悠久,一般常用活血化瘀药为主,按病情辨证施治。

3. 腹腔积液的治疗

(1) 卧床休息并限制水、钠的摄入　卧床休息增加肾小球滤过率和尿钠的排出,并增加对利尿剂的反应;限制钠盐摄入,每日食盐摄入量为 0.5～2.0 g,水摄入量限制在 1 000 mL 左右,约 10%的患者经单纯限制水、钠,不用利尿剂也可产生自发性利尿,使腹腔积液消退。

(2) 利尿剂　利尿剂的使用原则是联合、间歇、交替使用。常用螺内酯和呋塞米联合使用,螺内酯 40 mg,每日 3 次,最大量可至 400 mg/d,应用螺内酯数天后如效果不好,可加用速尿 20～160 mg/d。最大剂量可用螺内酯400 mg/d+速尿 160 mg/d;也可联用螺内酯+双氢克尿塞。利尿剂治疗以每天体重减轻不超过 0.5 kg 为宜,以免诱发并发症。

(3) 提高血浆胶体渗透压　每周定期,多次、少量输注白蛋白或鲜血,可改善机体一般情况、恢复肝功能,提高血浆胶体渗透压,促进腹腔积液的消退。

(4) 难治性腹腔积液的治疗　难治性腹腔积液为使用最大剂量利尿剂而腹腔积液仍无消退的腹腔积液。利尿剂使用虽未达最大剂量,腹腔积液无减退且反复诱发肝性脑病、低钠血症、高钾血症或高氮质血症者也被视为难治性腹腔积液。

难治性腹腔积液的治疗可选择如下方法。① 大量放腹腔积液与补充白蛋白,在 1～2 h 内放腹腔积液 4～6 L,同时静脉输注白蛋白,每次 40 g,继续使用适量利尿剂。对于大量腹腔积液患者,此法疗效比单纯加大利尿剂剂量效果要好。但应注意不宜用于有严重凝血障碍、肝性脑病、上消化道出血等情况的患者。② 自身腹腔积液浓缩回输。对难治性腹腔积液,无腹腔积液回输的禁忌证时,可采用腹腔积液直接回输,每次输入500 mL～2 000 mL,加用速尿、地塞米松及抗生素等,方法简单,效果较好。或采用腹腔积液浓缩(超滤或透析)回输法。③ 手术治疗,可采用经颈静脉肝内门体分流术(TIPS)或外科手术治疗,治疗效果与患者肝功能状态密切相关。④ 肝移植,顽固性腹腔积液是肝移植优先考虑的适应证。

4. 门静脉高压的手术治疗　手术治疗的目的主要是切断或减少曲张静脉的血流来源、降低门静脉压力和消除脾功能亢进,有各种断流、分流术和脾切除术等。

5. 并发症的治疗

(1) 自发性腹膜炎(SBP)　合并 SBP 常迅速加重肝损害、诱发肝肾综合征及肝性脑病等严重并发症,故应早诊、早治。①抗生素治疗:应选择对肠道革兰阴性菌有效、腹水浓度高、肾毒性小的广谱抗生素,以头孢噻肟等第三代头孢菌素为首选,可联合半合成广谱青霉素与β-内酰胺酶抑制药的混合物如舒他西林、替门汀等和(或)喹诺酮类药物,静脉给药,要足量、足疗程。然后根据治疗的反应和细菌培养结果调整抗生素,继续至腹水白细胞恢复正常数天后停药,一般不得少于两周。②静脉输注白蛋白:研究证明可降低肝肾综合征发生率及提高生存率。对发生肝肾综合征的高危患者(总胆红素大于 68.4 μmol/L、血肌酐大于 88.4 μmol/L)推荐开始用 1.5 g/(kg·d),连用 2 天,继用 1 g/(kg·d)至病情明显改善。③SBP 的预防:急性静脉曲张出血或腹水蛋白质低于 1 g/L 为发生 SBP 高危因素,宜予喹喏酮类药物口服或静脉用药。

(2) 上消化道出血　详见本篇上消化道出血章节。

(3) 肝肾综合征 消除各种诱发肝肾综合征的因素,如大量放腹水、大剂量利尿,控制上消化道大出血、感染,纠正水、盐代谢紊乱和酸碱失衡,避免服用肾毒性药物等。治疗措施可用血管活性药物加输注白蛋白:特利加压素 0.5～1 mg/次,每隔 4～6 h 一次,无效时可每 2 天加倍量至最大量 12 mg/d;白蛋白第 1 天为 1 g/(kg·d),继用 20～40 g/d。有报道经颈静脉肝内门体分流术可促进肝肾综合征患者肾功能的恢复和难治性腹水的消退,并可提高肝肾综合征患者生存率;也有报道奥曲肽与 α_2-受体拮抗剂米多君合用加输注白蛋白有一定疗效。肝移植是唯一能使患者长期存活的疗法。

6. 肝移植 肝移植是对晚期肝硬化治疗的最佳选择合适的手术时机,充分的术前准备可提高手术存活率。

【预后】

肝硬化的预后与病因、肝功能代偿程度及并发症有关。胆汁性肝硬化、酒精性肝硬化、肝淤血等引起的肝硬化,病因如能在肝硬化未进展至失代偿期前予以消除,则病变可趋静止,相对于病毒性肝炎肝硬化和隐源性肝硬化预后较好。死亡原因常为肝性脑病、肝肾综合征、食管胃底静脉曲张破裂出血等并发症。肝移植的开展已明显改善了肝硬化患者的预后。

【预防】

肝硬化病因复杂,其中以病毒性肝炎最为常见。在我国乙型病毒性肝炎发病率仍然比较高,因此防治乙型病毒性肝炎是预防本病的关键。新生儿和高危人群应注射乙型病毒性肝炎疫苗,乙型病毒性肝炎患者给予积极的抗病毒治疗;严格执行器械消毒常规,严格选择献血员;节制饮酒;注意合理营养;避免应用对肝有损害的药物;加强劳动保健,避免工农业生产中的各种慢性化学中毒;定期体检无疑也是预防本病的积极措施。

病例分析

患者,男性,55 岁。因“乏力、腹胀半年,加重伴腹痛、发热 1 周”入院。半年前患者逐渐出现乏力、腹胀,以中下腹部明显,伴食欲不振,无腹痛、腹泻、恶心、呕吐及呕血、黑便、黄疸等,未系统诊治,自服“酵母片”无效。入院前 1 周上述症状加重,伴脐周阵发性隐痛及发热(体温最高达 38.5 ℃),双下肢间断水肿,压之凹陷,遂于门诊就诊。发病以来,食欲差,尿色深,尿量少,大便正常,体重增加 2 kg。

既往无长期服药史,无特殊嗜好。十年前体检时发现 HBsAg 阳性。

体格检查:T 36 ℃,P 96 次/分,R 20 次/分,BP 120/60 mmHg。神志清楚,慢性病容,巩膜轻度黄染,颈部可见 2 个蜘蛛痣。双肺呼吸音清,叩诊心界不大,心率 96 次/分,心律齐,各瓣膜区未闻及杂音。腹部膨隆,有压痛及反跳痛,肝脏无肿大,脾肋下 3 cm 可及,腹壁静脉不曲张,移动性浊音(+),肠鸣音 4 次/分,双下肢水肿。

辅助检查:血常规示 Hb 79 g/L,WBC 5.5×10^9/L,N 85%,L 15%,Plt 53×10^9/L。肝功能示 ALT 62 U/L,AST 85 U/L,A/G=0.8,HBVDNA 5.13×10^5。腹水检查示外观为黄色略混浊,比重 1.016,WBC 660×10^6/L,中性粒细胞 72%,抗酸染色(—),未见肿瘤细胞。

(1) 本病的临床诊断及诊断依据是什么?

(2) 本病需与哪些疾病相鉴别?

(3) 本病明确诊断还需做哪些检查?

(4) 请制订治疗方案。

第三十六章 原发性肝癌

原发性肝癌(primary carcinoma of the liver)是指由肝细胞或肝内胆管细胞发生的肿瘤。原发性肝癌是我国常见的恶性肿瘤之一,其死亡率在消化系统恶性肿瘤中仅次于胃癌、食管癌而居于第三位。我国以江苏启东发病率最高。本病可发生于任何年龄,以40～49岁年龄组最高,男女之比为(2～5)∶1。

【病因和发病机制】

肝癌的病因可能是多因素协同作用的结果。

1. 病毒性肝炎 在我国,慢性病毒性肝炎是原发性肝癌最主要的病因。流行病学调查发现,原发性肝癌患者血清HBsAg、抗-HCV的阳性率均显著高于正常人,提示病毒性肝炎与肝癌发生密切相关。其发生机制可能是HBV-DNA整合到宿主肝细胞的DNA中,造成肝细胞损伤,原癌基因激活,在化学致癌物的作用下,导致癌变;对HBsAg阴性患者,HCV感染可能是主要病因。

2. 肝硬化 原发性肝癌合并肝硬化的发生率各地报告为50%～90%。在我国原发性肝癌主要是在病毒性肝炎后肝硬化基础上发生的;在欧美国家,肝癌常在酒精性肝硬化的基础上发生。

3. 黄曲霉毒素 动物实验证明,黄曲霉毒素B_1可诱发所有动物发生肝癌。流行病学调查表明,粮食作物如玉米、花生等被黄曲霉毒素污染严重的地区,也是肝癌的高发区。但黄曲霉毒素对人体的致癌作用尚未被证实。

4. 遗传 肝癌高发区有时出现肝癌家庭聚集现象,尤以共同生活并有血缘关系者的肝癌发病率高,可能与遗传有关。

5. 其他 肝癌高发区调查表明,饮用池塘水的居民,肝癌发病率较高,可能与水质污染有关;大多数肝癌患者合并肝硬化、部分肝硬化患者可发展为肝癌;亚硝胺类、酒精中毒、有机氯农药等均可能有致癌作用;华支睾吸虫感染,刺激胆管上皮增生,可导致胆管细胞癌。

【临床表现】

起病隐匿,早期缺乏典型症状。在甲胎蛋白(AFP)普查中发现的早期肝癌可无任何症状和体征,仅有影像学上的肿块,称之为亚临床期肝癌,同时,相当一部分亚临床期肝癌直径小于5 cm,也称为“小肝癌”;当出现肝区疼痛、乏力、食欲减退、消瘦时,多为中晚期肝癌。

1. 肝区疼痛 这是肝癌患者最常见的症状,半数以上患者有肝区疼痛,呈间歇或持续性钝痛、胀痛,是由于癌肿生长迅速使肝包膜被牵拉所致。左叶肝癌可出现上腹痛。肝癌侵犯膈肌时,疼痛可放射到右肩或右背。肝表面癌结节破裂,坏死组织、血液流入腹腔可引起急腹症及失血性休克表现。

2. 肝大 进行性肝大为常见的特征性体征之一。肝质地坚硬,表面及边缘不规则,常呈结节性隆起或巨块,可随呼吸移动,常伴不同程度的压痛。少数肿瘤深埋于肝实质内者则肝表面光滑。肝癌突出于右肋弓下或剑突下时,上腹可呈现局部隆起或饱满;位于横膈面可表现为膈肌抬高,肝下缘可不大。

3. 恶性肿瘤的全身表现 可有进行性消瘦、乏力甚至恶病质;可伴有癌性发热、食欲不振、上腹饱胀,甚至呕血、黑便。由于癌肿本身或其代谢产物释放,导致机体出现内分泌或代谢紊乱的症候群,如为自发性低血糖症、红细胞增多症或高钙血症等,称为伴癌综合征,有时可先于肝癌本身的症状,应予重视。癌肿转移可出现转移灶表现,如骨转移出现局部疼痛等症状。有时患者以转移灶症状首发而就诊。

4. 黄疸 一般出现在肝癌晚期,多为阻塞性黄疸,少数为肝细胞性黄疸。前者常因癌肿压迫或侵犯胆管或肝门转移性淋巴结肿大而压迫胆管造成阻塞所致;后者可由于癌组织肝内广泛浸润或合并肝硬化、慢性肝炎引起。

5. 肝硬化征象 在失代偿期肝硬化基础上发病者有基础病的临床表现。原有腹水者可表现为腹水迅速增加且为难治性,腹水一般为漏出液。血性腹水多因肝癌侵犯肝包膜或向腹腔内破溃引起,少数因腹膜转移癌所致。

【并发症】

1. 肝性脑病 肝性脑病是肝癌终末期的并发症,约占肝癌死因的1/3。

2. 上消化道出血 上消化道出血约占肝癌死因的15%,多由于合并肝硬化或有门静脉、肝静脉癌栓而发生门脉高压,引起食管、胃底静脉曲张破裂出血,也可因胃肠黏膜糜烂,凝血机制障碍而出血。

3. 肝癌结节破裂出血 其约占肝癌死因的10%。肝癌组织坏死、液化时,可自发破裂或因外力而破裂,出血可局限于肝包膜下,引起局部疼痛,也可触到压痛性肿物;出血若破入腹腔,可出现急性腹膜炎及失血性休克表现,严重者死亡。

4. 继发感染 因机体抵抗力下降,易并发各种感染,如肺炎、败血症、肠道感染或真菌感染等。

【辅助检查】

1. 肝癌标记物检测

(1) 甲胎蛋白(AFP) 诊断原发性肝癌特异性、敏感性最高的血清学方法,是目前唯一能够诊断亚临床肝癌的肿瘤标记,已广泛用于肝癌的普查、诊断及疗效判断。肝细胞癌中,AFP阳性率为70%~90%。目前常用检测方法为放射免疫测定和放射火箭自显影术,正常值小于20 μg/L。排除妊娠、生殖腺胚胎癌后,动态检测AFP变化,对肝细胞癌的早期诊断、早期治疗有重要意义。诊断原发性肝癌的标准:① AFP大于500 μg/L,持续4周;② AFP由低浓度逐渐升高不降;③ AFP在200 μg/L以上的中等水平持续8周。

(2) α-L-岩藻糖苷酶(AFU) 肝癌时血清AFU升高(AFU>110nKat/L),敏感性75%,特异性90%,与AFP联合检测,可使原发性肝癌的确诊率明显提高。

(3) γ-谷氨酰转肽酶Ⅱ(GGTⅡ) 用电泳法,从原发性肝癌患者血清中检出一特异性

GGT 同工带(GGTⅡ),对肝癌的诊断具有特异性,其阳性率达 90%以上。因此 GGTⅡ是一种肝癌标记物,尤其对 AFP 阴性的肝癌有较大诊断意义。

(4) 其他肝癌标记物　包括 AFP 异质体、异常凝血酶原(PIVKA-Ⅱ)、癌胚同工铁蛋白(AIF)、醛缩酶同工酶 A(ALD-A)、α-抗胰蛋白酶(α_1-AT)等,对原发性肝癌,尤其对 AFP 阴性者有辅助诊断意义,但其价值均不如 AFP 测定。临床可联合检测2～3种血清标记物,以提高诊断率。

2. B 超检查　这是目前肝癌筛查的首选检查方法,它具有简便、准确、价廉、无创的特点,可显示肿瘤所在部位、大小、形状,并可与囊肿、血管瘤鉴别。可显示直径 2 cm 以上的肿瘤,用于早期诊断。

3. 电子计算机 X 线体层扫描(CT)　可显示局灶性、周边较清楚的低密度区或边缘模糊、大小不等的多发阴影。造影剂加强后,肝实质与病变部位对比更加明显,可测出直径 2 cm甚至 1 cm 以下的肿瘤,用于早期诊断。

4. X 线肝血管造影　选择性肝动脉造影,能显示直径 1 cm 以上的癌结节,阳性率为90%左右,结合 AFP,可诊断小肝癌或指导手术;数字减影肝动脉造影(DSA),通过计算机对血管造影图像进行处理,将影响清晰度的脊柱、肋骨阴影去除,增强图像对比度,可显示直径1.5 cm的小肝癌。

5. 磁共振检查(MRI)　MRI 能清楚显示肿瘤内部结构,发现子瘤及瘤栓,对小于 1.5 cm的"小肝癌",检出率最高。

6. 放射性核素扫描　其主要作为临床型肝癌的诊断,占位性病变可呈现放射性缺损区或稀疏区,边缘较规则,可显示直径在 2 cm 以上的结节。采用核素扫描体层显像(SPECT),可显著提高小病灶的检出率。

7. 肝穿刺活组织检查　在 B 超或 CT 引导下,采用细针穿刺癌结节,吸取组织检查癌细胞,阳性者可确诊。

8. 剖腹探查　对疑似肝癌患者而各种检查不能确诊时,可考虑剖腹探查,争取早期诊断和手术治疗。

【诊断】

早期肝癌往往无症状,一旦出现典型的肝癌症状,往往已至中晚期,失去治疗时机。因此,在无症状人群中发现早期肝癌,具有重要意义。亚临床期肝癌的诊断主要依赖 AFP 和超声显像的检查,特别是在肝癌高危人群(肝炎史 5 年以上,乙型或丙型肝炎病毒标记物阳性,35 岁以上)的定期筛查。血清 AFP 测定和 B 超检查每年至少 2 次是肝癌普查的基本措施。阳性患者结合其他检测手段,可早期诊断亚临床期肝癌,为手术切除提供机会。

临床期肝癌诊断的依据主要有以下几点:①肝硬化患者或有肝炎病史者;②肝区疼痛或肝脏进行性肿大、消瘦、黄疸等症状和体征;③AFP＞400 μg/L 或 AFP 持续上升;④B 超、CT 或 MRI 检查显示肝癌特征性占位性病变;⑤肝穿刺活检证实为原发性肝癌。

【鉴别诊断】

1. 病毒性肝炎　病毒性肝炎活动时血清 AFP 往往呈短期低度升高,应定期多次随访测定血清 AFP 和 ALT。肝炎患者 AFP＜400 μg/L,AFP 与 ALT 动态曲线为同步升高。若 AFP 持续升高,ALT 正常或降低,呈曲线分离现象,应考虑原发性肝癌的可能。

2. 肝硬化 原发性肝癌常发生在肝硬化的基础上,二者的鉴别常有困难。若肝硬化病例短期内肝脏明显肿大、出现质硬的大结节或影像学检查发现占位性病变,应考虑合并原发性肝癌。反复多次 AFP 测定和影像学检查,可明确诊断。

3. 继发性肝癌 有原发癌表现,大多无肝病背景,血清 AFP 阴性,影像学检查肝内多发癌结节,病情发展相对缓慢,肝穿刺活检有助于鉴别原发性肝癌和继发性肝癌。

4. 肝脓肿 本病有发热、肝区疼痛、肝大,表面光滑、无结节,白细胞计数和中性粒细胞升高。AFP 阴性。反复多次 B 超检查可发现肝内液性暗区,在超声引导下诊断性穿刺对确诊有重要意义。药物试验性治疗有效。

5. 其他 肝脏良性肿瘤如血管瘤、多囊肝等,以及邻近肝区的肝外肿瘤如肾、肾上腺、胰腺等处肿瘤,有相应的临床表现,血清 AFP 阴性。反复多次 B 型超声、CT 或 MRI 检查有助于诊断。鉴别困难时需剖腹探查。

【治疗】

随着医学技术的进步以及人群体检的普及,早期肝癌和小肝癌的检出率和手术根治切除率逐年提高。早期肝癌应尽量手术切除,不能切除者应采取多模式的综合治疗。

1. 手术治疗 手术治疗仍是原发性肝癌的首选治疗和最有效的措施。凡有手术指征者均应积极争取手术切除。手术适应证:①病变局限于一叶或半肝,未侵及第一、第二肝门和下腔静脉者;②肝功能代偿良好,凝血酶原时间不低于正常的 50%;患者一般情况良好,无明显心、肺、肾等重要脏器器质性病变;③无明显黄疸、腹水或远处转移者;④心、肺、肾功能良好,能耐受手术者;⑤术后复发,病变局限于肝的一侧者;⑥经肝动脉栓塞化学治疗或肝动脉结扎、插管化学治疗后,病变明显缩小,估计有可能手术切除者。

由于手术切除仍有很高的复发率,因此术后宜加强综合治疗与密切随访,以便能早期发现复发,及时治疗。

2. 局部治疗

(1) 肝动脉栓塞化学治疗(TACE) 此为原发性肝癌非手术治疗的首选方案,疗效好,可提高患者的 3 年生存率。TACE 主要是在肝固有动脉或其分支注射抗肿瘤药或栓塞剂,发挥局部给药的抗肿瘤优势。一般需每 1～2 月重复治疗。

(2) 无水酒精注射疗法(PEI) PEI 是在 B 超引导下,将无水酒精直接注入肝癌组织内,导致肿瘤坏死,属于一种化学性治疗肝癌的方法。PEI 主要适用于肿瘤直径小于 3cm,结节数在 3 个以内的患者。因无水酒精局部注射肝损害小,特别适用于合并肝硬化不能手术治疗的患者。

(3) 物理疗法 局部疗法可以使肿瘤细胞变性、坏死。常见的方法有射频消融技术、微波组织凝固技术、高功率聚焦超声治疗、冷冻治疗技术和激光等。

3. 全身化学治疗 以 CDDP 方案为首选,常用的化学治疗药物如阿霉素、顺铂、5-氟尿嘧啶等单一用药或联合用药,对肝癌有一定缓解作用。

4. 放射治疗 对病灶较为局限,肝功能较好的早期病例,使用直线加速器或导向内放射治疗,可使疗效大为提高。

5. 生物和免疫治疗 手术、放射治疗和化学治疗之后,应用生物和免疫治疗,可起到巩固并增强疗效、杀死残余肿瘤细胞的作用,常用干扰素(INF)、肿瘤坏死因子(TNF)、白细胞介素 2(IL-2)等进行治疗,目前单克隆抗体和酪氨酸激酶抑制剂的各种靶向治疗药物等已被相继应用于临床,为肝癌治疗提供了新的手段。

6. 中医治疗 与其他治疗配合,对调节免疫功能、改善机体状况和延长生命有一定作用。

7. 并发症的治疗 有肝癌破裂大出血时,需急诊手术治疗。合并其他并发症时,应给予相应治疗。

【预后】

瘤体小于 5 cm、能早期手术者,肿瘤包膜完整、尚无癌栓形成者,机体免疫状态良好者预后较好。如合并肝硬化或有肝外转移者、发生肝癌破裂、消化道出血、ALT 显著升高的患者预后差。

【预防】

积极防治病毒性肝炎,对降低肝癌发病率有重要意义。乙型病毒性肝炎疫苗注射不仅起预防肝炎的效果,而且对肝癌的预防也有一定作用。注意食物清洁,预防粮食霉变,改进饮用水质,减少对各种有害物质的接触,亦是预防肝癌的重要措施。对高危人群实施肝癌普查(二级预防),发现亚临床期肝癌,经过早期手术切除,能有效地降低肝癌的死亡率。

病例分析

患者,男性,48 岁,工人。因"上腹饱胀、纳差、乏力 1 个月"入院。入院前 1 个月感到上腹饱胀不适,食欲减退,有时伴恶心,服"胃药"多次未见好转,乏力、纳差明显,体重较前明显减轻,近 1 周来牙龈时有出血。

既往史:2 年前发现乙肝"大三阳",肝功能异常,怀疑"肝硬化",间断服中药治疗,未随访。

体格检查:T 36.8 ℃,P 80 次/分,R 20 次/分,BP 110/68 mmHg。神志清楚,全身皮肤无出血点,浅表淋巴结未触及,巩膜轻度黄染,牙龈有少量渗血,双肺呼吸音清,心率 80 次/分,心律齐;腹软,无压痛,肝肋下 7 cm 质硬,表面结节状,边缘不规则,脾肋下 3 cm 质中,腹壁静脉轻度曲张,腹水征阳性。双下肢凹陷性水肿。

辅助检查:血常规示白细胞计数 12.8×10^{9}/L,红细胞计数 3.08×10^{12}/L,血小板 35×10^{9}/L。肝肾功能示总蛋白 56.9 g/L,白蛋白 24.0 g/L,球蛋白 32.9 g/L,总胆红素 93.9 μmol/L,直接胆红素 46.70 μmol/L。HBsAg 阳性,HBeAg 阳性,抗 HBc 阳性。甲胎蛋白 AFP>1000 μg/L(正常 20 μg/L)。腹腔积液病理:(腹腔积液)离心沉淀涂片未找见癌细胞。B 超:肝右叶内见 10 cm×12 cm 强回声光团。治疗过程中因高热、呕血、黑便、少尿、昏迷而死亡。

(1) 本病的临床诊断及诊断依据是什么?

(2) 应与哪些疾病相鉴别?

(3) 明确诊断还需做哪些检查?

(4) 分析患者可能的死因。

第三十七章 肝性脑病

肝性脑病(hepatic encephalopathy,HE)是严重肝病引起的,以代谢紊乱为基础、意识行为改变和昏迷为主的中枢神经系统功能失调综合征。其临床表现为精神、行为异常和昏迷,是肝病晚期患者的严重并发症和死亡的重要原因之一。

【病因】

肝性脑病是由肝功能衰竭、毒性物质积蓄引起的严重并发症。常见的病因是肝硬化,其中以病毒性肝炎后肝硬化最多见;其次为重症病毒性肝炎、中毒性肝炎等引起的爆发性肝功能衰竭;少见的病因有原发性肝癌、妊娠期急性脂肪肝、门体分流术后等。

约半数患者有明显的诱因,常见的有上消化道出血、排钾利尿、放腹腔积液、摄入蛋白质过多、服用安眠镇静药及麻醉药、便秘、感染等。

【发病机制】

肝性脑病的确切发病机制尚未完全清楚。一般认为系肝功能严重失调或障碍和(或)存在门体分流时,主要来自肠道、正常情况下能被肝脏有效代谢的物质,未被肝解毒和清除,经侧支进入体循环、大脑,影响相应神经递质系统,从而导致神经功能紊乱。

1. 神经毒素学说 氨是促发肝性脑病最主要的神经毒素。

(1) 血氨的来源和代谢。

正常情况下,血氨的来源主要有两条途径。① 胃肠道产氨:血液循环中的尿素,部分经肠黏膜泌入肠腔,肠菌分解尿素产生氨,约占肠道产氨总量的 90%;肠道中未被消化吸收的食物蛋白质,经肠道细菌分解产生氨;正常人每日胃肠道产氨大约 4 g。② 肾脏产氨:血液中谷氨酰胺或其他氨基酸,可被肾脏中谷氨酰胺酶分解产氨,部分被重吸收入血。③ 组织分解产氨。

血氨的代谢主要包括:① 合成尿素,血氨经肝脏鸟氨酸循环合成尿素;② 脑、肝、肾等器官在耗能情况下,将氨与 α-酮戊二酸或谷氨酸结合形成谷氨酸或谷氨酰胺;③ 肾小管在排酸的同时,以 NH_4^+ 形式排除部分氨;④ 肺在血氨过高时,呼出少量氨。

(2) 氨中毒的机制。

① 血氨增高的原因:肝性脑病时,肝细胞功能衰竭,鸟氨酸循环障碍,消除血氨能力减退;胃肠道淤血、出血使肠道产氨过多,门-体分流时直接进入体循环的氨增多等,使血氨增高。

氨以非离子型氨(NH_3)和离子型氨(NH_4^+)两种形式存在,两者的互相转化受 pH 值影响。氨在肠道的吸收主要以 NH_3 弥散入肠黏膜,当结肠内 pH＞6 时,NH_3 大量弥散入血;

pH＜6 时，则 NH_3 从血液转至肠腔，随粪排泄。凡能引起碱中毒的因素，如呕吐、腹泻、放腹水、排钾利尿、继发性醛固酮增多症等，均可使血氨增高，诱发氨中毒；摄入过多的含氮食物、上消化道出血、便秘等均可使血氨增高。

②氨对中枢神经系统的毒性作用：血氨升高可通过下述方式干扰大脑的能量代谢：a. 干扰脑细胞三羧酸循环，大量消耗三磷酸腺苷，使脑细胞的能量供应不足，不能维持正常功能；b. 增加了脑对中性氨基酸如酪氨酸、苯丙氨酸、色氨酸的摄取，这些物质对脑功能具有抑制作用；c. 当脑内氨浓度增加，星形胶质细胞内氨与谷氨酸合成的谷氨酰胺增加，导致星形胶质细胞和神经元细胞肿胀，同时谷氨酸的消耗使大脑抑制增强；d. 抑制 Na^{+}-K^{+}-ATP 酶的活性，干扰神经冲动的传导。

2. 假性神经递质学说 神经冲动是通过神经递质传导完成的。神经递质分兴奋性递质（儿茶酚胺中的多巴胺、去甲肾上腺素及乙酰胆碱、谷氨酸、天冬氨酸等）与抑制性递质（5-羟色胺、γ-氨酪酸、苯乙醇胺等），正常情况下两者保持生理平衡状态。

食物中的芳香族氨基酸（酪氨酸、苯丙氨酸）经肠菌脱羧酶作用，转变为酪氨和苯乙胺，正常情况下被肝脏内单胺氧化酶清除。肝功能衰竭时，清除发生障碍，经血液循环进入脑组织，在羟化酶作用下形成胺（β-羟酪氨）和苯乙醇胺，两者结构与正常神经递质儿茶酚胺相似，称为假性神经递质。假性神经递质取代正常神经递质，则引起神经传导障碍，兴奋性冲动不能上传至大脑皮质，产生意识障碍或昏迷。

3. 氨基酸代谢失衡学说 研究发现，肝硬化失代偿期患者血液中支链氨基酸（如缬氨酸、亮氨酸、异亮氨酸）与芳香族氨基酸（如苯丙氨酸、酪氨酸、色氨酸）有竞争性通过血脑屏障的作用，正常时，两者比值为(3～3.5)∶1。支链氨基酸主要在骨骼肌代谢，芳香族氨基酸在肝内代谢，胰岛素有促进支链氨基酸进入肌细胞的作用。肝功能衰竭时，芳香族氨基酸血中浓度增高；胰岛素在肝内灭活，浓度下降，促进支链氨基酸大量进入肌肉组织代谢，使血液中支链氨基酸浓度降低，支链氨基酸与芳香族氨基酸比值可降至 1 或更低，这样就促使芳香族氨基酸通过竞争更多地进入脑组织，使脑内假性神经递质增多而正常神经递质合成减少，最终导致肝性脑病的发生。游离的色氨酸可通过血脑屏障，在大脑中代谢生成 5-羟色胺及 5-羟吲哚乙酸，二者都是抑制性神经递质，与早期睡眠方式及日夜节律改变有关。

4. γ-氨基丁酸/苯二氮䓬(GABA/BZ)受体学说 γ-氨基丁酸（GABA）是中枢神经活动的主要抑制性神经介质，血浆中的 GABA 由谷氨酸经肠道细菌谷氨酸脱羧酶作用衍生而来，肝功能衰竭和门体分流时，一方面肝对 GABA 的清除明显降低，另一方面可绕过肝直接进入体循环，导致血中 GABA 浓度增多，脑脊液和脑组织中 GABA 浓度增高。研究表明，肝性脑病时，大脑突触后神经元的 GABA 受体显著增多，在其表面的不同部位，可与 GABA、巴比妥类、苯二氮䓬类（BZ）物质结合（称为 GABA/BZ 复合体），共同调节氯离子通道。复合体中任何一个受体被激活均可促使氯离子内流而使神经传导被抑制。

【临床表现】

肝性脑病发生在严重肝病和（或）广泛门体分流的基础上，其临床表现因原有肝病的病因、病情轻重、诱因等不同而有差异。临床上主要表现为高级神经中枢的功能紊乱（如性格改变、智力下降、行为失常、意识障碍等）以及运动和反射异常（如扑翼样震颤、肌阵挛、反射亢进和病理反射等）。根据意识障碍程度、神经系统体征和脑电图改变，可将肝性脑病的临床过程分为四期。分期有助于早期诊断、预后估计及疗效判断。

1. 一期（前驱期） 轻度性格改变和行为异常，患者表现为表情欣快激动或淡漠少言、睡眠倒错、衣冠不整或随地便溺，思维迟缓，应答尚准确。可有扑翼样震颤。脑电图无明显异常。此期持续数天至数周,因症状不明显易被忽略。

2. 二期(昏迷前期) 以意识模糊、睡眠障碍和行为失常为主。前一期的症状加重,定向力和理解力均减退,对时间、地点、人物的概念混乱,不能完成简单的计算和智力构图。言语不清、书写障碍及举止反常亦很常见。睡眠时间明显倒错,昼睡夜醒,甚至有幻觉、躁狂而被误诊为精神病。此期患者有明显神经系统体征,如肌张力增高、腱反射亢进、踝痉挛及Babinski征阳性,易引出扑翼样震颤。脑电图出现特征性改变(θ波)。

3. 三期(昏睡期) 以昏睡和精神错乱为主,各种表现进一步加重,大部分时间呈昏睡状态,但可以唤醒,醒时尚可应答,但常有神志不清和幻觉。各种神经体征持续或加重,有扑翼样震颤、肌张力高、腱反射亢进、锥体束征常阳性。脑电图呈异常的θ波。

4. 四期(昏迷期) 神志完全丧失,不能唤醒。浅昏迷时,对疼痛刺激和不适体位尚有反应,腱反射和肌张力仍亢进,因患者不合作,无法引出扑翼样震颤。深昏迷时,各种反射消失,肌张力降低,瞳孔常散大,可有阵发性惊厥。脑电图明显异常,出现极慢的δ波。

以上各期分界并不明显,前后期临床表现可重叠,随病情变化临床分期可加重或减轻。肝性脑病患者可同时表现为黄疸、出血倾向和腹水、脑水肿和各种感染等,直接死因与感染和呼吸衰竭有关。

【实验室和辅助检查】

1. 血氨 正常人空腹静脉血氨为40～70 μg/dL,动脉血氨含量为静脉血氨的0.5～2倍。慢性肝性脑病尤其是门体分流性脑病血氨多增高,急性肝性脑病血氨多正常。

2. 脑电图检查 早在生化异常或精神异常出现前,脑电图即已有异常,对肝性脑病不仅有诊断价值,且有一定的预后意义。正常人的脑电图呈α波,每秒8～13次。肝性脑病患者的脑电图表现为节律变慢,昏迷前期和昏睡期可有4～7次/秒的θ波,昏迷期可出现1～3次/秒的δ波。脑电图的改变特异性不强,尿毒症、呼吸衰竭、低血糖亦可有类似改变。

3. 诱发电位 视觉、听觉、躯体感觉诱发的电位异常,对轻微肝性脑病的诊断有一定价值。

4. 心理智能测验 常规使用的是数字连接试验和数字符号试验,适合于早期肝性脑病的诊断和轻微肝性脑病的筛选。

【诊断】

主要诊断依据:①严重肝病和(或)广泛门体侧支循环形成的基础;②出现精神紊乱、昏睡或昏迷,可引出扑翼样震颤;③有肝性脑病的诱因;④血氨升高、肝功能异常;⑤脑电图异常。根据意识障碍的程度、神经系统表现和脑电图改变将肝性脑病作1～4期的严重程度区别。

【鉴别诊断】

肝性脑病患者常有精神症状,易误诊为精神病。根据精神创伤史、临床表现及辅助检查可以鉴别。肝性脑病昏迷患者,应注意与糖尿病昏迷、尿毒症昏迷、低血糖昏迷、脑血管病患者鉴别,一般根据病史及相关实验室检查得以鉴别。

【治疗】

治疗原则:去除肝性脑病发作的诱因、保护肝脏功能免受进一步损伤、治疗氨中毒及调节神经递质。

1. 消除诱因

(1) 慎用镇静药及损伤肝功能的药物　镇静、催眠、镇痛药及麻醉剂可诱发肝性脑病,在肝硬化特别是有严重肝功能减退时应尽量避免使用。当患者发生肝性脑病出现烦躁、抽搐时禁用鸦片类、巴比妥类、苯二氮䓬类镇静剂，可试用异丙嗪、氯苯那敏（扑尔敏）等抗组胺药。

(2) 纠正电解质和酸碱平衡紊乱　低钾性碱中毒是肝硬化患者在进食量减少、利尿过度及大量排放腹水后的内环境紊乱，是诱发或加重肝性脑病的常见原因之一。因此，应重视患者的营养支持，利尿药的剂量不宜过大，大量排放腹水时应静脉输入足量的白蛋白以维持有效血容量和防止电解质紊乱。肝性脑病患者应经常检测血清电解质、血气分析等，及时纠正低血钾或碱中毒等。缺钾者补充氯化钾；碱中毒者可用精氨酸溶液静脉滴注。

(3) 止血　上消化道出血是肝性脑病的重要诱因之一。止血措施参见上消化道出血章节。

(4) 预防和控制感染　代偿期肝硬化患者容易合并感染，特别是对肝硬化大量腹水或合并静脉曲张出血者应高度警惕，必要时予抗生素预防性治疗。一旦发现感染应积极控制感染，选用对肝损害小的广谱抗生素静脉给药。

(5) 其他　门体分流对蛋白质不耐受者应避免大量蛋白质饮食。注意防治便秘。警惕低血糖并及时纠正。

2. 减少肠内有毒物质的生成和吸收

(1) 限制蛋白质饮食　起病数日内禁食蛋白质（1～2 期肝性脑病可限制在 20 g/d 以内），神志清楚后从蛋白质 20 g/d 开始逐渐增加至 1 g/(kg·d)。植物蛋白质较好，因其含支链氨基酸较多，且所含非吸收性纤维被肠菌酵解产酸有利于氨的排出。限制蛋白质饮食的同时应尽量保证热能供应和各种维生素补充，保持正氮平衡。

(2) 灌肠或导泻　清除肠内积食、积血或其他含氮物质，常用弱酸（如食醋 50 mL 加入生理盐水 200～300 mL）或生理盐水清洁灌肠，忌用碱性肥皂水灌肠，也可用乳果糖 500 mL 保留灌肠。口服或鼻饲 25%硫酸镁 30～60 mL 导泻。

(3) 乳果糖或乳梨醇　乳果糖是一种合成的双糖，口服后在小肠不会被分解，到达结肠后可被乳酸杆菌、粪肠球菌等细菌分解为乳酸、乙酸而降低肠道的 pH 值。肠道酸化后对产尿酸酶的细菌生长不利，但有利于不产尿酸酶的乳酸杆菌的生长，使肠道细菌所产的氨减少。此外，酸性的肠道环境可减少氨的吸收，并促进血液中的氨渗入肠道排出。乳果糖的疗效确切，可用于各期肝性脑病的治疗。其剂量为每日 30～60 g，分 3 次口服，调整至患者每天排出 2～3 次软便。不良反应主要有腹胀、腹痛、恶心、呕吐等。亦可用乳果糖稀释至 33.3%保留灌肠。乳梨醇是另一种合成的双糖，经结肠的细菌分解为乙酸、丙酸而酸化肠道。乳梨醇的疗效与乳果糖相似，但其甜度低，口感好，不良反应亦较少。其剂量为每日 30～40 g，分 3 次口服。

(4) 口服抗生素　可抑制肠道产尿素酶的细菌，减少氨的生成。常用的抗生素有新霉素、甲硝唑等。新霉素的剂量为 2～8 g/d，分 4 次口服。口服新霉素很少吸收，但长期使用有可能致耳毒性和肾毒性，不宜超过 1 个月。每日口服 0.8 g 甲硝唑的疗效与新霉素相似，但其胃肠道不良反应较大。

(5) 益生菌制剂　口服某些不产尿素酶的益生菌可抑制有害菌的生长，对减少氨的生成可能有一定作用。

3. 促进体内氨的代谢

(1) L-鸟氨酸-L-门冬氨酸（ornithine-aspartate，OA）　这是一种鸟氨酸和门冬氨酸的混合制剂，能促进体内的尿素循环（鸟氨酸循环）而降低血氨。每日静脉注射 20 g 的 OA 可降低血氨，改善症状，不良反应为恶心、呕吐。

(2) 鸟氨酸-α-酮戊二酸　其降氨机制与OA相同，但其疗效不如OA。

(3) 其他　谷氨酸钠或钾、精氨酸等药物理论上具有降血氨作用，以往曾在临床上广泛应用，但至今尚无证据肯定其疗效，且这类药物对水、电解质及酸碱平衡有较大影响，故近年临床上已很少使用。

4. 调节神经递质

(1) GABA/BZ复合受体拮抗剂　氟马西尼(flumazenil)，可以拮抗内源性苯二氮䓬所致的神经抑制。对部分Ⅲ～Ⅳ期患者具有促醒作用。静脉注射氟马西尼起效快，往往在数分钟之内，但维持时间很短，通常在4 h之内。其用量为0.5～1 mg静脉注射，或1 mg/h持续静脉滴注。

(2) 减少或拮抗假性神经递质　支链氨基酸(BCAA)制剂是一种以亮氨酸、异亮氨酸、缬氨酸等BCAA为主的复合氨基酸。其机制为竞争性抑制芳香族氨基酸进入大脑，减少假性神经递质的形成，其疗效尚有争议，但对于不能耐受蛋白质的营养不良者，补充BCAA有助于改善其氮平衡。

5. 人工肝　用分子吸附剂再循环系统(molecular absorbent recycling system，MARS)可清除肝性脑病患者血液中部分有毒物质、降低血胆红素浓度及改善凝血酶原时间，对肝性脑病有暂时的、一定程度的疗效，有可能赢取时间为肝移植作准备，尤其适用于急性肝功能衰竭患者。生物人工肝的研究近年来有一定进展，期望可在体外代替肝的部分生物功能。

6. 肝移植　肝移植是治疗各种终末期肝病的一种有效手段，严重和顽固性的肝性脑病有肝移植的指征。

7. 其他　其他治疗包括纠正水盐代谢和酸碱失衡、保持呼吸道通畅、保护脑细胞功能、防治脑水肿、控制细菌感染等综合治疗。

【预后】

肝性脑病的预后主要取决于肝细胞衰竭的程度。肝功能较好、分流手术后由于进食高蛋白质而引起门体分流性脑病者因诱因明确且容易消除，通常预后较好。有腹水、黄疸、出血倾向的患者多数肝功能很差，其预后也差。暴发性肝功能衰竭所致的肝性脑病预后最差。肝移植的开展已大大改善了难治性肝性脑病的预后。

【预防】

防治各种肝病是预防肝性脑病的基础。对肝病患者应给予该病的常识教育，在生活中避免一切诱发肝性脑病的因素。在拟订治疗方案时应避免医源性的诱因，如不恰当的利尿、放腹水及药物等。对肝病患者，尽可能早期发现肝性脑病的前驱期和昏迷前期，并进行适当的治疗。对门体分流患者反复发生肝性脑病可根据患者情况选用门体分流术。

病例分析

患者，男性，69岁。因“神志不清5天，昏迷1天”入院。入院前5天无明显诱因出现神志不清、嗜睡，可唤醒，能进食。未诉剧烈头痛、呕吐、肢体活动障碍，在院外“静脉注射氨基酸、精氨酸”治疗，病情无明显好转，逐渐加重。一天前出现昏迷，呼之不醒，大小便失禁，收治入院。

既往史：有乙型病毒性肝炎后肝硬化病史13年，曾多次因肝硬化腹水住院治疗，长期服用利尿剂，否认糖尿病、结核病史。

体格检查：T 37.1℃，P 80 次/分，R 20 次/分，BP 110/60 mmHg。神志不清，昏迷，呼之不应，压眶无反应。皮肤、巩膜黄染，可见肝掌及蜘蛛痣。心肺正常，腹部膨隆，可见腹壁静脉曲张，腹软，无压痛及反跳痛，肝未触及，脾肋下 5 cm，质硬。移动性浊音阳性，肠鸣音存在，双下肢水肿，膝跟腱反射及病理征均未引出。

辅助检查：血常规示 WBC 13.2×10^{9}/L，N 81.1%，RBC 2.04×10^{12}/L，Hb 74 g/L，PLT 94×10^{9}/L。尿常规示蛋白质（+），葡萄糖（+++），尿胆原（+），胆红素（+）。肝功能示 ALT 56 IU/L，AST 34 IU/L，总胆红素 57.0 μmol/L，直接胆红素 24.6 μmol/L，总蛋白 53 g/L，白蛋白 24 g/L，血氨 98 μmol/L，AKP 34 IU/L，γ－GT 24 IU/L，GLU 18.4 mmol/L。肾功能示 BUN 36.1 mmol/L，CRE 163.4 μmol/L。血电解质示 K^{+} 5.7 mmol/L，Na^{+} 132 mmol/L，Cl^{-} 98 mmol/L。血气分析示 pH 7.471，$PaCO_2$ 23.7 mmHg，PaO_2 79.4 mmHg，SaO_2 84.1%，BE +6.5。头颅 CT（－）。

（1）本病的临床诊断及诊断依据是什么？

（2）需与哪些疾病相鉴别？

（3）明确诊断还需做哪些检查？

（4）请制订治疗方案。

第三十八章 急性胰腺炎

急性胰腺炎(acute pancreatitis)是各种病因导致胰酶在胰腺内被激活后对胰腺组织自身消化、水肿、出血甚至坏死的急性化学性炎症反应。临床上以急性上腹痛、恶心、呕吐、发热和血胰酶增高等为特点，严重者可表现为休克和多器官功能衰竭，是常见的急腹症之一。病变程度轻重不等，轻者以胰腺水肿为主，临床上多见，病情常呈自限性，预后良好，又称为轻症急性胰腺炎。重者的胰腺出血坏死，常继发感染、腹膜炎和休克等多种并发症，病死率高，称为重症急性胰腺炎。

【病因和发病机制】

1. 胆道疾病 胆石症、胆道感染或胆道蛔虫等均可引起急性胰腺炎，其中胆石症最为常见，占50%以上；发病与结石大小、数量及胆管粗细密切相关。“共同通道”学说认为：胆管和胰管共同开口于Vater壶腹(约占80%)，如果壶腹部阻塞，胆汁即可反流到胰管内，激活胰酶原引起胰腺的自身消化。

2. 酗酒和暴饮暴食 酒精可引起Oddis括约肌水肿、痉挛，又可刺激胰腺分泌增加，使胰管内压增加，引起急性胰腺炎。暴饮暴食可引起乳头水肿和Oddi括约肌痉挛，同时刺激大量胰液与胆汁分泌，由于胰液和胆汁排泄不畅，可引发急性胰腺炎。

3. 胰管梗阻 胰管内结石、蛔虫、水肿、痉挛或胰管狭窄、肿瘤等均可导致胰管梗阻，当胰液分泌旺盛时胰管内压增高，使胰管小分支和胰腺泡破裂，胰液与消化酶渗入间质，引起急性胰腺炎。

4. 十二指肠疾病 十二指肠内肿瘤、炎症、肠系膜上动脉压迫等，均可引起十二指肠阻塞，肠腔内压力升高，十二指肠液可进入胰管，激活胰酶，引发急性胰腺炎。

5. 高脂血症、高钙血症 高脂血症可引起胰液内脂质沉着，可导致胰腺炎；甲状旁腺功能亢进、高钙血症可引起胰管钙化、胰管内结石导致胰液引流不畅，甚至胰管破裂，促进胰液分泌和促进胰酶原激活，可发生急性胰腺炎。

6. 其他 腹部手术或胰部钝挫伤，可损伤胰腺组织诱发急性胰腺炎；ERCP检查，造影剂进入胰管，导致胰腺炎；某些感染如腮腺炎、败血症、传染性单核细胞增多症等可诱发胰腺炎；某些药物如肾上腺皮质激素、噻嗪类利尿剂、硫唑嘌呤、四环素、磺胺类等，可损伤胰腺组织，引发胰腺炎；动脉粥样硬化可致胰腺供血不足，可能是胰腺炎发病原因之一；部分患者原因不明，称特发性胰腺炎。

急性胰腺炎的发病机制尚未完全阐明，但有共同的发病过程，即胰腺自身消化的理论。正常胰腺分泌的消化酶有两种形式：一种是有生物活性的酶如淀粉酶、脂肪酶和核糖核酸酶等；另一种是以酶原形式存在的无活性的酶，如胰蛋白酶原、糜蛋白酶原、前磷脂酶、前弹性蛋白酶、激肽释放酶原和前羟肽酶等。在正常情况下,合成的胰酶绝大部分是无活性的酶原,酶原颗粒与细胞质是隔离的,胰腺腺泡的胰管内含有胰蛋白酶抑制物质,灭活少量的有生物活性或提前激活的酶。这是胰腺避免自身消化的生理性防御屏障。正常情况下,当胰液进入十二指肠后,在肠激酶作用下,首先激活胰蛋白酶原,形成胰蛋白酶,在胰蛋白酶作用下使各种胰消化酶原被激活为有生物活性的消化酶,对食物进行消化。

病理情况下,上述致病因素使胰腺分泌旺盛,排出受阻,各种消化酶在胰腺被自身激活,导致胰腺的自身消化作用。其中起主要作用的消化酶有磷脂酶 A_2、激肽释放酶或胰血管舒缓素、弹性蛋白酶和脂肪酶。磷脂酶在小量胆酸参与下分解细胞膜的磷脂,产生溶血磷脂酰胆碱和溶血卵磷脂,其细胞毒作用引起胰实质凝固性坏死、脂肪组织坏死及溶血。激肽释放酶可使激肽酶原变为缓激肽和胰激肽,使血管舒张和通透性增加,引起水肿和休克。弹性蛋白酶可溶解血管弹性纤维引起出血和血栓形成。脂肪酶参与胰腺及周围脂肪坏死和液化作用。上述消化酶共同作用,造成胰腺实质及邻近组织的病变,细胞的损伤和坏死又促使消化酶释出,形成恶性循环;同时释放的血管活性物质可吸收入血,引起休克、多器官损伤等多种并发症,是胰腺炎致死的重要原因。

【病理】

急性胰腺炎分为以下两型。①水肿型:多见,占 90%左右。大体上见胰腺肿大、水肿、色苍白、质实而脆,病变可累及部分胰腺或整体。组织学检查见间质水肿、充血和炎性细胞浸润,血管病变不明显,无明显坏死和出血。②出血坏死型:少见。大体上表现为胰腺肿大呈红褐色或灰褐色,并有新鲜出血区,分叶结构消失。有较大范围的脂肪坏死灶,散落在胰腺及胰腺周围组织如大网膜,称为钙皂斑。病程较长者可并发脓肿、假性囊肿或瘘管形成。组织学检查,胰腺呈凝固性坏死,细胞结构消失,可见炎症细胞浸润、血栓形成及出血。由于胰液外溢和血管损害,部分病例可有化学性腹水、胸水和心包积液,并易继发细菌感染。

【临床表现】

急性胰腺炎常在饱食或饮酒后发生。部分患者无诱因可查。其临床表现取决于病因、病理类型及治疗是否及时,轻者可仅表现为上腹不适,重者可在数小时内猝死。

1. 症状

(1) 腹痛　95%的急性胰腺炎患者有腹痛,为本病的主要表现和首发症状,多发生于饱餐、饮酒后。突然起病,疼痛程度轻重不一,多为持续性钝痛、刀割样痛或绞痛,伴阵发性加重,不能为一般胃肠解痉药缓解,进食可加剧。通常发生于上腹部,其次为右或左上腹,可向左背部放射,呈束带状分布,坐位前倾可减轻病痛,水肿型腹痛持续 3～5 日后缓解。若为重症急性胰腺炎,腹痛持续时间长,并呈全腹疼痛,可出现各种并发症。少数年老体弱者腹痛较轻或无腹痛,仅表现为明显腹胀。

(2) 恶心、呕吐　约有 90%患者起病后出现恶心、呕吐,呕吐物为食物和胆汁,呕吐后腹痛不减轻,多伴有腹胀,严重时呈麻痹性肠梗阻。

(3) 发热　多为中度发热,持续 3～5 天。如发热持续 1 周以上或热退后再次出现发热,应考虑继发感染,如胰腺脓肿等。

(4) 水、电解质及酸碱平衡失调　可有脱水、低钾血症等表现,呕吐频繁者可有代谢性碱中毒。重症者尚有明显脱水与代谢性酸中毒、低钙血症(血钙低于 2 mmol/L),部分伴血糖增高。

(5) 休克　主要见于出血坏死型胰腺炎,患者烦躁不安、皮肤苍白及湿冷等;有极少数休克可突然发生,甚至发生猝死。主要原因为有效血容量不足,缓激肽类物质致周围血管扩张,并发消化道出血。

(6) 其他　可表现为腹膜炎、胰性肾病、急性呼吸窘迫综合征(ARDS)、胰性脑病、DIC、多器官功能衰竭等。

2. 体征　轻症急性胰腺炎,患者腹部体征较轻,往往与主诉腹痛程度不十分相符,可有腹胀和肠鸣音减弱,无肌紧张和反跳痛。重症急性胰腺炎,表现为全腹压痛、反跳痛、腹肌紧张、肠麻痹、肠鸣音减弱或消失;出现腹水和胸水,可呈血性;可出现皮下淤斑,是由于血性渗出物沿腹膜间隙与肌层渗入皮下所致,如在季肋及腹部形成暗灰蓝色斑称 Grey-Turner 征,如在脐周出现蓝色斑片称 Cullen 征;胰头水肿或并发脓肿时可出现黄疸;由于钙皂斑形成,低钙血症导致手足搐搦,为预后不良征象,系大量脂肪组织坏死分解出的脂肪酸与钙结合成脂肪酸钙,大量消耗钙所致,也与胰腺炎时刺激甲状腺分泌降钙素有关。

【并发症】

重症胰腺炎常出现如下并发症。

1. 局部并发症

(1) 胰腺脓肿　重症胰腺炎起病 2～3 周后,因胰腺周围组织坏死,继发细菌感染而形成脓肿,出现高热、持续上腹部疼痛,可触及腹部包块,并有中毒表现。

(2) 胰腺假性囊肿　常在起病后 3～4 周,由胰液和坏死组织在胰腺本身或其周围包裹而成,多位于胰体尾部,大小不一,囊壁无上皮,仅见坏死肉芽和纤维组织。上腹部可触及囊性包块。

2. 全身并发症　重症急性胰腺炎由于血管活性物质的释放、继发感染,可合并急性呼吸窘迫综合征(ARDS)、急性心力衰竭、急性肾功能衰竭、胰性脑病、糖尿病、消化道出血、败血症、真菌感染、DIC 等,导致多器官功能衰竭。若发生胰腺-心脏反应,可出现猝死。

【实验室及辅助检查】

1. 白细胞计数　多数增多,中性粒细胞明显增高。

2. 淀粉酶　血和尿淀粉酶升高。血清淀粉酶较尿淀粉酶升高早,一般 6～12 h 开始上升,24 h 左右达高峰,48 h 左右开始下降,持续 3～5 d。血淀粉酶超过正常值的 3 倍可确诊为急性胰腺炎。淀粉酶的高低与病情严重性并不一定平行,重症胰腺炎,由于胰腺细胞广泛破坏,血淀粉酶反而可能正常。除急性胰腺炎外,消化性溃疡穿孔、急性腹膜炎、胆石症、胆囊炎、肠梗阻等均可出现血淀粉酶升高,但一般不超过正常值的 2 倍。尿淀粉酶升高较晚,一般在发病后 12～14 h 开始升高,下降较慢,持续 1～2 周。急性胰腺炎后期测尿淀粉酶更有价值,但其数值受患者尿量多少的影响,应予以注意。

3. 血清脂肪酶测定　正常值 0.2～0.7 U,急性胰腺炎时常超过 1.5 U,病后 24～72 h 开始上升,持续 7～10 d,适用于血清淀粉酶已恢复正常的晚期病例。

4. 血清正铁血白蛋白　腹腔内有出血时,红细胞破坏,使正铁血红素增多,与白蛋白结合形成正铁血白蛋白,在重症胰腺炎时为阳性。其他腹腔内出血性疾病也可呈阳性反应。

5. 其他实验室指标　重症胰腺炎,血液中钙离子与脂肪坏死分解产生的脂肪酸形成脂肪酸钙,使血钙下降,低于 2.0 mmmL/L 常见于重症急性胰腺炎。低血钙程度与临床严重程度平行,血钙低于 1.5 mmmL/L,提示预后不良。血糖可增高,尿糖阳性;血清转氨酶、LDH、BUN、Ccr 均可增高;可出现酸碱失衡等。

6. 影像学检查　X 线腹平片可发现肠麻痹、胰腺部位钙化,B 型超声、CT、MRI 检查,提示胰腺增大、光点增多、轮廓不清晰，腹腔积液，肾周围区消失等。可发现或鉴别胰腺脓肿及假性囊肿等。

【诊断】

轻症急性胰腺炎，可根据病因、诱因、症状、体征，如上腹剧烈疼痛、恶心、呕吐、发热，上腹压痛、腹肌紧张，结合血、尿淀粉酶升高等进行诊断。对症状较轻或不明显的患者，如仅表现为上腹部不适的患者，需仔细观察确定。重症急性胰腺炎的诊断包括下述特点：① 腹痛剧烈，持续时间长，有腹膜炎体征，伴腹腔积液、胸腔积液或麻痹性肠梗阻；② 高热不退，可有手足搐搦、皮下淤斑甚至突然休克；③ 血清淀粉酶持续升高，也可正常或低于正常，血清正铁血白蛋白阳性，血钙下降，血糖升高等；④ 可有严重并发症出现，如胰性脑病、DIC、多器官功能衰竭等；⑤ B型超声、CT、MRI检查可帮助诊断。

【鉴别诊断】

1. 消化性溃疡穿孔 淀粉酶可轻度升高，但根据溃疡病病史，腹痛突然、剧烈，X线膈下有游离气体等，可作鉴别。

2. 胆石症和急性胆囊炎 有胆绞痛发作史，间歇性黄疸，腹痛常常位于右上腹，并向右肩部放射，B超有助于诊断。

3. 心绞痛与心肌梗死 有冠心病史，劳累后心前区或胸骨后疼痛，心电图有心肌缺血或心肌梗死图形，血清CPK、ALT、LDH等心肌酶升高，有助于鉴别诊断。

4. 其他 与肠系膜缺血性疾病、急性肠梗阻等鉴别。

【治疗】

轻症急性胰腺炎，经控制饮食、休息、补液、解痉止痛等治疗，一般在一周内淀粉酶恢复正常。对重症胰腺炎，须重点护理，采取综合治疗。

1. 一般治疗

(1) 禁食及胃肠减压：患者应禁食，并置胃管持续胃肠减压，可减少胰腺分泌，减少胃酸的刺激及减轻肠胀气和肠麻痹。重症胰腺炎患者禁食至少2周，禁食期间注意维持水、电解质及酸碱平衡和维持热能供应。腹痛消失后给予无脂流食，数日后逐步增加低脂、低蛋白质饮食，直至恢复正常饮食。若有复发表现，需再度禁食。

(2) 密切监护生命体征、腹部体征及血、尿淀粉酶的变化。

2. 药物治疗

(1) 胆碱能受体阻断剂 654-2或阿托品，可抑制胃酸分泌、解除Oddis括约肌痉挛、改善胰腺微循环，与哌替啶联合用于腹痛剧烈者。注意抗胆碱能药可使腹胀加重。

(2) 抑酸治疗 临床上习惯应用 H_2 受体拮抗剂或质子泵抑制剂静脉给药，认为可通过抑制胃酸而抑制胰液分泌，兼有预防应激性溃疡的作用。

(3) 镇痛与解痉 剧烈腹痛，可促进胰腺分泌，甚至影响心功能而发生休克。可使用吲哚美辛或异丙嗪。如效果不好，可使用哌替啶50～100 mg肌内注射，4～6 h可重复，需与阿托品合用，以防止Oddi括约肌痉挛。

(4) 减少胰液分泌 生长抑素具有抑制胰液和胰酶分泌、抑制胰酶合成的作用，可阻止急性胰腺炎的进展。目前国内学者多推荐尽早使用，能迅速控制病情、缓解临床症状、缩短住院时间。生长抑素剂量为250 μg/h；生长抑素的类似物奥曲肽为25～50 μg/h，持续静脉滴注，疗程3～7 d。5-氟尿嘧啶，能抑制DNA和RNA合成，抑制胰腺外分泌，常用250 mg加入500 mL液体中静脉滴注，1次/天，用5～7 d。

(5) 抑制胰酶活性　仅用于重症胰腺炎的早期，但疗效尚有待证实。常用抑肽酶(aprotinin)可抑制蛋白酶活性，但副作用较大。加贝酯(gabexate mesilate,FOY)，可强力抑制胰蛋白酶、血管舒缓素、凝血酶原及补体C1等活力，对Oddi括约肌有松弛作用，减轻胰腺炎症，消除痉挛，降低血清淀粉酶等，FOY100～300 mg溶于5%葡萄糖或生理盐水中静脉滴注，不超过2.5 mg/(kg·h)，1次/天，2～3天后病情好转，可逐渐减量。

(6) 抗生素　胆源性急性胰腺炎可选用抗生素，而急性重症胰腺炎易于并发细菌感染并导致严重后果，因此应预防性应用抗生素。抗生素选择应考虑：对肠道移位细菌(大肠埃希菌、假单胞菌、金黄色葡萄球菌等)敏感，且对胰腺有较好渗透性的抗生素。以喹诺酮类或亚胺培南为佳，并联合应用对厌氧菌有效的药物如甲硝唑。病程后期应密切注意真菌感染，必要时行经验性抗真菌治疗，并进行血液及体液标本真菌培养。

3. 并发症的治疗　急性重症胰腺炎并发ARDS可用人工呼吸机(PEEP)及支气管肺泡灌洗；对嗜睡、精神障碍等胰性脑病表现者，应限制补液，脱水，使用醒脑静、白蛋白等，并密切观察；并发糖尿病者，应用胰岛素控制血糖。

4. 内镜下Oddi括约肌切开术　适用于胆源性胰腺炎合并胆道梗阻或胆道感染者。行Oddi括约肌切开术及(或)放置鼻胆管引流。

5. 外科治疗

(1) 腹腔灌洗　通过腹腔灌洗可清除腹腔内细菌、内毒素、胰酶、炎性因子等，减少这些物质进入血循环后对全身脏器的损害。

(2) 手术　手术适应证如下。①胰腺坏死合并感染：在严密监测下考虑手术治疗，行坏死组织清除及引流术。②胰腺脓肿：可选择手术引流或经皮穿刺引流。③胰腺假性囊肿：视情况选择手术治疗、经皮穿刺引流或内镜治疗。④胆道梗阻或感染：无条件进行内镜下Oddi括约肌切开术时予手术解除梗阻。⑤诊断未明确，疑有腹腔脏器穿孔或肠坏死者行剖腹探查术。

【预后及预防】

急性胰腺炎的病程经过及预后取决于病变程度以及有无并发症。轻症常在1周内恢复，不留后遗症。重症病情凶险，预后差，病死率在20%～40%。经积极抢救幸免于死者，多遗留不同程度的胰功能不全，极少数演变为慢性胰腺炎。不良预后的因素包括：年龄大、低血压、低白蛋白、低氧血症、低钙血症及各种并发症。

预防措施：积极治疗胆道疾病，避免酗酒及暴饮暴食，有胰腺炎者终身戒酒等。

病例分析

患者，男性，32岁。因“上腹部持续性剧痛3天，加重1天”入院。3天前患者饮酒后出现上腹部剧烈疼痛，为持续性绞痛，伴阵发性加重，向后背部放射，伴频繁恶心呕吐，呕吐物为胃内容物和胆汁，无呕血、腹泻、胸痛、呼吸困难，在村卫生室给予“补液、抗感染、抑酸”对症支持治疗，病情略有好转，1天前进油腻饮食后病情再次加重，腹痛不能缓解，逐渐蔓延至全腹，腹胀明显，恶心、呕吐加重，伴发热，体温38.5℃左右，肛门停止排气排便，尿量少，色黄，伴烦躁不安，皮肤湿冷，来院急诊。自发病以来，饮食、睡眠差，无大便，小便量少色黄，体重减轻约2 kg。

既往史：无结核、肝炎、冠心病、肿瘤病史，否认胆石症，无传染病接触史，无药物和食物过敏史，无外伤手术史。

体格检查：T 38.7 ℃，P 110 次/分，R 21 次/分，BP 80/50 mmHg。神志清楚；一般情况差，皮肤、口唇干；巩膜无黄染；双肺呼吸音清，心率 110 次/分，心律齐。全腹膨隆、明显压痛、反跳痛及腹肌紧张。肠鸣音消失，移动性浊音阳性。

辅助检查：血常规示白细胞计数 22.3×10^9/L，中性粒细胞 92%，血淀粉酶 120 U/L(酶偶联法)，尿淀粉酶 320 U/L(酶联法)，血糖 14.3 mmol/L，血钙 1.50 mmol/L。腹部平片：可见肠管充气，未见气液平面，未见膈下游离气体。腹部增强 CT：见胰腺体积明显增大，边界不清，胰腺内低密度区，胰周液体积聚。

(1) 本病的临床诊断及诊断依据是什么？

(2) 应与哪些疾病相鉴别？

(3) 明确诊断还需做哪些检查？

(4) 请制订治疗方案。

第三十九章
上消化道出血

上消化道出血(upper gastrointestinal hemorrhage)是指 Treitz 韧带以上的消化道包括食管、胃、十二指肠、胰腺、胆道,以及胃空肠吻合术后的空肠病变等引起的出血。其主要临床表现为呕血和(或)黑便,常伴有血容量减少引起的急性周围循环衰竭。是临床上常见的急症之一,严重者可危及生命。病死率约 10%以上,迅速确定出血部位和病因,并给予及时止血处理,对预后有重要意义。

【病因】

上消化道疾病及全身疾病累及消化道均可引起上消化道大量出血。临床上最常见的病因依次为消化性溃疡、食管胃底静脉曲张破裂、急性胃黏膜病变和胃癌,约占上消化道出血的 80%~90%。此外,食管贲门黏膜撕裂综合征(Mallory-Weiss 综合征)、血管异常引起的出血,在临床上也不少见。现将上消化道出血的病因归纳列述如下。

1. 上消化道疾病

(1) 食管疾病　各种食管炎(如反流性食管炎、食管憩室炎等)、食管消化性溃疡、食管癌、食管静脉曲张、食管损伤(物理损伤:Mallory-Weiss 综合征、器械检查、异物或放射性损伤;化学损伤:强酸、强碱或其他化学试剂引起的损伤)。

(2) 胃十二指肠疾病　消化性溃疡、Zollinger-Ellison 综合征、急性胃黏膜病变、胃癌、胃血管异常(如血管瘤、动静脉畸形、Dieulafoy 病等)、其他肿瘤(如平滑肌肉瘤、息肉、淋巴瘤、壶腹周围癌等)、急性糜烂性十二指肠炎、胃手术后病变(如吻合口溃疡及糜烂、残胃癌)、其他病变(如胃或十二指肠 Crohn 病、胃或十二指肠结核等)。

2. 门静脉高压引起的食管胃底静脉曲张破裂或门脉高压性胃病

3. 上消化道邻近器官或组织的疾病

(1) 胆道出血　胆道系统结石或肿瘤,胆道蛔虫症,肝癌肝脓肿或肝动脉瘤破入胆道。

(2) 胰腺疾病累及十二指肠　急性胰腺炎并发脓肿破溃,胰腺癌。

4. 全身性疾病

(1) 血管性疾病　过敏性紫癜,遗传性出血性毛细血管扩张(Osler-Weber-Rendu 病),动脉粥样硬化等。

(2) 尿毒症。

(3) 血液病　血小板减少性紫癜、血友病、白血病、DIC 及其他凝血机制障碍。

(4) 结缔组织病　系统性红斑狼疮或其他血管炎。

(5) 急性感染　流行性出血热、败血症等。

(6) 应激相关胃黏膜损伤　各种严重疾病引起的应激状态下产生的急性糜烂出血性胃

炎乃至溃疡形成统称为应激相关胃黏膜损伤，可发生出血，发生大出血以溃疡形成时多见。

【临床表现】

上消化道出血的临床表现，取决于病变的性质与部位、出血量与速度以及患者的年龄、心肾功能等全身情况。

1. 呕血和黑便 是上消化道出血的特征性表现。上消化道出血量5 mL以上时粪便潜血即阳性，达50 mL以上可表现黑便。出血部位在幽门以上者常伴有呕血。若出血量较少、速度慢亦可无呕血。反之，幽门以下出血如出血量大、速度快，可因血反流入胃腔引起恶心、呕吐而表现为呕血。此时血液未经胃酸充分混合即呕出，则为鲜红或有血块，粪便可呈暗红色或鲜红色，酷似下消化道出血，相反下消化道出血量小，在肠内停留时间长也可出现黑便，易被误诊为上消化道出血。

2. 失血性周围循环衰竭 健康成人失血量不超过500 mL，可无任何症状。短时间内超过1 000 mL以上，使血容量及回心血量突然大量减少，导致心排出量明显下降，出现周围循环衰竭。一般表现为头昏、乏力、心悸、出汗、口渴，肢体冷感、心率加快、血压偏低，突然起立可产生晕厥。严重者呈休克状态，表现为脉搏细速（心率120次/分），血压下降（<80 mmHg），脉压变小（<30 mmHg）。患者烦躁不安或神志不清、面色苍白、四肢湿冷，严重者出现昏迷。尿量随着休克的进展可减少甚至无尿，若补充血容量后尿量仍不增加，则要警惕发生急性肾功能衰竭。

3. 血常规变化 上消化道大量出血后均有急性失血后贫血。在出血早期红细胞数、血红蛋白及血细胞比容可暂无变化，因此，血常规检查不能作为早期诊断和观察病情的依据。以后组织液渗入血管内，使血液稀释，需经3～4 h以上才出现贫血。患者可表现正细胞型正色素性贫血。出血24 h内网织细胞增高，可高达5%～15%，4～7 d以后逐渐降到正常。如出血未止，网织红细胞可持续升高。白细胞计数在出血后2～5 h可高达$(10\sim20)\times10^9$/L，止血后2～3 d才恢复正常。但在肝硬化食管、胃底静脉曲张破裂出血的患者，若同时伴有脾功能亢进，则白细胞计数可不增高。

4. 发热 患者在上消化道大出血的24 h内可出现低热，体温一般不超过38.5 ℃，持续3～5 d降到正常。发热原因可能与血容量减少、贫血、周围组织循环衰竭导致体温调节中枢的功能障碍等因素有关。

5. 氮质血症 上消化道大出血后血中尿素氮增高，称为肠源性氮质血症。3～4 d可恢复正常。肠源性氮质血症主要是由于大量血液进入肠道，其血红蛋白分解产物在肠道被吸收，使血中尿素氮增高。对血尿素氮持续增高超过3～4 d者，如出血前无肾脏原发病且血容量已纠正，可提示上消化道出血或再出血。

【诊断】

1. 上消化道大量出血诊断的确立 根据呕血、黑便和急性失血性周围循环衰竭的临床表现，血红蛋白浓度、红细胞计数及血细胞比容下降的试验室证据，可做出上消化道出血的诊断。但在临床上应注意以下几点。

(1) 上消化道出血的早期识别 需排除外、内出血和各种原因引起的休克。少数上消化道出血患者因出血速度快，早期可无呕血及黑便，而仅以晕厥或急性周围循环衰竭征象为最早症状出现者并不罕见，可通过休克原因分析与血红蛋白测定，肛门指诊有无黑便或作潜血试验做出早期诊断。

(2) 排除消化道以外的出血因素。

① 排除来自呼吸道的出血:咯血与呕血的鉴别诊断可参阅《诊断学》有关章节。

② 排除口鼻咽部出血:应注意详细询问病史和进行局部检查。

③ 排除进食引起的黑便:如进食动物血液,含铁蔬菜,服用活性炭、铁剂、铋剂等药物,均可有黑色粪便。注意询问病史即可鉴别。

(3) 判断上消化道还是下消化道出血 呕血提示上消化道出血,黑粪大多来自上消化道出血,而血便大多来自下消化道出血。但是,上消化道短时间内大量出血亦可表现为暗红色甚至鲜红色血便,此时如不伴呕血,常难与下消化道出血鉴别,应在病情稳定后即作急诊胃镜检查。胃管抽吸胃液检查作为鉴别上、下消化道出血的手段已不常用,因为胃液无血亦不能排除上消化道出血,这一方法一般适用于病情严重不宜行急诊胃镜检查者。高位小肠乃至右半结肠出血,如血在肠腔停留时间久亦可表现为黑粪,这种情况应先经胃镜检查排除上消化道出血后,再行下消化道出血的有关检查。

2. 出血量的估计 成人每日消化道出血 5～10 mL,隐血试验出现阳性,每日出血量 50～100 mL 可出现黑便。胃内积血在 250～300 mL 可引起呕血。一次出血量不超过 400 mL时,可由组织液及脾脏所储血液补充,不引起全身症状。出血量超过 400～500 mL 可出现全身症状,如头晕、心悸、乏力等。若短时间内出血量超过 1 000 mL,则可出现周围循环衰竭的临床表现。

急性大出血严重程度的估计最有价值的指标是血容量减少所导致周围循环衰竭的表现,同时,周围循环衰竭又是急性大出血导致死亡的直接原因。因此,对急性消化道大出血患者,应将对周围循环状态的有关检查放在首位,并据此作出相应的紧急处理。血压和心率是关键指标,需进行动态观察,综合其他相关指标加以判断。如果患者由平卧位改为坐位时出现血压下降(下降幅度大于 15～20 mmHg)、心率加快(上升幅度大于 10 次/分),已提示血容量明显不足,是紧急输血的指征。如收缩压低于 90 mmHg、心率大于 120 次/分,伴有面色苍白、四肢湿冷、烦躁不安或神志不清则已进入休克状态,属严重大量出血,需积极抢救。

3. 出血是否停止的判断 一次出血后,如果每天排便一次,约 3 d 后粪便色泽恢复正常。出现下列情况应认为有持续出血或再出血。① 反复呕血,血色较鲜红,黑便次数增多,粪质稀薄,色暗红色伴有肠鸣音亢进;② 经积极补充血容量,周围循环衰竭无明显好转或好转后又恶化;③ 红细胞计数、血红蛋白与血细胞比容继续下降,网织红细胞计数持续增高;④ 在补液与尿量足够的情况下,血尿素氮继续升高或再次增高。

4. 出血的病因或部位诊断 病史、症状与体征可作为出血病因的重要线索,但确诊出血的原因与部位需靠辅助检查。

(1) 临床及实验室检查 既往有慢性、周期性、节律性上腹痛,特别是在出血前疼痛加剧,出血后减轻或缓解,多提示出血来自消化性溃疡。过去有病毒性肝炎、血吸虫病或慢性酒精中毒病史,并有肝功能损害与门静脉高压的临床表现者,可能是食管胃底静脉曲张破裂出血或消化性溃疡及急性胃黏膜损害,应做进一步检查,以确定病因诊断。如患者有服用非甾体类抗炎药等损害胃黏膜的药物、酗酒史或应激状态者,出血可能为急性胃黏膜损害。此外,对中年以上的患者近期出现上腹痛,伴有厌食、消瘦者,应警惕胃癌的可能性。

(2) 胃镜检查 这是目前诊断上消化道出血病因的首选检查方法。胃镜多主张在出血后 24～48 h 内进行,称为急诊内镜检查。胃镜检查可在直视下顺序观察食管、胃、十二指肠球部直至降段,从而判断出血病变的部位、病因及出血情况,同时还可进行内镜下止血治疗,必要时还可活检进一步明确诊断。若出血量较大,可先插胃管抽吸胃内积血,并用生理盐水灌洗，以免积血影响观察效果。

（3）X线钡餐检查　目前多主张在出血停止和病情基本稳定数天后进行检查为宜。X线钡餐检查一般多为胃镜检查所代替，故该检查主要适用于患者有胃镜检查禁忌证或不愿接受胃镜检查者，但对胃镜不能到达的十二指肠降段以下部位的小肠病变，该检查则有特殊的诊断价值。

（4）其他检查　对于某些特殊情况，如患者处于上消化道持续严重大量出血的紧急状态，此时胃镜检查无法安全进行或因积血影响视野而无法判断出血灶，而患者又有手术禁忌证，此时可行选择性肠系膜动脉造影，以明确出血部位，并同时进行介入治疗。此外，选择性动脉造影、放射性核素^{99m}锝标记红细胞扫描主要适用于不明原因的小肠出血。

【治疗】

上消化道大量出血严重者可危及生命，应积极采取抢救措施抗休克及迅速补充血容量，以维持生命体征。

1. 一般急救措施

（1）休息　应绝对卧床休息，取平卧位，将下肢抬高。保持呼吸道通畅，避免呕血时血液吸入引起窒息。对于躁动不安的患者可给予地西泮 10 mg 肌内注射。肝硬化食管胃底静脉曲张破裂出血者，禁用吗啡、巴比妥类药物。

（2）饮食　食管胃底静脉曲张破裂出血或频繁呕血者需禁食，一般可给予易消化的流食或半流食。插胃管可帮助了解出血情况并可通过胃管给药止血及时吸出胃内容物，预防吸入性肺炎。

（3）严密观察病情　严密监测患者生命体征，如心率、血压、呼吸、尿量及神志变化；观察呕血与黑粪情况；定期复查血红蛋白浓度、红细胞计数、血细胞比容与血尿素氮；必要时行中心静脉压测定；对老年患者根据情况进行心电监护。

2. 积极补充血容量　积极补充血容量是纠正失血性休克的关键。应立即配血，尽快补充血容量。遇血源缺乏，可用右旋糖酐或其他血浆代用品暂时代替输血。必要时可行静脉切开。改善急性失血性周围循环衰竭的关键是要输足量全血。下列情况为急性输血指征：① 患者出现体位性晕厥、血压下降和心率加快；② 收缩压低于 90 mmHg；③ 血红蛋白低于 70 g/L 或血细胞比容低于 25%。输血量的掌握应视患者周围循环动力学及贫血改善情况而定，尿量可作为参考指标。由于库存血含氨量高，故肝硬化患者应输新鲜血以避免诱发肝性脑病。

3. 止血措施

（1）食管胃底静脉曲张破裂大出血的止血措施　患者此时往往出血量大、死亡率高，在治疗上用药介绍如下。

① 药物止血：血管加压素（vasopressin）为常用药物，作用机制是通过收缩内脏血管，减少门脉血流量，降低门静脉及侧支循环的压力，从而达到止血的目的。目前国内临床所用垂体后叶素含等量加压素与缩宫素。血管加压素的用量是 0.2 U/min 持续静脉滴注，视治疗反应可逐渐增加剂量至 0.4 U/min。但该剂量临床上常见的不良反应有腹痛、血压升高、心律失常、心绞痛，严重者可发生心肌梗死。目前主张同时使用硝酸甘油，不仅可以减少血管加压素引起的不良反应，而且还有协同降低门脉压的作用。用法为硝酸甘油静脉滴注或舌下含服，舌下含服的剂量为 0.6 mg，每 30 min 1 次。有冠心病者禁用血管加压素。

生长抑素（somatostatin）近年用于治疗食管胃底静脉曲张出血。该药物可明显减少内脏血流，同时可使奇静脉血流明显减少，而后者是食管静脉血流量的标志。目前用于临床的有14肽天然生长抑素和8肽生长抑素同类物奥曲肽(octreotide)。14肽用法为首剂250 μg静脉缓慢注射,继以250 μg/h持续静脉滴注。因14肽半衰期极短,故在静脉滴注过程中不能中断,若中断超过5 min,应重新注射首剂。奥曲肽半衰期较长,常用量为首剂100 μg静脉缓慢注射,继以25～50 μg/h持续静脉滴注。

② 气囊压迫止血:经口或鼻腔插入三腔二囊管,进入胃腔后先抽出胃内积血,然后向胃囊充气250 mL左右(囊内压50～70 mmHg),然后向外牵拉,外端用0.5～0.8 kg拉力持续牵引,以达到压迫胃底曲张静脉的目的。若仍出血不止,可向食管囊充气100 mL左右(囊内压为35～45 mmHg),压迫食管曲张静脉,一般均可获得满意的止血效果。该方法的缺点是患者痛苦大、并发症多(如吸入性肺炎、窒息、食管炎、食管黏膜坏死、心律失常等)。鉴于近年药物治疗和内镜治疗的进步,目前气囊压迫已不再作为首选的止血措施。其应用仅限于药物不能止血时作为暂时止血用,以赢得时间准备其他更有效的治疗措施。

③ 胃镜直视下止血:内镜直视下注射硬化剂至曲张的静脉或用皮圈套扎曲张静脉,或两种方法同时使用,均可有效地达到止血目的。并发症主要有局部溃疡、出血、穿孔、瘢痕狭窄等,注意操作及术后处理可使这些并发症减少。

④ 外科手术或经颈静脉肝内门体静脉分流术(TIPSS):急诊手术并发症较多、死亡率高,应尽量避免。但在大出血经上述治疗无效时唯有进行外科手术。有条件的单位可行TIPSS治疗,该法适用于准备做肝移植的患者。

食管胃底静脉曲张首次出血后,如不预防1年内再出血发生率约为60%,死亡率约为33%。专家的共识认为已有过食管胃底静脉曲张出血者应间歇性或长期治疗来降低再出血的危险性。可选手段有药物(普萘洛尔)、内镜套扎、外科手术或TIPSS;内镜套扎与普萘洛尔合用是最合理和有效的选择。

(2) 其他病因所致上消化道出血的止血措施 除食管胃底静脉曲张破裂出血之外的其他病因引起的上消化道出血,以消化性溃疡所致出血最常见,止血措施如下。

① 抑制胃酸分泌药:血小板聚集及血浆凝血功能所诱导的止血作用需在pH值大于6.0时才能有效发挥。因此,抑制胃酸分泌,提高胃内pH值在理论上有间接的止血作用。在临床上,对消化性溃疡和急性胃黏膜损害所引起的出血,常规给予抑酸药如H_2受体拮抗剂或质子泵抑制剂,后者作用优于前者。急性出血期静脉途径给药,如甲氰咪胍每次200～400 mg,每6 h 1次;雷尼替丁每次50 mg,每6 h 1次;法莫替丁每次20 mg,每12 h 1次;奥美拉唑每次40 mg,每12 h 1次,可静脉推注或静脉滴注。

② 内镜治疗:消化性溃疡出血约80%不经特殊处理可自行止血,其余部分患者则会持续出血或再出血。在行内镜检查时,如见有活动性出血或血管暴露的溃疡应进行内镜止血。方法包括激光、热探头、高频电灼、微波及注射疗法,可根据实际情况选用。

③ 手术治疗:不同原因所致的上消化道大量出血手术指征和手术方式各有不同,可参考有关章节。

④ 介入治疗:少数严重上消化道大量出血的患者,有时既无法进行内镜治疗,又不能耐受手术,此时可考虑在选择性肠系膜动脉造影找出出血部位的同时行血管栓塞治疗,若出血部位局限,有时可取得良好的止血效果。

【预后】

80%～85%的急性上消化道大量出血患者除支持疗法外,无需特殊治疗出血可在短期内自然停止。仅有15%～20%的患者持续出血或反复出血,因出血并发症而导致死亡。如何早期识别再出血及死亡危险性高的患者,并予加强监护和积极治疗,便成为急性上消化道大量出血护理的重点。

病例分析

患者，男性，35岁。因“上腹部疼痛3年，黑便5天，呕血2天”入院。3年来常有上腹部疼痛，为烧灼样痛，无放射痛，多于餐前出现，进食后可缓解，偶有夜间痛醒，伴反酸、嗳气，未系统诊治。5天前排黑便，呈间断性，不成形，每次量不多，未在意，2天前无明显诱因出现恶心、呕吐，呕吐物为咖啡渣样物，混有食物，量共约200 mL，无头晕、心悸及黑矇，今日再次出现呕咖啡渣样物，量约100 mL，无头晕、乏力、心悸，为进一步诊治入我院。既往史无肝炎病史。

体格检查：T 36.7 ℃，R 20次/分，P 96次/分，BP 115/75 mmHg。神志清楚，睑结膜无苍白，巩膜无黄染，未见肝掌及蜘蛛痣，锁骨上淋巴结未触及，双肺呼吸音清，未闻及啰音，心率96次/分，律齐，未闻及杂音，腹软，剑突下有压痛，无反跳痛及肌紧张，未触及包块，肝脾肋下未触及，无移动性浊音，肠鸣音3次/分，双下肢无水肿。

辅助检查：血常规示WBC 8.5×10^9/L，N 0.71，Hb 96 g/L，MCV 76.5 fL，MCH 25.2 pg，MCHC 300.6 g/L，PLT 260×10^9/L，便隐血试验(+)。肝功能、肾功能、血电解质及尿常规正常，HBsAg(−)。胃镜示十二指肠球部可见一椭圆形溃疡，直径约1.0 cm×1.5 cm，边缘光整，底部充满白色渗出物，周围黏膜充血、水肿，Hp试验阳性。腹部超声：肝、胆、脾、胰未见异常。

(1) 本病的临床诊断及诊断依据是什么？

(2) 需与哪些疾病相鉴别？

(3) 本病内科治疗措施有哪些？

（何有力）

第四篇

泌尿系统疾病

MI NIAO XI TONG JI BING

第四十章
总　　论

第一节　肾的解剖生理概要

泌尿系统由肾、输尿管、膀胱、尿道及血管神经组成，其主要功能是生成和排出尿液。肾对维持机体内环境起重要作用，如排泄机体的代谢产物、维持水、电解质和酸碱平衡并分泌多种激素。

1. 解剖　肾位于腹膜后脊柱两侧，左、右各一，形似蚕豆，长 10～12 cm、宽 5～6 cm、厚 3～4 cm，重 120～150 g。

肾单位是肾脏结构和功能的基本单位，每个肾脏约有 100 万个肾单位，每个肾单位包含一个肾小体和与之相连的肾小管，肾小体是肾小球和肾小囊组成的球状结构，具有滤过功能；肾小管则可分为近端肾小管、髓袢和远端肾小管三部分，具有重吸收和分泌功能。肾小球毛细血管内皮细胞、肾小球基底膜(GBM)和上皮细胞(也称足细胞)三者组成了肾小球滤过膜。滤过膜的三层结构间均有一定的孔隙，仅能允许一定分子量和分子直径的物质通过，构成了滤过膜的分子屏障；而内皮细胞和上皮细胞表面被覆唾液酸蛋白，GBM 的内、外疏松层富含硫酸类肝素，这些物质均带有负电荷，构成滤过膜的电荷屏障。

系膜由系膜细胞和系膜基质组成，位于肾小球毛细血管小叶的中央部分，具有支持和保护肾小球毛细血管袢、转运血浆大分子物质、调节肾小球滤过面积、参与肾小球免疫反应和炎症反应、产生多种细胞外基质等功能。肾小球旁器是位于入球小动脉、出球小动脉和远端肾小管区域的一个具有内分泌功能的特殊结构，主要由球旁细胞、致密斑和球外系膜细胞组成，与肾素的分泌和调节密切有关。肾间质充填于肾单位、集合管和血管之间的叶间组织，由间质细胞和细胞外基质组成，其间质细胞是产生促红细胞生成素、前列腺素的主要场所。

2. 生理功能　肾脏的主要生理功能是排泄代谢产物及调节水、电解质和酸碱平衡，维持机体内环境的稳定。

(1) 肾小球的滤过功能　肾小球滤过功能是机体排泄代谢产物的主要形式。如：蛋白质代谢后产生的含氮类物质(如尿素、肌酐等)多由肾小球滤过排出；某些药物、毒物、部分有机酸也经过肾小球滤过排出。影响肾小球滤过的主要因素是有效滤过压、滤过膜和肾血流量等，有效滤过压＝肾小球毛细血管压－(血浆胶体渗透压＋肾小囊内压)；肾小球滤过功能与其滤过面积和膜通透性有关，后者可以用允许通过物质的分子量来衡量，滤过膜对不同大小分子量的物质具有不同的滤过率称为肾小球选择性滤过作用；肾血流量的变化对肾小球滤过率(GFR)也有很大影响，一般而言，肾血流量和 GFR 在系统平均血压为 80～

180 mmHg时，保持相对恒定，此即肾血流量和GFR的自身调节作用。GFR是指单位时间内两侧肾脏生成的肾小球滤液，是反映肾小球滤过功能的重要指标。

(2) 肾小管的重吸收和分泌功能　肾小球每日滤过的原尿可达180 L，但正常人每日排出的尿量仅1 500 mL左右，原尿中99%以上的水和很多物质被肾小管重吸收。肾小球滤过的滤液流经肾小管各段时，100%的葡萄糖和氨基酸、90%的HCO_3^-和70%的Na^+、Cl^-、K^+被近端肾小管重吸收；99%的水和Ca^{2+}被肾小管重吸收；许多小分子蛋白质和多肽被近端肾小管吞饮后分解成氨基酸重吸收；肾小管在重吸收某些电解质的同时也分泌和排出H^+、可滴定酸和NH_4^+；机体代谢的许多有机物(如胆汁盐、尿酸盐、乙酰胆碱等)和某些外源性物质(如呋塞米、阿托品等)也主要经过近端肾小管分泌排泄。

(3) 肾脏的内分泌功能　肾脏的内分泌功能包括：① 分泌激素，如肾素-血管紧张素、前列腺素、激肽-缓激肽、促红细胞生成素、活性维生素D等；② 肾外激素的靶器官，如抗利尿激素、甲状旁腺激素、降钙素、胰高血糖素等；③ 某些激素的降解场所，如胰岛素、许多胃肠激素等。

第二节　泌尿系统疾病常见的临床表现

1. 水肿　水钠潴留引起细胞外液增加导致的水肿，是肾小球疾病常见的临床表现。可分为如下两种。

(1) 肾炎性水肿　见于各种肾小球肾炎，因肾小球滤过膜受损，致GFR下降，而肾小管损伤较轻，球-管失衡引起水钠潴留、尿少与水肿。因同时全身毛细血管通透性增加，故水肿为全身性，以头皮、眼睑等疏松组织处为主，常伴有高血压，重者可发生心力衰竭。

(2) 肾病性水肿　见于肾病综合征，主要机制是大量蛋白尿造成低蛋白血症，血浆胶体渗透压降低，水分滞留于组织间隙而产生水肿；此外，有效血容量减少导致醛固酮和抗利尿激素分泌增加，肾小管重吸收钠、水增加，进一步加剧少尿和水肿。近年来研究表明，部分肾病性水肿患者血容量正常或增加，提示某些原发于肾内的水钠潴留因素在肾病性水肿上起一定作用，这种作用与肾素-血管紧张素-醛固酮水平无关。该水肿以低体位处明显，可伴有体腔积液或血容量降低的表现。

2. 高血压　肾性高血压在成人中占高血压的5%～10%，在继发性高血压中占首位。按解剖可分为肾血管性和肾实质性两类，肾血管性高血压见于各种原因引起的单侧或双侧肾动脉主干及其分支狭窄，如血管炎、肾动脉硬化等；肾实质性高血压见于肾实质疾病，如各种肾小球肾炎、慢性肾盂肾炎等。按主要发生机制将肾性高血压分为以下两种。

(1) 容量依赖型高血压　肾实质疾病所致肾排钠障碍，水钠潴留于血管内，引起血容量增加，血压升高。主要见于急性肾小球肾炎和某些急性肾功能衰竭。

(2) 肾素依赖型高血压　肾素-血管紧张素-醛固酮活性增加，通过血管收缩效应和分泌醛固酮使血压升高，见于肾动脉狭窄、肾小动脉硬化等。

肾实质性高血压80%以上属容量依赖型，10%属肾素依赖型。有些患者两种因素同时存在，或兼有外周阻力增加等因素。

3. 肾绞痛与肾区钝痛　肾绞痛常呈发作性剧烈腰痛，疼痛可向外阴及大腿内侧放射，多为肾、输尿管结石嵌顿，或血块、坏死组织脱落堵塞输尿管引起，疼痛伴有血尿。肾区钝痛系肾包膜被牵拉引起，见于急、慢性肾盂肾炎和肾下垂与肾肿瘤。

4. 膀胱刺激征　其表现为尿频、尿急、尿痛和尿不尽感，伴下腹坠痛，多为下尿路炎症或结石、肿瘤、前列腺炎等引起。

5. 排尿异常

（1）尿量异常　正常人每日尿量为1 000～2 000 mL。若每日尿量超过2 500 mL，称为多尿；若少于400 mL，称为少尿；若少于100 mL，称为无尿。

少尿、无尿的原因可分为以下几种。

① 肾前性　见于各种原因如休克、失血、心力衰竭、脱水与肾静脉或动脉血栓、栓塞等引起的血容量不足、肾血流量减少、肾小球滤过率下降，均可导致少尿或无尿。

② 肾性　各种原发和继发的肾小球疾病、肾小管-间质疾病，发展至肾功能衰竭时均可引起少尿或无尿。

③ 肾后性　肾盂以下的尿路梗阻，如结石、肿瘤、前列腺增生及尿道狭窄等使尿液积滞于肾盂、肾小囊内压增加、肾间质压力增高，压迫肾实质使肾小球滤过率下降，最终导致少尿或无尿。

多尿分为肾源性和非肾源性两类。肾源性指各种肾实质疾病、肾小管浓缩功能受损引起的多尿，见于肾小球肾炎后期、慢性肾盂肾炎、急性肾功能衰竭多尿期及肾小管-间质疾病等；非肾源性是指血浆胶体渗透压过高及神经-精神因素引起的多尿，如甘露醇等高渗药物引起的溶质性利尿、垂体性尿崩症等。肾疾病引起的多尿早期常以夜尿多为主要表现。

（2）蛋白尿　尿蛋白持续超过150 mg/24 h称为蛋白尿；尿蛋白超过3.5 g/24 h称为大量蛋白尿。蛋白尿是肾脏疾病最常见的表现之一，也是肾损伤的一个重要标志。产生蛋白尿的原因很多，一般可分为以下四类。

① 生理性蛋白尿　常因高热、剧烈运动、急性疾病、直立体位等而发生的蛋白尿，是一种良性过程，一般不超过1 g/24 h。

② 肾小球性蛋白尿　肾小球滤过屏障受损，滤过膜孔径变大，电荷屏障作用减弱，血浆蛋白滤出超过肾小管重吸收能力，形成蛋白尿。当病变使滤过膜孔径异常增大或肾小球毛细血管壁严重破坏，使血管中各种分子量的蛋白质无选择性滤出时，称为非选择性蛋白尿；如病变仅使电荷屏障受损，则仅有白蛋白滤过增多，称为选择性蛋白尿。肾小球性蛋白尿以白蛋白为主，蛋白定量可多可少，见于原发性、继发性及某些遗传性肾小球疾病等。

③ 肾小管性蛋白尿　当肾小管-间质病变或重金属中毒时，肾小管对肾小球滤过的蛋白质重吸收障碍，导致小分子蛋白质如β_2微球蛋白、溶菌酶等从尿中排出。尿蛋白总量一般小于2 g/24 h，主要见于肾小管-间质疾病及慢性肾盂肾炎。

④ 溢出性蛋白尿　循环中某些低分子量的蛋白质异常增多，经肾小球滤出后超过肾小管重吸收能力而从尿中排出，见于多发性骨髓瘤、血管内溶血、严重挤压伤等。

（3）血尿　新鲜尿离心沉渣后每高倍镜视野红细胞超过3个，或1 h尿红细胞计数超过10万，或12 h尿红细胞计数超过50万，即称为镜下血尿。1 L尿中含1 mL血即可呈肉眼血尿。临床上常用两种方法来鉴别血尿的来源。① 新鲜尿沉渣相差显微镜检查。尿中主要为畸形红细胞则提示肾小球源性血尿。尿中红细胞均呈正常形态则提示非肾小球源性血尿。② 尿红细胞容积分布曲线。肾小球源性血尿呈非对称性曲线，且其红细胞平均容积呈小细胞性分布；非肾小球源性血尿呈对称性曲线；混合性血尿呈双峰。

引起血尿的原因绝大部分来自泌尿系统本身疾病，其他全身性疾病（如血液病、心血管疾病、结缔组织疾病等）和尿路邻近器官疾病（如急性阑尾炎、盆腔炎等）也可引起。

（4）管型尿　12 h尿沉渣计数超过5 000个透明管型或镜检时发现大量透明管型或出现其他管型时，即称为管型尿。管型尿并不一定代表肾脏有病变，但若有细胞管型或较多的颗粒管型与蛋白尿同时出现,则意义较大。一般认为,上皮细胞管型主要见于急性肾小管坏死;红细胞管型常见于急性肾小球肾炎;白细胞管型是活动性肾盂肾炎的特征;肾功能衰竭时可见宽而短的肾功能衰竭管型。

(5) 白细胞尿/脓尿　新鲜尿离心沉渣后每高倍镜视野白细胞超过5个,或1 h尿白细胞计数超过40万,或12 h尿白细胞计数超过100万,即称为白细胞尿。蜕变的白细胞又称为脓细胞,故白细胞尿也称为脓尿。常见于尿路感染、急性间质性肾炎等。

第三节　泌尿系统疾病的诊断和防治原则

肾脏疾病的诊断包括:① 病因诊断(原发性、继发性、遗传性);② 部位诊断(肾小球、肾小管、肾间质、肾血管);③ 病理诊断;④ 功能诊断。肾脏疾病依据其病因、发病机制、病变部位、病理诊断和功能诊断的不同选择不同的治疗方案,其治疗原则包括去除诱因、一般治疗、抑制免疫及炎症反应、防治并发症、延缓肾脏疾病进展和肾脏替代治疗。

第四十一章 肾小球疾病

第一节 概 述

肾小球疾病是一组以血尿、蛋白尿、水肿和高血压等为临床表现的疾病，其病因、发病机制、病理改变、病程和预后不尽相同，病变主要累及双肾肾小球。它可分为原发性、继发性和遗传性三类。原发性肾小球疾病占肾小球疾病中的大多数，在我国，它是引起慢性肾功能衰竭最主要的原因。本章重点介绍原发性肾小球疾病。

【分类】

1. 临床分型

(1) 急性肾小球肾炎。

(2) 急进性肾小球肾炎。

(3) 慢性肾小球肾炎。

(4) 无症状性血尿和(或)蛋白尿(隐匿性肾小球肾炎)。

(5) 肾病综合征。

2. 病理分型 依据世界卫生组织(WHO)1995 年制定的肾小球疾病的病理学分类标准，可分为如下几类。

(1) 轻微性肾小球病变。

(2) 局灶性节段性病变。

(3) 弥漫性肾小球肾炎。

① 膜性肾病。

② 增生性肾炎：主要包括系膜增生性肾小球肾炎、毛细血管内增生性肾小球肾炎、系膜毛细血管性肾小球肾炎、致密物沉积性肾小球肾炎、新月体性肾小球肾炎和坏死性肾小球肾炎。

③ 硬化性肾小球肾炎。

(4) 未分类的肾小球肾炎 肾小球疾病的临床表现和病理类型之间有一定联系，但无肯定的对应关系，同一病理类型可呈现多种不同临床表现，而相同的一种临床表现又可呈现多种病理类型。因此，肾活检是确定肾小球疾病的病理类型和病变程度的必需手段，而正确的病理诊断又必须与临床密切结合。

【发病机制】

肾小球疾病的发病机制目前尚未完全清楚，一般认为是免疫反应介导的炎症性疾病。

在肾小球疾病的慢性进展过程中非免疫、非炎症机制也发挥重要作用。遗传和自身免疫因素在肾小球疾病的发生和发展中的作用也引起了广泛重视。

1. 免疫反应 免疫反应包括体液免疫反应和细胞免疫反应。体液免疫反应在肾小球肾炎发病机制中的作用已被公认,细胞免疫反应在某些类型的肾小球肾炎发病机制中的作用也得到了许多学者的证实和肯定。

(1) 体液免疫反应 体液免疫反应是指由循环免疫复合物(CIC)沉积和原位免疫复合物(IC)的形成而激活机体的一系列的炎症反应所导致的肾损伤。

① 循环免疫复合物沉积:某些外源性抗原或内源性抗原可刺激机体产生相应抗体,在血液循环中形成CIC,在某些情况下(如单核-巨噬细胞系统功能低下、肾小球系膜细胞清除功能减弱、补体成分或功能的缺陷等),免疫复合物易沉积在肾小球而致病。免疫复合物主要在肾小球系膜区和内皮下沉积。

② 原位免疫复合物形成:血液循环中游离抗体(或抗原)与肾小球固有抗原(如肾小球基底膜抗原或脏层上皮细胞糖蛋白等)或已种植于肾小球的外源性抗原(或抗体)相结合,在肾脏局部形成IC,并导致肾炎。

(2) 细胞免疫反应 微小病变型肾病时肾小球内无IC证据,但研究显示患者淋巴细胞在体外培养可释放血管通透性因子。急进性肾小球肾炎早期肾小球内常可发现较多的单核细胞。

近年来有肾小球肾炎动物模型提供了细胞免疫证据,故细胞免疫在某些类型肾小球肾炎发病机制中的重要作用得到认可。但细胞免疫可否直接诱发肾小球肾炎,长期以来一直未得到肯定回答,其主要原因有:① 缺乏为大家公认的应用致敏的T细胞传输诱发的肾小球肾炎模型;② 用单克隆抗体检查人类多数不同类型肾小球肾炎的肾小球,往往不能发现或仅有数量甚微的一过性的T淋巴细胞。

2. 炎症反应 临床及实验研究显示始发的免疫反应需引起炎症反应,才能导致肾小球损伤及其临床症状。炎症介导系统可分成炎症细胞和炎症介质两大类,炎症细胞可产生炎症介质,炎症介质又可趋化、激活炎症细胞,各种炎症介质间又相互促进或制约,形成一个十分复杂的网络关系。

(1) 炎症细胞 主要有单核-巨噬细胞、中性粒细胞、嗜酸性粒细胞及血小板等。近年来,人们进一步认识到肾小球固有细胞(如系膜细胞、内皮细胞和上皮细胞等)具有多种免疫球蛋白和炎症介质受体,能分泌多种炎症介质和细胞外基质,在肾小球疾病发生、发展中具有重要意义。

(2) 炎症介质 免疫反应激活炎症细胞,使之释放炎症介质和细胞因子而造成肾脏损伤。引起肾组织损伤所涉及的介质种类繁多,作用重叠。如补体、纤溶因子、慢反应物质、血管活性胺、生物活性肽、生物活性酯类、血小板活性因子(PAF)、中性蛋白酶、活性氧、活性一氧化氮(NO)、白细胞介素(IL)、前列腺素 (prostaglandins,PG) 类(如 PGE_2、PGI_2、血栓素A_2等)等。

3. 非免疫因素 在肾小球疾病慢性进行性的发展过程中,非免疫因素如高血压特别是肾内毛细血管高血压、大量蛋白尿、高脂血症等发挥着重要作用。肾内毛细血管高血压是引起肾缺血和肾小球硬化的主要原因,而大量蛋白尿能促进肾小管-间质纤维化过程,高脂血症是诱发和加重肾小球损伤的重要原因。

第二节 急性肾小球肾炎

急性肾小球肾炎简称急性肾炎，是以急性肾炎综合征为主要临床表现的一组疾病。其特点为急性起病，患者出现血尿、蛋白尿、水肿和高血压，并可伴有一过性氮质血症。多见于链球菌感染后，而其他细菌、病毒及寄生虫感染也可引起。本节主要介绍链球菌感染后引起的急性肾小球肾炎。

【病因和发病机制】

本病常因β-溶血性链球菌“致肾炎菌株”(常见为A组12型等)感染所致，常见于上呼吸道感染、猩红热、皮肤感染等链球菌感染后。感染的严重程度与急性肾炎的发生和病变轻重并不完全一致。本病主要是链球菌胞壁上的M蛋白的某些成分所引起的免疫反应导致的肾损伤。其发病机制如下：① 免疫复合物沉积于肾脏；② 抗原原位种植于肾脏；③ 改变肾脏正常抗原，诱发自身免疫反应。

【临床表现和实验室检查】

急性肾炎多见于儿童，男性多于女性。通常于前驱感染后1～3周(平均在10 d左右)起病。典型者具有以下表现。

(1) 尿异常　几乎全部患者均有肾小球源性血尿，约40%患者可有肉眼血尿，常为起病首发症状和患者就诊原因。可伴有轻、中度蛋白尿，少数患者(小于20%患者)可呈大量蛋白尿。尿沉渣除红细胞外，早期尚可见白细胞和上皮细胞异常增多，并可有颗粒管型和红细胞管型等。

(2) 水肿　90%以上患者均有水肿，常为就诊的主要原因，典型表现为晨起眼睑水肿或伴有下肢轻度凹陷性水肿，少数严重者可波及全身。

(3) 高血压　约75%患者出现一过性的轻、中度高血压，常与其水、钠潴留有关，利尿后血压可逐渐恢复正常。少数患者可出现严重高血压，甚至高血压脑病。

(4) 肾功能异常　部分患者起病早期可因肾小球滤过率下降，水、钠潴留而尿量减少，也可出现一过性氮质血症。多于1～2周后尿量渐增，肾功能恢复正常。仅有极少数患者可表现为急性肾功能衰竭。

(5) 免疫学检查异常　早期血清C3及总补体下降，8周内渐恢复正常，对诊断本病意义很大。抗链球菌溶血素“O”(ASO)滴度可升高，提示近期内曾有过链球菌感染。部分患者起病早期循环免疫复合物(CIC)及血清冷球蛋白可呈阳性。

【诊断和鉴别诊断】

链球菌感染后1～3周发生血尿、蛋白尿、水肿和高血压，甚至少尿及氮质血症等典型临床表现，伴血清C3的典型动态变化即可作出临床诊断。若起病2～3个月病情无明显好转，应及时做肾活检，以明确诊断。

1. 以急性肾炎综合征起病的肾小球疾病

(1) 其他病原体感染后急性肾炎　许多细菌、病毒及寄生虫感染均可引起急性肾炎。目前较常见于多种病毒(如EB病毒、流感病毒等)感染极期或感染后3～5 d，一般临床表现较轻，常不伴血清补体降低，少有水肿和高血压，肾功能一般正常。

(2) 系膜增生性肾小球肾炎(IgA肾病及非IgA系膜增生性肾小球肾炎)　患者血清C3正常，病情无自愈倾向。IgA肾病潜伏期短，可在感染后数小时至数日内出现肉眼血尿，且反复发作，部分患者血清IgA升高。

2. 急进性肾小球肾炎 临床表现及发病过程与急性肾炎相似,但临床症状重,多以早期出现少尿、无尿、肾功能急剧恶化为特征。确诊有困难时,应及时做肾活检明确诊断。

3. 全身性疾病所致肾脏损害 系统性红斑狼疮肾炎、过敏性紫癜肾炎、系统性血管炎等均可呈现肾脏损害,类似急性肾炎综合征,可根据其他系统的各典型临床表现和实验室检查来鉴别诊断。

【治疗】

本病治疗以休息和对症治疗为主。急性肾功能衰竭病例应给予透析,待其自然恢复。本病为自限性疾病,不宜应用糖皮质激素及细胞毒药物。

(1) 一般治疗 急性期应卧床休息2～3周,待肉眼血尿消失、水肿消退及血压恢复正常后可逐步增加活动量。急性期应予低盐(每日3 g以下)饮食。肾功能正常者不需限制蛋白质摄入量,但氮质血症时应限制蛋白质摄入,并以优质动物蛋白为主。明显少尿者应限制液体入量。

(2) 治疗感染灶 以往主张起病初注射青霉素10～14 d(过敏者可用大环内酯类抗生素),但其必要性现有争议。反复发作的慢性扁桃体炎,待病情稳定后(尿蛋白少于+,尿沉渣红细胞少于10个/HP)可考虑做扁桃体摘除,术前、术后两周需注射青霉素。

(3) 对症治疗 包括利尿消肿、降血压、预防心脑并发症的发生。休息、低盐饮食和利尿后高血压控制仍不满意时,可加用降压药物(参见本章第三节)。

(4) 透析治疗 少数发生急性肾功能衰竭而有透析指征的患者,应及时给予透析治疗以帮助患者渡过急性期。由于本病具有自愈倾向,肾功能多可逐渐恢复,一般不需要长期维持透析。

(5) 中医药治疗 急性肾小球肾炎属中医中所讲的"风水",多由感受风寒、风热及湿邪所致。因此中医治疗往往采用祛风利水、清热解毒、凉血止血等治疗法则,常用方剂有越婢加术汤、麻黄连翘赤小豆汤等。

【预后】

本病急性期预后良好,尤其是儿童。绝大部分患者于2～4周内出现利尿消肿、肉眼血尿消失、血压恢复正常。少部分患者轻度镜下血尿和微量白蛋白尿可迁延6～12个月才消失。血清补体水平也在4～8周内恢复正常。

影响预后的因素:① 年龄,成人较儿童预后差,尤其是老年人;② 散发者较流行者预后差;③ 持续大量蛋白尿、高血压和(或)肾功能损害者预后差;④ 肾组织增生病变重,有广泛新月体形成的患者预后差。

第三节 慢性肾小球肾炎

慢性肾小球肾炎简称慢性肾炎,是指以蛋白尿、血尿、高血压、水肿为基本临床表现,起病方式各有不同,病情迁延,缓慢进展,可有不同程度的肾功能减退,最终发展为慢性肾功能衰竭的一组肾小球疾病。由于本组疾病的病理类型及病期不同,主要临床表现可各不相同,疾病表现呈多样化。

【病因和发病机制】

仅有少数慢性肾炎是由急性肾炎发展所致,绝大多数慢性肾炎的确切病因不清,起病即为慢性。其发病机制主要与原发病的免疫损伤有关。此外,其慢性化进程还与高血压、大量蛋白尿、高脂血症等非免疫因素有关。

【临床表现】

慢性肾炎可发生于任何年龄，但以青、中年为主，男性多见。多数起病缓慢、隐匿。临床表现呈多样性，蛋白尿、血尿、高血压、水肿为其基本临床表现，可有不同程度的肾功能减退，最终发展为慢性肾功能衰竭。

早期患者可有乏力、疲倦、腰部疼痛、食欲减退；水肿可有可无，一般不严重；血压可正常或轻度升高，部分患者以血压(特别是舒张压)持续性中等以上程度升高为突出表现，甚至出现高血压脑病和高血压心脏病，此时患者多有眼底出血、渗出，甚至视乳头水肿。部分患者可呈急性发作，多因感染、劳累、用肾毒性药物后病情急骤恶化等所致，可出现明显的高血压、水肿和肾功能急剧恶化。晚期则主要表现为终末期肾功能衰竭——尿毒症样症状。

【实验室检查】

尿液检查多有程度不等的蛋白尿和(或)血尿，部分患者蛋白尿大于3.5 g/24 h，可见管型。多数患者早期血常规正常或轻度贫血，白细胞多正常。

此病患者肾功能正常或轻度受损，随着病情的进展，逐渐出现尿浓缩功能减退、内生肌酐清除率下降、血肌酐和尿素氮明显升高。

B超检查：早期肾脏大小正常，晚期出现对称性缩小，肾皮质变薄。

【诊断与鉴别诊断】

凡临床表现为蛋白尿、血尿、水肿及高血压，病情反复迁延，病史达一年以上均应考虑本病，在除外继发性肾小球肾炎及遗传性肾小球肾炎后，临床上可诊断为慢性肾炎。

慢性肾炎应与下列疾病相鉴别。

(1) 原发性高血压肾损害　多见于中、老年患者，先有较长期的高血压史，然后再出现肾损害，肾小管功能损伤(如尿浓缩功能减退、夜尿增多等)早于肾小球功能损伤，尿改变轻，常有高血压的其他靶器官(心、脑)并发症。

(2) 慢性肾盂肾炎　多有反复发作的泌尿系统感染史，尿细菌学检查呈阳性，B超检查或静脉肾盂造影示双侧肾脏不对称缩小则更有诊断价值。

(3) 急性肾炎　常于感染后1～3周发病，多无贫血、低蛋白血症，C3动态变化明显，常有自愈倾向。

【治疗】

慢性肾炎的治疗应以防止或延缓肾功能进行性恶化、改善或缓解临床症状及防治严重合并症为主要目的，而不以消除尿红细胞或轻微尿蛋白为目标。

(1) 低蛋白饮食和必需氨基酸治疗　根据肾功能的状况给予优质蛋白质饮食(每日0.6～1.0 g/kg)，同时控制饮食中磷的摄入。在进食低蛋白饮食时，适当增加碳水化合物的摄入以满足机体生理代谢所需要的热量，防止负氮平衡。在低蛋白饮食2周后可使用必需氨基酸或α-酮酸(每日0.1～0.2 g/kg)。极低蛋白饮食者(每日0.3 g/kg)，应适当增加必需氨基酸或α-酮酸的摄入(8～12 g/d)。

(2) 控制高血压　高血压，尤其是肾小球毛细血管高压是加速肾功能恶化的重要因素，积极控制高血压是延缓肾脏疾病进展的重要措施。治疗原则如下。① 控制血压在靶目标值：尿蛋白≥1 g/d，血压控制＜125/75 mmHg；尿蛋白＜1 g/d，血压控制＜130/80 mmHg。② 尽量选用具有肾脏保护作用的降血压药物，如血管紧张素转化酶抑制剂(ACEI)和血管紧张素受体拮抗剂(ARB)等。

一般多选用ACEI(如贝那普利10～20 mg,每日1次)、ARB(氯沙坦50～100 mg,每日1次)或钙通道阻滞剂(如氨氯地平5～10 mg,每日1次)。大量研究已证实ACEI除可降低系统高血压,还具有降低肾小球毛细血管压、改善肾小球滤过膜通透性、减少尿蛋白、降低细胞外基质的蓄积从而发挥良好的保护肾功能的作用。ARB也具有类似ACEI的效果。但应用ACEI和ARB时应注意防治高血钾,血肌酐＞265 μmol/L的非透析患者慎用。对于水肿明显的患者可选用噻嗪类利尿剂(如氢氯噻嗪12.5～25 mg,每日1～2次),但肾功能差(GFR＜30 mL/min)时应改用袢利尿剂(如呋塞米),同时限盐(＜3 g/d)。其他降压药物如β-受体阻滞剂、血管扩张剂等亦可使用。肾性高血压一般常需多种降压药联合应用。

(3) 抗凝和血小板解聚药　如双嘧达莫、阿司匹林等。对有明确或易发生高凝状态的某些病理类型如膜性肾病、系膜毛细血管性肾小球肾炎可长期使用此类药物。

(4) 避免加重肾脏损害的因素　感染、劳累、妊娠及肾毒性药物(如氨基糖苷类抗生素、含马兜铃酸的中药等)均可能损伤肾脏,导致肾功能恶化,应予以避免。

【预后】

慢性肾炎是持续进行性发展的肾脏疾病,最终发展至终末期肾功能衰竭——尿毒症。其发展的速度主要取决于肾脏病理类型、延缓肾功能进展的措施及防止各种危险因素。

第四节　肾病综合征

肾病综合征是以:① 尿蛋白大于3.5 g/d;② 低白蛋白血症(＜30 g/L);③ 水肿;④ 高脂血症为基本特征的临床综合征。其中①、②两项为诊断的必备条件。

【病因和发病机制】

引起本综合征的病因较多,可分为原发性肾病综合征和继发性肾病综合征两大类。

(1) 原发性肾病综合征　这指原发于肾本身的疾病所引起,包括急性、急进性和慢性肾小球肾炎和原发性肾小球肾病或病理诊断中的微小病变型、膜性肾病、局灶节段性肾小球硬化、系膜毛细血管性肾炎和系膜增生性肾炎。

(2) 继发性肾病综合征　常继发于系统性红斑狼疮、过敏性紫癜性肾炎、糖尿病肾病及肾淀粉样变性、多发性骨髓瘤、淋巴瘤、药物中毒、先天性或遗传性肾病等。

【病理生理及临床表现】

(1) 大量蛋白尿　由于肾小球滤过屏障受损,尤其是电荷屏障受损时,肾小球滤过膜对血浆蛋白的通透性增加,当原尿中蛋白质含量超过近曲小管重吸收能力时,形成蛋白尿。此外,高血压、高蛋白饮食或大量输注血浆蛋白等均可增加肾小球内压力并导致高灌注、高滤过,加重尿蛋白的排出。大量蛋白尿是导致肾病综合征各种表现的基础。

(2) 低白蛋白血症　大量白蛋白从尿中丢失,加之蛋白质在肾小管分解增加,当肝脏白蛋白合成增加不足以克服丢失和分解时,则出现低白蛋白血症。此外,因胃肠道黏膜水肿导致饮食减退、蛋白质摄入不足、吸收不良或丢失,也是加重低白蛋白血症的原因。

(3) 水肿　低白蛋白血症、血浆胶体渗透压下降,使水分从血管腔内进入组织间隙,是造成肾病综合征水肿的基本原因。此外某些原发于肾内导致钠、水潴留的因素在水肿发生机制中也起一定作用。

(4) 高脂血症　由于肝脏合成脂蛋白增加、外周利用及分解脂蛋白减少,血中胆固醇、甘油三酯、LDL、VLDL增高。

【并发症】

(1) 感染　感染与尿中免疫蛋白大量丢失、营养不良、免疫功能紊乱、激素和细胞毒药物使用有关。感染的常见部位有呼吸道、泌尿道、皮肤。

(2) 血栓、栓塞并发症　尿中丢失大量抗凝物质、血液浓缩及高脂血症等造成血液黏稠度增加。血小板功能亢进、应用利尿剂和糖皮质激素等均进一步加重高凝状态。因此,易发生血栓、栓塞并发症,其中以肾静脉血栓最为常见。

(3) 急性肾功能衰竭　有效血容量不足而致肾血流量下降,诱发肾前性氮质血症,经扩容、利尿后可得到恢复。少数病例可出现急性肾功能衰竭,其机制可能与肾间质高度水肿压迫肾小管和大量管型堵塞肾小管有关,表现为少尿甚或无尿,扩容利尿无效。肾活检病理检查显示,肾小球病变轻微,间质重度水肿,肾小管正常或少数细胞变性坏死。

(4) 蛋白质及脂肪代谢紊乱　长期低蛋白血症可导致营养不良、小儿生长发育迟缓;免疫球蛋白减少造成机体免疫力低下、易致感染;金属结合蛋白丢失可使微量元素缺乏;内分泌素结合蛋白不足可诱发内分泌紊乱。高脂血症增加血液黏稠度,促进血栓、栓塞并发症的发生,还将增加心血管系统并发症,并可促进肾小球硬化和肾小管-间质病变的发生,促进肾脏病变的慢性进展。

【诊断和鉴别诊断】

1. 诊断

(1) 临床诊断　① 尿蛋白大于3.5 g/d;② 低白蛋白血症(<30 g/L);③ 水肿;④ 高脂血症。其中①、② 两项为诊断的必备条件。

(2) 病因诊断　必须排除继发性和遗传性疾病才能诊断为原发性肾病综合征。

(3) 病理诊断　肾活检可作出诊断。

2. 鉴别诊断

(1) 过敏性紫癜肾炎　好发于青少年,有典型的皮肤紫癜,可伴关节痛、腹痛及黑便,多在皮疹出现后1～4周左右出现血尿和(或)蛋白尿,典型皮疹有助于鉴别诊断。

(2) 系统性红斑狼疮肾炎　好发于中、青年女性,依据多系统受损的临床表现和免疫学检查可检出多种自身抗体,一般不难明确诊断。

(3) 糖尿病肾病　好发于中老年患者,常见于病程10年以上的糖尿病患者。早期可发现尿微量白蛋白排出增加,以后逐渐发展成大量蛋白尿。糖尿病病史及特征性眼底改变有助于鉴别诊断。

(4) 肾淀粉样变性　好发于中老年患者,肾淀粉样变性是全身多器官受累的一部分。原发性淀粉样变性主要累及心、肾、消化道(包括舌)、皮肤和神经等;继发性淀粉样变性常继发于慢性化脓性感染、结核、恶性肿瘤等疾病,主要累及肾脏、肝和脾等器官。肾受累时体积增大,肾淀粉样变性常需肾活检确诊。

(5) 其他　严重右心衰竭、缩窄性心包炎、多发性骨髓瘤等均可引起肾病综合征。

【治疗】

1. 一般治疗　凡有严重水肿、低白蛋白血症者需卧床休息。水肿消失、一般情况好转后,可起床活动。

给予正常量0.8～1.0 g/(kg·d)的优质蛋白(富含必需氨基酸的动物蛋白)饮食。热量要保证充分,每日每千克体重不应少于126～147 kJ(30～35 kcal)。尽管患者丢失大量尿蛋白,但由于高蛋白饮食增加肾小球的高滤过,可加重蛋白尿并促进肾脏病变进展,故目前一般不再主张应用。

水肿时应低盐(1～3 g/d)饮食。为减轻高脂血症,应少进富含饱和脂肪酸(动物油脂)的饮食,而多吃富含多聚不饱和脂肪酸(如植物油、鱼油等)及富含可溶性纤维(如燕麦、米糠、豆类等)的饮食。

2. 对症治疗

(1) 利尿消肿。

① 噻嗪类利尿剂:氢氯噻嗪 25 mg,每日 3 次。

② 潴钾利尿剂:氨苯蝶啶 50 mg,每日 3 次,或螺内酯 20～40 mg,每日 3 次。

③ 袢利尿剂:呋塞米 20～120 mg/d,或布美他尼 1～5 mg/d,分次口服或静脉注射。用此类药物须注意定期复查血电解质。

④ 渗透性利尿剂:通过一过性提高血浆胶体渗透压,可使组织中水分回吸收入血。此外,它们又经过肾小球滤过,造成肾小管内液的高渗状态,减少钠、水的重吸收而利尿。常用不含钠的右旋糖酐 40(低分子右旋糖酐)或淀粉代血浆(706 代血浆),250～500 mL 静脉点滴,隔日 1 次。随后加用袢利尿剂可增强利尿效果。但对少尿(尿量＜400 mL/d)患者应慎用此类药物,因其易与肾小管分泌的 Tamm-Horsfall 蛋白和肾小球滤过的白蛋白一起形成管型,阻塞肾小管,并由于其高渗作用导致肾小管上皮细胞变性、坏死,诱发"渗透性肾病",导致急性肾功能衰竭。

⑤ 提高血浆胶体渗透压:血浆或白蛋白等静脉输注均可提高血浆胶体渗透压,促进组织中水分回吸收并利尿,如用呋塞米 60～120 mg 加于葡萄糖溶液中缓慢静脉滴注,有时能获得良好的利尿效果。但由于输入的蛋白质均将于 24～48 h 内由尿中排出,可引起肾小球高滤过及肾小管高代谢造成肾小球脏层及肾小管上皮细胞损伤、促进肾间质纤维化,轻者影响糖皮质激素疗效,延迟疾病缓解,重者可损害肾功能。故应严格掌握适应证,对严重低蛋白血症、高度水肿而又少尿患者,在必须利尿的情况下方可考虑使用,但也要避免过频过多。心力衰竭患者应慎用。

(2) 减少尿蛋白　持续性大量蛋白尿本身可导致肾小球高滤过、加重肾小管-间质损伤、促进肾小球硬化,是影响肾小球病预后的重要因素。已证实减少尿蛋白可以有效延缓肾功能的恶化。

血管紧张素转换酶抑制剂(ACEI)或血管紧张素Ⅱ受体拮抗剂(ARB),除可有效控制高血压外,均可通过降低肾小球内压和直接影响肾小球基底膜对大分子的通透性,有不依赖于降低全身血压而减少尿蛋白的作用。

3. 主要治疗——抑制免疫与炎症反应

(1) 糖皮质激素(简称激素)　其使用原则和方案一般如下:① 起始足量,常用药物为泼尼松 1 mg/(kg·d),口服 8 周,必要时可延长至 12 周;② 缓慢减药,足量治疗后每 2～3 周减少原用量的 10%,当减至 20 mg/d 左右时症状易反复,应更加缓慢减量;③ 长期维持,最后以最小有效剂量(10 mg/d)再维持半年左右。激素可采取全日量顿服或在维持用药期间两日量隔日一次顿服,以减轻激素的副作用。水肿严重、有肝功能损害或泼尼松疗效不佳时,可更换为甲泼尼龙(等剂量)口服或静脉滴注。

根据患者对糖皮质激素的治疗反应,可将其分为激素敏感型(用药 8～12 周内肾病综合征缓解)、激素依赖型(激素减药到一定程度即复发)和激素抵抗型(激素治疗无效)三类。

长期应用激素的患者可出现感染、药物性糖尿病、消化道出血、骨质疏松等副作用,少数病例还可能发生股骨头无菌性缺血性坏死。

(2) 细胞毒药物 用于激素依赖型或激素抵抗型的患者，协同激素治疗。若无激素禁忌证，一般不作为首选或单独治疗用药。

① 环磷酰胺：剂量为 2 mg/(kg·d)，分 1～2 次口服；或 200 mg，隔日静脉注射。累积量达 6～8 g 后停药。主要副作用为骨髓抑制、中毒性肝损害、性腺抑制、脱发、胃肠道反应及出血性膀胱炎。

② 盐酸氮芥：此为最早用于治疗肾病综合征的药物，治疗效果较佳。因可引起注射部位血管炎或局部组织坏死及严重的胃肠道反应和甚强的骨髓抑制作用，目前临床上较少应用。

③ 其他：苯丁酸氮芥、硫唑嘌呤等因疗效较弱而少用。

(3) 环孢素 选择性抑制 T 辅助细胞及 T 细胞毒效应细胞。主要用于激素及细胞毒药物无效的难治性肾病综合征。起始剂量为 3～5 mg/(kg·d)，服药期间需监测并维持其血浓度谷值为 100～200 ng/mL。服药 2～3 个月后缓慢减量，疗程为半年至一年。副作用有肝肾毒性、高血压、高尿酸血症、多毛及牙龈增生等。但停药后易复发。

(4) 麦考酚吗乙酯(MMF) 此药可选择性抑制 T、B 淋巴细胞增殖。主要用于激素及细胞毒药物无效的难治性肾病综合征。常用量为 1.5～2 g/d，3～6 个月后渐减量，维持 1～1.5 年。其不良反应相对少。

(5) 中医药治疗 雷公藤总苷 10～20 mg，每日 3 次口服，有降低尿蛋白的作用，可配合激素应用。国内研究显示该药具有抑制免疫反应、抑制肾小球系膜细胞增生的作用，并能改善肾小球滤过膜通透性。主要副作用为性腺抑制、肝功能损害及外周血白细胞减少等。

4. 并发症防治

(1) 感染 通常在激素治疗时无需应用抗生素预防感染，否则不但达不到预防目的，反而可能诱发二重感染。一旦发现感染，应及时选用对致病菌敏感、强效且无肾毒性的抗生素积极治疗，有明确感染灶者应尽快去除。严重感染已难控制时应考虑减少或停用激素，但需视患者具体情况决定。

(2) 血栓及栓塞 一般认为，当血浆白蛋白低于 20 g/L 时，提示存在高凝状态，即应开始预防性抗凝治疗。可给予肝素 1875～3750 U 皮下注射，每 6 h 1 次(或可选用低分子肝素)，维持试管法凝血时间于正常一倍；也可服用华法林，维持凝血酶原时间国际标准化比值(INR)于 1.5～2.5。抗凝同时可辅以抗血小板药，如双嘧达莫 300～400 mg/d，分 3～4 次口服，或阿司匹林 40～300 mg/d 口服。对已发生血栓、栓塞者应尽早(6 h 内效果最佳，但 3 d 内仍可能有效)给予尿激酶或链激酶全身或局部溶栓，同时配合抗凝治疗，抗凝药一般应持续应用半年以上。抗凝及溶栓治疗时均应避免药物过量导致出血。

(3) 急性肾功能衰竭 本病并发急性肾功能衰竭若处理不当可危及生命，应及时给予正确处理，可采取以下措施：① 袢利尿剂，对袢利尿剂仍有效者应予以较大剂量，以冲刷阻塞的肾小管管型；② 血液透析，利尿无效，并已达到透析指征者，可行血液透析；③ 原发病治疗；④ 碱化尿液，可口服碳酸氢钠以碱化尿液。

(4) 脂肪代谢紊乱 血脂增高者可使用降血脂药物。降血脂药物可选择降胆固醇为主的羟甲戊二酸单酰辅酶 A 还原酶抑制剂，如洛伐他汀等他汀类药物、降甘油三酯为主的氯贝丁酯类药物(非诺贝特)等。

【预后】

影响肾病综合征预后的因素如下。① 病理类型：微小病变肾病和轻度系膜增生性肾小球肾炎预后较好，系膜毛细血管性肾炎、局灶性节段性肾小球硬化及重度系膜增生肾小球肾炎预后差;早期膜性肾病也有一定的缓解率,晚期则难以缓解。② 临床表现:大量蛋白尿、严重高血压及肾功能损害者预后差。③ 激素治疗效果:激素敏感者预后相对较好,激素抵抗者预后差。④ 并发症:反复感染导致肾病综合征经常复发者预后差。

第五节　隐匿性肾小球肾炎

隐匿性肾小球肾炎,也称无症状性血尿和(或)蛋白尿,指无水肿、高血压及肾功能损害,而仅表现为肾小球源性血尿和(或)蛋白尿的一组肾小球疾病。

【临床表现】

临床上多无症状,常因突发肉眼血尿或体检尿异常而发现;无水肿、高血压和肾功能损害。

部分患者可于高热或剧烈运动后出现一过性血尿,短时间内消失。反复发作的单纯性血尿,尤其是和上呼吸道感染密切相关者应注意 IgA 肾炎的可能。

【实验室检查】

尿液分析可有镜下血尿和(或)蛋白尿(尿蛋白大于 0.5 g/24 h,但常小于 2.0 g/24 h,以白蛋白为主);免疫学检查抗核抗体、抗双链 DNA 抗体、免疫球蛋白、补体等均正常。部分 IgA 肾病患者可有血 IgA 的升高;肾功能检查血肌酐、尿素氮等检查正常;影像学检查如 B 超、静脉肾盂造影、CT 或 MRI 等检查常无异常发现。

肾活检对于无症状性血尿和(或)蛋白尿的诊断非常重要。但是,即使做肾活检仍有 5%～15%的患者不能作出诊断。因此,对于这一类的患者,不必做肾活检。如果追踪过程中发现血尿加重和(或)肾功能恶化,应尽快做肾活检以明确诊断。

【诊断及鉴别诊断】

凡既往无急、慢性肾炎病史,表现为血尿或(和)蛋白尿,临床无水肿、高血压及肾功能损害应考虑本病,但应排除生理性血尿和蛋白尿及其他原发性或继发性肾小球疾病。

隐匿性肾小球肾炎应与以下疾病相鉴别。

(1) 生理性蛋白尿　多有明确的诱因(如寒冷、发热、剧烈运动等),尿蛋白程度轻,且为一过性,去除诱因后尿蛋白即消失。体位性蛋白尿多见于青少年,直立时出现,卧位后消失。

(2) 继发性肾小球疾病　如狼疮性肾炎、过敏性紫癜肾炎、乙肝相关性肾炎,根据系统表现、实验室检查和肾活检,鉴别诊断不难。

(3) 非肾小球源性血尿　如结石、肿瘤、感染等,根据病史、临床表现和影像学检查可进行鉴别。

【治疗】

在未明确病因前无需特殊治疗。但应注意避免感染、劳累及肾毒性药物,对患者应定期临床观察和追踪。

【预后】

本病可长期迁延或间歇性发作,少数患者可以自愈。大多数患者肾功能长期稳定,少数患者可有病情加重,出现肾功能损害,转变成慢性肾小球肾炎。

第六节 IgA 肾病

IgA 肾病(IgA nephropathy)是指肾小球系膜区以 IgA 或 IgA 沉积为主的原发性肾小球病。IgA 肾病是肾小球源性血尿最常见的病因，是亚太地区(如中国、日本、东南亚和澳大利亚等)最常见的肾小球疾病，占肾活检的 30%～40%。

【发病机制】

IgA 肾病的发病机制目前尚不完全清楚，一般认为 IgA 肾病是免疫复合物疾病。由于 IgA 肾病常在呼吸道或消化道感染后发病，肾脏系膜区沉积 IgA 为 IgA1，提示 IgA 病与黏膜免疫有关。近年的研究证实，IgA 肾病患者血清中 IgA1 的铰链区糖基化缺乏，造成单核-巨噬细胞系统和肝脏清除 IgA1 障碍，致使 IgA1 在肾脏异常沉积，激活补体而导致肾损害。此外，肾脏血流动力学异常、凝血功能障碍及遗传因素也参与其发病和病理损害。

【临床表现】

此病好发于青少年，男性多见。起病前(24～72 h，偶可更短)多有呼吸道或消化道等前驱感染史，主要表现为发作性肉眼血尿，可持续数小时至数日。可伴有低热、肌肉疼痛、腰痛、全身不适等全身症状。

部分患者起病隐匿常在体检时发现，表现为持续性或间断性镜下血尿，可伴或不伴轻度蛋白尿，其中少数患者可有发作性肉眼血尿。部分患者可呈急性肾炎综合征、肾病综合征，少数可合并急性肾功能衰竭，急进性肾炎综合征少见，早期高血压并不常见。

【实验室检查】

尿沉渣检查常显示尿红细胞增多，相差显微镜显示变形红细胞为主，但有时可见到混合性血尿。尿蛋白可呈阴性，少数患者呈大量蛋白尿(>3.5 g/d)。多次查血 IgA，升高的比率可达 30%～50%。

【诊断与鉴别诊断】

凡表现不同程度的血尿和(或)蛋白尿的年轻患者，尤其是与前驱感染相关的血尿，临床上均应考虑本病的可能。本病诊断依靠肾活检免疫病理学检查，并排除继发性 IgA 沉积的疾病。

IgA 肾病应与以下疾病相鉴别。

(1) 链球菌感染后急性肾小球肾炎　此病潜伏期长，有自愈倾向，血清 C3 动态变化，结合肾活检可鉴别。

(2) 薄基底膜肾病　表现为持续性镜下血尿，常有阳性血尿家族史。免疫荧光显示 IgA 阴性，电镜下弥漫性肾小球基底膜变薄。

(3) 继发性 IgA 沉积为主的肾小球病　过敏性紫癜肾炎、慢性酒精性肝硬化、狼疮性肾炎等，依据相应的病史、临床表现和实验室检查可资鉴别。

【治疗】

IgA 肾病的预后差异较大，治疗应根据临床表现和病理改变选择合理的措施。

(1) 一般治疗　避免感冒、劳累，有呼吸道感染者应选用无肾毒性的抗生素。反复发作的慢性扁桃体炎，在急性期过后可行扁桃体摘除。有高血压者应积极控制血压。

(2) 单纯性血尿和(或)轻微蛋白尿　一般无需特殊治疗。

(3) 大量蛋白尿或肾病综合征　肾功能正常、病理改变轻微者,可给予激素或细胞毒药物常可获较好疗效;病理变化重者疗效较差;大量蛋白尿长期得不到控制者,常进展至慢性肾衰竭,预后较差。

(4) 急进性肾小球肾炎　按一般急进性肾小球肾炎治疗原则及时给予强化治疗,已发生肾功能衰竭者,应配合透析治疗。

(5) 慢性肾小球肾炎　按一般慢性肾小球肾炎治疗原则,以延缓肾功能恶化为主要治疗目的。

【预后】

既往IgA肾病被认为是预后良好的肾脏疾病,但是随后的研究发现,IgA肾病确立后每年有1%～2%的患者进入终末期肾功能衰竭。最新的研究提示血管紧张素转化酶的基因多态性可能与疾病的预后有关。

提示疾病预后不良的指标如下:持续性高血压、持续蛋白尿、肾功能损害和肾病综合征。此外,持续性镜下血尿也是预后不佳的指标。若病理表现为肾小球硬化、间质纤维化和肾小管萎缩,或伴有大量新月体形成时,提示预后不佳。

病例分析

患者,女性,49岁,镜下血尿伴蛋白尿1年。患者1年前体检时化验尿常规:RBC13～18/ HP,蛋白尿(+)。无尿频、尿急及尿痛,无四肢关节痛,无畏光、脱发及口腔溃疡,遂到医院系统诊治,行肾活检示:局灶节段性肾小球肾炎。

既往体健。

体格检查:BP 135/100 mmHg,双眼睑无水肿,扁桃体Ⅱ度肿大,心肺(—),双肾区无叩痛,双下肢无水肿。

辅助检查:尿常规示PRO(++),BLD(+)。血生化示BUN 15.8 mmol/L,Scr 221.0 μmol/L。K^+ 4.10 mmol/L, CO_2CP 17.0 mmol/L, Ca^{2+} 2.42 mmol/L,ALB 29.1 g/L, TP 70.9 g/L ,AST 28 U/L, ALT 18 U/L ,r-GGT 2 IU/L。肾活检:局灶节段性肾小球肾炎。

(1) 该病的诊断及诊断依据是什么?

(2) 如何治疗?

第四十二章
肾小管-间质疾病

第一节　肾小管性酸中毒

肾小管性酸中毒(RTA)是指因远端和(或)近端肾小管功能障碍引起的一组临床综合征,主要临床表现为正常阴离子间隙的高氯性代谢性酸中毒、电解质紊乱、骨病和尿路症状。依据病变部位及发病机制的不同,RTA 分为以下 4 型。

一、远端肾小管酸中毒(Ⅰ型)

【病因和发病机制】

本型主要由远端肾小管酸化功能障碍引起,表现为管腔液与管周液间不能形成高氢离子梯度。其发病机制主要如下:① 肾小管上皮细胞 H^+ 泵衰竭,主动分泌的 H^+ 进入管腔减少(分泌缺陷型);② 肾小球上皮细胞通透性异常,分泌进入腔内的 H^+ 又被动扩散至管周液(梯度缺陷型)。按病因可分为原发性及继发性两大类,前者与遗传有关,后者常继发于各种肾小管-间质疾病,尤其见于慢性间质性肾炎。

【临床表现】

本病多见于中青年,好发于女性。

(1) 高血氯性代谢性酸中毒　由于肾小管上皮细胞分泌 H^+ 进入管腔障碍或管腔中 H^+ 扩散返回管周,故患者尿中可滴定酸及铵离子(NH_4^+)减少,尿液 pH>6,血 pH 值下降,血清氯离子(Cl^-)增高。但阴离子间隙(AG)正常,此与其他代谢性酸中毒不同。

(2) 低钾血症　管腔内 H^+ 减少,从而钾离子(K^+)替代 H^+ 与钠离子(Na^+)交换,使 K^+ 从尿中大量排出,导致低钾血症。重症病例可出现低钾性麻痹、心律失常及低钾性肾病(呈现多尿及尿浓缩功能障碍)。

(3) 钙磷代谢障碍　酸中毒能抑制肾小管对钙的重吸收,并使 1,25-$(OH)_2$-VD_3 生成减少,因此患者出现高尿钙、低血钙,进而继发甲状旁腺功能亢进,导致高尿磷、低血磷。严重的钙磷代谢紊乱,常引起骨病(骨痛、骨质疏松及骨畸形)、肾结石及肾钙化。

【诊断】

根据 AG 正常的高血氯性代谢性酸中毒、低钾血症、化验尿中可滴定酸和(或)NH_4^+ 减少、尿 pH>6、远端 RTA 诊断即成立。若出现低血钙、低血磷、骨病、肾结石或肾钙化,则更支持诊断。对不完全性远端 RTA 患者,可进行氯化铵负荷试验(有肝病者可用氯化钙代替),若获阳性结果(尿 pH 值不能降至 5.5 以下)则本病成立。

【治疗】

病因明确的继发性远端 RTA 应设法去除病因,针对 RTA 应予下列对症治疗。

(1) 纠正酸中毒　应补充碱剂,常用枸橼酸合剂(枸橼酸 140 g、枸橼酸钠 98 g,加水至 1 000 mL),此合剂除补碱外,尚能减少肾结石及钙化形成。也可服用碳酸氢钠,严重者可静脉滴注碳酸氢钠。

(2) 补充钾盐　10%枸橼酸钾每次 10 mL,每日 3 次。也可用枸橼酸合剂(枸橼酸 140 g,枸橼酸钾 98 g,加水至 1 000 mL)或枸橼酸钠合剂(枸橼酸 100 g、枸橼酸钠 100 g,加水至 1 000 mL),注意不宜使用氯化钾。

(3) 防治肾结石、肾钙化及骨病　服枸橼酸合剂后,尿钙主要以枸橼酸钙形式排出,其溶解度高,可预防肾结石及钙化。对已发生严重骨病而无肾钙化的患者,可小心应用钙剂及骨化三醇治疗。

二、近端肾小管酸中毒(Ⅱ型)

【病因及发病机制】

此型主要由近端肾小管重吸收 HCO_3^- 障碍引起。其主要机制如下:① 肾小管上皮细胞管腔侧 Na^+-H^+ 交换障碍;② 肾小管上皮细胞基底侧 Na^+-HCO_3^- 协同转运障碍。按病因可分为原发性及继发性两大类,前者常为先天性遗传疾病,后者常继发于各种原因导致的肾小管-间质损害。

【临床表现】

常于幼年发病,男性多见。主要表现为:① AG 正常的高血氯性代谢性酸中毒,但由于近端肾小管重吸收 HCO_3^- 障碍,而远端肾小管功能正常,故尿液可滴定酸及 NH_4^+ 正常、HCO_3^- 增多,故尿 pH 值常在 5.5 以下;② 低钾血症常较明显,但低钙血症及低磷血症远比远端 RTA 轻,极少出现肾结石及肾钙化;③ 常伴复合性近端肾小管功能障碍,如肾性糖尿、氨基酸尿(Fanconi 综合征);④ 少数患者可表现为不完全近端 RTA。

【诊断】

根据 AG 正常的高血氯性代谢性酸中毒、低钾血症、化验尿中 HCO_3^- 增多、近端 RTA 诊断即成立。对疑诊病例可做碳酸氢盐重吸收试验,患者口服或静脉滴注碳酸氢钠后,HCO_3^- 排泄分数大于 15%即可诊断。

【治疗】

主要是治疗基础疾病和对症处理。纠正酸中毒及补充钾盐与治疗远端 RTA 相似,但是碳酸氢钠用量要大(6～12 g/d)。重症病例尚可配合服用小剂量氢氯噻嗪,以增强近端肾小管 HCO_3^- 重吸收。

三、混合性肾小管酸中毒(Ⅲ型)

Ⅰ型和Ⅱ型同时存在,临床症状较重,尿可滴定酸和 NH_4^+ 减少,尿 HCO_3^- 增多,治疗与Ⅰ型和Ⅱ型 RTA 相同。

四、高血钾型远端肾小管酸中毒(Ⅳ型)

【病因及发病机制】

病因多为继发性,如慢性肾小管-间质疾病、糖尿病肾病、梗阻性肾病、Addison 病。其发病机制可能与醛固酮分泌缺失和(或)远端肾小管对醛固酮反应减弱有关。

【临床表现】

多见于老年人。临床上以 AG 正常的高血氯性代谢性酸中毒及高钾血症为主要特征。尿 HCO_3^- 排出增多、尿 NH_4^+ 减少。多数患者有慢性肾脏疾病并有肾功能不全，酸中毒和高钾血症常较重，且与肾功能不全程度不成比例。

【诊断】

根据 AG 正常的高血氯性代谢性酸中毒伴有持续性高钾血症，且不能用肾功能不全或其他原因来解释者，应考虑Ⅳ型 RTA。检查血中肾素、醛固酮水平有助于诊断。

【治疗】

主要是治疗基础疾病和对症处理。

(1) 纠正酸中毒　服用碳酸氢钠。

(2) 纠正高血钾　纠正酸中毒有助于缓解高钾血症。进低钾饮食，口服离子交换树脂，并口服利尿剂呋塞米。出现严重高钾血症(>6.5 mmol/L)时应及时进行透析治疗。

(3) 肾上腺盐皮质激素治疗　可口服氟氢可的松，低醛固酮血症患者每日服 0.1 mg，而肾小管抗醛固酮患者应每日服 0.3～0.5 mg。

第二节　间质性肾炎

一、急性间质性肾炎

急性间质性肾炎(AIN)，又称急性肾小管-间质肾炎，是由多种病因引起，以肾间质炎症细胞浸润及肾小管变性为主要病理特征，临床上常伴有急性肾功能衰竭的一组肾脏疾病。根据病因可分为药物过敏性、感染相关性及病因不明的特发性急性间质性肾炎。本节着重讨论药物过敏性急性间质性肾炎。

【病因及发病机制】

引起急性间质性肾炎的药物很多，以抗生素、磺胺及非甾体类抗炎药最常见。药物可能作为半抗原与机体组织蛋白结合后引起免疫反应(包括细胞免疫及体液免疫反应)，导致 AIN。由非甾体类抗炎药引起者，还能同时导致肾小球微小病变。

【临床表现】

(1) 全身过敏表现　常见药疹、药物热及外周血嗜酸性粒细胞增多，部分患者可有关节痛或淋巴结肿大。半数血清 IgE 升高。

(2) 尿检异常　常出现无菌性白细胞尿、血尿及蛋白尿。蛋白尿多为轻度，但非甾体类抗炎药引起者可出现大量蛋白尿(>3.5 g/d)甚至肾病综合征。

(3) 肾功能损害　常伴少尿或非少尿性急性肾功能衰竭，并常因肾小管功能损害出现肾性糖尿、低比重及低渗透压尿。

【诊断】

依据：① 近期用药史；② 药物过敏表现；③ 尿检异常；④ 肾功能损害。一般认为有上述表现中前两条，再加上后两条中任何一条，即可临床诊断本病。部分非典型病例需要做肾活检确诊。

【治疗】

(1) 去除病因　停用致敏药物，一般去除过敏原后，多数轻型症病例即可自行缓解。

(2) 免疫抑制治疗　重症病例宜服用糖皮质激素(如泼尼松每日 30～40 mg，病情好转后逐渐减量，共服2～3个月)，能加快疾病缓解。很少需要服用细胞毒药物。

(3) 透析治疗　并发急性肾功能衰竭且有透析指征时应及时进行透析治疗(参见本书第四十四章)。

二、慢性间质性肾炎

慢性间质性肾炎(CIN)，又称慢性肾小管-间质肾炎，是一组由多种病因引起，以肾间质纤维化及肾小管萎缩和细胞浸润为主要病理改变的慢性肾脏疾病。临床上早期主要表现为肾小管功能损害，晚期进展为慢性肾功能衰竭。

【病因及发病机制】

病因多种多样，常见病因如下：① 感染(细菌、病毒、真菌等)② 中药(如含马兜铃酸的关木通、广防己、青木香等)；③ 西药(如镇痛药、环孢素等)；④ 重金属(如铅、镉、砷等)；⑤ 放射线；⑥ 其他(如巴尔干肾病等)。其发病机制因病因而异，包括免疫反应、毒性作用、感染等。

【临床表现】

本病多缓慢、隐匿进展，早期多无症状。常首先出现肾小管功能损害，表现为夜尿多、低比重及低渗透压尿、肾性糖尿、肾小管酸中毒等。随着病情进展，肾小球功能也受损，内生肌酐清除率下降，血肌酐逐渐升高，直至进入尿毒症。尿常规变化一般多轻微。

【诊断】

根据病史和临床表现，确诊常需做肾组织病理检查。

【治疗】

(1) 控制和去除病因　停用相关药物和毒物，及时解除梗阻因素，控制感染，防治系统性疾病等。

(2) 对症治疗　纠正水、电解质和酸碱平衡紊乱，控制高血压，纠正肾性贫血及肾小管性酸中毒。

(3) 治疗慢性肾功能衰竭　见第四十四章相关内容。

病例分析

患者，女性，65岁，腰痛、少尿5天。1周前因上腹部疼痛至当地卫生院就诊，诊断“慢性胃炎急性发作”，先后静脉滴注“氨苄青霉素、妥布霉素、甲氰咪胍、胃复安”等治疗，上腹疼痛症状稍缓解，但在应用“氨苄青霉素”时出现发热、寒战、皮疹，经积极处理症状消失。2天后出现双侧腰部胀痛，尿量减少，近两日来出现全身乏力、恶心。

既往有“慢性胃炎”病史12年，无药物过敏史。

体格检查：BP 135/105 mmHg，急性病容，双眼睑无水肿，心肺无异常，上腹正中轻压痛，肝脾未及，双肾区轻叩痛，双下肢不肿。

辅助检查：血常规示白细胞：15.4×10^9/L，N 66.2%，E 4.5%。血生化示 BUN 15.8 mmol/L，Cr 728.0 μmol/L，K^+ 4.10 mmol/L，CO_2CP 12.0 mmol/L，Ca^{2+} 2.12 mmol/L，ALB 37.3 g/L。

(1) 诊断及诊断依据是什么？

(2) 进一步应做哪些检查？

第四十三章
尿路感染

尿路感染（urinary tract infection，UTI），简称尿感，是指由致病微生物所致的泌尿道感染性炎症，包括上尿路感染（主要是肾盂肾炎）和下尿路感染（主要是膀胱炎）。多见于育龄期妇女、老年人、免疫力低下及尿路畸形者。

【病因】

革兰氏阴性杆菌为尿路感染最常见致病菌，其中以大肠埃希菌最为常见，占全部尿路感染的80%～90%，其次为变形杆菌、克雷白杆菌、产气杆菌。5%～10%的尿路感染由革兰氏阳性杆菌引起，主要是粪链球菌和凝固酶阴性的葡萄球菌（柠檬色和白色葡萄球菌）。此外，结核分枝杆菌、衣原体、真菌等也可导致尿路感染。

【发病机制】

1. 感染途径

（1）上行感染　病原菌经由尿道上行至膀胱，甚至输尿管、肾盂引起的感染称为上行感染，约占尿路感染的95%，为最常见的感染途径。正常情况下前尿道和尿道口周围定居着少量细菌，如链球菌、乳酸菌、葡萄球菌和类白喉杆菌等，但不致病。某些因素如性生活、尿路梗阻、医源性操作、生殖器感染等可导致上行感染的发生。

（2）血行感染　病原菌通过血运到达肾脏和尿路其他部位引起的感染。此种感染途径少见，不足3%。多发生于患有慢性疾病或接受免疫抑制剂治疗的患者。常见的致病菌有金黄色葡萄球菌、沙门菌属、假单胞菌属和白色念珠菌属等。

（3）直接感染　泌尿系统周围器官、组织发生感染时，病原菌偶可直接侵入到泌尿系统导致感染。

（4）淋巴道感染　盆腔和下腹部的器官感染时，病原菌可从淋巴道感染泌尿系统，此途径较罕见。

2. 易感因素　易感因素包括以下两种情况。

（1）尿路局部抵抗力削弱。

① 尿路梗阻：尿流不畅是尿感最重要的易感因素。包括尿路器质性梗阻或功能性异常如结石、肿瘤、狭窄、神经源性膀胱等，或尿路畸形和结构异常如肾发育不全、多囊肾、游走肾、海绵肾、马蹄肾、肾下垂、肾盂及输尿管畸形等，其导致尿感的发生率较正常者高12倍，有这种情况的尿感称为复杂性尿感。此外，膀胱、输尿管反流，妊娠子宫压迫膀胱、输尿管时也容易发生尿感。

② 医源性因素：医源性因素包括尿路器械检查，如膀胱镜检、输尿管插管、逆行肾盂造

影及保留导尿管等。

(2) 尿路发生的某些基础疾病或者诱因。

① 尿道内或尿道口周围有炎症病灶:尿道旁腺炎、妇科炎症、尿道异物、男性包茎、细菌性前列腺炎等均可引起尿感。

② 机体抵抗力差:卧床的严重慢性病患者如重症肝病、糖尿病、晚期肿瘤及长期使用免疫抑制剂等,均易发生尿感。

3. 细菌的致病力 细菌进入膀胱后,是否引起尿感,还取决于其特殊的致病力。其他如细菌对尿路上皮细胞的吸附能力如黏附素、细菌菌毛等,也是引起尿感的重要因素。

【临床表现】

1. 急性膀胱炎 主要表现为尿频、尿急、尿痛、排尿不适、下腹部疼痛等尿路刺激征。部分患者迅速出现排尿困难。尿液常混浊,并有异味,约30%可出现血尿。一般无全身感染中毒症状,少数患者出现发热、腰痛,但体温常不超过38.0 ℃。体检可有耻骨上区域的压痛。

其致病菌75%以上为大肠杆菌。

2. 急性肾盂肾炎 可发生于各年龄段,育龄女性最多见。临床表现与感染程度有关,通常起病较急,主要表现如下。

(1) 全身症状 发热、寒战、头痛、全身酸痛、恶心、呕吐等。体温多在38.0 ℃以上,多为弛张热,也可呈稽留热或间歇热。但不少急性肾盂肾炎患者缺乏全身症状,而表现为膀胱炎症状,需注意鉴别。

(2) 泌尿系统症状 尿频、尿急、尿痛、排尿不适、下腹部疼痛等尿路刺激征及腰痛。腰痛程度不一,多为钝痛或酸痛。部分患者下尿路症状不典型或缺如。

(3) 体格检查 一侧或两侧肋脊角或输尿管点压痛和(或)肾区叩痛。

3. 慢性肾盂肾炎 起病隐匿。临床表现包括以下3个方面。

(1) 尿感的症状 部分患者既往有急性肾盂肾炎病史,表现为间歇性无症状性细菌尿,和(或)间歇性尿急、尿频等排尿不适的症状或低热。

(2) 慢性间质性肾炎 表现为肾小管功能障碍,如多尿、夜尿、尿比重下降、低渗透压等尿浓缩功能减退表现,甚至发生肾小管性酸中毒等。

(3) 肾功能受损 至晚期可出现高血压、肾小球功能损害、氮质血症,直至尿毒症。

【并发症】

(1) 肾乳头坏死 肾乳头坏死是指肾乳头及其邻近肾髓质缺血性坏死,常发生于糖尿病或尿路梗阻的肾盂肾炎,为其严重的并发症。主要表现为寒战、高热、剧烈腰痛或腹痛和血尿等,可同时伴发革兰氏阴性杆菌败血症和(或)急性肾功能衰竭。当有坏死组织脱落从尿中排出,阻塞输尿管时可发生肾绞痛。静脉肾盂造影可见肾乳头区有“环形征”。需积极控制感染和解除尿路梗阻。

(2) 肾周围脓肿 此为严重肾盂肾炎直接扩展所致,多有糖尿病、尿路结石等易感因素。表现为明显的一侧腰痛,向健侧弯腰时疼痛加剧,B型超声或CT等检查有助于诊断。治疗上宜选用强有力的抗菌药物,加强支持治疗,必要时切开引流。

【实验室及辅助检查】

1. 尿液检查 尿液常混浊,可有异味。

(1) 常规检查 可有白细胞尿、血尿、蛋白尿。尿沉渣镜检白细胞大于5个/HP称为白细胞尿，对尿感诊断意义较大；部分尿感患者有镜下血尿，尿沉渣镜检红细胞数多为3～10个/HP，呈均一性红细胞尿，极少数患者有肉眼血尿；蛋白尿多为阴性到微量。如发现白细胞管型有助于肾盂肾炎的诊断。

(2) 细菌学检查　细菌学检查是诊断尿感的关键。标本采集时应注意：近1周内没有使用抗生素；采集的尿液标本宜在膀胱内停留4～6 h以上；标本采集后室温放置不超过1 h。主要检查方法如下。

① 细菌涂片检查：清洁中段尿沉渣涂片，革兰氏染色用油镜或不染色用高倍镜检查，计算10个视野细菌数，取其平均值，若1个视野可见1个或更多细菌，提示尿路感染。此法快速简单，检出率为80%～90%，对初步诊断和及时选择有效的抗生素有重要的参考价值。

② 细菌培养：可采用清洁中段尿、导尿及膀胱穿刺尿做细菌培养，其中膀胱穿刺尿培养结果最可靠。中段尿细菌定量培养$\geqslant 10^5$/mL，称为真性菌尿，可确诊尿路感染；尿细菌定量培养10^4～10^5/mL，为可疑阳性，需复查；若$\leqslant 10^4$/mL，可能为污染。耻骨上膀胱穿刺尿细菌定性培养有细菌生长，即为真性菌尿。

(3) 其他辅助检查　急性肾盂肾炎可有肾小管上皮细胞受累，出现尿N-乙酰-β-氨基葡萄糖苷酶(NAG)升高。慢性肾盂肾炎可有肾小管和(或)肾小球功能的异常，表现为尿比重和尿渗透压下降，甚至出现肾性尿糖、肾小管酸中毒等。

2. 血液检查

(1) 血常规　急性肾盂肾炎时血白细胞计数常升高，中性粒细胞增多，核左移。血沉增快。

(2) 肾功能　慢性肾盂肾炎肾功能受损时可出现肾小球滤过滤下降，血肌酐升高等。

3. 影像学检查　B超可显示尿路结石、梗阻、肾脏大小、肾积水、肾结核及肾周脓肿等。静脉肾盂造影(IVP)的适应证为反复发作的尿感，怀疑有复杂性尿感者及男性尿感者。尿感急性期不宜进行IVP检查。

【诊断及鉴别诊断】

1. 诊断

(1) 尿路感染的诊断　典型的尿路感染有尿路刺激征、感染中毒症状、腰部不适等，结合尿液改变和尿液细菌学检查，诊断不难。凡是有真性细菌尿者，均可诊断为尿路感染。无症状性菌尿的诊断主要依靠尿细菌学检查，要求两次细菌培养均为同一菌种的真性菌尿。当女性有明显的尿频、尿急、尿痛，尿白细胞增多，尿细菌定量培养$\geqslant 10^2$/mL，并为常见致病菌时，可拟诊为尿路感染。

(2) 尿路感染的定位诊断。

① 急性膀胱炎：临床上仅以尿路刺激征为主要表现。没有腰痛，肾区叩击痛、输尿管点压痛、发热及白细胞增加等感染中毒症状不明显。

② 肾盂肾炎：有下列情况要考虑肾盂肾炎：a. 明显的全身感染中毒症状，如发热、寒战、恶心、呕吐、全身酸痛等，血常规可见白细胞增加、核左移；b. 有明显的腰痛及肋脊角、输尿管点压痛或肾区叩击痛；c. 尿沉渣镜检如能发现白细胞管型则是有力证据；d. 尿抗体包裹细菌检查阳性；e. 有肾小管功能受损的证据，如夜尿增多，出现低渗尿、低比重尿，查尿NAG、尿Tamm-Horsfall蛋白含量升高。

③ 慢性肾盂肾炎：除反复发生的尿路感染的病史外，尚需结合影像学及肾功能检查。

a. 肾外形凹凸不平，且双肾大小不等。

b. 静脉肾盂造影可见肾盂肾盏变形、缩窄。

c.持续性肾小管功能损害。

具备以上a、b项的任何一项再加第c项可诊断为慢性肾盂肾炎。

2. 鉴别诊断 不典型的尿路感染要与下列疾病相鉴别。

(1) 尿道综合征 常见于妇女,患者有尿频、尿急、尿痛及排尿不适等尿路刺激症状,但多次检查均无真性菌尿。可能是由于逼尿肌与膀胱括约肌功能不协调、妇科或肛周疾病以及神经焦虑等引起,也可能是衣原体等非细菌感染引起。

(2) 肾结核 本病膀胱刺激症状更为明显,一般抗生素治疗无效,尿沉渣可找到抗酸杆菌,尿培养结核分枝杆菌阳性,而普通细菌培养阴性。静脉肾盂造影可见肾实质虫蚀样缺损等表现。部分患者可伴有肾外结核,抗结核治疗有效,可资鉴别。但要注意肾结核可能与尿路感染并存,尿路感染经抗生素治疗后,仍残留有尿路感染症状或尿沉渣异常者,应高度重视肾结核的可能性。

(3) 慢性肾小球肾炎 慢性肾盂肾炎当出现肾功能减退、高血压时应与慢性肾小球肾炎相鉴别。后者多为双肾脏受累,且肾小球功能受损较肾小管功能受损突出,并常有较明确蛋白尿、血尿、水肿病史,而前者常有尿路刺激征,细菌学检查阳性,影像学检查可表现为双肾不对称性缩小。

【治疗】

1. 一般治疗 急性期注意休息,多饮水,勤排尿。发热者给予易消化、高热量、富含维生素的饮食。膀胱刺激征和血尿明显者,可口服碳酸氢钠片1 g,每日3次,以碱化尿液、缓解症状、抑制细菌生长、避免形成血凝块,对应用磺胺类抗生素的患者还可以增强药物的抗菌活性并避免尿路结石形成。尿路感染反复发作者应积极寻找病因,及时去除诱发因素。

2. 抗感染治疗

(1) 急性膀胱炎。

① 单剂量疗法 给予磺胺甲噁唑2.0 g、甲氧苄啶0.4 g、碳酸氢钠1.0 g,一次顿服(简称STS单剂);氧氟沙星0.4 g,一次顿服;阿莫西林3.0 g,一次顿服。

② 三天短程疗法 目前更推荐此法,与单剂量疗法相比,短疗程疗法更有效;耐药性并无增高;可减少复发,增加治愈率。可选用磺胺类、喹诺酮类、半合成青霉素或头孢类等抗生素,任选一种药,连用三天,约90%的患者可以治愈。

停服抗生素七天后,需进行尿细菌定量培养。如结果阴性表示急性细菌性膀胱炎已治愈,如仍有真性菌尿,应继续给予两周抗生素治疗。

对于妊娠的妇女、老年患者、糖尿病患者、机体免疫力低下及男性患者不宜使用单剂量疗法和短程疗法,应采用较长疗程。

(2) 肾盂肾炎 首次发生的急性肾盂肾炎的致病菌80%为大肠杆菌,在采集尿细菌标本后应立即开始治疗,首选对革兰氏阴性杆菌有效的药物。72 h显效者无需换药,否则应按药敏试验结果更改抗生素。

① 病情较轻者:可门诊口服药物治疗,疗程10~14 d。常用药物有喹诺酮类(如氧氟沙星0.2 g,每日2次)、半合成青霉素(如阿莫西林0.5 g,每日3次)、头孢菌素类(如头孢呋辛0.25 g,每日2次)等。治疗14 d后,通常90%可治愈。如尿液细菌检查仍为阳性,应参考药敏试验结果选用有效抗生素继续治疗4~6周。

② 严重感染全身中毒症状明显者:需住院治疗,应静脉给药。常用药物,如氨苄西林1.0~2.0 g,每4 h一次;头孢曲松钠1.0~2.0 g,每12 h一次;左氧氟沙星0.2 g,每12 h一次。必要时联合用药。经过上述治疗若好转,可于热退后继续用药3 d再改为口服抗生素,

完成2周疗程。治疗72 h无好转，应按药敏试验结果选用抗生素，疗程不少于2周。经此治疗，仍有持续发热者，应注意肾盂肾炎并发症。慢性肾盂肾炎治疗的关键是积极寻找并去除易感因素。急性发作时治疗同急性肾盂肾炎。

(3) 再发性尿路感染　包括重新感染和复发。① 重新感染：治疗后症状消失，尿液细菌检查阴性，但在停药6周后再次出现真性细菌尿，菌株与上次不同，称为重新感染。多数病例有尿路感染症状，治疗方法与首次发作相同。对半年内发生2次以上者，可用长疗程低剂量抑菌治疗，即每晚睡前排尿后服用小剂量抗生素1次，如氧氟沙星0.2 g、呋喃妥因50～100 mg，每7～10 d更换药物一次，连用半年。② 复发：治疗后症状消失，尿液细菌检查转阴后再次出现菌尿，菌种和上次相同。称为复发。复发且为肾盂肾炎，特别是复杂性肾盂肾炎，在去除诱发因素的基础上，应按药敏选择强有力的杀菌性抗生素。疗程不少于6周。反复发作者，给予长疗程低剂量抑菌疗法。

(4) 无症状性菌尿　对妊娠妇女、学龄前儿童、肾移植患者、合并尿路梗阻或其他易感因素的患者，宜积极给予抗菌药物治疗。

【预防及预后】

1. 预防

(1) 坚持多饮水、勤排尿，是最有效的预防方法。

(2) 注意会阴部清洁。

(3) 尽量避免尿路器械的使用，必须应用时，严格无菌操作。

(4) 如必须留置导尿管，必须严格执行有关护理规定。

(5) 与性生活有关的尿感，应于性交后立即排尿，并口服1次常用量抗生素。

2. 预后

(1) 急性非复杂性尿路感染经治疗后90%以上可治愈。

(2) 急性复杂性尿感治愈率低，但纠正了易感因素，可改善预后。

(3) 部分慢性肾盂肾炎最终可发展为慢性肾功能衰竭。

病例分析

患者，女性，34岁，因尿痛、尿急、尿频11天入院。

既往体健。

体格检查：T 39℃，BP 120/80 mmHg，急性热病容，心肺听诊无异常，腹软，肝脾未及，双肾区叩痛，双下肢无水肿。

辅助检查：尿常规示WBC 10个/HP，RBC 13个/HP，Pro(+)。肾功能检查示BUN 5.6 mmol/L，Cr 88.1 μmol/L。

(1) 其诊断与诊断依据是什么？

(2) 进一步检查项目有哪些？

(3) 治疗措施是什么？

第四十四章
肾功能衰竭

第一节　慢性肾功能衰竭

慢性肾功能衰竭(CRF)是发生在各种慢性肾脏病(chronic kidney disease, CKD)后期的临床综合征,它以肾功能持续进行性减退,代谢产物潴留,水、电解质及酸碱平衡紊乱,内分泌失调和全身各系统症状为主要表现。而广义的慢性肾功能衰竭(CRF)则指慢性肾脏病引起的肾小球滤过率(GFR)下降及与此相关的代谢紊乱和临床症状组成的综合征,简称慢性肾衰。

根据 1992 年黄山会议座谈会纪要,慢性肾功能衰竭可分为以下四个阶段:① 肾功能代偿期;② 肾功能失代偿期;③ 肾功能衰竭期(尿毒症前期);④ 尿毒症期(表 44-1)。

表 44-1　我国 CRF 的分期方法

CRF 分期	肌酐清除率(Ccr)/(mL/min)	血肌酐(Scr)	
		/(μmol/L)	/(mg/dL)
肾功能代偿期	50～80	133～177	1.6～2.0
肾功能失代偿期	20～50	186～442	2.1～5.0
肾功能衰竭期	10～20	451～707	5.1～8.0
尿毒症期	＜10	＞707	＞8.0

【病因及危险因素】

1. 病因　慢性肾衰的病因主要有糖尿病肾病、高血压肾小动脉硬化、原发性与继发性肾小球肾炎、肾小管间质病变(如慢性肾盂肾炎、慢性尿酸性肾病、梗阻性肾病、药物性肾病等)、肾血管病变、遗传性肾病(如多囊肾、遗传性肾炎等)等。在发达国家,糖尿病肾病、高血压肾小动脉硬化已成为慢性肾衰的主要病因,包括中国在内的发展中国家,这两种疾病在 CRF 各种病因中仍位居原发性肾小球肾炎之后,但近年也有明显增高趋势。双侧肾动脉狭窄或闭塞所引起的缺血性肾病(ischemic nephropathy),在老年 CRF 的病因中占有一定地位。

2. 危险因素　CRF 病情进展有时缓慢而平稳(渐进性),有时短期内急剧加重(进行性);病程进展既有不可逆的一面,也有可逆(主要在早中期)的一面。因此,临床治疗中(尤其是早中期阶段)应抓住机会积极控制危险因素,争取病情好转。

(1) 慢性肾衰渐进性发展的危险因素　CRF 病程渐进性发展的危险因素,包括高血糖控制不满意、高血压、蛋白尿(包括微量白蛋白尿)、低蛋白血症、吸烟等。此外,少量研究提示，贫血、高脂血症、高同型半胱氨酸血症、营养不良、老年、尿毒症毒素(如甲基胍、甲状旁腺激素、酚类)蓄积等，也可能在CRF的病程进展中起一定作用，有待于进一步研究。

(2) 慢性肾衰进行性加重的危险因素　在CRF病程的某一阶段，肾功能可能出现急性加重，有时可进展至终末期，甚至威胁患者生命。急性恶化的危险因素主要如下：① 累及肾脏的疾病(如原发性肾小球肾炎、高血压病、糖尿病、缺血性肾病等)复发或加重；② 血容量不足(如低血压、脱水、大出血或休克等)；③ 肾脏局部血供急剧减少(如肾动脉狭窄患者应用ACEI、ARB等药物)；④ 严重高血压未能控制；⑤ 肾毒性药物；⑥ 泌尿道梗阻；⑦ 严重感染；⑧ 其他如高钙血症、严重肝功能不全等。在上述因素中，因血容量不足或肾脏局部血供急剧减少致残余肾单位低灌注、低滤过状态，是导致肾功能急剧恶化的主要原因之一。对CRF病程中出现的肾功能急剧恶化，若处理及时、得当，可能使病情有一定程度的逆转；但若诊治延误，或这种急剧恶化极为严重，则病情的加重也可能呈不可逆性发展。

【发病机制】

1. 慢性肾衰进展的发生机制　关于CRF进展机制的研究，学者们陆续提出了一些学说，近年来关于某些细胞因子和生长因子在CRF进展中的作用，也有新的认识。

(1) 肾单位高滤过　有关研究认为，CRF时残余肾单位的肾小球出现高灌注和高滤过状态是导致肾小球硬化和残余肾单位进一步丧失功能的重要原因之一。由于高滤过的存在，可促进系膜细胞增殖和基质增加，导致微动脉瘤的形成、内皮细胞损伤和血小板集聚增强、炎性细胞浸润、系膜细胞凋亡等，因而肾小球硬化不断发展。

(2) 肾单位高代谢　CRF时残余肾单位的肾小管高代谢状况，是肾小管萎缩、间质纤维化和肾单位进行性损害的重要原因之一。高代谢所致肾小管氧消耗增加和氧自由基增多，小管内液Fe^{2+}的生成和代谢性酸中毒所引起补体旁路途径激活和膜攻击复合物(C5b-9)的形成，均可造成肾小管-间质损伤。

(3) 肾组织上皮细胞表型转化的作用　近年研究表明，在某些生长因子(如TGF-β)或炎症因子的诱导下，肾小管上皮细胞、肾小球上皮细胞(如包曼囊上皮细胞或足突细胞)、肾间质成纤细胞均可转变为肌成纤维细胞(myofibroblast, MyoF)，在肾间质纤维化、局灶节段性或球性肾小球硬化过程中起重要作用。

(4) 某些细胞因子-生长因子的作用　近年研究表明，CRF动物肾组织内某些生长因子(如TGF-β、白细胞介素-1、单核细胞趋化蛋白-1、血管紧张素Ⅱ、内皮素-1等)，均参与肾小球和小管间质的损伤过程，并在促进细胞外基质增多和肾小球硬化和肾间质纤维化过程中也有重要作用。

(5) 其他　有少量研究发现，在多种慢性肾病动物模型中，均发现肾脏固有细胞凋亡增多与肾小球硬化、肾小管萎缩、间质纤维化有密切关系，提示细胞凋亡可能在CRF进展中起某种作用。此外，近年发现，醛固酮过多也参与肾小球硬化和间质纤维化的过程。

2. 尿毒症的发生机制　目前一般认为，尿毒症的症状及体内各系统损害的原因，主要与尿毒症毒素(uremic toxins)的毒性作用有关，同时也与多种体液因子或营养素的缺乏有关。

(1) 尿毒症毒素的作用　据报告，尿毒症患者体液内有200多种物质的浓度高于正常，但可能具有尿毒症毒性作用的物质只有30余种。目前引起重视的毒性物质如下。① 小分子毒性物质：尿素、肌酐、尿酸、胍类、胺类和吲哚类等蛋白质的代谢废物。② 中分子毒性物质：正常代谢所产生的中分子产物，如细胞代谢紊乱产生的多肽糖基化终产物、高级氧化蛋白产物等。③ 大分子毒性物质：由于肾脏降解能力减低，致内分泌激素如高血糖素、胃泌素、胰岛素、肾素等在体内潴留。上述各种物质在体内积聚,是引起尿毒症、代谢紊乱和多系统功能失调的主要原因之一。

(2) 体液因子的缺乏　肾脏是分泌激素和调节物质代谢的重要器官之一。慢性肾衰时,主要由肾脏分泌的某些激素如红细胞生成素(EPO)、骨化三醇[1,25-$(OH)_2$-D_3]的缺乏,可分别引起肾性贫血和肾性骨病。

(3) 营养素的缺乏　尿毒症时某些营养素的缺乏或不能有效利用,也可能与临床上某些症状有关。如蛋白质和某些氨基酸、热量、水溶性维生素(如B族维生素等)、微量元素(如铁、锌、硒等)的缺乏,可引起营养不良、消化道症状、免疫功能降低并使肾性贫血加重。左旋肉碱缺乏可致肾衰患者肌肉无力、食欲减退、贫血加重。

【临床表现】

在CRF的不同阶段,其临床表现也各不相同。在CRF的代偿期和失代偿早期,患者可以无任何症状,或仅有乏力、腰酸、夜尿增多等轻度不适;少数患者可有食欲减退、代谢性酸中毒及轻度贫血。CRF中期以后,上述症状更趋明显。在晚期尿毒症时,可出现急性心力衰竭、严重高钾血症、消化道出血、中枢神经系统障碍等,甚至有生命危险。

(1) 水、电解质代谢紊乱　慢性肾衰时,酸碱平衡失调和各种电解质代谢紊乱相当常见。在这类代谢紊乱中,以代谢性酸中毒和水、钠平衡紊乱最为常见。

① 代谢性酸中毒:在部分轻中度慢性肾衰(GFR>5 mL/min,或Scr<350 μmol/L)患者中,部分患者由于肾小管分泌H^+障碍或肾小管HCO_3^-的重吸收能力下降,因而发生正常阴离子间隙的高氯血症性代谢性酸中毒,即肾小管性酸中毒。当GFR降低至<25 mL/min(Scr>350 μmol/L)时,肾衰时代谢产物如磷酸、硫酸等酸性物质因肾的排泄障碍而潴留,可发生高氯血症性(或正氯血症性)高阴离子间隙性代谢性酸中毒,即尿毒症性酸中毒。

多数患者能耐受轻度慢性酸中毒,但若动脉血HCO_3^-<15 μmol/L,则可有较明显症状,如食欲不振、呕吐、虚弱无力、呼吸深长等。上述症状可能是因酸中毒时,体内多种酶的活性受抑制有关。

② 水、钠代谢紊乱:水、钠平衡紊乱主要表现为水、钠潴留,有时也可表现为低血容量和低钠血症。肾功能不全时,肾脏对钠负荷过多或容量过多的适应能力逐渐下降。水、钠潴留可表现为不同程度的皮下水肿或(和)体腔积液,这在临床上相当常见;此时易出现血压升高、左心功能不全和脑水肿。低血容量主要表现为低血压和脱水。

低钠血症的原因,既可因缺钠引起(真性低钠血症),也可因水过多或其他因素所引起(假性低钠血症),而以后者更为多见,两者临床情况与处理完全不同,故应注意鉴别。

③ 钾代谢紊乱:当GFR降至20～25 mL/min或更低时,肾脏排钾能力逐渐下降,此时易出现高钾血症,尤其当钾摄入过多、酸中毒、感染、创伤、消化道出血等情况发生时,更易出现高钾血症。严重高钾血症(血清钾>6.5 mmol/L)有一定危险,需及时治疗抢救。有时由于钾摄入不足、胃肠道丢失过多,应用排钾利尿剂等,也可出现低钾血症。

④ 钙、磷代谢紊乱:主要表现为钙缺乏和磷过多。钙缺乏主要与钙摄入不足、活性维生素D缺乏、高磷血症、代谢性酸中毒等多种因素有关,明显钙缺乏时可出现低钙血症。

血磷浓度由肠道对磷的吸收及肾的排泄来调节。当肾小球滤过率下降、尿内排出减少,血磷浓度逐渐升高。血磷浓度高会与血钙结合成磷酸钙沉积于软组织,使血钙降低、并抑制近曲小管产生1,25-$(OH)_2$-D_3(骨化三醇),刺激甲状旁腺激素(PTH)升高。在肾衰的早期,血中的钙、磷仍能维持在正常范围,且通常不引起临床症状,只在肾衰的中、晚期(GFR<20 mL/min)时才会出现高磷血症、低钙血症。低钙血症、高磷血症、活性维生素D缺乏

等可诱发继发性甲状旁腺功能亢进(简称甲旁亢)和肾性骨营养不良。

⑤ 镁代谢紊乱:当 GFR<20 mL/min 时,由于肾排镁减少,常有轻度高镁血症。患者常无任何症状。然而,仍不宜使用含镁的药物,如含镁的抗酸药、泻药等。低镁血症也偶可出现,与镁摄入不足或过多应用利尿剂有关。

(2) 蛋白质、糖类、脂肪和维生素的代谢紊乱　CRF 患者蛋白质代谢紊乱一般表现为蛋白质代谢产物蓄积(氮质血症),也可有血清白蛋白水平下降、血浆和组织必需氨基酸水平下降等。上述代谢紊乱主要与蛋白质分解增多和(或)合成减少、负氮平衡、肾脏排出障碍等因素有关。

糖代谢异常主要表现为糖耐量减低和低血糖两种情况,前者多见,后者少见。糖耐量减低主要与胰高血糖素升高、胰岛素受体障碍等因素有关,可表现为空腹血糖水平或餐后血糖水平升高,但一般较少出现自觉症状。

慢性肾衰患者中高脂血症相当常见,其中多数患者表现为轻到中度高甘油三酯血症、少数患者表现为轻度高胆固醇血症,或二者兼有。有些患者血浆极低密度脂蛋白(VLDL)、脂蛋白 a(Lp-a)水平升高、高密度脂蛋白(HDL)水平降低。

CRF 患者维生素代谢紊乱相当常见,如血清维生素 A 水平增高、维生素 B_6 及叶酸缺乏等,常与饮食摄入不足、某些酶活性下降有关。

(3) 心血管系统表现　心血管病变是 CKD 患者的主要并发症之一和最常见的死因。尤其是进入终末期肾病阶段,则死亡率进一步增高(占尿毒症死因的 45%～60%)。近期研究发现,尿毒症患者心血管不良事件及动脉粥样硬化性心血管病比普通人群高 15～20 倍。在美国,普通人群中心血管病的年死亡率是 0.27%,而血透患者的年死亡率则高达 9.5%,为前者的 35 倍。

① 高血压和左心室肥厚:大部分患者有不同程度的高血压,多是由于水钠潴留、肾素-血管紧张素增高和(或)某些舒张血管的因子不足所致。高血压可引起动脉硬化、左心室肥厚和心力衰竭。贫血和血液透析用的内瘘,会引起心高搏出量状态,加重左心室负荷和左心室肥厚。

② 心力衰竭:心力衰竭是尿毒症患者最常见的死亡原因。随着肾功能的不断恶化,心力衰竭的患病率明显增加,至尿毒症期可达 65%～70%。其原因大多与水钠潴留、高血压及尿毒症性心肌病变有关。有急性左心衰竭时可出现阵发性呼吸困难、不能平卧、肺水肿等症状,但一般无明显发绀存在。

③ 尿毒症性心肌病:其病因可能与代谢废物的潴留和贫血等因素有关;部分患者可伴有冠状动脉粥样硬化性心脏病。各种心律失常的出现,与心肌损伤,缺氧,水、电解质紊乱,尿毒症毒素蓄积等因素有关。

④ 心包病变:心包积液在 CRF 患者中相当常见,其原因多与尿毒症毒素蓄积、低蛋白血症、心力衰竭等因素有关,少数情况下也可能与感染、出血等因素有关。轻者可无症状,重者则可有心音低钝、遥远,少数情况下可有心包填塞。心包炎可分为尿毒症性和透析相关性;前者已较少见,后者的临床表现与一般心包炎相似,唯心包积液多为血性。

⑤ 血管钙化和动脉粥样硬化:近年发现,由于高磷血症、钙分布异常和“血管保护性蛋白”(如脂球蛋白 A)缺乏而引起的血管钙化,在心血管病变中也起着重要作用。动脉粥样硬化往往进展迅速,血液透析患者的病变程度比透析前患者为重。除冠状动脉外,脑动脉和全身周围动脉也同样发生动脉粥样硬化和钙化。

(4) 呼吸系统症状　体液过多或酸中毒时均可出现气短、气促,严重酸中毒可致呼吸深长。体液过多、心功能不全可引起肺水肿或胸腔积液。由尿毒症毒素诱发的肺泡毛细血管渗透性增加、肺充血可引起尿毒症肺水肿,此时肺部X线检查可出现"蝴蝶翼"征,及时利尿或透析可迅速改善上述症状。

(5) 胃肠道症状　胃肠道症状主要表现有食欲减退、恶心、呕吐、口腔有尿味、食欲减退是本病最早和最常见的症状。消化道出血也较常见,其发生率比正常人明显增高,多是由于胃黏膜糜烂或消化性溃疡,尤以前者为最常见。

(6) 血液系统表现　CRF患者血液系统异常主要表现为肾性贫血和出血倾向。大多数患者一般均有轻、中度贫血,其原因主要由于红细胞生成素缺乏,故称为肾性贫血。如同时伴有缺铁、营养不良、出血等因素,可加重贫血程度。晚期CRF患者有出血倾向,其原因多与血小板功能降低有关,部分晚期CRF患者也可有凝血因子Ⅷ缺乏。有轻度出血倾向者可出现皮下或黏膜出血点、淤斑,重者则可发生胃肠道出血、脑出血等。

(7) 神经肌肉系统症状　早期症状可有疲乏、失眠、注意力不集中等。其后会出现性格改变、抑郁、记忆力减退、判断力降低。尿毒症时常有反应淡漠、谵妄、惊厥、幻觉、昏迷、精神异常等。周围神经病变也很常见,感觉神经障碍更为显著,最常见的是肢端"袜套样"分布的感觉丧失,也可有肢体麻木、烧灼感或疼痛感、深反射迟钝或消失,并可有神经肌肉兴奋性增加,如肌肉震颤、痉挛、不宁腿综合征,以及肌萎缩、肌无力等。初次透析患者可发生透析失衡综合征,主要是血中尿素氨等物质降低过快,导致细胞内、外液间渗透压失衡,引起颅内压增加和脑水肿所致,可出现恶心、呕吐、头痛,重者可致惊厥。长期血透患者偶可发生"透析性痴呆",与透析用水铝含量过多而致铝中毒有关。

(8) 内分泌功能的紊乱　主要表现有:① 肾脏本身内分泌功能紊乱,如1,25-$(OH)_2$-D_3、红细胞生成素不足和肾内肾素-血管紧张素Ⅱ过多;② 下丘脑-垂体内分泌功能紊乱,如泌乳素、促黑色素激素(MSH),促黄体生成激素(FSH),促卵泡激素(LH)、促肾上腺皮质激素(ACTH)等水平增高;③ 外周内分泌腺功能紊乱,大多数患者均有继发性甲旁亢(血PTH升高),部分患者(大约1/4)有轻度甲状腺素水平降低,其他如胰岛素受体障碍、性腺功能减退等,也相当常见。

(9) 骨骼病变　肾性骨营养不良(即肾性骨病)相当常见,包括纤维囊性骨炎(高转化性骨病)、骨生成不良、骨软化症(低转化性骨病)及骨质疏松症。在透析前患者中骨骼X线检查发现异常者约35%,而出现骨痛、行走不便和自发性骨折相当少见(少于10%)。骨活体组织检查(骨活检)约90%可发现异常,故早期诊断要靠骨活检。

纤维囊性骨炎主要由于PTH过高引起,其破骨细胞过度活跃,引起骨盐溶化,骨质重吸收增加,骨的胶原基质破坏,而代以纤维组织,形成纤维囊性骨炎,易发生肋骨骨折。X线检查可见骨骼囊样缺损(如指骨、肋骨等处)及骨质疏松(如脊柱、骨盆、股骨等处)的表现。

骨生成不良的发生,主要与血PTH浓度相对偏低、某些成骨因子不足有关,因而不足以维持骨的再生;透析患者如长期过量应用活性维生素D、钙剂等药或透析液钙含量偏高,则可能使血PTH浓度相对偏低。

骨软化症主要是由于骨化三醇不足或铝中毒引起的骨组织钙化障碍,导致未钙化骨组织过分堆积,成人以脊柱和骨盆表现最早且突出,可有骨骼变形。

透析相关性淀粉样变骨病(DRA)只发生于透析多年以后。可能是由于β_2微球蛋白淀粉样变沉积于骨所致,X线片在腕骨和股骨头有囊肿性变,可发生自发性股骨颈骨折。

【诊断及鉴别诊断】

依据患者的病史及临床表现和实验室检查,可明确诊断。

CRF 与肾前性氮质血症的鉴别并不困难，在有效血容量补足 48～72 h 后肾前性氮质血症患者肾功能即可恢复，而 CRF 患者则肾功能难以恢复。

CRF 与急性肾衰的鉴别，多数情况下并不困难，往往根据患者的病史即可作出鉴别诊断。在患者病史欠详细时，可借助于影像学检查（如 B 超、CT 等）或肾图检查结果进行分析，如双肾明显缩小、肾图提示慢性病变，则支持 CRF 的诊断。

慢性肾衰有时可发生急性加重或伴发急性肾衰。如慢性肾衰本身已相对较重，或其病程加重过程未能反映急性肾衰演变特点，则称为“慢性肾衰急性加重”。

【治疗】

1. 早、中期慢性肾衰的防治对策和措施 加强早、中期 CRF 的防治是临床上必须重视的重要问题。首先要提高对 CRF 的警觉，重视询问病史、体格检查和肾功能的检查，努力做到早期诊断。同时，对已有的肾脏疾患或可能引起肾损害的疾病（如糖尿病、高血压病等）进行及时有效的治疗，防止 CRF 的发生。这是降低 CRF 发生率的基础工作，或称初级预防(primary prevention)。

对轻、中度 CRF 及时进行治疗，延缓、停止或逆转 CRF 的进展，防止尿毒症的发生，这是 CRF 防治中的另一项基础工作。其基本对策：① 坚持病因治疗，如对高血压病、糖尿病肾病、肾小球肾炎等，坚持长期合理治疗；② 避免或消除 CRF 急剧恶化的危险因素；③ 阻断或抑制肾单位损害渐进性发展的各种途径，保护健存肾单位。对患者血压、血糖、尿蛋白定量、血肌酐上升幅度、GFR 下降幅度等指标，都应当控制在“理想范围”。具体防治措施主要如下。

(1) 及时、有效地控制高血压　全天候持续、有效地控制高血压，对保护靶器官具有重要作用，也是延缓、停止或逆转 CRF 进展的主要因素之一。透析前 CRF（GFR≤10 mL/min)患者的血压一般应当控制在 120～130/75～80 mmHg 以下。

(2) ACEI 和 ARB 的独特作用　血管紧张素转化酶抑制剂(ACEI)和血管紧张素Ⅱ受体 1 拮抗剂(ARB)具有良好降压作用，还有其独特的减低高滤过、减轻蛋白尿的作用，主要通过扩张出球小动脉来实现，同时也有抗氧化、减轻肾小球基底膜损害等作用。

(3) 严格控制血糖　研究表明，严格控制血糖，使糖尿病患者空腹血糖控制在 5.0～7.2 mmol/L(睡前 6.1～8.3 mmol/L)，糖化血红蛋白(HbA1c)<7%，可延缓患者 CRF 进展。

(4) 控制蛋白尿　将患者蛋白尿控制在<0.5 g/24 h，或明显减轻微量白蛋白尿，均可改善其长期预后，包括延缓 CRF 病程进展和提高生存率。

(5) 饮食治疗应用低蛋白、低磷饮食　单用或加用必需氨基酸或二酮酸(EAA/α-KA)，可能具有减轻肾小球硬化和肾间质纤维化的作用。多数研究结果支持饮食治疗对延缓 CRF 进展有效，但其效果在不同病因、不同阶段的 CRF 患者中有差别，需进一步加强研究。

(6) 其他　积极纠正贫血、减少尿毒症毒素蓄积、应用他汀类降脂药、戒烟等，很可能对肾功能有一定保护作用，目前正在进一步研究中。

2. CRF 的营养治疗 20 世纪 80 年代以来，CRF 的营养疗法得到显著改进，在提高患者生活质量、改善预后方面发挥着重要作用。CRF 患者蛋白摄入量一般为 0.6～0.8 g/(kg · d)，以满足其基本生理需要。患者磷摄入量一般应<600～800 mg/d。对严重高磷血症患者，还应同时给予磷结合剂。患者饮食中动物蛋白与植物蛋白（包括大豆蛋白）应保持合理比例，一般两者各占一半左右。对蛋白质摄入量限制较严格[0.4～0.6 g/(kg · d)]的患者，动物蛋白可占 50%～60%，以增加必需氨基酸的摄入比例。

无论应用何种饮食治疗方案，患者都必须摄入足够热量，一般为 125.6～146.5 kJ/kg

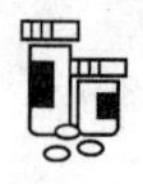

[30～35 kcal/(kg·d)],每日至少给予热量125.6 kJ/kg(30 kcal/kg),以使低蛋白饮食的氮得到充分的利用,减少蛋白质分解和体内蛋白库的消耗。

3. CRF的药物治疗

(1) 纠正酸中毒和水、电解质紊乱。

① 纠正代谢性酸中毒:代谢性酸中毒的处理,主要为口服碳酸氢钠($NaHCO_3$),轻者1.5～3.0 g/d即可;中、重度患者3～15 g/d,必要时可静脉输入。可将纠正酸中毒所需的$NaHCO_3$总量分3～6次给予,在48～72 h或更长时间后基本纠正酸中毒。对有明显心力衰竭的患者,要防止$NaHCO_3$输入量过多,输入速度宜慢,以免心脏负荷加重;也可根据患者情况同时口服或注射呋塞米(速尿)20～200 mg/d,以增加尿量,防止钠潴留。

② 水、钠紊乱的防治:为防止出现水、钠潴留需适当限制钠摄入量,一般NaCl摄入量应不超过6～8 g/d。有明显水肿、高血压者,钠摄入量一般为2～3 g/d (NaCl摄入量5～7 g/d),个别严重病例可限制为1～2 g/d (NaCl 2.5～5 g)。也可根据需要应用袢利尿剂(呋塞米、布美他尼等),呋塞米20～200 mg/次,每日2～3次,噻嗪类利尿剂及潴钾利尿剂对CRF患者(Scr>220 pmol/L)不宜应用,因此时疗效甚差。对严重肺水肿急性左心衰竭者,常需及时给予血液透析或持续性血液滤过,以免延误治疗时机。

对慢性肾衰患者轻、中度低钠血症,一般不必积极处理,而应分析其不同原因,只对真性缺钠者谨慎地进行补充钠盐。对严重缺钠的低钠血症者,也应有步骤地逐渐纠正低钠状态。对失钠性肾炎患者,因其肾脏失钠较多,故需要积极补钠,但这种情况比较少见。

③ 高钾血症的防治:首先应积极预防高钾血症的发生。当GFR<25 mL/min(或Scr>309.4～353.6 μmol/L)时,即应适当限制钾的摄入。当GFR<10 mL/min或血清钾水平>5.5 mmol/L时,则应更严格地限制钾的摄入。在限制钾摄入的同时,还应注意及时纠正酸中毒,并适当应用利尿剂(呋塞米、布美他尼等),增加尿钾排出。

对已有高钾血症的患者,还应采取更积极的措施。① 积极纠正酸中毒,除口服碳酸氢钠外,必要时(血钾>6 mmol/L)可静脉给予(静脉点滴或静脉推注)碳酸氢钠10～25 g,根据病情需要4～6 h后还可重复给予。② 给予袢利尿剂,最好静脉或肌内注射呋塞米40～80 mg(或布美他尼2～4 mg),必要时将剂量增至100～200 mg/次,静脉注射。③ 应用葡萄糖-胰岛素溶液输入(葡萄糖4～6 g中,加胰岛素1 U)。④ 口服降钾树脂,一般每次5～20 g,每日3次。增加肠道钾排出。其中以聚苯乙烯磺酸钙(如sorbisterit等)更为适用,因为离子交换过程中只释放出钙,不释放出钠,不致增加钠负荷。⑤ 对严重高钾血症(血钾>6.5 mmol/L),且伴有少尿、利尿效果欠佳者,应及时给予血液透析治疗。

(2) 高血压的治疗　对高血压进行及时、合理的治疗,不仅是为了控制高血压的某些症状,更是为了积极主动地保护靶器官(心、肾、脑等)。血管紧张素转化酶抑制剂(ACEI)、血管紧张素Ⅱ受体1拮抗剂(ARB),Ca^{2+}通道拮抗剂、袢利尿剂、β-受体阻滞剂、血管扩张剂等均可应用,以ACEI、ARB、Ca^{2+}通道拮抗剂的应用较为广泛。ACEI及ARB有使钾升高及一过性血肌酐升高的作用,在选用和应用过程中,应注意检测相关指标。透析前慢性肾衰患者的血压应小于130/80 mmHg,但维持透析患者血压一般不超过140/90 mmHg即可。

(3) 贫血的治疗和重组人红细胞生成素的应用　自从重组人红细胞生成素(rHuEPO)问世后,绝大多数患者均可以免除输血;而且患者心、肺、脑功能及工作能力均明显改善。一般开始用量为每周80～120 U/kg,分2～3次注射(或每次2 000～3 000 U,每周2～3次),皮下注射;既可达到较好疗效,又可节约用量1/4～1/3。对透析前慢性肾衰患者来说,目前趋向于小剂量疗法(每次2 000～3 000 U,每周1～2次),疗效佳,副作用小。直至血红蛋白上升至120～130 g/L或红细胞比容上升至0.33～0.36，是为达标，如Hb>13 g/dL，宜谨慎观察。

影响rHuEPO疗效的主要原因是功能性缺铁。因此，在应用rHuEPO时，应同时重视补充铁剂，否则疗效常不满意。口服铁剂主要有琥珀酸亚铁、硫酸亚铁等。部分透析患者口服铁剂吸收较差，故常需要经静脉途径补充铁，以氢氧化铁蔗糖复合物（蔗糖铁）的安全有效性较好。

（4）低钙血症、高磷血症和肾性骨病的治疗　当GFR<30 mL/min时，除限制磷摄入外，可应用磷结合剂口服，以碳酸钙较好。$CaCO_3$口服一般每次0.5～2 g，每日3次，餐中服用。对明显高磷血症（血磷>7 mg/dL（2.26 mmol/L））或血清钙、磷乘积>65 mg/dL者，则应暂停应用钙剂，以防转移性钙化的加重。此时可短期服用氢氧化铝制剂（每次10～30 mL，每日3次），待钙、磷乘积<65 mg/dL时，再服用钙剂。

对明显低钙血症患者，可口服1,25-$(OH)_2$-D_3（骨化三醇），0.25 μg/d，连服2～4周。如血钙和症状无改善，可将用量增加至0.5 μg/d；对血钙不低者，则宜隔日口服0.25 μg。凡口服骨化三醇患者，治疗中均需要监测血Ca、P、PTH浓度，使透析前患者血iPTH（全段甲状旁腺激素）保持在35～110 pg/mL（正常参考值为10～65 pg/mL）；使透析患者血钙、磷乘积尽量接近目标值的低限（钙、磷乘积<55 mg/dL或4.52 mmol/L），血PTH保持在150～300 pg/mL，以防止生成不良性骨病。对已有生成不良性骨病的患者，不宜应用骨化三醇或其类似物。

（5）防治感染　平时应注意防止感冒，预防各种病原体的感染。抗生素的选择和应用原则与一般感染相同，唯剂量要调整。在疗效相近的情况下，应选用肾毒性最小的药物。

（6）高脂血症的治疗　透析前慢性肾衰患者与一般高血脂者治疗原则相同，应积极治疗。但对维持透析患者，高脂血症的标准宜放宽，血胆固醇水平保持在6.5～7.8 mmol/L（250～300 mg/dL），血甘油三酯水平保持在1.7～2.3 mmol/L（150～200 mg/dL）为好。

（7）口服吸附疗法和导泻疗法　口服氧化淀粉或活性炭制剂、口服大黄制剂或甘露醇（导泻疗法）等，均是应用胃肠道途径增加尿毒症毒素的排出。这些疗法主要应用于透析前慢性肾衰患者，对减轻患者氮质血症起到一定辅助作用，但不能依赖这些疗法作为治疗的主要手段。

（8）其他　① 糖尿病肾衰患者随着CFR不断下降，必须相应调整胰岛素用量，一般应逐渐减少；② 高尿酸血症通常不需药物治疗，但如有痛风，则予以别嘌醇0.1 g，每日口服1～2次，③ 皮肤瘙痒，口服抗组胺药物，控制高磷血症及强化透析，对部分患者有效。

4. 尿毒症的替代治疗　当慢性肾衰患者GFR 6～10 mL/min（Scr>707 μmol/L）并有明显尿毒症临床表现，经治疗不能缓解时，则应进行透析治疗。对糖尿病肾病，可适当提前（GFR 10～15 mL/min）安排透析。血液透析（简称血透）和腹膜透析（简称腹透）的疗效相近，但各有其优缺点，在临床应用上可互为补充。但透析疗法仅可部分替代肾的排泄功能（对小分子溶质的清除仅相当于正常肾脏的10%～15%），而不能替代其内分泌和代谢功能。患者通常应先做一个时期的透析，待病情稳定并符合有关条件后，可考虑行肾移植术。

（1）血液透析　血透前3～4周，应预先给患者做动静脉内瘘（位置一般在前臂），以形成血流通道、便于穿刺。血透治疗一般每周做3次，每次4～6 h。在开始血液透析4～8周内，尿毒症症状逐渐好转；若能长期坚持合理的透析，不少患者能存活15～20年以上。但透析治疗间断性清除溶质的方式使血容量、溶质浓度的波动较大，不符合生理状态，甚至产生一些不良反应。研究提示，增加透析频率（如每日透析），而每周透析总时间不变，则透析更充分、更符合生理特点，值得进一步探讨。

(2) 腹膜透析　持续性不卧床腹膜透析疗法(CAPD)设备简单，易于操作，安全有效，可在患者家中自行操作。每日将透析液输入腹腔，并交换4次(6 h一次)，每次约2 L。CAPD是持续地进行透析，使尿毒症毒素持续地被清除，血容量不会出现明显波动，故患者也感觉较舒服。CAPD在保存残存肾功能方面优于血透，费用也较血透低。CAPD的装置和操作近年已有很大的改进，例如使用Y形或O形管道，腹膜炎等并发症已大为减少。CAPD尤其适用于老人、心血管功能不稳定者、糖尿病患者、小儿患者或做动静脉内瘘有困难者。

(3) 肾移植　成功的肾移植可恢复正常的肾功能(包括内分泌和代谢功能)，可使患者几乎完全康复。移植肾可由尸体供肾或亲属供肾(由兄弟姐妹或父母供肾)，以后者肾移植的效果更好。要在A、B、O血型配型和HLA配型合适的基础上，选择供肾者。肾移植需长期使用免疫抑制剂，以防排斥反应，常用的药物为糖皮质激素、环孢素(或他克莫司)、硫唑嘌呤(或麦考酚吗乙酯)等。近年肾移植的疗效已明显改善，尸体供肾移植肾的存活率有较大提高，其1年存活率约为90%，5年存活率约为70%。由于移植后长期使用免疫抑制剂，故并发感染者增加，恶性肿瘤的患病率也有增高。

第二节　急性肾功能衰竭

急性肾功能衰竭 (acute renal failure, ARF)是指由各种病因引起肾功能在短时间内(数小时或数天)急剧下降而出现的临床综合征。肾功能下降可发生在无肾脏疾病基础的患者，也可发生在有慢性肾脏病基础的患者，其血肌酐(Scr)较基础值上升超过50%或每日上升≥44.2 μmol/L。本综合征包括肾前性、肾后性和肾实质急性肾功能衰竭。本章主要叙述狭义的急性肾功能衰竭，即急性肾小管坏死(acute tubular necrosis, ATN)。

【病因】

急性肾小管坏死的病因主要有肾缺血和肾毒性两大类，前者由各种原因引起心排出量急剧减少，使肾脏灌注不足所致；后者由外源性毒素(如生物毒素、化学毒素、药物中毒、造影剂等)和内源性毒素(如血红蛋白、肌红蛋白等)所致。

【发病机制】

不同病因所致的ATN可有不同的始动因素和持续发展因素。缺血所致的ATN，大多发生在综合因素的基础上，如年龄、有否基础疾病(如糖尿病、高血压等)。毒素所致的ATN，也可有缺血因素参与。肾缺血和肾毒素两种病因常常相互作用而致病。

(1) 肾血流动力学异常　当肾血流量下降时，肾内血流重新分布，表现为肾皮质血流量减少，肾髓质淤血，以致对缺氧异常敏感的髓袢升支粗段肾小管主动重吸收Na^+能力降低，肾小管上皮细胞损伤与肿胀，远端小管腔阻塞及管腔液外漏。在ATN早期，由于神经体液的调节，引起肾内血管收缩，其主要因素是：① 肾内肾素-血管紧张素系统激活；② 肾内舒张血管的前列腺素(PGI_2、PGE_2)合成减少，缩血管的前列腺素(血栓素A_2)产生过多；③ 交感神经过度兴奋；④ 血管缺血致内皮细胞损伤，使血管收缩因子(内皮素)产生过多，舒张因子(一氧化氮)产生相对减少。

(2) 肾小管堵塞学说　坏死的肾小管上皮细胞脱落、肌红蛋白、血红蛋白等堵塞肾小管管腔造成压力过高，一方面阻碍肾小球滤过，另一方面积聚于被堵塞管腔中的液体反漏至肾间质，引起肾间质水肿，压迫肾单位，进一步降低肾小球滤过。

(3) 肾缺血-再灌注损伤　表现为：① 氧自由基产生增多；② 细胞内钙超载，致线粒体功能障碍；③ 白细胞激活、中性粒细胞激活及其致炎因子的释放是引起微血管损伤及细胞损伤的主要因素；④ 细胞代谢紊乱。

【临床表现】

在 ATN 发生前，患者常有低血压、缺血、严重感染或脓毒血症、肾毒素等病因。若上述病因在短时间内未去除，临床上则出现急性肾功能衰竭的表现。一般将急性肾功能衰竭分为少尿期、多尿期和恢复期，但有些患者并不一定三期均出现。有些患者尿量并不减少，即 24 h 尿量在 500 mL 以上，称为非少尿型急性肾衰竭，此型大多病情相对较轻，预后也较好。

1. 少尿期　一般持续 5～7 d，个别可持续 3～4 周。少尿期越长，病情越严重。其主要表现如下。

(1) 尿量减少　尿量骤然或急剧减少，每日尿量少于 400 mL 称为少尿，少于 100 mL 称为无尿。非少尿型急性肾衰竭患者尿量虽然不少，但 Scr 每日仍可上升 44.2 μmol/L 以上。

(2) 全身各系统症状　根据病情，是否合并水、电解质及酸碱平衡紊乱，脏器损害程度而有不同。① 消化系统症状：常有恶心、呕吐、食欲减退、腹胀、腹泻、严重者可有消化道出血，少数可有黄疸、肝功能衰竭。② 心血管系统症状：可因水、钠潴留而诱发心力衰竭，有感染、中毒、失水时可表现为低血压，病因去除后尿量仍少者，可出现高血压。③ 呼吸系统症状：可因严重感染、容量负荷过重而表现为急性呼吸窘迫综合征。④ 神经系统症状：可有性格改变、意识障碍、抽搐、昏迷、谵妄等。⑤ 血液系统症状：可表现为贫血、出血倾向(常见的是皮下、口腔黏膜、牙龈及胃肠出血)、DIC 等。上述各系统症状若在急性肾功能衰竭时表现突出，提示患者已发生多器官功能衰竭。

(3) 水、电解质及酸碱平衡失调　主要表现如下。① 水过多(水中毒)。② 电解质紊乱：a. 高钾、镁、磷血症；b. 低钙、钠、氯血症，水、电解质紊乱表现为三高三低，其中最重要的是高血钾。③ 代谢性酸中毒。④ 代谢产物的积聚：进行性氮质血症，血浆肌酐和尿素氮升高。

2. 多尿期　每日尿量达 2 500 mL 以上，进入多尿期。此期通常持续 1～3 周。此期肾小管上皮细胞功能有一定程度恢复，肾小管内滤过液的反漏基本停止，但由于近端肾小管上皮细胞对水钠重吸收尚未完全恢复正常，故滤过液从尿中大量丢失；加之此时肾小球滤过功能已有一定程度恢复，少尿期在体内堆积的代谢产物在通过肾单位时产生渗透性利尿，也致尿量增多，每日可达 3 000～5 000 mL。系统症状大多减轻。少数患者可出现脱水、血压下降等。如严重脱水，可造成高钠血症，使中枢神经系统症状继续恶化。此期患者易并发感染。多尿期早期 Scr、BUN 仍可继续上升，1 周以后开始下降。

3. 恢复期　尿量正常或偏多，肾功能恢复或基本恢复正常。此期患者普遍存在不同程度营养不良，需待数日才能恢复正常。少数患者遗留不同程度的持续性肾功能损害。

【实验室及辅助检查】

(1) 血液检查　了解贫血及其程度，网织红计数，动态血小板计数；BUN 与 Scr 的动态变化和比值；动态血气分析了解有无酸中毒及其程度，了解氧分压判断有无合并 ARDS；测定血清电解质了解电解质的变化情况。

(2) 尿液检查　包括尿常规，ATN 时，尿比重降低多固定在 1.015 以下，尿渗量＜

350 mOsm/(kg · H_2O),尿与血渗量之比<1.1,尿钠增高,多在40～60 mmol/L,钠排泄分数>2。

(3) 影像学检查　对疑有尿路梗阻及慢性肾衰竭者应做尿路超声造影,对疑有血管病变者应行CT血管造影或MRI或放射性核素检查。

【诊断及鉴别诊断】

(1) 肾前性急性肾衰竭　有血容量不足(体液丢失、休克)、心力衰竭、肝病病史、体检发现皮肤及黏膜干燥、体位性低血压等,补充血容量后尿量增多,结合下列血、尿诊断检查则可诊断为肾前性急性肾衰竭。① 肾小管功能正常,尿钠浓度<20 mmol/L。② 因血容量不足刺激血中抗利尿激素水平升高,尿液浓缩,尿比重>1.020,尿渗量>500 mOsm/(kg · H_2O),明显高于血渗量。③ 尿BUN与血BUN均大于8;尿肌酐与血肌酐比值常>40。④ 血BUN与血肌酐比值>10;⑤ 肾衰指数及钠排泄分数均小于1。

(2) 肾后性急性肾衰竭　患者常突然完全性无尿或间歇性无尿,或伴肾绞痛,或腹腔、盆腔、后腹膜、前列腺有肿瘤病史,或既往上述部位接受过放射治疗等,提示尿路梗阻引起肾后性急性肾衰竭。

(3) 急性肾小管坏死　既往无肾脏病史,此次发病前有引起ATN的病因:肾中毒(如肾毒性药物、鱼胆等)、溶血、肌肉挤压、肾缺血等;或肾前性急性肾衰竭在扩容或纠正心力衰竭后,尿量仍不增多,应考虑ATN。

(4) 肾小球及肾间质所致急性肾衰竭　患者突然水肿、少尿、血尿、蛋白尿、高血压、眼底渗出、出血,提示急进性肾炎引起的肾实质性急性肾衰竭。患者多系统损害伴自身抗体阳性,应怀疑结缔组织疾病引起的急性肾衰竭。患者有皮疹、发热、关节酸痛及淋巴结肿大,并有用药史或药物过敏史,提示药物过敏引起的急性间质性肾炎所致的急性肾衰竭。

【治疗】

1. 预防及治疗基础疾病

(1) 积极纠正血流动力学障碍　在任何急性失血、大量体液丢失致有效血容量降低,心脏前后负荷过重,严重感染,特别在老年患者、有基础疾病(糖尿病、高血压)手术后患者,一旦发现血压下降、尿量减少,应及时采取措施。急性肾衰竭的早期在密切监测心功能和肺功能的前提下积极补充血容量,包括补液、输注血浆、白蛋白、应用洋地黄类药物以维持平均动脉压在65 mmHg以上,保证肾灌注。

(2) 严格控制肾毒性药物的适应证　根据肾功能调整剂量并密切观察尿量及肾功能的变化。

(3) 及时发现并处理产生内源性肾毒性物质的疾病,如高尿酸血症、肌红蛋白尿或血红蛋白尿等。

2. 少尿期治疗

(1) 营养疗法　摄入足够的热量每日147 kJ/kg,以减轻高分解代谢,有利于损伤细胞的修复和再生。每日葡萄糖不少于100 g,蛋白质为0.8 g/(kg · d),脂肪乳剂可以提供足够的必需脂肪酸和总热量。胃肠道营养疗法是最安全的途径。

(2) 维持液体平衡　按照"量出为入"的原则补充液量。24 h补液量为:前一日尿量+粪、呕吐物、引流液量及创面渗液量+500 mL,同时参考体温、气温和湿度酌情加减。接受透析者可适当放宽补液量。

(3) 高钾血症的处理　严格限制含钾药物和食物的摄入。当血钾>6.5 mmol/L,需紧急处理：① 10%葡萄糖酸钙 10～20 mL，稀释后缓慢静脉注射，以对抗钾的心脏毒性；② 5%碳酸氢钠 100～200 mL 静脉滴注，以拮抗钾对心脏的抑制，并促使钾进入细胞内；③ 50%葡萄糖 50～100 mL 加胰岛素 6～12 U 静脉注射，使钾向细胞内转移；④ 透析疗法是治疗高钾血症最有效的方法。

(4) 钠平衡失调的处理　稀释性低钠血症，应限制水的摄入，必要时高渗盐水静脉滴注或透析治疗。如有高钠血症，应适当放宽水的摄入。

(5) 代谢性酸中毒的处理　当血二氧化碳结合力＜15 mmol/L，可给予 5%碳酸氢钠 100～250 mL 静脉滴注。对于严重的酸中毒，应立即行透析治疗。

(6) 低钙血症和高磷血症的处理　对于无症状的低钙血症，无需处理。有症状性低钙血症，可临时静脉补钙。中、重度高磷血症可给予氢氧化铝凝胶或碳酸钙口服。

(7) 心力衰竭的治疗　最主要的原因是水钠潴留致心脏前负荷增加。此时由于肾脏对利尿剂的反应很差，而心脏泵功能损害并不严重，故洋地黄类药物疗效常不佳。治疗应以扩血管为主。最有效的方法是血液滤过，可在短时间内超滤出大量体液，宜尽早施行。

(8) 贫血和出血的处理　血红蛋白在 80～100 g/L 之间，一般不予处理。中、重度贫血，应注意引起急性肾衰竭原发病的治疗。急性肾衰竭合并上消化道大出血的治疗原则与上消化道大出血的处理原则相似。

(9) 预防和控制感染　预防感染和控制已存在的感染是降低急性肾衰竭死亡率的重要措施。合理使用抗生素、慎用或不用肾毒性抗生素。

(10) 血液净化疗法　凡保守治疗无效，出现下列情况者，应进行血液净化治疗：① 急性肺水肿；② 高钾血症，血钾＞6.5 mmol/L；③ BUN＞21.4 mmol/L，或血 Cr＞442 μmol/L；④ 高分解代谢状态，BUN 每日升高超过 8.9 mmol/L，或 Cr 每日升高超过 176.8 mmol/L，血钾每日上升 1 mmol/L；⑤ 酸中毒，动脉血气分析 pH＜7.25，或二氧化碳结合力＜13 mmol/L；⑥ 无尿 2 d 以上或少尿 4 d 以上；⑦ 少尿 2 d 以上，伴有下列情况任何之一者：体液潴留(如球结膜水肿、中心静脉压增高、心音呈奔马律等)；尿毒症症状(如持续呕吐、嗜睡或烦躁等)；高钾血症，血钾＞6.0 mmol/L，心电图有高钾改变等。

血液净化技术包括：血液透析、腹膜透析、连续性动静脉或静静脉血液滤过，或透析滤过等。

3. 多尿期的治疗　多尿期的早期，威胁患者生命的并发症依然存在，治疗的重点仍然以维持水、电解质和酸碱失衡，防止各种并发症、控制氮质血症及治疗原发病为主。多尿期 1 周左右时，应适当增加蛋白质的摄入，以利于患者肾小管上皮细胞恢复和再生，并逐渐减少透析次数直至停止透析。此期补液原则为：比出量少 500～1 000 mL，并尽量经胃肠道补充，以缩短多尿期。

4. 恢复期治疗　一般无需特殊处理，但应定期复查肾功能，禁用肾毒性药物。

【预后】

ANT 预后与原发病性质，有无 CKD 基础疾病、肾功能损害的程度、是否合并多器官功能衰竭、患者年龄、早期诊断、早期治疗及透析与否等因素有关。ANT 发展到慢性肾衰竭者不到 5%，且多见于严重的原发病、原有慢性肾脏疾病、年龄大于 60 岁和诊断不及时者。

病例分析

患者，男性，76 岁，尿量减少 10 天。10 天前患者因进食不洁饮食后突然出现发热、恶心、呕吐、腹泻,伴胸闷、气喘、尿量减少(详细尿量不祥),至急诊就诊,考虑“急性胃肠炎”,给予抗感染及补液治疗,腹泻、呕吐症状明显好转,但尿量逐渐减少。8天前查血肌酐177 μmol/L,3天前复查已上升至760 μmol/L,立即开始血透治疗,近3天24 h尿量均只有180 mL左右。

既往史:高血压病(3级),一直口服氨氯地平降压治疗,血压操控良好,为140/90 mmHg左右。糖尿病病史2年,饮食控制,未服用降糖药物。

体格检查:BP 170/90 mmHg,一般情况差,平车推入病房。眼睑无水肿,心肺腹查体无异常,双侧下肢轻度凹陷性水肿。

辅助检查:血常规示 WBC 9.5×10^9/L,N 80.95%,Hb 133 g/L。尿常规示尿蛋白(+),尿潜血(++)。血生化示 Scr 850 μmol/L,ALB 26 g/L,Ca 2.05 mmol/L,P 1.58 mmol/L,Na、K正常。双肾B超示:左肾9.8 cm×3.9 cm,右肾10.2 cm×4.1 cm,皮质、髓质分界尚清楚。其他:自身抗体、ANCA、免疫球蛋白、补体、肝炎标志物等正常。

(1) 诊断与诊断依据是什么?

(2) 治疗措施有哪些?

(胡杨青)

第五篇

血液系统疾病

XUE YE XI TONG JI BING

第四十五章
总　　论

血液系统由血液和造血器官组成。血液由血浆及悬浮在其中的血细胞(红细胞、白细胞、血小板)组成。出生后主要造血器官是骨髓、胸腺、脾和淋巴结。血液系统疾病是指原发于或主要发生于血液和造血组织并以血液学异常为主要表现的疾病。各种遗传性或后天性的病因使血液和造血组织发生器质性或功能性异常称为原发性血液病,其他器官或组织的病变通过某些机制累及血液和造血组织而出现血液学异常称为继发性血液病。

【血细胞的生成】

各种血细胞均来源于造血干细胞(hemopoietic stem cell,HSC)。HSC是一种多能干细胞,是各种血液细胞和免疫细胞的起始细胞,具有不断自我复制和多向分化能力。在胚胎期的9～10 d,中胚层开始出现HSC,形成造血位点,以后逐步发育成卵黄囊中的血岛。胚胎成形后进入胎肝造血期,HSC主要分布于胎肝。脐带血、胎盘血是胎儿期外周血的一部分,也含有HSC。出生后在胚胎期具有造血功能的肝脏、脾脏造血停止,骨髓成为主要的造血器官,HSC主要保留在骨髓,外周血仅含少量HSC。HSC经过分化后,其自我复制能力下降,多向分化能力向定向分化发展,此时HSC过渡成为定向干细胞,即祖细胞(progenitor)。祖细胞只能分化成某些细胞,而且自我复制能力减弱,因此只能短期维持造血。长期维持完整造血则依赖具有多向分化能力的HSC。可以根据表面抗原的特征来识别HSC。髓系的祖细胞有CD34、CD33等抗原,淋巴系的祖细胞除CD34外还有CD38和HLA-DR等抗原。

在病理情况下,肝、脾可重新恢复造血功能,称为髓外造血。

骨髓基质细胞、造血细胞因子及细胞外基质组成了造血微环境。骨髓基质细胞是指骨髓中的网状细胞、内皮细胞、成纤维细胞、巨噬细胞和脂肪细胞。这些细胞产生细胞因子,调节HSC的增殖与分化,为HSC提供营养和黏附的场所。根据作用不同,造血细胞因子分为如下两类。① 促进造血的正调控因子,如红细胞生成素、粒系集落刺激因子、粒-单系集落刺激因子、血小板生成素和白细胞介素等。② 抑制造血的负控因子,如干扰素、前列腺素E等。细胞外基质是指骨髓中胶原、蛋白多糖及糖蛋白。胶原形成支架,构筑造血空间。蛋白多糖黏附于细胞表面,选择性结合细胞因子。糖蛋白促进细胞黏附,控制细胞移动。因此,造血微环境是造血细胞赖以生存的场所。

【淋巴系统和单核-巨噬细胞系统】

1. 淋巴系统　淋巴系统是免疫系统的一部分,中枢淋巴器官包括胸腺、胚胎肝及出生后骨髓;周围淋巴器官指淋巴结、扁桃体、脾及沿消化道、呼吸道分布的淋巴组织等,与造血系统相通并有一定的重叠。在骨髓中造血干细胞分化生成淋巴细胞，其中T淋巴细胞在胸腺中成熟，参与细胞免疫；B淋巴细胞在骨髓中成熟，组成体液免疫的主要部分。淋巴细胞循环于血液和淋巴系统内。

2. 单核-巨噬细胞系统 单核-巨噬细胞系统是血液系统的延伸，也是免疫系统的一部分，相当于以往的网状内皮系统。该系统共同起源于骨髓中HSC分化产生的粒、单系祖细胞。有共同的结构与功能，细胞膜上有免疫球蛋白和补体的受体，有活跃的吞噬功能。在不同的组织中该系统的细胞各具特点，骨髓内的原、幼单核细胞能分化成熟为血液中的单核细胞；血液中的单核细胞游走至组织即成巨噬细胞，又称组织细胞。淋巴结、脾和结缔组织的固定和游走巨噬细胞，肺泡巨噬细胞，肝的Kupffer细胞以及神经系统的小神经胶质细胞等也属于单核-巨噬细胞系统。该系统还参与铁、脂肪和蛋白质代谢，并通过清除被激活的凝血因子而成为抗凝系统的重要组成部分。

【造血疾病的分类】

随着HSC研究的深入，不少血液系统疾病的发病与HSC的质和量异常有关，因此，在以往按红细胞疾病、白细胞疾病和出血性疾病的分类基础上，需要进一步细致分类。

(1) 红细胞疾病　如各类贫血和红细胞增多症等。

(2) 粒细胞疾病　如白细胞减少和粒细胞缺乏症、类白血病反应等。

(3) 造血干细胞疾病　如再生障碍性贫血、阵发性睡眠性血红蛋白尿、急性非淋巴细胞白血病、骨髓增生异常综合征等。

(4) 单核细胞和巨噬细胞疾病　如炎症性组织细胞增多症、恶性组织细胞病等。

(5) 淋巴细胞和浆细胞疾病　如淋巴瘤、急慢性淋巴细胞白血病、多发性骨髓瘤等。

(6) 出血性及血栓性疾病　如血管性紫癜、血小板减少性紫癜、凝血障碍性疾病、弥散性血管内凝血以及血栓性疾病等。

(7) 脾功能亢进。

【血液系统疾病的诊断】

1. 病史 注意询问患者有无服用药物、毒物或放射性物质接触史、遗传性疾病家族史以及其个人嗜好、营养状况。

2. 临床表现 详细的病史询问和体格检查可获得血液病诊断的重要线索。例如：临床出现贫血、黄疸及脾大提示慢性溶血；反复感染不易控制者，常应考虑粒细胞缺乏或功能缺陷；鼻出血、牙龈渗血或月经过多，常可能是出血性疾病的首发表现。全面体格检查中重点注意肝、脾及淋巴结肿大。特发性血小板减少性紫癜常呈四肢皮肤、睑结膜及口腔黏膜淤点和淤斑；血友病常有关节或深部肌肉血肿。应注意纵隔宽度、胸骨压痛、骨质破坏、眼球突出、牙龈肿胀、皮肤结节等。

3. 实验室检查 这是血液系统疾病诊断的重要环节。正确的血细胞计数、血红蛋白测定以及血涂片细胞形态学的详细观察是最基本的诊断方法。骨髓穿刺涂片检查是血液病诊断中必不可少的步骤，对于急性白血病、巨幼细胞贫血和粒细胞缺乏症等，骨髓细胞学改变是重要的诊断依据。淋巴结和肿块的病理学检查则是淋巴瘤等疾病的确诊依据。免疫学、细胞遗传学和分子生物学检查可协助白血病及淋巴瘤的分型诊断。其他实验室检查包括凝血试验、溶血试验、血清铁蛋白及血清铁测定、红细胞酶测定等。

除上述实验室检查外，影像学检查和放射性核素检查对血液系统疾病都有其相应的重要诊断价值。

【血液系统疾病的治疗】

1. 病因治疗 去除病因，使患者脱离致病因素的作用尤其重要。

2. 保持正常血液成分及其功能

（1）补充造血原料 如营养性巨幼细胞贫血时，补充叶酸或维生素 B_{12}；缺铁性贫血时补充铁剂；补充维生素 K，促使肝合成凝血因子Ⅱ、Ⅶ、Ⅸ、Ⅹ等。

（2）刺激造血 如慢性再生障碍性贫血时应用雄激素刺激造血。使用红细胞生成素(EPO)治疗肾性贫血，用粒系集落刺激因子(G-CSF)和血小板生成素(TPO)加速化疗后白细胞和血小板减少的恢复等。

（3）成分输血及抗生素的使用 严重贫血或失血时输注红细胞，血小板减少有出血危险时补充血小板，血友病 A 有活动性出血时补充因子Ⅷ。血液系统疾病常常发生各种细菌、病毒和真菌感染，必须及时、有针对性地选择合适的抗感染药物，以免加重病情。

（4）脾切除 去除体内最大的单核-巨噬细胞系统的器官，可以减少血细胞的破坏与滞留，从而延长血细胞的寿命。脾切除对遗传性球形细胞增多症所致的溶血性贫血有确切疗效。

（5）过继免疫 如给予干扰素或对在异基因造血干细胞移植后的供者输注淋巴细胞。

3. 去除异常血液成分和抑制异常功能

（1）化疗和放疗 使用各种化学合成药物和 γ 射线、X 射线等杀灭白血病或淋巴瘤细胞。目前对造血系统恶性肿瘤的主研治疗方法是化疗，并取得了很大的成绩，如儿童急性淋巴细胞白血病的 5 年持续完全缓解率达 70%。由于化疗药物和电离辐射并非特异性杀灭肿瘤细胞，所以对正常细胞及脏器功能也带来伤害。此外，由于化疗药物和电离辐射不仅有抗肿瘤作用，而且也是诱变剂、致癌剂，长期或大量使用不可不慎。

（2）免疫抑制 使用糖皮质激素、环孢素及抗淋巴细胞球蛋白等减少淋巴细胞数量，抑制其异常功能以治疗免疫机制介导的血液病如自身免疫性溶血性贫血、特发性血小板减少性紫癜、原发性再生障碍性贫血及异基因造血干细胞移植时发生的移植物抗宿主病等。

（3）诱导分化 1986 年我国科学家发现全反式维 A 酸、三氧化二砷能诱导早幼粒白血病细胞凋亡并使其分化成正常成熟的粒细胞，但不影响正常组织和细胞，这是特异性去除白血病细胞的新途径。

（4）治疗性血液成分单采 通过血细胞分离器，选择性地去除血液中某一成分，可用于治疗骨髓增殖性疾病、白血病等。用血浆置换术可治疗巨球蛋白血症、某些自身免疫病、同种免疫性疾病及血栓性血小板减少性紫癜等。

（5）抗凝及溶栓治疗 如弥散性血管内凝血(DIC)时为防止凝血因子进一步消耗，采用肝素抗凝。血小板过多时为防止血小板异常聚集，可使用双嘧达莫等药物。一旦血栓形成，可使用尿激酶、t-PA 等溶栓，以恢复血流通畅。

4. 造血干细胞移植 去除异常的造血组织，然后植入健康的 HSC，使患者重建造血与免疫系统。这是一种可能根治血液系统恶性肿瘤和遗传性疾病等的综合性治疗方法。

第四十六章
贫 血

第一节 贫血概述

贫血(anemia)是指人体外周血单位容积内血红蛋白(Hb)、红细胞数(RBC)或红细胞比容(HCT)低于正常范围下限的一种临床症状，是最常见的血液学改变。其中以血红蛋白浓度降低最为重要，成年男性 Hb＜120 g/L、HCT＜0.41，女性 Hb＜110 g/L、HCT＜0.37 为贫血的诊断标准。

应注意，久居高原地区居民的血红蛋白正常值较海平面居民为高；在妊娠、低蛋白血症、充血性心力衰竭、脾大及巨球蛋白血症时，血浆容量增加，此时即使红细胞容量是正常的，但因血液被稀释，血红蛋白浓度降低，容易被误诊为贫血；在脱水或失血等循环血容量减少时，由于血液浓缩，即使红细胞容量偏低，但因血红蛋白浓度增高，贫血容易漏诊。

【分类】

根据不同的临床特点，贫血有不同的分类。如：贫血按贫血进展速度分为急性贫血和慢性贫血；按红细胞形态分为大细胞性贫血、正常细胞性贫血和小细胞低色素性贫血(表 46-1)；按血红蛋白浓度分为轻度(Hb 为低于正常参考值但大于 90 g/L)、中度(Hb 为 60～90 g/L)、重度(Hb 为 30～60 g/L)和极重度(Hb 小于 30 g/L)；按骨髓红系统增生情况分为增生性贫血(如溶血性贫血、缺铁性贫血、巨幼细胞贫血等)和增生低下性贫血(如再生障碍性贫血)。

表 46-1 贫血的红细胞形态分类

类 型	MCV/fL	MCHC/(g/L)	常见疾病
大细胞性贫血	＞100	320～360	巨幼细胞贫血、骨髓异常增生综合征、肝脏疾病
正常细胞性贫血	80～100	320～360	再生障碍性贫血、溶血性贫血、骨髓病性贫血、急性失血
小细胞低色素性贫血	＜80	＜320	缺铁性贫血、铁粒幼细胞贫血、地中海贫血

上述分类虽有助于贫血的诊断，但临床上常从贫血发病机制和病因进行分类。

1. 红细胞生成减少

(1) 造血原料缺乏或利用障碍　见于铁缺乏或利用障碍所致的缺铁性贫血或铁粒幼细

胞贫血;叶酸和(或)维生素 B_{12} 或利用障碍所致的巨幼细胞贫血。缺铁性贫血是临床上最常见的贫血。

(2) 造血干细胞异常　见于 HSC 损害如再生障碍性贫血;HSC 发生质的异常如骨髓异常增生综合征及各类造血系统肿瘤性疾病等。

(3) 造血微环境异常　骨髓坏死、骨髓纤维化及各种感染或非感染性骨髓炎,均可因损伤骨髓基质和基质细胞、造血微环境发生异常而影响血细胞生成。肾功能不全、肝病或甲状腺功能低下时,产生红细胞生成素不足;肿瘤性疾病或某些病毒感染会诱导机体产生较多的造血负调控因子,均可导致慢性病性贫血。

2. 红细胞破坏过多

(1) 红细胞内在缺陷。

① 红细胞膜异常:遗传性球形细胞增多症、阵发性睡眠性血红蛋白尿。

② 红细胞酶缺陷:丙酮酸缺乏、葡萄糖-6-磷酸脱氢酶缺乏。

③ 血红蛋白肽链异常:地中海贫血、不稳定血红蛋白病。

④ 卟啉代谢异常:遗传性红细胞生成性卟啉病。

(2) 红细胞外在异常。

① 免疫因素:自身免疫性溶血性贫血、血型不符的输血反应、药物性溶血。

② 机械因素:人工心瓣膜、行军性血红蛋白尿、微血管病性溶血性贫血。

③ 生物因素:蛇毒中毒、疟疾、黑热病。

④ 理化因素:大面积烧伤、某些化学毒物中毒。

3. 红细胞丢失过多

失血性贫血根据失血速度分急性失血性贫血或慢性失血性贫血,后者往往合并缺铁性贫血。可分为出凝血性疾病(如特发性血小板减少性紫癜、血友病和严重肝病等)所致和非出凝血性疾病(如外伤、肿瘤、结核、支气管扩张、消化性溃疡、痔和妇科疾病等)所致两类。

【临床表现】

贫血的临床表现与贫血的原发病、严重程度、发生的速度、患者的年龄和血液、循环、呼吸等系统的代偿能力有关。贫血时血红蛋白减少,血液携氧能力降低,出现一系列全身组织和器官缺氧的表现。贫血发生缓慢,无心肺疾病基础,代偿机制可充分发挥,即使血红蛋白低至 80 g/L 亦可无症状;反之急性溶血和急性失血,虽然贫血不很严重,但由于发生较迅速来不及代偿,症状却很显著。

1. 困倦无力　困倦、软弱无力是贫血最常见、最早出现的症状。

2. 皮肤黏膜　苍白是贫血最常见、最突出的体征;尤其以睑结膜、口唇、口腔黏膜和甲床最明显。还可出现皮肤粗糙、缺少光泽,甚至形成溃疡。溶血性贫血可引起皮肤黏膜黄染。

3. 神经系统　头昏、耳鸣、头痛、失眠、多梦、记忆减退、注意力不集中等。

4. 呼吸循环系统　轻度贫血无明显表现,仅活动后引起呼吸加深加快并有心悸、心率加快。贫血越重,活动量越大,症状越明显。重度贫血时,即使平静状态仍可能有气短甚至端坐呼吸;并可引起心脏扩大、心力衰竭、心率失常、心电图缺血性改变。此种贫血性心脏病在贫血纠正后大多可以恢复。

5. 消化系统　贫血可导致消化功能降低、消化不良,出现腹部胀满、食欲减退。缺铁性贫血可有吞咽异物感或异嗜症。巨幼细胞贫血或恶性贫血可引起舌炎、舌萎缩、牛肉舌、镜面舌。

6. 泌尿生殖内分泌系统　长期贫血可出现轻度蛋白尿、夜尿增多、性功能改变、月经失调。

【诊断】

贫血是许多疾病都可出现的一种共同表现。贫血的诊断首先要确定贫血的程度和类型;其次是查明贫血的原因。贫血的病因诊断十分重要,必须从详细询问病史和全面体格检查入手,尤其重视营养史、月经生育史、慢性病史、出血史、家族史和药物及有害物质暴露史。体检时特别注意皮肤黏膜有无苍白、淤点、紫癜或淤斑及黄染,肝、脾、淋巴结有无肿大,有无营养不良、特殊面容,毛发有无干燥,有无舌乳头萎缩、匙状甲,下肢有无凹陷性水肿,有无心界扩大、杂音等。

贫血的实验室检查:血常规检查、外周血涂片、网织红细胞计数及骨髓检查。为进一步明确贫血的病因,还需进行其他检查,如尿常规、大便常规、铁代谢、免疫、溶血的检查以及影像学、内镜检查和染色体检查等。

综合分析贫血患者的病史、体格检查和实验室检查结果,即可明确贫血的病因或发病机制,从而作出贫血的疾病诊断。

【治疗】

1. 病因治疗 去除贫血的病因或治疗原发病是治疗贫血的关键。

2. 药物治疗 根据发病原因给予铁剂、叶酸、维生素 B_{12}、维生素 B_6、雄激素、红细胞生成素及糖皮质激素和免疫抑制剂等。

3. 成分输血 输血能迅速减轻或纠正贫血,特别是急性大失血患者,输血可迅速恢复血容量。慢性贫血患者血红蛋白低于 60 g/L 可考虑输血。长期多次输血可引起血色病,并增加传播疾病的机会。对某些贫血,如自身免疫性溶血性贫血、阵发性睡眠性血红蛋白尿,输血常加重溶血反应,因此必须严格掌握输血的适应证。

4. 脾切除 脾脏是血细胞破坏的重要场所,与抗体的产生也有关系。脾切除对脾功能亢进所致的贫血和遗传性球形细胞增多症有显著的疗效。自身免疫性溶血性贫血在糖皮质激素和免疫抑制剂充分治疗后效果不佳,可做脾切除。

5. 造血干细胞移植 包括骨髓移植、外周血干细胞移植和脐血移植,是最有希望治疗难治性贫血的有效方法。

第二节 缺铁性贫血

缺铁性贫血(iron deficient anemia,IDA)是最常见的贫血,铁是合成血红蛋白所必需的原料,由于多种原因造成人体贮存铁耗尽,导致血红蛋白合成不足,使红细胞生成障碍引起的小细胞低色素性贫血。多见于婴幼儿、儿童、妊娠期和哺乳期的育龄妇女。

【病因和发病机制】

1. 病因

(1) 铁摄入不足 多见于婴幼儿、青少年、妊娠和哺乳期妇女。因为铁需要量增加,如食物中的铁含量不足或偏食,就容易造成 IDA。

(2) 吸收障碍 胃大部切除术后,胃酸分泌不足且食物快速进入空肠,绕过铁的主要吸收部位(十二指肠),使铁吸收减少。此外,多种原因造成的胃肠道功能紊乱,如长期不明原因腹泻、慢性肠炎、Crohn 病等均可因铁吸收障碍而发生 IDA。

(3) 丢失过多 见于各种失血,如慢性胃肠道失血、食管裂孔疝、食管胃底静脉曲张破裂、胃十二指肠溃疡、消化道息肉、肿瘤、寄生虫感染和痔疮等;成年女性除消化道出血外,常见原因是月经过多，如宫内放置节育环、子宫肌瘤及月经失调等；慢性失血是缺铁性贫血最常见的原因。

2. 发病机制 正常成人体内含铁总量为 3～5 g，其中 2/3 在血红蛋白内，其余分布在肌红蛋白、细胞色素及各种与氧化还原过程有关的含铁酶中。体内多余的铁以及铁蛋白、含铁血黄素的形式储存于肝、脾、骨髓等器官和单核-吞噬细胞系统中，即储存铁（男性 1000 mg，女性 300～400 mg）。正常人每天造血需 20～25 mg 铁，主要来自衰老破坏的红细胞。正常人维持体内铁平衡需每天从食物摄铁 1～1.5 mg，孕妇、乳妇 2～4 mg。动物食品铁吸收率高（可达 20%），植物食品铁吸收率低（1%～7%）。铁吸收部位主要在十二指肠及空肠上段。人体每天排铁不超过 1 mg，主要通过肠黏膜脱落细胞随粪便排出，少量通过尿、汗液，哺乳妇女还通过乳汁排出。

缺铁性贫血是体内慢性渐进性铁缺乏的发展结果，当体内储存铁减少到不足以补偿功能状态铁时，铁蛋白、含铁血黄素、血清铁和转铁蛋白饱和度减低、总铁结合力和未结合铁的转铁蛋白升高、组织缺铁、红细胞内缺铁。红细胞内缺铁造成血红素合成障碍，大量原卟啉不能与铁结合成为血红素，血红蛋白生成减少，红细胞胞浆少、体积小，发生小细胞低色素性贫血。组织缺铁使细胞中含铁酶和铁依赖酶的活性降低，进而影响患者的精神、行为、体力、免疫功能及患儿的生长发育和智力；缺铁还可引起黏膜组织病变和外胚叶组织营养障碍。

【临床表现】

IDA 发病缓慢，早期可以没有症状或症状轻微。贫血发展到一定程度时才出现一般贫血症状和组织缺铁的表现。

1. 贫血表现 皮肤和黏膜苍白、头昏、乏力、头痛、耳鸣、心悸、活动后气短、易疲倦等。

2. 组织缺铁表现 皮肤干燥、皱缩，毛发干枯、脱落；指（趾）甲缺乏光泽、粗糙，重者指（趾）甲变平，甚至出现反甲；食欲不振、舌炎、口腔炎、异食癖和吞咽困难；烦躁、易怒、注意力不集中；体力耐力下降；易感染；儿童和青少年发育迟缓、智商低。

3. 缺铁原发病的表现 如消化性溃疡、肿瘤或痔疮导致的黑便、血便或腹部不适，肠道寄生虫感染导致的腹痛或大便性状改变，妇女月经过多，肿瘤性疾病的消瘦。

【实验室及辅助检查】

1. 血液检查 呈典型小细胞低色素性贫血的特点：血涂片可见成熟红细胞体积普遍较小，大小不等显著，中心淡染区扩大；平均红细胞体积（MCV）低于 80 fL，平均红细胞血红蛋白量（MCH）小于 27 pg，平均红细胞血红蛋白浓度（MCHC）小于 320 g/L。网织红细胞计数正常或轻度增高。白细胞和血小板计数正常或减低。钩虫病引起缺铁性贫血时嗜酸性粒细胞增高。

2. 骨髓检查 呈增生性贫血骨髓象，骨髓增生活跃或明显活跃，红细胞系统增生明显，以中、晚幼红细胞为主，胞体较小，胞浆量少，染色偏蓝，边缘不整。粒细胞系统和巨核细胞系统多为正常。骨髓铁染色，细胞内铁和细胞外铁减少或消失，是诊断缺铁性贫血一种直接而可靠的实验室检查方法。

3. 铁代谢的检查 血清铁（SI）$<8.95\ \mu mol/L$。总铁结合力（TIBC）增高 $\geq 64.44\ \mu mol/L$。转铁蛋白饱和度（TS）$<15\%$。红细胞游离原卟啉（FEP）$>0.9\ \mu mol/L$。血清铁蛋白（SF）能准确反映体内储存铁情况，当患者缺铁时，首先是储存铁即 SF 先减少，继之 SI 减少，以后才发生贫血，所以 SF 是诊断缺铁性贫血最敏感、最早期的可靠指标；SF $<12\ \mu g/L$ 作为诊断标准。SF 易受一些因素影响，如伴有慢性感染、恶性肿瘤、结缔组织

病、甲状腺功能亢进和活动性肝病时，SF 可正常或增高。

此外骨髓涂片用亚铁氰化钾染色(普鲁士蓝反应)后，在骨髓小粒中无深蓝色的含铁血黄素颗粒，铁粒幼红细胞少于 15%；红细胞内卟啉代谢异常，红细胞游离原卟啉(FEP) > 0.9 μmol/L。

【诊断】

根据病史、临床表现及相关的检查，缺铁性贫血的诊断并不困难，诊断标准为：① 有导致缺铁的病因和临床表现；② 小细胞低色素性贫血，Hb、MCV、MCH、MCHC 均降低，成熟红细胞形态可有明显低色素性表现；③ 铁代谢检查异常，SI、TS、SF 均减少，骨髓铁染色显示细胞内铁和细胞外铁减少或消失，TIBC、FEP 增高；④ 铁剂治疗有效，用药 3 d 后网织红细胞升高，治疗 5～10 d 达高峰，这是缺铁性贫血对铁剂治疗的特异性反应。

【鉴别诊断】

应与下列小细胞性贫血相鉴别。

1. 慢性病性贫血 慢性感染或肿瘤引起的小细胞性贫血，血清铁蛋白和骨髓铁增多。血清铁、血清转铁蛋白饱和度、总铁结合力减低。

2. 铁粒幼细胞贫血 铁粒幼细胞贫血是由于先天或后天获得的红细胞内线粒体利用铁合成血红素功能障碍而导致的贫血。多见于中老年人。无缺铁的表现：血清铁蛋白浓度增高，骨髓小粒含铁血黄素颗粒增多，铁粒幼细胞增多，并出现环形铁粒幼细胞。血清铁和转铁蛋白饱和度增高，总铁结合力不低。

3. 珠蛋白生成障碍性贫血 如海洋性贫血，属遗传性疾病，常有家族史。血涂片可见多数靶形红细胞，血红蛋白电泳异常，血清铁、转铁蛋白饱和度及骨髓可染铁均增高，具有溶血性贫血的临床特点。

【治疗】

1. 病因治疗 治疗引起缺铁性贫血的基本病因，对贫血的彻底治愈、防止复发至关重要；否则单纯补充铁剂可使血常规暂时恢复，临床症状得以暂时缓解，但不能达到彻底治愈的目的。例如：婴幼儿、青少年、妊娠和哺乳期妇女营养不足引起的 IDA，应改善饮食；消化性溃疡或消化道肿瘤引起的 IDA，应予相应检查和治疗，必要时手术根治；月经过多引起的 IDA，应调理月经；寄生虫感染者应驱虫治疗等。

2. 铁剂治疗 铁剂治疗是纠正缺铁性贫血的主要治疗方法，分口服和注射给药两种途径，口服铁剂方便、安全，是治疗本病首选药物。

(1) 口服铁剂 临床用于口服的铁剂多为二价铁，易于吸收，常用的有：硫酸亚铁 0.3 g，3 次/d；琥珀酸亚铁 0.1 g，3 次/d；富马酸亚铁 0.2 g，3 次/d；葡萄糖酸亚铁 0.3 g，3 次/d；硫酸亚铁控释片，每片含硫酸亚铁 525 mg，1 片/d。饭后服用胃肠道反应小且易耐受；进食谷类、乳类、茶和碱性药物等会抑制铁剂的吸收，鱼、肉类、维生素 C 可加强铁剂的吸收；口服铁剂后，先是外周血网织红细胞增多，5～10 d 后达高峰，2 周后血红蛋白浓度上升，一般 2 个月恢复正常。铁剂治疗在血红蛋白恢复正常后至少持续 4～6 个月，待铁蛋白正常后停药。若口服铁剂疗效不好，应仔细查找原因，如诊断有误，病因未去除，服药不当，吸收障碍，或同时伴感染、恶性肿瘤、肝病、肾病等，干扰或抑制骨髓造血功能。

(2) 注射铁剂 由于注射铁剂不良反应较多，且不方便，故注射铁剂不应作为首选方法，应严格掌握适应证。口服铁剂有明显胃肠道反应，患者不能耐受；胃肠道功能紊乱，铁剂吸收障碍急需补充铁剂者，如妊娠晚期伴 IDA，需迅速提高血红蛋白，出血丧失铁超过了铁剂吸收的速度等。注射用铁常用右旋糖酐铁(iron dextran)或三梨醇铁肌内注射,每次50 mg,每日或隔日1次,缓慢注射,注意预防过敏反应。注射用铁的总需量(mg):(需达到的血红蛋白浓度－患者的血红蛋白浓度)×0.33×患者体重(kg)。注射铁剂常见副作用:局部疼痛、局部淋巴结肿痛;少数患者可出现全身反应,如头痛、头昏、发热、恶心、关节痛、肌肉酸痛、低血压等;偶尔发生严重过敏反应。

【预防及预后】

1. 预防 对居民进行知识宣传教育,改变不合理的饮食结构,鼓励进食肉类等铁吸收率高的富铁食物或铁强化食品,如动物内脏、奶类、蛋类、豆制品及蔬菜等可干预缺铁性贫血的发生,此外,大枣、花生、鲤鱼、黑木耳等也是食疗中的常用食物。婴幼儿要及时添加富含铁的食品,青少年要纠正偏食,定期查、治寄生虫感染;妊娠期及哺乳期妇女可补充铁剂;对月经过多者应予防治。做好肿瘤性疾病和慢性出血性疾病的防治。

2. 预后 单纯营养不足引起的缺铁性贫血,经治疗容易恢复正常;而继发于其他疾病的贫血患者,预后取决于原发病能否根治;如果为恶性肿瘤导致的缺铁性贫血,临床症状不易缓解。

第三节 巨幼细胞贫血

巨幼细胞贫血(megaloblastic anemia,MA)是由于叶酸和(或)维生素 B_{12} 缺乏或其他原因引起的细胞核脱氧核糖核酸合成障碍所致的贫血。我国以叶酸缺乏导致的营养性巨幼细胞贫血(nutritional megaloblastic anemia, NMA)多见,维生素 B_{12} 缺乏所致者较少;陕西、山西、河南等地为多发区,常见于婴幼儿和妊娠妇女。由胃壁细胞所分泌的内因子缺乏及体内产生内因子抗体所致的恶性贫血,国内较少见。

【病因和发病机制】

1. 病因

(1) 摄入不足 人体必要的叶酸在肝细胞内储存,储存量为5～10 mg,仅供每月所需,每日需要量约200 μg,故当食物缺乏叶酸时,短时间极易发生叶酸缺乏。人体摄取的维生素 B_{12} 大部储存在肝细胞内,储存量为4～5 mg,可供数年所需,每日需要量仅为2～5 μg,一般不易发生维生素 B_{12} 缺乏。如食物中缺乏新鲜蔬菜和水果,食物烹调不当、过度加热、腌制过久可导致叶酸大部分破坏,婴幼儿喂养不合理、偏食,酗酒均可导致叶酸缺乏。长期素食因摄取减少可导致维生素 B_{12} 缺乏。

(2) 需要量增加 妊娠及哺乳期妇女、生长发育期婴幼儿及儿童、慢性反复溶血性贫血、慢性感染、甲状腺功能亢进症、恶性肿瘤、白血病等,叶酸的需要量都会增加,如不能及时补充可发生叶酸缺乏。

(3) 吸收不良 胃肠手术后,特别是慢性腹泻、小肠炎症、肿瘤、吸收不良综合征以及萎缩性胃炎、回肠疾病或细菌、寄生虫感染等均可影响叶酸和(或)维生素 B_{12} 的吸收。某些药物(如叶酸拮抗剂、抗结核药、抗癫痫药)可影响叶酸吸收,对氨水杨酸、秋水仙碱、新霉素等可以影响维生素 B_{12} 的吸收。

此外,抗核苷酸合成药物如甲氨蝶呤、甲氧苄啶、氨苯蝶啶、氨基蝶呤和乙胺嘧啶等均可干扰叶酸的利用;血液透析、酗酒可增加叶酸排除。

2. 发病机制 叶酸和维生素 B_{12} 都是DNA合成过程中的重要辅酶,如果缺乏,将导致

DNA合成障碍。叶酸在体内以四氢叶酸形式起作用,参与腺嘌呤、鸟嘧啶、胸苷的合成,叶酸缺乏时,脱氧胸腺嘧啶核苷酸生成减少,而后者是DNA合成必需的物质。由于DNA合成障碍,DNA复制延迟。因RNA合成所受影响不大,造成细胞体积增大,胞核发育滞后于胞浆,形成巨幼变。骨髓中红系细胞、粒系细胞和巨核系细胞均可发生巨幼变,分化成熟异常,在骨髓中过早死亡,导致无效造血和全血细胞减少。DNA合成障碍也累及黏膜上皮组织,影响口腔和胃肠道功能。维生素B_{12}缺乏导致高半胱氨酸转变为甲硫氨酸障碍,四氢叶酸合成受阻,出现与叶酸缺乏相似的表现。维生素B_{12}缺乏还可引起神经髓鞘合成障碍而出现神经精神异常。抗肿瘤药物干扰核苷酸合成也可引起巨幼细胞贫血。

【临床表现】

1. 血液系统表现 起病缓慢,常有面色苍白、乏力、耐力下降、头昏、心悸等贫血症状。重者全血细胞减少,反复感染和出血。少数患者可出现轻度黄疸。

2. 消化系统表现 胃肠道黏膜萎缩可引起食欲不振、消化不良、恶心、腹胀、腹泻或便秘。口腔黏膜、舌乳头萎缩,舌面呈“牛肉样舌”,味觉减退,可伴舌痛。

3. 神经系统表现和精神症状 因脊髓侧束和后束有亚急性联合变性,可出现对称性肢体麻木,深感觉障碍如振动感和运动感消失;共济失调或步态不稳;锥体束征阳性、肌张力增加、腱反射亢进。叶酸缺乏者有易怒、妄想等精神症状。维生素B_{12}缺乏者有抑郁、失眠、记忆力下降、谵妄、幻觉、妄想甚至精神错乱等。

【实验室检查】

1. 血常规 MA属大细胞性贫血,MCV和MCH均升高,MCHC正常。网织红细胞计数可正常。重者全血细胞减少。血涂片红细胞大小不等、中央淡染区消失,有大椭圆形红细胞;中性粒细胞核分叶过多(5叶核占5%以上或出现6叶以上的细胞核),即所谓核左移。

2. 骨髓象 骨髓增生活跃或明显活跃。造血细胞出现巨幼变:红系增生显著,胞体大,核大,核染色质疏松细致,核发育落后于胞浆;粒系可见巨中、晚幼粒细胞,巨杆状核粒细胞,成熟粒细胞分叶过多;巨核细胞体积增大,分叶过多。

3. 血清维生素B_{12}、叶酸测定 血清维生素B_{12}缺乏,低于74 pmol/L。血清叶酸缺乏,低于6.8 nmol/L,应同时测定血清和红细胞叶酸含量,因为红细胞叶酸不受叶酸摄入情况的影响,能反映机体叶酸总体水平(红细胞叶酸低于227 nmol/L表示缺乏)。

其他如恶性贫血时内因子抗体阳性;维生素B_{12}缺乏时伴尿高半胱氨酸24 h排泄量增加。

【诊断】

根据营养史、贫血表现、消化道及神经系统症状、体征,结合特征性血常规和骨髓象,血清维生素B_{12}及叶酸水平测定等可作出诊断。若无条件测血清维生素B_{12}和叶酸水平,可予诊断性治疗,叶酸或维生素B_{12}治疗一周左右网织红细胞上升者,可考虑叶酸或维生素B_{12}缺乏。

【鉴别诊断】

临床上有些疾病可出现巨幼型细胞,如急性白血病、骨髓增生异常综合征,也有些疾病表现为全血细胞减少,注意鉴别。骨髓检查、血清维生素B_{12}及叶酸水平测定、诊断性治疗等措施均有助于鉴别。

【治疗】

1. 病因治疗 应积极治疗原发病。合理膳食,增加新鲜蔬菜、水果及动物蛋白的摄入,纠正酗酒和偏食。用药后继发的MA，应酌情停药。

2. 补充叶酸和(或)维生素 B_{12}

(1) 叶酸 每次 5～10 mg 口服，每日 3 次，用至贫血表现完全消失。若无原发病，不需维持治疗；如同时有维生素 B_{12} 缺乏，则需同时注射维生素 B_{12}，否则会加重神经系统损伤。

(2) 维生素 B_{12} 肌内注射维生素 B_{12} 每次 500 μg，每周 2 次；无维生素 B_{12} 吸收障碍者可口服维生素 B_{12} 片剂 500 μg，每日 1 次；若有神经系统表现，治疗维持半年到 1 年。

经维生素 B_{12} 及叶酸治疗后，若血常规改善不明显应考虑同时伴有缺铁的可能，或合并感染、甲状腺功能减低等，必须给予铁剂或相关的治疗。

【预防及预后】

1. 预防 加强营养知识宣传教育，纠正偏食及不良烹调习惯。对高危人群如生长发育期儿童、青少年及妊娠妇女，应多食新鲜蔬菜和动物蛋白质，也可适当不补充小剂量叶酸或维生素 B_{12} 预防。应用干扰核苷酸合成药物治疗的患者，应同时补充叶酸和维生素 B_{12}。全胃切除者应每月预防性肌内注射维生素 B_{12} 1 次。

2. 预后 营养性巨幼红细胞性贫血的预后良好，补充治疗及改善营养后，均能恢复。恶性贫血患者无法根治，需终生维持治疗。治疗晚者，影响小儿智力发育。神经受累时间长者，恢复较慢，如果神经症状出现 6 个月以上才开始治疗，则恢复较为困难。

第四节 再生障碍性贫血

再生障碍性贫血(aplastic anemia，AA)简称再障，是由于多种原因引起的骨髓造血组织减少，骨髓造血功能衰竭，主要表现为骨髓造血功能低下、全血细胞减少和贫血、出血、感染。免疫抑制治疗有效。欧美国家年发病率为(4.7～13.7)/100 万人口，日本为(14.7～24.0)/100 万人口，我国为 7.4/100 万人口。本病可发生于各年龄段，15～30 岁和 60 岁以上老年人发病率较高，男女发病率无明显差别。

【病因和发病机制】

1. 病因 发病原因不明确，可能与下列因素有关。

(1) 化学因素 氯霉素类抗生素、磺胺类药物及苯、砷、染发剂等是常见因素，引起的再障与剂量关系不大，而与个人敏感性有关。

(2) 物理因素 各种电离辐射如 X 线、放射性核素等可直接损害造血干细胞和造血微环境，影响造血功能。

(3) 病毒感染 病毒感染引起的再障日益受到重视，特别是肝炎病毒、微小病毒 B19 等。病毒感染对造血干细胞有直接抑制作用，还可致染色体畸变，也可通过病毒介导的自身免疫异常，破坏造血微环境而发病。

2. 发病机制 再障的发病机制尚未完全阐明，往往是多方面因素作用的结果。

(1) 造血干细胞缺陷 再障患者骨髓中细胞表面分化抗原($CD34^+$)较正常人明显减少，减少程度与病情相关；造血干细胞集落形成能力显著降低，体外对造血生长因子反应差，免疫抑制治疗后造血恢复不完整。

(2) 造血微环境异常 再障患者骨髓活检除发现造血细胞减少外，还有骨髓“脂肪化”、静脉窦水肿、出血、毛细血管坏死、基质萎缩；这些造血微环境异常，可导致造血干细胞不能正常生长、发育。

3. 免疫异常 再障患者外周血及骨髓中淋巴细胞比例增高，T细胞亚群失衡，T辅助细胞、$CD8^{+}$ T抑制细胞、$CD25^{+}$ T细胞比例增高。T细胞分泌的造血负调控因子(肿瘤坏死因子、干扰素)明显增多，髓系细胞凋亡亢进。多数患者用免疫抑制剂治疗有效。

近年来认为再障的主要发病机制是免疫异常，即T细胞功能亢进，细胞毒性T细胞直接杀伤和淋巴因子介导的造血干细胞过度凋亡；造血微环境与造血干细胞的改变是异常免疫损伤的结果。

【临床表现】

再障的临床表现主要有贫血、出血、感染。根据发病的急缓、病情的轻重和病程长短，将再障分为急性型(AAA)和慢性型(CAA)。国内学者将AAA改称为重型再障-Ⅰ型(SAA-Ⅰ)，将CAA进展成的急性型称为重型再障-Ⅱ型(SAA-Ⅱ)。

1. 急性型(AAA) 即重型再障-Ⅰ型(SAA-Ⅰ)，起病急、病情重、进展迅速；少数可由慢性型再障发展而来，称为重型再障-Ⅱ型(SAA-Ⅱ)。苍白、头昏、乏力、心悸和气短等贫血症状进行性加重。多数患者有发热，体温常在39 ℃以上，少数患者自发病到死亡均处于难以控制的高热之中。以呼吸道感染最常见，如化脓性扁桃体炎、肺炎等，其次是消化道及皮肤、黏膜感染等，常合并败血症。致病菌以革兰阴性杆菌、金黄色葡萄球菌和真菌为主。出血较严重，范围广泛；皮肤常有出血点或大片淤斑，口腔黏膜有血泡、牙龈出血、眼结膜出血等。严重者可发生深部脏器出血，如呕血、咯血、便血、血尿、眼底出血、阴道出血甚至颅内出血，后者常危及患者的生命。体格检查无肝脾肿大及淋巴结肿大。

2. 慢性型(CAA) 起病和进展多缓慢，病程较长，常以贫血为首发表现，出血和感染的程度较急性型轻，深部脏器出血少见，但久治无效者可发生颅内出血。少数患者可发生急性变，临床表现、血常规、骨髓象与急性型相似，即SAA-Ⅱ，预后差。

【实验室检查】

1. 血常规 典型病例呈全血细胞减少。AAA红细胞数、血红蛋白、白细计数尤其是中性粒细胞绝对值及血小板数严重减少；淋巴细胞比例相对增高，网织红细胞绝对值明显减少。与AAA相比，CAA全血细胞减少的程度较轻，有时可见两系细胞减少甚至仅一系细胞减少，网织红细胞绝对值减少，而百分数不低。AA呈正常细胞性贫血。

2. 骨髓象 多部位骨髓穿刺涂片，均显示骨髓增生明显减低或极度减低，粒、红系及巨核细胞明显减少且形态大致正常，淋巴细胞、网状细胞及浆细胞等非造血细胞比例明显增高。骨髓小粒无造血细胞，呈空虚状，可见较多脂肪滴。

3. 骨髓活检 骨髓活检显示造血组织明显减少，脂肪组织增加；呈向心性损害。骨髓活检能够准确评价骨髓增生状况，对AA的诊断有重要价值。

4. 其他检查 有关发病机制检查如$CD4^{+}$细胞/$CD8^{+}$细胞比值减低，T辅助细胞1型/T辅助细胞2型比值增高，$CD8^{+}$ T抑制细胞、$CD25^{+}$ T细胞比例增高；骨髓造血干细胞培养显示粒-单系集落形成单位(CFU-GM)和红系集落形成单位(CFU-E)均明显减少。血清肿瘤坏死因子、干扰素水平增高。骨髓铁染色显示储藏铁增多，中性粒细胞碱性磷酸酶染色强阳性。溶血检查均阴性。

【诊断】

临床上出现进行性贫血、出血、感染和全血细胞减少，结合典型骨髓象改变，诊断AA并不难。

AA诊断标准：① 全血细胞减少，网织红细胞百分数<0.01，淋巴细胞比例增高；② 一般

无肝、脾、淋巴结肿大;③ 骨髓多部位增生明显减低或极度减低,造血细胞减少,非造血细胞比例增高,骨髓小粒呈空虚状;④ 引起全血细胞减少的其他疾病;⑤ 一般抗贫血治疗无效。

AA 分型诊断标准:AAA,发病急,进展快,贫血进行性加重,出血和感染严重;骨髓增生明显减低或极度减低;血常规具备下列三项中两项,即网织红细胞<15×10^9/L,中性粒细胞<0.5×10^9/L,血小板<20×10^9/L;CAA 是指达不到 AAA 诊断标准的 AA。

【鉴别诊断】

主要与其他全血细胞减少的疾病相鉴别。

(1) 阵发性睡眠性血红蛋白尿(PNH) 典型患者有反复发作的血红蛋白尿、黄疸、脾大,易鉴别。不典型者无血红蛋白尿,有全血细胞减少、骨髓增生减低,易误诊为 AA。但溶血检查常阳性(酸溶血试验、蛇毒溶血试验等);含铁血黄素尿阳性;流式细胞仪检测骨髓或外周血细胞膜上的 CD55、CD59 表达明显下降可资鉴别。

(2) 骨髓异常增生综合征(MDS) MDS 临床表现以难治性贫血为主,可有全血细胞减少,网织红细胞不高甚至降低,骨髓也可低增生,易与 AA 混淆。但病态造血现象,早期髓系细胞相关抗原(CD13、CD33、CD34)表达增多,造血干细胞培养、染色体核型异常等有助于 AA 鉴别。

(3) 急性白血病(AL) 低增生性 AL 因全血细胞减少且早期肝、脾、淋巴结不肿大,易与 AA 混淆。但骨髓象显示原始或幼稚细胞增多,不难鉴别。

引起全血细胞减少的其他疾病,还有恶性组织细胞病、骨髓纤维化、急性造血功能停滞、Evans 综合征和免疫相关性全血细胞减少、多发性骨髓瘤、巨幼细胞性贫血和脾功能亢进等,根据其临床特点和骨髓检查可与 AA 鉴别。

此外,还应与遗传性 AA,如 Fanconi 贫血、家族性增生低下性贫血和继发性 AA 等相鉴别。

【治疗】

1. 支持治疗 预防感染,注意饮食及环境卫生,加强皮肤、口腔、外阴和肛门清洁护理。AAA 需要保护性隔离。避免出血,防止外伤及剧烈活动。禁用对骨髓有损伤作用和抑制血小板功能的药物。及时处理贫血、出血和感染。

(1) 纠正贫血 当血红蛋白<60 g/L,可输注红细胞。尽量避免输血过多。

(2) 控制出血 可给常规止血药如酚黄乙酸等;女性子宫出血可肌内注射丙酸睾酮;鼻出血可行鼻腔填塞止血;严重出血可输浓缩血小板。

(3) 控制感染 及时采用经验性广谱抗生素治疗,同时留取感染部位的分泌物或尿、大便、血液等做细菌培养和药物敏感试验,并根据药敏试验结果换用敏感抗生素。须注意长期广谱抗生素治疗可发生真菌感染和肠道菌群失调。真菌感染时可用两性霉素 B、氟康唑等抗真菌药物。

2. 免疫抑制治疗 免疫抑制剂能够抑制 T 淋巴细胞,使其产生的造血负调控因子减少,解除对造血干细胞的破坏,达到恢复造血的目的。主要用于 AAA,常用制剂有如下几种。① 抗淋巴细胞球蛋白(ALG)或抗胸腺细胞球蛋白(ATG):有马、兔、猪等血清制剂,用药前需做过敏试验,静脉滴注不宜过快,用药过程中严密观察过敏反应和血清病,使用糖皮质激素可以防治。该类药物可与环孢素、雄激素、造血生长因子等合用。② 环孢素(CsA):常与雄激素联合治疗 CAA,一般剂量 6 mg/kg 左右,每日分 2~3 次口服,疗程一般长于 1 年,主要不良反应有肝肾功能损害、牙龈增生及消化道反应。③ 其他:如环磷酰胺、甲泼尼龙等可用于治疗 AAA。

3. 促进造血治疗

(1) 雄激素　雄激素可以刺激骨髓造血干细胞的分化、增殖,并促进红细胞生成素的产生,是治疗 CAA 的主要措施;疗程通常在 6 个月以上。常用丙酸睾酮 50～100 mg 肌内注射,1 次/d;司坦唑醇(康力龙)2 mg 口服,3 次/d;十一酸睾酮(安雄)40 mg 口服,3 次/d;去氢甲睾酮(大力补)10 mg 口服,3 次/d;达那唑 0.2 g 口服,3 次/d。

(2) 造血生长因子　主要适用于 AAA。常用制剂有重组人粒系集落刺激因子(GCSF) 5 μg/(kg·d)、重组人红细胞生成素(EPO) 50～100 U/(kg·d)。一般在免疫抑制治疗后使用,维持 3 个月以上为宜。

4. 造血干细胞移植　该方法是治疗急性型再障的最佳方法,且能达到根治的目的。对 40 岁以下、无感染及其他并发症、有合适供体的 SAA 患者,可考虑造血干细胞移植;包括同基因骨髓移植、异基因骨髓移植、外周血造血干细胞移植和脐血移植。

【预防及预后】

1. 预后　治疗得当,CAA 患者大部分可缓解病情甚至治愈,仅少数进展为 AAA。AAA 发病急、病情重、进展迅速,病死率极高(>90%),致死的主要原因是严重感染和颅内出血;近年来,随着治疗方法的改进,AAA 的预后明显改善,但病死率仍达 1/3 左右。

2. 预防　加强劳动和生活环境保护。

第五节　溶血性贫血

溶血性贫血(hemolytic anemia,HA)是由于先天性或获得性因素使红细胞遭到破坏、寿命缩短,超过骨髓造血代偿能力而产生的贫血。骨髓具有正常造血 6～8 倍的代偿能力,溶血发生而骨髓能够代偿时,可无贫血,称为溶血性疾病。

【病因和发病机制】

HA 发病的基础是红细胞生命缩短,易于破坏。可通过红细胞膜的异常、血红蛋白分子结构异常和机械因素致病。

1. 病因和分类

(1) 红细胞自身异常所致的 HA。

① 红细胞膜异常:遗传性红细胞膜缺陷,如遗传性球形红细胞增多症、遗传性椭圆形红细胞增多症等;获得性红细胞膜异常,如阵发性睡眠性血红蛋白尿(PNH)。

② 红细胞酶缺陷:如葡萄糖-6-磷酸脱氢酶(G-6-PD)缺乏症、丙酮酸激酶缺乏症等。

③ 遗传性珠蛋白生成障碍:珠蛋白肽链数量异常如地中海贫血;珠蛋白肽链结构异常如异常血红蛋白病。

④ 血红素异常:先天性红细胞卟啉代谢异常如红细胞生成性血卟啉病;中毒影响血红素合成可发生 HA。

(2) 红细胞外部异常所致的 HA。

① 免疫性 HA:如自身免疫性溶血性贫血、血型不符的输血反应、药物性溶血、新生儿免疫性溶血性贫血。

② 血管性 HA:如血栓性血小板减少性紫癜、弥散性血管内凝血(DIC)、败血症、血管炎、行军性血红蛋白尿等。

③ 生物因素：蛇毒中毒、疟疾、黑热病。

④ 理化因素：大面积烧伤、血浆中渗透压改变和化学因素（如苯肼、亚硝酸盐类等）导致的中毒所致的溶血。

2. 发病机制和分类

（1）血管内溶血　血型不合输血、阵发性睡眠性血红蛋白尿和微血管病性溶血等，溶血主要在血管内发生。受损的红细胞发生溶血，释放游离血红蛋白形成血红蛋白血症。游离血红蛋白能与血液中的结合珠蛋白相结合，它的相对分子质量大，不能通过肾小球排出，由肝细胞从血中清除；结合珠蛋白被消耗，是诊断血管内溶血的敏感指标。游离血红蛋白可氧化成高铁血红蛋白，再分解成高铁血红素，与血浆中白蛋白结合成高铁血红素白蛋白，所以高铁血红素白蛋白增高亦提示血管内溶血。未被结合的游离血红蛋白从肾小球滤出，形成血红蛋白尿排出体外。部分血红蛋白在近端肾小管被重吸收，在近曲小管上皮细胞内分解为卟啉、铁及珠蛋白，铁以铁蛋白或含铁血黄素的形式沉积在上皮细胞内，近曲小管上皮细胞脱落随尿排出，即形成含铁血黄素尿。

（2）血管外溶血　血管外溶血主要见于遗传性球形红细胞增多症、温抗体型自身免疫性溶血性贫血等，溶血发生缓慢。受损红细胞主要在脾脏由单核-巨噬细胞系统吞噬破坏，释出的血红蛋白分解为珠蛋白和血红素。血红素则分解为铁和卟啉。铁可再利用，卟啉则分解为游离胆红素，后者经肝细胞摄取，与葡萄糖醛酸结合形成结合胆红素从胆汁中排出。胆汁中结合胆红素经肠道细菌作用，被还原为粪胆原，大部分随粪便排出。少量粪胆原又被肠道重吸收进入血循环，重吸收的粪胆原多再次通过肝细胞重新随胆汁排泄到肠腔中去，形成“粪胆原的肠肝循环”，小部分粪胆原通过肾随尿排出，称为尿胆原。此时尿中无胆红素、血红蛋白和含铁血黄素。

某些疾病如巨幼细胞贫血、骨髓异常增生综合征等因造血缺陷，幼红细胞在成熟前已在骨髓内被破坏，称为原位溶血或无效性红细胞生成，也是一种血管外溶血。

【临床表现】

HA 的临床表现取决于溶血的原因、发病的急缓和溶血的部位。

1. 急性 HA　短时间内发生血管内大量溶血。起病急骤，表现为严重的腰背及四肢酸痛，伴头痛、呕吐、寒战、高热、面色苍白和血红蛋白尿、黄疸。严重者出现周围循环衰竭和急性肾功能衰竭；后者与溶血产生大量血红蛋白引起肾小管坏死和堵塞出现少尿和无尿有关。

2. 慢性 HA　多为血管外溶血，起病缓慢，症状轻，表现为贫血、黄疸、脾大。长期高胆红素血症可并发胆石症和肝功能损害。

【实验室检查】

1. 确定是否贫血　外周血红细胞、血红蛋白和红细胞比容降低，血涂片见各种异形红细胞等，确定贫血并不难。

2. 确定是否溶血

（1）红细胞破坏增多。

① 血清游离血红蛋白：血管内溶血时明显增高，常大于 40 mg/L。

② 血清胆红素：溶血伴有的黄疸称为溶血性黄疸，以游离胆红素增高为主。慢性 HA 由于长期高胆红素血症导致肝功能损害，可合并肝细胞性黄疸。

③ 血清结合珠蛋白：正常人血清含量为 0.5～1.0 g/L；血管内溶血时低于 0.5 g/L。溶血停止 3～4 d 后，结合珠蛋白才恢复原来水平。

④ 尿常规:血管内溶血时出现血红蛋白尿,尿常规示隐血阳性、尿蛋白阳性、红细胞阴性。血管外溶血时尿胆原呈强阳性,胆红素阴性。

⑤ 含铁血黄素尿(Rous 试验):尿沉渣经铁染色,在脱落上皮细胞内发现含铁血黄素。主要见于慢性血管内溶血。

⑥ 24 h 粪胆原和尿胆原:血管外溶血时粪胆原和尿胆原排出增多。

⑦ 红细胞寿命缩短:是溶血最可靠指标。用^{51}Cr 标记红细胞的方法进行测定,正常红细胞半衰期为 25～30 d,HA 时小于 14 d。

(2) 红系代偿性增生　红细胞大量破坏可引起骨髓代偿性增生。外周血网织红细胞百分比增加,可达 5%～20%。血涂片检查可见有核红细胞,在严重溶血时可见幼粒细胞(类白血病反应)。骨髓象显示骨髓红系增生,红系比例增高,以中幼红细胞和晚幼红细胞为主。

3. 确定溶血病因

(1) 红细胞膜缺陷的检查。

① 红细胞渗透脆性试验:检测红细胞在不同浓度低渗氯化钠溶液中的抵抗力。红细胞渗透脆性与红细胞面积和体积的比值有关,比值越大,脆性越低;反之越高。遗传性球形红细胞增多症或椭圆形红细胞增多症时脆性增高;靶形或镰形细胞贫血时脆性降低。

② 自身溶血试验:遗传性球形红细胞增多症时呈阳性,加葡萄糖可以纠正。

③ 红细胞形态改变:血涂片可见各种畸形红细胞,如球形、椭圆形、口形、靶形、镰形红细胞等,见于各种遗传性 HA。

(2) 红细胞酶缺陷的检查　葡萄糖-6-磷酸脱氢酶缺乏时高铁血红蛋白还原低于正常值(75%);红细胞珠蛋白小体(Heinz body)计数大于 5%;GPD 活性减低等。

(3) 珠蛋白合成异常的检查　血红蛋白电泳、胎儿血红蛋白检查有助于确定 α 地中海贫血和 β 地中海贫血。

(4) 免疫性 HA 的检查　Coombs 试验即抗人球蛋白试验,直接试验阳性提示红细胞膜上吸附了的不完全抗体和补体,是诊断自身免疫性 HA 的依据。间接试验可测定血清中游离的 IgG 或 C_3。冷凝集素试验阳性常见于冷凝集综合征;亦可见于支原体肺炎和传染性单核细胞增多症患者。

其他如酸溶血试验(Ham 试验)、蛇毒溶血试验是诊断阵发性睡眠性血红蛋白尿最基本的检查,特异性高。

【诊断】

根据有无引起 HA 的物理、机械、化学、感染和输血等红细胞外部因素和 HA 的临床表现如贫血、黄疸、脾大或急性溶血的特殊表现,结合红细胞破坏和骨髓红系代偿性增生的证据,可以作出 HA 的诊断。病史询问和体格检查、外周血涂片红细胞形态检查及特殊实验室检查有助于确定 HA 的病因。

【鉴别诊断】

临床上以下疾病易与 HA 混淆:失血性、缺铁性、巨幼细胞贫血;家族性非溶血性黄疸等。但上述疾病缺乏溶血实验室证据,故容易鉴别。

【治疗】

继发性 HA 的治疗以去除病因为主;原发性 HA 主要为对症治疗。

1. 去除病因　包括脱离可能的致病因素。

2. 糖皮质激素 糖皮质激素是治疗自身免疫性 HA 的主要药物。泼尼松 1 mg/(kg·d)分次口服。如治疗 3 周无效，则更换其他疗法。红细胞数恢复正常后，维持治疗剂量 1 个月。然后缓慢减量，小剂量泼尼松(5～10 mg/d)持续至少 6 个月。

3. 免疫抑制剂 对糖皮质激素效果不佳或需要大剂量维持的患者，可合用或单用免疫抑制剂如环磷酰胺或硫唑嘌呤等。

4. 脾切除 对遗传性球形红细胞增多症脾切除有显著疗效。药物治疗无效的自身免疫性 HA、部分海洋性贫血和脾功能亢进，脾切除后可使红细胞寿命延长，贫血减轻。

5. 输血 输血可缓解贫血症状，特别是对急性溶血或慢性溶血伴重度贫血时。但自身免疫性 HA、阵发性睡眠性血红蛋白尿和药物性 HA，输血可加重病情。应输注洗涤红细胞，以免血浆中的补体引起溶血。

【预后】

溶血性贫血的预后取决于病因、病情严重程度和患者的健康状态。由药物或感染引起的溶血性贫血，患者的症状可很快消失。自身免疫性溶血性贫血的患者，使用皮质类固醇治疗或静脉注射免疫球蛋白，疗效较好。遗传性溶血性贫血的预后，要依据遗传病类型和病情的严重程度而定。

病例分析

患者，女性，36 岁，因“乏力、面色苍白半个月”入院。半个月前无原因出现乏力、面色苍白，进行性加重，不能胜任工作，稍活动则心悸、气短，尿色如浓茶，曾到某医院化验有“贫血”(具体不详)。发病以来无发热、关节痛、脱发、光过敏，进食和睡眠稍差，大便正常。

既往体健，无心、肝、肾、结核病史，无毒物接触史，无药物过敏史，无偏食和烟酒嗜好，月经正常，家族中无类似患者。

体格检查：T 36.5 ℃，P 106 次/分，R 20 次/分，BP 110/70 mmHg，精神差、营养一般，贫血貌。巩膜轻度黄染，无皮疹和出血点，全身浅表淋巴结未触及，舌乳头正常，甲状腺(－)。心肺无异常。腹平软，肝未及，脾肋下 1 cm、质软，腹水征(－)。双下肢不肿。

化验检查：血常规 Hb 68 g/L，WBC 6.4×10^9/L，N 72％，L 24％，M 4％，可见 2 个晚幼红细胞，可见嗜碱性点彩红细胞，血小板 140×10^9/L，网织红细胞 18％，尿常规(－)，尿胆红素(－)，尿胆原强阳性，大便常规(－)，隐血试验(－)。血总胆红素 41 μmol/L，Coombs 试验(＋)。

(1) 本病的临床诊断及诊断依据是什么？

(2) 要与哪些疾病相鉴别？

(3) 明确诊断还需做哪些检查？

(4) 请制订治疗方案。

第四十七章 白细胞减少症和粒细胞缺乏症

外周血液中白细胞持续低于 $4.0 \times 10^9/L$ 时，统称白细胞减少症（leukopenia）；外周血液白细胞以中性粒细胞占绝大多数，在成人中性粒细胞绝对计数低于 $2.0 \times 10^9/L$（10 岁以上儿童低于 $1.8 \times 10^9/L$，10 岁以下儿童低于 $1.5 \times 10^9/L$）时，称为中性粒细胞减少症（neutropenia）。若外周血白细胞计数低于 $2.0 \times 10^9/L$，中性粒细胞绝对计数低于 $0.5 \times 10^9/L$ 时，称为粒细胞缺乏症。粒细胞缺乏症为白细胞减少症发展至严重阶段的表现。

【病因和发病机制】

粒细胞起源于造血干细胞，在高浓度集落刺激因子作用下粒系祖细胞分化为原粒细胞，经数次有丝分裂，依次发育为早幼粒、中幼粒、晚幼粒（丧失分裂能力）、杆状核和分叶核粒细胞。一个原粒细胞经过增殖发育，最终生成 8～32 个分叶核粒细胞。此过程在骨髓中约需 10 d，成熟粒细胞进入血液后仅存活 6～10 h，然后溢出血管进入组织或体腔内。粒细胞在组织中可行使防御功能 1～2 d，衰老的粒细胞主要在单核巨噬细胞系统破坏，其余从口腔、气管、消化道、泌尿生殖道排出，同时，骨髓释放新生的粒细胞补充周围血而保持白细胞数量相对恒定。根据粒细胞群发育阶段，分为分裂池、成熟池、储备池、循环池和边缘池等。结合中性粒细胞的细胞动力学，病因和发病机制归纳如下。

1. 粒细胞生成缺陷

(1) 生成减少。

① 细胞毒药物、化学药物、电离辐射：引起粒细胞减少最常见的原因，可直接破坏、损伤或抑制造血干细胞及分裂细胞，如细胞毒药物、氯霉素等抗生素、解热镇痛药、抗甲状腺药、降糖药等。

② 影响造血干细胞的疾病：如再生障碍性贫血、造血组织被白血病、骨髓瘤及转移瘤细胞浸润等，粒细胞生成障碍而引起减少。

③ 异常免疫和感染：其导致中性粒细胞减少是通过综合性机制起作用的，异常免疫因素（如抗造血前体细胞自身抗体）及感染时产生的负性造血调控因子的作用是其重要机制。

(2) 成熟障碍　叶酸和（或）维生素 B_{12} 缺乏、急性白血病、骨髓异常增生综合征等，由于粒细胞分化成熟障碍，造血细胞阻滞于干细胞池或分裂池，且可以在骨髓原位或释放入血后不久被破坏，出现无效造血。

2. 粒细胞破坏或消耗过多　某些药物作为半抗原与粒细胞的蛋白质结合为全抗原，通过免疫机制引起粒细胞破坏；自身免疫性粒细胞减少、各种自身免疫性疾病（如系统性红斑狼疮、类风湿性关节炎)通过抗粒细胞抗体引起的免疫性破坏;脾功能亢进及病毒感染或败血症,粒细胞的破坏或消耗超过骨髓的代偿能力时即发生粒细胞减少。

3. 粒细胞分布异常 粒细胞分布异常又称假性粒细胞减少症。见于各种原因,如异体蛋白反应、内毒素血症、血液透析等使其转移至边缘池,导致循环池粒细胞相对减少,而白细胞计数并不减少。

4. 其他 特发性粒细胞减少症发病原因不明,家族性粒细胞减少症、周期性粒细胞减少症可能与遗传有关。

【临床表现】

1. 白细胞减少症 起病隐匿,多表现为非特异性症状,如:乏力、头晕、食欲减退、畏寒低热、四肢酸软等。有的患者反复发生呼吸系统、泌尿系统感染。

2. 粒细胞缺乏症 突然发病,常表现为寒战、高热、极度乏力、头痛、关节痛、意识障碍等症状;易发生呼吸道、消化道和泌尿道感染,甚至严重的败血症、脓毒血症或感染性休克。预后凶险,死亡率较高。

【实验室检查】

1. 血常规 血常规检查发现有白细胞计数减少,中性粒细胞计数减少,淋巴细胞百分比相对增加;红细胞计数、血红蛋白、血小板计数多正常,影响造血干细胞的疾病如再生障碍性贫血、造血组织被白血病、骨髓瘤及转移瘤细胞浸润或免疫因素者可有不同程度的血小板减少或红细胞减少。

2. 骨髓象 骨髓象改变因粒细胞减少原因不同而异,可表现为骨髓增生低下或增生活跃。应注意原发病的骨髓象异常。

3. 特殊检查 必要时可进行某些特殊实验室检查,有助于了解病因和发病机制。如肾上腺素试验可以鉴别假性粒细胞减少,中性粒细胞特异性抗体测定可了解粒细胞减少是否存在免疫因素。

【诊断和鉴别诊断】

根据白细胞计数与分类计数即可作出白细胞减少、粒细胞缺乏症的诊断。应反复检查血常规以排除生理性变异和检查方法上的误差。外周血液中白细胞持续低于 $4.0\times10^9/L$ 时,可诊断为白细胞减少症;白细胞计数低于 $2.0\times10^9/L$,中性粒细胞绝对计数低于 $0.5\times10^9/L$ 时,可诊断为粒细胞缺乏症。根据中性粒细胞减少的程度可分为轻度 $\geq1.0\times10^9/L$、中度 $(0.5\sim1.0)\times10^9/L$ 和重度 $<0.5\times10^9/L$,重度减少者即为粒细胞缺乏症。

在诊断成立后,应根据病史、体征、实验室检查结果仔细鉴别白细胞减少的病因。如伴有红细胞和血小板减少,应考虑各种全血细胞减少疾病,如再生障碍性贫血、白细胞不增多性白血病等;伴脾大、骨髓粒系增生者有脾功能亢进的可能;伴淋巴结、肝脾大,胸骨压痛者要注意外周血和骨髓有无白血病、转移瘤等细胞浸润;有类风湿性关节炎或其他结缔组织疾病史,存在抗白细胞抗体者,可能是自身免疫性疾病在血液系统的表现等。

【治疗】

1. 病因治疗 治疗的关键在于去除病因,如对可疑的药物或其他致病因素,应立即停止接触。继发性减少者应积极治疗原发病。脾功能亢进症者可考虑脾切除。

2. 防治感染 轻度减少者不需特别的预防措施。中度减少者感染机会增加,应减少出入公共场所,并注意保持皮肤和口腔卫生,去除慢性感染病灶。粒细胞缺乏者应急诊收入院治疗,采取保护性隔离措施,防止交叉感染。同时应立即行血、尿、痰及分泌物的细菌培养和药敏试验及影像学检查,以明确感染类型和部位。在致病菌尚未明确之前,可经验性应用覆盖革兰阴性菌和革兰阳性菌的广谱抗生素治疗,待病原和药敏结果出来后再调整用药。输白细胞悬液或免疫球蛋白有助于重症感染的治疗。

3. 重组人粒细胞集落刺激因子和重组人粒细胞-巨噬细胞集落刺激因子 治疗粒细胞缺乏症患者疗效明确,常用剂量为 2～10 μg/(kg·d)。常见的副作用有发热、肌肉及骨骼酸痛、皮疹等。临床上常用升白细胞药物大多无特效;对化学药物、电离辐射所致者可适当选用利血生、维生素 B_4 等。

4. 免疫抑制剂 自身免疫性粒细胞减少和免疫机制所致的粒细胞缺乏可用糖皮质激素等免疫抑制剂。其他原因引起的粒细胞减少,不宜应用;因糖皮质激素可抑制正常粒细胞的功能。

【预防及预后】

1. 预防 对放射线及苯等化学毒物接触者应注意安全防护,定期检查血常规,以及时诊治。慎用可引起白细胞减少的药物,使用时须定期检查白细胞,严格掌握药量、用药时间,一经发现白细胞减少,应立即停药并避免使用同类药物。

2. 预后 与粒细胞减少的病因及程度、持续时间、进展情况、能否及时控制感染有关。轻、中度者,若不进展则预后较好。粒细胞缺乏症者病死率较高。

病例分析

患者,女性,48岁,因"乏力1个月"入院。患者1个月前无明显诱因出现乏力,以双下肢明显,无头昏、耳鸣、眼花,食欲欠佳,至当地医院就诊,发现"白细胞减少",肝、肾功能及肿瘤相关抗原正常,予以口服"利血生",仍有白细胞减少。患者乏力明显,体温正常,无咳嗽咳痰,无恶心呕吐,无腹痛腹泻,无下肢水肿,为进一步诊治收住入院。

既往史:患"胃炎"病史一年,数月来服用中药治疗。有子宫全切术史、输血史。有药物过敏史,具体药物不详。否认高血压、糖尿病史。

体格检查:T 36.8 ℃,P 82 次/分,R 14 次/分,BP 130/75 mmHg。营养良好,皮肤黏膜无黄染,无肝掌、蜘蛛痣、贫血貌。全身浅表淋巴结不肿大。无巩膜黄染,口唇红润。双肺呼吸音清晰,未闻及干啰音、湿啰音。心率 82 次/分,心律齐,无病理性杂音。腹壁柔软,无压痛、反跳痛,肝脾肋下不肿大,未触及腹部包块。肝肾区无叩击痛。四肢活动自如,双下肢无水肿。

辅助检查:血常规,白细胞总数 2.4×10^9/L,中性粒细胞绝对计数 0.25×10^9/L。

(1) 本病的临床诊断及诊断依据是什么?

(2) 要与哪些疾病相鉴别?

(3) 明确诊断还需做哪些检查?

(4) 请制订治疗方案。

第四十八章
白　血　病

白血病(leukemia)是一类造血干细胞的恶性克隆性疾病。其主要病理变化是白血病细胞的异常增生及分化成熟障碍,浸润并破坏其他组织器官,使正常造血受到抑制。白血病细胞克隆具有增殖失控、分化障碍、凋亡受阻、免疫逃逸的生物学特征。主要临床表现为贫血、出血、感染及肝、脾、淋巴结肿大。

白血病是我国常见的恶性肿瘤之一,其发病率为 2.76/10 万人,低于欧美国家,是儿童及 35 岁以下成人最常见的恶性肿瘤。男性发病略高于女性;在恶性肿瘤所致的死亡率中,白血病居第 6 位(男性)和第 8 位(女性)。我国白血病的发生以急性白血病较多见,成人以急性粒细胞白血病多见,儿童以急性淋巴细胞白血病多见。慢性白血病随年龄的增长其发病率逐渐升高,其中慢性淋巴细胞白血病在 50 岁以后发病才明显增多,但不足白血病的 5%,而在欧美国家则占 25%～30%。

【病因和发病机制】

人类白血病的病因至今尚未完全清楚,目前认为与其发生有关的因素有病毒、放射、化学、遗传等,其中认为病毒感染可能是主要的因素。

1. 生物因素　主要是病毒和免疫功能异常。病毒感染能引起白血病已在实验中得到证实。成人 T 细胞白血病/淋巴瘤可由人类 T 淋巴细胞病毒 Ⅰ 型所致。病毒感染机体后,作为内源性病毒整合并潜伏在宿主细胞内,一旦在某些理化因素作用下,即被激活表达而诱发白血病;或作为外源性病毒由外界以横向方式传播感染,直接致病。部分免疫功能异常者,如某些自身免疫性疾病患者白血病危险度会增加。

2. 物理因素　电离辐射有致白血病作用,其作用与放射剂量大小、放射部位及年龄有关。如在第二次世界大战中日本的广岛和长崎在遭受原子弹袭击后,幸存者中白血病的发生率较其他地区的人群高 30 倍;据国外有关调查资料证实,接受过放射治疗的人和长期从事放射工作的医师其白血病的发生率也较一般人群明显增高。研究表明,大面积和大剂量照射可使骨髓抑制和机体免疫力下降,DNA 突变、断裂和重组,导致白血病的发生。

3. 化学因素　某些化学物质和药物可以诱发白血病。苯的致白血病作用已经肯定,早年制鞋工人(接触含苯胶水)的发病率高于正常人群的 3～20 倍。氯霉素、保泰松所致造血功能损伤者发生白血病的危险性显著增高。抗肿瘤药中的烷化剂被公认为有致白血病的作用。乙双吗啉具有极强的致染色体畸变和致白血病作用,与白血病发生有明显关系。化学物质所致的白血病以急性髓细胞白血病为多。

4. 遗传因素　遗传因素与白血病的发生有一定关系,家族性白血病约占白血病的 7‰。在单卵孪生子中,如果一个人患白血病,另一个人的发病率为 20%,较双卵孪生子高 12 倍。

某些遗传性疾病如唐氏综合征为第21号染色体3体改变的遗传性疾病，其白血病的发病率较一般人群高20倍。

5. 其他血液病 某些血液病最终可能发展为白血病，如骨髓增生异常综合征、淋巴瘤、多发性骨髓瘤、阵发性睡眠性血红蛋白尿症等。

通常理化因素先引起单个细胞突变，之后因机体遗传易感性和免疫力低下，病毒感染、染色体畸变等激活了癌基因，并使部分抑癌基因失活及凋亡抑制基因过度表达，导致突变细胞凋亡受阻，恶性增殖。

【分类】

1. 按病程和白血病细胞分化程度分类

(1) 急性白血病 起病急，病情进展快，病程短，自然病程一般少于6个月，外周血和骨髓中以异常原始细胞和早期幼稚细胞为主，骨髓中原始细胞一般在30%以上。

(2) 慢性白血病 起病缓，病情进展慢，病程长，自然病程在一年以上，外周血和骨髓中以异常的接近成熟的幼稚细胞为主，骨髓原始细胞一般在20%以内。

2. 按白血病细胞形态分类

(1) 急性白血病 分为急性淋巴细胞白血病(简称急淋白血病或急淋，ALL)和急性髓细胞白血病(简称急粒白血病或急粒，AML)。

(2) 慢性白血病 分为慢性髓细胞白血病(简称慢粒白血病或慢粒，CML)和慢性淋巴细胞白血病(简称慢淋白血病或慢淋，CLL)。

(3) 少见类型白血病 如嗜酸性粒细胞白血病、嗜碱性粒细胞白血病、多毛细胞白血病、幼淋巴细胞白血病、浆细胞白血病、混合细胞白血病等。

3. 按外周血常规分类

(1) 白细胞增多性白血病 白细胞计数显著增高，常高于15×10^9/L，伴有大量异常的原始和幼稚细胞。

(2) 白细胞不增多性白血病 白细胞计数正常或低于正常，血中难以找到原始和幼稚细胞。

4. 按免疫学分类及MIC分型 近年来根据细胞的免疫学标记将急性淋巴细胞白血病分成T细胞系ALL和B细胞系ALL两大类。根据细胞形态学(M)、免疫学(I)和细胞遗传学(C)对急性白血病进行分型有利于治疗反应和预后的判断，使白血病的分型更加趋于完善。

第一节 急性白血病

【分类】

我国根据1976年FAB(法、美、英)协作组制定的急性白血病分类诊断标准，于1986年对急性白血病的分型标准作了修订，将急性白血病分为ALL和AML两大类。

1. 急性淋巴细胞白血病 根据细胞形态和大小分为以下3型。

L_1型：原始和幼稚细胞以小细胞为主，儿童多见，预后较好。

L_2型：原始和幼稚细胞以大细胞为主，大小不一，成人多见，预后较差。

L_3型：原始和幼稚细胞以大细胞为主，大小一致，细胞内有明显空泡，胞浆嗜碱性，预后最差。

2. 急性髓细胞白血病 AML 共分以下 8 型。

M_0(急性髓细胞白血病微分化型):骨髓原始细胞>30%,血小板抗原阴性。

M_1(急性粒细胞白血病未分化型):骨髓中原始粒细胞占非红系有核细胞的 90%以上。

M_2(急性粒细胞白血病部分分化型):分为两个亚型:①骨髓中原始粒细胞占非红系有核细胞的 30%~89%,单核细胞<20%,其他粒细胞>10%为 M_{2a} 型;②骨髓中以异常的中性中幼粒细胞增生为主,中性中幼粒细胞占非红系细胞的 30%以上为 M_{2b} 型。

M_3(急性早幼粒细胞白血病,APL):骨髓中以多颗粒的早幼粒细胞为主,早幼粒细胞占非红系有核细胞的 30%以上。此型按细胞内颗粒的大小又分为 M_{3a}(粗颗粒)和 M_{3b}(细颗粒)两个亚型。

M_4(急性粒-单核细胞白血病,AMML):骨髓中粒系和单核系细胞同时恶性增生,骨髓中原始细胞占非红系有核细胞的 30%以上,各阶段粒细胞在 30%~80%,各阶段单核细胞大于 20%。此型根据细胞形态分为四个亚型。①M_{4a}:增生的主要细胞为原始和早幼粒细胞。②M_{4b}:增生的主要细胞为原始和幼稚单核细胞。③M_{4c}:既有原始粒细胞的增生,又有原始单核细胞的增生。④M_{4E0}:除具有 M_4 各型特点外,嗜酸性粒细胞占非红系细胞的 5%以上。

M_5(急性单核细胞白血病,AMoL):骨髓中原始单核、幼单核及单核细胞占非红系有核细胞的 80%以上。原始单核细胞≥80%为 M_{5a} 型,<80%为 M_{5b} 型。

M_6(急性红白血病,EL):骨髓中幼红细胞≥50%,非红系有核细胞中的原始细胞≥30%。

M_7(急性巨核细胞白血病,AMeL):骨髓中原始巨核细胞≥30%。血小板抗原阳性,血小板过氧化酶阳性。

【临床表现】

急性白血病起病急缓不一,主要取决于白血病细胞在体内积蓄增长速率和程度。儿童及青年常急性起病,表现为突然高热或严重出血、贫血,全身迅速衰竭。缓慢起病者主要表现为进行性贫血和出血倾向,常因皮肤紫癜、月经过多或拔牙后出血难止而就医时被发现。

1. 贫血 部分患者因病程短,可无贫血。半数患者就诊时已有重度贫血,某些白血病患者在发病前数月甚至数年前可先出现难治性贫血。主要因正常造血受到干扰、溶血及出血等引起。

2. 发热 半数患者以发热起病,可为低热,亦可为高热,且常伴有畏寒、多汗等表现,虽然白血病本身可以发热,但高热往往提示有继发感染,感染是最常见死亡原因之一。感染可发生于全身各部位,其中以口腔、牙龈、咽峡最常见,肺部感染、肛周炎、肛周脓肿也常见,严重者可引起败血症。最常见的致病菌为革兰阴性杆菌,革兰阳性球菌的发病率有所上升。长期应用抗生素者,可出现真菌感染。因患者伴有免疫功能缺陷,可发生病毒感染,如单纯疱疹病毒、带状疱疹病毒、巨细胞病毒感染等。

3. 出血 约 40%的患者起病时即有出血表现,出血可发生在全身各部位,但以皮肤黏膜为多见,表现为淤点、淤斑,鼻、牙龈和口腔黏膜出血,内脏出血可引起咯血、呕血、便血、血尿及阴道出血,眼底出血可致视力障碍。急性早幼粒细胞白血病(APL)易并发凝血异常而出现全身广泛性出血。颅内出血时会发生头痛、呕吐、瞳孔大小不对称,甚至昏迷而死亡,系急性白血病主要致死原因。血小板减少、大量白血病细胞在血管中淤滞及浸润、凝血异常以及感染是出血的主要原因。

4. 组织和器官浸润的表现

(1) 肝脾和淋巴结肿大　患者一般都有肝、脾和浅表淋巴结的轻度至中度肿大,以ALL较多见。纵隔淋巴结肿大常见于T细胞ALL。

(2) 骨骼与关节　常有胸骨下段局部压痛,并具有诊断意义。可出现关节、骨骼疼痛,以儿童多见。发生骨髓坏死时,可引起骨骼剧痛。

(3) 眼部　粒细胞白血病形成的粒细胞肉瘤或绿色瘤常累及骨膜,以眼眶部位最常见,可引起眼球突出、复视或失明。

(4) 口腔和皮肤　急性白血病尤其是M_4和M_5,由于白血病细胞浸润可使牙龈增生、肿胀,皮肤可出现蓝灰色斑丘疹,局部皮肤隆起、变硬,呈紫蓝色结节。皮肤感染多见,表现为蜂窝织炎,常呈大片状,迅速发展,多由革兰阳性球菌引起。病毒性皮炎常发生在化疗中或化疗后,以单纯疱疹及带状疱疹多见。

(5) 中枢神经系统白血病　由于多数化疗药物不能通过血脑屏障,隐藏在脑膜及脑实质内的白血病细胞不能有效被杀灭而引起中枢神经系统白血病(CNSL)。CNSL可发生在疾病的各个时期,但以缓解期最常见,多见于急淋白血病,尤其是儿童,其次为M_4、M_5和M_2。临床上主要出现脑膜炎及颅内压增高表现,轻者表现为头痛,重者出现呕吐、颈项强直、抽搐甚至昏迷。

(6) 睾丸　睾丸出现无痛性肿大,多为一侧性,另一侧虽无肿大,但在活检时往往也发现有白血病细胞浸润。睾丸白血病多见于ALL化疗缓解后的幼儿和青年,是仅次于CNSL的白血病髓外复发的根源。

此外,白血病可浸润其他组织器官如肺、心脏、消化道、泌尿生殖系统等。

【实验室检查】

1. 血常规　白细胞总数高低不等,大多数患者白细胞总数增高,超过$10\times10^9/L$者,称为高白细胞性白血病,也有白细胞计数正常或减少,低者可小于$1.0\times10^9/L$,称为白细胞不增多性白血病。血涂片分类检查可见原始细胞和幼稚细胞,一般占30%~90%,有的可达95%以上,但白细胞不增多型病例血涂片上很难找到原始细胞。红细胞和血红蛋白降低,一般为正细胞性贫血,少数患者血涂片可有红细胞大小不等,并能找到幼红细胞。多数患者有血小板明显减少,晚期血小板往往极度减少。

2. 骨髓象　骨髓象是诊断AL的主要依据和必做检查。多数患者骨髓增生明显活跃或极度活跃,有关系列的原始细胞和幼稚细胞明显增生,原始细胞占非红系有核细胞的30%以上(WHO分类法原始细胞≥20%)为诊断标准。成熟阶段细胞少见。少数急性非淋巴细胞白血病患者骨髓增生低下(原始细胞仍≥30%),称为低增生性白血病。Auer小体仅见于AML,有独立诊断意义。

3. 其他检查　如细胞化学、免疫学检查、染色体和基因分析有助于急性白血病的分类或分型。血液生化检查可有血清尿酸和乳酸脱氢酶增高。患者发生DIC时可出现凝血象异常。出现CNSL时,脑脊液压力升高,白细胞数增加,蛋白质增多,而糖定量减少;涂片中可找到白血病细胞。

【诊断】

根据临床表现及血常规变化可考虑本病,确诊需进行骨髓检查(详见急性白血病的分类)。由于白血病类型不同,其治疗方案和预后也各异,故初诊患者应尽力获得全面MICM资料,以便评价预后,指导治疗。

【鉴别诊断】

应注意排除下述疾病。

1. 骨髓增生异常综合征 患者外周血中有原始细胞和幼稚细胞，全血细胞减少和染色体异常，易与白血病相混淆。但骨髓中原始细胞小于 20%。WHO 分类法已将其中RAEB-t(原始细胞 20%～30%)划为急性白血病。

2. 某些感染引起的白细胞异常 如传染性单核细胞增多症，血常规中出现异型淋巴细胞，但形态与原始细胞不同，血清中嗜异性抗体效价逐步上升，病程短，可自愈。百日咳、传染性淋巴细胞增多症、风疹等病毒感染时，血常规中淋巴细胞增多，但淋巴细胞形态正常，病程良性。骨髓中原、幼细胞不增多。

3. 急性粒细胞缺乏症恢复期 在药物或某些感染引起的粒细胞缺乏症的恢复期，骨髓中原、幼粒细胞增多。但该症多有明确病因，血小板正常，原、幼粒细胞中无 Auer 小体及染色体异常。短期内骨髓成熟粒细胞恢复正常。

4. 再生障碍性贫血 临床上有贫血、出血、感染等表现，与急性白血病相似，但一般无肝、脾及淋巴结肿大，骨髓象呈增生明显减低或极度减低，粒、红系及巨核细胞明显减少且形态大致正常，淋巴细胞、网状细胞及浆细胞等非造血细胞比例明显增高可明确诊断。

【治疗】

急性白血病的治疗目标是彻底清除体内白血病细胞，同时使正常造血功能得以恢复，包括支持治疗、化学治疗、骨髓移植和中医中药等治疗措施。近年来由于化学治疗的进展使该病的完全缓解率和无病存活率明显提高。

1. 一般治疗

(1) 防治感染 感染是白血病常见的并发症，也是其死亡的主要原因之一，须积极预防和治疗。对患者应加强营养和护理，注意个人卫生，保持皮肤、黏膜的清洁。在化疗期间宜住层流病房或消毒隔离病房。当出现感染征象时，应采集标本进行细菌培养及作药敏试验，并迅速进行经验性抗生素治疗。重组人粒细胞集落刺激因子可有效缩短化疗、放疗后粒细胞减少的时间，用于 ALL，老年、强化疗或伴感染的 AML。

(2) 控制出血 由血小板减少引起的出血可输浓集血小板悬液，因弥散性血管内凝血所致的出血应立即给予低分子肝素抗凝治疗，持续至凝血现象好转。鼻及牙龈出血可采取填塞或用明胶海绵止血。

(3) 纠正贫血 贫血严重者可输浓集红细胞维持 Hb>80 g/L，当血液中白细胞计数>200×10^9/L 时，由于白细胞淤滞，不宜马上输红细胞以免进一步增加血黏度。

(4) 防治尿酸性肾病 在化疗期间因白血病细胞的大量破坏致使血清和尿中尿酸浓度增高，肾小管内易形成结石造成阻塞而引起高尿酸血症肾病。故应鼓励患者多饮水，最好 24 h 持续静脉补液，碱化尿液，并同时口服别嘌呤醇，每次 100 mg，每日 3 次，以抑制尿酸合成。对少尿或无尿者，应按急性肾功能不全进行处理。

(5) 维持营养 白血病系严重消耗性疾病，特别是化疗、放疗的副作用引起患者消化道黏膜炎及功能紊乱。应注意补充营养，维持水、电解质平衡，给予患者高蛋白、高热量、易消化食物，必要时经静脉补充营养。

2. 抗白血病治疗 化学治疗是治疗急性白血病的重要方法。其目的是尽快使病情得到完全缓解，使患者长期存活直至治愈。抗白血病治疗的第一阶段是诱导缓解治疗，目标是使患者迅速获得完全缓解(complete remission，CR)，所谓 CR，即白血病的症状和体征消失,外周血中性粒细胞绝对值≥1.5×10^9/L,血小板≥100×10^9/L,白细胞分类中无白血病细胞;骨髓中原始细胞或幼稚细胞≤5%,无Auer小体,红细胞及巨核细胞系列正常,无髓外白血病。达到CR后进入治疗的第二阶段,即缓解后治疗,主要方法为化疗和造血干细胞移植。目的是清除体内残留的白血病细胞(称为微小残留病灶),争取患者长期无病生存和痊愈。

(1)化疗原则　急性白血病的化疗应遵循早期、足量、联合、间歇、个体化的原则,即一旦明确诊断应及早用药,选择作用机制不同的药物联合应用,以增强疗效;剂量应充足,尽快使病情达到完全缓解;根据白血病细胞增殖周期的特点间歇用药,白血病细胞增殖周期为4～5 d,所以一个疗程须持续用药7～10 d,间歇1～2周后再进行下一个疗程。间歇用药的目的是使正常造血得到恢复,使处于休止期的白血病细胞进入增殖期,在下一疗程时更易被杀灭。

(2)常用化疗药物　见表48-1。

表48-1　急性白血病常用的化疗药物

药　物	剂量与用法	不良反应
长春新碱(VCR)	1～2 mg,静脉注射,每周1次	周围神经炎,胃肠反应,脱发
环磷酰胺(CTX)	400～600 mg,静脉注射,每周2次	骨髓抑制,胃肠反应,脱发,出血性膀胱炎
泼尼松(P)	40～60 mg,口服,每日分3次	高血压,糖尿病,类库欣综合征
柔红霉素(DNR)	40～60 mg,静脉注射,每日1次,共2～4日	骨髓抑制,胃肠反应,心肌损害
左旋门冬酰胺酶(L-ASP)	5 000～10 000 U,静脉滴注,每日或隔日1次,共1～16次	胃肠反应,过敏反应,肝肾损害,胰腺炎
阿糖胞苷(Ara-C)	100～200 mg,静脉滴注或皮下注射,每日分2次,共5～7 d	骨髓抑制,胃肠反应
三尖杉酯碱(H)	2～4 mg,静脉滴注,每日1次,共5～7 d	骨髓抑制,胃肠反应
阿霉素(ADM)	40～60 mg,静脉注射,每日1次,共2～4 d	骨髓抑制,胃肠反应,心脏损害
甲氨蝶呤(MTX)	10～20 mg,静脉注射,每周1次	骨髓抑制,胃肠反应,肝脏损害
巯嘌呤(6-MP)	100～150 mg,口服,每日1次	骨髓抑制,肝脏损害
6-巯鸟嘌呤(6-TG)	100～150 mg,口服,每日1次	骨髓抑制,胃肠反应
羟基脲(HU)	0.5～1.0 g,口服,每日1～3次	骨髓抑制,胃肠反应
全反式维甲酸(ATRA)	60～100 mg,口服,每日3次	皮肤干燥,口角皲裂,恶心,肝脏损害
米托蒽醌	10～15 mg,静脉注射,每日1次	骨髓抑制,肝脏损害
依托泊苷(VP16)	100～150 mg,静脉注射,每日1次	骨髓抑制,胃肠反应

(3)ALL化疗　随着支持治疗的加强、多药联合方案的应用、大剂量化疗和造血干细

胞移植的推广，成人 ALL 的预后已有很大改善，CR 率可达到 80%～90%。

①诱导缓解：长春新碱（VCR）和泼尼松（P）组成的 VP 方案是 ALL 诱导缓解的基本方案，此方案在儿童完全缓解率高达 80%～90%，但成人的完全缓解率较低，仅为 50%，而且容易复发，因此成人 ALL 常在 VP 方案的基础上加上柔红霉素、天冬酰胺酶进行治疗，以提高疗效。急性白血病常用化疗方案见表 48-2。

表 48-2 急性白血病常用化疗方案

<table>
<tr><th>白血病类型</th><th>方案简称</th><th>药 物</th><th>剂量用法</th><th>备 注</th></tr>
<tr><td rowspan="5">急性淋巴细胞白血病</td><td>VP</td><td>长春新碱（V）
泼尼松（P）</td><td>1～2 mg，静脉注射，每周第 1 天 40～60 mg/d，分次服</td><td>连续应用 4～6 周，如治疗 6 周未缓解应改方案</td></tr>
<tr><td rowspan="4">DVLP</td><td>柔红霉素（D）
长春新碱（V）</td><td>1～2 mg，静脉注射，每周第 1 天 40～60 mg，静脉注射，每周第 1～3 天</td><td>小儿完全缓解率为 92%，成人为 77.8%</td></tr>
<tr><td>左旋门冬酰胺酶（L）</td><td>5 000～10 000 U，静脉注射，第 16 天起，每天 1 次</td><td>—</td></tr>
<tr><td>泼尼松（P）</td><td>40～60 mg/d，分次口服，共 35 天</td><td>—</td></tr>
<tr><td colspan="3"></td></tr>
<tr><td rowspan="6">急性髓细胞白血病</td><td rowspan="2">DA</td><td>柔红霉素（D）</td><td>40 mg，静脉注射，第 1～3 天，每天 1 次</td><td>7 天为 1 个疗程，间歇 2～3 周</td></tr>
<tr><td>阿糖胞苷（A）</td><td>150 mg，静脉滴注，第 1～7 天，每天 1 次</td><td>完全缓解率 35%～85%</td></tr>
<tr><td rowspan="4">HVAP</td><td>三尖杉酯碱（H）</td><td>4～6 mg，静脉滴注，第 1～5 天或 7 天</td><td>5～7 天为 1 个疗程</td></tr>
<tr><td>长春新碱（V）</td><td>2 mg，静脉注射，第 1 天</td><td>间歇 1～2 周，完全缓解率 60%</td></tr>
<tr><td>阿糖胞苷（A）</td><td>150 mg，静脉注射，第 1～5 天或 7 天</td><td>—</td></tr>
<tr><td>泼尼松（P）</td><td>40～60 mg/d，分次口服</td><td>—</td></tr>
</table>

②缓解后治疗：缓解后治疗包括巩固强化治疗和维持治疗，一般在诱导缓解治疗取得完全缓解后，间歇 1～2 周应立即进行巩固强化治疗。其方法可采用原诱导缓解方案治疗 2～4 个疗程或采用其他强力的化疗方案，也可采取多种药物交替使用的序贯疗法，在巩固强化治疗后继续用甲氨蝶呤、巯嘌呤等维持治疗 3～4 年。

（4）AML 化疗　近年来，由于强烈化疗、造血干细胞移植及有力的支持治疗，60 岁以下 AML 患者的预后有很大改善，30%～50%的患者可望长期生存。

①诱导缓解治疗：通常采用 DA 方案或 HVAP 方案进行治疗，5～7 天为 1 个疗程，间歇 1～2 周后再进行下一个疗程，直至缓解。

②缓解后治疗：缓解后治疗方法不一，近年来主张采取早期强化，定期巩固的方法进行治疗。巩固强化的方法有：a. 用原诱导方案巩固 4～6 个疗程；b. 以阿糖胞苷为主的强化治

疗,阿糖胞苷可单用或与柔红霉素、米托蒽醌、安吖啶等合用;c.用与原诱导方案无交叉耐药的新方案如VP16和米托蒽醌等进行治疗。每1～2个月化疗1次,共1～2年,停药后应密切随访观察,必要时按复发性或难治性AML治疗。

(5) 中枢神经系统白血病的防治。

①预防:ALL在诱导缓解开始或CR后可用甲氨蝶呤鞘内注射,甲氨蝶呤每次10 mg,每周1～2次,共4～8次。对AML尚无统一规定,一般认为M_4、M_5患者尤其是高白细胞者应常规在CR后开始每周1次的鞘内注射,共8～12次。

②治疗:一旦确诊中枢神经系统白血病应立即用甲氨蝶呤10～15 mg和地塞米松5 mg作鞘内注射,每周2次,直至脑脊液恢复正常。本法能较快控制中枢神经系统白血病,但缓解期短,容易复发。所以中枢神经系统白血病缓解后应继续用甲氨蝶呤5～10 mg鞘内注射,每6～8周1次,直至全身化疗结束。

3. 造血干细胞移植 为急性白血病有效的治疗方法,部分患者有望得以治愈。按造血干细胞的来源不同,可分为:①骨髓移植,包括异基因骨髓移植、同基因骨髓移植和自身骨髓移植;②胎脐血干细胞移植;③外周血干细胞移植;④胎肝干细胞移植。上述四种移植方法各有其优缺点,但费用都较昂贵,推广使用受到限制。

【预后】

急性白血病的预后与年龄、类型、化疗前外周血白细胞和血小板数量、对化疗的敏感性和骨髓外浸润的情况等有关。急性白血病若不经特殊治疗平均生存期为3个月左右。经过现代治疗,已有不少患者获得病情缓解以至长期存活。ALL以1～9岁的儿童预后最好,1岁以下儿童预后较差,9岁以上儿童及成人随着年龄的增长预后越来越差。染色体能提供独立预后信息,ALL患者有t(9;22)且白细胞>25×10^9/L者预后差。国内报道经有效化疗的ALL完全缓解率可达95%～100%,儿童5年生存率为70%～80%,成人也已达25%。AML完全缓解率在50%以上,儿童5年生存率为40%～50%,成人为30%左右。复发和有多药耐药者以及需较长时间化疗才能缓解者,预后均较差。

病例分析

患者,男性,35岁,因"发热、全身酸痛半个月,加重伴出血倾向一周"入院。半月前无明显诱因发热38.5 ℃,伴全身酸痛,轻度咳嗽,无痰,大小便正常,血化验异常(具体不详),给予一般抗感冒药治疗无效,一周来病情加重,刷牙时牙龈出血。病后进食减少,睡眠差,体重无明显变化。

既往体健,无药物过敏史。

体格检查:T 38 ℃,P 96次/分,R 20次/分,BP 120/80 mmHg,精神差,皮肤黏膜苍白,前胸和下肢皮肤有少许出血点,浅表淋巴结不大,巩膜不黄,咽充血(+),扁桃体不肿大,胸骨轻度压痛,心率96次/分,心律齐,双肺呼吸音清晰,右下肺闻及少许湿啰音,腹部平软,肝脾未触及。

化验检查:Hb 82 g/L,WBC 5.4×10^9/L,原幼细胞20%,血小板29×10^9/L,网织红细胞0.5%,尿、粪常规(一)。

(1) 本病的临床诊断及诊断依据是什么?

(2) 要与哪些疾病相鉴别?

(3) 明确诊断还需做哪些检查?

(4) 请制订治疗方案。

第二节 慢性髓细胞白血病

慢性髓细胞白血病(chronic myelocytic leukemia,CML),简称慢粒,是一种发生在造血干细胞上的恶性骨髓增生性疾病,主要涉及髓系,表现为髓系各个阶段细胞的过度增殖,外周血粒细胞显著增多并有不成熟性。临床特征为脾脏肿大,白细胞异常增多和 Ph 染色体阳性。可从慢性期向加速期、急变期发展,预后极差。

CML 约占全部白血病的 15%,国内慢性白血病的 90%为 CML,发病率仅次于急性淋巴细胞白血病和急性髓细胞白血病,位居第三。发病年龄大多在 20～60 岁,40～50 岁年龄组最高,男性略多于女性。

【临床表现】

起病缓慢,早期常无任何症状,患者往往因为健康检查或其他原因到医院就诊才发现有脾脏肿大或血常规异常而确诊。各种年龄均可发病,以中年人发病最多见,男性多于女性。

1. 肝脾大 脾大常为最突出的表现,肿大脾脏可平脐甚至在脐以下,质地坚实、平滑、有切迹、无压痛,如因脾脏发生梗死则有明显压痛并出现摩擦音。半数患者可有轻度肝大。

2. 全身症状 随着病情发展,患者可出现乏力、低热、多汗或盗汗,体重减轻等代谢亢进的表现。

3. 其他 部分患者有胸骨中下段压痛。少数白细胞显著增高的患者可出现"白细胞淤滞症",表现为呼吸困难、低氧血症、眼底静脉扩张、出血和视乳头水肿,阴茎异常勃起,反应迟钝、神志不清甚至颅内出血等。

晚期 CML 常发生急性变,临床与急性白血病类似,多数急粒变,少数为急淋变或急单变。预后极差,往往在数月内死亡。

【实验室检查】

1. 血常规 白细胞总数显著增高是主要的特征,常超过 $20\times10^9/L$,半数患者可达 $100\times10^9/L$ 以上。血涂片中性粒细胞明显增多,以中幼、晚幼和杆状核粒细胞为主,原始细胞通常低于 10%。嗜酸性、嗜碱性粒细胞增多,是慢粒白血病的特征之一,有助于诊断。50%的患者确诊时血小板高于正常,慢性期血小板逐渐升高,晚期血小板减少。红细胞和血红蛋白早期正常,晚期减少。中性粒细胞碱性磷酸酶(NAP)减低或呈阴性反应。

2. 骨髓象 骨髓增生明显活跃或极度活跃,以粒细胞为主,粒红比例明显增高。中性中幼、晚幼及杆状核粒细胞明显增多,原始细胞<10%。嗜酸性、嗜碱性粒细胞增多。红系细胞相对减少。巨核细胞正常或增多,晚期减少。

3. 染色体检查 95%以上的 CML 患者血细胞中出现 Ph 染色体(小的 22 号染色体),为 9 号染色体长臂远端与 22 号染色体长臂易位。Ph 染色体可见于粒细胞、红细胞、单核细胞、巨核细胞及淋巴细胞中。

4. 血生化检查 血清及尿中尿酸浓度增高,血清乳酸脱氢酶、溶菌酶增高。血清维生素 B_{12} 浓度显著增高,可达正常值的 10 倍以上。

【诊断】

凡有不明原因的持续性白细胞数增高,根据典型血常规、骨髓象、脾肿大及 Ph 染色体阳性可作出诊断。慢性粒细胞白血病按病程演变分为三期。

1. 慢性期 可持续1～4年，临床无症状或仅有乏力、低热、多汗、体重减轻等症状，血和骨髓中原粒细胞低于10%。

2. 加速期 进行性脾肿大和白细胞增多；不明原因的血小板进行性减少或增多；出现原因不明的发热、虚弱、进行性体重下降、骨骼疼痛以及贫血和出血；原来有效的药物变得无效；血或骨髓中原粒细胞≥10%(<20%)；外周血嗜碱性粒细胞>20%；除Ph染色体以外又出现其他染色体异常；骨髓活检显示胶原纤维显著增生。此期可持续数月到数年。

3. 急变期 临床表现与急性白血病类似，多数病例为急粒变，20%～30%为急淋变，其他类型的急性变偶可发生。急性变预后极差，往往在数月内死亡。外周血中原粒细胞+早幼粒细胞>30%，骨髓中原始细胞或原淋巴细胞+幼淋巴细胞或原单核细胞+幼单核细胞>20%，原粒细胞+早幼粒细胞>50%，出现髓外原始细胞浸润。

【鉴别诊断】

1. 其他原因引起的脾大 如血吸虫病、肝硬化、慢性疟疾、脾功能亢进等均有脾大，但各病均有各自原发病的临床特点，并且血常规及骨髓象无CML的典型改变。Ph染色体阴性。

2. 类白血病反应 常由严重感染、恶性肿瘤等疾病引起，白细胞数很少超过50×10^9/L，粒细胞形态正常，胞浆中常有中毒颗粒和空泡，嗜酸性粒细胞和嗜碱性粒细胞不增高。NAP反应强阳性。Ph染色体阴性。血小板和血红蛋白大多正常。原发病控制后，白细胞恢复正常。

3. 骨髓纤维化 原发性骨髓纤维化脾大显著，血常规中白细胞增多，并出现幼粒细胞，与CML易混淆。但骨髓纤维化外周血白细胞数一般不超过30×10^9/L，且波动不大，红细胞形态异常，特别是泪滴状红细胞易见。Ph染色体阴性，多次多部位骨髓穿刺干抽。骨髓活检网状纤维染色阳性。

【治疗】

CML治疗应着重于慢性期早期，避免疾病转化，一旦进入加速期或急变期则预后很差。

1. 化学治疗 化疗可以迅速改善症状，使血常规及异常体征得到控制，但对患者存活期无明显改善。化疗时宜保持每日尿量在2 500 mL以上和尿液碱化，加用别嘌呤醇100 mg，每6 h一次，防止高尿酸血症肾病。至白细胞数正常后停药。

(1) 羟基脲 为细胞周期特异性抑制DNA合成的药物，起效快，能使白细胞迅速下降，是目前首选的化疗药物，但维持时间短，停药后白细胞很快回升。常用剂量为2～3 g/d，分2次口服，待白细胞降至20×10^9/L左右时，减为半量，降至10×10^9/L时，改为0.5～1 g/d小剂量维持治疗。

(2) 白消安 又称马利兰，是一种烷化剂，作用于早期祖细胞，起效慢且后作用长，剂量不易掌握，用药2～3周后血白细胞才开始下降，但停药后白细胞下降仍持续2～4周。长期用药可出现骨髓抑制，应掌握剂量，严密观察反应。开始剂量为4～6 mg/d，分3次口服。用药2～3周后，白细胞下降，脾脏缩小，可适当减量，当白细胞降至10×10^9/L左右时改用小剂量维持(每1～3天2 mg)，使白细胞维持在$(7\sim10)\times10^9$/L之间。此药长期使用还可出现皮肤色素沉着，肺间质纤维化，睾丸萎缩和停经，现已较少使用。

(3) 联合化疗 常用高三尖杉酯碱2 mg和阿糖胞苷100 mg静脉滴注，每日1次，7～10 d为1个疗程。可使Ph染色体阳性细胞减少，生存期延长。靛玉红、环磷酰胺、砷剂及其他联合化疗亦有效，但多在上述药物无效时才考虑使用。

2. α-干扰素 起效较慢，部分患者使用后能使 Ph 染色体阳性细胞减少，血液学缓解。常用剂量 300 万～900 万 U/d，皮下或肌内注射，每周 3～7 次，持续数月至数年。对白细胞过多者，在第 1～2 周与小剂量羟基脲或白消安联合应用。常见毒副反应为流感样症状，如畏寒、发热、疲劳、头痛、厌食、恶心、肌肉及骨骼疼痛。

3. 甲磺酸伊马替尼 甲磺酸伊马替尼为 2-苯胺嘧啶衍生物，能特异性抑制酪氨酸激酶，使酪氨酸残基不能磷酸化，从而抑制特异性细胞的增殖。对 CML 慢性期、加速期和急变期均有效，对造血干细胞移植后复发患者仍然有效。初治 CML 慢性期患者总生存率达 90%。常见的不良反应包括水肿、肌痉挛、腹泻、恶心、肌肉骨骼痛、皮疹、腹痛、疲劳、关节痛和头痛等，但一般症状较轻微。

4. 造血干细胞移植 它是目前认为根治 CML 的标准治疗。移植应在慢性期待血常规及体征控制后尽早进行，以 45 岁以下患者为宜。其 3～5 年无病存活率为 60%，复发率约为 20%。

慢粒白血病急变期可按急性白血病化疗方案进行治疗，但缓解率低，缓解期较短。造血干细胞移植复发率高达 60%。

【预后】

CML 预后较差，化疗后中位生存期为 39～47 个月，5 年生存率为 25%～35%。发病时外周血白细胞和血小板计数、原幼细胞比例、肝脾大小和嗜酸性及嗜碱性粒细胞计数和慢性期的长短与预后有关。

病例分析

患者，男性，47 岁，因“左上腹部包块、低热、乏力 6 个月”入院。6 个月前洗澡时偶然发现左上腹部包块、较硬，伴低热、多汗及困倦、易疲劳，逐渐加重，包块日渐增大，无腹痛、腹泻、呼吸困难、头昏、头痛、剧烈呕吐，也无出血点、黑便、血尿等。病后体重减轻约 5 kg，大小便正常。

既往体健，无药物过敏史。

体格检查：T 38.3 ℃，P 90 次/分，R 18 次/分，BP 120/80 mmHg，精神差，皮肤黏膜无出血点，浅表淋巴结不大，巩膜不黄，甲状腺不肿大，胸骨轻度压痛。心界不大，心率 90 次/分，心律齐。双肺呼吸音清晰。左上腹部饱满，腹壁柔软，肝肋下 2 cm 触及、质地中等，脾显著增大至脐水平，质地坚硬、光滑，无压痛。双肾区无叩击痛。下肢无水肿。

辅助检查：血常规示 RBC 3.7×10^{12}/L，Hb 100 g/L，WBC 130×10^{9}/L，PLT 29×10^{9}/L；对该患者末梢血采样后，用自动血细胞分析仪不能进行白细胞计数和分类，改用人工镜检分类：中性粒细胞 90%，中性粒细胞以中幼、晚幼和杆状核粒细胞居多，嗜酸性粒细胞 3%，嗜碱性粒细胞 5%，淋巴细胞 2%。

(1) 本病的临床诊断及诊断依据是什么？

(2) 要与哪些疾病相鉴别？

(3) 明确诊断还需做哪些检查？

(4) 请制订治疗方案。

第四十九章 淋巴瘤

淋巴瘤(lymphoma)是指原发于淋巴结或其他淋巴组织的恶性肿瘤。按组织病理学改变,淋巴瘤可分为霍奇金淋巴瘤(Hodgkin lymphoma,HL)和非霍奇金淋巴瘤(non Hodgkin lymphoma,NHL)两大类。临床上以无痛性、进行性淋巴结肿大为主要特征,常伴有肝、脾大,晚期可出现发热、贫血和恶病质。任何年龄都可发病,但以 20~40 岁的人多见,占 50%左右,男性多于女性,城市的发病率高于农村。

【病因和发病机制】

病因和发病机制尚不清楚。目前认为其发生与某些特殊病毒的感染及机体免疫缺陷有关。1964 年 Epstein 等从患伯基特淋巴瘤的非洲儿童肿瘤细胞中找到 EB 病毒,并发现此类患者大多数血清中 EB 病毒抗体滴定度明显增高,故认为 EB 病毒可能是淋巴瘤的病因。

近年来通过临床观察发现患遗传性或获得性免疫缺陷的患者淋巴瘤的发生率较免疫功能正常的人高,器官移植后长期应用免疫抑制剂而发生恶性肿瘤者,其中 1/3 为淋巴瘤,故认为免疫功能低下也与淋巴瘤的发病有关。

【病理和分类】

1. 霍奇金淋巴瘤　受累淋巴结的正常结构被破坏,出现特征性的里-斯(Reed-Stenberg,R-S)细胞。R-S 细胞大小不一,直径 20~60 μm,多数较大,形态极不规则,胞浆嗜双色性。核外形不规则,可呈“镜影”状,也可多叶或多核,偶有单核。核染色质粗细不等,核仁大而明显,可达核的 1/3。根据病理组织形态学特点,分为以下几型。

(1) 淋巴细胞为主型　病变中以中小淋巴细胞为主,且呈结节性浸润,R-S 细胞极少,预后相对较好,临床较少见。

(2) 结节硬化型　纤维组织增生将肿瘤组织分隔成结节状,R-S 细胞易见,预后相对好,临床较多见。

(3) 混合细胞型　病变中有多种细胞浸润,淋巴结结构完全破坏,有大量 R-S 细胞存在,部分有坏死灶和纤维组织增生,有播散倾向,预后相对较差,临床最常见。

(4) 淋巴细胞消减型　淋巴细胞显著减少,主要为组织细胞浸润,R-S 细胞数量不等,多发生于老年人,预后最差,临床少见。

2. 非霍奇金淋巴瘤　受侵犯组织结构被破坏,肿瘤细胞排列紧密,细胞成分单一,大部分为 B 细胞性。NHL 易发生早期远处扩散。NHL 呈跳跃式播散,有的病例在临床确诊时已播散至全身。

NHL 分类方法有多种,但至今意见尚未完全统一。1966 年 Rappaport 根据病理组织学形态将 NHL 分为结节型和弥漫型两大类，之后在此基础上又按肿瘤细胞类型分成四个亚型：①淋巴细胞分化良好型；②淋巴细胞分化不良型；③混合细胞型；④组织细胞型。这一分型与预后关系密切，其中结节型较弥散型预后好；淋巴细胞型较组织细胞型预后好，细胞分化良好型较分化不良型预后好。

基于形态学和自然病程，1982 年美国癌症研究所制定了一个国际工作分类(IWF)，根据肿瘤的细胞形态和生物学行为，按恶性程度不同将 NHL 分为低度恶性、中度恶性、高度恶性和杂类四类。近年来国际淋巴瘤研究组应用现代的形态学、免疫学、遗传学和分子生物学研究成果，对淋巴瘤提出了新的分类方法，即把淋巴瘤分为三大类：B 细胞淋巴瘤、T 细胞淋巴瘤和霍奇金淋巴瘤。

【临床表现】

由于病理类型和受累部位等的不同，临床表现很不一致。无痛性进行性的淋巴结肿大或局部肿块是淋巴瘤共同的临床表现。

1. 霍奇金淋巴瘤 临床较少见，占全部淋巴瘤的 10%左右。多见于青年，儿童少见。首发症状常是无痛性颈部或锁骨上淋巴结进行性肿大(占 60%～80%)，其次为腋下淋巴结肿大。肿大的淋巴结可以活动，也可互相粘连，融合成块，触诊有软骨样感觉。饮酒后引起的淋巴结疼痛为 HL 所特有。少数患者仅有深部淋巴结肿大，表现为纵隔或后腹膜肿块，可引起相应的压迫症状，如纵隔淋巴结肿大可致咳嗽、气短、肺不张及上腔静脉压迫征。部分患者起病表现为原因不明的持续性或周期性发热，常伴有盗汗、疲乏和消瘦，这类患者一般年龄稍大，男性较多，常有腹膜后淋巴结累及。部分患者尤其是年轻女性患者出现局部或全身皮肤瘙痒，瘙痒可为 HL 的唯一全身症状。以后随着病情进展出现肝、脾大和淋巴结外器官受累如骨痛、胸腔积液和脊髓压迫症等表现。

2. 非霍奇金淋巴瘤 发病率较 HL 高，约占全部淋巴瘤的 90%。任何年龄都可发病，但随年龄增长而发病率逐渐增高，男性较女性为多。临床表现与 HL 相似，但以无痛性颈和锁骨上淋巴结进行性肿大为首发表现者较 HL 少见；淋巴结外器官受侵犯较 HL 多见，常以高热或各器官、系统症状为主要临床表现。咽淋巴结病变临床有吞咽困难、鼻塞、鼻出血及颌下淋巴结肿大。胸部以肺门及纵隔受累最多，半数有肺部浸润或胸腔积液。可致咳嗽、胸闷、气促、肺不张及上腔静脉压迫综合征等。累及胃肠道的部位以回肠为多，其次为胃，结肠很少受累。临床表现有腹痛、腹泻和腹块，症状可类似消化性溃疡、肠结核或脂肪泻等，常因肠梗阻或大量出血施行手术而确诊。肝大，黄疸仅见于较后期的病例。腹膜后淋巴结肿大可压迫输尿管，引起肾盂积水。肾损害主要为肾肿大、高血压、肾功能不全及肾病综合征。中枢神经系统病变以累及脑膜及脊髓为主。硬膜外肿块可导致脊髓压迫症。骨骼损害以胸椎及腰椎最常见。表现为骨痛，腰椎或胸椎破坏，脊髓压迫症等。约 20%的 NHL 患者在晚期累及骨髓，发展成急性淋巴细胞白血病脾大出现较早；皮肤损害如皮下结节、浸润性包块、溃疡等较 HL 常见。

NHL 病情进展迅速，血源性播散较早，易发生远处扩散，预后差。约 20%的 NHL 患者在晚期累及骨髓，发展成急性淋巴细胞白血病。

【实验室和其他检查】

1. 血常规 常有轻或中度贫血。白细胞数正常或增多，中性粒细胞常增多，部分 HL 患者嗜酸性粒细胞升高，NHL 常伴有淋巴细胞绝对和相对增多；早期血小板正常，骨髓被广泛浸润或发生脾功能亢进时，血细胞减少。

2. 骨髓象 骨髓涂片多无特异性改变,找到R-S细胞是HL骨髓浸润的依据,活检可提高阳性率。一部分NHL患者的骨髓涂片中可找到淋巴瘤细胞;晚期并发急性淋巴细胞白血病时,可呈现白血病样血常规和骨髓象。

3. 其他检查 疾病活动期血沉增快,血清乳酸脱氢酶升高提示预后不良。如血清碱性磷酸酶活力或血钙增加,提示累及骨骼。B细胞NHL可并发抗人球蛋白试验阳性或阴性的溶血性贫血。中枢神经系统累及时脑脊液中蛋白升高。

【诊断】

1. 诊断依据 对慢性、无痛性、进行性淋巴结肿大,尤其伴有不规则发热者应考虑本病的可能;淋巴结病理检查是确诊本病最可靠、最基本的方法,根据组织病理学检查结果作出淋巴瘤的诊断和分类分型诊断。伴有血细胞数量异常、血清碱性磷酸酶增高或有骨骼病变时,可做骨髓活检和涂片寻找R-S细胞,了解骨髓受累的情况。X线检查、CT检查、B超检查、淋巴管造影、放射性核素显像及MRI、正电子发射计算机体层显像、手术探查等可确定病变部位及分布范围,为临床分期和选择治疗方案提供依据。

2. 临床分期 根据组织病理学作出淋巴瘤的诊断和分类分型诊断后,还需根据淋巴瘤的分布范围,提出淋巴瘤的临床分期。

Ⅰ期:病变仅限于单一淋巴结区(Ⅰ),或淋巴结以外单一器官或组织(Ⅰ E)。

Ⅱ期:病变累及横膈同侧两个或多个淋巴结区(Ⅱ),或局限器官受累伴横膈同侧一个以上淋巴结区病变(Ⅱ E)。

Ⅲ期:膈上下都有淋巴结病变(Ⅲ),或伴脾受累(Ⅲ S),或伴有结外器官、部位的局限性受累(Ⅲ E),或结外器官及脾都受累(Ⅲ ES)。

Ⅳ期:1个或多个结外器官受到广泛性或播散性侵犯,伴或不伴淋巴结肿大。肝或骨髓只要受到累及均属Ⅳ期。

以上分期又根据有无发热、盗汗及体重减轻(6个月内体重减轻10%或更多)等全身症状分为A组和B组。疾病分期有助于选择治疗方案及估计预后。

【鉴别诊断】

本病病变范围广,除淋巴结病变外,常有多个器官、组织的损害,临床表现复杂多样。因此,须与以下疾病相鉴别:①淋巴结肿大的疾病,如淋巴结结核、白血病、淋巴结转移癌等;②发热性疾病,如结核病、败血症、风湿性疾病、坏死性淋巴结炎和恶性组织细胞病等;③以结外淋巴组织为原发病灶者须与相应器官的疾病尤其是恶性肿瘤相鉴别。

【治疗】

由于放射治疗和化学治疗的合理应用,淋巴瘤的疗效已显著提高,尤其是HL经早期治疗多数都能长期无病存活。NHL的疗效较HL差,但经过积极治疗,长期缓解和无病存活的患者在逐渐增多。

1. 放射治疗 主要适用于Ⅰ期和Ⅱ期患者,对HL疗效较好,而对NHL疗效较差。对ⅠA、ⅡAHL患者常采用扩大淋巴结照射法。即除照射被累及的淋巴结及肿瘤组织外,尚需照射附近可能被侵及的淋巴结构,膈上病变采用斗篷式照射,膈下病变采用倒"Y"字式照射,对ⅠB及ⅡB患者需采用全身淋巴结照射或使用化学治疗加局部放射治疗。照射剂量为30～40 Gy,3～4周为1个疗程。对NHL放疗仅用于低度恶性的Ⅰ、Ⅱ期患者。

2. 化学治疗 适应证:①Ⅲ、Ⅳ期不适于单独放疗者;②压迫症状明显需迅速缓解者;③Ⅰ、Ⅱ期放疗的辅助治疗。常用化疗方案见表49-1。

表 49-1 淋巴瘤常用化疗方案

类 型	方 案	药 物	剂量与用法
霍奇金淋巴瘤	MOPP	氮芥(M)	4 mg/m^2,静脉注射,第 1 d 及第 8 d
		长春新碱(O)	1～2 mg,静脉注射,第 1 d 及第 8 d
		丙卡巴肼(P)	70～100 mg/(m^2·d),口服,第 1～14 d
		泼尼松(P)	40 mg/d,口服,第 1～14 d
	ABVD	阿霉素(A)	25 mg/m^2 A、B、V、D 均在第 1 天及第 15 d 静脉用药 1 次
		博莱霉素(B)	10 mg/m^2
		长春碱(V)	6 mg/m^2
		甲氮咪胺(D)	375 mg/m^2
非霍奇金淋巴瘤	COP	环磷酰胺(C)	400 mg/(m^2·d),口服,第 1～5 d
		长春新碱(O)	1.4 mg/m^2,静脉注射,第 1 d
		泼尼松(P)	100/(m^2·d),口服,第 1～5 d
	CAOP	环磷酰胺(C)	750 mg/m^2,静脉注射,第 1 d
		阿霉素(A)	50 mg/m^2,静脉注射,第 1 d
		长春新碱(O)	1.4 mg/m^2,静脉注射,第 1 d
		泼尼松(P)	100 mg/(m^2·d),口服,第 1～5 d
	CAP-BOP	环磷酰胺(C)	650 mg/m^2,静脉注射,第 1 d
		阿霉素(A)	50 mg/m^2,静脉注射,第 1 d
		丙卡巴肼(P)	100 mg/m^2,口服,第 1～7 d
		博莱霉素(B)	10 mg/m^2,静脉注射,第 15 d
		长春新碱(O)	1.4 mg/m^2,静脉注射,第 15 d
		泼尼松(P)	100 mg/d,口服,第 15～21 d
	MACOP-B	甲氨蝶呤(M)	400 mg/m^2,静脉注射,第 8 d
		阿霉素(A)	50 mg/m^2,静脉注射,第 1 d 及第 15 d
		环磷酰胺(C)	350 mg/m^2,静脉注射,第 1 d 及第 15 d
		长春新碱(O)	1.4 mg/m^2,静脉注射,第 8 d 及第 22 d
		泼尼松(P)	75 mg/d,口服,共 12 周
		博莱霉素(B)	10 mg/m^2,静脉注射,第 22 d
		亚叶酸钙	15 mg,口服,在 MTX 注射后 24 h 开始用,每 6 h 1 次,共 6 次

HL 常用 MOPP 方案,1 个疗程 14 d,间歇 1～2 周,再进行下 1 个疗程,至少用 6 个疗程,或直至完全缓解,再进行 2 个疗程巩固治疗。CR 率为 80%,5 年生存率达 75%,长期无病生存率达 50%。对 MOPP 方案有耐药者可用 ABVD 方案,间隔 4 周 1 次,或将 MOPP 与 ABVD 方案交替使用,直至缓解。对比研究表明其缓解率和 5 年无病生存率均优于 MOPP 方案。ABVD 方案对生育功能影响小、不引起继发性肿瘤,所以 ABVD 已替代 MOPP 方案成为 HL 的首选方案。如 ABVD 方案失败,可考虑大剂量化疗或自体造血干细胞移植。

NHL 治疗策略应以化疗为主,常根据病理分类的恶性程度不同选择不同的化疗方案,对恶性程度低,预后较好的类型可用 COP 方案或 CHOP 方案;对恶性程度高,预后较差的类型使用CAP-BOP或用MACOP-B方案。

3. 生物治疗

(1) 单克隆抗体　NHL大部分为B细胞性，后者90%表达CD20。HL的淋巴细胞为主型也高密度表达CD20。凡CD20阳性的B细胞淋巴瘤，均可用CD20单抗(利妥昔单抗)治疗。B细胞淋巴瘤在造血干细胞移植前用利妥昔单抗做体内净化，可以提高移植治疗的疗效。

(2) α-干扰素　具有生长调节及抗增殖效应，对部分患者有缓解作用。常用剂量为3×10^6 U/m^2，皮下注射，每周3次。

4. 骨髓或造血干细胞移植　全淋巴结放疗(即斗篷式合并倒"Y"字式扩大照射)及大剂量联合化疗后可考虑进行异基因或自身骨髓(或外周造血干细胞)移植，以期最大限度地杀灭肿瘤细胞，取得较长期缓解和无病存活。自身干细胞移植治疗淋巴瘤取得了令人鼓舞的结果，其中40%～50%获得肿瘤负荷缩小，18%～25%的复发病例被治愈，比常规化疗增加长期生存率30%以上。

5. 手术治疗　合并脾功能亢进者如有切脾指征，可行脾切除术以提高血常规，为以后化疗创造有利条件。

【预后】

淋巴瘤的治疗已取得了很大进步，大多数HL预后较好，且已成为化疗可治愈的肿瘤之一。淋巴细胞为主型预后最好，5年生存率为94.3%；其次是结节硬化型，混合细胞型较差，而淋巴细胞消减型最差，5年生存率仅为27.4%。HLⅠ期与Ⅱ期5年生存率在90%以上，Ⅳ期为31.9%；有全身症状者较无全身症状者为差；儿童及老年人的预后一般比中青年为差；女性治疗的预后较男性为好。

国际预后指数(IPI)被广泛用于评价NHL化疗后获得缓解长期生存的概率，预后因素包括5个指标：年龄大于60岁、分期为Ⅲ期或Ⅳ期、结外病变1处以上、需要卧床或生活需要别人照顾、血清LDH升高是5个预后不良的IPI。

病例分析

患者，男性，36岁，以"发热、盗汗、体重减轻3个月"入院。3个月前不明原因出现发热、多汗及盗汗，体温38 ℃左右，饮食如常。逐渐加重，无咳嗽、咯血、呼吸困难、腹痛、腹泻、多饮多食、多尿，也无出血点、黑便、血尿等。病后体重减轻约5 kg，大小便正常。

既往体健，无药物过敏史。

体格检查：T 38 ℃，精神差。颈部淋巴结和锁骨上淋巴结肿大，尚可活动，无压痛。甲状腺不肿大，胸骨无压痛。心界不大，心率92次/分，心律齐。双肺呼吸音清晰。腹壁柔软，全腹无压痛、反跳痛，肝脾肋下未触及，移动性浊音(—)，双肾区无叩击痛。下肢无水肿。

辅助检查：血常规示RBC 3.9×10^{12}/L，Hb 102 g/L，WBC 6.8×10^9/L，嗜酸性粒细胞2%，血小板156×10^9/L。淋巴结活检提示：镜下见淋巴结结构消失，其内细胞成分多样，有大量嗜酸性粒细胞、浆细胞、组织细胞，淋巴细胞和少量中性粒细胞浸润，并有多种体积巨大的细胞，直径15～45 μm，呈椭圆形或不规则形；胞浆丰富，嗜酸性；细胞核大，核内有嗜酸性核仁，周围存在透明晕。

(1) 本病的临床诊断及诊断依据是什么？

(2) 要与哪些疾病相鉴别？

(3) 明确诊断还需做哪些检查？

(4) 请制订治疗方案。

第五十章
骨髓增生异常综合征

骨髓增生异常综合征(myelodysplastic syndrome,MDS)是一组造血干细胞克隆异常性疾病,其特点为骨髓中的造血干细胞增殖分化异常、无效造血,临床表现为难治性一系或多系细胞减少的血液病。任何年龄男、女均可发病,约80%患者大于60岁。

【病因和发病机制】

原发性MDS的病因尚未明确,继发性MDS见于烷化剂、电离辐射、有机毒物等密切接触者。此外,还与病毒感染、免疫和遗传等因素有关。

通过G6PD同工酶、限制性片段长度多态性分析等克隆分析技术研究发现,MDS是起源于造血干细胞的克隆性疾病。异常克隆细胞在骨髓中分化、成熟障碍,形成病态造血和无效造血。在疾病进程中部分患者会转化为急性白血病。

【分型及临床表现】

法美英(FAB)协作组主要根据MDS患者外周血、骨髓中的原始细胞比例、形态学改变、环形铁粒幼细胞及单核细胞数量,将MDS分为5个类型:难治性贫血(refractory anemia,RA)、环形铁粒幼细胞性难治性贫血(RA with ringed sideroblasts,RAS)、难治性贫血伴原始细胞增多(RA with excess blasts,RAEB)、难治性贫血伴原始细胞增多转变型(RAEB in transformation,RAEB-t)、慢性粒-单核细胞性白血病(chronic myelomonocytic leukemia,CMML)。各型MDS外周血和骨髓的原始细胞数见表50-1。

表50-1　各型骨髓增生异常综合征原始细胞数

类　型	外　周　血	骨　髓
RA	原始细胞<1%	原始细胞<5%
RAS	原始细胞<1%	原始细胞<5%,环形铁粒幼>15%
RAEB	原始细胞<5%	原始细胞5%~20%
RAEB-t	原始细胞≥5%	原始细胞20%~30%;可有Auer小体
CMML	原始细胞<5%;单核细胞>1×10^9/L	原始细胞5%~20%

1997年,WHO对修订了FAB的分型方案,保留了FAB的RA、RAS、RAEB,将CMML归为MDS/MPD(骨髓增殖性疾病),RAEB-t归为急性髓系白血病(AML),并且将RA或RAS中伴有2系或3系增生异常者单独列为难治性细胞减少伴多系发育异常(RCMD),将伴5 q^-的RA单独列为5 q^-综合征;并新增加了MDS未能分类(u-MDS)。2008年WHO再次修订,新增了难治性细胞减少伴单系发育异常(RCUD),将RAEB分为1

型和2型。

MDS大多起病隐袭,进展缓慢,部分患者初期可无症状。几乎所有的患者都有贫血症状,如乏力、疲倦。约60%的MDS患者有中性粒细胞减少,由于同时存在中性粒细胞功能低下,使得MDS患者容易发生感染,约20%的MDS患者死于感染。40%～60%的MDS患者有血小板减少,随着疾病进展可出现进行性血小板减少。

RA和RAS患者多以贫血为主,临床进展缓慢。中位生存期为3～6年,白血病转化率为5%～15%。RAEB和RAEB-t多以全血细胞减少为主,贫血、出血及感染易见,可伴有脾肿大,病情进展快,中位生存期分别为12个月、5个月,白血病转化率分别高达40%、60%。

CMML以贫血为主,可有感染和(或)出血,脾肿大常见,中位生存期约为20个月,约30%转变为AML。

【实验室检查】

1. 血常规和骨髓象 50%～70%的患者为全血细胞减少。一系减少很少见,多为红细胞减少。骨髓检查多数表现为骨髓增生活跃,1/3～1/2表现为明显活跃,少部分呈增生减低。多数MDS患者出现两系以上病态造血。

外周血和骨髓常见的病态造血见表50-2。

表50-2 骨髓增生异常综合征的外周血和骨髓表现

	红系	粒-单核系	巨核系
骨髓	红系比例过多(＞60%)或过少(＜15%);奇数核、核分叶过多核碎裂;核浆发育不平衡,巨幼变;成熟红细胞大小、染色不均,有点彩和多嗜性;RAS环形状铁粒幼细胞＞15%	原、幼细胞比例增高;核分叶过多或过少,可见Pelger-Huet畸形;核浆发育不平衡;粒系细胞颗粒过多或过少	出现淋巴样小巨核细胞单圆核小巨核细胞、多圆核小巨核细胞、大单圆核巨核细胞
外周血	可出现有核红细胞、巨大红细胞	出现幼稚粒细胞及与骨髓中同样的异常改变	巨大血小板

2. 细胞遗传学改变 40%～70%的MDS患者有染色体核型异常,常为缺失性改变,其中以+8、$-5/5q^-$、$-7/7q^-$、$20q^-$最常见。

3. 病理检查 正常人骨髓中的原粒和早幼粒细胞定位于骨小梁内膜表面,不成集簇,MDS患者在骨小梁旁区和间区出现3～5个或更多的呈簇状分布的原粒和早幼粒细胞,称为不成熟前体细胞异常定位(abnormal localization of immature precursor,ALIP)。

4. 造血祖细胞体外集落培养 MDS患者的体外集落培养出现集落"流产",形成的集落少或不能形成集落。粒-单核祖细胞培养出现集落减少而集簇增多,集簇/集落比值增高现象。

【诊断】

根据患者血细胞减少和贫血等相应的症状,以及骨髓中的病态造血、细胞遗传学异常、病理学改变、体外造血祖细胞集落培养的结果,MDS的诊断不难确立。值得注意的是,虽然病态造血是MDS的特征,但出现病态造血不等于就是MDS。故对MDS的诊断应采取除外诊断法进行。

【鉴别诊断】

MDS应与以下疾病相鉴别。

1. 慢性再生障碍性贫血(CAA) CAA须与RA相鉴别。RA的网织红细胞可正常或升高,外周血可见到有核红细胞,骨髓病态造血明显,早期细胞比例不低或增加,有特征性染色体核型改变,而CAA无上述异常。

2. 阵发性睡眠性血红蛋白尿(PNH) PNH可出现全血细胞减少和病态造血,但PNH可发现$CD55^+$、$CD59^+$细胞减少、Ham试验阳性、血管内有溶血的改变,而MDS无上述改变。

3. 巨幼细胞贫血 MDS患者的细胞病态造血可见巨幼变,易与巨幼细胞贫血混淆,但后者补充叶酸、维生素B_{12}后可纠正贫血;而MDS叶酸、维生素B_{12}治疗无效。

4. 慢性粒细胞白血病(CML) CML可检出Ph染色体、BCR-ABL融合基因,而CMML则无。

【治疗】

MDS除造血干细胞移植外无有效的根治疗法,目前治疗以降低疾病相关并发症、改善生存质量和生存期为主要目标。

1. 支持治疗 对于严重贫血和有出血倾向的患者,可输注红细胞和血小板。粒细胞减少和缺乏的患者应注意防治感染。长期输血者应注意使用除铁治疗。

2. 促进造血 可使用雄性激素(如司坦唑醇)和造血生长因子(如粒系集落刺激因子、红细胞生成素等)改善造血功能。

3. 诱导分化治疗 主要是诱导有缺陷的造血祖细胞发育成较成熟并具有正常功能特性的血细胞。常用药物:①全反式维甲酸30～40 mg/d,用药数周至6个月,也可用小剂量10～20 mg/d从治疗开始服至缓解;②骨化三醇[1,25-$(OH)_2D_3$]2.5～15 μg/d,用药2～6个月。此外也有以造血生长因子作为诱导分化剂使用。

4. 生物反应调节剂 沙利度胺及其衍生物对5 q^-综合征有较好疗效。

5. 联合化疗 对于年龄小于60岁、一般情况良好的RAEB和RAEB-T的高危患者可考虑使用蒽环类抗生素联合阿糖胞苷联合化疗。MDS化疗后骨髓抑制期长,要注意加强支持治疗和隔离保护。

6. 造血干细胞移植 这是目前唯一能治愈MDS的疗法。由于MDS多为老年患者,移植相关死亡率偏高,如患者年轻、有合适的供髓者,可考虑行造血干细胞移植治疗。

【预后】

MDS治疗效果欠佳,且老年患者高达80%,高风险向急性髓细胞白血病转化,预后差。其危险度分级与原始细胞百分比、血细胞减少的系别数和骨髓细胞遗传学特征有关。

病例分析

患者,男性,47岁,职员。因"头昏、乏力8年,鼻衄2周"入院。患者8年前无明显诱因出现头昏、乏力,无发热、多汗及盗汗,时轻时重,精神、饮食尚可。但上述症状逐渐加重,无咳嗽、咯血、呼吸困难、腹痛、腹泻、多饮、多食、多尿,也无出血点、黑便、血尿等。在某医院查血常规:白细胞4.6×10^9/L,血红蛋白102 g/L,血小板20×10^9/L。骨髓象示:骨髓增生活跃,巨核系成熟障碍。当时诊断为"特发性血小板减少性紫癜",服用"补益中药"1年,未见效。2周前患者出现反复鼻衄，出血量大，伴乏力。病后体重减轻约5 kg，大小便正常。

既往体健，无药物过敏史。

体格检查：T37 ℃，精神差，贫血貌，巩膜不黄，浅表淋巴结不肿大，皮肤黏膜无出血点，甲状腺不肿大。胸骨无压痛，心肺无异常发现。腹壁柔软，全腹无压痛、反跳痛，脾肋下触及2 cm、质地中等、光滑、无压痛。移动性浊音(—)，双肾区无叩击痛。下肢无水肿。

辅助检查：外周血白细胞 3.0×10^9/L，血红蛋白76 g/L，血小板 10×10^9/L。复查骨髓象示：骨髓增生明显活跃，红系比例约68%，巨幼样变，原始幼粒比例25%，粒细胞颗粒过少，发现淋巴样小巨核细胞。

(1) 本病的临床诊断及诊断依据是什么？

(2) 要与哪些疾病相鉴别？

(3) 明确诊断还需做哪些检查？

(4) 请制订治疗方案。

第五十一章 出血性疾病

出血性疾病是由于机体的止血和(或)凝血功能障碍引起的自发性出血或轻微损伤后出血不止为特征的一组疾病。主要原因:①血管壁异常;②血小板数量和血小板功能异常;③凝血功能障碍;④纤维蛋白溶解亢进。

【正常止血、凝血和抗凝血机制】

1. 止血过程 当血管受损出血时,立即发生反射性收缩,使血流减慢以利于止血,之后由于损伤血管下胶原组织暴露使血小板发生黏附、聚集形成血栓,同时释放二磷酸腺苷、5-羟色胺等物质,使更多的血小板发生聚集,血管进一步收缩而加强止血;此外,因组织损伤后释放出组织因子,启动外源性凝血系统,Ⅻ因子与胶原纤维接触被激活而启动内源性凝血系统,血块形成,进一步达到止血作用。

2. 凝血过程 在组织和血管损伤时,因组织因子的释放启动外源性凝血系统,胶原纤维的暴露激活Ⅻ因子,启动内源性凝血系统,最终形成稳定的纤维蛋白多聚体而使血液凝固。凝血过程通常分为三个阶段。

(1) 第一阶段 凝血活酶形成。

①内源性凝血途径:当血管损伤时,由于胶原纤维的暴露,激活Ⅻ因子,活化的Ⅻ(Ⅻa)具有酶的活性,进一步激活Ⅺ因子(Ⅺa),Ⅺa在Ca^{2+}存在的条件下激活Ⅸ,Ⅸa与Ⅷ、磷脂、血小板第3因子(PF3)组成复合物,在Ca^{2+}的参与下激活因子Ⅹ。

②外源性凝血途径:血管壁及组织损伤释放出组织因子,组织因子与因子Ⅶ形成复合物,在Ca^{2+}的参与下激活因子Ⅹ。

上述两种途径在激活因子Ⅹ后,凝血过程进入共同途径。因子Ⅹa、因子Ⅴ、PF3及Ca^{2+}共同组成的复合物即为凝血活酶。

(2) 第二阶段 凝血酶形成。

在凝血活酶作用下,凝血酶原转变为凝血酶,同时激活因子Ⅷ。

(3) 第三阶段 纤维蛋白形成。

凝血酶使纤维蛋白原分解形成纤维蛋白单体及聚合体,后者在Ca^{2+}的参与下经因子ⅩⅢa的作用形成稳定的纤维蛋白多聚体。

3. 抗凝与纤维蛋白溶解机理 机体除具有完善的凝血系统外,尚有完善的抗凝及纤溶系统,并与凝血系统保持着动态平衡,一旦这种平衡被破坏,便会出现出血倾向或有血栓形成。

机体血液中有许多抗凝物质如抗凝血(AT)、蛋白C系统、组织因子途径抑制物

(TFPI)、肝素等,能对抗各阶段凝血因子和复合物的作用,其中以AT最为重要,约占血浆生理性抗凝活性的75%,它可灭活因子Ⅹa、Ⅻa、Ⅺa、Ⅸa及激肽释放酶等凝血物质,其抗凝活性与肝素密切相关。

纤溶系统对于维持血管畅通,帮助组织修复起着十分重要的作用,该系统主要由纤溶酶原及其激活剂(组织型纤溶酶原活化剂和尿激酶型纤溶酶原激活剂)、纤溶酶激活剂抑制物等组成。纤溶系统通过两条途径而被激活:①因子Ⅻa使前激肽释放酶转化为激肽释放酶,后者使纤溶酶原转变为纤溶酶而启动纤溶过程;②血管及组织损伤时,纤溶酶原致活因子释放入血,使纤溶酶原转化为纤溶酶而致纤溶过程启动。纤溶酶作用于纤维蛋白(原),使之降解为小分子多肽A、B、C及一系列碎片,称之为纤维蛋白(原)降解产物(FDP)。

【分类】

按病因和发病机制可分为下列五大类。

1. 血管壁异常

(1) 遗传性 如遗传性出血性毛细血管扩张症、家族性单纯性紫癜等。

(2) 获得性 如败血症、过敏性紫癜、药物性紫癜、维生素C及维生素P缺乏症、结缔组织病等。

2. 血小板异常

(1) 血小板数量异常。

①血小板减少:血小板生成减少,如再生障碍性贫血、白血病等;血小板破坏过多,如脾功能亢进、特发性血小板减少性紫癜;血小板消耗过多,如弥散性血管内凝血、血栓性血小板减少性紫癜等。

②血小板增多:原发性血小板增多,如原发性出血性血小板增多症;继发性血小板增多,如慢粒白血病,脾切除术后。

(2) 血小板质量异常。

①遗传性:如血小板无力症、巨大血小板综合征等。

②获得性:可由抗血小板药物、感染、严重肝病、尿毒症、异常球蛋白血症等引起。

3. 凝血异常

(1) 遗传性 如血友病甲、血友病乙、凝血因子Ⅺ缺乏症及凝血酶原缺乏症等。

(2) 获得性 如严重肝病、维生素K缺乏症、尿毒症及弥散性血管内凝血等。

4. 抗凝及纤维蛋白溶解异常 主要为获得性疾病,如蛇咬伤、肝素、双香豆素使用过量、敌鼠钠中毒、免疫相关性抗凝物增多、溶栓药物过量等。

5. 复合性止血机制异常

(1) 遗传性 如血管性血友病。

(2) 获得性 如弥散性血管内凝血。

【诊断】

1. 病史 对出血性疾病的诊断非常重要,应详细询问,包括出血部位、诱发因素、出血量及持续时间、出血发生的年龄、有无使用过影响血小板及凝血因子的药物、有无肝病、肾病、消化系统疾病、糖尿病、免疫性疾病及某些特殊感染、家庭中有无类似出血患者等。一般认为,皮肤、黏膜出血点、紫癜等多为血管、血小板异常所致,而深部血肿、关节出血等则提示可能与凝血障碍等有关。

2. 体格检查 应注意出血部位、范围、程度,有无血肿等深部出血、伤口渗血,分布是否对称等。有无相关疾病体征如贫血，肝、脾、淋巴结肿大，黄疸，蜘蛛痣，腹水，水肿等以及心率、呼吸、血压、末梢循环状况。

3. 实验室检查 实验室检查是诊断出血性疾病不可缺少的依据。

(1) 筛选试验 通过筛选试验能对血管异常、血小板异常、凝血异常作出初步诊断。常用的筛选试验项目有出血时间(BT)，毛细血管脆性试验，血小板计数，凝血时间(CT)，血块收缩试验，部分激活的凝血活酶时间(APTT)，凝血酶原时间(PT)，凝血酶时间(TT)等。

(2) 确诊试验。

①血小板异常：血小板形态观察，血小板黏附试验，血小板聚集试验，血小板第3因子有效性测定，血小板相关抗体及补体测定等。

②凝血异常：凝血活酶生成试验及纠正试验，凝血酶原时间及纠正试验，凝血因子含量或活性测定，血、尿FDP测定与D-二聚体测定等。

【防治】

1. 病因防治 对遗传性出血性疾病目前尚无根治措施，应注意防止外伤，避免接触、使用可加重出血的物质及药物，尽量避免手术及各种穿刺和注射，必须手术者应于术前补足有关的凝血因子。成人应选择安全适当的职业，使其掌握制止出血的有关急救措施。对获得性出血性疾病应针对病因采取积极有效的措施，如尿毒症、肝胆疾病所引起的出血应对其原发病进行积极治疗。

2. 止血措施

(1) 止血药物 根据出血原因的不同选择有效的止血药物：对血管异常所致的出血可用维生素C、维生素P、安络血、止血敏、糖皮质激素等药物；对纤溶亢进引起的出血可用氨基已酸、对羧基苄胺等药物；合成凝血相关成分所需的药物，如维生素K_1、维生素K_3、维生素K_4等。

(2) 补充凝血因子或血小板 在紧急情况下，输入新鲜血浆或新鲜冷冻血浆是一种可靠的补充或替代疗法。此外，如血小板悬液、纤维蛋白原、凝血酶原复合物、冷沉淀物、因子Ⅷ等，亦可根据病情予以补充。

(3) 局部处理 局部止血药物：如凝血酶、巴曲酶及吸收性明胶海绵等。局部采取填塞或用弹性绷带包扎压迫的方法止血。

第五十二章 过敏性紫癜

过敏性紫癜(allergic purpura,AP)是一种常见的血管变态反应性出血性疾病。主要因机体对某些致敏物质发生变态反应,导致毛细血管壁的脆性和通透性增加,血液外渗,产生紫癜、黏膜及某些器官出血。临床上主要表现为皮肤紫癜、黏膜出血,常伴有腹痛、关节痛和肾损害。

【病因和发病机制】

引起本病的因素很多,但直接病因常难以确定。常见病因如下。

1. 感染 可由细菌、病毒及寄生虫等感染所致。在细菌感染中以β溶血性链球菌感染最多见,其次为金黄色葡萄球菌和肺炎链球菌;病毒则可由风疹、麻疹、水痘病毒等感染引起;寄生虫以蛔虫最常见,钩虫、疟原虫等亦可引起。

2. 食物 鱼、虾、蟹、蛋、牛奶等异性蛋白。

3. 药物 青霉素及头孢菌素类抗生素、磺胺类、解热镇痛剂、异烟肼等。

4. 其他 虫咬、吸入花粉或尘埃、疫苗接种、受凉及寒冷刺激等。

目前认为其发病机制是免疫因素介导的一种全身血管炎症,上述各种因素通过速发型变态反应或免疫复合物型变态反应致使毛细血管壁的通透性和脆性增加而致病。

【临床表现】

本病多见于儿童及青少年,男性多于女性。起病可急可缓,多数患者发病前1～3周有上呼吸道感染史。常有低热、乏力、食欲不振、头痛等前驱症状。皮肤紫癜常最先出现,但也可在腹痛、关节痛等之后出现。根据不同临床表现,分为以下几型。

1. 单纯型(紫癜型) 最常见,损害仅限于皮肤,多突然发生,以皮肤淤点为主要表现,有的可融合成淤斑。局限于四肢,尤其是下肢及臀部,躯干极少累及,呈对称性分布,常成批出现,有的高出皮肤表面,经1～2周后逐渐消退,反复发生。部分患者可同时伴有皮肤水肿、荨麻疹等表现。

2. 腹型 除皮肤紫癜外,消化道黏膜及腹膜脏层毛细血管受累而产生一系列消化道症状及体征,主要表现为脐周或下腹部阵发性绞痛或持续性钝痛,可伴有恶心、呕吐、呕血、腹泻、便血。腹部检查可有压痛及肠鸣音亢进,有的可诱发肠套叠,易误诊为外科急腹症。

3. 关节型 多见于青年,除皮肤紫癜外,主要表现为关节肿胀,疼痛和功能障碍,多发生于膝、踝、肘、腕等大关节,呈游走性,反复发作,经数日而愈,不留后遗症。

4. 肾型 多见于儿童及少年,病情最为严重,发生率为12%～40%。常在紫癜出现后1～2周呈现肾脏损害的表现,主要表现为血尿、蛋白尿和管型尿,有的可出现水肿、高血压,病情多在 3～4 周内恢复。少数患者可发展为慢性肾炎或肾病综合征,甚至发生肾衰竭。

5. 混合型 具有两型或两型以上临床表现。

【实验室检查】

血小板计数、出血时间、凝血时间、骨髓检查均正常。白细胞数正常或增多,寄生虫感染者,嗜酸性粒细胞增多。半数患者毛细血管脆性试验阳性,毛细血管镜可见毛细血管扩张、扭曲及渗出性炎症反应。肾型患者可有血尿、蛋白尿、管型尿或肾功能受损,如血尿素氮升高、内生肌酐清除率下降等。

【诊断】

根据以下表现,诊断一般不难。①发病前 1～3 周有低热、咽痛、全身乏力或上呼吸道感染史;②典型四肢皮肤紫癜,可伴腹痛、关节肿痛及血尿;③血小板计数、功能及凝血相关检查正常;④排除其他原因所致的血管炎及紫癜。

【鉴别诊断】

须与特发性血小板减少性紫癜、风湿性关节炎、急腹症、肾炎相鉴别。由于本病的特殊临床表现及绝大多数实验室检查正常,鉴别一般无困难。

【治疗】

1. 病因治疗 寻找并消除过敏原,如积极控制感染,治疗肠道寄生虫病,避免使用可疑药物和食物。

2. 一般治疗

(1) 抗组织胺类药物 轻症病例可选用下列药物:①氯苯那敏(扑尔敏)4 mg,1 日 3 次;②苯海拉明或异丙嗪 25 mg,1 日 3 次;③氯雷他定 10 mg,1 日 1 次;④特非那定 60 mg,1 日 2 次。此外,还可用 10%葡萄糖酸钙 10 mL 静脉注射。

(2) 改善血管通透性药物 维生素 C、曲克芦丁、卡巴克络等。维生素 C 以大剂量(5～10 g/d)静脉注射疗效较好,持续用药 5～7 日。

3. 糖皮质激素 具有抑制抗原抗体反应、减轻炎症渗出、改善血管通透性等作用。常用泼尼松 30～40 mg/d,分 3 次或顿服,症状缓解后逐渐减量。重症患者可先用氢化可的松 100～200 mg/d 或地塞米松 5～15 mg/d,静脉滴注,待病情好转后再改为泼尼松口服。疗程一般不超过 30 d,肾型者可酌情延长。

4. 免疫抑制剂 对糖皮质激素疗效不佳或伴有严重肾损害的患者,可试用硫唑嘌呤,环磷酰胺等免疫抑制剂,亦可与糖皮质激素合用。

5. 对症治疗 腹痛较重者可用阿托品或山莨菪碱口服,亦可用阿托品皮下注射;伴发呕血,便血者可用 H_2受体拮抗剂;呕吐严重者可用止吐药;频繁腹泻有脱水者应补充水、电解质等。

6. 其他 对重症或呈急进性肾炎表现的肾型紫癜,除按上述方法治疗外,可采用抗凝疗法进行治疗,首先用肝素钠 5 000～10 000 U/d,静脉滴注或小分子肝素皮下注射,4 周后改用华法林 4～15 mg/d,口服,用药 2 周后减量至 2～5 mg/d,维持治疗 2～3 个月。此外,可用中医中药治疗,根据中医辨证论治,血热型用犀角地黄汤加减,气虚型用归脾汤加减,阴虚型用六味地黄汤加减。

【预后】

本病病程为 2 周左右,多呈自限性,预后一般良好;少数肾型患者病情迁延,可发展为慢性肾炎或肾病综合征。

病例分析

患者,男性,9岁。主诉:双下肢紫癜2天,加重伴水肿1天。2天前患儿洗脚时,发现患儿双下肢皮肤有紫癜、不痛不痒。无腹痛、腹泻、关节痛和血尿。今日晨起发现紫癜增多、眼睑水肿,起床行走后感腿痛。发病前2日患儿曾进食螃蟹及河虾。

既往无类似发作史。近2周来无倦怠、乏力、低热等症状;1周前曾有短暂的腹痛病史,未到医院就诊,也未服用任何药物。家族中亦无类似患者。

体格检查:T 37 ℃,P 82次/分,R 28次/分,BP 100/65 mmHg。神志清楚,营养发育良好,无贫血貌;臀部以下双下肢皮肤有大小不等的紫癜,呈紫红色,部分高出皮肤,呈对称性分布,压之不褪色;浅表淋巴结无肿大;双眼睑稍水肿,巩膜无黄染,口唇无发绀,咽无充血;颈软,双肺呼吸音清晰,未闻及干、湿啰音;心率82次/分,律齐,未闻杂音;腹平软,无压痛,肝脾肋下未及,腹水征(—),肾区无叩击痛;四肢活动正常,各关节无肿胀。

辅助检查:血常规,Hb 121 g/L,WBC 9.8×10^9/L,中性粒细胞63%、淋巴细胞37%,血小板174×10^9/L;大便隐血(—);尿蛋白(+),镜检,RBC 5~6个/HP;肝肾功能正常;补体C3、C4、CH50正常;抗DNA、RNA抗体(—),ENA多肽抗体谱(—);IgA、IgG、IgM正常;出血和凝血时间正常,APTT正常。腹部B超检查:双侧肾脏轻度肿大,膀胱、输尿管无异常。心电图:窦性心律,正常心电图。胸部X线检查:双肺纹理清晰,心肺无异常。

(1) 本病的临床诊断及诊断依据是什么?

(2) 要与哪些疾病相鉴别?

(3) 明确诊断还需做哪些检查?

(4) 请制订治疗方案。

第五十三章
特发性血小板减少性紫癜

特发性血小板减少性紫癜(idiopathic thrombocytopenia purpura,ITP),又称为原发性血小板减少性紫癜,是一组免疫介导的血小板过度破坏所致的出血性疾病。临床上主要表现为皮肤、黏膜及内脏出血、血小板减少、骨髓巨核细胞成熟障碍、血小板生存时间缩短及血小板膜糖蛋白特异性自身抗体出现等。ITP是最为常见的血小板减少性紫癜。临床可分为急性型和慢性型,前者好发于儿童,后者多见于成人。年轻女性多见,发病率为男性的3～4倍。

【病因和发病机制】

本病病因尚未完全明了。一般认为与以下因素有关。

1. 免疫因素 免疫因素与ITP关系密切,其佐证有:①大多数ITP患者的血清中有血小板膜糖蛋白特异性自身抗体增高;②将ITP患者血浆输给健康受试者可造成后者一过性血小板减少;③使用糖皮质激素和丙种球蛋白等治疗ITP可获得肯定疗效。目前认为自身抗体的产生主要是由于病毒感染刺激机体或通过自身免疫性机制所致,直接作用于血小板膜糖蛋白使血小板破坏,同时抑制骨髓巨核细胞发育,使其成熟障碍,影响血小板生成。

2. 脾的作用 脾是破坏血小板的场所,同时也是自身抗体产生的部位,与血小板结合后使血小板的性状发生改变,在脾脏滞留的时间增加,故血小板破坏增多。

3. 其他因素 ITP多见于育龄妇女,现推测是由于雌激素具有抑制血小板生成和增强单核-吞噬细胞系统吞噬破坏血小板的作用所致。

【临床表现】

根据临床表现、发病年龄、血小板减少的持续时间和治疗效果分为急性型和慢性型(表53-1)。

1. 急性型 多见于儿童,男女发病无明显差别;发病前1～2周常有上呼吸道或其他部位的病毒感染史;部分患者可有畏寒、发热等全身表现。起病急骤,出血部位广泛而严重,全身皮肤有大量淤点和大小不等的淤斑,严重者可有血疱及血肿形成。鼻出血、牙龈出血、口腔黏膜及舌出血常见,损伤及注射部位可渗血不止或形成大小不等的淤斑。严重患者可有胃肠及泌尿系统等内脏出血。颅内出血(含蛛网膜下腔出血)可致剧烈头痛、意识障碍、瘫痪及抽搐,是本病致死的主要原因。

急性型ITP病程多呈自限性,一般为2～6周,少数病情迁延可发展成慢性。

2. 慢性型 主要见于成人,以20～40岁女性多见。起病缓慢,出血一般较轻,主要表现为反复发生的皮肤淤点、淤斑、鼻或牙龈出血及外伤后止血不易等。严重内脏出血较少见,但月经过多较常见,在部分患者可为唯一的临床症状。长期反复发作患者可有轻度脾肿大。病程可迁延数年,患者病情可因感染等而骤然加重,出现广泛、严重的皮肤黏膜及内脏出血。

表53-1 急性型和慢性型ITP的临床特征

特征	急性型	慢性型
好发年龄	2～6岁	20～40岁原始细胞<5%
性别	无明显差异	女性多见,女男比例为(3～4)∶1
感染史	病前1～3周常有感染史	常无
起病形式	急骤,大多<1周	缓慢,大多>2月
口腔血疱	严重病例有	通常无
脾肿大	常不肿大	可出现轻度脾肿大
血小板计数	常<20×10^9/L	一般$(30～80)\times10^9$/L
血小板形态	形态正常	可有异形及巨大血小板
E及L升高	常见	少见
病程	2～6周,罕见更长	数月到数年
自然缓解	多见(83%)	少见(2%)

【实验室检查】

1. 血液检查 血小板减少,部分患者可有血小板形态异常,如体积增大,颗粒减少,染色过深等,急性型血小板常低于20×10^9/L,慢性型常在$(30～80)\times10^9$/L之间;出血时间延长;毛细血管脆性试验阳性;血块回缩不良,凝血酶原消耗试验不良。血小板的功能一般正常。

2. 骨髓检查 急性型骨髓巨核细胞数量轻度增加或正常,慢性型骨髓象中巨核细胞显著增加;巨核细胞发育成熟障碍,急性型者尤为明显,表现为巨核细胞体积变小,胞浆内颗粒减少,幼稚巨核细胞增加;有血小板形成的巨核细胞显著减少(<30%);红系及粒系、单核系正常。

3. 其他检查 血小板抗体明显增高,90%以上的患者血小板生存时间明显缩短。

【诊断】

根据出血征象,血小板减少及骨髓巨核细胞质和量的异常诊断不难,但应注意排除其他原因引起的继发性血小板减少。其诊断依据包括:①广泛出血累及皮肤、黏膜及内脏;②多次检验血小板减少;③脾不大或轻度大;④骨髓巨核细胞数正常或增多,有成熟障碍;⑤具备下列五项中任何一项:a. 泼尼松治疗有效;b. 脾脏切除有效;c. 血小板抗体增多;d. C3增多;e. 血小板寿命缩短。

【鉴别诊断】

本病须与再生障碍性贫血、脾功能亢进、白血病、系统性红斑狼疮、药物性免疫性血小板减少、过敏性紫癜等相鉴别。

【治疗】

ITP的治疗应个体化,治疗目的是控制出血症状,减少血小板破坏。

1. 一般治疗 血小板明显减少,出血严重的患者应卧床休息。防止外伤,避免使用可能引起血小板减少和影响血小板功能的药物。

2. 糖皮质激素 具有减少血小板抗体产生、减轻抗原抗体反应和抑制单核-巨噬细胞系统对血小板的破坏作用，降低毛细血管壁的通透性，刺激骨髓造血及血小板向外周血的释放等作用，为目前治疗本病的首选药物，近期有效率约为80%。常用泼尼松30～60 mg/d，口服，用药数天后出血停止，血小板在用药2周后上升。用药至血小板接近正常后开始减量，每周递减5 mg，至5～10 mg/d时，维持治疗3～6个月。对病情严重的患者可用地塞米松或甲泼尼龙短期静脉滴注，待病情好转后改泼尼松口服。

3. 脾切除 脾切除能够消除破坏血小板的场所，减少血小板抗体的产生，是治疗本病有效的方法之一。其适应证为：①糖皮质激素治疗6个月以上无效者；②需长期使用较大剂量(30 mg/d)泼尼松才能控制出血者；③对糖皮质激素治疗有禁忌者。

4. 免疫抑制剂 对糖皮质激素和脾切除治疗无效或疗效较差的患者，可用免疫抑制剂与小剂量糖皮质激素进行治疗。常用药物有：①长春新碱，2 mg，静脉滴注，每周1次；②环磷酰胺，100～150 mg/d，静脉注射或分次口服；③硫唑嘌呤，50～150 mg/d，分次口服，疗程一般为4～6周，长者可用几个月；④环孢素，主要用于难治性ITP的治疗。250～500 mg/d，口服，维持量50～100 mg/d，可持续半年以上。使用过程中应注意观察药物的不良反应。

5. 输血或输血小板悬液 对出血严重、血小板明显减少及需紧急手术的患者，可酌情输浓缩血小板悬液，但不宜反复输注，以免产生同种抗体影响疗效。

6. 其他治疗 经上述方法治疗无效者，可采用下列措施治疗：①丙种球蛋白，每日0.4 g/kg，静脉滴注，连续5 d，1个月后可重复；②血浆置换以清除血中自身抗体，有一定的疗效；③达那唑，300～600 mg/d，口服，疗程通常在2个月以上，与糖皮质激素有协同作用；④中草药，如六味地黄丸、昆明山海棠等配合治疗。

病例分析

患者，女性，36岁。因"皮肤淤斑、牙龈出血1个月，月经过多1天"入院。入院前1个月出现双下肢皮肤散在淤点、淤斑，牙眼轻微渗血，当时未予注意；随后双上肢与躯干皮肤也逐渐出现淤点、淤斑。入院前1天患者月经量较以前明显增多。门诊查血常规：Hb 126 g/L、WBC 8.6×10^9/L、PLT 19×10^9/L，即收入院。

既往无特殊服药、理化物质接触史，无特殊疾病史。

体格检查：T 36.8 ℃，P 82次/分，R 20次/分，BP 16/10 kPa。神志清楚；全身皮肤散在分布大量鲜红色或暗红色的淤点、淤斑；浅表淋巴结未触及；巩膜无黄染；牙龈有少量渗血；胸骨无压痛，双肺呼吸音清，心率82次/分，心律齐；腹软，无压痛，肝脾未触及；关节无肿胀及畸形；神经系统检查无异常。

辅助检查：血常规，Hb 125 g/L，RBC 4.14×10^9/L，WBC 10.5×10^9/L；中性粒细胞67%，嗜酸性粒细胞16%，淋巴细胞10%，PLT 16×10^9/L；尿液血红蛋白定性阴性；肝肾功能、免疫球蛋白和补体测定均正常。束臂试验阳性，出血时间8 min，血块退缩试验，24 h未完全退缩，血沉25 mm /h，抗人球蛋白试验(coombs)阴性，抗核抗体(ANA)阴性，抗线粒体抗体阴性，抗双链DNA(抗ds-DNA)抗体阴性，抗Sm抗体阴性，类风湿因子(RF)阴性。

(1) 本病的临床诊断及诊断依据是什么？

(2) 要与哪些疾病相鉴别？

(3) 明确诊断还需做哪些检查？

(4) 请制订治疗方案。

第五十四章
弥散性血管内凝血

弥散性血管内凝血(disseminated intravascular coagulation，DIC)是由于多种致病因素的作用激活机体的凝血和纤溶系统，导致微循环内广泛形成微血栓，凝血因子被大量消耗，并继发纤维蛋白溶解亢进，引起全身出血及微循环衰竭的临床综合征。DIC常是许多疾病发展过程中的一种病理过程，病情严重，如治疗不及时，常可危及患者生命，临床上主要表现为出血、溶血、栓塞和微循环障碍。

【病因和发病机制】

1. 病因

(1) 感染性疾病　最常见，占DIC发病数31%～43%。可由细菌、病毒、立克次体、疟原虫及钩端螺旋体等引起的感染性疾病所致。

(2) 恶性肿瘤　在DIC的发病中仅次于感染性疾病，占DIC患者的24%～34%。可见于急性白血病、淋巴瘤、肝癌、肺癌、颅内肿瘤、前列腺癌、胰腺癌、肾癌、恶性血管内皮瘤、平滑肌肉瘤等。

(3) 病理产科　见于妊娠高血压综合征、羊水栓塞、死胎滞留、子宫破裂、感染性流产、胎盘早剥、前置胎盘等。

(4) 手术及创伤　见于颅脑、胰腺、前列腺、子宫等手术和各种严重创伤、大面积烧伤及毒蛇咬伤。

(5) 其他　如肺心病、急性胰腺炎、恶性高血压、肝功能衰竭、溶血性贫血、急进性肾炎、糖尿病酮症酸中毒、脂肪栓塞等各系统疾病亦可发生DIC。

2. 发病机制　由于血管内皮损伤(释放FⅫ及TF)、革兰阳性细菌的内毒素激活因子Ⅻ，启动内源性凝血途径；组织损伤释放组织因子启动外源性凝血途径；血小板损伤诱发血小板聚集及释放反应，通过多种途径激活凝血；使凝血酶大量生成，纤维蛋白原转变为纤维蛋白，机体处于高凝状态，各组织器官微循环内广泛形成微血栓。继之抗凝血系统被激活使凝血因子Ⅻ、Ⅺ、Ⅸ、Ⅹ，激肽释放酶等被灭活，加上在高凝状态过程中有大量凝血因子和血小板消耗，机体处于低凝状态；同时因纤溶酶激活而继发纤溶亢进，使纤维蛋白溶解而发生溶血、出血。凝血酶与纤溶酶的形成是DIC发生过程中导致血管内微血栓、凝血因子减少及纤溶亢进的两个关键机制。

【临床表现】

DIC因致病因素、类型及分期不同，临床表现可有较大差异。除原发病表现外，通常有出血、休克、栓塞和溶血四大表现。但有些慢性DIC尤其是肿瘤引发的DIC仅有实验室检查异常而无任何临床表现。

1. 出血 出血是DIC最早期、最突出的症状，其发生率为84%～95%，常表现为全身多处皮肤、黏膜自发性出血，伤口或注射部位出血不止，有的可有胃肠、肺及泌尿系统等内脏出血，严重者可出现颅内出血。

2. 微血管栓塞 微循环有广泛的微血栓形成，造成受累组织器官缺血缺氧、功能障碍甚至发生梗死，是DIC早期表现之一，但较隐匿、不易识别。常见的栓塞部位有皮肤、黏膜及胃肠、肝、肺、肾、脑等组织器官。皮肤黏膜微血管栓塞表现为全身出血性淤斑进展为界限清晰的紫黑色皮肤坏死，主要分布在循环末梢如指、趾、鼻和外生殖器。胃肠微血管栓塞可出现腹痛、呕血、便血；肺微血管栓塞常导致急性呼吸窘迫综合征，可出现胸痛、呼吸困难、发绀和咯血等；心脏微血管栓塞轻者表现为不明原因的心跳加快，重者导致心功能不全及急性心肌梗死；脑微血管栓塞可出现头痛、偏瘫、瞳孔异常及意识障碍；肾微血管栓塞可出现尿异常甚至发生急性肾衰竭。广泛的微血栓形成也是引起多脏器功能衰竭的重要因素。

3. 休克或微循环衰竭 由于微血栓的广泛形成造成微循环障碍，发生一过性血压下降或休克，出现四肢发冷、脉搏细数、少尿、发绀、呼吸困难、神志改变等表现。休克常常突然发生、多伴全身多发性出血但其程度与出血量常不成比例、休克多甚顽固。顽固性休克是DIC病情严重、预后不良的征兆。

4. 微血管病性溶血 由于微血管内广泛的微血栓形成致血管腔变窄，红细胞通过时被破坏而产生溶血，可表现为进行性贫血，贫血程度与出血量不成比例，偶见皮肤、巩膜黄染。外周血可出现的红细胞碎片和(或)畸形红细胞。

【实验室检查】

实验室检查是诊断DIC的重要依据，因患者所处的时期不同，各项实验室检查结果不完全一样。DIC患者因高凝血期持续时间短暂，临床表现不明显，易于漏诊；有关DIC的实验室检查主要是消耗性低凝血期和继发性纤溶亢进期的检查。

1. 消耗性低凝血期的检查 ①血小板减少；②凝血时间延长；③出血时间延长；④血块退缩不良；⑤凝血酶原时间(PT)或活化部分凝血活酶时间延长；⑥纤维蛋白原含量减少。

2. 继发性纤溶亢进期的检查 ①凝血酶时间(TT)延长；②血浆鱼精蛋白副凝(3P)试验阳性；③血中纤维蛋白降解产物(FDP)含量增高；④优球蛋白溶解时间缩短；⑤乙醇胶试验阳性；⑥外周血涂片出现红细胞碎片或(和)畸形红细胞，如呈盔形、多角形、三角形或碎片。

3. 血栓前状态分子标志物的检查

(1) 血小板激活的标志物 当血小板被激活时，血浆β-血小板球蛋白(β-TG)和血小板第4因子(PF4)增高，两者的比率升高；血小板颗粒膜糖蛋白(GMP-140)升高。

(2) 凝血系统激活的标志物 在凝血系统激活早期即有凝血酶原片段(F1+2)的生成，F1+2是凝血酶原生成凝血酶的过程中裂解释放的片段，是反映凝血酶生成的最灵敏指标。此外，凝血酶-抗凝血酶Ⅲ复合物(TAT)和可溶性纤维蛋白单体复合物(SFMC)升高也是凝血系统激活的早期指标。

(3) 纤溶系统激活的标志物 除纤维蛋白原和纤维蛋白的降解产物FDP和D-二聚体的变化能说明纤溶系统被激活外，血中测出纤溶酶-抗纤溶酶复合物(PIC)亦可证实纤溶反应的出现。

(4) 血管内皮系统激活的标志物 血栓调节蛋白(TM)是由血管内皮细胞产生的抗血栓活性物质，其与凝血酶结合后可提高蛋白C的活性，从而发挥抗凝作用。敏感性高，可早期诊断DIC，DIC好转时TM迅速降低，有助于疗效判断。

【诊断】

DIC的诊断必须依据临床表现,结合实验室检查结果进行综合分析。其诊断标准如下。

(1) 有引起DIC的基础疾病。

(2) 有下列两项以上临床表现 ①多发性出血倾向;②原发病不能解释的微循环衰竭或休克;③多发性微血管栓塞的症状、体征;④抗凝治疗有效。

(3) 实验室检查有三项以上异常 ①血小板<100×10^9/L或呈进行性下降;②血浆纤维蛋白原含量低于1.5 g/L或进行性下降;③3P试验阳性或血浆FDP大于20 mg/L或D-二聚体水平升高或阳性;④凝血酶原时间缩短或延长3 s以上或APTT缩短或延长10 s以上;⑤纤溶酶原含量及活性减低;⑥AT-Ⅲ含量及活性降低(<60%);⑦血浆因子Ⅷ:C活性<50%。

DIC是一个连续的动态变化过程,当出现上述典型临床表现及实验室检查异常时,已发展到中晚期,此时,已失去了最佳的治疗时机。为了能做到早期诊断,及时治疗,有条件时可进行血栓前状态分子标志物的检查。

【治疗】

1. 消除诱因和治疗原发病 消除诱因和治疗原发病是控制或终止DIC的根本措施,如积极控制感染,治疗肿瘤,及时处理外伤和各种病理产科,纠正缺血、缺氧及电解质和酸碱平衡紊乱等。

2. 抗凝治疗 抗凝治疗是终止DIC的病理过程、减轻器官的功能损害、重建凝血-抗凝血功能平衡的重要措施。

(1) 肝素治疗 对凝血各阶段都有抑制作用,一旦DIC的诊断明确应及早使用。

①适应证:高凝血期和消耗性低凝血期的DIC患者或去除病因的DIC患者。

②禁忌证:DIC晚期多种凝血因子缺乏及明显纤溶亢进、颅内出血或近期有肺结核空洞大咯血或溃疡病大出血、外科手术或损伤创面止血不良者。

③用法和用量:肝素的剂量应遵循个体化原则,根据DIC的临床类型,病情的程度和患者的机体状态决定剂量。通常剂量为:肝素钠每日6 000~12 000 U或更小,每6 h剂量控制在5 000 U以内,根据情况可采取静脉注射或静脉滴注。待病情好转,血压稳定,各项实验室检查指标改善或恢复正常时,逐渐减量以至停药,疗程为3~5 d。

低分子肝素75~150 U/(kg·d),皮下注射,每日1~2次,用药3~5 d。其优点为半衰期长,生物利用度高,对AT-Ⅲ依赖少,抑制凝血因子X_a的作用比肝素强,较少引起血小板减少,出血并发症较少。用药期间应作APTT、用凝血时间(CT)等凝血指标检查,以便及时了解机体的凝血状况。

(2) 其他抗凝及抗血小板药物。

①复方丹参注射液:可单独使用或与肝素合用,剂量为复方丹参20~40 mL加入5%葡萄糖液100~200 mL中静脉滴注,每日2~3次,连用3~5 d。

②低分子右旋糖酐:每天500 mL,静脉滴注,用药3~5 d。

③ AT-Ⅲ:与肝素合用有增强疗效,减少肝素用量,降低停药后血栓发生率的作用,但近年的临床研究未能证实其确切疗效。

④双嘧达莫:为抗血小板药物,剂量为200~500 mg/d,加入5%葡萄糖液200 mL中静脉滴注,用药3~5 d。

⑤噻氯匹定:为抗血小板药物,通过稳定血小板膜抑制ADP诱导的血小板聚集。因血小板激活在DIC中有着重要作用,故可用于急性及慢性DIC的治疗。用法为250 mg,口

服，每日 2 次，连续 5～7 d。

3. 补充凝血因子 对凝血因子过低的患者，在肝素治疗的基础上可输新鲜全血、新鲜冰冻血浆或浓缩的纤维蛋白原制剂，血小板显著减少的患者可输浓缩血小板悬液。

4. 抗纤溶药物 此类药物在 DIC 不宜常规使用，对有继发性纤溶亢进实验室证据及出血的患者，在抗凝的基础上适当应用抗纤溶药物。常用药物有：①氨甲苯酸(止血芳酸)600～800 mg/d，静脉滴注或分次静脉注射；②氨甲环酸(止血环酸)500～700 mg/d，静脉滴注或分次静脉注射；③氨基己酸(6-氨基己酸)4～8 g/d，静脉滴注或分次静脉注射；④抑肽酶，5×10^4～8×10^4 U/d，静脉滴注或分次静脉注射(速度不宜过快)。

5. 其他治疗 糖皮质激素不作常规应用，但下列情况可予以考虑：①基础疾病需糖皮质激素治疗者；②感染-中毒休克并发 DIC 已经有效抗感染治疗者；③并发肾上腺皮质功能不全者。山莨菪碱有助于改善微循环及纠正休克，DIC 早、中期可应用，每次 10～20 mg，静脉滴注，每日 2～3 次。溶栓治疗的时机较难把握，主要用于 DIC 晚期、脏器功能衰竭明显经上述治疗无效者，常用的药物有尿激酶、链激酶等，用药期间应注意出血有无加重，并监测凝血酶原时间。

【预防和预后】

积极治疗引起 DIC 的各种疾病是预防 DIC 的根本措施，早期诊断 DIC 是提高疗效的关键。DIC 预后与病因、病情进展情况、治疗是否及时有关，其治愈率为 50%～80%、病死率为 20%～40%。

病例分析

患者，男性，48 岁，因“腰背部红肿结块伴发热 10 天”入院。10 天前腰背部无明显原因出现多发红肿结块，挤压后红肿迅速增大，自觉疼痛剧烈，伴畏寒、发热，最高达 39 ℃，时有咳嗽、咳血痰，尿频，无尿痛、尿色异常，3 天在当地医院检查血常规：Hb 126 g/L，WBC 12.8×10^9/L，PLT92×10^9/L，按“背痈”以“抗感染”治疗，仍然高热，并咳脓痰、气促。患病以来精神食欲差、大便干结。

患者既往有糖尿病及脑出血病史，否认肾脏病等其他内科疾病，否认外伤手术史，血糖控制欠佳。

体格检查：腰背部大片红肿结块，疼痛难忍，T 38.7 ℃，P 92 次/分，R 20 次/分，BP 90/70 mmHg。精神萎靡，营养一般，查体合作。全身浅表淋巴结无明显肿大，颈胸部皮肤散在出血点。巩膜无黄染，双侧瞳孔等大等圆，对光反射存在。口唇色红较干，伸舌居中，双侧扁桃体无肿大。气管居中，胸廓对称，两肺呼吸音略粗，两下肺可闻及湿啰音，心界不大，心率 92 次/分，律齐，各瓣膜听诊区未及病理性杂音。腹平软无压痛，肝脾肋下未及。双肾区叩击痛(±)，双下肢轻度水肿。双足背动脉搏动正常，肢端冷。神经系统检查未见异常。

辅助检查：血常规示 Hb 116 g/L，WBC 17.8×10^9/L，PLT 55×10^9/L。胸部 X 线检查提示：双下肺纹理增多、紊乱，可见散在小片状影。随机血糖 8.6 mmol/L。尿常规：蛋白(+)、RBC(+)、WBC(+)。凝血象：活性 APTT 62 s(正常对照 48 s)，PT 25 s(正常对照 14 s)，TT 18 s(正常对照 12 s)，外周血红细胞碎片>6%。心电图检查：窦性心动过速。

(1) 本病的临床诊断及诊断依据是什么？

(2) 要与哪些疾病相鉴别？

(3) 明确诊断还需做哪些检查？

(4) 请制订治疗方案。

第五十五章
输　血

【概述】

输血是一种用于临床各科的治疗方法，即给患者静脉输注全血或血液成分以补充血液或血液成分的丢失、缺乏或过多破坏，达到维持有效循环血量和恢复血液的携氧能力，提高血浆蛋白、增进机体免疫力和凝血功能的治疗目的，对提高疗效和减少死亡有重大意义。

输血时应严格执行《中华人民共和国献血法》和卫生部颁布的《医疗机构临床用血管理办法》、《临床输血技术规范》，若违反输血规范或输血程序，除了浪费血液资源，还可能发生输血反应，甚至危及患者生命。

输血种类如下。

1. 按血源分类　分自体、异体输血两种。

(1) 自体输血　输入自己预先储存或失血回收的血液，称为自体输血。自体输血有三种形式。①稀释式：在手术前采出患者一定量的血液，同时补充晶体液和胶体液，使血液处于稀释状态，减少手术中的血细胞丢失，采出的血液于手术后期回输给患者。②保存式：把自己的血液预先储存起来，待将来自己需要时回输。③回收式：采用自体血回收装置，回收自己在外伤、手术中或手术后的失血，并将之安全回输。

自体输血有下列优点：①可避免血液传播疾病；②避免同种异体输血引起的同种免疫反应及可能的差错；③可节约血源，缓解血液供需矛盾。

(2) 异体输血　输入与患者血型相同的他人提供的血液或血液成分，称为异体输血。通常所谓“输血”即指异体输血，用于治疗临床各科疾病。

2. 按血液成分分类

(1) 输全血　即输入采自异体或自体的血液。因库存全血几乎不含或微含血小板、粒细胞，某些凝血因子也会因库存而降解，所以输全血仅能补充红细胞和血浆。为提高输血效果和节约血源，现不提倡输全血。

(2) 成分输血　分离或单采合适供体的某种(或某些)血液成分并将其输给患者，称为成分输血。包括：红细胞输注、血小板输注、血浆输注、各类血浆成分(白蛋白、球蛋白、纤维蛋白原、因子Ⅷ、凝血酶原复合物)输注等。各类血液成分还可进一步处理后再输给患者，如浓缩红细胞输注、洗涤红细胞输注、冷冻保存的红细胞输注、红细胞悬液输注、浓缩粒细胞输注、浓缩血小板输注、血浆冷沉淀物输注等。成分输血的优点是有效成分含量高、治疗针对性强、效率高、节约血源以及便于保存和运输，是现在提倡的输血方式。

3. 按输血方式分类

(1) 加压输血　当患者发生急性大出血时，为尽快补足血容量、恢复血压、保证重要脏器供血，同时提供血液止血成分，在心功能允许的前提下可通过物理方法如适度挤压输血袋、抬高输血袋与患者的垂直距离、注射器加压等，加压输血。

（2）加氧输血　贫血患者合并急性呼吸窘迫综合征时，为改善缺氧状态，在无菌操作、不损伤红细胞的前提下，可体外加氧，形成氧合红细胞，然后通过静脉输氧合红细胞给患者。

（3）置换输血　当患者血浆内出现某些异常物质，如抗凝物、溶血素、胆红素、M 蛋白、外源性有害物质等，且其数量超过自体净化能力时，应给予血浆置换。该方法在血栓性血小板减少性紫癜和溶血尿毒症综合征时列为首选。某些新生儿溶血也需换血治疗。

（4）常规输血　非加压、加氧、置换式的输血，即常规输血。

【合理输血】

1. 输血适应证　如各类贫血、血小板减少、血浆凝血因子缺乏(包括各类血友病等)、低白蛋白血症、低免疫球蛋白血症等。当这些血液成分减少到一定的程度时，机体将无法代偿，进而影响脏器的功能乃至生命，即应按"缺什么"、"补什么"的原则进行替代性输血治疗。

浓缩红细胞用于：①各种慢性贫血伴缺氧症状，血红蛋白＜60 g/L 或红细胞压积＜0.2 时可考虑输注，血红蛋白＞100 g/L，可以不输；②提高血液的携氧能力，急性大量失血(外伤、手术、消化道出血、宫外孕等)补足血容量后血红蛋白＜70 g/L 时应考虑输注。

全血用于急性大量血液丢失患者存在持续活动性出血，出现失血性休克，估计失血量超过自身血容量的 30%或血红蛋白＜70 g/L 或红细胞压积＜0.22 时考虑输注。但晶体液或并用胶体液扩容仍是治疗失血性休克的主要输血方案。

血小板计数$<5\times10^9$/L 时应立即输血小板防止出血；血小板为 $10\sim50\times10^9$/L 时应根据临床出血情况决定，可考虑输注。血小板计数$>50\times10^9$/L 时一般不需输注。因输血小板后的峰值决定其效果，缓慢输入的效果较差，所以输血小板时应快速输注，并一次性足量输注。

新鲜冰冻血浆用于各种原因(先天性、后天获得性、输入大量陈旧库血等)引起的多种凝血因子Ⅱ、Ⅴ、Ⅶ、Ⅸ、Ⅹ、Ⅺ或抗凝血酶Ⅲ缺乏，并伴有出血表现及 PT 或 APTT＞正常 1.5 倍时输注；一般需输入 10～15 mL/kg 体重新鲜冰冻血浆。新鲜液体血浆主要用于补充多种凝血因子(特别是Ⅷ因子)缺陷及严重肝病患者。普通冰冻血浆主要用于补充稳定的凝血因子。

洗涤红细胞用于避免引起同种异型白细胞抗体和避免输入血浆中某些成分(如补体、凝集素、蛋白质等)，包括对血浆蛋白过敏、自身免疫性溶血性贫血患者、高钾血症及肝肾功能障碍和阵发性睡眠性血红蛋白尿症的患者。

浓缩白细胞悬液主要用于中性粒细胞缺乏(中性粒细胞$<0.5\times10^9$/L)、并发细菌感染且抗生素治疗难以控制者，充分权衡利弊后输注。

冷沉淀主要用于儿童及成人轻型甲型血友病、血管性血友病、纤维蛋白原缺乏症及因子Ⅷ缺乏症患者。严重甲型血友病需加用Ⅷ因子浓缩剂。

2. 输血程序　输血程序上包含申请输血、供血、核对、输血、输血后评价等步骤。

（1）申请输血　申请输血主要由医护人员完成。主管医师应严格掌握输血适应证，并向患者或家属说明输血可能发生的不良反应，患者或家属同意后在"输血治疗同意书"上签字(收入病历保存)；无家属签字的无自主意识患者的紧急输血，应报医院职能部门或主管领导同意备案并记入病程录。"临床输血申请单"由主管医师填写，主治医师签字核准。护理人员持"临床输血申请单"和贴好标签的试管，床旁核对患者姓名、年龄、病案号、病室、床号、血型及诊断后采集血样。再由专门人员将受血者血样与《临床输血申请单》送交输血科(血库)，双方逐项复核后输血科方能接受科室输血申请。

(2) 供血　地方血站(血液中心)根据当地医疗需血情况,依据国家相关法规,制定有关血源、采血、贮血、检血、供血计划并完成之。采血、贮血、供血(包括向各医疗用血单位送血)必须做到全程(包括各种设备、器皿、操作等)规范、正确、及时、安全、无污染。对所供血必须严格质检,保证各项指标符合国家有关规定。

(3) 核对　医院输血科(血库)接受当地血站或血液中心供血后,应及时核对所供血的质、量、包装、血袋封闭、标签填写、贮存时间、运送方式等是否符合国家有关规定;并进一步核检供血是否符合"临床输血申请单"的要求,如何种成分、量、血型、处理方式(洗涤、冻存、浓缩等)等。供、受者血型鉴定是医院输血科的一项重要任务。通常对 ABO 血型、Rh 血型进行正定、反定技术鉴别。为防止供、受者罕见血型失配,还应做"交叉配血"并填写实验报告单。当确信供血各项指标均符合要求且全部核实记录完整无误时,方可向科室发血。

(4) 输血　科室医护人员到输血科领血时,应与输血科人员共同查对"临床输血申请单"、交叉配血实验报告单、血袋标签和血液外观等,双方确认无误并办好签字手续后方能血、领血。血到科室后,由 2 名医护人员再次逐项核对供血是否符合相应的"临床输血申请单"要求,如供血成分、数量、性状、血型、贮存时间、处理方式、输血科核血结果等;受血者姓名、年龄、性别、血型、疾病诊断、科室床号、住院号、预定输血时间等,确定各项指标符合要求且记录完整。治疗护士到受血者床头再次核实受血者姓名、年龄、性别、血型、疾病诊断、科室床号、住院号等项目后,采用标准输血器和严格无菌技术执行输血医嘱。输血过程中,医护人员均应密切观察受血者反应,包括神志、体温、呼吸、脉搏、血压和病情变化等。若有输血反应,严重者应立即停止输血,迅速查明原因并做相应处理。同时妥善保管原袋余血、记录异常反应情况并报输血科和医务科。

(5) 输血后评价　输血结束后,应认真检查受血者静脉穿刺部位有无血肿或渗血,并做相应处理。应将输血有关化验单存入病历,主管医师要在病程录上对输血疗效作出评价,如可能出现的迟发性溶血性输血反应时还应提出预防措施等。

【输血不良反应】

输血不良反应是指在输血过程中或之后,受血者发生了与输血相关的新的异常表现或疾病,包括溶血性和非溶血性两大类。

1. 溶血性不良反应　输血中或输血后,输入的红细胞或受血者本身的红细胞被过量破坏,即发生输血相关性溶血。输血相关性溶血分急、慢性两类。

(1) 急性输血相关性溶血　指在输血中或输血后数分钟至数小时内发生的溶血,是最严重的输血反应。常出现高热、寒战、心悸、气短、腰背痛、血红蛋白尿甚至尿闭、急性肾衰竭和 DIC 表现等。实验室检查提示血管内溶血。该类溶血的原因有:①供、受血者血型不合(ABO 血型或其亚型不合、Rh 血型不合);②血液保存、运输或处理不当;③受血者患溶血性疾病等。应立即终止输血,给予氧气吸入,应用大剂量糖皮质激素,碱化尿液、利尿,保证血容量和水、电解质平衡,纠正低血压,防治肾衰竭和 DIC,必要时行透析、血浆置换或换血疗法等。认真做好血型鉴定、交叉配血试验及输血前的核对工作,避免发生差错;严格执行血液保存要求可以有效预防急性输血相关性溶血。

(2) 慢性输血相关性溶血　又称迟发性输血相关性溶血,常表现为输血数日后出现黄疸、网织红细胞升高等。多见于稀有血型不合、首次输血后致敏产生同种抗体、再次输该供者红细胞后发生同种免疫性溶血。处理基本同急性输血相关性溶血。

2. 非溶血性不良反应

(1) 发热　非溶血性发热是最常见的输血反应,发生率可达 40%以上。其主要表现是输血过程中发冷或寒战，继而发热，体温可达39～40 ℃或以上，伴有头痛、恶心、呕吐等。反应轻者应减慢输血速度；严重者应立即停止输血。寒战时注意保暖，给予热饮料，加盖被；高热时给予物理降温，也可用解热镇痛药如复方阿司匹林。反应严重者用肾上腺皮质激素，并严密观察病情。造成该不良反应的原因：①血液或血制品中有致热原；②受血者多次受血后产生同种白细胞或血小板抗体；③患者原有疾病，输血后血液循环改善，导致病灶毒素扩散而发生发热反应；④快速输入低温的库存血。输血前滤去血液中所含致热原、白细胞及其碎片是常用预防方法。

(2) 过敏反应　输血过程中或之后，受血者出现荨麻疹、血管神经性水肿，重者为全身皮疹、喉头水肿、支气管痉挛、血压下降等，严重者可发生过敏性休克。原因：①所输血液或血制品含过敏原；②受血者本身为高过敏体质或多次受血而致敏。一旦发生过敏反应，应立即停止输血，根据病情皮下或静脉注射1∶1 000肾上腺素0.5～1 mL，其次抗过敏治疗如苯海拉明、扑尔敏、氢化可的松和地塞米松等，有时尚需解痉(支气管痉挛时)、抗休克处理等。预防过敏反应：可在输血前给予口服抗组织胺类药物，不选用有过敏史的献血者，或献血者在采血前4 h内不宜吃富含高蛋白质和脂肪的食物，以免血中含有致敏物质。

(3) 传播疾病　经输血传播的感染性疾病主要有各型病毒性肝炎、获得性免疫缺陷综合征(AIDS)、巨细胞病毒感染、梅毒感染、疟原虫感染，以及污染血导致的各种可能的病原微生物感染。此外，丝虫病、黑热病、回归热、布氏杆菌病等也可通过输血传播。

细菌污染反应常因为采血或输血全过程不遵守无菌操作规程所致，症状轻重随细菌种类、毒性、输入量和受血者机体抵抗力不同而异。毒性小的细菌如输入量不多，患者可不发生反应或只发生发热反应，如输入的细菌量多、毒性大，即可突然发生寒战、高热、气促、发绀等，也可有恶心、呕吐等症状，或出现弥散性血管内凝血症状或发生中毒性休克。应立即停止输血，迅速检查原因，并根据病情采取必要急救措施：①将未输完的库血和患者的血标本送化验室，做血培养和药敏试验；②严密观察病情变化，定时测量体温、脉搏、呼吸和血压，以利于早期发现休克的先兆；③抗休克和抗感染治疗；④高热者给予物理降温留置导尿管，并记录出入液量。

预防措施：排除带菌或带病毒的献血员，保证血液采集、储存、运送、质检、输注等环节的无菌化，杜绝有偿献血。

(4) 其他　一次过量输血可引起急性心功能不全、左心衰、肺淤血等。多次输血或红细胞，可致受血者铁负荷过量。反复异体输血，可使受血者产生同种血细胞(如血小板、白细胞等)抗体，继之发生无效输注、发热、过敏甚至溶血反应。异体输新鲜全血(富含白细胞)，可发生输血相关性移植物抗宿主病。大量输入枸橼酸钠(ACD)抗凝血或血浆，会螯合受血者的血浆游离钙，若不及时补钙，则可加重出血。

由于输血的复杂性，即使输注ABO和RH相配的成分血，虽然不引起溶血，但可产生抗HLA等同种抗体，激活同种免疫反应和免疫耐受，临床上应避免不必要的输血。同时，输血产生的各种非免疫性输血反应也会不期而遇。为尊重患者的知情权、选择权，输血前需说明输血的必要性和各种输血反应的危害性并签署知情同意书。

病例分析

患者，男性，54岁。因“腰背部疼痛、头昏、乏力2个月”入院。入院前2个月感腰背部疼痛，并觉头昏、乏力，症状逐渐加重，门诊检查血常规：Hb 76 g/L，RBC 2.88×10^{12}/L，

WBC 5.6×10^9/L,PLT 131×10^9/L,即收住院。既往史无特殊。

入院后经骨髓穿刺、骨骼X线检查、血清蛋白电泳检查,确诊为多发性骨髓瘤。给予VAD方案化疗一个疗程后,患者感腰背部疼痛缓解,但乏力明显,Hb 68 g/L,即予输注同型A型红细胞悬液200 mL,约10 min后输入血液约100 mL,开始寒战、高热、胸闷、心悸、气促,同时解酱油样小便。

体格检查:T 39.7 ℃,P 110次/分,R 24次/分,BP 110/70 mmHg。神志清楚,慢性病容;全身皮肤和黏膜无皮疹、淤点,浅表淋巴结未触及;睑结膜苍白,巩膜轻度黄染;双肺呼吸音清,心率110次/分,心律整齐;腹平软,肝脾未触及;肾区叩击痛(+)。立即停止输血并予以抢救处理3 h后,症状缓解,体温逐渐下降。第二天症状消失,巩膜黄染消退。抢救时急查血象:Hb 58 g/L,RBC 2.01×10^9/L,网织红细胞9%,WBC 7.1×10^9/L,PLT 126×10^9/L;血涂片检查可见红细胞碎片。

(1) 本病的临床诊断及诊断依据是什么?

(2) 明确诊断还需做哪些检查?

(3) 请制订抢救措施。

(何有力)

第六篇

内分泌和代谢性疾病

NEI FEN MI HE DAI XIE XING

JI BING

第五十六章
总　论

内分泌系统是由内分泌腺(垂体、甲状腺、甲状旁腺、肾上腺、性腺和胰岛等)以及分布在某些功能器官中(心血管、胃肠、肾、脂肪组织、下丘脑等)的内分泌组织和细胞组成的一个体液调节系统,它与神经系统、免疫系统相互配合,共同调控机体的代谢、生长、发育、生殖、运动、衰老等各种功能活动,维持内环境的稳态和适应外环境的变化。内分泌系统所分泌的激素,可通过血液传递(内分泌)、细胞外液局部或邻近传递(旁分泌)、直接作用于自身细胞(自分泌)、胞内分泌等方式传递到达靶器官或组织,作用于相应受体,表达其生物学活性。从广义角度而论,机体大部分器官或组织均具有内分泌功能。如心脏分泌心房利钠肽促进肾脏排钠;肾脏通过合成促红细胞生成素刺激骨髓红细胞产生;脂肪组织合成瘦素、脂联素等数十种分泌肽影响和调节食欲及糖脂代谢。可见内分泌系统是一个多系统、多学科交叉的复杂系统,内分泌疾病的首发表现可为其他系统的症状。因此,了解内分泌系统的相关知识有助于临床各个学科疾病的诊疗。

此外,神经及内分泌系统活动支配和调节各脏器各组织许多物质的代谢。体液系统中的酶可调节化学反应,激素则可控制酶的活动及脏器功能而调节物质代谢。如神经、激素及酶等调节失常,可引起各种代谢性疾病(metabolic diseases),简称代谢病。在糖尿病、肥胖症、自发性低血糖等疾病的发病机制中,神经内分泌失常为重要因素。

我国古代医书早有关于糖尿病(消渴)、甲状腺肿(瘿瘤)、性功能减退症(睾丸阉割)、侏儒等内分泌和代谢疾病的记载,但对其深入认识,始于内分泌腺的解剖、组织、生理、生化和临床医疗。目前内分泌及代谢病学的研究已从细胞水平进入分子水平,通过激素基因、受体克隆、基因表达、转录和翻译的调控、基因点突变、基因缺失和敲除、基因插入等研究,探讨激素作用机制、细胞内信号放大与转录及细胞代谢、增生、分化、凋亡等热点。国内运用基因工程技术合成激素及其类似物,已广泛应用于临床,造福人类。

第一节　内分泌系统分泌的主要激素及功能

一、激素的分类

目前已知的激素及化学介质达150多种,根据其化学特性可将激素分为三类(表56-1)。

1. 胺类激素　多为氨基酸的衍生物。例如:属于儿茶酚胺的肾上腺素与去甲肾上腺素等由酪氨酸修饰而成;甲状腺激素为由甲状腺球蛋白裂解下的含碘酪氨酸缩合物;褪黑素是以色氨酸作为合成原料合成的。

2. 多肽和蛋白质类激素　下丘脑、垂体、甲状旁腺、胰岛、胃肠道等部位分泌的激素大多属于此类。它们是亲水性激素,水溶性强,相对分子质量大,在血液中主要以游离形式存在和运输。这类激素主要与靶细胞的膜受体结合,通过启动细胞内信号转导系统引起细胞生物效应,而它们自身通常并不进入细胞内。

3. 脂类激素 脂类激素是指以脂质为原料修饰合成的激素。它包括类固醇激素(孕酮、醛固酮、皮质醇、雌二醇等),廿烷酸激素(前列腺素族、血栓素类和白细胞三烯类等)。这类物质既可通过膜受体又可通过胞内受体转导信息。

表 56-1 人体内主要内分泌腺分泌的激素及其主要生理作用

化学性质		激素的中文名	主要来源	主要作用	异常时的主要表现	
					分泌不足	分泌过剩
含氮激素	胺类激素	甲状腺激素	甲状腺	促进糖和脂肪氧化分解,促进生长发育,提高中枢神经系统兴奋性	若幼年易患呆小症	甲状腺功能亢进
		去甲肾上腺素	神经系统、肾上腺髓质	可以使多种激素,如促性腺素、ACTH、TSH的分泌受到影响		
		肾上腺素	肾上腺髓质	提高多种组织的兴奋性,加速代谢		
	多肽和蛋白质类激素	胰岛素	胰岛B细胞	调节代谢,促进血糖进入细胞,降低血糖	糖尿病	
		胰高血糖素	胰岛A细胞	调节代谢,使血糖升高		
		促胰液素	消化管	促进胆汁和胰液中 HCO_3^- 的分泌		
		抗利尿激素	下丘脑、神经垂体	增加肾小管对水的重吸收,减少水分从尿中排出		
		生长抑素	下丘脑	抑制生长激素、胰岛素等多种激素的分泌		
		生长素	垂体	促进生长,影响代谢	侏儒症	巨人症或肢端肥大症
		催产素	下丘脑、神经垂体	具有刺激乳腺和子宫的双重作用;促进乳腺泌乳		
		催乳素	腺垂体、胎盘	发动和维持泌乳		
		促性腺激素	垂体	维持性腺的正常生长发育,促进性腺合成和分泌性腺激素		
		促肾上腺皮质激素	腺垂体、脑	促进肾上腺皮质的功能,从而调节糖皮质激素的分泌与释放		
		促甲状腺激素	腺垂体	促进甲状腺激素的释放		

续表

化学性质		激素的中文名	主要来源	主要作用	异常时的主要表现	
					分泌不足	分泌过剩
脂类激素	类固醇激素	肾上腺皮激素	肾上腺皮质	控制糖类和无机盐等的代谢,增强机体防御能力		
脂类激素	类固醇激素	醛固酮	肾上腺皮质	调节机体的水-盐代谢:促进肾小管对钠的重吸收、对钾的排泄,是盐皮质激素的代表		
脂类激素	类固醇激素	雄性激素(睾酮)	睾丸间质细胞	维持和促进男性生殖器官和第二性征的发育	性器官萎缩、第二性征减退	
脂类激素	类固醇激素	雌激素	主要是卵巢	维持和促进女性生殖器官和第二性征的发育		
脂类激素	类固醇激素	孕激素(孕酮)	黄体、胎盘	促使子宫内膜发生分泌期的变化,为受精卵着床和妊娠的维持所必需	受精卵种植障碍	
脂类激素	廿烷酸激素	前列腺素族、血栓素类和白细胞三烯类等	体内几乎所有组织细胞都能生成	炎症介质,参与急性炎症过程		

二、激素的功能

1. 生长发育 人体生长过程受到多种激素和营养因子的调节。例如身材矮小,可能与GH缺乏、甲状腺功能低下、Gushing综合征、青春期性早熟、营养不良、慢性疾病或者因影响骨骼生长板的基因异常(如FGR3或SHOX突变)有关。其中,许多激素可以刺激生长,如生长激素,胰岛素样生长因子-1,甲状腺素,而其他一些激素(性激素)则可导致骨骺线早闭。了解激素之间的相互作用对诊断和治疗生长异常具有重要的意义。

2. 保持内环境稳定 几乎所有的激素都可以影响稳态,但以下几种激素最重要:①甲状腺激素在大部分组织中控制着约25%的基础代谢;②皮质醇除了自身直接作用外,对其他激素有允许性作用;③甲状旁腺素(PTH)调节钙和磷的水平;④血管加压素通过控制肾脏自由水清除率来调节血清渗透压;⑤盐皮质激素控制血管容量和血清电解质浓度(Na^+,K^+);⑥胰岛素维持空腹和餐后正常血糖水平。

3. 生殖 人体生殖阶段包括:①胚胎发育过程中性别的决定;②青春期性成熟;③受精、怀孕、泌乳、分娩和抚养后代;④绝经后生殖能力的终止。每一个阶段均有多种激素的精细的协同作用完成,如28天一次的月经周期,是一个表现激素水平动态变化的典型实例。

第二节 内分泌的调节

一、神经系统与内分泌系统的相互调节

神经系统通过下丘脑调控内分泌系统，同时也受内分泌系统的反馈调节，下丘脑是联系神经系统和内分泌系统的枢纽(图56-1)。下丘脑含有重要的神经核，具有神经分泌细胞的功能，可以合成释放激素和抑制激素，通过垂体—门静脉系统进入腺垂体，调节腺垂体各种分泌细胞激素的合成和分泌。如下丘脑视上核及脑室旁核分别分泌血管加压素(抗利尿激素)和催产素，经过神经轴突进入神经垂体，储存并由此向血液释放激素。通过腺垂体所分泌的激素对靶腺如肾上腺、甲状腺和性腺进行调控，亦可直接对靶器官、靶细胞进行调节。此外，下丘脑也受中枢神经系统其他各部位的调控。神经细胞具有传导神经冲动的能力，它们可分泌各种神经递质，如去甲肾上腺素、乙酰胆碱、5-羟色胺、多巴胺等，通过突触后神经

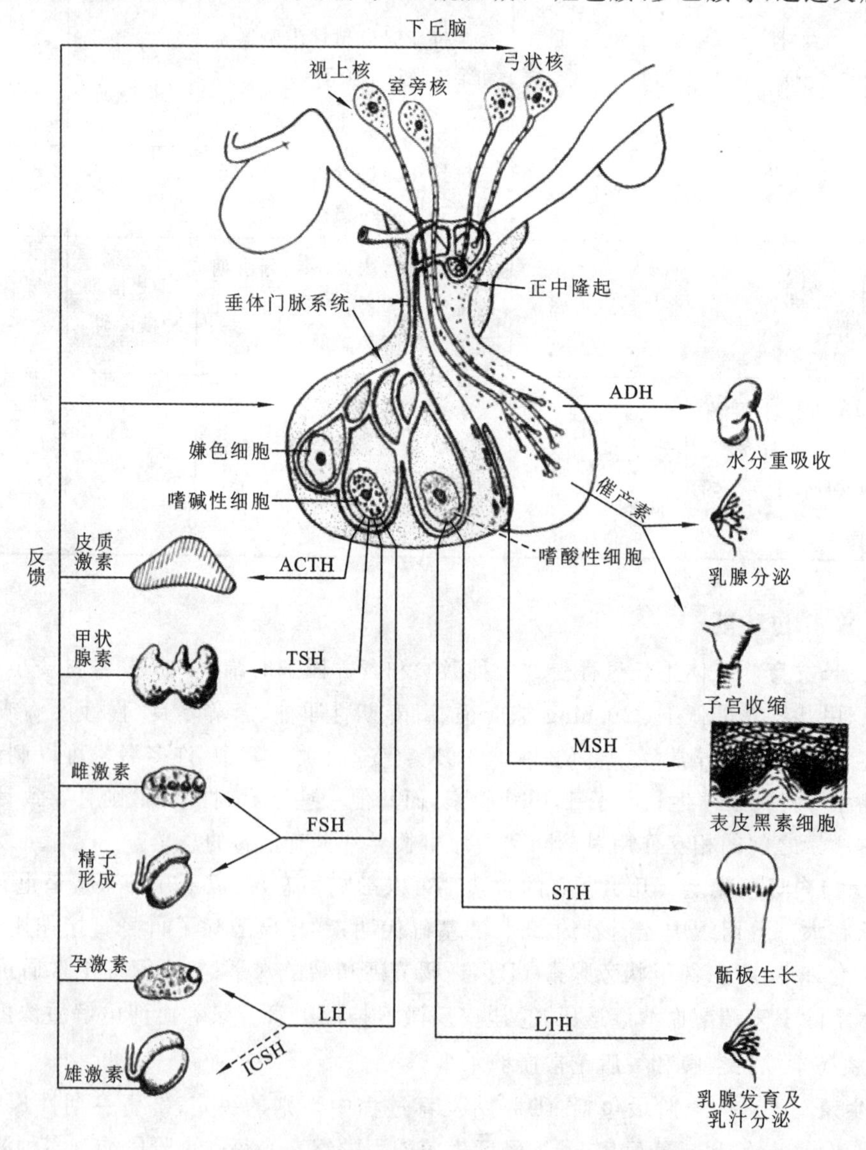

图56-1 下丘脑与垂体的联系作用以及激素对靶器官的作用

细胞表面的膜受体，影响神经分泌细胞。下丘脑与垂体之间已构成一个神经内分泌轴，以调整周围内分泌腺及靶组织。

内分泌系统对中枢神经系统也有直接调节其功能的作用，一个激素可作用于多个部位，多种激素也可作用于同一器官组织，发挥不同的作用。应激时，促肾上腺皮质激素释放激素(CRH)-促肾上腺皮质激素(ACTH)-皮质醇分泌增加，使血糖升高，提高血管对去甲肾上腺素的反应性，限制血容量丢失，减少组织损伤和炎症反应；CRH 和皮质醇还可直接作用于中枢神经系统和交感神经系统。

二、内分泌系统的反馈调节

下丘脑、垂体与靶腺(甲状腺、肾上腺皮质、性腺等)构成了下丘脑-垂体-靶腺轴，三者间存在反馈调节(包括正反馈和负反馈)。下丘脑释放激素或抑制激素调节腺垂体分泌相应促激素，促激素刺激相应靶腺分泌靶腺激素，而各种靶腺激素反作用于下丘脑和垂体，对其相应激素起抑制或兴奋作用。例如：甲状腺激素水平轻微的下降可以触发促甲状腺激素释放激素(TRH)和促甲状腺刺激激素(TSH)的快速分泌，刺激甲状腺增加甲状腺素的释放；当甲状腺素达到正常水平时，通过负反馈机制，抑制 TRH 和 TSH，并达到新的稳态。反馈调节同样适用于不涉及垂体的内分泌系统，如钙对 PTH 的反馈、葡萄糖对胰岛素分泌的抑制以及脂联素对下丘脑的反馈。

三、免疫系统和内分泌功能

神经、内分泌和免疫三个系统间可通过相同的肽类激素和共有的受体相互作用，形成一个完整的调节环路。神经内分泌系统对免疫系统有明显的影响，神经递质或激素与淋巴细胞膜表面相应受体结合调节免疫系统，如生长抑素(SRIF)、糖皮质激素可抑制免疫应答，生长激素(HGH)、甲状腺激素可促进免疫应答。乙酰胆碱、肾上腺素、去甲肾上腺素、多巴胺等神经递质对免疫应答的影响因免疫细胞种类不同而作用各异。ACTH 既可刺激肾上腺皮质分泌糖皮质激素，又可作用于免疫系统抑制抗体的生成。免疫系统在接受神经内分泌系统调节的同时，亦有重要反向调节作用，如免疫反应产物白细胞介素Ⅰ(IL-Ⅰ)可作用于下丘脑促肾上腺皮质激素释放激素(CRH)合成的神经元，促进 CRH 的分泌。

内分泌系统不但调控正常的免疫反应，在自身免疫反应中也起作用。内分泌系统常见的自身免疫病有桥本甲状腺炎、Graves 病、1 型糖尿病、Addison 病等。在人类，自身免疫病好发于育龄女性，用肾上腺皮质激素治疗有效，也说明内分泌激素与自身免疫病的发病有关。

总之，神经内分泌免疫环路在整体水平调节机体的正常生理机能，对于维持机体稳态具有重要意义。该环路的研究是现代医学前沿领域之一。

第三节 内分泌疾病的分类

内分泌系统疾病相当常见，可由多种原因引起病理和病理生理改变，按功能分为亢进、减退、正常(组织异常)。功能亢进者大多由于内分泌腺或组织发生肿瘤或增生所致；功能减退者由各种原因破坏腺体组织所致；功能正常但组织异常者如甲状腺腺瘤或甲状腺癌。按病变部位分为原发性和继发性，靶腺本身异常引起的内分泌病为原发性，靶腺病变由下丘脑或垂体疾病导致时为继发性。激素抵抗、作用缺陷、代谢异常及异位分泌均可导致内分泌疾病(表 56-2)。

表 56-2 内分泌功能紊乱常见原因

内分泌紊乱的类型	实例
功能亢进	
新生物	
良性	垂体腺瘤，甲状旁腺功能亢进，自主性甲状腺或肾上腺结节，嗜铬细胞瘤，肾上腺肿瘤
恶性	甲状腺髓质癌，类癌
异位	异位 ACTH，ADH 分泌
多发性内分泌腺瘤	MEN_1，MEN_2
自身免疫	Graves 病
医源性	Cushing 综合征，低血糖
感染/炎症	亚急性甲状腺炎
激活受体突变	LH，TSH，Ca^{2+} 和 PTH 受体
功能减退	
自身免疫	桥本甲状腺炎，1 型糖尿病，Addison 病，多腺体功能衰竭
医源性	放射源性垂体功能和甲状腺功能减退，手术
感染/炎症	肾上腺功能低下，下丘脑结节病
激素突变	GH，LHβ，FSHβ，血管加压素
酶缺陷	21-羟化酶缺乏
生长缺陷	Kallmann 综合征，Turner 综合征，转录因子
营养/维生素缺乏	维生素 D 缺乏，碘缺乏
出血/梗死	希恩综合征，肾上腺功能减退
激素抵抗	
受体突变	
膜	GH，血管加压素 LH，FSH，ACTH，GnRH，GHRH，PTH，脂联素，Ca^{2+}
核	AR，TR，VDR，ER，GR，PPARγ
信号通路突变	Albright 遗传性骨营养不良
受体后	2 型糖尿病，脂联素抵抗

注：AR 为雄激素受体；ER 为雌激素受体；UR 为糖皮质激素受体；PPARγ 为过氧化物酶体增殖物激活受体 γ；SIADH 为抗利尿激素分泌失调综合征；TR 为甲状腺激素受体；VDR 为维生素 D 受体。

1. 原发于内分泌腺或组织的疾病 如下丘脑综合征，腺垂体病变引起的巨人症、肢端肥大症等，神经垂体病变所致尿崩症、不适当抗利尿激素（ADH）分泌过多症、皮质醇增多症、甲状腺功能减退症等。

2. 继发于非内分泌病的内分泌腺或组织功能异常 如继发于慢性肾功能衰竭的甲状旁腺功能亢进症；继发于慢性充血性心力衰竭、肝硬化腹水、肾病综合征等所致的醛固酮增多症；慢性血吸虫病引起的肝硬化及营养障碍等因素，影响腺垂体分泌生长激素和促性腺激素等而导致血吸虫病性侏儒症。

3. 异位内分泌综合征 如肺癌尤其是小细胞肺癌、胰腺癌、胸腺癌等多种肿瘤引起的异源性 ACTH 综合征或 ADH 分泌过多症等。

4. 激素的敏感性缺陷 主要是膜或核受体和(或)受体后信号转导缺陷,对激素发生抵抗,血中激素水平异常增高,不能发挥正常作用。临床表现一般为功能减退或正常,也有功能亢进者。如肾性尿崩症是由于肾小管上皮细胞 ADH 受体不敏感所致;甲状腺素受体不敏感型甲减等。

5. 医源性内分泌疾病 如因某些疾病长期应用大量糖皮质激素引起垂体-肾上腺皮质功能减退及萎缩。

第四节 内分泌疾病的诊断方法

完整的内分泌病诊断包括功能诊断、病理诊断和病因诊断。由于大多数腺体在体外无法触及,所以主要通过观察激素过多或减少引起的临床表现和检测激素水平,来判断腺体的功能。一些典型症状和体征对诊断有重要参考价值。例如:甲状腺肿大伴突眼征、黏液性水肿面容、肢端肥大症面容、巨人症、侏儒症等;不典型者早期识别较困难,需要结合实验室检查来判断腺体的功能。在内分泌病史采集和体格检查中,必须对患者的症状(尤其是与反映激素活性相关的症状)、系统回顾、家族和个人史、服用影响内分泌系统的药物史及与反映激素活性相关的体征等进行综合分析。

一、功能诊断

(一) 临床表现

激素的生物活性高低必然会在症状和体征中逐渐表现出来,如闭经、月经过少、性欲和性功能改变、毛发改变、生长障碍或过度、体重减轻或增加、皮肤色素改变、紫纹、多饮多尿、贫血、消化道症状等。因此,临床症状和体征是患者最基础的资料,尽管先进的检测手段的灵敏度和特异性很高,也必须与临床资料结合分析,避免偏差。

(二) 实验室检查及其资料分析

1. 代谢紊乱的依据 各种激素可以影响不同的物质代谢,可通过检测血液中糖、脂肪、蛋白质、电解质和酸碱平衡等了解机体代谢情况。

2. 激素及其代谢产物的分泌情况 临床可查空腹 8～12 h 后血中激素和 24 h 尿中激素及其代谢产物的测定,如 TSH、ACTH、T_3、T_4、皮质醇、睾酮、雌二醇、甲状旁腺激素、胰岛素、C 肽、醛固酮等。一般在基础状态下,测定垂体和靶腺的激素水平,如 ACTH 和皮质醇、TSH 和 T_4水平、LH 和睾酮水平,可了解其功能和发病部位。注意激素分泌的昼夜节律和脉冲式分泌方式。测定 24 h 尿中激素及其代谢产物,如尿游离皮质醇(UFC),17-羟、17-酮类固醇、醛固酮等,需同时测定肌酐含量,使测定结果具有可比性。

3. 动态功能测定 ①兴奋试验:多适用于分泌功能减退的情况,可估计内分泌腺的储备功能,如 CRH、TRH、GnRH、ACTH、TSH 试验等。②抑制试验:多适用于分泌功能亢进的情况,观察其反馈调节,判断有无自主性激素分泌过多,如地塞米松抑制试验。葡萄糖耐量试验可作为兴奋试验(胰岛素、C 肽),又可作为抑制试验(GH)。判断激素水平时,应考虑年龄、性别、营养状况、有无用药或是否处于应激状态以及取血时间等,并应结合临床状况,力求正确。

二、病理诊断

病理诊断包括病变性质和病变部位的确定,现有多种检查方法可帮助明确微小病变,影像学检查是确定内分泌腺病变部位的重要手段。如高分辨率的MRI和CT常用于垂体或肾上腺皮质或髓质肿瘤的定位检查;B超常用于甲状腺、卵巢、睾丸、胰腺等器官的检查;放射性核素检查用于甲状腺与肾上腺显像及功能测定等。

三、病因学诊断

自身抗体检测技术、HLA鉴定技术、细胞学和免疫细胞化学技术等有利于内分泌疾病的病因分析。例如:甲状腺过氧化物酶抗体(TPOAb)、促甲状腺激素受体抗体(TRAb)、谷氨酸脱羧酶抗体(GADAb)、抗肾上腺抗体等的测定,有助于确定内分泌疾病的性质和自身免疫病的发病机制,甚至可作为早期诊断和长期随访的依据;HLA的异常表达和某些内分泌疾病如1型糖尿病的易感性密切相关。

第五节　内分泌疾病的防治原则

有些内分泌疾病是可防可治的,例如:缺碘性甲状腺肿可用碘化食盐达到防治目的;希恩综合征可通过加强围生期医疗保健来防治;一些内分泌疾病的危象可通过加强对患者及其家属的教育,及早诊断、遵循治疗、消除诱发因素等,防止其发生、发展。

1. 病因治疗　病因明确者,应积极治疗病因,如肾上腺皮质腺瘤引起的皮质醇增多症,手术切除腺瘤可根治。病因目前尚未明确者,主要在于纠正功能异常。

2. 纠正内分泌功能紊乱的治疗

(1) 功能亢进的治疗　对于功能亢进的肿瘤或增生组织,可用手术切除或放射治疗。药物治疗主要抑制激素的合成和或释放,阻断激素与受体的结合,如硫脲类和咪唑类抑制TH的合成,治疗Graves病。手术、放疗和化疗可以相互配合以提高疗效。

(2) 功能减退的治疗　主要采用有关缺乏激素的替代治疗或补充治疗和内分泌腺组织移植。前者如甲状腺功能减退者补充TH,腺垂体功能减退者补充靶腺激素;后者如胰岛细胞或胰腺移植。

第六节　代谢病的病因和发病机制

物质代谢过程是人体生命活动的基础,包括物质合成代谢和分解代谢两个过程。通过物质代谢,使机体与环境之间不断进行物质交换和转化,同时体内物质又不断进行分解、利用与更新,为个体的生存、劳动、生长、发育、生殖和维持内环境恒定提供物质和能量。人体内物质代谢的两个过程,不断地随着生命的不同阶段而有所改变。生长发育期,合成代谢常大于分解代谢;成年期,合成代谢和分解代谢相对性平衡;老年人分解代谢大于合成代谢。有规律的代谢程序是维持人体健康所必需的,神经及内分泌系统起着支配和调节各脏器各组织物质代谢的作用。当体内生物化学过程发生障碍时,某些代谢物质如脂肪、蛋白质、嘌呤、钙、铜等堆积或缺乏,则引起代谢疾病。

代谢病病因可分为先天因素和后天因素,也可按中间代谢的途径分类。例如:蛋白质代谢障碍导致白化病、血红蛋白病、先天性氨基酸代谢异常等,糖代谢障碍导致糖尿病、糖耐量减低以及低血糖症等,嘌呤代谢障碍所致痛风,卟啉代谢障碍所致血卟啉病等。

第五十七章
腺垂体功能减退症

腺垂体功能减退症(pituitary deficiency)在1914年由西蒙氏首次描述,是指各种原因引起的腺垂体激素分泌减少,致使其调节的性腺、甲状腺、肾上腺皮质腺体的功能发生继发性减退,可为单种激素如生长激素(GH)、泌乳素(PRL)缺乏或全部垂体激素如ACTH、TSH、FSH/LH同时缺乏。它可见于儿童期和成年期。儿童期因产伤、发育不全引起者相对少见,成年期多因腺垂体坏死、肿瘤、创伤、手术而引起。分娩过程中大出血、休克所引起者又称为希恩综合征(Sheehan syndrome),现已少见。本病常被原发疾病掩盖,可长期延误诊断,容易在应激时出现危象,危及生命。

【病因及发病机制】

目前本病多由于垂体肿瘤引起,约占50%,其他原因有颅内肿瘤、感染、外伤、肉芽肿、垂体放疗、手术、自身免疫等。

1. 肿瘤 常见的有垂体瘤、鞍区肿瘤(脑膜瘤、生殖细胞瘤、室管膜瘤、胶质瘤)、颅咽管瘤、下丘脑神经节细胞瘤、垂体转移性肿瘤(乳腺癌、肺癌、结肠癌)、淋巴瘤、白血病等。垂体瘤是成年人最常见的脑部肿瘤(约占10%),直径大于1 cm的称大腺瘤,小于1 cm的称微腺瘤,瘤细胞根据有无分泌功能分为有分泌性腺瘤(可出现相应的内分泌症状)和无功能性腺瘤。大腺瘤可有占位效应,压迫视神经影响视力、视野;压迫垂体引起垂体功能减退(尤其是无功能性腺瘤);牵引硬脑膜而增高颅内压出现头痛等。除泌乳素瘤药物治疗有效外,其他首选手术(包括γ刀等)治疗。

2. 脑损伤 脑损伤包括颅脑外伤、蛛网膜下腔出血、神经外科手术、放射治疗、脑卒中(出血和缺血)、希恩综合征等。

3. 浸润或炎症 淋巴细胞性垂体炎、血色病、结节病、组织细胞增生症X、肉芽肿病性垂体炎、组织胞浆菌、寄生虫(弓形体病)、结核杆菌、卡氏肺孢子虫病等。

4. 发育不良 转录因子缺陷、垂体发育不良/不发育、先天性中枢性占位、脑膨出、原发性空蝶鞍、先天性下丘脑疾病、产伤等。

5. 原因不明 包括心理障碍、极度营养不良(神经性厌食、不适当减肥)等。

【临床表现】

本病起病隐匿,症状与病因有关。一般认为,50%以上腺垂体组织破坏仅处于无症状的亚临床期;破坏75%以上才会出现临床症状;破坏95%以上可危及生命。Gn、GH和PRL缺乏为最早表现;TSH缺乏次之;然后可伴有ACTH缺乏。希恩综合征患者往往因围生期大出血休克而有全垂体功能减退症,即所有垂体激素均缺乏;垂体及鞍旁肿瘤引起者则除有垂体功能减退外,还伴占位性病变的体征。GH缺乏在成人表现为胰岛素敏感和低血糖,而在儿童可引起侏儒症。

腺垂体功能减退症主要表现为各靶腺(性腺、甲状腺、肾上腺皮质)功能减退(表57-1),其中值得注意的是垂体功能减退性危象(简称垂体危象)。在全垂体功能减退症基础上,各种应激如感染、败血症、腹泻、呕吐、失水、饥饿、寒冷、急性心肌梗死、脑血管意外、手术、外伤、麻醉及使用镇静药、安眠药、降糖药等均可诱发垂体危象。临床类型:①高热型(>40 ℃);②低温型(<30 ℃);③低血糖型;④低血压、循环虚脱型;⑤水中毒型;⑥混合型。各种类型可伴有相应的症状,突出表现为消化系统、循环系统和神经精神方面的症状,如高热、循环衰竭、休克、恶心、呕吐、头痛、神志不清、谵妄、抽搐、昏迷等严重垂危状态。

表57-1 腺垂体功能减退症的临床表现及实验室表现

受累激素	临床表现	实验室表现
ACTH	慢性:乏力,苍白,厌食,消瘦	低血糖,低血压,贫血,低钠血症
	急性:衰弱,眩晕,恶心,呕吐,虚脱,发热,休克	淋巴细胞、嗜酸性粒细胞增多
	儿童:青春发育延迟,生长缓慢	
TSH	疲劳,畏寒,便秘,毛发脱落,皮肤干燥,声音嘶哑,认识迟钝	体重增加,窦性心动过缓,低血压
Gn	女性:闭经,性欲丧失,性交困难,不育	骨质疏松
	男性:性欲丧失,阳痿,早泄,情绪低落,性毛、胡须脱落,不育	骨质疏松,肌肉不发达,贫血
	儿童:青春发育延迟	
GH	肌肉减少,无力,腹型肥胖,易疲劳,生活质量降低,注意力及记忆力衰退	血脂异常,动脉硬化
PRL	女性:闭经,溢乳	PRL升高
	男性:乳房发育	
ADH	尿量>40 mL/(kg·d)	尿渗透压<300 mOsm/(kg·H_2O),高钠血症

【实验室及辅助检查】

腺垂体功能情况可通过检测其所支配的靶腺功能状态来反映。

1. 腺垂体功能测定 Gn(包括FSH、LH、TSH、ACTH、GH、PRL)水平平均降低。但因垂体激素呈脉冲式分泌,故宜相隔15～20 min连续抽取等量抗凝血液3次,等量相混后送检。对于腺垂体内分泌细胞的储备功能可采用兴奋试验,如TRH兴奋试验、GnRH兴奋试验。

2. 性腺功能测定 女性有血雌二醇水平降低,没有排卵及基础体温改变,阴道涂片未见雌激素作用的周期性改变;男性见血睾酮水平降低或正常低值,精液检查见精子数量减少、形态改变、活动度差,精液量少。

3. 甲状腺功能测定 血清总T_4、游离T_4均降低,而总T_3、游离T_3可正常或降低。

4. 影像学检查 尽可能通过无创检查了解病变部位、大小、性质及其对邻近组织的侵犯程度。对于腺垂体-下丘脑的病变可用CT、MRI辨别,较蝶鞍X线和断层摄片更为精确;对于非颅脑病变也可通过胸部X线片、胸腹部CT、MRI来检查。肝、骨髓和淋巴结等活检,可用于判断原发性疾病的病因。

【诊断及鉴别诊断】

诊断需根据病史、症状、体征,结合实验室资料和影像学检查进行全面的分析,排除其他影响因素和疾病后才能明确。应与下列疾病相鉴别:①多内分泌腺功能减退症,如Schmidt综合征;②神经性厌食,有精神症状和恶病质,闭经,但无阴毛、腋毛脱落,可伴有神经性贪食交替出现;③失母爱综合征,与心理、社会因素有关,生长障碍与营养不良、情绪紊乱有关,改变环境、得到关怀和改善营养后可显著恢复生长,有认为其垂体和功能改变为暂时性,与中枢神经递质作用异常有关。

【治疗】

1. 病因治疗 腺垂体功能减退症可由多种原因所引起,治疗应针对病因治疗,尤其肿瘤患者可通过手术、放疗和化疗等措施,对于鞍区占位性病变,首先必须解除压迫及破坏作用,减轻和缓解颅内高压症状,提高生活质量。对于出血、休克而引起的缺血性垂体坏死,关键在于预防。禁用或慎用吗啡、巴比妥、氯丙嗪等止痛剂和镇静剂及各类降糖药,以防诱发昏迷。

2. 替代治疗 腺垂体功能减退症采用相应靶腺激素替代治疗能取得满意的效果,其疗效可靠、价格低廉、应用方便,但需要长期甚至终身维持治疗。

(1) 肾上腺皮质激素 如遇全垂体功能减退者首先宜补充肾上腺皮质激素,因甲状腺素的应用会加速皮质激素的代谢,诱发肾上腺危象。通常给予醋酸可的松25 mg/d,或醋酸氢化可的松20 mg/d,根据激素的昼夜节律宜在早晨8时给药,如需要量增加时,早晨8时可给全日量的2/3,下午2时给余下的1/3。

(2) 甲状腺激素 一般在糖皮质激素服用3～5 d后开始,或同时服用,剂量与服用方法见第六十章,所需替代剂量应较原发性甲状腺功能减退症低。

(3) 性激素 女性生育年龄可用人工周期疗法,雌激素应用21 d,服药第16天加用孕激素5 d。常用的雌激素有乙烯雌酚0.2 mg/d,炔雌醇25～50 μg/d,结合雌激素片(雌酮硫酸钠与马烯雌酮硫酸钠的混合物)0. 625～1. 25 mg/d。有文献提出,更年期后不需替代雌激素。男性患者应用雄性激素可促进蛋白质合成,肌肉有力,精力充沛,常用睾酮50～100 mg肌注,每周1～2次。

3. 垂体危象处理 ①首先给予静脉推注50%葡萄糖液40～60 mL以纠正低血糖,继而补充滴注5%葡萄糖,每分钟20～40滴,不可骤停,以防继发性低血糖。②补液中需加氢化可的松,每天300 mg以上,或用地塞米松10～15 mg。③对症支持:若有周围循环衰竭、感染者应积极抗休克、抗感染。低温者,可用电热毯等将患者体温回升至35 ℃以上,并开始用小剂量甲状腺素制剂;高热者,用物理和化学降温法;低钠者,一般在补充糖皮质激素后能纠正,如为失盐性低钠血症,补钠不宜过快,以防渗透压急剧升高引起脑桥脱髓鞘改变。

【预后及预防】

腺垂体功能减退症患者在平时应采用激素替代治疗,病情可获得明显好转,配合中药治疗可改善病情,减少激素用量。在发生并发症甚至昏迷时,应积极抢救。争取早日进行病因治疗。

可疑垂体危象病例,禁用或慎用吗啡等麻醉剂、巴比妥安眠药、氯丙嗪等中枢神经抑制剂及各种降血糖药物,以防止诱发昏迷。对精神失常或神志不清者,应加强安全防范护理,防止发生意外。提供合理饮食,保障营养。某些原因引起的腺垂体功能减退症可通过加强预防措施而免于发病,如提高孕妇的保健水平可减少产后垂体坏死引起的腺垂体功能减退症;提高神经外科及放射治疗的水平有助于减少这些因素引起的腺垂体功能减退症。

病例分析

患者,男性,54岁,因"发热、咳嗽两天,突发不省人事、血压降低2 h"急诊收入院。患者两天前受凉后出现寒战、高热、咳黄痰,体温最高时达39.6 ℃,无咯血、胸痛、气促等,在街道诊所予以抗感染、对症治疗(具体不详),症状有所改善。2 h前,家人发现其不省人事、呼之不应,伴面色苍白、大汗淋漓,急呼"120"送本院急救。期间无呕吐、四肢抽搐、二便失禁等。查体:T 36.1 ℃、BP 60/40 mm Hg,浅昏迷状,呼吸浅促,R 22次/分。口唇发绀,颈软。双肺呼吸音清,双肺未闻及干、湿啰音。心界叩诊不大,心率110次/分,律齐,心音低钝。腹软,全腹未触及包块,肝脾肋下未触及,移动性浊音阴性,肠鸣音3次/分。四肢冰冷,双下肢无水肿。生理反射存在,病理反射未引出。测指尖血糖9.3 mmol/L。心电图:窦性心动过速。

诊治过程:第一阶段,积极抗休克治疗。即予以平卧、吸氧、补液,多巴胺、去甲肾上腺素等药物持续微泵注入等抗休克处理,但血压无明显回升。追问病史,患者6年前确诊为"垂体生长激素瘤"而行"垂体瘤放射治疗",2年前出现怕冷、少汗、乏力等症,诊断为"甲状腺功能减退症",一直服用"左甲状腺素钠片"治疗。第二阶段,转内分泌科,行腺垂体功能测定均有不同程度降低,血钠、血氯偏低,血糖、血钾正常,诊断为垂体前叶功能减退症、垂体危象,给予氢化可的松400 mg/d静脉滴注及其他对症治疗,逐渐停用升压药物,患者神志逐渐转清,血压恢复正常,病情逐渐稳定。

思考:引起垂体前叶功能减退症的常见原因有哪些?什么因素易诱发垂体危象?

第五十八章
单纯性甲状腺肿

单纯性甲状腺肿(simple goiter)也称非毒性甲状腺肿(nontoxic goiter),是由于多种原因引起的非炎症性或非肿瘤性甲状腺肿大,且不伴有临床甲状腺功能异常。人群中约有5%存在着弥漫性或局限性甲状腺肿。

本病散发,女性发病率是男性的3～5倍。如果一个地区儿童中单纯性甲状腺肿的患病率超过10%,称为地方性甲状腺肿。地方性甲状腺肿广泛见于世界各地,主要是离海较远、海拔较高的山区如喜马拉雅山、阿尔卑斯山等。散发性者则无地区限制。在我国的云南、贵州、湖南、湖北、河南、河北、山西、陕西、甘肃、四川、青海、内蒙古、台湾及浙江钱塘江以南、安徽祁门一带山区等地,均有轻重不等的本病流行。由于全国范围开展了地方性甲状腺肿的普查和防治,本病发病率有显著下降。散发性甲状腺肿多发生于青春期、妊娠、哺乳期和绝经期。

【病因及发病机制】

1. 碘缺乏 缺碘是引起地方性甲状腺肿的主要原因。人体每天最低碘需求量约为75 μg,每天碘摄入量不低于150 μg。在生长发育期、妊娠期、哺乳期、寒冷、感染、创伤和精神刺激时,机体对甲状腺素和碘的需求增加,造成碘的相对不足,诱发或加重本病。流行地区的土壤、水和食物中的碘含量和甲状腺肿的发病率成反比,碘化食盐可以预防甲状腺肿大等事实均可证明缺碘是引起甲状腺肿的原因。

2. 外源性致甲状腺肿物质 萝卜族食物含有硫脲类致甲状腺肿物质,黄豆、白菜中也有某些可以抑制甲状腺激素合成的物质,引起甲状腺肿大。有的流行地区除碘缺乏外,土壤和饮水中钙、镁、锌等矿物质的含量也缺乏。药物如硫氰化钾、对氨基水杨酸、硫脲嘧啶类、磺胺类、保泰松、秋水仙素等,可妨碍甲状腺激素的合成。

3. 高碘 少见,可呈地方性或散发分布。其发病机制为摄入过量的碘导致甲状腺过氧化物酶(TPO)的功能基因过多占用,从而影响酪氨酸碘化,碘的有机化过程受阻,甲状腺代偿性肿大。

4. 激素合成障碍 见于儿童先天性甲状腺激素合成障碍。如缺乏过氧化物酶、脱碘酶,影响甲状腺激素合成,或缺乏水解酶,使甲状腺激素从甲状腺球蛋白分离和释放入血发生困难,均可导致甲状腺肿。

【临床表现】

临床上一般无明显症状。

甲状腺常呈轻、中度肿大,表面平滑,质地较软。久病者腺体肿大显著,可大如婴儿头

(图58-1),下垂于颈下胸骨前,有大小不等结节,质坚硬,腺外可见曲张静脉。重度肿大的甲状腺可引起压迫症状,出现咳嗽、气促、吞咽困难或声音嘶哑等。胸骨后甲状腺肿可使头部、颈部和上肢静脉回流受阻。在严重流行区,小儿甲状腺肿常伴有呆小病;在缺碘严重的地区,甲状腺结节性肿大常伴程度不等的甲状腺功能减退。

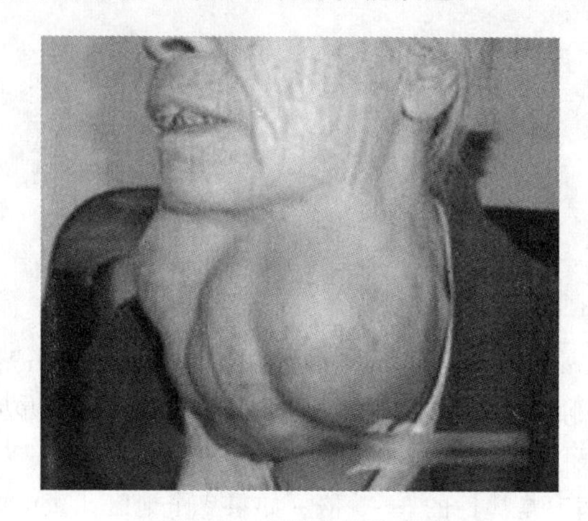

图58-1 单纯性甲状腺肿

【诊断及鉴别诊断】

本病的诊断要点为甲状腺肿大和甲状腺功能基本正常。T_4正常或稍低,但T_3可略高以维持甲状腺功能正常,甲状腺^{131}I摄取率常高于正常,但高峰时间很少提前出现,T_3抑制试验呈可抑制反应。血清高敏感性TSH浓度侧定是评价甲状腺功能的最佳指标,血清TSH常正常,其他可参考患者是否来自地方性甲状腺肿的流行区,如同时伴有神经症,应与甲状腺功能亢进症相鉴别,后者T_3抑制试验呈不可抑制反应,或血清TSH很低。

【预后及预防】

地方性甲状腺肿的最佳疗法是补碘,预防仍以碘化食盐最为有效且方便。食盐中加碘化钠或碘化钾的浓度一般采用0.01%。预防剂量每日供碘约200 μg。食盐加碘应当根据地区的自然碘环境有区别地推行,并要定期监测居民的尿碘水平,碘充足和碘过量地区应当使用无碘食盐,具有甲状腺疾病遗传背景或潜在甲状腺疾病的个体不宜食用碘盐。2001年,世界卫生组织(WHO)等国际权威组织提出碘过量(尿碘中位数MUI>300 μg)可以导致自身免疫性甲状腺炎和甲状腺功能亢进症的患病率增加。

对甲状腺肿大明显者可以试用左甲状腺素(L-T_4),但是治疗效果不显著。L-T_4治疗中必须监测血清TSH水平,血清TSH减低或者处于正常下限时不能应用;甲状腺核素扫描证实有自主功能区域存在者,也不能应用L-T_4治疗。给予L-T_4时应从小剂量开始,可以每日25 ~50 μg起步,第二个月酌情增量,维持量75~150 μg/d。须长期服药,停药后易复发。甲状腺肿只有已引起明显梗阻症状,腺肿大小已非甲状腺素治疗所能缩减时,才须手术。

第五十九章
甲状腺功能亢进症

甲状腺功能亢进症(hyperthyroidism)简称甲亢,指多种病因导致甲状腺呈现高功能状态,产生和释放过多的甲状腺激素(TH),引起高代谢和交感神经系统的兴奋性增加的一组临床综合征。甲亢应与甲状腺毒症(thyrotoxicosis)相区别,甲状腺毒症是指组织暴露于过量的甲状腺激素中引起的特殊的代谢变化和组织功能的病理生理改变。甲状腺毒症分为甲状腺功能亢进类型和非甲状腺功能亢进类型。引起甲状腺功能亢进的原因很多,其中以Graves病最多见。

Graves病(简称GD),又称毒性弥漫性甲状腺肿(toxic diffuse goiter)或Basedow病或Parry病,是一种自身免疫性疾病,是甲亢最常见的病因。主要临床特点:①甲状腺毒症;②弥漫性甲状腺肿;③眼征;④胫前黏液性水肿。本病占甲亢的80%～85%。我国的患病率是1.2%,女性高发,女、男比例为(4～6)∶1。高发年龄为20～50岁。

【病因及发病机制】

目前公认本病与自身免疫有关,属于器官特异性自身免疫病。

1. 遗传 本病有显著的遗传倾向。临床可见家族性Graves病,患者及家属常同时或先后发生其他自身免疫性甲状腺疾病,如桥本甲状腺炎等。

2. 自身免疫 Graves病患者的血清中存在甲状腺细胞TSH受体的特异性自身抗体,称为TSH受体抗体(TRAb),又称为TSH结合抑制性免疫球蛋白。TRAb有两种类型,为TSH受体刺激性抗体(TSAb)和TSH受体刺激阻断性抗体(TSBAb)。TSAb是Graves病的致病性抗体,TSAb与TSH受体结合,导致甲状腺细胞增生、TH合成、分泌增加。产生TRAb的机制尚未完全阐明。目前认为有易感基因(特异HLA-Ⅱ类抗原基因)人群的甲状腺细胞,在受到一些触发因子(如碘摄入过量、病毒感染、糖皮质激素治疗的撤药或应激、分娩、精神压力等)的刺激下,甲状腺细胞表面特异的HLA-Ⅱ类分子递呈TSH受体片段给T淋巴细胞,促使B淋巴细胞在免疫耐受缺陷时形成TRAb。

Graves眼病(Graves ophthalmopathy,GO)是本病的表现之一。其病理基础是在眶后组织浸润的淋巴细胞分泌细胞因子(干扰素-γ等)刺激成纤维细胞分泌黏多糖,堆积在眼外肌和眶后组织,导致突眼和眼外肌纤维化。

3. 环境因素 环境因素如细菌感染、性激素、应激等都对本病的发生和发展有影响。

【病理】

1. 甲状腺 不同程度弥漫性肿大,血管丰富、扩张,腺滤泡上皮细胞增生,呈柱状,高尔基体肥大,内质网增大增粗,线粒体数目增多。甲状腺组织中有弥漫性淋巴细胞浸润,甚至

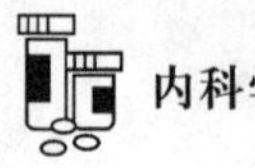

出现淋巴组织生发中心。

2. 眼球后组织 组织增生,常有脂肪浸润、眼外肌水肿增粗、肌纤维变性、纤维组织增多,黏多糖沉积与透明质酸增多沉积,淋巴细胞及浆细胞浸润。

3. 皮肤黏液性水肿病变 多表现为胫前黏液性水肿。皮肤光镜下可见黏蛋白样透明质酸沉积,肥大细胞、吞噬细胞和成纤维细胞浸润。

【临床表现】

1. 甲状腺毒症表现 多起病缓慢。典型表现有高代谢综合征、甲状腺肿和眼征,但轻症者可与神经症相混淆。有的患者以某些特殊症状如突眼、恶病质或肌病等为主要表现。老年和儿童患者的表现常不典型。

(1) 高代谢综合征 患者常有疲乏无力,怕热多汗,皮肤潮湿以手(足)掌、面部、颈、胸前、腋下等处多见,多食易饥,体重减轻,低热。

(2) 神经系统 多言好动、烦躁易怒、紧张失眠、思想不集中、记忆力减退,手、眼睑或舌细震颤,腱反射亢进。

(3) 心血管系统 心悸气短、心率较快(一般为 90～120 次/分)、第一心音亢进。收缩压升高、舒张压降低,脉压增大。严重者导致甲状腺毒症性心脏病。心律失常以心房颤动等房性心律失常多见,偶见房室传导阻滞。

(4) 消化系统 排便次数增加。重者可有肝大、肝功能异常,偶有黄疸。TH 促进肠道糖的吸收,加速肝糖原分解和糖的氧化利用,可致糖耐量减低或使糖尿病加重。

(5) 肌肉骨骼系统 可有肌无力、肌萎缩,呈慢性甲亢性肌病,肌无力多累及近心端的肩胛和骨盆带肌群,患者常诉梳头、蹲起、上下楼梯困难。周期性瘫痪(TPP)好发于 20～40 岁的亚洲男性,诱因为剧烈运动、高糖类饮食、注射胰岛素等,常伴有低钾血症。甲亢控制后可以自愈。重症肌无力可与 GD 同时或先后发生,二者同属自身免疫病。本病可致骨质疏松、杵状指或肥大性骨关节病。

(6) 生殖系统 女性月经减少或闭经。男性阳痿,偶有男性乳腺发育。两性生殖能力下降,但部分能受孕。

(7) 造血系统 由于消耗增加、营养不良和铁的利用障碍偶可引起贫血。周围血白细胞总数减低,淋巴细胞、单核细胞增多。血小板寿命缩短,有时出现血小板减少性紫癜。

2. 甲状腺肿 多呈弥漫性、对称性肿大,质软,久病者较韧,无压痛,随吞咽上下移动(图 59-1)。甲状腺上下极可触及震颤,闻及血管杂音,以上极多见。少数甲状腺肿大不对称或甲状腺不肿大。极少数胸骨后甲状腺肿,须用同位素和或 X 线检查。甲状腺肿大程度与甲亢轻重无明显关系。

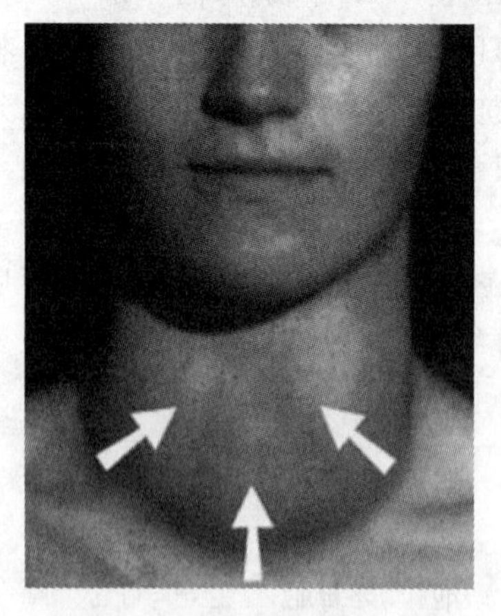

图 59-1 甲状腺肿大

3. 眼征 突眼分非浸润性突眼和浸润性突眼两类。

(1) 非浸润性突眼 又称单纯性突眼或良性突眼,占本病大多数,一般双侧对称,由于交感神经兴奋性增强,使眼外肌群和上睑肌张力增高所致。其有以下表现:①轻度突眼:突眼度不超过 18 mm(正常不超过 16 mm)。②Stellwag征:瞬目减少,炯炯发亮。③上睑挛缩,睑裂增宽。④Joffroy 征:眼球向上看时,前额皮肤不能皱起。⑤von Graefe 征:双眼向下看时,由于上眼睑不能随眼球下落,显现白色巩膜。⑥Mobius 征:双眼看近物时,眼球辐辏不良。病情控制后常可自行恢复,预后良好。

(2) 浸润性突眼　又称内分泌性突眼或恶性突眼(图 59-2),约占 5%,突眼程度与甲亢无明显关系。突眼度一般在 19 mm 以上,有时可达 30 mm,左、右突眼度常不等,相差可达 2～5 mm,有的患者仅有突眼而无甲亢症状,有的单眼受累。患者有畏光、流泪、眼内异物感、胀痛、复视、斜视、视力下降;检查可见眼睑肿胀,结膜充血水肿,眼球活动受限甚至眼球固定,眼睑闭合不全、角膜溃疡、全眼炎,甚至失明。本病男性多见。

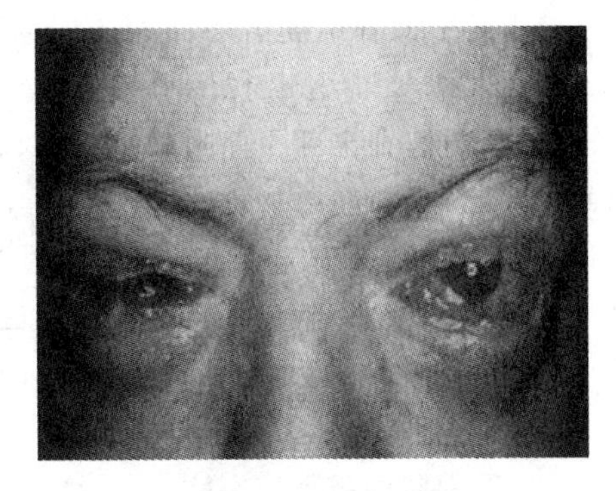

图 59-2　浸润性突眼

4. 特殊临床表现

(1) 甲状腺危象　又称甲亢危象,可能与循环内 TH 水平增高有关。多发生在甲亢未治疗或控制不良的患者,常见诱因为感染、手术、创伤、精神刺激或突然停药。其临床表现为高热、大汗、心动过速(140 次/分以上)、烦躁不安、谵妄、恶心、呕吐、腹泻,严重者可有心力衰竭、休克及昏迷等。常因高热、心力衰竭、肺水肿、水和电解质紊乱而死亡。本病病死率在20%以上。

(2) 甲状腺毒症性心脏病　甲亢最常见的并发症之一。为甲状腺激素直接作用于心肌,并加强儿茶酚胺等的作用所致。甲亢患者同时有下述心脏异常至少一项者,可诊断为甲状腺毒症性心脏病:①心脏增大;②心律失常;③充血性心力衰竭;④心绞痛或心肌梗死。诊断时需排除同时存在其他原因引起的心脏改变,甲亢控制后上述心脏情况好转或明显改善。

(3) 淡漠型甲亢　老年多见。起病隐袭,高代谢综合征、眼征和甲状腺肿均不明显。表现为神志淡漠、明显消瘦、心悸、乏力、震颤、头晕、昏厥、腹泻、厌食,可伴有心房颤动和肌病等。易发生危象,与典型甲亢危象不同,如体温不高、无烦躁多汗、心率不快、可呈木僵或昏迷等。

(4) T_3型甲状腺毒症　甲亢时产生的 T_3显著多于 T_4。可见于 Graves 病、毒性结节性甲状腺肿和自主高功能腺瘤。本病缺碘地区多见。实验室检查:T_3升高,T_4正常,TSH 减低,^{131}I摄取率增加。

(5) 胫前黏液性水肿　与浸润性突眼同属于自身免疫病,约占 GD 的 5%。皮肤损害常和浸润性突眼并存或先后发生,可伴或不伴甲状腺功能亢进症。皮损好发于胫前,也可见于手(足)背及头面部,患处常呈对称性,大小不等,稍高出皮面,增厚变粗,和正常皮肤分界清晰。一般无自觉症状,偶有瘆痒、微痛和色素沉着,时间较长者因摩擦皮损处可有毛发生长。后期下肢粗大似“象皮腿”。

(6) 妊娠期甲状腺功能亢进症　妊娠期甲状腺激素结合球蛋白(TBG)增高,引起血清 TT_3、TT_4升高,诊断时应以 FT_3、FT_4为准。母体的 TSAb 可以透过胎盘,可刺激胎儿的甲状腺引起胎儿或新生儿甲亢。

(7) 亚临床甲亢　本症特点是血清 TSH 降低,T_3、T_4正常。可能为 GD 早期或 GD 经药物、手术、放射性碘治疗后的暂时表现,也可持续存在,少数可进展为甲亢,本症主要依赖实验室检查结果诊断。

【实验室及辅助检查】

1. 血清总甲状腺素(TT_4)　代表血中结合 T_4及游离 T_4的总和。受血清 TBG 量影响,如随 TBG 升高而升高(如妊娠、雌激素、急性病毒性肝炎等),随 TBG 减低而减低(如雄激素、糖皮质激素、低蛋白血症等)。如果排除上述因素,TT_4稳定、重复性好,仍然是诊断甲亢的主要指标。患者TBG正常,TT_4增高(超过164 nmol/L)提示甲亢。

2. 血清总三碘甲状腺原氨酸(TT_3) 代表血中结合T_3及游离T_3的总和,同样也受TBG影响。正常值1.0～2.6 nmol/L,GD时增高,幅度常大于TT_4。患者TBG正常时,TT_3的增高(超过2.6 nmol/L)提示甲亢。

3. 血清游离甲状腺素(FT_4)、游离三碘甲腺原氨酸(FT_3) 结果不受前述TBG的影响,较总T_4及总T_3的结果能更准确地反映甲状腺的功能状态。正常值FT_4为10.3～25.7 pmol/L,FT_3为2.2～6.8 pmol/L。甲亢患者结果明显高于正常高限。

4. 促甲状腺激素(TSH) 血清TSH浓度的变化是反映甲状腺功能最敏感的指标。一般放免法不能测出正常值的下限,以超敏的IRMA法可测出Graves病患者的TSH水平低于正常。

5. ^{131}I摄取率 ^{131}I摄取率正常值(盖革计数管测定)为3 h 5%～25%,24 h 20%～45%,高峰在24 h出现。甲亢时^{131}I摄取率的总摄取量增加,摄取高峰前移。各种含碘食物和药物如抗甲状腺药物、对氨基水杨酸、利血平等使^{131}I摄取率降低,长期应用女性避孕药使其升高,测定前应停用此类药物1～2个月以上。妊娠和哺乳期禁用。

6. 甲状腺自身抗体测定 TRAb是鉴别甲亢病因、诊断GD的指标之一,新诊断的GD患者75%～96%TRAb阳性,临床表现符合Graves病时,一般都将TRAb视为TSAb。85%～100%的GD新诊断患者TSAb阳性,测定TSAb对GD的早期诊断、指导用药、预示复发均有意义,并可作为停药的重要指标。

7. 影像学检查 B超、核素扫描、CT和MRI等有助于甲状腺、异位甲状腺肿及突眼的诊断。

【诊断及鉴别诊断】

临床表现典型者诊断不难:①高代谢症状和体征;②甲状腺肿大;③血清FT_3/FT_4(或TT_3、TT_4)增高,TSH减低。具备以上两项诊断即可成立。应注意的是,淡漠型甲亢的高代谢症状不明显,仅表现为明显消瘦或心房颤动,尤其在老年患者;少数患者无甲状腺肿大;T_3型甲亢仅有血清T_3增高。

本病应与单纯性甲状腺肿、嗜铬细胞瘤等相鉴别。主要鉴别手段是甲状腺核素扫描和B超。

【治疗】

目前尚无有效的针对病因和发病机制的根治方案,对症治疗主要是控制高代谢症状,促进器官特异性自身免疫的消退。常用的治疗方法有三种:抗甲状腺药物(antithyroid drugs,ATD)、放射性同位素碘和手术治疗,尤其以前两者更为常用。

1. 抗甲状腺药物 ATD治疗是甲亢的基础治疗。常用的ATD分为咪唑类和硫脲类。咪唑类包括甲巯咪唑(methimazole,MMI)和卡比马唑(carbimazole);硫脲类包括丙硫氧嘧啶(propylthiouracil,PTU)和甲硫氧嘧啶(Methylthiouracil,MTU)。普遍使用MMI和PTU。MMI的血浆半衰期为4～6 h,可每天单次使用;PTU血浆半衰期为60 min,在外周组织可抑制T_4转换为T_3,所以必须保证每6～8 h给药1次;PTU通过胎盘和进入乳汁的量均少于MMI,妊娠伴发甲亢时作为首选。单纯ATD治疗的治愈率为50%左右,复发率高达50%～60%。

(1) 适应证 ①病情较轻,甲状腺轻、中度肿大患者;②年龄<20岁;③孕妇、高龄或因

其他严重疾病不宜手术者；④^{131}I治疗和手术治疗前的准备；⑤术后复发不宜^{131}I治疗者。

(2) 剂量与疗程(以PTU为例，如用MMI剂量为PTU的1/10) ①初治期：300～450 mg/d，分3次口服，持续6～8周，每4周复查血清TH水平1次。T_4的血浆半衰期为1周左右，甲状腺内储存的TH释放约需2周，所以ATD多在4周以上开始发挥作用。用药4周后，症状无明显改善者应加大剂量。症状缓解后开始减药。②减量期：每2～4周减药1次，每次减少50～100 mg/d，3～4个月减至维持量。③维持期：50～100 mg/d，维持治疗1～1.5年。在治疗过程中如症状缓解但甲状腺肿大与突眼恶化可酌减ATD的剂量并加用甲状腺片10～40 mg/d或左甲状腺素(L-T4)12.5～50 μg/d。

(3) 不良反应 ①粒细胞减少：白细胞减少，严重者引起粒细胞缺乏症。主要发生在用药后的2～3个月内，外周血白细胞计数低于3×10^9/L或中性粒细胞计数低于1.5×10^9/L应停药。治疗前、后定期检查白细胞计数。②皮疹：可用抗组胺药，皮疹严重时应停药以免发生剥脱性皮炎。③中毒性肝病：多发生在用药后3周，转氨酶显著上升。

(4) 停药指标 主要根据临床症状和体征，总疗程一般需1.5～2年。甲状腺肿明显缩小及TSAb(或TRAb)转为阴性，预示甲亢可以治愈。

2. ^{131}I治疗 ^{131}I治疗甲亢已有60多年的历史，现已是欧美国家治疗成人甲亢的首选疗法。治疗原理：甲状腺是唯一的具有高选择性聚^{131}I功能的器官，甲状腺摄取^{131}I后释放出射程仅2 mm的β射线，破坏甲状腺细胞。现已明确此法安全简便，费用低，临床治愈率为85%以上，复发率小于1%。

(1) 适应证和禁忌证 适应证：①中度甲亢；②ATD治疗无效或过敏；③合并心、肝、肾等疾病或糖尿病不宜手术或不愿手术者；④甲亢术后复发。禁忌证：妊娠和哺乳期妇女。

(2) 并发症 ①甲状腺功能减退，国内报告早期甲减发生率约10%，晚期达59.8%。核医学和内分泌学专家一致认为，甲减是^{131}I治疗甲亢难以避免的结果。②放射性甲状腺炎，个别可诱发危象。

3. 手术治疗 通常为甲状腺次全切除术，两侧各留下2～3 g甲状腺组织。主要并发症是手术损伤导致甲状旁腺功能减退症和喉返神经损伤。

(1) 适应证 ①中、重度甲亢，长期服药无效或停药复发或不能坚持服药者；②甲状腺肿大显著有压迫症状；③多结节性甲状腺肿伴甲亢；④胸骨后甲状腺肿。甲状腺次全切除术治愈率为95%左右，复发率为0.6%～9.8%。

(2) 禁忌证 ①浸润性突眼；②合并较严重的心、肝、肾疾病不能耐受手术者；③妊娠初3个月和6个月以后。

4. 其他治疗 给予足够的营养：补充足够的蛋白质、糖类、脂肪和维生素等，以补充高代谢的消耗。碘剂：食用无碘盐，忌含碘药物，复方碘化钠溶液仅在手术前和甲亢危象时使用。β受体阻断药：减慢心率，抑制T_4转化为T_3；常用普萘洛尔每次10～40 mg，每天3～4次，有支气管疾病者，选用β_1受体阻断药如阿替洛尔、美托洛尔等。对症治疗：对精神紧张、烦躁不安或失眠者，可给予镇静剂。

5. 甲状腺危象的治疗 治疗包括尽快减轻甲状腺毒症并给予支持疗法等，具体措施如下所述。①大剂量抗甲状腺药。首选PTU600 mg，口服或经胃管注入，以后250 mg每6 h口服一次，待症状缓解后减至一般治疗量。②抑制TH释放。服PTU1～2 h后加用复方碘溶液口服，首剂30～60滴，以后每6～8 h 5～10滴，或碘化钠1.0 g加入10%葡萄糖盐水中静滴24 h，危象控制后即停用。③降低周围组织对TH的反应：普萘洛尔20～40 mg，每6～8 h口服1次，或1 mg稀释后缓慢静脉注射。④提高机体的应激能力，抑制甲状腺激素的释放，抑制 T_4 转换为 T_3。氢化可的松 50～100 mg 加入 5%～10%葡萄糖液静滴，每 6～8 h 1 次。⑤上述疗效不满意时，可采用腹膜透析、血液透析或血浆置换等迅速降低血浆 TH 浓度。⑥其他：去除诱因、对症支持，如控制感染、吸氧、镇静、降温等，高热者给予物理降温，避免用乙酰水杨酸类药物。

6. 浸润性突眼的治疗　治疗措施为：①保护眼睛，戴有色眼镜避免外来刺激；睡眠时用抗生素眼膏、纱布、眼罩预防结膜炎、角膜炎；0.5%～1%甲基纤维素或 0.5%氢化可的松滴眼对减轻眼睛刺激症状效果较好；限盐，抬高床头以减轻眶周水肿。②应用糖皮质激素：泼尼松 40～80 mg/d，分次口服，持续 2～4 周；之后每 2～4 周减量 2.5～10 mg/d，维持量一般为 5～20 mg/d；糖皮质激素治疗需持续 3～12 个月。③球后放射治疗以减轻球后或眶内浸润。

7. 胫前黏液性水肿的治疗　轻者无需特殊治疗。病程较长者，治疗效果较差。可采用倍他米松软膏局部应用加塑胶包扎每晚 1 次。口服泼尼松。局部注射透明质酸酶或泼尼松龙混悬液。

8. 妊娠期甲亢的治疗　ATD 的治疗首选 PTU，初治量 300 mg/d、维持量 50～150 mg/d 对胎儿是安全的。血清 FT_4、FT_4 应维持在妊娠期正常范围的上限水平。不主张 ATD 治疗同时合用 L-T_4，因为后者可能增加 ATD 的治疗剂量。妊娠的后 6 个月，由于妊娠的免疫抑制作用，ATD 的剂量可减少。分娩后免疫抑制解除，ATD 的需要量增加。如果患者妊娠期进行手术治疗，PTU 控制甲亢症状后，可选择在妊娠 4～6 个月时做甲状腺次全切除。由于 PTU 通过胎盘和进入乳汁的比例均少于 MMI，故哺乳期 ATD 治疗首选 PTU。一般认为 PTU 300 mg/d 对哺乳婴儿是安全的。

【预后及预防】

经积极治疗预后较好，少数患者可自行恢复。放射性 ^{131}I 治疗、甲状腺手术治疗所致甲减者，需用甲状腺激素终身替代治疗。

甲亢治疗疗程长，医生应督促患者按时服药、定期随访、密切观察药物治疗的副反应、指导患者减药和停药。甲减是 ^{131}I 治疗甲亢难以避免的结果，医生在选择 ^{131}I 治疗时要权衡甲亢与甲减后果的利弊关系。^{131}I 治疗前需要患者知情并签字同意，同时要告知患者 ^{131}I 治疗后有关辐射防护的注意事项。

第六十章
甲状腺功能减退症

甲状腺功能减退症（hypothyroidism，简称甲减）是由甲状腺激素合成、分泌不足或甲状腺激素抵抗而引起全身低代谢综合征，其典型表现是黏液性水肿（其病理特征是黏多糖在组织和皮肤堆积），起病于胎儿或新生儿者，称呆小病（cretinism，又称克汀病）。甲减的发病率有地区及种族的差异。碘缺乏地区的发病率明显较碘供给充分地区高，女性甲减较男性多见，且随年龄增加患病率上升。新生儿甲减发病率约为1/4 000，在年龄大于65岁的人群中，显性甲减的患病率为2%～5%。甲减为较常见的内分泌疾病，且常首先求治于非专科医生。

【病因及发病机制】

1. 病因 成人甲减的主要病因：①自身免疫损伤：最常见的原因是自身免疫性甲状腺炎，包括桥本甲状腺炎、萎缩性甲状腺炎、产后甲状腺炎等。②甲状腺破坏：包括手术、^{131}I治疗、甲状腺次全切除等。③碘过量：碘过量可引起具有潜在性甲状腺疾病者发生甲减，也可诱发和加重自身免疫性甲状腺炎。含碘药物胺碘酮（amiodarone）诱发甲减的发生率为5%～22%。④抗甲状腺药物：如锂盐、硫脲类、咪唑类等。

2. 临床分类

（1）根据病变发生的部位分类 ①原发性甲减（primary hypothyroidism）：指由于甲状腺腺体本身病变引起的甲减。占全部甲减的95%以上，且90%以上的原发性甲减是由自身免疫、甲状腺手术和^{131}I治疗所致。②中枢性甲减（central hypothyroidism）：由下丘脑和垂体病变引起的TRH或TSH产生和分泌减少所致的甲减，垂体外照射、垂体大腺瘤、颅咽管瘤及产后大出血是其较常见的原因。③甲状腺激素抵抗综合征：由于甲状腺激素在外周组织实现生物效应障碍引起的综合征。

（2）根据病变的原因分类 药物性甲减、手术后甲减、^{131}I治疗后甲减、特发性甲减、垂体或下丘脑肿瘤手术后甲减等。

（3）根据甲状腺功能减低的程度分类 临床甲减和亚临床甲减。

【临床表现】

甲减可影响全身各系统，其临床表现并不取决于甲减的病因，而是与甲状腺激素缺乏的程度有关。本章主要介绍成人甲减。

1. 一般表现 表现为低基础代谢率症候群（如乏力、畏寒、记忆力减退、反应迟钝、嗜睡等）；黏液性水肿面容；常有高胡萝卜素血症，胡萝卜素沉积在富有脂肪的上皮层，导致皮肤呈姜黄色，以手掌和足底明显。

2. 肌肉与关节 肌肉松弛无力，也可有暂时性肌强直、痉挛、疼痛等；嚼肌、胸锁乳突肌、股四头肌和手部肌肉可有进行性肌萎缩。

3. 心血管系统 脉搏缓慢，心动过缓，心音低弱，心输出量减低，常为正常的一半。全心扩大较常见，常伴有心包积液，经治疗后均可恢复正常。中、老年妇女可有血压增高，循环时间延长。久病者易并发动脉粥样硬化及冠心病，发生心绞痛和心律不齐。

4. 血液系统 由于下述四种原因发生贫血：①甲状腺激素缺乏引起血红蛋白合成障碍；②肠道吸收铁障碍引起铁缺乏；③肠道吸收叶酸障碍引起叶酸缺乏；④恶性贫血是与自身免疫性甲状腺炎伴发的器官特异性自身免疫病。

5. 消化系统 厌食、腹胀、便秘，严重者出现麻痹性肠梗阻或黏液水肿性巨结肠。50%患者胃酸缺乏或无胃酸。

6. 内分泌系统 女性常有月经过多或闭经。长期严重的病例可导致垂体增生、蝶鞍增大。部分患者血清催乳素(PRL)水平增高，发生溢乳。

7. 黏液性水肿昏迷 见于病情严重的患者，多在冬季寒冷时发病。诱因为严重的全身性疾病、甲状腺激素替代治疗中断、寒冷、手术、麻醉和使用镇静药等。临床表现为嗜睡、低体温(<35 ℃)、呼吸徐缓、心动过缓、血压下降、四肢肌肉松弛、反射减弱或消失，甚至昏迷、休克、肾功能不全危及生命。

【实验室及辅助检查】

1. 直接依据

(1) 血清TSH和T_3、T_4 血清TSH增高，TT_4、FT_4降低是诊断本病的必备指标，但要注意与继发性甲状腺功能减退(TSH正常/降低，FT_4降低)、甲状腺激素抵抗(TSH、FT_4均增高)鉴别。

(2) 甲状腺摄^{131}I率 明显低于正常，常为低平曲线，而尿中^{131}I排泄量增大。目前已被TSH检测取代。

(3) TSH兴奋试验 用于鉴别原发性或继发性甲减。如用TSH后^{131}I摄取率和FT_4不升高，提示原发性甲减。

2. 间接依据

(1) 基础代谢率(BMR)降低 常在−45%～−35%。有时可达−70%。

(2) 血红蛋白及红细胞减少 常呈轻、中度贫血，低血红蛋白小红细胞型、正常红细胞型、大红细胞型三者均可发生。

(3) 生化检查 血清甘油三酯、总胆固醇、LDL-C增高，HDL-C降低，同型半胱氨酸增高，血清CK、LDH增高。

(4) X线检查 可见心脏向两侧增大，可伴心包积液和胸腔积液。部分患者有蝶鞍增大。

(5) 心电图检查 低电压、窦性心动过缓、T波低平或倒置，偶有P-R间期延长及QRS波时限增加。

【诊断及鉴别诊断】

1. 诊断 除甲减的症状和体征外，主要依靠检测TSH、TT_4、FT_4、TT_3、FT_3以及TSH兴奋试验。在确诊甲减基础上，进一步寻找甲减的原因。

2. 鉴别诊断 黏液性水肿典型病例诊断不难，但早期轻症及不典型者常与贫血、肥胖、水肿、肾病综合征、垂体瘤、心包积液、低代谢率综合征、月经紊乱、腺垂体功能减退症等混淆，需作有关甲状腺功能测定，以资鉴别。

【治疗】

1. 对症治疗 伴有贫血的患者，应给予铁剂、叶酸、维生素 B_{12}等，铁剂治疗时尚须注意胃酸水平，低者须补充。

2. 替代治疗 成人黏液性水肿用甲状腺激素替代治疗效果显著，并需终身服用。甲状腺激素替代治疗尽可能应用左甲状腺素（L-T_4），L-T_4在外周脱碘持续产生 T_3，更接近生理状态。T_3药效撤退较快，不宜作为甲减的长期治疗，且易发生医源性甲亢，老年患者对 T_3的有害作用较为敏感，甲状腺粉（干甲状腺）由于含量不甚稳定，故一般不予推荐。

L-T_4替代治疗的起始剂量及随访间期可因患者的年龄、体重、心脏情况以及甲减的病程及程度而不同。一般应从小剂量开始，常用的起始剂量为 L-T_4每天 1～2 次，每次口服 25 μg，之后逐步增加，一般每天维持量为 100～150 μg。每次剂量调整后一般应在 6～8 周后检查甲状腺功能以评价剂量是否适当，原发性甲减患者在 TSH 降至正常范围后 6 个月复查一次，之后随访间期可延长至每年一次。成人甲减完全替代 L-T_4剂量为 1.6～1.8 μg/(kg·d)；儿童完全替代 L-T_4剂量 2.0 μg/(kg·d)；老年患者则需要较低的剂量，大约 1.0 μg/(kg·d)；妊娠时的替代剂量需要增加 30%～50%。

3. 亚临床甲减的处理 近年来受到关注。因为亚临床甲减引起的血脂异常可以促进动脉粥样硬化的发生、发展。部分亚临床甲减发展为临床甲减。目前认为在下述情况需要给予 L-T_4治疗：高胆固醇血症、血清 TSH＞10 mU/L。

4. 黏液水肿性昏迷的治疗 罕见，却是危及生命的急症，死亡率为 20%～50%，最好在重症监护室(ICU)治疗。

(1) 补充甲状腺激素。首选 T_3静脉注射，每 4 h 注射 10 μg，直至患者症状改善，清醒后改为口服；或 L-T_4首次静脉注射 300 μg，以后每日 50 μg，至患者清醒后改为口服。如无注射剂可予片剂鼻饲，T_3 20～30 μg，每 4～6 h 一次，以后每 6 h 5～15 μg；或 L-T_4首次 100～200 μg，以后每日 50 μg，至患者清醒后改为口服。

(2) 保温、供氧、保持呼吸道通畅，必要时行气管切开、机械通气等。

(3) 氢化可的松 200～300 mg/d 持续静脉滴注，患者清醒后逐渐减量。

(4) 根据需要补液，但是入水量不宜过多。

(5) 控制感染，治疗原发疾病。

【预后及预防】

预防极其重要，对于地方性克汀病，孕妇胚胎期缺碘是发病关键。因此，地方性甲状腺肿流行区，孕妇应供给足够碘化物，妊娠最后 3～4 个月每日可加服碘化钾 20～30 mg。妊娠合并 Graves 病用硫脲类药物治疗者，应尽量避免剂量过大，并同时加用小剂量干甲状腺制剂。妊娠合并甲亢禁用放射性^{131}I 治疗，诊断用的示踪剂避免口服，但可做体外试验。成人的甲减，不少由于手术切除或使用放射性^{131}I 治疗甲亢引起，必须掌握甲状腺切除的多少和放射性^{131}I 的剂量，避免切除过多和剂量过大等因素导致本症。

第六十一章
甲状腺炎

甲状腺炎(thyroiditis)是由于甲状腺组织变性、渗出、坏死、增生等炎症改变导致的一系列临床病症,可分为急性、亚急性和慢性三类,急性化脓性甲状腺炎目前已少见,本章重点介绍临床上常见的亚急性甲状腺炎和慢性淋巴细胞性甲状腺炎(自身免疫性甲状腺炎)。

第一节　亚急性甲状腺炎

亚急性甲状腺炎(subacute thyroiditis)又称为肉芽肿性甲状腺炎(granulomatous thyroiditis)、巨细胞性甲状腺炎(giant cell thyroiditis)和 De Quervain 甲状腺炎,是一种与病毒感染有关的自限性甲状腺炎,是甲状腺发生严重疼痛和压痛的最常见原因,一般不遗留甲状腺功能减退症。该病占就诊甲状腺疾病的 5%,好发年龄为 30～50 岁,女性发病率比男性高 3 倍以上。

【病因】

本病常在病毒感染后发生,如流感病毒、柯萨奇病毒、腺病毒和腮腺炎病毒感染等,可以在患者甲状腺组织发现这些病毒,或在患者血清发现这些病毒抗体。10%～20%的病例在疾病的亚急性期发现甲状腺自身抗体,疾病缓解后这些抗体消失,推测它们可能继发于甲状腺组织破坏。

【病理】

甲状腺呈微黄色或白色,质地稍硬,腺体均匀性增大,有时可一侧腺体显著增大。甲状腺滤泡结构破坏,组织内存在许多巨噬细胞,包括巨细胞,又称巨细胞甲状腺炎。

【临床表现】

本病多在病毒性咽炎、流行性腮腺炎、麻疹或其他病毒综合征后 1～3 周时发生。甲状腺区疼痛剧烈,在咀嚼和吞咽时疼痛加重。伴有发热、怕冷、疲乏、食欲不振等症状。触诊时甲状腺压痛极为明显,弥漫性增大,但疼痛可能只限一侧,颈淋巴结偶有肿大。恢复期症状渐好转,甲状腺肿或结节渐消失,也有不少病例,遗留小结节以后缓慢吸收。如果治疗及时,患者大多可完全恢复,变成永久性甲减者罕见。

【实验室及辅助检查】

根据实验室检查结果本病可以分为三期,即甲状腺毒症期、甲减期和恢复期。①甲状腺毒症期:血清 T_3、T_4升高,TSH 降低,^{131}I 摄取率减低(24 h 低于 2%)。这就是本病特征性的血清甲状腺激素水平和甲状腺摄碘能力的“分离现象”。出现的原因是甲状腺滤泡被炎症破坏，其内储存的甲状腺激素释放进入循环，形成“破坏性甲状腺毒症”；而炎症损伤引起甲状腺细胞摄碘功能减低。此期血沉加快，可大于 100 mm/h。②甲减期：血清 T_3、T_4 逐渐下降至正常水平以下，TSH 回升至高于正常值，^{131}I 摄取率逐渐恢复。这是因为储存的甲状腺激素释放殆尽，甲状腺细胞正在处于恢复之中。③恢复期：血清 T_3、T_4、TSH 和 ^{131}I 摄取率恢复至正常。

【诊断及鉴别诊断】

诊断依据：①急性炎症的全身症状；②甲状腺轻、中度肿大，中等硬度，触痛显著；③典型患者实验室检查呈现上述三期表现。但是根据患者的就诊时间和病程的差异，实验室检查结果各异。

本病应与急性化脓性甲状腺炎、桥本甲状腺炎、甲状腺出血或坏死鉴别。

【治疗及预防】

本病有自限性，预后良好。轻型患者仅需应用非甾体类抗炎药，如阿司匹林、布洛芬、吲哚美辛等；中、重型患者可给予泼尼松每日 20～40 mg，分 3 次口服，能明显缓解甲状腺疼痛，8～10 d 后逐渐减量，维持 4 周。本病约有 20%复发率，复发后泼尼松治疗仍然有效。针对甲状腺毒症表现可给予普萘洛尔；约 10%患者发生永久性甲状腺功能减退，需长期以小剂量左甲状腺素替代治疗。

第二节　慢性淋巴细胞性甲状腺炎

慢性淋巴细胞性甲状腺炎（chronic lymphocytic thyroiditis）又名桥本甲状腺炎（Hashimoto thyroiditis，HT），是一种最常见的甲状腺自身免疫病。其共同的病理特征是甲状腺组织内淋巴细胞浸润，滤泡细胞萎缩或增生、纤维化等。美国发病率为 3%～4%，我国发病率是 1.6%，女性发病率为男性的 3～4 倍。

【病因及发病机制】

病因尚未完全清楚。本病的特征是存在高滴度的甲状腺过氧化物酶抗体（TPOAb）和甲状腺球蛋白抗体（TgAb）。TPOAb 具有抗体依赖介导的细胞毒（ADCC）作用和补体介导的细胞毒作用。患者家族中约半数检出相同的抗甲状腺各种成分的自身抗体证明本病有家族聚集性。此外，环境及其他因素也与本病关联，如富碘地区本病的发病率明显高于缺碘地区，对缺碘地区补碘后 HT 发病率也明显上升；核辐射、吸烟等可导致本病发病率增高。

【临床表现】

甲状腺肿大是桥本甲状腺炎最常见征象。起病缓慢，常在无意中发现，体积为正常甲状腺的 2～3 倍，表面光滑，大的腺体表面可成分叶状，常可按及椎体叶，质地坚韧有弹性如橡皮，无压痛，无粘连，可随吞咽活动。晚期少数可出现轻度局部压迫症状。

本病发展缓慢，有时甲状腺肿在几年内无明显变化。初起时甲状腺机能正常，有时可伴有甲亢表现，称桥本甲状腺炎甲亢，或同时合并 Graves 病，但当甲状腺破坏到一定程度，许多患者逐渐出现甲状腺功能减退，少数呈黏液性水肿。本病有时可合并恶性贫血，此因患者体内存在胃壁细胞的自身抗体。少数病例在发现本病时已有甲状腺功能减退症。

【实验室及辅助检查】

甲状腺功能正常时，TPOAb 和 TgAb 滴度显著增高，是本病最有意义的诊断指标。发生甲状腺功能损伤时,可出现亚临床甲减(TSH 增高,TT_4、FT_4正常)和临床甲减(TSH 增高,TT_4、FT_4减低),^{131}I 摄取率减低。甲状腺扫描核素可见“冷结节”。甲状腺细针穿刺细胞学检查有助于确诊。

【治疗及预防】

本病尚无针对病因的治疗措施,早期如甲状腺肿大不显著或症状不明显者,一般不需治疗。临床主要针对甲减和甲状腺肿的压迫症状采取治疗。甲减主要给予 L-T_4替代治疗。腺体肿大明显和疼痛时,可给予糖皮质激素治疗,一般不考虑手术治疗,因术后甲减的发生率甚高。此外,控制碘摄入量在安全范围(尿碘 100～200 μg/L)可能有助于阻止甲状腺自身免疫破坏进展。

第六十二章 慢性肾上腺皮质功能减退症

慢性肾上腺皮质功能减退症(chronic adrenocortical hypofunction)是由于双侧肾上腺因自身免疫、结核、肿瘤等原因导致严重破坏，或双侧大部分或全部切除所致，也可继发于下丘脑分泌 CRH 及垂体分泌 ACTH 不足所致。本症临床上呈衰弱无力、体重减轻、色素沉着、血压下降等综合征。患者以中年及青年为多，年龄大多在 20～50 岁，男、女患病率几乎相等，自身免疫引起者以女性为多，男性与女性之比为 1∶(2～3)。本章重点介绍原发性慢性肾上腺皮质功能减退症，又称 Addsion 病。

【病因及发病机制】

1. 感染　肾上腺结核为常见病因，常先有或同时有其他部位的结核病灶，如肺、肾、肠等。其次是肾上腺真菌感染，脑膜炎双球菌感染和艾滋病感染。

2. 自身免疫性肾上腺炎　约 75%患者血中检出抗肾上腺的自身抗体。近半数患者伴其他器官特异性自身免疫，如 GD、HT、1 型糖尿病等，多见于女性；而不伴其他内分泌腺病变的单一性自身免疫性肾上腺炎多见于男性。

3. 其他较少见病因　恶性肿瘤转移、淋巴瘤、白血病细胞浸润、淀粉样变性、双侧肾上腺切除、放射治疗破坏、肾上腺酶系抑制药(如美替拉酮、氨鲁米特、酮康唑)或细胞毒药物的长期应用，血管栓塞等。

【临床表现】

1. 最具特征表现　最具特征表现为全身皮肤色素加深，暴露处、摩擦处、乳晕、瘢痕等处尤为明显，黏膜色素沉着见于牙龈、舌部、颊黏膜等处，系垂体 ACTH、黑素细胞刺激素(MSH)分泌增多所致。

2. 其他症状　①神经精神系统：乏力，淡漠、疲劳，重者嗜睡、意识模糊，可出现精神失常。②胃肠道：食欲减退，嗜咸食，胃酸过少，消化不良；有恶心，呕吐，腹泻者，提示病情加重。③心血管系统：血压降低，心脏缩小，心音低钝；可有头昏、眼花、直立性昏厥。④代谢障碍：糖异生作用减弱，肝糖原耗损，可发生低血糖症状。⑤肾：排泄水负荷的能力减弱，在大量饮水后可出现稀释性低钠血症；糖皮质激素缺乏及血容量不足时，抗利尿激素的释放增多，也是造成低血钠的原因。⑥生殖系统：女性阴毛、腋毛减少或脱落、稀疏，月经失调或闭经，但病情轻者仍可生育；男性常有性功能减退。⑦对感染、外伤等各种应激的抵抗力减弱，在发生这些情况时，可出现肾上腺危象。⑧如病因为结核且病灶活跃或伴有其他脏器活动性结核者，常有低热、盗汗等症状，体质虚弱，消瘦更严重。本病与其他自身免疫病并存时，则伴有相应疾病的临床表现。

3. 肾上腺危象 危象为本病急骤加重的表现。常发生于感染、创伤、手术、分娩、过劳、大量出汗、呕吐、腹泻、失水或突然中断肾上腺皮质激素治疗等应激情况下。表现为恶心、呕吐、腹痛或腹泻、严重脱水、血压降低、心率快、脉细弱、精神失常、高热、低血糖症、低钠血症,血钾可低可高。如不及时抢救,可发展至休克、昏迷甚至死亡。

【实验室及辅助检查】

1. 生化检查 ①血钠降低;②血钾升高;③血清氯化物减低;④血糖趋降低;⑤血钙轻中度升高。

2. 血常规检查 正细胞正色素性贫血,少数合并恶性贫血。白细胞分类示中性粒细胞减少,淋巴细胞相对增多,嗜酸性粒细胞明显增多。

3. 激素检查 ①基础血、尿皮质醇、尿17-羟皮质类固醇测定常降低,但也可接近正常。②ACTH兴奋试验:ACTH刺激肾上腺皮质分泌激素,可反映皮质储备功能。并可鉴别原发性或继发性肾上腺皮质功能减退。原发性肾上腺皮质功能减退较重者,连续刺激2～5 d无反应;继发者呈延迟反应。③血浆基础ACTH测定:原发者明显增高,而继发性肾上腺皮质功能减退者,ACTH浓度降低。

4. 影像学检查 X线摄片、CT或MRI检查于结核病患者可示肾上腺增大及钙化阴影。其他感染、出血、转移性病变在CT扫描时也提示肾上腺增大,而自身免疫病所致者肾上腺不增大。

【诊断及鉴别诊断】

1. 诊断 对于有乏力、食欲减退、体重减轻、血压下降、皮肤黏膜色素加深者应考虑本病可能,最具诊断价值者为ACTH兴奋试验,本病患者储备功能低下,而非本病患者,经ACTH兴奋后,血、尿皮质类固醇明显上升。对于急症患者有下列情况应考虑肾上腺危象:所患疾病不太重而出现严重循环虚脱,脱水、休克、衰竭,不明原因的低血糖,难以解释的呕吐,体检时发现色素沉着、白斑病、体毛稀少、生殖器发育差。

2. 鉴别诊断 本病需与继发性肾上腺皮质功能减退症相鉴别,后者无色素沉着,反而色素变浅,常伴性腺、甲状腺等多腺体功能减退;体型消瘦者需与结核、恶性肿瘤等慢性消耗性疾病相鉴别。

【治疗】

1. 治疗原则 ①纠正本病中代谢紊乱;②内分泌替代补充治疗;③病因治疗;④避免应激,预防危象。

2. 基础疗法

(1) 糖皮质激素替代治疗 根据身高、体重、性别、年龄、体力、劳动强度等,确定一合适的基础量。宜模仿激素分泌昼夜节律在清晨睡醒时服全日量的2/3,下午4时前服余下1/3。于一般成人,开始时每日剂量为氢化可的松20～30 mg或可的松25～37.5 mg。在有发热等并发症时适当加量。

(2) 食盐及盐皮质激素 食盐的摄入量应充分,每日至少8～10 g,如有大量出汗、腹泻时应酌情增加食盐摄入量,大部分患者在服用氢化可的松和充分摄盐下即可获满意效果。有的患者仍感头晕、乏力、血压偏低,则需加用盐皮质激素。如有水肿、高血压、低血钾则减量。

(3) 病因治疗 如有活动性结核者,应积极给予抗结核治疗。补充替代剂量的肾上腺皮质激素并不影响对结核病的控制。如病因为自身免疫病者，则应检查是否有其他腺体功能减退，如存在，则需作相应治疗。

3. 肾上腺危象治疗 为内科急症，应积极抢救。①补充液体：典型的危象患者液体损失量约为细胞外液的1/5，故于初治的第1、2日内应迅速补充生理盐水2 000～3 000 mL/d。对于以糖皮质激素缺乏为主、脱水不甚严重者补盐水量适当减少。补充葡萄糖液以避免低血糖。②糖皮质激素：立即静注氢化可的松或琥珀酸氢化可的松100 mg，使血皮质醇浓度达到正常人在发生严重应激时的水平，以后每6 h加入补液中静滴100 mg。呕吐停止，可进食者，可改为口服。③积极治疗感染及其他诱因。

4. 外科手术或其他应激时治疗 在发生严重应激时，应每天给予氢化可的松总量约300 mg。大多数外科手术应激为时短暂，故可以数日内逐步减量，直至维持量。较轻微的短暂应激，每日给予氢化可的松100 mg即可，以后按情况递减。

【预后及预防】

在严格使用内分泌、抗结核等治疗后，患者寿命大大延长，劳动力亦显著恢复，并可争取接近正常人。经随访观察继续治疗7年以上者，部分患者可完全停用激素或减至很小维持剂量。个别患者能正常妊娠及生育，但在分娩期应注意防治危象发作。小儿产前产后生长发育可完全正常。治疗中患者抵抗力较低，易患呼吸道感染、胃肠功能紊乱，甚而导致危象发作，应予注意。

第六十三章 皮质醇增多症

皮质醇增多症又称库欣综合征(Cushing syndrome),是肾上腺皮质功能亢进症中最常见的一种,系由多种原因引起肾上腺皮质分泌过多糖皮质激素(主要是皮质醇)所致。主要临床表现有满月脸、多血质、向心性肥胖、紫纹、痤疮、糖尿病倾向、高血压、骨质疏松等。本病多见于女性,男女之比为 1∶(2～3),以 20～40 岁居多,约占 2/3。

【病因及分类】

1. 依赖垂体 ACTH 的库欣综合征

(1) Cushing 病　本病最主要类型,占 70%。继发于垂体瘤或垂体-下丘脑功能紊乱,导致分泌 ACTH 过多,伴肾上腺皮质增生和皮质醇分泌过多。

(2) 异位性 ACTH 综合征　垂体以外肿瘤分泌 ACTH 所致,最多见的是肺癌(约占 50%),其次是胸腺癌(约占 10%)、胰腺或胰岛细胞癌(约占 10%)。

2. 非依赖 ACTH 的库欣综合征　①原发性肾上腺皮质肿瘤(包括肾上腺皮质癌、肾上腺皮质腺癌);②不依赖 ACTH 的双侧肾上腺小结节性增生,可伴或不伴库欣综合征;③不依赖 ACTH 的双侧肾上腺大结节性增生。

【临床表现】

本病的临床表现是由于大量皮质醇引起代谢紊乱及多器官功能障碍所致。起病多缓慢,病程较长,尤以增生型发展最慢,从起病到诊断平均约 3 年余;其次为腺瘤,1～2 年;腺癌发展快,病程短,一般于 1 年内可确诊。典型表现如下所述。

1. 向心性肥胖、满月脸、多血质　面部和躯干脂肪堆积(向心性肥胖)是本病的特征。面圆而呈暗红色,胸、腹、颈、背部脂肪甚厚。至疾病后期,因肌肉消耗,四肢显得相对瘦小。多血质与皮肤菲薄,微血管易透见有时与红细胞数、血红蛋白增多有关(皮质醇刺激骨髓)。

2. 神经系统　肌无力,下蹲后起立困难。约有 2/3 患者有精神症状,表现为不同程度的精神、情绪变化,如情绪不稳定、烦躁、失眠,严重者精神变态,可发生精神分裂症。

3. 皮肤表现　皮肤薄,微血管脆性增加,轻微损伤即可引起淤斑。下腹两侧、大腿外侧等处出现紫纹(紫红色条纹,由于肥胖、皮肤薄、蛋白分解亢进、皮肤弹性纤维断裂所致),手、足、指(趾)甲、肛周常出现真菌感染。异位 ACTH 综合征者及较重库欣病患者皮肤色素沉着加深。

4. 心血管表现　高血压常见,与肾素-血管紧张素系统激活,对血管活性物质加压反应增强、血管舒张系统受抑制及皮质醇可作用于盐皮质激素受体等因素有关。同时,常伴有动脉硬化和肾小球动脉硬化。长期高血压可并发左心室肥大、心力衰竭和脑血管意外。由于凝血功能异常、脂代谢紊乱，易发生动静脉血栓，使心血管并发症发生率增加。

5. 对感染抵抗力减弱 长期皮质醇分泌增多使免疫功能减弱，肺部感染多见；化脓性细菌感染不容易局限化，可发展成蜂窝织炎、菌血症、感染中毒症。患者在感染后，炎症反应往往不显著，发热不高，易漏诊而造成严重后果。

6. 性功能障碍 女性患者月经减少、不规则或停经；痤疮常见；明显男性化（乳房萎缩、生须、喉结增大、阴蒂肥大）者少见，如出现，要警惕肾上腺皮质癌。男性患者性欲减退、阴茎缩小，睾丸变软。以上表现与大量皮质醇抑制垂体促性腺激素有关。

7. 其他 大量皮质醇促进肝糖原异生，并有抗胰岛素的作用，引起糖耐量减低，部分患者出现类固醇性糖尿病。明显的低血钾性碱中毒主要见于肾上腺皮质癌和异位 ACTH 综合征，常见电解质紊乱有水、钠潴留，低血钾。久病者出现骨质疏松，儿童患者生长发育受抑制。

【诊断】

1. 诊断依据

(1) 临床表现有典型库欣面容及其他表现。

(2) 各型均有糖皮质激素分泌明显增高。

2. 病因诊断 结合血尿皮质醇增高程度、影像学检查和血 ACTH 水平及动态试验结果可确定病因。

【治疗】

应根据不同病因作相应的治疗。

1. 垂体 ACTH 癌 可采用：①首选经蝶窦显微外科手术；②垂体放射治疗；③垂体手术加肾上腺切除术；④药物，可选用作用于下丘脑-垂体药物如赛庚啶、溴隐亭等，皮质醇合成抑制剂如双氯苯二氯乙烷（米托坦）、美替拉酮、酮康唑等。

2. 肾上腺肿瘤 腺瘤手术切除可获根治，术后需较长期使用氢化可的松（每日 20～30 mg）或可的松（每日 25.0～37.5 mg）作替代治疗。腺癌应尽可能早期行手术治疗，未根治或已有转移者用肾上腺皮质激素合成阻滞药物治疗能减少肾上腺皮质激素的产生。

3. 异源性 ACTH 综合征 取决于原发肿瘤的治疗，可采用手术、放疗或联合使用皮质醇合成抑制剂。

【预后及预防】

本病预后以单侧腺瘤经早期手术效果最好，病情一般在术后数月可逐渐好转，以至完全康复。若垂体肿瘤很大，则预后稍差。腺瘤如早期切除，预后良好。异源性 ACTH 综合征或肾上腺癌肿已转移者则预后极差。库欣病患者治疗后的疗效不一，应定期观察有无复发，或有无肾上腺皮质功能不足。

第六十四章
糖尿病

糖尿病(diabetes mellitus,DM)是一组以慢性高血糖为特征的代谢性疾病。由于胰岛素分泌和(或)作用缺陷,引起糖、脂肪、蛋白质代谢紊乱,导致全身微血管、大血管和周围神经慢性损害,引起眼、肾、心脏、神经、血管等器官功能缺陷及衰竭。病情严重或应激时可发生急性代谢紊乱,如糖尿病酮症酸中毒(DKA)、高血糖高渗状态(HHS)等。

【流行病学】

糖尿病是21世纪的流行病,其患病率正随着人民生活水平的提高、人口老化及生活方式改变而迅速增加。根据国际糖尿病联盟(International Diabetes Federation,简称IDF)统计,目前全球有糖尿病患者2.85亿,预计到2030年全球将有近5亿人患糖尿病。近30年来,我国糖尿病患病率显著增加。1980年调查成人糖尿病患病率为0.7%,1994—1995年为2.5%,2008年的调查结果显示,在20岁以上的成人中,年龄标化的糖尿病的患病率为9.7%,糖尿病总数达9240万,我国已成为糖尿病患病人数最多的国家之一。

糖尿病已成为发达国家继心血管疾病和肿瘤之后第三大非传染性疾病,是严重威胁人类健康的世界性公共卫生问题。中华医学会糖尿病学分会慢性并发症调查组报告住院2型糖尿病并发症患病率分别为神经病变61.8%,高血压34.2%,肾病34.7%,视网膜病变35.7%,脑血管病12.6%,心血管病17.1%,下肢血管病5.2%。糖尿病慢性并发症对患者的生命和生活质量威胁极大,给家庭及患者个人带来沉重的经济负担。

【糖尿病分型】

目前国际上通用1997年ADA/WHO糖尿病分类法(表64-1)。

表64-1 糖尿病的病因学分型

1. 1型糖尿病(type 1 diabetes mellitus,T1DM)(β细胞破坏,常引起胰岛素绝对不足)

(1)免疫介导;(2)特发性

2. 2型糖尿病(type 2 diabetes mellitus,T2DM)(从胰岛素抵抗为主伴胰岛素分泌不足到以胰岛素分泌不足为主伴胰岛素抵抗)

3. 其他特殊类型糖尿病

1)胰岛β细胞功能的基因缺陷

① 12号染色体,HNF-1α突变($MODY_3$);②7号染色体,葡萄糖激酶突变($MODY_2$);③ 20号染色体,HNF-4α突变($MODY_1$);④ 线粒体DNA突变;⑤ 其他

2)胰岛素作用遗传性缺陷

① A型胰岛素抵抗;② 妖精貌综合征;③ Rabson-Mendenhall综合征;④ 脂肪萎缩型糖尿病;⑤其他

续表

3)胰腺外分泌疾病

① 胰腺炎;② 创伤/胰腺切除术;③ 肿瘤;④ 囊性纤维化胰腺病;⑤血色病;⑥ 纤维钙化性胰腺病;⑦其他

4)内分泌病

① 肢端肥大症;②库欣综合征;③ 胰高血糖素瘤;④嗜铬细胞瘤;⑤ 甲状腺功能亢进症;⑥生长抑素瘤;⑦ 醛固酮瘤;⑧其他

5)药物或化学品所致糖尿病

① 砒甲硝苯脲(vacor,一种毒鼠药);②喷他脒;③烟酸;④糖皮质激素;⑤甲状腺激素;⑥二氮嗪;⑦β 肾上腺素受体激动剂;⑧噻嗪类利尿剂;⑨苯妥英钠;⑩干扰素 α;⑪ 其他

6)感染

①先天性风疹;② 巨细胞病毒;③ 其他

7)不常见的免疫介导糖尿病

①僵人(Stiffman)综合征;②抗胰岛素受体抗体;③其他

8) 其他可能与糖尿病相关的遗传性综合征

① Down 综合征;② Klinefelter 综合征;③Turner 综合征;④Wolfram 综合征;⑤Friedreich 共济失调;⑥Huntington 舞蹈病;⑦Laurence-Moon-Biedel 综合征;⑧强直性肌营养不良症;⑨卟啉病;⑩Prader-Willi 综合征;⑪ 其他

4. 妊娠期糖尿病(GDM)

1. 1 型糖尿病特征 ①起病较急;②典型病例见于小儿及青少年,但任何年龄均可发病;③胰岛 β 细胞破坏,血浆胰岛素及 C 肽水平低(绝对不足),服糖刺激后分泌仍呈低平曲线;④必须依赖胰岛素治疗,一旦骤停胰岛素则易发生酮症酸中毒,甚至威胁生命;⑤遗传为重要诱因,表现为第 6 对染色体上 HLA 某些抗原的阳性率增减;⑥胰岛细胞自身抗体常呈阳性反应,85%～90%的 T1DM 患者空腹血糖开始升高时,可检测到一种或多种胰岛细胞自身抗体。

2. 2 型糖尿病特征 ①起病较慢;②典型病例见于中老年人,体型多肥胖,偶见于幼儿;③存在胰岛素抵抗和胰岛素分泌缺陷(相对不足),患者血浆胰岛素水平正常或升高,服糖刺激后分泌呈延迟释放;④不需要胰岛素维持生命,早期单用口服降糖药一般可以控制血糖;⑤有遗传易感性,但 HLA 属阴性;⑥胰岛细胞自身抗体常呈阴性。

3. 临床分期 指在糖尿病自然进程中,不论其病因如何,都会经历的几个阶段。疾病可能已存在一段很长时间,最初血糖正常,以后血糖随疾病进展而变化。首先出现空腹血糖和(或)负荷后血糖升高,但尚未达到糖尿病诊断标准,称葡萄糖调节受损(IGR),包括空腹血糖调节受损(IFG)和(或) 糖耐量减低(IGT),二者可同时存在。IGR 代表了正常葡萄糖稳态和糖尿病高血糖之间的中间代谢状态,称之为"糖尿病前期"。达到糖尿病诊断标准后,某些患者可通过控制饮食、运动、减肥和(或)口服降血糖药而使血糖得到理想控制,不需要用胰岛素治疗;随着病情进展,一些患者需用胰岛素控制高血糖,但不需要胰岛素维持生命;而有些患者胰岛细胞破坏严重,已无残存分泌胰岛素的功能,必须用胰岛素维持生命。

【病因及发病机制】

糖尿病病因和发病机制未完全阐明,一般认为,遗传因素和环境因素共同参与其发病过

程。

1. 1型糖尿病 绝大多数T1DM是自身免疫性疾病,遗传因素和环境因素共同参与其发病过程。某些外界因素作用于有遗传易感性的个体,激活T淋巴细胞介导的一系列自身免疫反应,引起选择性胰岛β细胞破坏和功能衰竭,体内胰岛素分泌不足致进行性加重,导致糖尿病。

1) 多基因遗传因素 据近代孪生儿研究,T1DM中单卵双胞胎发生一致率为30%~50%,其β细胞自身免疫反应一致性为2/3。有报告在白种人全基因组筛查研究中发现$IDDM_1$、$IDDM_2$两个易感基因分别构成T1DM遗传因素的42%和10%,$IDDM_1$是T1DM易感性的主效基因,其他为次效基因。与T1DM关联的基因位点主要是$IDDM_1$的HLA-DRB1、DQA1、DQB1。易感基因的发现只能解释部分T1DM家族的聚集性,不同种族、不同人群易感基因的相关位点间的相互作用不尽相同,其发病依赖多个易感基因的共同参与与环境因素的影响。

2) 环境因素

(1) 病毒感染 与T1DM有关的病毒包括风疹病毒、腮腺炎病毒、柯萨奇病毒、脑心肌炎病毒和巨细胞病毒等。病毒感染可直接损伤胰岛β细胞,或损伤胰岛β细胞而暴露其抗原成分并启动自身免疫反应进而破坏胰岛β细胞。

(2) 自身免疫 许多证据提示T1DM为自身免疫性疾病。①遗传易感性与HLA区域密切相关,HLA区域和免疫调节、自身免疫性疾病的发生有密切关系。②体液免疫:已发现90%新诊断的T1DM患者血清中存在多种胰岛细胞抗体,如胰岛细胞自身抗体(ICA)、胰岛素自身抗体(IAA)、谷氨酸脱羧酶(GAD_{65})抗体、酪氨酸磷酸酶自身抗体((IA-2和IA-2β)等。ICA在发病后6个月至3年后,其滴定度逐渐降低或消失。IAA的测定不能区分胰岛素治疗前还是注射胰岛素后产生的胰岛素抗体。GAD抗体在新诊断的T1DM患者中的阳性率为60%~96%,特异性强、持续时间长,有助于区分1型和2型患者。③细胞免疫:在T1DM的发病机制中,各种细胞因子或其他介质单独或协同、直接或间接造成β细胞损伤,促进胰岛炎症形成。④伴随其他自身免疫病如Graves病、桥本甲状腺炎、Addison病。

(3) 自然史 T1DM的发生发展经历以下6阶段:①个体具有遗传易感性,在生命的早期阶段无任何异常;②某些环境因素如病毒感染引起少量胰岛β细胞破坏并启动自身免疫反应;③出现免疫学异常,可检出ICA、IAA、GAD抗体、IA-2抗体等;④胰岛β细胞数目开始减少,仍能维持糖耐量正常;⑤胰岛β细胞进行性损伤,通常只残存10%β细胞时,胰岛素分泌不足,糖耐量降低或出现临床糖尿病,需用胰岛素治疗;⑥胰岛β细胞几乎完全消失,需依赖胰岛素维持生命。

2. 2型糖尿病 2型患者的发病机制与1型不同,并非因自身免疫β细胞破坏所致,主要在基因缺陷的基础上存在胰岛素抵抗和胰岛素分泌障碍两个环节(图64-1)。现在认为两者均需存在,β细胞功能的地位正受到更大的重视。

1) 遗传因素和环境因素 T2DM是由多个基因和环境因素综合引起的复杂病,有较强的遗传倾向。多基因异常的总效应形成遗传易感性。环境因素如人口老龄化、现代生活方式、营养过剩、中心性肥胖(腹内型或内脏型肥胖)、体力活动不足、子宫内环境以及应激、化学毒物等可使糖尿病易感人群患病率显著增加。

2) 胰岛素抵抗(IR)和β细胞功能缺陷 胰岛素抵抗和胰岛素分泌缺陷是T2DM发病机制的两个重要环节,并与动脉粥样硬化性心血管病、高血压、血脂异常、内脏型肥胖等有关,合称“代谢综合征”。

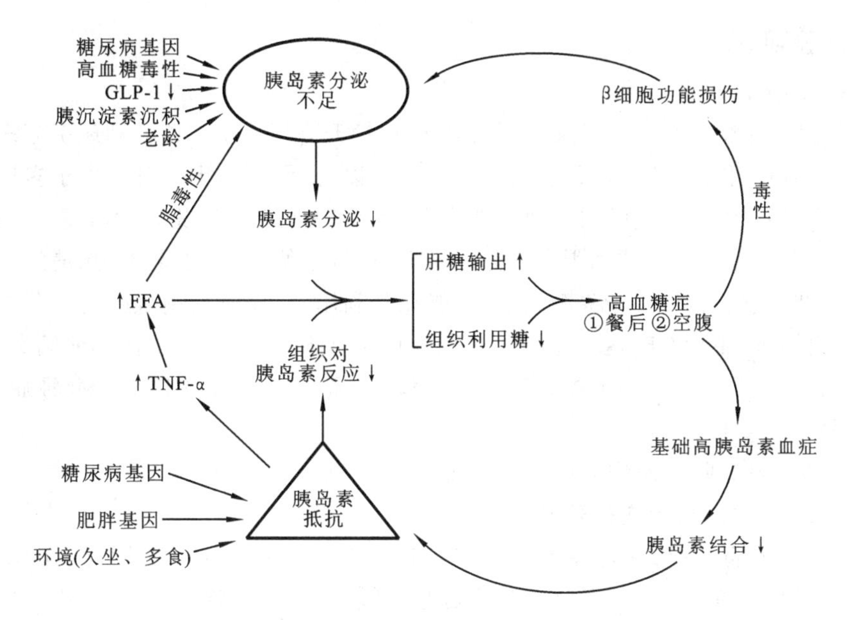

图 64-1 2 型糖尿病发病机制

(1) 胰岛素抵抗 胰岛素降血糖的主要机制是抑制肝脏葡萄糖产生、刺激内脏组织(肝和胃肠道)摄取葡萄糖和促进外周组织(骨骼肌、脂肪)对葡萄糖的利用。IR 指胰岛素作用的靶器官(主要是肝、肌肉、脂肪组织)对胰岛素作用的敏感性降低。IR 阶段患者血胰岛素水平正常或高于正常,但与胰岛素受体的结合能力及受体后效应均减弱,肌肉、脂肪组织对葡萄糖的利用降低,同时对肝葡萄糖产生及输出(HGP/HGO)的抑制作用减弱。为克服这种情况,β 细胞代偿性分泌胰岛素增加(高胰岛素血症),以维持糖代谢正常,随着病情进展,增多的胰岛素仍然不能使血糖恢复正常的基础水平,导致高血糖。有研究表明,从血糖升高到出现临床症状的时间平均可长达 7 年,此期间对糖尿病的初级预防很重要,改变生活方式、均衡饮食、适当运动、减轻体重等均有助于延缓糖尿病的发生,降低患病率。

胰岛素抵抗可能是多种基因细微变化叠加效应的后果。环境因素中主要为摄食过多、体力劳动过少导致肥胖(尤其是中心性肥胖),引起一系列代谢变化和细胞因子的表达异常,如游离脂肪酸(FFA)、TNF-α、瘦素、抵抗素等增加和脂联素降低以及慢性内质网应激等,进一步抑制胰岛素信号转导途径,加重胰岛素抵抗。

(2) β 细胞功能缺陷 表现为:①胰岛素分泌量缺陷:随着空腹血糖浓度增高,最初空腹及葡萄糖刺激后胰岛素代偿性分泌增多;当空腹血糖进一步增高时,胰岛素分泌逐渐减少。②胰岛素分泌模式异常:静脉葡萄糖耐量试验中第一时相胰岛素分泌减弱或消失;口服葡萄糖耐量试验(OGTT)中早期胰岛素分泌延迟、减弱或消失;胰岛素脉冲式分泌削弱;胰岛素原和胰岛素的比例增加等。

3) 葡萄糖毒性和脂毒性 在糖尿病发生发展过程中所出现的高血糖和脂代谢紊乱可进一步降低胰岛素敏感性和损伤胰岛 β 细胞功能,分别称为“葡萄糖毒性”和“脂毒性”,是糖尿病发病机制中最重要的获得性因素。

4) 自然史 T2DM 早期存在胰岛素抵抗,当胰岛 β 细胞分泌胰岛素代偿性增加时血糖可维持正常;当 β 细胞功能有缺陷对胰岛素抵抗无法代偿时,才会进展为 IGR 和糖尿病。T2DM 的 IGR 和糖尿病早期不需用胰岛素治疗的阶段较长,随着病情进展,相当一部分患者需用胰岛素控制血糖或维持生命。

【临床表现】

1. 基本临床表现

(1) 代谢紊乱症候群　①多尿、烦渴、多饮：血糖升高后由于渗透性利尿引起多尿，患者尿频，多者一昼夜可二十余次，尿量常在2～3 L/d以上，偶可达十余升。由于多尿失水，患者烦渴，饮水量及次数均增多，可与血糖浓度及尿量和失糖量成正比。②消瘦、乏力：由于机体不能充分利用葡萄糖，脂肪和蛋白质分解增多，负氮平衡，患者逐渐乏力、消瘦，儿童生长发育受阻。③多食、易饥：由于失糖，糖分未能充分利用，伴高血糖刺激胰岛素分泌，食欲常亢进，易有饥饿感，主食有时达0.5～1 kg，菜肴比正常人多一倍以上，尚不能满足。故糖尿病典型症状为“三多一少”，即多饮、多食、多尿和体重减轻。但中年以上2型轻症患者常因多食而肥胖。

(2) 并发症和(或)伴发病　见本章下文。

2. 常见类型糖尿病的临床表现

(1) 1型糖尿病　青少年患者起病较急，初发时“三多一少”症状较明显，有DKA倾向，且可以此为疾病的首发表现。某些成年患者起病缓慢，早期症状不明显，经历一段(至少半年)不需胰岛素治疗阶段，称为“成人隐匿性自身免疫性糖尿病(latent autoimmune diabetes in adults，LADA)”。虽然起病急缓不一，一般很快进展到需用胰岛素控制血糖或维持生命。胰岛β细胞自身抗体检查可以为阳性。患者血浆基础胰岛素水平和C肽测定值低于正常，糖刺激后胰岛素分泌曲线低平。

胰岛自身抗体作为β细胞自身免疫的标志物，可区分LADA与2型糖尿病；而诊断糖尿病后一段时间内不依赖胰岛素治疗则可与经典1型糖尿病鉴别。

(2) 2型糖尿病　一般认为，95%糖尿病患者为T2DM，目前认为约5%可能属于“其他类型”，常有家族史。发生在任何年龄，多见于成人，常在40岁以后起病。多数起病缓慢，症状较轻，半数以上无症状；不少患者因慢性并发症、伴发病或仅于健康体检时发现；无DKA倾向，但在感染等应激情况下可发生DKA。T2DM的IGR和糖尿病早期不需胰岛素治疗的阶段一般较长，随着病情进展，相当一部分患者需用胰岛素控制血糖、防治并发症或维持生命。有的患者进食后胰岛素分泌高峰延迟，餐后3～5 h血浆胰岛素水平不适当地升高，引起反应性低血糖，可成为首发症状。患者血浆基础胰岛素和C肽测定值可正常、偏低或增高，糖刺激后高峰时间可延至120～180 min。

(3) 胰岛β细胞功能的基因缺陷引起的糖尿病　由于某些基因突变引起的单基因遗传性疾病。主要包括青年人中的成年发病型糖尿病(MODY)和线粒体基因突变糖尿病。

(4) 妊娠期糖尿病　妊娠期糖尿病(GDM)是指在妊娠过程中初次发现的任何程度的糖耐量异常。GDM不包括妊娠前已知的糖尿病患者，后者称为糖尿病合并妊娠。GDM患者中可能存在各种类型糖尿病，应在产后6周复查，确认其归属及分型，并长期追踪观察。

【并发症】

1. 急性严重代谢紊乱　指DKA和高血糖高渗状态，见本章下文。

2. 感染　糖尿病患者常发生疖、痈等皮肤化脓性感染，可反复发生。足癣、体癣等皮肤真菌感染也常见。真菌性阴道炎和巴氏腺炎是女性患者常见并发症，多为白色念球菌感染所致。肾盂肾炎和膀胱炎多见于女性患者。糖尿病合并肺结核的发生率较非糖尿病者高。

3. 慢性并发症　糖尿病慢性并发症可遍及全身各重要器官，发病机制极其复杂，尚未完全阐明。目前认为与遗传易感性、高血糖、氧化应激、多元醇途径激活、非酶糖化和蛋白激酶C(PKC)等多方面因素的相互影响有关。其中高血糖引起的氧化应激是重要的共同机制。糖尿病时动脉壁活性氧(ROS)产生过多,血管ROS的主要来源是NADPH氧化酶和线粒体。ROS作为极其重要的细胞内信使,通过抑制三磷酸甘油醛脱氢酶活性激活上述一系列信号传导通道引起血管内皮的损伤、血管舒缩功能障碍、脂肪沉积、血栓形成等,引发动脉粥样硬化过程。此外,直接或间接参与各种慢性并发症的发生、发展的有关因素尚包括:胰岛素、性激素、生长激素、儿茶酚胺等多种激素水平异常;脂代谢异常、脂肪细胞的内分泌和旁分泌功能变化;低度炎症状态、血管内皮细胞功能紊乱、血液凝固及纤维蛋白溶解系统活性异常等。各种并发症可单独出现或以不同组合同时或先后出现,有时并发症在诊断糖尿病前已存在,有些患者因并发症作为线索而发现糖尿病。大多数糖尿病患者死于心、脑血管动脉粥样硬化或糖尿病肾病。与非糖尿病人群相比,糖尿病人群所有原因的死亡率增加1.5～2.7倍,心血管病的死亡增加1.5～4.5倍,失明发生率高10倍,下肢坏疽及截肢发生率高20倍。此外,糖尿病肾病是致死性肾病的第一或第二位原因。

1）大血管病变 发病年龄较轻,病情进展较快。动脉粥样硬化主要侵犯主动脉、冠状动脉、脑动脉、肾动脉和肢体外周动脉等,引起冠心病、缺血性或出血性脑血管病、肾动脉硬化、肢体动脉硬化等。

2）微血管病变 微血管是指微小动脉和微小静脉之间,管腔直径在100 μm以下的毛细血管及微血管网。微血管病变的典型改变是微循环障碍和微血管基底膜增厚,是糖尿病的特异性并发症,主要表现在视网膜、肾、神经和心肌组织,其中以糖尿病肾病和视网膜病为重要。

(1）糖尿病肾病(diabetic nephropathy,DN) 常见于病史超过10年的患者。是T1DM患者的主要死因。在T2DM,其严重性仅次于心、脑血管病。病理改变有3种类型:①结节性肾小球硬化型;②弥漫性肾小球硬化型,最常见,对肾功能影响最大;③渗出性病变。

DN的发生发展分五期:Ⅰ期:糖尿病初期,肾体积增大,肾小球入球小动脉扩张,肾小球滤过率(GFR)明显升高。Ⅱ期:肾小球毛细血管基底膜增厚,尿白蛋白排泄率(UAER)多正常或间歇性增高(如运动后、应激状态),GFR轻度增高。Ⅲ期:早期肾病,出现微量白蛋白尿,即UAER持续在20～200 μg/min(正常＜10 μg/min),GFR增高或正常。Ⅳ期:临床肾病,尿蛋白逐渐增多,UAER＞200 μg/min,即尿白蛋白排出量＞300 mg/24 h,相当于尿蛋白总量＞0.5 g/24 h,GFR下降,可伴水肿和高血压,肾功能逐渐减退。Ⅴ期:肾功能衰竭期,UAER降低,血肌酐升高,血压升高。

(2）糖尿病性视网膜病变(diabetic retinopathy,DR) 糖尿病病程超过10年,大部分患者合并视网膜病变,是失明的主要原因之一。DR分六期:Ⅰ期:微血管瘤、小出血点;Ⅱ期:出现硬性渗出。Ⅲ期:出现棉絮状软性渗出,以上3期为背景性视网膜病变。Ⅳ期:新生血管形成、玻璃体积血。Ⅴ期:纤维血管增殖、玻璃体机化。Ⅵ期:牵拉性视网膜脱离、失明。后3期为增殖性视网膜病变(PDR)。当出现PDR时,常伴有DN及神经病变。

(3）糖尿病心肌病 心脏微血管病变和心肌代谢紊乱可引起心肌广泛灶性坏死。可诱发心力衰竭、心律失常、心源性休克和猝死。

3）神经系统并发症

(1）周围神经病变 最常见。病情进展缓慢,通常为对称性,下肢较上肢严重。先出现肢端感觉异常,分布如袜子或手套状,可伴麻木、针刺、灼热或如踏棉垫感,有时痛觉过敏。随后有肢痛,呈隐痛、刺痛或烧灼样痛,夜间及寒冷季节加重。后期可有运动神经受累,出现肌力减弱甚至肌萎缩和瘫痪。腱反射早期亢进、后期减弱或消失。脑神经受累以动眼神经麻痹较常见,其次为展神经麻痹,有自发缓解趋向。

(2) 自主神经病变　较常见,可较早出现,影响胃肠、心血管,泌尿生殖系统功能。表现为瞳孔改变(缩小且不规则、光反射消失、调节反射存在),排汗异常(无汗、少汗或多汗),直立性低血压、持续心动过速、心搏间距延长等,胃排空延迟(胃轻瘫)、腹泻(饭后或午夜)、便秘等,以及残尿量增加、尿失禁、尿潴留、阳痿等。

4) 糖尿病足　糖尿病足为与下肢远端神经异常和不同程度周围血管病变相关的足部(踝关节或踝关节以下的部分)感染、溃疡和(或)深层组织破坏。糖尿病足是截肢、致残的主要原因。

5) 眼部其他病变　糖尿病还引起视网膜黄斑病、白内障、青光眼,屈光改变、虹膜睫状体病变等。

【实验室及辅助检查】

1. 糖代谢异常严重程度或控制程度的检查

(1) 尿糖测定　大多采用葡萄糖氧化酶法。尿糖阳性,是诊断糖尿病的重要线索。尿糖阴性不能排除糖尿病的可能。在检测血糖条件不足时,每日4次尿糖定性检查(三餐餐前和晚9—10时)和24 h尿糖定量可作为判断疗效指标以及调整降糖药剂量的参考。

(2) 血糖测定　血糖升高是诊断糖尿病主要依据,也是判断糖尿病病情和控制情况的主要指标。可用血浆、血清或全血,如血细胞比容正常,血浆、血清血糖比全血血糖可升高15%。诊断糖尿病时必须用静脉血浆测定血糖。

(3) OGTT　当血糖高于正常范围而又未达到诊断糖尿病标准时,须进行OGTT。OGTT应在清晨空腹进行,成人口服75 g无水葡萄糖或82.5 g含一分子水的葡萄糖,溶于250～300 mL水中,5～10 min内饮完。测空腹、30 min、1 h、2 h、3 h静脉血浆葡萄糖。儿童服糖量按每公斤体重1.75 g计算,总量不超过75 g。正常OGTT时血糖变化特点:正常人服葡萄糖后,血糖迅速升高。0.5～1 h内血糖达高峰(一般为7.8～9.0 mmol/L),$<$ 11.1 mmol/L;2 h血糖(2 hPG)$<$ 7.8 mmol/L;3 h血糖恢复至空腹水平。

(4) 糖化血红蛋白(HbA1c)测定　糖化血红蛋白A_1($GhbA_1$)为葡萄糖与血红蛋白的氨基发生非酶催化的产物,有a、b、c三种,以HbA1c为主要。HbA1c可以稳定可靠地反映近2～3个月的平均血糖水平,且不受抽血时间、是否空腹、是否使用胰岛素等因素的干扰。因此,2007年国际糖尿病联盟在亚太糖尿病防治指南中明确规定糖化血红蛋白是国际公认的糖尿病监控"金标准"。如果空腹血糖或餐后血糖控制不好,糖化血红蛋白就不可能达标。美国糖尿病学会(ADA)于2010年首次正式批准HbA1c作为糖尿病4种诊断方法中的一种,其诊断界值为≥6.5%。我国由于缺乏循证医学依据,暂未把HbA1c列入诊断标准。

2. 胰岛β细胞功能检查

(1) 胰岛素释放试验　试验方法同OGTT。正常人空腹基础血浆胰岛素为35～145 pmol/L(5～20 mU/L),糖刺激后胰岛素分泌增加,其高峰与血糖高峰一致。口服75 g无水葡萄糖(或100 g标准面粉制作的馒头)后,血浆胰岛素在30～60 min达高峰,为基础值的5～10倍,3～4 h恢复至基础水平。本试验反映基础和葡萄糖介导的胰岛素释放功能。胰岛素测定受血清中胰岛素抗体和外源性胰岛素干扰。

(2) C肽释放试验　方法同上。C肽与胰岛素以等分子数从胰岛细胞生成和释放,而且C肽清除率慢,肝对C肽摄取率低,不受血清中的胰岛素抗体和外源性胰岛素影响,故能较准确反映胰岛β细胞功能。基础值约为400 pmol/L,峰值为基础值的5～6倍。

3. 其他 检查血脂、心、肝、肾、脑、眼科以及神经系统的各项辅助检查等。

【诊断】

糖尿病诊断以血糖异常升高作为依据，空腹血糖正常不能排除糖尿病的可能性，应加验餐后血糖，必要时进行OGTT。

目前国际上通用WHO糖尿病专家委员会提出的诊断标准(1999)，要点如下所述。

1. 糖尿病诊断 基于空腹(FPG)、任意时间或OGTT中2 hPG。空腹指8～10 h内无任何热量摄入。任意时间指一日内任何时间，不论上次进餐时间及食物摄入量。OGTT采用75 g无水葡萄糖负荷。糖尿病诊断标准(表64-2)：糖尿病症状+任意时间血浆葡萄糖≥11.1 mmol/L(200 mg/dL)，或FPG≥7.0 mmol/L(126 mg/dL)，或OGTT2 hPG≥11.1 mmol/L(200 mg/dL)。对于临床工作，推荐采用葡萄糖氧化酶法测定静脉血浆葡萄糖。如用全血或毛细血管血测定，其诊断切点有所变动，不主张测定血清葡萄糖。对于无糖尿病症状、仅一次血糖值达到糖尿病诊断标准者，必须在另一天复查核实而确定诊断。如复查结果未达到糖尿病诊断标准，应定期复查。IFG或IGT的诊断(表64-3)应根据3个月内的两次OGTT结果，用其平均值来判断。在急性感染、创伤或各种应激情况下可出现血糖暂时升高，不能以此诊断为糖尿病，应追踪随访。儿童糖尿病诊断标准与成人相同。

表64-2 糖尿病诊断标准

静脉血浆葡萄糖水平 mmol/L(mg/dL)*
糖尿病
1. 糖尿病症状(典型症状包括多饮、多尿和不明原因的体重下降)加
1)随机血糖(指不考虑上次用餐时间，一天中任意时间的血糖 ≥11.1(200))
或
2)空腹血糖(空腹状态指至少8 h没有进食热量) ≥7.0(126)
或
3)葡萄糖负荷后2 h血糖
2. 无糖尿病症状者，需另日重复检查明确诊断 ≥11.1(200)

注意：随机血糖不能用来诊断IFG或IGT；*表示只有相对应的2 h毛细血管血糖值有所不同；糖尿病，2 h血糖≥12.2 mmol/L(>220 mg/dL)；IGT，2 h血糖≥8.9 mmol/L(≥160 mg/dL)且<12.2 mmol/L(<220 mg/dL)。

表64-3 糖代谢分类

糖代谢分类	FBG/(mmol/L)	2 hPBG/(mmol/L)
正常血糖(NGR)	<6.1	<7.8
空腹血糖受损(IFG)	6.1～7.0	<7.8
糖耐量减低(IGT)	<7.0	≥7.8且<11.1
糖尿病(DM)	≥7.0	≥11.1

注：IFG或IGT统称为糖调节受损(IGR，即糖尿病前期)。

2. 分型 最重要的是鉴别T1DM和T2DM，由于二者缺乏明确的生化或遗传学标志，主要根据以上所述疾病的临床特点和发展过程，从发病年龄、起病急缓、症状轻重、体重、酮症酸中毒倾向、是否依赖胰岛素维持生命等方面，结合胰岛细胞自身抗体和胰岛β细胞功能检查结果而进行临床综合分析判断。从上述各方面来说，二者的区别都是相对的，有些患者暂时不能明确归为T1DM或T2DM，可随访而逐渐明确分型。

【鉴别诊断】

1. 其他原因所致尿糖阳性 肾性糖尿因肾糖阈降低引起尿糖阳性，血糖及OGTT正常。甲亢、胃空肠吻合术后，因糖类在肠道吸收快，餐后0.5～1 h血糖过高，出现糖尿，但FPG和2 hPG正常。弥漫性肝病患者，葡萄糖转化为肝糖原功能减弱，肝糖原贮存减少，餐后0.5～1 h血糖高于正常，出现糖尿，但FPG偏低，餐后2～3 h血糖正常或低于正常。急性应激时，胰岛素拮抗激素(如肾上腺素、促肾上腺皮质激素、肾上腺皮质激素和生长激素)分泌增加，出现一过性血糖升高，尿糖阳性，应激过后可恢复正常。

2. 药物对糖耐量的影响 噻嗪类利尿剂、呋塞米、糖皮质激素、口服避孕药、阿司匹林、吲哚美辛、三环类抗抑郁药等可抑制胰岛素释放或拮抗胰岛素作用引起IGT，血糖升高，尿糖阳性。

3. 继发性糖尿病 肢端肥大症(或巨人症)、库欣综合征、嗜铬细胞瘤等可引起继发性糖尿病或糖耐量异常。此外，长期服用大量糖皮质激素可引起类固醇糖尿病。

【治疗】

强调早期治疗、长期治疗、综合治疗及治疗措施个体化的原则。治疗目标是纠正代谢紊乱，消除症状，防止或延缓并发症的发生，保障儿童生长发育，维持良好健康和劳动、学习能力，延长寿命，降低病死率，而且要提高患者生活质量。国际糖尿病联盟(IDF)提出糖尿病治疗的5个要点，即医学营养治疗、运动疗法、血糖监测、药物治疗和糖尿病健康教育。

1. 糖尿病健康教育 糖尿病健康教育是重要的基础治疗措施之一。应对患者和家属耐心宣教，让患者了解糖尿病的基础知识和治疗控制要求，学会测尿糖或正确使用便携式血糖计，掌握医学营养治疗的具体措施和体育锻炼的具体要求，使用降糖药的注意事项，学会注射胰岛素，在医务人员指导下坚持长期合理的治疗。

2. 医学营养治疗 饮食治疗是糖尿病的基本治疗方法，应贯穿在整个糖尿病治疗始终。营养治疗的目标：①达到并维持理想的血糖水平；②减少心血管疾病的危险因素，包括控制血脂异常和高血压；③提供均衡营养的膳食；④减轻胰岛β细胞负荷；⑤维持合理体重，超重肥胖患者减少体重的目标是在3～6个月期间体重减轻5%～10%。消瘦患者应通过均衡的营养计划恢复并长期维持理想体重。

1) 计算总热量　首先按患者性别、年龄和身高查表或用简易公式计算理想体重[理想体重(kg)=身高(cm)－105]，然后根据理想体重和工作性质，计算每日所需总热量。成人休息时每日每千克理想体重给予热量105～125.5 kJ(25～30 kcal)，轻体力劳动125.5～146 kJ(30～35 kcal)，中度体力劳动146～167 kJ(35～40 kcal)，重体力劳动167 kJ(40 kcal)以上。儿童、孕妇、乳母、营养不良和消瘦以及伴有消耗性疾病者应酌情增加，肥胖者酌减，使患者体重逐渐恢复至理想体重的±5%左右。

2) 营养物质含量

(1) 糖类　占饮食总热量的50%～60%，提倡用粗制米、面和一定量杂粮，忌食用葡萄糖、蔗糖、蜜糖及其制品(各种糖果、甜糕点饼干、冰淇淋、含糖饮料等)。

(2) 蛋白质　一般不超过总热量的15%，成人每日每千克理想体重给予0.8～1.2 g，儿童、孕妇、乳母、营养不良或伴有消耗性疾病者增至1.5～2.0 g，伴有DN而肾功能正常者应限制在0.8 g，血尿素氮升高者应限制在0.6 g。蛋白质至少有1/3来自动物蛋白质，以保证必需氨基酸的供给。

(3) 脂肪　约占总热量的30%，饱和脂肪、多价不饱和脂肪与单价不饱和脂肪的比例应为 1∶1∶1，每日胆固醇摄入量宜在 300 mg 以下。

(4) 可溶性食用纤维　能够延缓食物吸收，降低餐后血糖高峰，以利于改善糖、脂代谢紊乱，促进胃肠蠕动、防止便秘。饮食中纤维素含量每日不宜少于 40 g，提倡食用绿叶蔬菜、豆类、块根类、粗谷物、含糖成分低的水果等。

(5) 食盐　每日摄入不超过 6 g，限制饮酒。

3) 合理分配　确定每日饮食总热量和糖类、蛋白质、脂肪的组成后，按每克糖类、蛋白质产热分别为 16.7 kJ(4 kcal)，每克脂肪产热 37.7 kJ(9 kcal)，将热量换算为食物重量后制订食谱，并根据生活习惯、病情和配合药物治疗需要进行安排。按每日三餐分配为 1/5、2/5、2/5 或 1/3、1/3、1/3，也可按四餐分为 1/7、2/7、2/7、2/7。坚持定时、定量进餐。

3. 运动疗法　糖尿病运动疗法的作用和意义：①可增强组织对胰岛素的敏感性；②调节糖代谢、降低血脂；③有利于血糖的控制，加速脂肪分解，降低体脂和控制肥胖；④改善心肺功能，降低血压；⑤改善凝血功能，降低心血管危险；⑥促进心理健康、改善睡眠，提高机体的适应性。

应进行有规律的合适运动，运动频率和时间为每周至少 150 min，如一周运动 5 d，每次 30 min。研究发现即使进行少量的体力活动(如平均每天少至 10 min)也是有益的。体育锻炼宜在餐后进行，运动量不宜过大，如患者有严重的慢性并发症(心肌梗死、心力衰竭、肾功能衰竭、DN、严重 DR、糖尿病性坏疽、重度高血压等)、血糖波动大或血糖很高、有低血糖危险、有明显酮症或酮症酸中毒、急性感染等应禁忌大运动量体育锻炼。

4. 血糖监测　建议患者用便携式血糖计自我监测血糖；每 3～6 个月复查 HbA1c。每年 1～2 次全面复查，了解血脂及心、肾、神经和眼底情况，尽早发现并发症并给予相应治疗。

5. 药物治疗　目前临床使用的口服抗糖尿病药主要包括促胰岛素分泌剂(磺酰脲类、格列奈类)和非促胰岛素分泌剂(α-葡萄糖苷酶抑制剂、双胍类和噻唑烷二酮类)，近年研制的二肽基肽酶-4（DPP-4）抑制剂可阻断胰高糖素样肽 1(GLP-1)的降解而备受青睐。上述药物的作用机制是针对 2 型糖尿病各种不同的病理生理过程，并有不同的常规剂量和剂型(表 64-4）。临床医师应根据降糖效应、安全性、副作用、耐受性、依从性、降糖外作用及患者

表 64-4　常用口服抗糖尿病药分类与特性

类型		药名	作用机制	单片剂量/mg	剂量范围/(mg/d)	作用持续时间/h	作用特点	副作用
磺脲类	第一代	氟硫丙脲	↑胰岛素		100～500	>48	降低空腹血糖	低血糖
		甲硫氮䓬脲			100～1 000	12～24		体重增加
		甲苯磺-丁脲		500	500～3 000	6～12		高胰岛素血症
	第二代	格列齐特		80	80～240	12～24	降低空腹血糖	低血糖
		格列喹酮		30	30～180	8		体重增加
		格列吡嗪		5	2.5～40	12～18		高胰岛素血症
		格列吡嗪(缓释)		5	5～10	24		
		格列本脲		2.5	1.25～20	12～24		
		格列美脲		1	1～8	24		

续表

类型	药名	作用机制	单片剂量/mg	剂量范围/(mg/d)	作用持续时间/h	作用特点	副作用
非磺脲类	瑞格列奈		0.5,1	0.5～16	2～6	起效快,降低	低血糖
	那格列奈		120	360～720	2～4	餐后血糖	体重增加
双胍类	二甲双胍	↓肝糖生产,体重减轻 ↑葡萄糖利用 ↓胰岛素抵抗	500,850	500～2 000	3～4	体重减轻,改善脂质谱,无低血糖	乳酸酸中毒 腹泻 恶心
苷酶	阿卡波糖	↓葡萄糖吸收	50	100～300		无低血糖	胃肠胀气
	伏格列波糖		0.2	0.4～0.6			↑肝功能试验
噻唑烷	罗格列酮	↓胰岛素抵抗	4,8	4～8	24～30	↓胰岛素和磺脲类需要量	体重增加 水肿 心力衰竭
二酮类	唑格列酮	↑葡萄糖利用	15	15～45	30	↓甘油三酯	
DDP-Ⅳ抑制剂	西格列汀	↓肠促胰岛素降解 ↑胰岛素分泌 ↓肝糖的合成	100			低血糖罕见	上呼吸道感染 鼻咽炎 轻微的头痛 乏味、喉咙痛

胰岛损伤和胰岛素抵抗的程度、经济状态等,综合平衡多方面因素后选择适当的口服抗糖尿病药,常能获得比较满意的效果。

1) 促胰岛素分泌剂

(1) 磺脲类(sulfonylureas,SUs) SUs作用于胰岛β细胞膜上的ATP敏感的钾离子通道(K_{ATP}),刺激胰岛β细胞分泌胰岛素(机体需存在30%以上有功能的胰岛β细胞)。治疗从小剂量开始,餐前半小时服用1次,根据血糖情况逐渐增加剂量,剂量较大时改为早、晚餐前两次服药,直到血糖控制良好。第一代SUs已很少应用;格列本脲作用强而持久,易引起低血糖,且停药后较难纠正,老年及肝肾心脑功能不好者慎用;格列吡嗪、格列齐特和格列喹酮作用温和,较适用于老年人;格列喹酮只有5%由肾脏排泄,对伴肾功能损害的糖尿病患者较安全;几种SUs不宜同时使用,也不宜和其他促胰岛素分泌剂(如格列奈类)合用。

适应证:T2DM非肥胖患者用饮食和运动治疗控制血糖不理想时;年龄>40岁、病程<5年、空腹血糖<10 mmol/L时效果较好;随着病情进展,SUs需与其他类口服降糖药或胰岛素联合应用;每日应用胰岛素剂量在20～30 U以下。

禁忌证：T1DM，有严重并发症或β细胞功能很差的T2DM，孕妇、哺乳期妇女，儿童糖尿病，对SUs过敏或有严重不良反应者，大手术围手术期，全胰腺切除术后。

不良反应：①低血糖反应，最常见，多见于老年、肝肾功能不全者，药量过大，体力活动过度、进食不规律或减少、饮含酒精饮料等；②体重增加；③皮肤过敏反应，如皮疹、皮肤瘙痒等。④消化系统，如上腹不适、食欲减退等，偶见肝功能损害、胆汁淤滞性黄疸。

(2) 格列奈类　也作用于胰岛β细胞膜上的K_{ATP}，但结合位点与SUs不同，是快速作用的胰岛素促分泌剂。降糖作用快而短，主要用于控制餐后高血糖，于餐前或进餐时口服，低血糖发生率低。可单独或与二甲双胍、胰岛素增敏剂等合用。禁忌证和不适应证与SUs相同。此类有两种制剂：①瑞格列奈：为苯甲酸衍生物，每次0.5～4 mg，最大剂量不超过16 mg/d。②那格列奈：为D-苯丙氨酸衍生物，每次60～120 mg。

2) 双胍类(biguanides)　2型糖尿病药物治疗的首选药物。它主要抑制HGO，也可改善胰岛素的敏感性，减少肝葡萄糖的生成，抑制葡萄糖在肠道的吸收，增加外周组织对葡萄糖的摄取和利用；降低空腹和餐后血糖，减轻胰岛素抵抗，改善血脂谱及适当地减轻体重，但对胰岛素分泌并无刺激作用，故不引起高胰岛素血症，被公认为胰岛素增敏剂之一。进餐时服药，从小量开始逐渐增加剂量。儿童不宜服用，除非明确为肥胖的T2DM及存在胰岛素抵抗。目前广泛应用的是二甲双胍：500～1 500 mg/d，分2～3次口服，最大剂量不超过2 g/d。

适应证：①T2DM肥胖患者的一线用药，可单用或与其他药物合用；②T1DM，与胰岛素合用可能减少胰岛素用量和血糖波动。

禁忌证：①肝、肾、心、肺功能减退及高热患者禁忌，慢性胃肠病、消瘦者不宜使用；②对药物过敏或有严重不良反应者；③Ccr＜ 60 mL/min时不宜应用。

不良反应：①消化道反应：如口干、口苦、金属味、厌食、恶心、呕吐、腹泻等；②偶有皮肤过敏反应；③乳酸性酸中毒，因双胍类促进无氧糖酵解，产生乳酸，在肝、肾功能不全，低血容量休克或心力衰竭等缺氧情况时，可诱发乳酸性酸中毒。苯乙双胍用量较大易发生，二甲双胍极少引起乳酸性酸中毒，但须注意。临床表现除原发病症状外，以酸中毒为主。起病较急，恶心、呕吐、呼吸深大、有意识障碍甚至昏迷。血乳酸≥5 mmol/L(正常＜1.3 mmol/L)；血pH＜7.0。

3) 噻唑烷二酮类(thiazolidinediones，TZDs，格列酮类)　它被称为胰岛素增敏剂，主要增强外周组织对胰岛素的敏感性，明显减轻胰岛素抵抗。TZDs可单独或与其他降糖药合用治疗T2DM，尤其胰岛素抵抗明显者，单独应用不引起低血糖，不宜用于T1DM、儿童、孕妇和哺乳期妇女。主要不良反应为水肿，有心脏病或肝病者不用或慎用。现有两种制剂：①罗格列酮：4～8 mg/d，每日1次或分2次口服。②吡格列酮：15～30 mg/d，每日口服1次。

4) α-葡萄糖苷酶抑制剂(AGI)　通过抑制小肠黏膜刷状缘的α-葡萄糖苷酶而延缓糖类的吸收，降低餐后高血糖。为T2DM的一线药物，尤其适用于FPG正常(或不太高)而餐后血糖明显升高者。AGI应在进食第一口饭后服用，食物中应有一定量的糖类。单用本药不引起低血糖，与其他降糖药合用可发生低血糖，一旦发生，直接给予葡萄糖口服或静脉注射，进食双糖或淀粉类食物无效。常见不良反应为胃肠反应，如腹胀、排气增多或腹泻。对肝、肾功能不全者慎用。不宜用于胃肠功能紊乱者、孕妇、哺乳期妇女和儿童。现有两种制剂：①阿卡波糖：主要抑制α-淀粉酶，50～100 mg，每日3次。②伏格列波糖：主要抑制蔗糖酶和麦芽糖酶，0.2 mg，每日3次。

5）二肽基肽酶-4抑制剂　近年研究证实IGT和T2DM患者餐后GLP-1下降，应用GLP-1的类似物明显改善血糖，其机制涉及增加胰岛素分泌，抑制胰高血糖素分泌，减少肝糖输出，抑制肠道葡萄糖吸收及改善β细胞的功能。首个二肽基肽酶-4抑制剂（西格列汀）已获批准临床应用并获得好评。临床研究显示，西格列汀（50 mg，每日2次）与二甲双胍（1 000 mg，每日2次）联用，HbA1c水平在第1年和第2年时分别下降1.8%和1.7%。最常见报告的不良反应是鼻塞或流涕，以及咽喉痛、上呼吸道感染和头痛。

6. 胰岛素治疗

1）适应证　①T1DM；②DKA、高血糖高渗状态和乳酸性酸中毒伴高血糖；③各种严重的糖尿病急性代谢紊乱或慢性并发症；④手术、妊娠和分娩；⑤T2DM胰岛β细胞功能明显减退者；⑥全胰腺切除引起的继发性糖尿病。

2）各种胰岛素制剂的特点　速（短）效胰岛素是唯一可经静脉注射的胰岛素，主要控制一餐饭后高血糖。中效胰岛素主要控制两餐饭后高血糖，以第二餐饭后为主。长效胰岛素无明显作用高峰，主要提供基础水平胰岛素。

目前胰岛素制剂有基因重组人胰岛素和动物胰岛素。人胰岛素速效制剂有诺和灵R（Novolin R）、优泌林R（Humulin R）等；中效制剂有诺和灵N、优泌林N等。

胰岛素类似物指氨基酸序列与人胰岛素不同，但仍能与胰岛素受体结合，作用与人胰岛素相似。①速效胰岛素类似物：赖脯胰岛素、门冬胰岛素，皮下注射后15 min起效，30～60 min达峰，持续2～5 h。可于进餐前注射，起效快、达峰快、作用时间短。②长效胰岛素类似物：如甘精胰岛素、地特胰岛素（Detemir），长效胰岛素类似物提供的基础胰岛素水平较稳定，血糖控制较好，低血糖发生少。

胰岛素吸入剂有经肺、口腔黏膜和鼻腔黏膜吸收三种方式，已开始上市。

注意：从动物胰岛素改用人胰岛素制剂时，发生低血糖的危险性增加，应严密观察。胰岛素制剂类型、种类、注射技术、注射部位、患者反应性差异、胰岛素抗体形成等均可影响胰岛素的起效时间、作用强度和维持时间。腹壁注射吸收最快，其次分别为上臂、大腿、臀部。胰岛素不能冰冻保存，温度不宜大于30 ℃或小于2 ℃及剧烈晃动。我国常用制剂有每毫升含40 U和100 U两种规格，使用时注射器与胰岛素浓度应匹配。如需混合使用速效、中效胰岛素，按需要选择不同比例的预混制剂，胰岛素"笔"型注射器使用预先装满胰岛素的笔芯胰岛素，不必抽吸和混合胰岛素。胰岛素笔有速效、中效或预混制剂，预混制剂最常用的是含30%速效和70%中效的制剂。

3）治疗原则和方案　正常人基础状态下胰岛素每小时分泌1～2 U，进餐后每小时分泌4～5 U，1日合计分泌40～50 U，多数患者起始剂量为18～24 U。各次注射量的分配原则为：早餐前30%～45%，中餐前20%～25%，晚餐前25%～30%，睡前中效胰岛素20%。胰岛素剂量调整的基础是严密监察血糖的控制情况。如餐前血糖高应增加前一餐前的短效胰岛素剂量，餐后血糖高则增加本次餐前的胰岛素剂量，睡前血糖高，应增加晚餐前胰岛素剂量；如血糖偏低，则可相应地减少胰岛素剂量。若早晨高血糖又不能判断原因时，应加测凌晨3—5点的血糖，如属"黎明现象"则增加中效胰岛素1～2 U；如属"Somogyi效应"，应减少睡前中效胰岛素1～2 U；为减少胰岛素用量和减轻体重等原因，可加用口服药物，如二甲双胍或拜糖平等；胰岛素全天用量在20～30 U者，可改用口服药物治疗。

胰岛素治疗应在综合治疗基础上进行，并力求模拟胰岛素生理性分泌模式。

(1) 胰岛素的起始治疗　①1型糖尿病患者在发病时就需要胰岛素治疗，而且需终身胰岛素替代治疗。一般初始剂量为0.5～1.0 U/(kg·d)，其中40%～50%维持基础胰岛素水平，剩余部分分别用于每餐前。例如每餐前 20～30 min 皮下注射速效胰岛素(或餐前即时注射速效胰岛素类似物)使胰岛素水平迅速增高，以控制餐后高血糖；早晨、睡前分别注射中效胰岛素以保持日间、夜间胰岛素基础水平。②2 型糖尿病患者在生活方式和口服降糖药联合治疗的基础上，如果血糖仍然未达到控制目标，即可开始口服药物和胰岛素的联合治疗。一般经过较大剂量多种口服药物联合治疗后 HbA1c 仍大于 7.0%时，就可以考虑启动胰岛素治疗。③对新发病并与 1 型糖尿病鉴别困难的消瘦的糖尿病患者，应该把胰岛素作为一线治疗药物。④在糖尿病病程中(包括新诊断的 2 型糖尿病患者)，出现无明显诱因的体重下降时，应该尽早使用胰岛素治疗。⑤根据患者的具体情况，可选用基础胰岛素或预混胰岛素起始治疗。

(2) 胰岛素的起始治疗中基础胰岛素的使用　基础胰岛素包括中效人胰岛素和长效胰岛素类似物。当仅使用基础胰岛素治疗时，不必停用胰岛素促分泌剂。《中国 2 型糖尿病防治指南》(2010 年版)推荐使用方法：继续口服降糖药物治疗，联合中效或长效胰岛素睡前注射，起始剂量为 0.2 U/(kg·d)。根据患者空腹血糖水平调整胰岛素用量，通常每 3～5 d 调整一次，根据血糖的水平每次调整 1～4 U 直至空腹血糖达标。如三个月后空腹血糖控制理想但 HbA1c 不达标，应考虑调整胰岛素治疗方案。

(3) 胰岛素的起始治疗中预混胰岛素的使用　预混胰岛素包括预混人胰岛素和预混胰岛素类似物。根据患者的血糖水平，可选择每日 1～2 次的注射方案。当使用每日两次注射方案时，应停用促胰岛素分泌剂。《中国 2 型糖尿病防治指南》(2010 年版)推荐使用方法：①每日一次预混胰岛素：起始的胰岛素剂量一般为 0.2 U/(kg·d)，晚餐前注射。根据患者空腹血糖水平调整胰岛素用量，通常每 3～5 d 调整一次，根据血糖的水平每次调整 1～4 U 直至空腹血糖达标。②每日两次预混胰岛素：起始的胰岛素剂量一般为 0.4～0.6 U/(kg·d)，按 1∶1 的比例分配到早餐前和晚餐前。根据空腹血糖，早餐后血糖和晚餐前后血糖分别调整早餐前和晚餐前的胰岛素用量，每 3～5 d 调整一次，根据血糖水平每次调整的剂量为 1～4 U，直到血糖达标。

(4) 胰岛素的强化治疗　即多次胰岛素注射方案。①多次皮下注射胰岛素可以采用餐时＋基础胰岛素或每日三次预混胰岛素类似物进行胰岛素强化治疗。②持续皮下胰岛素输注(又称胰岛素泵)。用可调程序的微型电子计算机控制胰岛素输注，模拟胰岛素的持续基础分泌和进餐时的脉冲式释放。主要适用于 1 型糖尿病患者、计划受孕和已孕的糖尿病妇女、新诊断的 2 型糖尿病伴有明显高血糖时。

采用强化胰岛素治疗方案后，有时早晨 FPG 仍然较高，可能的原因为：①夜间胰岛素作用不足；②“黎明现象”，即夜间血糖控制良好，也无低血糖发生，仅于黎明短时间内出现高血糖，可能因为皮质醇、生长激素等胰岛素拮抗激素分泌增加所致；③“Somogyi 效应”，即在夜间曾有低血糖，睡眠中未被察觉，导致体内胰岛素拮抗激素分泌增加，继而发生低血糖后的反跳性高血糖。夜间多次(于 0、2、4、6、8 时)测定血糖，有助于鉴别早晨高血糖的原因。采用强化胰岛素治疗时，低血糖发生率增高，2 岁以下幼儿、老年患者、已有晚期严重并发症者不宜采用强化胰岛素治疗。

人工胰由血糖感受器、微型电子计算机和胰岛素泵组成，目前尚未广泛应用。

(5) 应激、择期手术等　糖尿病患者在急性应激时，如重症感染、急性心肌梗死、脑卒中或急症手术等，容易促使代谢紊乱迅速恶化。此时不论哪一种类型糖尿病，也不论原用哪一类药物，均应按实际需要，使用胰岛素治疗以度过急性期；糖尿病患者如需施行择期大手术，尤其是在全身麻醉下施行手术，应至少在手术前 3 天即开始使用或改用胰岛素治疗，宜选用短效胰岛素。

4）胰岛素的抗药性和不良反应　临床上极少数患者产生胰岛素抗药性，即在无DKA也无拮抗胰岛素因素存在的情况下，胰岛素需要量每日超过100 U或200 U。胰岛素的抗药性和胰岛素的抗原性有关，后者与胰岛素制剂的种属有关。牛胰岛素的抗原性最强，其次为猪胰岛素，人胰岛素最弱。出现抗药性时应选用单组分人胰岛素速效制剂。

胰岛素的主要不良反应是低血糖反应，与剂量过大、饮食失调有关，多见于接受强化胰岛素治疗者。部分患者出现视力模糊，为晶状体屈光改变，常于数周内自然恢复。低血糖表现为头晕、心悸、手抖、出汗、饥饿感、软弱无力、面色苍白等交感神经兴奋症状，部分可表现意识障碍，甚至抽搐或昏迷。轻者给予含糖食物如糖果、饼干、面包或含糖饮料等。重者或疑似低血糖昏迷患者，及时给予静脉注射50%葡萄糖液60～100 mL，继以5%～10%葡萄糖液静脉滴注，直至血糖恢复正常或略高、神志清醒。

胰岛素过敏反应一般表现为注射部位瘙痒，继而出现荨麻疹样皮疹，全身性荨麻疹少见，严重过敏反应(如血清病、过敏性休克)罕见。脂肪营养不良为注射部位皮下脂肪增生或萎缩，停止在该部位注射后可缓慢自然恢复。目前过敏反应和脂肪营养不良已甚少发生。

5）胰腺移植和胰岛细胞移植　治疗对象主要为T1DM患者。单独胰腺移植或胰肾联合移植可解除对胰岛素的依赖，改善生活质量。胰岛细胞移植技术目前处于试验阶段。

6）糖尿病慢性并发症的治疗原则　糖尿病慢性并发症是患者致残、致死的主要原因，强调早期防治。应定期进行各种慢性并发症筛查，以便早期诊断处理。糖尿病慢性并发症的防治策略首先应该是全面控制共同危险因素，除积极控制高血糖外，血压、血脂、体重等均要求达标；糖尿病合并心血管疾病死亡率高，医生尤其应关注导致血管动脉硬化的危险因素。由于糖尿病的合并症发生甚慢，又不是立即可以矫治恢复的，因此医生必须以前瞻性态度对待这些问题。

胎儿靠母体葡萄糖供给能量，使孕妇FPG低于妊娠前水平。妊娠中、后期胎盘催乳素(HPL)和雌激素等胰岛素拮抗激素分泌增多，胎盘胰岛素酶增加胰岛素的降解，使患者胰岛素需要量增加，若胰岛素用量不足，易出现DKA；分娩后多种胰岛素拮抗激素迅速消失，对胰岛素用量骤减，若胰岛素用量未及时减少，易发生低血糖。

医学营养治疗原则与非妊娠患者相同，使孕妇体重正常增长。应选用速效和中效胰岛素，禁用口服降糖药。在整个妊娠期间应密切监测孕妇血糖水平和胎儿情况。

【预防及健康教育】

2型糖尿病是一种进展性的疾病，随着2型糖尿病的进展，血糖有逐渐升高的趋势，控制高血糖的治疗强度也应随之加强。生活方式干预是2型糖尿病的基础治疗措施，应该贯穿于糖尿病治疗的始终。糖尿病治疗的近期目标是控制糖尿病，防止出现急性代谢并发症，远期目标是通过良好的代谢控制预防慢性并发症，提高糖尿病者的生活质量和延长寿命。为了达到这一目标应建立较完善的糖尿病教育管理体系。为患者提供生活方式干预和药物治疗的个体化指导。

糖尿病健康教育的内容应包括：糖尿病的危害，并发症的护理、个体化的治疗目标、个体化的生活方式干预措施和饮食计划、规律运动、胰岛素注射技术、血糖监测、低血糖处理等。

糖尿病酮症酸中毒

糖尿病酮症酸中毒(diabetic ketoacidosis，DKA)是糖尿病常见的急性并发症之一。是由于糖尿病患者在感染、不恰当停用胰岛素等诱因下，胰岛素活性重度缺乏及升糖激素升高，以致血糖明显升高，糖、脂肪和蛋白质代谢紊乱，酮体生成，水、电解质和酸碱平衡失调。严重时出现代谢性酸中毒、神志障碍，称糖尿病酮症酸中毒昏迷。

DKA 的发生与糖尿病类型有关，与病程无关，约 20%以上新诊断的 1 型糖尿病和部分 2 型糖尿病患者可出现 DKA。有些糖尿病患者以 DKA 为首发表现，1 型糖尿病有发生 DKA 的倾向，而 2 型糖尿病通常在某些诱因下发生。DKA 不仅是糖尿病最常见的急性并发症，同时也是内科常见的急症之一，近年来其发病率不断上升，2003 年一项统计资料表明，美国每年因 DKA 入院的患者人数达到 11.5 万，因此，尽早诊断和及时治疗 DKA 在临床上有着重要的意义。

【诱因】

常见有感染、胰岛素治疗中断或不适当减量、饮食不当以及各种应激如创伤、手术、妊娠和分娩等，有时无明显诱因。其中 20%～30%无糖尿病病史。感染是 DKA 最常见的诱因，尤其是糖尿病患者伴发急性全身性感染，如肺炎、泌尿系感染、急性胰腺炎、败血症、腹膜炎等常诱发此症。

【发病机制】

胰岛素缺乏和胰高血糖素升高是 DKA 发展的基本因素。糖尿病加重时，胰岛素绝对缺乏，血糖升高，脂肪分解增加，大量脂肪酸在肝脏经氧化产生大量乙酰乙酸、β-羟丁酸和丙酮，三者统称为酮体。早期血酮升高称酮血症，尿酮排出增多称酮尿症，统称为酮症。β-羟丁酸和乙酰乙酸为酸性代谢产物，消耗体内储备碱，初期血 pH 值正常，为代偿性酮症酸中毒，晚期血 pH 值下降，为失代偿性酮症酸中毒。病情进一步发展，出现意识障碍，甚至昏迷。

【临床表现】

DKA 起病急，病程通常小于 24 h，根据酸中毒的程度，可以将其分为轻度、中度和重度。轻度是指只有酮症，无酸中毒（糖尿病酮症）；中度是指除酮症外，伴有轻至中度酸中毒（DKA）；重度是指 DKA 伴意识障碍，或虽无意识障碍，但二氧化碳结合力低于 10 mmol/L 者。

早期酮症或酸中毒代偿阶段常有多尿、口渴、多饮、乏力等原有糖尿病症状加重或首次出现，酸中毒失代偿后病情迅速恶化，出现食欲减退、恶心呕吐、头痛、嗜睡，酸中毒时有 Kussmaul 呼吸，部分患者呼气中有烂苹果味（丙酮气味）；后期严重失水，尿量减少、皮肤黏膜干燥、眼球下陷、血压下降、心率加快、四肢厥冷；晚期有不同程度意识障碍，反射迟钝甚至消失，终至昏迷。少数患者表现为腹痛，似急腹症。合并潜在感染患者可发热，但是无发热并不能排除感染，因为酸中毒可使血管扩张，导致体温下降，低体温是病情严重的征兆，提示预后不良。

【实验室检查】

1. 尿 尿糖强阳性、尿酮阳性，当肾功能损害严重而肾阈增高时尿糖和尿酮可减少或消失。可有蛋白尿和管型尿。

2. 血 血糖多数为 16.7～33.3 mmol/L（300～600 mg/dL），有时可达 55.5 mmol/L（1 000 mg/dL）以上。血酮体升高，正常＜0.6 mmol/L，＞1.0 mmol/L 为高血酮，＞3.0 mmol/L 提示酸中毒。血 β-羟丁酸升高。CO_2结合力降低。血钠、血氯降低，血钾正常、偏低或偏高，尿量减少后可偏高，治疗后若补钾不足可严重降低。血尿素氮和肌酐常偏高。血浆渗透压轻度上升。无合并感染时,也可出现白细胞计数及中性粒细胞比例升高。

【诊断】

对原因不明的恶心呕吐、酸中毒、失水、休克、昏迷的患者,尤其是呼气有烂苹果味、血压低而尿量多者,不论有无糖尿病病史,均应想到本病的可能性。实验室检查示尿糖和酮体强阳性同时血糖、血酮明显升高,且血 pH 值和二氧化碳结合力降低,则无论有无糖尿病病史,均可诊断为 DKA。

【鉴别诊断】

低血糖昏迷:尿糖、尿酮均阴性,其临床表现与处理详见胰岛素的主要不良反应。乳酸性酸中毒见双胍类药物的不良反应,高血糖高渗状态见下文。

【治疗】

治疗原则:尽快补液以恢复血容量、纠正失水状态,降低血糖,纠正水、电解质及酸碱平衡失调,同时积极寻找和消除诱因,防治并发症,降低病死率。对酮症患者,仅需给予足量速效胰岛素及口服补充液体,定期查血糖、血酮,调整胰岛素剂量。对酮症酸中毒甚至昏迷患者应立即抢救,根据临床情况作出初步诊断后即开始治疗,治疗前抽血送生化检验。

1. 补液 补液是治疗的关键环节。只有在有效组织灌注改善、恢复后,才能充分发挥胰岛素的生物效应。通常使用生理盐水,补液总量可按原体重 10%估计,如心、肾功能正常者,开始 2 h 内较快输入 1 000～2 000 mL。以后根据血压、心率、每小时尿量、末梢循环情况等决定输液量和速度,一般每 4～6 h 输液 1 000 mL。24 h 输液量一般为 4 000～6 000 mL,严重失水者可达 6 000～8 000 mL。如患者清醒,可口服补液,补液量占总输入量的1/3～1/2。

2. 胰岛素治疗 DKA 发病的主要因素是胰岛素缺乏,因此,迅速补充胰岛素是治疗的关键。目前多采用小剂量胰岛素治疗方案 0.1 U/(kg·h),通常将速效胰岛素加入生理盐水中持续静脉滴注(应另建输液途径),亦可间歇静脉注射,使血清胰岛素浓度恒定达到 100～200 μU/mL,此浓度有抑制脂肪分解和酮体生成的最大效应以及相当强的降低血糖效应。重症患者(休克、严重酸中毒、昏迷者)应酌情静脉注射首次负荷剂量 10～20 U 胰岛素。血糖下降速度以每小时降低 3.9～6.1 mmol/L 为宜,每 1～2 h 复查血糖,若在补足液量情况下 2 h 后血糖下降不理想或反而升高,胰岛素剂量应加倍。当血糖下降至 13.9 mmol/L 时改用 5%葡萄糖液,每 2～4 g 葡萄糖加入 1 U 速效胰岛素,每 4～6 h 复查血糖,如血糖下降过快过低,可诱发脑水肿。尿酮体消失后,根据患者尿糖、血糖、进食情况调节胰岛素剂量或改为每 4～6 h 皮下注射一次胰岛素 4～6 U。病情稳定后过渡到胰岛素常规皮下注射。

3. 纠正电解质及酸碱平衡失调 轻者经输液和胰岛素治疗后,酸中毒可自行纠正,不必补碱。补碱指征为血 pH<7.1,HCO_3^- <5 mmol/L(相当于 CO_2 结合力 4.5～6.7 mmol/L)。将 5%碳酸氢钠 84 mL 加注射用水至 300 mL 配成 1.4%等渗溶液,一般仅给 1～2 次。补碱不宜过多、过快,否则诱发或加重脑水肿,血钾下降和反跳性碱中毒等。

DKA 患者经输液、胰岛素治疗后 4～6 h,血钾常明显下降。如治疗前血钾低于正常,或血钾正常、尿量>40 mL/h,均应立即开始补钾;头 24 h 内可补氯化钾达 6～8 g 或以上。神志清醒能进食者静脉补钾同时可口服钾盐,定时监测血钾和尿量并调整补钾量和速度。血钾正常后继续口服钾盐 5～7 d。充分补钾同时要注意血镁的纠正。

4. 积极治疗诱因及并发症 在抢救病人时应细致观察病情变化,准确记录神志状态、瞳孔大小和反应、生命体征、出入液量等。每 1～2 h 测血糖，4～6 h 复查血酮体、肌酐、电解质和酸碱平衡指标等。严重感染为常见诱因，也可继发于 DKA 之后，应积极处理。治疗并发症如休克、心力衰竭、心律失常、肾功能衰竭（主要死亡原因之一）、脑水肿（病死率高）等。

【预后】

本病的预后取决于诊断和治疗是否及时、准确，以及是否合并心、肾、脑等重要器官功能衰竭。目前本症因延误诊断和缺乏合理治疗而造成死亡的情况仍较常见。

高血糖高渗状态

高血糖高渗状态（hyperglycemic hyperosmolar status，HHS）为糖尿病急性代谢紊乱之一。以严重高血糖、高血浆渗透压和脱水为特点，无明显酮症酸中毒，伴不同程度的意识障碍或昏迷。“高血糖高渗状态”与以前的“高渗性非酮症性糖尿病昏迷”略有不同，因为部分患者无昏迷，部分患者可有酮症。HHS 发病率低于 DKA，多见于老年人，约 50%患者于发病前无糖尿病史，或仅有轻度症状。

【诱因】

诱因为引起血糖升高和脱水的因素：应激如急性感染、急性胃肠炎、外伤、手术、脑血管意外等，使用糖皮质激素、免疫抑制剂、利尿剂、甘露醇等药物，透析治疗，静脉内高营养，水摄入不足或失水，误输较多葡萄糖液或摄入大量含糖饮料等可诱发或加重本病。

【临床表现】

HHS 以严重高血糖和高渗透压为特征。起病多隐匿，从发病到出现典型的临床表现一般为 1～2 周，偶尔急性起病。患者起病初期多有口渴、多饮多尿、乏力等糖尿病症状出现或加重，可同时伴有恶心、呕吐、食欲减退、反应迟钝、表情淡漠等临床表现。随着病情进展，逐渐出现典型的 HHS 临床表现，主要表现为严重脱水和中枢神经系统损害。体格检查可见皮肤黏膜干燥、弹性减退，眼球凹陷，唇舌干裂，随着病情进展，可出现脉细速，卧位时颈静脉充盈不全，直立性低血压等周围循环衰竭表现。不少患者就诊时已处于休克状态，但因脱水严重，补充了血容量后，可能掩盖了失水并使血压仍然维持正常。

【实验室检查】

血糖≥33.3 mmol/L（多为 33.3～66.8 mmol/L），血浆渗透压≥320 mOsm/L，一般为 320～430 mOsm/L）可诊断本病。血钠正常或增高，可达 155 mmol/L。无酮症或较轻，一般无明显酸中毒（CO_2结合力高于 15 mmol/L）。血浆总渗透压可直接测定，也可用公式计算，即有效血浆渗透压（mOsm/L）$=2\times([Na^+]+[K^+])+$血糖（均以 mmol/L 计算）。

【诊断】

临床上凡遇原因不明的脱水、休克、意识障碍、昏迷等均应想到本病可能性，尤其血压低而尿量多者，不论有无糖尿病病史，均应进行有关检查以肯定或排除本病。

【治疗】

积极补液在 HHS 治疗中至关重要，对预后起决定性作用。本病失水可达体重 10%～15%，24 h 补液量可达 6 000～10 000 mL。补液首选生理盐水，因生理盐水的渗透压为 308 mOsm/L，相对于 HHS 情况下的血浆高渗透压而言是低渗的。输注生理盐水能迅速、有效地补充血容量，改善肾功能并降低血糖。如治疗前已有休克，经输注生理盐水 1 000 ～

2 000 mL后，血浆渗透压仍大于350 mOsm/L，血钠大于155 mmol/L，可给予一定量的低渗溶液如0.45%或0.6%氯化钠。视病情考虑同时给予胃肠道补液，应密切观察有无从脑细胞脱水转为脑水肿的可能。胰岛素治疗方法与DKA相似，给予首次负荷量后，继以0.05～0.1 U/(kg·h)的速率静脉滴注，当血糖降至16.7 mmol/L时开始输5%葡萄糖液并按每2～4 g葡萄糖加入1 U胰岛素。一般来说，本症患者对胰岛素较敏感，胰岛素用量较小。补钾要及时，一般不补碱。患者可一直处于昏迷状态，或稍有好转后又陷入昏迷，应密切注意病情变化，及早发现和处理。

【预后】

本病病情危重，病死率可达40%～50%，决定因素是高渗状态及诱因和并发症。主要死因是并发感染、休克、心脑血管疾病、消化道出血、急性肾功能衰竭等多系统脏器衰竭。

病例分析

患者，女性，71岁，多饮、多食、消瘦13年，双下肢水肿伴麻木一个月。13年前无明显诱因出现烦渴、多饮，饮水量每日达5 000 mL，伴尿量增多，主食由0.3 kg/d增至0.5 kg/d，体重在5个月内下降4 kg，门诊查空腹血糖10.6 mmol/L，尿糖(＋＋＋＋)，服用降糖药物治疗好转(具体不详)。近一年来逐渐出现视物模糊，眼科检查示“轻度白内障，视网膜有新生血管”。近一个月来出现双下肢麻木，时有针刺样疼痛，伴下肢水肿。大便正常，睡眠差。既往有8年血压偏高病史，无药物过敏史，个人史和家族史无特殊。

体格检查：T 36 ℃，P 82次/分，R 16次/分，Bp 169/102 mmHg，无皮疹，浅表淋巴结未触及，巩膜不黄，双晶体稍混浊，颈软，颈静脉无怒张，心肺无异常。腹平软，肝脾未触及，双下肢可凹性水肿，感觉减退，膝腱反射消失，Babinski征(－)。化验：Hb 123 g/L，WBC 6.5×10^{9}/L，N65%，L 35%，PLT 235×10^{9}/L，尿蛋白(＋)，尿糖(＋＋＋)，WBC 0～3/HP，空腹血糖13.2 mmol/L，BUN 7.0 mmol/L。

(1) 本病的诊断与诊断依据是什么？

(2) 本病例需与哪些疾病鉴别，为什么？

(3) 本病例需做哪些进一步检查？

(4) 本病例的治疗措施有哪些？

第六十五章
高尿酸血症与痛风

高尿酸血症(hyperuricemia)和痛风 (gout)是指各种原因引起慢性嘌呤代谢紊乱所致的一组代谢性疾病。嘌呤代谢长期紊乱可导致高尿酸血症,严重时尿酸盐晶体在组织中异常沉积引发痛风。痛风的临床特点是:高尿酸血症及由此引发的反复发作的痛风性关节炎、痛风石沉积、间质性肾炎、尿酸性尿路结石等。高尿酸血症只有出现临床表现时才称之为痛风。

本病多见于中老年男性,绝经后妇女。由于受地域、民族、饮食习惯的影响,本病发病率差异较大。2004 年山东沿海地区流行病学调查显示高尿酸血症的患病率为 23.14%,痛风为 2.84%。

【病因及分类】

临床上分为原发性和继发性两大类,前者多由先天性嘌呤代谢异常所致,常与肥胖、糖脂代谢紊乱、高血压、动脉硬化和冠心病等聚集发生,后者则由某些系统性疾病或者药物引起。

1. 原发性高尿酸血症 先天性嘌呤代谢酶缺陷。15%～25%有痛风的阳性家族史,从痛风患者近亲中发现 15%～25%有高尿酸血症,因此认为原发性高尿酸血症是常染色体显性遗传,而其他因素如年龄、性别、饮食习惯及肾功能异常等可能影响本病遗传的表现形式。

2. 继发性高尿酸血症 ①大多由于尿酸排泄减少所致,尤其是各种肾脏疾病及高血压性肾血管疾病晚期,肾功能衰竭致使尿酸滞留体内,有时可达很高水平。②血液病、化疗或放疗时细胞核破坏过多,核酸分解加速使尿酸来源增加。③其他:药物如氢氯噻嗪、呋塞米、吡嗪酰胺、小剂量阿司匹林等均能抑制尿酸排泄。

3. 痛风的发生 当血尿酸的生成过多或尿酸排泄减少时,特别是酸性环境下,尿酸析出结晶,沉积在骨关节,肾脏和皮下等组织,造成组织病理学改变,导致痛风性关节炎、痛风肾和痛风石等。

【临床表现】

临床多见于 40 岁以上的男性,女性多在更年期后发病。常有家庭遗传史。

1. 无症状期 仅有波动性或持续性高尿酸血症,从血尿酸增高至症状出现的时间可达数年至数十年,只有 5%～12%的高尿酸血症的患者最终表现为痛风发作。血清尿酸盐浓度愈高,时间愈长,则发生痛风和尿路结石的概率愈高。

2. 急性关节炎期 受寒、劳累、饮酒、高蛋白高嘌呤饮食以及外伤、手术、感染等均为常见的发病诱因。常有以下特点:①四季均可发病,但以春秋季节多发,半夜起病者居多,多呈剧痛,数小时内出现受累关节的红、肿、热、痛和功能障碍,半数以上患者首发于跖趾关节,其余依次为踝、膝、腕、指、肘;②关节活动可完全恢复,或秋水仙碱治疗后,关节炎症状可以迅速缓解;③初次发作常呈自限性,数日内自行缓解,此时受累关节局部皮肤出现脱屑和瘙痒,为本病特有的表现;④可伴高尿酸血症,但部分患者急性发作时血尿酸水平正常;⑤关节腔滑囊液偏振光显微镜检查可见双折光的针形尿酸盐结晶是确诊本病的依据。

3. 痛风石及慢性关节炎期 痛风石(tophi)是痛风的特征性临床表现,常见于耳轮、跖趾、指间和掌指关节,常为关节受累,且多见于关节远端,表现为关节肿胀、僵硬、畸形及周围组织的纤维化和变性,严重时患处皮肤发亮、菲薄,破溃则有豆渣样的白色物质排出。形成瘘管时周围组织呈慢性肉芽肿,虽不易愈合但很少感染。

4. 肾脏病变 主要表现为如下两方面。

(1) 痛风性肾病 起病隐匿,早期仅有间歇性蛋白尿,随着病情的发展呈持续性,伴有肾浓缩功能受损时夜尿增多,晚期可发生肾功能不全。

(2) 尿酸性肾石病 10%～25%的痛风患者肾有尿酸结石,呈泥沙样,常无症状,结石较大者可发生肾绞痛、血尿。

【实验室及辅助检查】

(1) 血尿酸测定,有高尿酸血症,也可尿酸排出量增多。但血尿的波动较大,要反复监测。

(2) 尿液或痛风石内容物检查 可见尿酸盐结晶。

(3) 其他检查 X线、关节镜、CT、MRI等检查有利于发现骨关节病变。

【诊断及鉴别诊断】

男性和绝经后女性血尿酸＞420 μmol/L(7.0 mg/dL)、绝经前女性＞350 μmol/L(5.8 mg/dL)可诊断为高尿酸血症。中老年男性如出现特征性关节炎表现、尿路结石或肾绞痛发作,伴有高尿酸血症应考虑痛风。关节液穿刺或痛风石活检证实为尿酸盐结石可做出诊断。X线检查、CT或MRI扫描对明确诊断具有一定的价值。急性关节炎期诊断有困难者,秋水仙碱试验性治疗有诊断意义。

本病应与类风湿性关节炎,化脓性关节炎,假性痛风,肾结石相鉴别。

【治疗】

1. 治疗目标 ①控制高尿酸血症预防尿酸盐沉积;②迅速终止急性关节炎的发作;③防止尿酸结石形成和肾功能损害。

2. 一般治疗 控制饮食总热量;限制饮酒和高嘌呤食物(如心、肝、肾等)的大量摄入;每天饮水2 000 mL以上以增加尿酸的排泄;慎用抑制尿酸排泄的药物如噻嗪类利尿药等;避免诱发因素和积极治疗相关疾病等。

3. 急性发作期治疗 绝对卧床,抬高患肢,避免负重,迅速给予秋水仙碱,越早用药疗效越好。

(1) 秋水仙碱 特效药,最初几小时用效果最佳。口服开始每小时0.5 mg或每2 h 1 mg,至症状缓解或出现恶心、呕吐、腹泻等胃肠道不良反应时停用,最大量以6～8 mg/d。症状可在6 ～12 h内减轻,24～48 h内控制。症状缓解后0.5 mg,每天2～3次,维持数天后停药。不良反应为恶心、呕吐、厌食、腹胀和水样腹泻,发生率高达40%～75%,如出现上述不良反应及时调整剂量或停药,若用到最大剂量症状无明显改善时应及时停药。该药还可以引起白细胞减少、血小板减少等骨髓抑制表现及脱发等症。

(2) 非甾体抗炎药　常用药物：①吲哚美辛，对关节肿痛有良效，初始剂量 75 ～100 mg，随后每次 50 mg，6～8 h 1 次；②双氯芬酸，每次日服 50 mg，每天 2～3 次；③布洛芬，效果好，不良反应少。每次 0.3～0.6 g，每天 2 次；④罗非昔布 25 mg/d，症状缓解应减量，5～7 d 后停用。禁止同时服用两种或多种非甾体类抗炎药，否则会加重不良反应。

(3) 糖皮质激素　上述药物治疗无效或使用禁忌时，可考虑使用糖皮质激素短程治疗。如泼尼松，起始剂量为 0.5～1 mg/(kg·d)，3～7 d 后迅速减量或停用，疗程不超过 2 周。可加用秋水仙碱 0.5 mg，每日 2～3 次，以防止“反跳”。

4. 高尿酸血症治疗

(1) 排尿酸药　抑制近端肾小管对尿酸盐的重吸收，从而增加尿酸的排泄，降低血尿酸水平，适合肾功能良好者。如苯溴新隆，25 ～100 mg/d，丙磺舒初始剂量为 0.25 g，每日 2 次，两周后可逐渐增加剂量，注意不良反应。用药期间应多饮水，并服碳酸氢钠 3～6 g/d。

(2) 抑制尿酸生成药物　别嘌呤醇通过抑制黄嘌呤氧化酶，使尿酸的生成减少，适用于尿酸生成过多或不适合使用排尿酸药物者，每次 100 mg，每日 2～4 次，最大剂量 600 mg/d。不良反应有胃肠道刺激，皮疹、发热、肝损害、骨髓抑制等，肾功能不全者剂量减半。

(3) 碱性药物　碳酸氢钠碱化尿液，使尿石不易形成结晶。

(4) 健康生活方式　运动、降压、降脂、减重等。

第六十六章 代谢综合征

代谢综合征(metabolic syndrome,MS)是指肥胖、高血压、高血糖、血脂异常等多种心血管疾病的危险因素在一个个体中同时存在的临床症候群。早在20世纪60年代至70年代,学者们已经开始关注这组危险因素积聚的现象,直至1988年Reaven根据病理生理学研究结果认为,胰岛素抵抗(insulin resistance, IR)是此种临床症候群的发病基础。1998年WHO专家组将其正式命名为代谢综合征。随着经济发展和生活方式改变,肥胖症患者日益增加,上述疾病呈集结状态发病现象不断增多。MS患者是发生心脑血管疾病的高危人群。有资料表明,MS患者心血管病事件及死亡风险为非MS者的2～3倍;MS的非糖尿病者中发生2型糖尿病危险性为无MS的非糖尿病者的5倍。美国调查发现20岁以上人群中MS的患病率为23.7%;中国流行病学调查发现MS的患病率为14%～16%,北方地区高于南方地区,城市高于农村;男性MS患病率明显高于女性;MS患病率随着年龄增长而增高,增龄趋势具有一定的性别差异,65岁以前MS患病率男性高于女性,但在65岁以上则女性高于男性。

【病因及发病机制】

MS的中心环节是胰岛素抵抗。目前认为,腹型肥胖和胰岛素抵抗是导致MS发生的重要因素。遗传易感性、体力活动缺乏、衰老以及体内促炎症状态、激素水平的变化也可能是致病因素,但这些因素的重要性在不同人种存在着一定的差异。不良的饮食(高饱和脂肪酸与胆固醇)能增加代谢综合征患者发生心血管疾病的危险。

1. 胰岛素抵抗 IR是MS的基本特征。IR是指机体的胰岛素靶组织(肝、骨骼肌以及脂肪组织)对胰岛素的敏感性下降,导致胰岛素介导的葡萄糖利用减少。葡萄糖不能有效进入靶细胞导致其循环浓度升高,从而刺激胰岛β细胞产生更多的胰岛素以维持血糖正常水平。随着胰岛β细胞功能的衰竭,其生成的胰岛素不足以代偿高血糖,此时就发生了临床糖尿病。在糖尿病发生之前的相当长的一段时间内,由于胰岛素抵抗所致的代谢紊乱,特别是脂代谢异常,一方面可使胰岛素抵抗以及胰岛β细胞的衰竭加速恶化;另一方面也可导致血管内皮功能紊乱,加速了动脉粥样硬化的发生与发展。

2. 肥胖症(obesity) 肥胖的全球大流行导致MS的患病率迅速上升。肥胖与胰岛素抵抗以及MS关系密切。肥胖可引起高血压、高胆固醇、低HDL-C及高血糖,是心血管疾病的独立危险因素。体质指数(BMI)增加的同时,多种重要的疾病(包括2型糖尿病、冠心病、恶性肿瘤)的发病风险相应上升。需要指出的是,肥胖并非胰岛素抵抗的必要条件。很多存在胰岛素抵抗的个体,其体质指数并不超标。然而深入研究发现,他们普遍存在着体脂分布异常,即腹部脂肪堆积。以腰围直观反映出的腹部脂肪堆积与代谢综合征关系较BMI

更加密切。腹部脂肪可分为内脏脂肪与皮下脂肪。多数学者认为,内脏脂肪含量的增加与胰岛素抵抗强相关。腹部脂肪堆积往往伴随着脂肪组织中的非酯化的脂肪酸释放增加,导致脂肪异位沉积于肌肉及肝组织中,参与了胰岛素抵抗及血脂异常的发生。

3. 慢性亚临床炎症 肥胖本身就是一种炎症状态。肥胖时,以内脏脂肪为主的细胞释放过多的炎症介质,以自分泌、旁分泌以及内分泌的方式作用于局部以及远端组织,通过受体后信号通路的激活,使细胞内胰岛素信号传导受阻,发生胰岛素抵抗。近年来研究表明,低水平的炎症状态持续存在可使代谢紊乱加速恶化。也有研究发现,在胰岛素抵抗的患者中,即使体脂含量正常,也同样存在着低水平的炎症反应。

【临床表现】

代谢综合征的临床特征包含肥胖症、血脂异常、糖尿病、高血压、冠心病和脑卒中等各个疾病及其并发症、伴发病的临床表现,这些疾病可在同一患者身上同时或先后出现(表66-1)。

表 66-1 代谢综合征的临床特征

代谢综合征的临床特征
一、与心血管病有关的组成成分
1. 肥胖,尤其是内脏型肥胖
2. 胰岛素抵抗,可伴代偿性高胰岛素血症
3. 高血糖,包括糖尿病及糖调节受损
4. 血脂紊乱(高 TG 血症、低 HDL2C 血症)
5. 高血压
6. 高尿酸血症
7. 血管内皮功能缺陷、低度炎症状态及凝溶异常(微量白蛋白尿、CRP 及 PAI21 增高等)
二、可伴 MS 的疾病
1. 非酒精性脂肪肝病,可发展至非酒精性脂肪肝炎
2. 多囊卵巢综合征
3. 痛风
4. 遗传性或获得性脂肪萎缩症

【诊断标准】

近年来我国对 MS 的病因、发病机制、组成成分、流行趋势和结局等各方面的研究取得了相当进展,中华医学会糖尿病学分会(CDS,2004)建议 MS 的诊断标准:①超重和(或)肥胖,BMI≥25 kg/m^2;②高血糖,FPG≥6.1 mmol/L(110 mg/dL)和(或)2 hPG≥7.8 mmol/L(140 mg/dL),和(或)已确诊为糖尿病并治疗者;③高血压,SBP/DBP≥140/90 mmHg,和(或)已确认为高血压并治疗者;④血脂紊乱,空腹血 TG≥1.7 mmol/L(150 mg/dL),和(或)空腹 HDL-C<0.9 mmol/L(35 mg/dL)(男)或<1.0 mmol/L(39 mg/dL)(女)。具备以上 4 项组成成分中的 3 项或全部者即可诊断。

【防治原则】

MS 属于生活方式疾病,目前尚无统一治疗标准,比较公认的基本治疗策略是生活方式干预、饮食控制和运动治疗,无效时考虑药物干预。美国心脏协会(AHA)、美国 NIH 心肺血液研究所(NHLBI)和 ADA 一致认为,生活方式改变是 MS 的第一线治疗。饮食控制和运动疗法作为长期干预的基础措施,最终目标是减轻体重、降低胰岛素抵抗、减轻高胰岛素血症、改善脂代谢异常血症和高凝状态，以减少2型糖尿病和心血管病的发生及死亡的危险性。

1. 生活方式干预 改变不良的生活方式无疑是最基本的干预措施，多项临床研究表明控制饮食、降低体重、增加运动量可预防糖尿病并减轻胰岛素抵抗。实施生活方式的干预首先要了解患者的日常饮食、行为、生活习惯、社会心理压力等。然后，医师要为其制订个性化的生活处方，采用行为治疗的方法，帮助患者建立健康的生活方式。

(1) 减轻体重 MS治疗的核心，必须长期坚持。主要通过改变生活习惯，减少摄入热量，增加体力活动以减轻体重。

(2) 饮食控制 饮食治疗对于改善胰岛素抵抗起到积极的作用，其重点是必须保证总热量的控制及碳水化合物、蛋白质和脂肪的比例。减少富含饱和脂肪酸、反式脂肪酸、胆固醇、单糖、钠盐食物的摄入，多吃蔬菜、水果、粗粮。每人每日保证供给热量800～1 000 kcal(碳水化合物占总量的50%～60%，蛋白质15%～20%，脂肪20%～25%)，纤维素30～35 g。

(3) 运动治疗 运动治疗能减轻体重、改善胰岛素抵抗、增加胰岛素敏感性、促进肌肉对葡萄糖的利用，降低血糖、改善血脂代谢紊乱、减少大血管并发症等。应针对患者的个体情况开出合理的运动处方，并定期检查患者运动坚持情况，督促患者运动，避免久坐的生活方式。注意有恒、有序、有度，以运动后心率为(170 －年龄)次/分为宜，较适合的运动有快步走、慢跑、太极拳、骑车等，以每天1次，每次30～60 min为宜。

(4) 其他 戒烟酒、减轻心理压力、减少心理应激等。

2. 药物治疗 生活方式干预看似简单易行，花费低廉，但要改变一个人的生活习惯并非易事，若单纯的饮食与运动疗法治疗几个月后，还未控制高血压、糖尿病、高脂血症、肥胖等疾病，就必须在专业医师的指导下进行药物治疗。例如：二甲双胍适用于糖耐量受损，阿卡波糖可以降低餐后血糖，噻唑烷二酮类可以改善胰岛素抵抗；在代谢综合征的降压药物中，应以ACE阻滞剂与ARB为首选；调脂治疗，高胆固醇血症选用他汀类药物，高甘油三酯血症为主时选用贝特类药物；小剂量阿司匹林可降低代谢综合征患者心血管疾病的风险。

第六十七章
骨质疏松症

骨质疏松症(osteoporosis,OP)是一种以骨量降低和骨组织微结构破坏为特征,导致骨脆性增加和易于骨折的代谢性骨病。该病可发生于不同性别和任何年龄,但多见于绝经后妇女和老年男性。骨质疏松症分为原发性和继发性两大类。原发性骨质疏松症又分为绝经后骨质疏松症(Ⅰ型,postmenopausal osteoporosis ,PMOP)、老年性骨质疏松症(Ⅱ型)和特发性骨质疏松(包括青少年型)三种;继发性骨质疏松症指由任何影响骨代谢的疾病或药物所致的骨质疏松症。绝经后骨质疏松症一般发生在妇女绝经后5～10年内;老年性骨质疏松症一般指老人70岁后发生的骨质疏松;而特发性骨质疏松主要发生在青少年,病因尚不明。本章主要介绍原发性OP中的Ⅰ型。

OP是一种退化性疾病,随着年龄增长,患病风险增加。2003—2006年一次全国性大规模的流行病学调查显示,50岁以上以椎体和股骨颈骨密度值为基础的骨质疏松症总患病率女性为20.7%,男性为14.4%。60岁以上的人群中骨质疏松症的患病率明显增高,女性尤为突出。按调查估算全国2006年在50岁以上的人群中约有6 944万人患骨质疏松症,约2亿1千万人存在低骨量。骨质疏松的严重后果为发生骨质疏松性骨折(脆性骨折),即在受到轻微创伤时或日常活动中即可发生的骨折。骨质疏松性骨折常见部位是脊柱、髋部、前臂远端,导致病残率和死亡率的增加。如发生髋部骨折后的1年内,死于各种并发症者达20%,而存活者中约50%致残,生活不能自理,生命质量明显下降。随着人类寿命的延长和社会老年化的到来,骨质疏松症已成为人类重要的健康问题。有数据表明,女性一生发生骨质疏松症性骨折的危险性(40%)高于乳腺癌、子宫内膜癌、卵巢癌的总和。因此,普及骨质疏松症知识,做到早期诊断、及时预测骨折风险并采取规范的防治措施是十分重要的。

【病因及危险因素】

正常成熟骨的代谢主要以骨重建形式进行。更年期后,男性的骨密度(BMD)下降速率一般慢于女性,因为后者除增龄外,还有雌激素缺乏因素的参与。凡使骨吸收增加和(或)骨形成减少的因素都会导致骨丢失和骨质量下降,脆性增加,直至发生骨折。

1. 骨吸收增加因素 ①性激素缺乏:雌激素缺乏使破骨细胞功能增强,骨丢失加速,这是PMOP的主要病因;而雄激素缺乏在老年性OP的发病率中起了重要作用。②活性维生素D缺乏和PTH增高:由于高龄和肾功能减退等原因致肠钙吸收和1,25-$(OH)_2D_3$生成减少,PTH呈代偿性分泌增多,导致骨转换率加速和骨丢失。③细胞因子表达紊乱:骨组织的IL-1、IL-6和TNF增高,而护骨素减少,导致破骨细胞活性增强和骨吸收。

2. 骨形成减少因素 ①峰值骨量降低:青春发育期是人体骨量增加最快的时期,约在30岁达到峰值骨量(PBM)。PBM主要由遗传因素决定,并与种族、骨折家族史、瘦高身材及发育、营养和生活方式等相关联。性成熟障碍致PBM降低,成年后发生OP的可能性增加,发病年龄提前。PBM后,OP的发生主要取决于骨丢失的量和速度。②骨重建功能衰退:可能是老年性OP的重要发病原因。成骨细胞的功能与活性缺陷导致骨形成不足和骨丢失。

3. 骨质量下降 骨质量主要与遗传因素有关,包括骨的几何形态、矿化程度、微损伤累积、骨矿物质与骨基质的理化与生物学特性等。骨质量下降导致骨脆性和骨折风险增高。

4. 不良的生活方式和生活环境 OP和OP性骨折的危险因素很多,如高龄、吸烟、制动、体力活动过少、酗酒、跌倒、长期卧床、长期服用糖皮质激素、光照减少、钙和维生素D摄入不足等。蛋白质摄入不足、营养不良和肌肉功能减退是老年性OP的重要原因。危险因素越多,发生OP和OP性骨折的概率越大。

【临床表现】

疼痛、脊柱变形和发生脆性骨折是骨质疏松症最典型的临床表现。但许多骨质疏松症患者早期常无明显的症状,往往在骨折发生后经X线或骨密度检查时才发现有骨质疏松。

1. 骨痛和肌无力 患者可有腰背疼痛或周身骨骼疼痛,负荷增加时疼痛加重或活动受限,严重时翻身、起坐及行走有困难。骨痛常为弥漫性,无固定部位,检查不能发现压痛区(点)。

2. 脊柱变形 骨质疏松严重者可有身高缩短和驼背、脊柱畸形和伸展受限。胸椎压缩性骨折会导致胸廓畸形,影响心肺功能。腰椎骨折可能会改变腹部解剖结构,引起便秘、腹痛、腹胀、食欲减低和过早饱胀感等。

3. 脆性骨折 脆性骨折是指低能量或非暴力骨折,如日常活动弯腰、负重、挤压或摔倒而发生的骨折。常见部位为胸椎、腰椎、髋部、桡尺骨远端和肱骨近端。其他部位也可发生骨折,如肋骨、盆骨、锁骨和胸骨等。四肢骨折或髋部骨折时肢体活动明显受限,局部疼痛加重,有畸形或骨折阳性体征。脊柱压缩性骨折多见于PMOP患者,可单发或多发,有或无诱因,其突出表现为身材缩短,有时出现突发性腰痛。髋部骨折多在股骨颈部(股骨颈骨折),以老年性OP患者多见,通常于摔倒或挤压后发生。发生过一次脆性骨折后,再次发生骨折的风险明显增加。

4. 并发症 驼背和胸廓畸形者常伴胸闷、气短、呼吸困难、发绀等表现;肺活量、肺最大换气量和心排血量下降,极易并发上呼吸道和肺部感染。髋部骨折者常因感染、心血管病或慢性衰竭而死亡;幸存者生活自理能力下降或丧失,长期卧床加重骨丢失,使骨折极难愈合。

【诊断】

诊断骨质疏松症应包括确定是否为骨质疏松和排除其他影响骨代谢疾病两个方面。

1. 诊断标准

(1) 高危人群 ①绝经后或双侧卵巢切除后女性;②不明原因的慢性腰背疼痛;③身材变矮或脊椎畸形;④脆性骨折史或脆性骨折家族史;⑤存在多种OP危险因素,如高龄、吸烟、制动、低体重、长期卧床、服用糖皮质激素等。

(2) 诊断依据 详细的病史和体检是临床诊断的基本依据,但确诊有赖于X线检查或BMD测定。临床上用于诊断骨质疏松症的通用标准:发生了脆性骨折和(或)骨密度低下。WHO推荐的诊断标准:BMD骨密度值[通常用T-Score(T值)表示,T值=(测定值-骨峰值)/正常成人骨密度标准差]低于同性别、同种族正常成年人骨峰值不足1个标准差属正常;降低1~2.5个标准差为骨量低下(骨量减少);降低程度等于或大于2.5个标准差为骨质疏松。符合骨质疏松诊断标准同时伴有一处或多处骨折时为严重骨质疏松。

骨密度是指单位体积(体积密度)或单位面积(面积密度)的骨量。骨密度及骨测量的方法较多,不同的方法对骨质疏松症的诊断、疗效的监测、骨折危险性的评估作用也有所不同。临床上应用的有双能 X 线吸收测定法(DXA)、外周双能 X 线吸收测定法(pDXA)及定量计算机断层照相术(QCT)。其中 DXA 测量值是目前国际学术界公认的骨质疏松症诊断的"金标准"。

OP 性骨折的诊断主要根据年龄、外伤骨折史、临床表现及影像学检查确定。正、侧位 X 线片(必要时可加特殊位置片)确定骨折的部位、类型、移位方向和程度;CT 和 MRI 对椎体骨折和微细骨折有较大诊断价值;CT 二维成像能清晰显示关节内或关节周围骨折;MRI 对鉴别新鲜和陈旧性椎体骨折有较大意义。

2. 测量骨密度的临床指征 符合以下任何一项均建议行骨密度测定:①女性 65 岁以上和男性 70 岁以上,无论是否有其他骨质疏松危险因素;②女性 65 岁以下和男性 70 岁以下,有一个或多个骨质疏松危险因素;③有脆性骨折史和(或)脆性骨折家族史的男、女成年人;④各种原因引起的性激素水平低下的男、女成年人;⑤X 线摄片已有骨质疏松改变者;⑥接受骨质疏松治疗、进行疗效监测者;⑦有影响骨代谢疾病或使用影响骨代谢药物史;⑧国际骨质疏松基金会 IOF 一分钟测试题回答结果阳性者;⑨亚洲人骨质疏松自我筛查工具(Osteoporosis Self Assessment Tool for Asian, OSTA),结果≤−1。

3. 常用的其他检查项目

(1) 实验室检查 血、尿常规;肝、肾功能;钙、磷、碱性磷酸酶、血清蛋白电泳等;血沉、性腺激素、1,25-$(OH)_2D_3$、甲状旁腺激素、尿钙和磷、甲状腺功能、肿瘤标记物等。原发性 OP 患者通常血钙、磷、碱性磷酸酶值在正常范围;当有骨折时,血碱性磷酸酶值水平有轻度升高。

(2) 骨转换生化标记物检测 IOF 推荐 I 型原胶原 N-端前肽(CINP) 和血清 I 型胶原 C 末端肽(S-CTX)是敏感性相对较好的骨转换生化标志物。

【鉴别诊断】

骨质疏松症可由多种病因所致。在诊断原发性骨质疏松症之前,一定要重视排除其他影响骨代谢的疾病,以免发生漏诊和误诊。需要鉴别的疾病有:影响骨代谢的内分泌疾病(性腺、肾上腺、甲状旁腺及甲状腺疾病等),类风湿性关节炎等免疫性疾病,影响钙和维生素 D 的吸收和调节的肠道和肾脏疾病,多发性骨髓瘤等恶性疾病,长期服用糖皮质激素或其他影响骨代谢的药物,以及各种先天和获得性的骨代谢异常疾病。

【治疗】

强调综合治疗、早期治疗和个体化治疗,治疗方案和疗程应根据疗效、费用和不良反应等因素确定。合适的治疗可减轻症状,改善预后,降低骨折发生率。

1. 一般治疗

(1) 改善营养状况 提倡富含钙、适量蛋白质和低盐的均衡饮食,戒烟忌酒。补给足够的蛋白质有助于 OP 和 OP 性骨折的治疗,但伴有肾功能衰竭者要选用优质蛋白饮食,并适当限制摄入量。多进食富含异黄酮(isoflavone)类食物对保存骨量也有一定作用。

(2) 补充钙剂和维生素 D 钙摄入可减缓骨的丢失,改善骨矿化。我国营养协会制定了成人每日钙摄入推荐量 800 mg(元素钙)以获得理想骨峰值维护骨骼健康的适宜剂量;绝经后妇女和老年人每日钙摄入推荐量为 1 000 mg。目前的膳食营养调查显示我国老年人平均每日从饮食中获得钙 400 mg,故平均每日应补充钙剂 500～600 mg,如碳酸钙、葡萄糖酸钙、枸橼酸钙等。补充维生素 D 400～600 IU/d。非活性维生素 D 主要用于 OP 的预防,而活性维生素 D 可促进肠钙吸收,增加肾小管对钙的重吸收,抑制 PTH 分泌,故可用于各种 OP 的治疗。骨化二醇(1, 25-$(OH)_2D_3$,钙二醇)或阿法骨化醇的常用量为 0.25 μg/d,应用期间要定期监测血钙磷变化,防止发生高钙血症和高磷血症。

(3) 加强运动　多从事户外活动,加强负重锻炼,增强应变能力,减少骨折意外的发生。运动的类型、方式和量应根据患者的具体情况而定。需氧运动和负重锻炼的重点应放在提高耐受力和平衡能力上,降低摔倒和骨折风险。避免肢体制动,增强抵抗力,加强个人护理。

(4) 避免使用致 OP 药物　如糖皮质激素、免疫抑制剂、肝素、抗癌药、含铝抗酸剂、抗癫痫药等。

(5) 对症治疗　有疼痛者可给予适量非甾体抗炎药,如阿司匹林,每次 0.3 ～0.6 g,或吲哚美辛(消炎痛)片,每次 25 mg,每日 3 次。发生骨折或遇顽固性疼痛时,可应用降钙素制剂。骨畸形者应局部固定或采用其他矫形措施防止畸形加剧。骨折者应给予牵引、固定、复位或手术治疗,同时应辅以物理康复治疗,尽早恢复运动功能。

2. 抗骨质疏松药物　具备以下情况之一者,需考虑药物治疗:①确诊骨质疏松者(骨密度:T≤－2.5 者),无论是否有过骨折;②骨量低下患者(骨密度:－2.5＜T≤－1.0)并存在一项以上骨质疏松危险因素,无论是否有过骨折;③无骨密度测定条件时,具备以下情况之一者,也需考虑药物治疗,即已发生过脆性骨折,OSTA 筛查为高风险,骨质疏松的风险预测 FRAX 工具计算出髋部骨折概率≥3%,或任何重要的骨质疏松性骨折发生概率≥20%(暂借鉴国外的治疗阈值,目前还没有中国人的治疗阈值)。

抗骨质疏松的药物有多种,作用机制不尽相同,有以抑制骨吸收为主,以促进骨形成为主,也有一些多重作用机制的药物。临床上抗 OP 药物的疗效判断包括是否能提高骨量和骨质量,最终降低骨折风险。现对国内已经批准上市的抗骨质疏松药物的规范应用作如下阐述(按药物名称英文字母顺序排列)。

(1) 双膦酸盐类(bisphosphonates)　双膦酸盐抑制破骨细胞生成和骨吸收,主要用于骨吸收明显增强的代谢性骨病(如变形性骨炎、多发性骨髓瘤、甲旁亢等),亦可用于高转换型原发性和继发性 OP、高钙血症危象和骨肿瘤的治疗,对类固醇性 OP 也有良效;但老年性 OP 不宜长期使用该类药物,必要时应与 PTH 等促进骨形成类药物合用。临床上第一代药物有依替膦酸钠,第二代药物有氯膦酸钠、帕米膦酸钠等,阿仑膦酸钠是最新一代双膦酸盐。

(2) 降钙素(calcitonin)　降钙素是一种钙调节激素,能抑制破骨细胞的活性并能减少破骨细胞的数量,从而减少骨量丢失并增加骨量。降钙素类药物另一突出的特点是能明显缓解骨痛。对骨质疏松骨折或骨骼变形所致的慢性疼痛及骨肿瘤等疾病引起的骨痛均有效。更适合有骨痛的骨质疏松症患者。常用剂型:①鲑鱼降钙素(miacalcic),为人工合成,每日 50～100 U,皮下或肌内注射,有效后减为每周 2～3 次,每次 50～100 U;②鳗鱼降钙素(elcatonin),为半人工合成,每周肌内注射 2 次,每次 20 U 或根据病情酌情增减;③降钙素鼻喷剂,100 IU/d,其疗效与注射剂相同。临床研究证明增加骨质疏松症患者腰椎和髋部的骨密度,每日 200 IU 合成的鲑鱼降钙素鼻喷剂降低发生椎体及非椎体骨折风险;能明显缓解骨痛。

(3) 激素类　雌激素类药物能抑制骨转换,阻止骨丢失。适用于 60 岁以前围绝经和绝经后妇女,特别是有绝经症状(如潮热、出汗等)及泌尿生殖道萎缩症状的妇女。包括雌激素(ET)和雌、孕激素(EPT)补充疗法。此法能降低骨质疏松性椎体、非椎体骨折风险,是防治绝经后骨质疏松的有效手段。在各国指南中均被明确列入预防和治疗绝经妇女骨质疏松药物。激素补充治疗应注意：绝经早期（<60 岁）开始用，收益更大风险更小；应用最低有效剂量；优先选用天然雌激素制剂；坚持定期随访和安全性监测（尤其是乳腺和子宫）。

（4）甲状旁腺激素（PTH） 小剂量 PTH 可促进骨形成，增加骨量。对老年性 OP、PMOP、雌激素缺乏的年轻妇女和糖皮质激素所致的 OP 均有治疗作用，疗程 6～24 个月，或与雌激素、降钙素、双磷酸盐或活性维生素 D 联合应用。临床试验表明，重组人甲状旁腺激素能有效治疗绝经后骨质疏松症以提高骨密度，降低椎体和非椎体骨折发生的风险。一般剂量为 20 μg/d，皮下注射。

（5）选择性雌激素受体调节剂（SERMs） SERMs 不是雌激素，其特点是选择性地作用于雌激素靶器官，与不同的雌激素受体结合后，发生不同的生物效应。如已在国内外上市的雷洛昔芬在骨骼上与雌激素受体结合，表现出类雌激素的活性，抑制骨吸收。而在乳腺和子宫上，则表现为抗雌激素的活性，因而不刺激乳腺和子宫。临床试验表明雷洛昔芬可降低骨转化至女性绝经前水平，阻止骨丢失，增加骨密度降低发生椎体骨折的风险，降低雌激素受体阳性浸润性乳腺癌的发生率。用法：雷洛昔芬 60 mg，每日一片。

（6）其他 锶盐雷奈酸锶、α-骨化醇、骨化三醇、维生素 K_2 等。

【预后及预防】

加强卫生宣教，早期发现 OP 易感人群，以提高 PBM 值，降低 OP 风险。提倡运动和充足的钙摄入。成年后的预防主要包括降低骨丢失速率与预防骨折的发生。妇女围绝经期和绝经后 5 年内是治疗 PMOP 的关键时段。

（张学思）

第七篇

风湿性疾病

FENG SHI XING JI BING

第六十八章
总　论

风湿性疾病（简称风湿病）（rheumatic diseases）是一组以内科治疗为主的肌肉骨骼系统疾病，它包括弥漫性结缔组织病（diffuse connective tissue disease，DCTD）及各种病因引起的关节和关节周围软组织，包括肌、肌腱、韧带等的疾病。风湿（rheumatic）一词是指关节、关节周围软组织、肌肉、骨出现的慢性疼痛。

弥漫性结缔组织病（简称结缔组织病）（connective tissue disease，CTD）是风湿性疾病中的一大类，它除有风湿病的慢性病程、肌肉关节病变外，尚有以下特点。

（1）属自身免疫病，曾称胶原病，自身免疫性是结缔组织病的基础。

（2）以血管和结缔组织慢性炎症的病理改变为基础。

（3）病变累及多个系统，临床个体差异甚大。

（4）对糖皮质激素的治疗有一定反应。

（5）由于诊治合理，近年来其生存率明显延长。

（6）疾病多为慢性病程，逐渐累及多个器官和系统，只有早期诊断、合理治疗才能使患者得到良好的预后。

【风湿性疾病的分类】

风湿性疾病的病因和发病机制多样，许多疾病的确切病因尚未阐明，分类尚不完善，临床上一般将它分为十大类近200种疾病，具体分类如表68-1所示。

表68-1　风湿性疾病的范畴和分类

范　畴	分　类
1.弥漫性结缔组织病	类风湿关节炎、红斑狼疮、硬皮病、多肌炎、重叠综合征、血管炎病等
2.脊柱关节病	强直性脊柱炎、Reiter综合征、银屑病关节炎、未分化脊柱关节病等
3.退行性变	骨关节炎（原发性，继发性）
4.与代谢和内分泌相关的风湿病	痛风、假性痛风、马凡综合征、免疫缺陷病等
5.和感染相关的风湿病	反应性关节炎、风湿热等
6.肿瘤相关的风湿病	原发性（滑膜瘤等）；继发性（多发性骨髓瘤、转移瘤等）
7.神经血管疾病	神经性关节病、压迫性神经病变（周围神经受压、神经根受压等）、雷诺病等
8.骨与软骨病变	骨质疏松、骨软化、肥大性骨关节病、弥漫性原发性骨肥厚、骨炎等

续表

范　畴	分　类
9. 非关节性风湿病	关节周围病变、椎间盘病变、特发性腰痛、其他综合征(如精神性风湿病)等
10. 其他有关节症状的疾病	周期性风湿病、间歇性关节积液、药物相关的风湿综合征、慢性活动性肝炎等

【实验室及辅助检查】

1. 一般检查 血常规、尿液、肝肾功能检查是必需的,它有助于病情分析,如溶血性贫血、血小板减少、白细胞数量变化、蛋白尿都可能与CTD有关。而肝肾功能检查又可为用药后可能出现的损害和比较打下基础。对风湿病的确诊很有帮助。

2. 自身抗体的检测 风湿性疾病常与自身免疫有关,自身抗体是诊断风湿病的重要标志,尤其是CTD的早期诊断至为重要。现在应用于风湿病学临床的主要自身抗体有:抗核抗体(ANAs)、类风湿因子(RF)、抗中性粒细胞胞浆抗体(ANCA)、抗磷脂抗体(Apl,分为LCA、aCL),如表68-2所示。

表68-2　不同的弥漫性结缔组织病的自身抗体

病　名	ANA谱	抗磷脂抗体	ANCA	抗角蛋白抗体谱
SLE	抗dsDNA 抗组蛋白抗体 抗Sm抗体 抗SSA抗体	阳性	少见	
pSS	抗SSA抗体、 抗SSB抗体	阳性	少见	
混合结缔组织病(MCTD)	抗RNP抗体			
DM/PM	抗合成酶(Jo-1)抗体			
SSc	ACA(抗着丝点抗体) 抗Scl-70抗体			
RA				APF AKA AFA 抗CCP抗体
系统性坏死性血管炎			阳性	
Wegener肉芽肿			c-ANCA(PR3)	
显微镜下多血管炎(MPA)			p-ANCA(MPO)	
变应性肉芽肿血管炎			p-ANCA(MPO)	

3. 关节镜和关节液的检查 关节镜是通过直视来观察关节腔表层结构的变化,目前多应用于膝关节检查。本检查对于关节病的诊治和研究均有一定作用。抽取关节液的检查主查鉴别炎症性或非炎症性的关节病变以及导致炎症性反应的可能原因,如尿酸盐结晶、焦磷酸盐结晶和细菌的存在。因此所有抽得的关节液都要进行白细胞的分类与计数:非炎症性关节液的白细胞计数往往$<2\ 000\times10^6$/L,中性粒细胞不高;而炎症性关节液的白细胞计数高达$20\ 000\times10^6$/L以上,中性粒细胞达70%以上,化脓性关节液不仅外观呈脓性且白细胞计数更高。光学显微镜和偏振光显微镜检查各种结晶是必要的,需要时可进行细菌革兰染色和培养。

4. 影像学检查 在风湿病学中是一个重要的辅助检测手段，有助于各种关节脊柱病的诊断、鉴别诊断、疾病严重性分期、药物疗效的判断等，包括X线平片、数码X线像、电子计算机体层显像(CT)、磁共振显像(MRI)、血管造影等。

5. 病理检查 病理活检对诊断有决定性意义，并有指导治疗的作用，如狼疮肾炎做肾活检。

【诊断】

风湿病是一个涉及多个学科、多个系统的疾病，其正确的诊断有赖于正确的病史采集和全身包括关节及脊柱的体格检查。因为风湿病可以分为以关节损害为主的关节病，包括RA、OA等，另一类是不限于关节的多脏器损害的系统性疾病，包括SLE、血管炎、PSS等。详细询问关节病起病的方式、受累部位、数目、疼痛的性质与程度、功能状况及其演变，同时了解关节以外的系统受累情况也是必不可少的。

1. 关节病变的特点 关节病变的特点，见表68-3。

(1) 关节病变的分布与疼痛的性质 类风湿关节炎常侵犯近端指间关节、掌指关节、腕关节，呈对称性分布，持续性疼痛；强直性脊柱炎主要侵犯脊柱、髋、踝等大关节，以肌腱附着点持续性疼痛为主要特征；骨关节炎多侵犯远端关节、膝关节、髋关节等，过多活动后疼痛加重，休息后缓解。

表68-3 常见关节炎的特点

关节	RA	AS	OA	痛风	SLE
周围关节炎	有	有	有	有	有
起病	缓	缓	缓	缓	缓
首发	PIP、MCP、腕	膝、髋、踝	膝、腰、DIP	第一跖趾关节	手关节
痛性质	持续、休息后加重	休息后加重	活动后加重	痛剧烈，夜间重	不定
肿性质	软组织为主	软组织为主	骨性肥大	红、肿、热	少见
畸形	常见	部分	小部分	少见	偶见
演变	对称性多关节炎	不对称性下肢大关节炎，少关节炎	负重关节症状明显	反复发作	
脊柱炎和(或)骶髂关节病变	偶有	必有，功能受限	腰椎增生，唇样变	无	无

注：① PIP，近端指间关节；MCP，掌指关节；DIP，远端指间关节。

② 少关节炎是指累及4个或4个以下的关节，多关节炎是指累及4个以上的关节。

(2) 晨僵 晨僵是指患者晨起或较长时间休息后病变关节出现僵硬感觉。它是估计滑膜关节炎活动性的客观指标，是类风湿关节炎最突出的症状。

(3) 关节肿胀和触痛 关节肿胀是关节炎的重要体征，可由关节腔积液、滑膜炎、周围软组织炎引起。类风湿关节炎活动期受累关节多有压痛，而骨关节炎多无压痛。

(4) 关节畸形和功能障碍 关节畸形多由关节软骨或骨破坏、韧带破坏、组织挛缩、关节半脱位等引起，且使关节活动受限。

2. 常见弥漫性结缔组织病的特异性临床表现 常见弥漫性结缔组织病的特异性临床表现见表68-4。

表 68-4 常见弥漫性结缔组织病的特异性临床表现

病　名	特异性表现
SLE	颊部蝶形红斑，蛋白尿，溶血性贫血，血小板减少，多浆膜炎
pSS	口、眼干，腮腺肿大，龋齿，肾小管性酸中毒，高球蛋白血症
DM	上眼睑红肿，Gottron 症，颈部呈“V”形充血，肌无力
SSc	雷诺现象，指端缺血性溃疡，硬指，皮肤肿硬、失去弹性
Wegener 肉芽肿	鞍鼻，肺迁移性浸润影或空洞
大动脉炎	无脉，颈部、腹部血管杂音
贝赫切特病	口腔溃疡，外阴溃疡，针刺反应

【治疗】

风湿病一旦诊断明确应早期开始相应治疗。治疗的目的是改善疾病预后，保持其关节、脏器的功能，解除有关症状。

1. 药物治疗 常用药物主要包括非甾体抗炎药、糖皮质激素、抗风湿药。另有些辅助治疗可应用于某些病况。治疗原则是早期诊断，尽早合理、联合用药。

(1) 非甾体抗炎药(NSAID) 此类药物临床应用广泛，因可抑制前列腺素的合成而迅速产生抗炎、止痛作用，对解除疼痛有较好效果，但不能改变疾病的病程。临床上常用的有布洛芬、萘普生、双氯酚酸、阿司匹林、吲哚美辛等。

(2) 糖皮质激素 糖皮质激素是治疗多种 CTD 的一线药物，但非根治药物。它通过受体发挥作用，有很强而快速的抗炎作用。目前使用的激素制剂众多，有可的松、氢化可的松、泼尼松、甲泼尼龙等。不良反应较多，临床应用时须掌握适应证和药物剂量，同时监测其不良反应。

(3) 抗风湿药 抗风湿药是指可以防止和延缓 RA 关节骨结构破坏的药物，是一组有不同化学结构的药物或生物制剂，其特点是起效慢、停药后作用的消失也慢。常用药物有金合剂、青霉胺、柳氮磺胺吡啶、环磷酰胺、雷公藤总苷等。

2. 外科治疗 包括不同的矫行手术、人工关节的置换、滑膜切除等。手术不能治愈疾病，只能改善关节功能和生活能力。

3. 其他治疗 包括物理治疗、康复治疗、职业训练、心理治疗等，是本类疾病综合治疗的不可缺少的部分。

第六十九章
类风湿关节炎

类风湿关节炎(rheumatoid arthritis，RA)是以对称性多关节炎为主要临床表现的异质性、系统性、自身免疫性疾病。临床可有不同亚型，表现为病程、轻重、预后、结局都会有差异。但本病是慢性、进行性、侵蚀性疾病，如未适当治疗，病情可逐渐加重发展，最终致残。因此早期诊断、早期治疗至关重要。本病呈全球性分布，是造成人类丧失劳动力和致残的主要原因之一。我国 RA 的患病率为 0.32%～0.36%。女性多于男性，男女之比为 1∶3。

【病因和发病机制】

病因尚不清楚，可能与下列因素有关。

1. 感染因子 未证实有导致本病的直接感染因子，但目前认为一些感染因素(可能有细菌、支原体和病毒等)可能通过某些途径影响 RA 的发病和病情进展。据报道，RA 患者 80%的血清中可检测出高滴度的抗 EB 病毒抗体，提示 EB 病毒感染可引起自身免疫调节紊乱。

2. 遗传易感性 流行病学调查显示，RA 的发病与遗传因素密切相关。家系调查发现 RA 先证者的一级亲属发生 RA 的概率为 11%。对孪生子的调查结果显示，单卵双生子的同时患 RA 的概率为 12%～30%，而双卵孪生子同患 RA 的概率只有 4%。许多国家和地区研究发现 HLA-DR_4的个体对 RA 具有易感性，HLA-DR_4阳性者患 RA 的相对危险性是 HLA-DR_4阴性者的 5～7 倍。DR_4不仅与 RA 的发病有关，而且还与 RA 的病情严重程度有关。

【临床表现】

1. 关节表现 可分滑膜炎症状和关节结构破坏的表现，前者经治疗后有一定可逆性，但后者一经出现很难逆转。关节损害是类风湿关节炎最突出的表现，主要表现为晨僵、疼痛和压痛、肿胀、关节畸形和功能障碍。

(1) 晨僵 病变关节僵硬以晨起或关节休息后明显，往往持续 1 h 以上，活动后可减轻。它是 RA 突出的临床特征，见于 95%以上的 RA 患者。其程度和持续的时间与关节病变的严重程度成正比，常常作为 RA 活动的指标之一。

(2) 疼痛与压痛 关节痛是最早出现的症状，腕关节、掌指关节、近端指间关节常出现，多为对称性、持续性疼痛，疼痛的关节常伴压痛。

(3) 肿胀 受累关节均发生肿胀，多因关节腔积液或周围软组织炎、滑膜肥厚所致。

(4) 关节畸形和功能障碍 晚期患者，由于病变反复发作、组织结构严重破坏，引起各种畸形。最常见的畸形为近端指间关节呈梭形肿大、掌指关节半脱位、手指尺侧偏斜、“天鹅颈”样畸形等(图69-1)。关节肿痛和畸形可导致关节功能障碍。美国风湿病学院(ACR)将本病影响生活能力的程度分为以下四级。

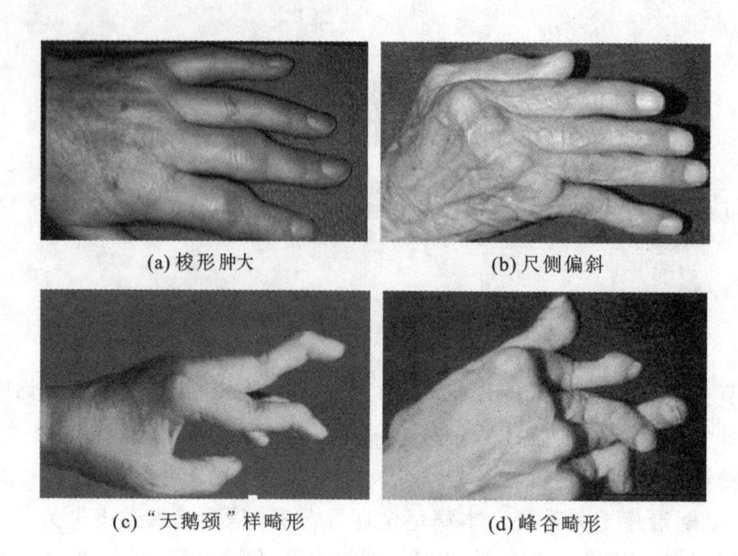

(a) 梭形肿大　(b) 尺侧偏斜　(c)“天鹅颈”样畸形　(d) 峰谷畸形

图69-1　类风湿关节炎常见手部畸形

Ⅰ级:正常活动不受限制。

Ⅱ级:中度受限,能完成日常生活的大部分活动。

Ⅲ级:明显受限,大部分日常工作或活动不能完成。

Ⅳ级:失去活动能力而卧床或仅能利用轮椅活动。

2. 关节外表现

(1) 类风湿结节　约25%的RA患者出现类风湿结节,多位于关节隆突部和受压部位,如尺骨鹰嘴突、腕关节、踝关节、枕部。结节大小不一,直径由数毫米至数厘米、质硬无压痛,是本病较特异的皮肤表现,它的存在表示本病的活动。

(2) 类风湿性血管炎　可出现在患者的任何系统。查体可见指甲下或指端出现小血管炎,少数引起局部组织的缺血性坏死。在眼造成巩膜炎,严重者因巩膜软化而影响视力。

(3) 肺

① 弥漫性肺间质纤维化:患者主要表现为慢性咳嗽、进行性呼吸困难。肺功能试验显示肺顺应性减低和限制性通气障碍,可发展为呼吸功能不全和右心衰竭。

② 结节性肺病:类风湿关节炎合并尘肺的患者易发生结节性肺病,称为Caplan综合征。肺部常出现多发性小节,也有单发性。病理显示为类风湿性肉芽肿,肉芽肿有免疫球蛋白和补体的沉积。患者通常无症状,但可并发感染,形成空洞或破裂引起气胸。单个肺部结节要注意与肺癌相鉴别,血管类风湿因子阳性有助于本病的诊断。

③ 胸膜炎:一般无症状,常在尸检时发现。偶可发生大量胸腔积液引起呼吸困难。胸腔积液呈渗出性,糖含量低,乳酸脱氢酶高,类风湿因子阳性。

(4) 心脏　心包病变是最常见的心脏受累的表现。超声检查约30%的患者心包有少量积液,但多无临床相关表现,主要见于RF阳性、有类风湿结节的患者。

(5) 神经系统

① 脊髓受压:脊髓受压由颈椎骨突关节的风湿病变而引起。表现为渐起的双手感觉异常和力量的减弱、腱反射多亢进、病理反射阳性。

② 周围神经因滑膜炎而受压：如正中神经在腕关节处受压而出现腕管综合征。多发性单神经炎则因小血管炎的缺血性病变所造成。

(6) 血液系统 本病一般出现正细胞正色素性贫血，出现小细胞低色素性贫血，常因服用非甾体抗炎药或因本病而造成胃肠道长期少量出血所致。Felty 综合征是指类风湿关节炎者伴有脾大、中性粒细胞减少，有的甚至有贫血和血小板减少。

(7) 干燥综合征 30%～40%本病患者出现此综合征。表现为口干、眼干、关节痛，但口干、眼干的症状多不明显，必须通过各项检验才能证实有干燥性角结膜炎和口干燥征。

【实验室及辅助检查】

1. 血常规 有轻中度正细胞、正色素性贫血，红细胞比积 30%～35%；白细胞总数及分类多正常；在活动期，嗜酸性粒细胞和血小板可增高。

2. 血沉 多数患者在病变活动期血沉增快。

3. 类风湿因子 它是一种自身抗体，用乳胶凝集法所测得的 IgM 型类风湿因子，约 80%的患者此型类风湿因子阳性，其滴度与本病的活动性成正比。系统性红斑狼疮、硬皮病、混合性结缔组织病、流行性感冒、病毒性肝炎、结核病、亚急性感染性心内膜炎、高球蛋白血症等也可表现为类风湿因子阳性，但其滴度较低。

4. 免疫复合物和补体 70%患者血清中有各种免疫复合物，尤其是活动期和 RF 阳性患者。在急性期和活动期，患者血清补体均升高。

5. 关节滑液检查 关节滑液中白细胞增多达(2 000～75 000)$\times 10^6$/L，中性粒细胞增多，>70%，黏度降低；糖含量通常低于血糖。

6. X 线检查 手指和腕关节的 X 线摄片对诊断最有价值，临床常规首选双手相(包括腕)或双手加双足相。美国风湿病协会(ARA)将 X 线表现分为如下四期。

Ⅰ期：正常或关节端骨质疏松。

Ⅱ期：关节端骨质疏松，偶有关节软骨下囊样破坏或骨侵蚀改变。

Ⅲ期：明显的关节软骨下囊样破坏、关节间隙狭窄、关节半脱位等畸形。

Ⅳ期：除Ⅱ、Ⅲ期改变以外，并有纤维或骨性强直。

7. 类风湿结节活检 典型的病理改变有助于诊断。

8. CT 和 MRI 对 X 线平片难以显示的病变可以选用。

【诊断和鉴别诊断】

1. 诊断 类风湿关节炎的诊断临床上一般沿用 ACR1987 年修订的分类标准，但此诊断标准对于早期类风湿关节炎的敏感性较差。为了提高早期诊断率，2010 年美国风湿病学会和欧洲风湿病防治联合会一起制订了 ACR/EULAR 类风湿关节炎分类标准(表 69-1)。

表 69-1 ACR/EULAR 类风湿关节炎分类标准

目标人群：

(1) 至少一个关节的明确临床滑膜炎(关节肿胀)；

(2) 其他病因无法解释的滑膜炎。

患者如果按下列标准评分≥6 分，可确诊为类风湿关节炎。

A. 受累关节： ①1 个大关节(0 分)；

②2～10 个大关节(1 分)；

③1～3 个小关节，有或没有大关节(2 分)；

④4～10 个小关节，有或没有大关节(3 分)；

续表

⑤超过 10 个关节,至少 1 个小关节(5 分)。

B. 血清学(至少 1 项结果):

①类风湿因子(RF)和抗瓜氨酸蛋白抗体(ACPA)阴性(0 分);

②RF 和 ACPA,至少有一项是低滴度阳性(2 分);

③RF 和 ACPA,至少有一项是高滴度阳性(3 分)。

C. 急性期反应物(至少 1 项结果):

①CPR 和 ESR 均正常(0 分);

②CPR 或 ESR 异常(1 分)。

D. 症状持续时间:

①<6 周(0 分);

②≥6 周(1 分)

注:大关节:肩关节、肘关节、髋关节、膝关节或踝关节。

小关节:掌指关节、近端指间关节、第 2～5 跖趾关节、拇指指间关节和腕关节。

A～D 项,取符合条件的最高值。

低滴度阳性:高于正常值上限,低于正常值上限的 3 倍。

2. 鉴别诊断 类风湿关节炎需与下列疾病相鉴别。

(1) 骨关节炎 发病年龄多在 50 岁以上,受累关节以负重的膝、髋关节为主,关节疼痛与活动有关,休息后疼痛缓解,无全身症状,血沉正常,RF 阴性。

(2) 强直性脊柱炎 其多见于青壮年男性,主要侵犯脊柱,受累关节逐渐变僵直。脊柱 X 线片呈竹节样改变,血清 RF 阴性,可有家族史,90%以上患者 HLA-B_{27}阳性。

(3) 银屑病关节炎 本病多发生于皮肤银屑病后若干年,其中 30%～50%的患者表现为对称性多关节炎,与 RA 极为相似。其不同点为本病累及远端指关节处更明显,且表现为该关节的附着端炎和手指炎。同时可有骶髂关节炎和脊柱炎,血清 RF 多阴性。

(4) 系统性红斑狼疮 部分患者手指关节肿痛为首发症状,且部分患者 RF 阳性,而被误诊为 RA。然而本病的关节病变较 RA 为轻,一般为非侵蚀性,且关节外的系统性症状(如蝶形红斑、脱发、蛋白尿等)较突出。血清 ANA、抗双链 DNA 抗体等多种自身抗体阳性。

(5) 风湿性关节炎 其多见于青少年。病前常有链球菌感染史,关节炎主要表现为四肢大关节游走性肿痛,关节畸形少见。常伴发热、咽痛、心肌炎、皮下结节、环形红斑等关节外表现。血清抗链球菌溶血素“O”(ASO)滴度增高,RF 阴性。

【治疗】

由于本病的病因和发病机制未完全明确,目前临床上尚缺乏根治及预防本病的有效措施。治疗目的是缓解或消除关节疼痛、晨僵和关节外症状,控制病情的发展,防止和减少关节及骨的破坏,尽可能保持关节和肌肉功能,促进已破坏的关节功能的恢复,改善全身状态,提高生活质量。

1. 一般治疗 向患者说明本病为慢性疾病,鼓励患者树立战胜疾病的信心。急性期应卧床休息。慢性期应适当活动和锻炼,以防止关节僵直和肌肉萎缩,促进关节功能恢复。

2. 药物治疗 根据药物性能,治疗 RA 的常用药物分为四大类,即非甾体抗炎药(NSAID)、抗风湿药、糖皮质激素和植物药等。

(1) 非甾体抗炎药(NSAID) NSAID 具有镇痛、消肿作用,是改善关节炎症状的常用药,但不能控制病情,必须与改变病情抗风湿药同时使用。常用NSAID如下。

① 塞来昔布:每日剂量为200～400 mg,分1～2次服用,有磺胺过敏者禁用。

② 美洛昔康:每日剂量为7.5～15 mg,分1～2次服用。

③ 双氯芬酸:每日剂量为75～150 mg,分2次服用。

④ 吲哚美辛:每日剂量为75～100 mg,分3次服用,胃肠道反应较上述3种药物多;属同类结构的还有舒林酸、阿西美辛等。

⑤ 萘普生:每日剂量为0.5～1.0 g,分2次服用。

⑥ 布洛芬:每日剂量为1.2～3.2 g,分3～4次服用。

(2) 抗风湿药(DMARD) 该类药物有改善和缓解病情的作用,一般认为RA诊断明确都应使用DMARD。但DMARD起效缓慢、不良反应多,在使用时应密切监测。常用药物如下。

① 甲氨蝶呤(MTX):通过抑制细胞内二氢叶酸还原酶,使嘌呤合成受阻,产生抗炎作用。疗效肯定,常作为联合治疗的基本药物。每周剂量为7.5～25 mg,以口服为主(一日之内服完),也可静注或肌注。4～6周起效,疗程至少半年。不良反应有胃肠道反应、骨髓抑制、口角糜烂、肝损害等,用药期间必须监测肝功能。

② 柳氮磺吡啶:其作用与代谢产物5-氨基水杨酸和磺胺吡啶有关,能抑制白细胞移动、降低蛋白溶解酶活性、抑制多种细胞因子。剂量为每日2～3 g,分2次服用,由小剂量开始,会减少不良反应,对磺胺药过敏者禁用。

③ 羟基氯喹和氯喹:它们是抗疟疾药,可减少炎症渗出,减轻关节症状,防止关节挛缩,但不能减缓影像学方面的破坏。羟基氯喹每日0.2～0.4 g,分2次口服;氯喹每日0.25 g,一次服用。长期服用可出现视物盲点、眼底有"牛眼"样改变,因此每6～12个月宜做眼底检查,少数患者服用氯喹后可出现心肌损害。

④ 来氟米特:其主要抑制二氢乳清酸脱氢酶,使活化淋巴细胞的生长受抑。其服法为50 mg,每日1次,三天以后10～20 mg,每日1次。

⑤ 生物制剂和免疫性治疗:生物制剂有TNF-α拮抗剂(如英夫利西单抗、阿达木单抗等)、IL-1拮抗剂(如阿那白滞素)、CD20单克隆抗体(如利妥昔单抗)细胞毒T细胞活化抗原-4抗体等,近年在国内外逐渐使用,有抗炎和防止骨破坏的作用。免疫性治疗包括口服诱导免疫耐受药、米诺环素类药,还包括以去除血浆中异常免疫球蛋白为主要目的的血浆置换、免疫吸附等疗法,适用于一些难治的重症患者。

⑥ 其他DMARD:a. 金制剂,分为注射及口服两种剂型。常用的注射剂为硫代苹果酸金钠,每周肌内注射1次,由最小剂量开始,逐渐增至每次50 mg,待有效后注射间隔可延长,现很少使用。常用的口服剂为金诺芬,每日剂量6 mg,分两次口服,3个月后起效。口服金制剂不良反应少,适于早期或轻型患者。b. 青霉胺,开始剂量为125 mg,每日2～3次,无不良反应者则每2～4周后剂量加倍,至每日达500～750 mg,待症状改善后减量维持。不良反应较多,包括胃肠道反应、骨髓抑制、皮疹、口异味、肝肾损害等。c. 硫唑嘌呤,可以抑制细胞核酸的生物合成。每日口服剂量为100 mg,病情稳定后可改为50 mg维持,服药期间需监测血常规及肝肾功能。d. 环孢素,是近年来治疗本病的免疫抑制剂,每日剂量为每3～5 mg/kg,分1～2次口服。其突出的不良反应为血肌酐和血压上升,服药期间宜严密监测肾功能。

(3) 糖皮质激素　本类药物具有强大的抗炎作用，小剂量口服及局部注射对于缓解 RA 患者的病情活动非常有效，但长时间使用可产生许多不良反应，故应用时需掌握适应证。应用指征为：① 严重关节炎应用其他药物无效；② 伴有严重关节外表现者，如严重血管炎、心包炎、胸膜炎、神经系统病变、重度巩膜炎、Felty 综合征等。为长期控制疾病，糖皮质激素用量应保持在最小有效剂量，对大多数 RA 患者来说，泼尼松用量应≤10 mg/d。病情严重者短时间内可给予中等或大剂量，取得疗效后再调整至最小剂量。对全身症状已控制，仅留 1～2 个关节症状较重者，可行关节腔内注射治疗。常用醋酸泼尼松 25 mg 关节腔内注射。一年中关节腔内用药一般不得超过 3～5 次。

(4) 植物药　常用的植物药制剂包括：① 雷公藤多甙，有抑制淋巴、单核细胞及抗炎作用。用法为 30～60 mg/d，分 3 次服用，其不良反应为对性腺的毒性，出现月经减少、停经、精子活力数目降低、皮肤色素沉着、指甲变薄软、肝损害、胃肠道反应等。② 青藤碱，60 mg，饭前口服，每日 3 次。常见不良反应有皮肤瘙痒、皮疹等过敏反应，少数患者出现白细胞减少。③ 白芍总苷，常用剂量为 0.6 g，每日 2～3 次。其不良反应有大便次数增多、轻度腹痛、食欲减退等。

3. 外科手术治疗　对于疼痛无法耐受，关节活动范围受限为主、因关节结构破坏导致的功能受限可以考虑手术治疗。包括关节置换和滑膜切除手术，前者适用于较晚期有畸形并失去功能的关节。滑膜切除术可以使病情得到一定的缓解，但当滑膜再次增生时病情又趋复发，所以必须同时应用 DMARD。

【预后】

大多数 RA 患者病程迁延，在病程早期的 2～3 年内致残率较高，如未能及时诊断和及早合理治疗，3 年内关节破坏可达 70%。积极、正确的治疗可使 50%～80%以上的 RA 患者病情缓解。仅有少数(10%)患者在短期发作后可以自行缓解，不留后遗症。目前尚无准确预测预后的指标，可能的因素包括：男性比女性预后好；发病年龄晚者较发病年龄早者预后好；起病时关节受累数多，或有跖趾关节受累，或病程中累及关节数大于 20 个者预后差；持续高滴度 RF 阳性、持续血沉增快、C 反应蛋白增高、血嗜酸性粒细胞增多均提示预后差；有严重全身症状、发热、贫血、乏力和关节外表现(如类风湿结节、巩膜炎、间质性肺病、心包疾病、系统性血管炎等内脏损伤)，常常预后不良。另外，治疗的早晚和治疗方案的合理性对预后有重要的影响。

与本病有关的死亡原因主要有：内脏血管炎、感染和淀粉样变等。

病例分析

患者，女性，40 岁，因"反复双手近端指间关节红肿、疼痛 2 年，加重 2 天"入院。患者于 2 年前无明显诱因出现双手近端指间关节红肿、疼痛，伴晨僵，每天持续时间大于 1 h，活动后好转；关节肿痛常为左右对称，无寒战、发热，无胸痛、胸闷、气促。未予治疗，后到门诊化验检查示：ESR 90 mm/h，RF 152 kU/L。

既往健康，否认高血压、冠心病、糖尿病病史，否认肝炎、结核等传染病病史，否认外伤、手术及输血史，预防接种史不详。

体格检查：T 37.0 ℃，P 76 次/分，R 19 次/分，BP 126/67 mmHg，神志清，精神尚可，发育正常，营养良好。皮肤黏膜无黄染，全身浅表淋巴结无肿大，口唇无发绀，咽无充血，扁桃体无肿大。双侧呼吸动度对称，叩诊清音，双肺呼吸音清晰，未闻及干、湿性啰音。心界不大，心率76次/分，心律齐，无杂音。腹部平软，无压痛、反跳痛，肝脾肋下未触及，肝肾区无叩击痛，移动性浊音(—)，未闻及血管杂音。左手第2～5近端指间关节及右手第2、4、5指近端指间关节呈梭形肿胀，皮肤发红，轻压痛，双下肢无水肿，生理反射正常，病理反射未引出。

辅助检查：血常规示WBC 9.57×10^9/L，N 73.24%。ESR 90 mm/h，RF 152 kU/L。

(1) 本病的临床诊断及诊断依据是什么？

(2) 要与哪些疾病相鉴别？

(3) 还要做哪些检查？

(4) 请制订治疗方案。

第七十章 系统性红斑狼疮

系统性红斑狼疮(systemic lupus erythematosus,SLE)是一种累及多系统、多器官的自身免疫性炎症性结缔组织病,临床表现复杂多样,病程迁延反复,及早诊断和治疗可改善本病的预后。本病发作年龄以青壮年为多见,20～40 岁发病者约占半数,女性明显多于男性,更年期前,男女之比为 1∶9。在我国本病患病率为(0.7～1)/1 000,高于西方国家报道的1/2 000。

【病因】

本病病因至今尚未肯定,可能与下列因素有关。

1. 遗传 流行病学及家系调查资料表明 SLE 患者第 1 代亲属中患 SLE 者 8 倍于无 SLE 患者家庭,单卵双胞胎患 SIE 者 5～10 倍于异卵双胞胎的 SLE 发病率。下述提示本病与遗传有关。

(1) 单卵孪生发病率为 14%～57%,而异卵孪生发病率为 3%。

(2) 近亲发病率为 5%～12%。

(3) 不同人种发病率有差异。

(4) HLA-Ⅱ类基因较 HLA-Ⅰ类基因与 SLE 的相关性更明显,HLA-DR_2、HLA-DR_3 等在患者中的发生频率明显高于正常人。

2. 环境 紫外线照射可诱发皮损或使原有皮损加剧,并能使某局限性盘状红斑狼疮发展为系统性红斑狼疮。约 1/3 SLE 患者对日光过敏。某些药物可引发狼疮样综合征,这些药物按化学结构可以分为 4 类。

(1) 芳香胺类 普鲁卡因胺、磺胺嘧啶和 β 受体阻断剂等。

(2) 肼类 肼苯哒嗪和异烟肼等。

(3) 巯基化合物 巯甲丙脯酸、青霉胺、丙基及甲基硫氧嘧啶等。

(4) 苯类 氯丙嗪、苯妥英钠等。

某些食物成分(如苜蓿芽)可诱发 SLE。

3. 性激素 下述表现提示本病与雌激素有关。

(1) 本病育龄期女性的发病率比同龄男性高 9～15 倍。

(2) 青春期前和绝经期后的女性发病率显著减少,略高于男性。

(3) SLE 患者(不论男女)体内雌二醇的代谢产物 16α 羟雌酮显著增高。

(4) 女性避孕药有时可诱发狼疮样综合征。

(5) 对雌性 NZB-SLE 模型小鼠进行阉割后可使其病情缓解,而雄性 SLE 模型鼠阉割后则病情加重。

4. 感染 近年来引起关注的逆转录病毒被认为是SLE的可能病因。已发现SLE小鼠和患者体内存在多种抗逆转录病毒抗体。SLE易感染鼠能够自发产生抗逆转录病gP70糖蛋白抗体,形成gP70-抗gP70免疫复合物,参与SLE肾炎的发生。也有人认为SLE的发病与结核杆菌或链球菌感染有关。

【发病机制】

本病发病机制不明确。一个具有本病遗传素质的人,在上述各种因素的作用下,使机体正常的自身免疫耐受机制被破坏,免疫稳定功能紊乱,发生多种免疫异常。主要表现为抑制性T细胞减少、功能下降,辅助性T细胞活性增高及B细胞过度增值,高度活化、自发产生多克隆免疫球蛋白和多种自身抗体,引起免疫复合物型及细胞毒型变态反应,导致机体多系统、多器官的损伤。另外,目前比较明确的与SLE发病有关的细胞因子主要是由单核巨噬细胞分泌的IL-1和T辅助细胞分泌的IL-4、IL-6和IL-10,可促使SLE的B细胞增殖,介导B细胞自发地产生IgG,IgG可形成免疫复合物引起组织损伤。有资料表明,从SLE患者外周血分离的淋巴细胞其凋亡细胞数增加,且凋亡细胞与正常细胞的比例与SLE活动性成正比。凋亡的淋巴细胞导致大量核小体释放,核小体在抗核抗体的产生中具有重要意义。

【临床表现】

本病临床表现复杂,虽以多系统受累为主要特点,但在病程的某一周期,可以某一器官或系统症状为突出表现,容易误诊。大多数患者起病缓慢,但也有急性发病者。临床表现为全身症状及各器官受累的相应表现。

1. 发热 发热占90%以上,可呈各种热型,以长期低热较多见,急性起病或活动期可为高热。常伴有疲乏、无力、体重减轻、畏寒等症状。

2. 皮肤与黏膜 80%~85%患者有皮疹,常见于暴露部位,具有典型皮疹者占43%。损害呈多形性,以水肿、红斑最常见,绿豆至黄豆大,发生在颧颊经鼻梁可融合成蝶翼状,称蝶形红斑,是本病特征性表现。水肿性红斑也可见于甲周、指(趾)端及其屈面、前额、耳垂、眉梢、肩胛、上臂、四肢大关节伸面、掌跖部。也可为各式各样的皮损,如有痒痛感的斑丘疹、水疱、大疱和血疱,疱破后可形成糜烂、溃疡、结痂以及瘢痕。红斑消退后,可出现表皮萎缩、色素沉着和角化过度。偶有皮下小结节,网状青斑。黏膜损害见于唇、颊、硬腭、齿龈、舌和鼻腔等部位,常伴有毛细管扩张红斑或弥漫性潮红,其上可见点状出血、糜烂,少数有水疱和溃疡。其他有杵状指(趾)、雷诺现象和脱发。

3. 骨关节和肌肉 90%以上病例有关节疼痛,为多发的游走大关节酸痛或肿痛,随病情缓解而减轻。也可为多发对称性小关节肿痛,伴晨僵或轻度功能障碍,似类风湿关节炎。最常见于指、腕、膝等关节,肘及髋关节较少受累。约50%患者有肌痛和压痛,5%可有肌炎。5%~10%病例髋、肩和膝等关节可发生无菌性缺血性坏死,股骨头最常累及,其次是肱骨头、胫骨头等,表现为单侧或双侧受累。

4. 肾 约75%患者有不同程度肾损害的临床表现。按临床病理变化可分为微小病变型、系膜型、局灶增殖型、弥漫增殖型、膜型和硬化型。弥漫增殖型和硬化型较重,且进展快,预后差。临床表现为慢性肾炎或肾病综合征常见。肾炎时出现蛋白尿、血尿、各种管型尿,随着病程的发展,出现氮质血症、水肿和高血压等;晚期出现尿毒症,它是SLE死亡的常见原因。肾病综合征分为真性和假性两种。前者是指具有典型肾病综合征表现,即全身水肿,可伴腹腔积液、胸腔积液、心包积液、大量蛋白尿、血清白蛋白降低、血胆固醇增高,高血压少见;而后者血胆固醇正常或低下,肾功能受损和高血压,病情较重且预后差。

5. 心血管 约70%患者有心血管表现,其中以心包炎最常见。

(1) 心包炎 多为纤维素性心包炎,主要表现为心前区疼痛和心包摩擦音。也可有心包积液,其量多时可出现心脏压塞症状与体征,如心影增大、心音减弱等,积液中可查见狼疮细胞。少数发展为缩窄性心包炎。

(2) 心肌炎 心肌炎常见,可有气短、心前区疼痛、心动过速、心音减弱、奔马律、心律失常、脉压小、心脏扩大,严重者可导致心力衰竭。心电图可见ST、T波改变。

(3) 心内膜炎 其表现为典型疣状心内膜炎,常与心包炎并存。赘生物常发生于二尖瓣和左室壁心内膜,偶尔同时累及主动脉瓣和三尖瓣,其瓣膜和乳头肌粘连、变形或腱索断裂,导致瓣膜狭窄或关闭不全,心尖区可闻及舒张期或收缩期杂音。心内膜形成血栓可脱落引起栓塞。心内膜炎还可成为感染性心内膜炎的基础。

(4) 心律失常 呈房性或室性期前收缩、心动过速及各种心脏传导阻滞。主要由于炎症侵犯房室束或左右束支,冠状动脉炎使传导系统产生局限性退行性变所致。

(5) 动脉和静脉炎 约50%患者可发生动脉和静脉炎。较常见的为锁骨下静脉血栓性静脉炎,四肢血栓闭塞性脉管炎及游走性静脉炎。少数可出现冠状动脉炎,偶可引致心肌梗死。

6. 呼吸系统 以胸膜炎多见,多为干性,也可为渗出性,积液少量或中等量。少数患者可发生狼疮性肺炎,表现为发热、干咳、气急,偶见咯血。X线显示肺部片状浸润阴影,以两下肺野多见,可伴肺不张。偶可为肺间质病变。

7. 消化系统 约40%患者有食欲减退、吞咽困难、恶心、呕吐、腹痛、腹泻、腹腔积液、便血等消化道症状。少数可发生急腹症,如胰腺炎、肠穿孔、肠梗阻等。10%～30%的患者,可有肝大、血清转氨酶升高。

8. 神经系统 往往在急性期或终末期出现神经系统表现,少数患者作为首发表现。神经系统损害以中枢神经系统(尤其是脑)最常见。可呈现各种精神障碍,如躁动、幻觉、猜疑、妄想、强迫观念等。也可出现头痛、恶心、呕吐、颈项强直、惊厥、癫痫发作或昏迷等中枢神经受累症状,称为狼疮性脑病。脑神经受累时,可出现三叉神经痛、眼睑下垂、偏头痛等。周围神经病变少见。

9. 血液系统 活动性SLE约60%有慢性贫血,大多数为正常形态正色素性贫血,约10%属溶血性贫血。约40%患者白细胞减少,活动期T、B细胞绝对数和相对数均下降,T细胞下降程度与疾病活动度相平行。约20%患者血小板减少,若其减少明显可导致各系统出血。

10. 抗磷脂抗体综合征(APS) 可以出现在SLE的活动期,其临床表现为动脉和(或)静脉血栓形成,习惯性自发性流产、血小板减少,患者血清多次出现抗磷脂抗体。

11. 其他 约半数患者出现无痛性局部或全身淋巴结肿大、质软,以颈、腋下淋巴结肿大多见。20%患者有脾大。部分患者有眼底变化,包括眼底出血、视乳头水肿、视网膜渗出物、玻璃体内出血、巩膜炎等。

【实验室及辅助检查】

1. 一般检查 血、尿常规的异常如前所述。血沉增快。血清白蛋白降低,α_2球蛋白和γ球蛋白增高,纤维蛋白原增高,冷球蛋白和冷凝集素可增高。

2. 免疫球蛋白 活动期IgG和IgA和IgM均增高,尤以IgG增高为著。

3. 狼疮细胞 在患者血液、骨髓、浆膜腔积液和脑脊液中可检出狼疮细胞,约80%活动性SLE患者狼疮细胞阳性。其他疾病如约10%硬皮病、类风湿关节炎等患者也可查见该细胞。

4. 自身抗体

(1) 抗核抗体　它是指一组针对细胞或胞浆内核酸和核蛋白的自身抗体。95%以上的病例呈阳性反应,但特异性差,仅约65%,其他结缔组织病也可出现。鉴于正常人和某些疾病中也可能出现低滴度的抗核抗体,因此其血清效价≥1∶80意义较大。

(2) 抗Ds-DNA抗体　特异性高达95%,阳性率约70%,它是诊断SLE的标记抗体之一,本抗体滴定度高者常有肾损害、预后差。

(3) 抗Sm抗体　特异性高达99%,阳性率约30%。它是诊断SLE的标记抗体之一。

(4) 抗核蛋白抗体、抗蛋白抗体、抗RNP抗体、抗SSA抗体、抗SSB抗体均可在SLE患者体内出现。

(5) 抗磷脂抗体　它包括抗心磷脂抗体,狼疮抗凝物等,阳性率为50%~60%。此抗体阳性患者常有不典型的狼疮,抗核抗体常阴性,多有动静脉栓塞、狼疮脑病、血小板减少等。

(6) 类风湿因子　20%~40%病例类风湿因子为阳性。

5. 补体　CH_{50}(总补体)、C_3、C_4减低,尤其在活动期,以C_3、C_4减低为著,阳性率为75%~90%。

6. 狼疮带试验阳性　用免疫荧光法检测皮肤真皮和表皮交界处是否有免疫球蛋白沉积带。SLE约50%病例皮肤狼疮带试验阳性。

7. 肾活检　对狼疮肾炎的诊断、治疗和估计预后均有价值。尤其对狼疮肾炎的治疗有重要指导意义。

【诊断和鉴别诊断】

我国多采用美国风湿病学会(ACR)1997年修正的分类标准,如表70-1所示。

表70-1　美国风湿病学会(ACA)1997年修正的分类标准

1. 颊部红斑	固定红斑,扁平或高起,在两颧突出部位
2. 盘状红斑	片状高起于皮肤的红斑,黏附有角质脱屑和毛囊栓,陈旧病变可发生萎缩性瘢痕
3. 光敏感	对日光有明显的反应,可有皮疹,从病史中得知或医师观察到
4. 口腔溃疡	经医师观察到的口腔或鼻咽部溃疡,一般为无痛性
5. 关节炎	非侵蚀性关节炎,累及2个或更多的外周关节,有压痛、肿大或积液
6. 浆膜炎	胸膜炎或心包炎
7. 肾脏病变	尿蛋白>0.5 g/24 h或+++,或管型(红细胞、血红蛋白、颗粒或混合管型)
8. 神经病变	癫痫发作或精神病,除外药物或已知的代谢紊乱
9. 血液学疾病	溶血性贫血,白细胞减少,淋巴细胞减少,血小板减少
10. 免疫学异常	抗Ds-DNA抗体阳性,或抗Sm抗体阳性,或抗磷脂抗体阳性(包括抗心磷脂抗体,或狼疮抗凝物,或至少持续6个月的梅毒血清试验假阳性,三者中具备一项阳性)
11. 抗核抗体	在任何时候和未用药物诱发"药物性狼疮"的情况下,抗核抗体滴度异常

符合以上4项或4项以上者,在除外感染、肿瘤和其他结缔组织病后,可诊断SLE。该诊断标准的敏感性为95%,特异性都可达85%,若结合皮肤狼疮带试验和肾活检阳性,可提高诊断率。

明确诊断后，须判定其活动性，以便采取相应的治疗措施。目前有多个标准，以 SLE 疾病活动指数(SLEDAI)较为常用。SLEDAI 内容如下：抽搐(8 分)，精神异常(8 分)，脑器质性症状(8 分)，视觉异常(8 分)，脑神经受累(8 分)，狼疮性头痛(8 分)，脑血管意外(8 分)，血管炎(8 分)，关节炎(4 分)，肌炎(4 分)，管型尿(4 分)，血尿(4 分)，蛋白尿(4 分)，脓尿(4 分)，新出现皮疹(2 分)，脱发(2 分)，发热(1 分)，血小板减少(1 分)，白细胞减少(1 分)。根据患者近 10 天内是否有上述症状而定分，凡总分在 10 分或 10 分以上者可判定为活动期，总分在 20 分以上者考虑病情严重。

SLE 的早期症状可很不典型，仅表现为某一器官或某一系统的损害，容易误诊。如：以对称性多关节滑膜炎为突出表现，易误诊为类风湿关节炎；以浆膜炎为突出表现，易误诊为结核性胸膜炎、心包炎；仅表现为肾损害，易误诊为原发性肾小球疾病。此外还需与各种皮炎、癫痫病、精神病、特发性血小板减少性紫癜等相鉴别。

【治疗】

本病目前虽不能根治，但合理治疗可使病情缓解，故早期诊断、早期治疗尤为重要，治疗原则为将消除炎症的抗感染治疗和免疫调节药物纠正病理过程相结合的治疗。了解脏器受累的范围、程度及疾病的活动性，对 SLE 预后的判断，治疗方法的选择也是非常重要的。

1. 一般治疗 心理治疗注意消除对 SLE 的错误认识和恐惧心理，树立乐观情绪。生活规律，活动期避免妊娠，注意休息，急性活动期以卧床休息为主，病情稳定者可适当活动和锻炼。去除各种诱因，包括停用可能加重或诱发本病的食物和药物、预防感染、避免日光曝晒和紫外线照射(尤其在活动期，可加涂防日光药物如 3%奎宁软膏等)。

2. 轻型治疗 约占 1/4，仅有皮疹、低热、关节炎、肌肉痛等，而无重要脏器官损伤者，可选用非甾体抗炎药(如阿司匹林、布洛芬、双氯芬酸、美洛昔康等)。该类药能降低肾小球滤过率，使血肌酐上升，对肾损害患者慎用。如皮疹明显可用抗疟药，如氯喹，每日口服 250 mg，或羟基氯喹，每日口服 400 mg，通常在 4 周内可起效。也可用小剂量的糖皮质激素，如泼尼松，每日 15～20 mg。

3. 重型治疗 活动度较高，病情严重，伴发热、乏力和体重减轻等全身症状，实验室检查明显异常。

(1) 糖皮质激素 糖皮质激素是迄今为止治疗 SLE 的最重要药物，有强大的抗炎及免疫抑制作用。重症病例可用泼尼松每日 60 mg，晨起顿服，有时可用到每日 100 mg。一般需 4～6 周。一旦病情好转稳定 1～2 周，则可开始逐步减量，每 2 周可减 10%，直至维持量每日 10～15 mg。采用上述剂量疗效不显著时可改用大剂量冲击疗法，即甲泼尼龙 500～1 000 mg加入 100～200 mL 生理盐水中，于 1 h 内静脉滴注，连续 3 天为一个疗程，然后每日泼尼松 100 mg，3～4 周内逐减至维持量。冲击疗法可获迅速而显著的近期疗效，包括退热、缓解关节痛、消除皮疹、减轻血管炎、挽救重要脏器功能，特别是在合并狼疮脑病、急性狼疮肾炎的情况下，有时可挽救患者生命。

(2) 免疫抑制剂 活动程度较严重的 SLE，尤其是狼疮性肾炎，应同时给予大剂量激素和免疫抑制剂。常用的免疫抑制剂及其应用如下。

① 环磷酰胺(CTX)。CTX 冲击疗法，每次剂量 0.5～1.0 g/m^2，加入 0.9%氯化钠溶液 250 mL 内，静脉缓慢滴注，时间要超过 1 h。除病情危重每 2 周冲击 1 次外，通常每 4 周冲击 1 次，冲击 8 次后，如病情明显好转(如尿蛋白转阴)，则改为每 3 个月冲击一次，至活动静止后至少 1 年，可停止冲击，冲击疗法比口服疗效好。CTX 口服剂量为每日 1～2 mg/kg，分 2 次服。CTX 有胃肠道反应、脱发、肝损害等不良反应，尤其是白细胞减少，应定期检查，当

血白细胞＜3×10^9/L时，暂停使用。

② 硫唑嘌呤。适用于中等度严重病例、脏器功能恶化缓慢者。硫唑嘌呤不良反应主要是骨髓抑制、肝损害、胃肠道反应等，剂量每日1～2 mg/kg。

③ 环孢素。其用法为每日5 mg/kg，分2次口服，服用3个月。以后每月减少1 mg/kg，至3 mg/kg作维持治疗。其主要不良反应为肝肾功能损害，使用期间应予以监测。在需用CTX的病例，由于血白细胞减少而暂不能使用者，也可用本药暂时替代。

④ 吗替麦考酚酯。其活性代谢物为霉酚酸酯。剂量为每日1～2 g/kg，分2次口服。它对白细胞、肝肾功能影响小。

⑤ 雷公藤总甙。雷公藤总甙是我国独有的药物，它有双重作用：一是抗炎作用，用后一周左右即显效；二是免疫抑制作用，显效时间1个月以上。其用法为每次20 mg，每日3次。对本病有一定疗效。不良反应主要为对性腺的毒性，可发生停经、精子减少，尚有肝损害、胃肠道反应、白细胞减少等。

（3）大剂量静脉注射免疫球蛋白　本法近年来逐渐用于治疗SLE，是一项强有力的辅助治疗措施，对SLE的皮肤损害、血细胞及血小板减少、狼疮脑病均有益，且有助于减少糖皮质激素的用量。常用量为300～400 mg/(kg·d)，连用5天，以后每月进行一次维持治疗。不良反应有发热、寒战、肌痛和胸腹痛，主要禁忌证为IgA缺乏症。

（4）其他　免疫增强剂的应用，如左旋咪唑、胸腺素、转移因子等；血浆置换疗法，一般用于脏器损害、器质性脑综合征、全血细胞减少及活动性肾炎等重症病例。

【SLE与妊娠】

没有中枢神经系统、肾脏或其他脏器严重损害、病情处于缓解期达半年以上者，一般能安全地妊娠，并分娩出正常婴儿。非缓解期的SLE患者容易出现流产、早产和死胎，发生率约30%，故应避免妊娠。妊娠前3个月至妊娠期应用环磷酰胺、甲氨蝶呤、硫唑嘌呤者均可能影响胎儿的生长发育，故必须停用以上药物至少3个月方能妊娠。妊娠可诱发SLE活动，特别在妊娠早期和产后6周。有习惯性流产病史或抗磷脂抗体阳性者，妊娠时应服低剂量阿司匹林(50 mg/d)。糖皮质激素通过胎盘时被灭活(但地塞米松和倍他米松例外)不会对胎儿有害，妊娠时及产后1个月可按病情需要给予糖皮质激素治疗。产后避免哺乳。

【预后】

随着早期诊断的手段增多和治疗SLE水平的提高，SLE预后已明显改善。目前1年存活率约96%，5年存活率约85%，10年存活率约75%，20年存活率约68%。急性期患者的死亡原因主要是SLE的多脏器严重损害和感染，尤其是伴有严重神经精神性狼疮和急进性狼疮性肾炎者。慢性肾功能不全和药物(尤其是长期使用大剂量糖皮质激素)的不良反应及冠状动脉粥样硬化性心脏病等是SLE远期死亡的主要原因。

（蒲东升）

第八篇

神经系统疾病

SHEN JING XI TONG JI BING

第七十一章 总　论

人类神经系统由中枢神经系统(脑、脊髓)和周围神经系统(脑神经、脊神经)两部分构成,是人体中最重要、最复杂和精细的系统。中枢神经系统主管分析、综合体内外环境传来的信息;周围神经系统主管传递神经冲动。按神经系统功能不同又可区分为主要调整人体适应外界环境变化的躯体神经系统和主要调节其他系统和器官即稳定内环境的自主神经系统。下丘脑是大脑皮质调节下的自主神经中枢,它与控制垂体激素的释放密切相关。

神经系统疾病是指神经系统和骨骼肌由于感染、血管病变、肿瘤、外伤、中毒、免疫障碍、变性、遗传、先天发育异常、营养缺陷、代谢障碍等引起的疾病。目前已经发现的神经系统疾病种类繁多,本篇只介绍其中的常见病和多发病。

第一节　神经系统疾病的病史采集

对于神经系统疾病的诊断而言,病史采集往往是最为重要的依据。如癫痫、偏头痛、周期性麻痹等,体格检查常无阳性体征,只能通过详细问诊得到有用的资料。神经系统疾病的病史采集包括现病史、既往史、个人史、家族史等。要注意病史的客观性,套问、暗示可能会得到一些本不存在的症状,应当注意避免。对有意识障碍的患者,应详细询问其家人或知情者。记录病史应当详略得当、重点突出。

【现病史】

现病史是病史中最重要的部分,是诊断和分析神经系统疾病的最重要途径,主要包括如下几点。①起病情况:发病时间、起病缓急及可能的病因或诱因。②症状进展与演变过程,包括加重或缓解的原因,各种症状出现的时间顺序、方式、性质。③伴随症状。④诊疗经过与效果。一般而言:起病情况常可提示病因诊断所需的基本信息,如急骤起病的病因有血循环障碍、急性炎症、急性中毒和外伤等,缓慢起病的病因有肿瘤和变性等。

神经系统疾病常见症状及其询问方法如下。

1. 头痛　应询问头痛的部位(全头痛或局部头痛)、性质(搏动性、胀痛、撕裂痛、紧箍痛、钻痛、隐痛或割痛)、持续时间、规律(持续性、发作性以及季节与气候影响等)、程度、伴发症状(恶心、呕吐、面色苍白、视觉障碍、眩晕、闪光、畏光、复视、瘫痪、昏迷等)、头痛加重或减轻的因素等。

2. 疼痛　与头痛相似,也应询问疼痛的部位、发作时间、频度、性质和散布情况、引起发作和加剧的原因、对各种治疗的效果等。要注意疼痛与神经系统的定位关系,如局部疼痛、放射性疼痛及扩散性疼痛(如牵涉痛)等。

3. 躯体感觉障碍 部位和分布、性质(感觉缺失、减退、过敏、热感、冷感、重感、蚁走感、触电感、针刺感等)、传播及进展情况。

4. 痫性发作 注意询问起病年龄、发作情况(全身性、局限性)、有无先兆、发作时间、频度、发作时意识情况、诱发因素(睡眠、饮食、情绪、疲劳、月经、精神刺激等)、伴随症状(发绀、尖叫、咬破舌唇、口吐白沫或血沫、大小便失禁、跌倒受伤等)、有关疾病史(有无头颅外伤、发热惊厥、脑炎、脑膜炎、寄生虫病、曾否用过抗癫痫药)、家族史等。

5. 瘫痪 瘫痪部位、起病缓急、肌张力变化、肌肉萎缩情况和伴发症状(麻木、疼痛、失语、排尿障碍、不自主运动等)。

6. 视力障碍 视物不清可能是视力减退,也可能是视野缺损、屈光不正、眼肌麻痹而致的复视、眼球震颤。视力减退可以是眼部疾病,也可以是神经系统疾病所致,需进一步鉴别。

7. 头晕 应询问是否伴有视物旋转感(眩晕)、恶心与呕吐、耳鸣、饮水呛咳以及构音障碍,以及发作时间、与体位的关系等。

8. 其他症状 包括语言障碍,理解、阅读、书写能力丧失与否,有无梦游或睡眠障碍,有无紧张、焦虑、惊恐、偏执或其他精神异常等。

【既往史】

既往史对病因及鉴别诊断具有重要意义。询问时应注意既往传染病史以及有无恶性肿瘤情况(包括麻疹、水痘、腮腺炎、猩红热、结核、囊虫病、钩端螺旋体病、风湿病、癌肿、血液病等);需询问有无糖尿病、高血压、癫痫、偏头痛等;外伤及手术有可能对神经系统造成损伤或遗留后遗症,故特别要了解头部或脊柱等部位是否有外伤或手术史;接触毒物或放射性物质等亦可引起神经系统病变。另外,脑栓塞患者常有心脏病史(如瓣膜病、房颤等)。

【个人史】

要了解患者出生、生长发育情况、社会经历、职业以及生活习性与烟酒嗜好或毒麻药物使用史等。脑寄生虫病者常有疫区生活史或接触史。

【家族史】

有些神经系统疾病与遗传有关,如进行性肌营养不良症、肝豆状核变性、遗传性共济失调等往往有明显家族史,应询问家族遗传分布情况及直系亲属中有无近亲婚配情况,家族成员有无癫痫、肿瘤、偏头痛等病史。

第二节　神经系统检查

准确而细致的神经系统检查,是定位诊断的重要依据。检查时要认真仔细,取得患者的充分合作。检查时为了减少患者的翻动,防止受凉和疲劳,应与全身一般性检查同时进行,并依次自头部及颅神经开始,其后为颈、上肢、胸、腹、下肢及背部。最后观察其站立姿势及步态。检查既要全面,又应根据病史掌握重点。对急症危重患者应边问边查边抢救,待病情好转后再补问补查。在问诊时就应注意患者的意识状态、体位、姿势、表情、发音、言语等。

检查前要准备必要的检查工具,如叩诊锤、棉签、圆头针、眼底镜、近视力表、电筒、音叉、压舌板等。

【一般检查】

诊断神经系统疾病时,一般检查包括意识、言语等。

1. 意识障碍 可通过患者的语言、对疼痛刺激的反应、瞳孔对光反射、吞咽反射、角膜反射等来判断患者是否清醒及意识障碍的程度。意识障碍分为如下几种。

(1) 嗜睡　意识障碍的早期表现,为最轻的意识障碍。患者处于睡眠状态,能被唤醒,醒后定向力基本完整,但注意力难集中,也可配合检查,停止刺激后又入睡。

(2) 昏睡　比嗜睡更重的意识障碍,患者处于熟睡状态。强烈刺激方可唤醒,能做简单、模糊且不完整的答话,语言含糊不清,或答非所问。当外界停止刺激后立即进入熟睡。

(3) 昏迷　患者意识丧失,双眼闭合不能自行睁开,对言语刺激无反应,无目的性动作。

①浅昏迷:对强烈刺激(如压迫眶上缘)可有痛苦表情及躲避反应,无语言应答,腹壁反射消失,瞳孔对光反射、咳嗽反射、吞咽反射、角膜反射及生命体征无明显改变。

②中度昏迷:对周围事物及各种刺激均无反应,对剧烈刺激尚可出现防御反射。角膜反射减弱,瞳孔对光反射迟钝,眼球无转动。

③深昏迷:对任何外界刺激均无反应,全身肌肉松弛,深、浅生理反射(角膜反射、瞳孔对光反射、吞咽反射)及眼球运动等均消失。生命体征常有改变。

2. 特殊类型的意识障碍

(1) 去皮质综合征　为去皮质意识障碍或称无皮质状态。见于缺氧性脑病或皮质损害较广泛的脑血管病及脑外伤。患者对外界的言语、疼痛刺激无意识反应,但患者能无意识地睁闭眼,眼球能活动。瞳孔对光反射、角膜反射存在,肌张力增高,病理反射阳性。大小便失禁,存在觉醒与睡眠周期,身体姿势为上肢屈曲,下肢伸直姿势。

(2) 无动性缄默症　又称睁眼昏迷,较少见。为脑干上部和丘脑的网状激活系统有损害,而大脑半球及其传导通路无病变。患者能注视检查者和周围的人,貌似醒觉,但缄默不语,不能活动。肌肉松弛,无锥体束征,大小便失禁。任何刺激也不能使其真正清醒,存在睡眠觉醒周期。

(3) 谵妄　在意识清晰度明显下降的情况下,出现精神异常、定向力丧失、错觉、幻觉、躁动不安、言语杂乱等,以兴奋性增高为特征的高级神经活动急性失调状态。常见于急性感染发热期、急性酒精中毒、某些药物(如颠茄类)中毒等。

3. 言语障碍　言语障碍分为失语和构音障碍。由大脑言语功能区病变使患者后天获得的对各种语言符号的表达和认识能力的损害称为失语。因发音肌肉的瘫痪,共济失调或肌张力增高所引起的称为构音障碍。

(1) 失语　由于大脑皮质中与言语功能有关的区域的损害所致,是优势大脑半球损害的重要症状之一。根据患者自发语言、对话、理解力、复述能力的观察和检查可以将失语分为以下几种类型。

①运动性失语:又称表达性失语,由言语运动中枢病变引起,为优势半球额下回后端的皮质受损。患者不能说话,或只能讲一两个简单的字且不流利,常用错词,自己也知道,对别人的言语能理解。对书写的东西也能理解,但读出来有困难,也不能流畅地诵诗、唱歌,常伴有右上肢为主的轻瘫痪。

②感受性失语:又称听觉性失语,为优势半球颞上回后部病变引起。自己发音虽然流利,但内容不正常,不能理解别人言语,也不能理解自己所言,在发音用词方面有错误,严重时别人完全听不懂。

③失读:由优势半球顶叶角回病变引起。表现为患者对视觉性符号认识能力的丧失,失去了阅读能力。

④失写:书写不能,抄写能力保存。病变在优势半球额中回后部。

⑤命名性失语:知道某物如何使用,但称呼物件和人名能力丧失,病变在优势半球颞中

回和颞下回后部。

(2) 构音障碍　一种纯语言障碍,患者具有语言交流所必需的语言形成和接受能力,只是不能形成清晰的语言,表现为发音困难,发音不清,声音、音调及语速异常。患者对语言理解正常,保留阅读能力和书写能力,并可通过文字进行交流。常见于肌肉病变,如肌营养不良症中面肌瘫痪影响发音;重症肌无力侵犯咽喉部肌肉时也可引起构音障碍;迷走神经和舌下神经的周围性或核性麻痹时发音不清楚、无力、带鼻音;锥体外系统疾病和小脑病变因肌张力增高都可引起构音障碍。

4. 感觉障碍　感觉是作用于各种感受器的各种形式的刺激在人脑中的直接反映。感觉障碍是指机体对各种形式(痛、温、触、压、位置、振动等)刺激的无感知、感知减退或异常的综合征。解剖学将感觉分为内脏感觉(由自主神经支配)、特殊感觉(包括视觉、嗅觉、听觉和味觉,由脑神经支配)和一般感觉。一般感觉由浅感觉、深感觉和复合感觉所组成。根据病变的性质,临床上将感觉障碍分为抑制性症状和刺激性症状。

(1) 抑制性症状　感觉传导通路被破坏或功能受抑制时,出现感觉缺失或感觉减退。在同一部位各种感觉均缺失,称为完全性感觉缺失。如果在同一部位只有某种感觉障碍而其他感觉保存者,称为分离性感觉障碍。

(2) 刺激性症状　感觉传导通路受到刺激或兴奋性增高时出现刺激性症状。有以下几种表现:感觉过敏、感觉过度、感觉倒错、感觉异常和疼痛。

【脑神经检查】

1. 嗅神经　嘱患者闭目,检查者用手指压塞患者一侧鼻孔,用盛有各种气味而无刺激性溶液(如薄荷水、松节油、玫瑰水等)的小瓶,或用患者熟悉的香皂香烟等,轮流置于被检查者的另一侧鼻孔下面,嘱其说出嗅到的气味。左、右鼻孔分别测试。嗅神经损害时,嗅觉减退或消失。应注意嗅觉障碍是否因鼻腔本身疾病所产生。

2. 视神经　视神经检查包括视力、视野和眼底。

(1) 视力　视力测定一般可用近视力表,分别测定单眼视力,小于1.0即为视力减退。若小于0.1,可嘱患者在一定距离内辨认检查者的手指(指数、手动),记录为几米指数、手动。视力减退更严重时,可用手电光检查,以了解有无光感,完全失明时光感也消失。视力检查时,需注意有无白内障、屈光不正及角膜云翳等影响视力的眼部病变。

(2) 视野　视野是指患者正视前方,眼球不动时能看到的范围。一般可用手试法,分别检查两眼视野。患者与检查者对面而坐,相距约60 cm,双方各捂住相对的一眼,另一眼相互对视,检查者以手指在两人中间分别从上、下、内、外的周围向中央移动,嘱患者一见手指即说出。检查者根据自己的正常视野与患者比较,可粗测患者视野有无缺损。精确的测定用视野计。

(3) 眼底　患者背光端坐,正视前方,一般要求在不扩瞳情况下进行,以免影响观察瞳孔的变化。正常眼底的视乳头为卵圆形或圆形,边缘清楚,色淡红,颞侧较鼻侧稍淡,中央凹陷较白,称生理凹陷。动脉色鲜红、静脉色暗红,其管径的正常比例为2∶3。检查应注意有无视神经乳头水肿、视神经萎缩、视网膜及血管病变等。

3. 动眼神经、滑车神经、展神经　由于同司眼球运动,故合称眼球运动神经,可同时检查。

(1) 外观　首先注意眼裂有无增宽或变窄,两侧眼裂是否等大。有无上睑下垂。有无眼球突出、下陷、斜视、同向偏斜和眼球震颤。

(2) 眼球运动　检查时,嘱患者头部不动,眼球先向各方位转动,然后注视检查者的手指，并随手指向上、下、左、右方向移动，如有运动受限，注意受限的方向和程度。注意有无眼球震颤及复视。

(3) 瞳孔及其反射　检查时嘱患者向前平视，首先观察双侧瞳孔的形状、大小、位置、是否等大。正常瞳孔为圆形，两侧等大，随光线的强弱而收缩、扩大。

瞳孔对光反应的检查：在光亮环境下，嘱患者向光注视，检查者用两手遮其双眼，而后突然移去一手，可见瞳孔缩小；在光弱环境下，嘱患者背光注视，用手电光从侧面分别照射眼睛，可见瞳孔缩小。正常时感光一侧的瞳孔缩小，称直接光反射；未直接感光的另一侧也缩小，称间接光反射。

调节辐辏反射的检查：嘱受检者先平视远方，然后突然注视一近物，此时出现两眼瞳孔缩小及两眼球内聚。两侧瞳孔不等、异常扩大或缩小、对光反应迟钝或消失，都是重要的体征，可由于动眼神经或视神经受损所致。

4. 三叉神经　三叉神经为混合神经。感觉纤维的分布为面部皮肤及眼、鼻、口腔黏膜，运动纤维支配咀嚼肌、颞肌及翼状内、外肌。

(1) 面部感觉　用针、棉花束和盛冷、热水的试管分别检查面部痛觉、触觉及温度觉，两侧对比。检查其有无感觉减退、消失和过敏，并定出感觉障碍区域。周围型系三叉神经干受损后产生，每分支有其一定的分布部位，在其分布范围内一切感觉都发生障碍。中枢型系三叉神经核的胶状质受损时所产生，其分布为同心圆形排列，面部最外侧的区域是胶状质最尾端的部分，面部最内侧的区域是胶状质的头端部分，其实只有痛觉和温度觉的障碍而触觉无损，即分离性感觉障碍。

(2) 咀嚼运动　先观察双侧颞肌及咀嚼肌有无萎缩，然后以双手触按患者颞肌、咀嚼肌，嘱患者作咀嚼动作，注意有无肌力减弱；再嘱患者露齿，以上下门齿的中缝线为标准，观察张口时下颌有无偏斜。如下颌偏向一侧，则为该侧翼状肌瘫痪征。一侧三叉神经运动支受损时，张口可见下颌偏向病侧。

(3) 角膜反射　嘱患者向一侧注视，用棉花纤维分别轻触一侧角膜外缘，正常反应为两眼迅速闭合，触及侧称直接角膜反射，对侧称间接角膜反射。角膜反射的传入通过三叉神经，至脑桥而经面神经传出。故三叉神经第一支或面神经运动支受损，均可致角膜反射消失。

5. 面神经　面神经支配提上睑肌和咀嚼肌以外的所有面部表情肌，舌前2/3的味觉，涎腺和泪腺的副交感纤维及外耳道的一般感觉和面肌的深感觉。但临床上面神经的检查通常着重于面部表情肌的运动及味觉功能。

检查时先观察患者的两侧额纹、眼裂、鼻唇沟和口角是否对称，然后嘱患者做皱额、闭眼、露齿、鼓腮和吹哨动作。一侧面神经周围性损害时，病侧额纹变浅，眼裂增宽，鼻唇沟变浅，不能皱额、闭眼，露齿时口角歪向健侧，鼓腮或吹口哨时病变侧漏气。中枢性损害时，只出现病灶对侧下半部面肌的瘫痪，因上半部面肌受两侧皮质运动区的支配(表71-1)。

表71-1　中枢性面瘫与周围性面瘫鉴别要点

类型	病损部位	临床表现	临床意义
中枢性	面神经核以上	对侧面下部表情肌瘫痪，如鼻唇沟变浅、露齿时口角下垂、吹口哨不能	血管病变、脑瘤、脑炎

续表

类型	病损部位	临床表现	临床意义
周围性	面神经核或面神经	同侧面部全部表情肌瘫痪，除上述表现外，尚有不能蹙额、皱眉、闭眼等	Bell面瘫、脑膜炎等

检查味觉可让患者伸舌，用棉签蘸少许有味觉的溶液(如糖、醋、盐)，轻擦于一侧的舌前部，让患者用手指指出某个预定的符号(酸、咸、甜、苦)，但不能讲话或缩舌，分别测试两侧。每种味觉试验完毕后，需用水漱口，以免相互干扰。

6. 听神经 听神经包括蜗神经和前庭神经。

(1) 蜗神经 可采用语言(耳语)、表声、音叉等，由远及近，当患者耳旁一听到声音时，即记录其距离，再与另一侧比较，也要与检查者自身比较，测定有无听力减退或耳聋并初步鉴别其为感音性或传导性。必要时用电测听计检查。用频率128 Hz的音叉检查。①任内(Rinne)试验：将已振动的音叉置于乳突及耳旁，测定气导与骨导时间，正常人气导大于骨导，传导性耳聋时骨导大于气导，神经性耳聋时气导大于骨导，但两者时间均缩短。②韦伯(Weber)试验：将已振动的音叉置于颅顶正中处，比较响声偏向何侧，神经性耳聋时偏向健侧，传导性耳聋时偏向病侧。

(2) 前庭神经 受损时可产生眩晕、恶心、呕吐、眼球震颤和平衡失调。可请五官科医生协助做外耳道冷、温水灌注变温试验或旋转试验。前庭器官受损时，反应减弱或消失。必要时可做直流电试验、头位位置试验及眼震电图的描记。

7. 舌咽神经、迷走神经 共同司管咽喉部肌肉的运动、咽上方1/3和舌后1/3区域的感觉，有病变时常同时受累，因此常同时检查。

检查时注意患者发音有无嘶哑、鼻音，有无进食或饮水时呛咳，有无吞咽困难。嘱患者张口发“啊”音时，观察悬雍垂有无偏斜、软腭能否上升、两侧是否对称，再用压舌板分别轻触两侧咽后壁，观察有无作呕反射。一侧麻痹时麻痹侧软腭较低，不能上提，悬雍垂拉向健侧，病侧咽壁感觉丧失，咽反射迟钝或消失。迷走神经病损时还有病侧声带麻痹。

8. 副神经 支配胸锁乳突肌及斜方肌。检查时嘱患者做对抗阻力的转头耸肩动作，比较两侧肌力及肌肉收缩时的轮廓和坚实度。一侧副神经病损时，患者不能向对侧转头，病侧耸肩不能，肩部较健侧低下。病侧的胸锁乳突肌和斜方肌出现萎缩。

9. 舌下神经 支配同侧舌肌。检查时嘱患者伸舌，观察有无偏斜、肌束颤动和萎缩。一侧核下性舌下神经麻痹，伸舌时舌尖偏向病侧，病侧舌肌萎缩并有肌束颤动；两侧麻痹时，两侧舌肌均有萎缩和肌束颤动，舌肌不能运动，言语构音均受影响，食物在口腔内的转动和吞咽都有困难。

【运动功能检查】

1. 肌张力 肌张力即肌肉静止松弛状态下肌肉的紧张度。检查时可触摸肌肉的硬度及被动伸屈患者肢体时所感知的阻力来判断。肌张力降低时，肌肉弛缓松软，被动运动时阻力降低或消失，关节的运动范围扩大。肌张力增高时肌肉变硬，被动运动时阻力增大。

2. 肌力 肌力是指肢体作随意运动时肌肉收缩的力量。检查时嘱患者依次做各关节伸屈运动，并克服检查者所给予的阻力，判断肌力是否正常、减退或瘫痪，并注意瘫痪的部位。肌力分六级，具体分级方法如下。

0级：完全瘫痪。

1 级：肌肉可收缩，但不能产生动作。

2 级：肢体在床面上能移动，但不能抬离床面。

3 级：肢体能抬离床面，但不能对抗阻力。

4 级：能作抗阻力动作，但较正常差。

5 级：正常肌力。

检查时应知其平时善用何手，并注意比较两侧生理范围内的差别。上肢肌群肌力的检查包括：肩的外展、内收；肘的屈、伸；腕的屈、伸；指的握拳、伸。

上肢轻瘫不易发现，可使患者上肢向前（立、坐位）或向上（卧位）伸直而保持不动，如一侧较迅速地发生疲劳而逐渐下垂，则该侧为轻瘫，此法可在闭目时进行。

3. 共济运动 正常的运动除需有正常的肌力外，尚需在小脑、前庭和深感觉的参与下，才能使动作准确协调。当上述结构病损时，动作协调发生障碍，称为共济失调。常用的检查方法如下。

（1）指鼻试验 嘱患者上肢伸直，外展，以其食指指端触其鼻尖，先睁眼触，再闭眼触，两手交替进行。小脑病变时表现为同侧动作摇摆、过度、触不准鼻尖等。

（2）快速轮替运动 嘱患者做快速的手掌旋前、旋后动作，或以一侧手指快速连续轻拍对侧手背。小脑性共济失调者出现病侧动作快慢轻重不一、不协调、笨拙、缓慢等。

（3）反跳试验 患者用力屈肘，检查者用力握住患者腕部向相反方向拉，随即突然松手，正常者前臂屈曲立即被制止。小脑病变时，回收的前臂可反击到自己的身体。

（4）跟-膝-胫试验 被检者仰卧，上抬一侧下肢，用足跟碰对侧膝盖，再沿胫骨前缘向下移动。小脑损害时，动作不准；感觉性共济失调者则闭眼时出现该动作障碍。

（5）Romberg 征（闭目难立征） 被检者足跟并拢站立，闭目，双手向前平伸，若出现身体摇晃或倾斜则为阳性，提示小脑病变。如睁眼时能站稳而闭眼时站立不稳，则为感觉性共济失调。

4. 不自主运动 观察有无舞蹈样动作、手足徐动症、静止性或动作性震颤、抽搐、肌阵挛、肌束颤动等。常见的不自主运动有如下几种。

（1）静止性震颤 出现在静止状态时，在自主运动时减轻或消失，入睡后完全停止。见于震颤麻痹综合征。

（2）舞蹈样动作 一种无目的、无规律、不对称、迅速多变、运动幅度大小不等的不自主动作。自主运动或情绪激动时加重，安静时减轻，入睡后消失。见于各种舞蹈病。

（3）手足徐动 手指或足趾间歇、缓慢、扭曲、蠕动样的伸展动作，指（趾）呈现各种奇异姿态。见于纹状体大理石样变性、肝豆状核变性、核黄疸等。

（4）扭转痉挛 躯干的徐动症，系围绕躯干或肢体长轴的缓慢扭转性或呈螺旋形旋转的不自主运动。见于基底节病变。

5. 瘫痪 随意运动功能的减退或丧失。按受累部位可分为上运动神经元性瘫痪和下运动神经元性瘫痪两种；按照程度分为完全性瘫痪和不完全瘫痪；按瘫痪类型可分为偏瘫、交叉瘫、四肢瘫、截瘫、单瘫等。

（1）上运动神经元性瘫痪和下运动神经元性瘫痪 锥体运动系统由两级运动神经元所组成。一级运动神经元位于大脑皮质中央前回，二级运动神经元位于脑干脑神经核和脊髓前角。一级和二级运动神经元的联系纤维被称为锥体束（包括皮质延髓束和皮质脊髓束）。凡是二级运动神经元以上部位的传导束或一级运动神经元病变所引起的瘫痪称为上运动神经元性瘫痪；二级运动神经元和该神经元发出的神经纤维病变所引起的瘫痪称为下运动神经元性瘫痪。上运动神经元性瘫痪和下运动神经元性瘫痪的临床特点见表71-2。

表71-2 上运动神经元性瘫痪和下运动神经元性瘫痪的比较

临床特点	上运动神经元性瘫痪	下运动神经元性瘫痪
瘫痪的分布	范围广,偏瘫、单瘫和截瘫	范围局限,以肌群为主
肌张力	增高,呈痉挛性瘫痪	降低,呈迟缓性瘫痪
反射	腱反射亢进,浅反射消失	腱反射减弱或消失,浅反射消失
病理反射	阳性	阴性
肌萎缩	无	显著
肌电图	神经传导速度正常,无失神经电位	神经传导速度正常,无失神经电位

(2) 瘫痪的类型

①单瘫:单个肢体的运动不能或运动无力,可表现为一个上肢或一个下肢。病变部位为大脑半球、脊髓前角细胞、周围神经和肌肉等。

②偏瘫:一侧面部和肢体瘫痪,常伴瘫痪侧肌张力增高、腱反射亢进和锥体束征阳性等体征。常见于一侧大脑半球病变,如内囊出血、半球肿瘤、脑梗死等。

③交叉性瘫痪:病变侧颅神经麻痹和对侧肢体的瘫痪。中脑病变时出现病侧动眼神经麻痹,对侧肢体瘫痪;脑桥病变时出现患侧外展神经、面神经麻痹和对侧肢体瘫痪;延脑病变时出现病侧舌下神经麻痹和对侧肢体瘫痪。此种交叉性瘫痪常见于脑干肿瘤、炎症和血管性病变。

④截瘫:双下肢瘫痪称为截瘫,常见于脊髓胸腰段的炎症、外伤、肿瘤等引起的脊髓横贯性损害。

⑤四肢瘫痪:四肢不能运动或肌力减退。见于高颈段脊髓病变和周围神经病变如格林-巴利综合征等。

【感觉功能检查】

感觉检查必须在患者意识清晰、合作的情况下闭目进行,要有重点并注意两侧及上、下对比。

1. 浅感觉 包括痛觉、温度觉和触觉。检查时分别用大头针、温热水(40～45 ℃)及冷水(5～10 ℃)试管、棉花束交替接触皮肤,让患者说出其感觉。如有感觉减退、消失、过敏等,应标出部位及范围。

2. 深感觉 包括位置觉和振动觉。

(1) 位置觉 嘱患者闭目,将其手指做伸或屈的某种姿势,让患者说出各指所放的位置。

(2) 振动觉 用振动的音叉柄置于骨突起处如手、足趾、内外踝、膝盖、额骨、肋骨、胸骨、锁骨、桡骨等处的皮肤上,问患者有无振动感觉。

3. 复合感觉(皮质感觉)

(1) 皮肤定位觉 用笔杆或手指轻触患者的皮肤后,嘱患者用手指出感觉刺激部位,正常误差在1 cm之内。

(2) 两点辨别觉 用两脚规,分开其两脚到一定距离,接触患者皮肤,由大逐渐缩小距离,至两脚接触点被感觉为一点时为止。正常人全身各处数值不同:鼻尖、舌尖、手指最灵敏,距离小;四肢近端、躯干部最差,距离大。

(3) 图形觉 在患者皮肤上划上几何形象或数字，如○、△、+等，让其识别。

(4) 实体觉 嘱患者闭目，将物体如钢笔、钥匙、香烟等放在患者手中，触摸后说出物体的名称。

4. 感觉障碍的定位诊断 不同解剖部位的损伤引起不同类型的感觉障碍，而典型的感觉障碍具有特殊的定位诊断的价值。

(1) 末梢型感觉障碍 表现为袜子或手套型痛、温、触觉减退，见于各种原因引起的多发性周围神经病。

(2) 节段性感觉障碍 脊髓某些节段的病变产生受累节段的感觉缺失或感觉分离，如脊髓空洞症时的痛觉消失，触觉存在。

(3) 传导束型感觉障碍 感觉传导束损害引起病损以下部位的感觉障碍，其性质可为感觉缺乏(内囊病变的偏身感觉缺失或减退和脊髓横贯性损害的截瘫型或四瘫型感觉缺失)、感觉分离(脊髓半切综合征)。

(4) 交叉型感觉障碍 延髓外侧和脑桥病变时，常产生病变同侧的面部和对侧偏身感觉减退或丧失，为交叉性感觉障碍。

(5) 偏身型感觉障碍 脑桥、中脑、丘脑及内囊的病变均可引起对侧偏身感觉障碍，可伴有肢体瘫痪和面瘫、舌瘫，内囊损害可引起"三偏"。

(6) 皮质型感觉障碍 大脑皮质的感觉中枢在中央后回及旁中央小叶附近，支配躯体的关系似倒置的人体形状，自上而下为足、小腿、大腿、躯干、手臂、面、口，病变损害某一部分，常常产生对侧的一个上肢或一个下肢分布的感觉障碍，称为单肢感觉缺乏。皮质型感觉障碍的特点为精细性感觉(实体觉、两点辨别觉、定位觉、图形觉等)障碍。

【神经反射】

1. 浅反射

(1) 角膜反射 检查方法见本节"三叉神经检查"。反射弧为刺激三叉神经眼支传至桥脑，再传至面神经支配眼轮匝肌收缩，使眼睑闭合。如刺激一侧角膜，对侧也出现眼睑闭合反应，称为角膜间接反射存在。直接与间接角膜反射皆消失，见于患者三叉神经病变(传入障碍)；直接反射消失，间接反射存在，见于患侧面神经麻痹(传出障碍)。角膜反射完全消失见于深度昏迷患者。

(2) 腹壁反射 分上(胸 7～8)、中(胸 9～10)、下(胸 11～12)三部分。患者仰卧，检查者用竹签沿肋下缘(上部)、平脐(中部)及腹股沟上(下部)的平行方向，由外向内轻划腹部皮肤，正常反应为该侧腹肌收缩。

(3) 提睾反射(腰 1～2) 用竹签轻划大腿内侧皮肤，正常反应为被划侧睾丸向上提起。

(4) 跖反射 嘱被检查者取仰卧位，髋及膝关节伸直，医生以手托起患者踝部，用钝竹签由后向前划足底外侧至小趾掌关节处，再转向踇趾侧，正常表现为足跖及足趾向跖面屈曲，中枢在骶髓 1～2 节。

2. 深反射 深反射为肌腱与关节反射。检查时患者肢体应放松、对称和位置适当，两侧对比进行，叩击力量要均等。

(1) 肱二头肌反射(颈 5～6) 患者上肢半屈，检查者将左手拇指置于患者肘部二头肌肌腱上，叩击左手拇指，反应为前臂屈曲。

(2) 肱三头肌反射(颈 6～7) 患者外展上臂，肘关节半曲，检查者托住其肘关节，叩击鹰嘴上方的三头肌肌腱，反应为前臂伸展。

(3) 桡骨膜反射(颈5～6) 患者肘部半屈半旋，叩击桡骨下端，反应为屈肘、前臂旋前。

(4) 膝反射(腰2～4) 坐位时小腿松弛下垂，与大腿成直角；仰卧位时髋及膝关节稍屈曲，检查者用手托住其腘窝部，叩击膝盖下股四头肌肌腱，反应为小腿伸展。

(5) 跟腱反射(骶1～2) 患者仰卧，外展下肢，半屈膝，用手托其足跖前部，使足稍背屈，叩击跟腱，反应为足跖屈。或嘱患者跪于床边，叩击其跟腱。

(6) Hoffmann(霍夫曼)征 医生左手持被检查者腕关节上方，右手以中指及示指夹持被检查者中指，稍向上提，使腕部处于轻度过伸位，然后以拇指迅速弹刮被检查者中指指甲，引起其余四指轻微掌屈反应，称为Hoffmann征阳性。此征过去列为锥体束征(病理征)，实际上Hoffmann征为牵张反射，为深反射亢进的表现，亦可见于正常人。反射中枢在颈髓7节至胸髓1节。

(7) 阵挛 当牵引某肌腱后产生一连串有节律的肌肉舒缩运动称阵挛。在深反射亢进时出现。

① 踝阵挛：嘱患者仰卧，髋关节与膝关节稍屈，医生一手托住被检查者腘窝部，一手托足掌前端，急速有力推其踝关节背曲，并保持一定推力，如踝关节出现节律性的屈伸动作，即为踝阵挛阳性。见于锥体束损害。

② 髌阵挛：嘱被检查者仰卧，下肢伸直，医师用拇指和示指夹住髌骨上缘，突然用力向下快速推动数次，并继续维持一定的推力，若髌骨出现节律性的上下快速运动即为髌阵挛阳性。

深反射减弱或消失多为器质性病变，如末梢神经炎、神经根炎、脊髓前角灰质炎等，致使反射弧遭受损害；骨关节或肌肉疾病也可使深反射减弱或消失。此外，脑或脊髓的急性损伤、脊髓休克期，亦可出现深反射的减弱或消失。

【病理反射】

病理反射是锥体束损害的重要体征之一。

(1) 巴宾斯基(Babinski)征 用竹签沿足底外侧缘向前轻划至小趾跟部再转向内侧，阳性反应为趾背屈，其他各趾呈扇形散开。

(2) 查多克(Chaddock)征 用竹签由后向前轻划外踝后下方，阳性反应同巴宾斯基征。

(3) 奥本海姆(Oppenheim)征 以拇、示两指沿患者胫骨前自上而下加压推移，阳性反应同巴宾斯基征。

(4) 戈登(Gordon)征 用手挤压腓肠肌，阳性反应同巴宾斯基征。

一般来讲，锥体束损害时，上述病理反射中，以巴宾斯基征出现最早，也最常见。

【脑膜刺激征】

1. 克匿格(Kernig)征 患者仰位平卧，下肢在髋及膝关节处屈曲成直角，检查者将其小腿在膝关节处伸直，如有疼痛而伸直受限时为阳性。

2. 布鲁金斯基(Brudzinski)征 患者仰卧，下肢伸直，检查者一手托起被检查者枕部，当头部屈曲时，双髋关节与双膝关节同时屈曲者为阳性。

【自主神经功能检查】

观察有无皮肤色泽、温度、汗液分泌异常，指甲、皮肤、肌肉、骨、关节营养性改变，括约肌(大小便)功能障碍及自主神经引起的内脏功能紊乱等。临床上常用以下方法检查自主神经。

1. 眼心反射 检者仰卧，双眼自然闭合，先测其1 min脉搏。医师用左手中指、示指分别置于被检者眼球两侧，逐渐加压，以患者不痛为限。加压20～30 s后再次计数其脉率，正常可减少10～12次/分，超过12次/分提示副交感（迷走）神经功能增强，迷走神经麻痹则无反应。如压迫后脉率非但不减慢反而加速，则提示交感神经功能亢进。切忌同时压迫两侧眼球。

2. 卧立试验 先测定被检者平卧时1 min脉搏，然后嘱被检者起立站直，再测1 min脉搏。由卧位到立位脉搏增加超过10～12次/分，为交感神经兴奋性增强。同样的方法依次测定由立位到卧位的脉搏，若减慢超过10～12次/分，为副交感神经兴奋性增强。

3. 立毛反射 将冰块置于被检者颈后或腋窝，数秒钟后可见竖毛肌收缩，毛囊处隆起如鸡皮。根据反应的部位可协助交感神经功能障碍的定位诊断。

4. 皮肤划纹征 用钝头竹签加适度压力在皮肤上划压，数秒钟以后，皮肤出现白色划痕（血管收缩），称皮肤划纹征。正常时此纹持续1～5 min即自行消失。如持续时间较长，提示交感神经兴奋性增高。若经竹签划压后，很快出现红色条纹，持续时间较长，且逐渐增宽或皮面隆起，则提示副交感神经兴奋性增高。

第三节 实验室与其他检查

【实验室检查】

1. 血液检查

（1）血常规如白细胞、红细胞、血小板、嗜酸性粒细胞百分比及嗜伊红细胞绝对计数等对脑血管病及脑寄生虫病的病因学检查有一定价值。

（2）血脂、血糖检查对脑血管病的病因诊断有一定价值。

（3）血清肌酶检查对肌肉疾病的诊断有意义。

（4）血钾检查对周期性麻痹，血铜蓝蛋白测定对肝豆状核变性均有诊断价值。

（5）凝血机制检查对脑血管病诊断有一定价值。

2. 脑脊液检查 脑脊液的采取一般均用腰椎穿刺，现在也有采用颈椎侧方穿刺，特殊情况下也可采用小脑延髓池穿刺或侧脑室穿刺，但要严格掌握适应证和禁忌证。取出的脑脊液可根据病情送常规、生化及特殊检查。脑脊液检查对于中枢神经系统感染性疾病、脱髓鞘性病变、肿瘤及出血性血管疾病等具有重要的诊断和鉴别诊断意义。

3. 活组织检查 周围神经和肌肉的活组织检查，可鉴别各种肌肉和周围神经病，脑组织活检可鉴别颅内占位性病变、脑寄生虫病等。

【其他检查】

1. 脑电图检查 脑电图检查（electroencephalography，EEG）可发现脑部的弥漫性或局限性损害，对癫痫、脑炎、脑瘤及脑血管病等有一定的诊断价值，特别对癫痫诊断帮助尤大。约有50％以上的癫痫患者，在发作的间歇期亦可出现异常脑电活动，如出现棘波、尖波、棘-慢波、尖-慢波等病理波。动态脑电图和视频脑电图检查，对癫痫的诊断及分类有重要价值。

2. 肌电图检查 对肌肉疾病及周围神经损害有诊断价值。

3. 脑诱发电位检查 常用的有视觉诱发电位、脑干诱发电位和体感诱发电位，这些检查可选择性观察特异性传入神经通路的功能状态，可用于各种感觉（视觉、听觉）以及某些疾病（视神经炎、多发性硬化、脊髓病变）的客观检查，对意识障碍以及诈病者也是一种有效的客观检查手段。

4. 经颅多普勒超声检查(TCD) 主要用于颅内动脉的检查,观察血管有无阻塞或狭窄,并对正确估价脑血管病变的部位和程度有参考价值。

5. X线检查 X线头颅平片,根据病情可摄颅骨正、侧位,颅底,内听道,视神经孔,蝶鞍等片,观察其变化,注意两侧比较。X线脊柱平片,用于观察脊柱的生理曲度,椎体有无发育异常、骨质破坏、骨折、脱位、变形或骨质增生、椎间孔有无扩大、椎间隙有无变窄等。

6. 脑血管造影 根据脑血管有无移位、闭塞、异常等,可帮助诊断颅内占位性病变和血管性病变。目前多采用数字减影血管造影(DSA),其优点在于只需做选择性拍片即可获得清晰的血管造影。

7. 电子计算机断层扫描摄影(CT) 头颅CT对颅内血肿、脑出血、脑肿瘤、脑梗死、脑积水、脑萎缩的诊断有重要价值。对脊髓疾病也有一定的诊断价值。

8. 磁共振成像 磁共振成像(MRI)是利用人体内H原子在主磁场中被激发产生的信号并通过计算机处理成像的检查方法,主要用于颅脑部位的显像,对CT不易检查出的脑干和后颅窝的病变能显示清楚,常用于脑血管病、脑肿瘤、颅脑先天发育畸形、颅脑外伤、颅内感染、脱髓鞘疾病、脑变性病等。对脊髓病变,目前公认MRI较CT优越。

9. 放射性核素检查

(1) 单光子发射计算机断层脑显像(SPECT)对颅内占位性病变、急性脑血管病变和癫痫等疾病的诊断有一定帮助,对痴呆分型、脑生理功能活动的研究也有一定价值。

(2) 正电子发射断层扫描(PET),是一种非损伤性探索人脑生化过程的技术,可以客观地描绘出人脑生理和病理代谢活动的图像。也可将PET看作活体人脑生化实验室,该项检查高度敏感,十分精密,但设备和放射性标记物价格昂贵。

值得指出的是,任何一种辅助检查都不能取代临床方法,即通过病史和神经系统检查,再经周密分析所得出的临床评价。有些神经系统疾病在CT等影像学检查可始终无阳性发现,如三叉神经痛、癫痫、血管性头痛、周期性瘫痪等;有些疾病在早期往往也呈阴性结果,如单纯性斑疹病毒性脑炎、缺血性脑梗死等。因此,对这类辅助检查,必须在对临床资料进行周密分析以后选择采用,不宜轻率从事。但是脑脊液检查特别是脑脊液细胞学检查,有时对某些神经系统疾病的诊断具有决定性意义,只要严格掌握腰穿的适应证和禁忌证,门诊病房均宜及时进行。

第四节 神经系统疾病诊断

【神经系统疾病的诊断原则与诊断步骤】

1. 神经系统疾病的诊断原则 神经系统的诊断应该完整、科学,能反映疾病的本质。神经系统疾病的诊断应包括定位及定性两个方面,定位是决定病变的部位,即解剖诊断,定性是决定病变的性质,即病理性质(如感染、脑血管性病变、颅内占位性病变等),甚至由何种原因引起(如病毒性脑炎、高血压性脑出血、胶质瘤等)。

2. 神经系统疾病的诊断步骤

(1) 掌握详尽的临床资料,即询问病史和体格检查,着重神经系统检查。

(2) 用神经解剖生理等基础理论知识来分析和解释有关的临床资料,初步确定病变的解剖部位即定位诊断。

(3) 联系起病方式,疾病的进展演变过程,有关的个人史和家族史以及临床检查资料,经过分析，筛选出可能的病因性质即病因病理诊断，并为澄清病因及证实初步的定位而选择进行某些辅助检查。

【神经系统疾病的诊断方法】

1. 定位诊断 重视体格检查，推测病损部位。经过全面细致的体格检查，如能初步判定患者所诉确系神经病损所致，应根据临床检查所见的病状和体征，进一步分析病损的部位，再选用必要、合适的特殊检查辅助诊断。要避免忽视体格检查，滥用各种特殊辅助检查的倾向。定位诊断要记住不同部位神经病损的临床特点。

（1）周围神经病损的临床特点 脊神经是混合神经，受损时在其支配区有运动、感觉和自主神经障碍的症状和体征。运动障碍为下运动神经元瘫痪，无锥体束征。感觉障碍仅限于病变神经所支配的区域，而无脊髓或脑部病损时的传导束型感觉障碍。

（2）脊髓病损的临床特点 横贯性损害较为多见，症状常为双侧性，表现为运动障碍（截瘫或四肢瘫）、传导束型感觉障碍和自主神经症状（大、小便障碍）。

（3）脑干病损的临床特点 多见于一侧的周围性颅神经受损，伴有对侧肢体的中枢性瘫痪或锥体束征（交叉性瘫痪）或一侧面部和对侧偏身感觉障碍（交叉性感觉障碍），或表现为吞咽困难、呛食、构音障碍、舌肌萎缩、咽反射消失等真性延髓麻痹。双侧性颅神经、锥体束损害和（或）感觉障碍也不少见。

（4）脑部病损的临床特点 一侧大脑半球病损所致运动障碍常呈中枢性偏瘫，感觉障碍为偏身型。还可见单瘫、失语、局限性癫痫等局灶性症状。也可伴有颅神经受损症状，常为中枢性面瘫、舌瘫等。双侧性、广泛脑部受损常导致意识障碍、智能障碍及双侧肢体瘫痪成锥体束征。小脑病损主要表现为共济失调、眼球震颤、构音障碍等。

2. 定性诊断 全面分析病史、病程、病损部位和辅助检查资料，明确病损的性质和病因。常见的病理性质和病因如下。

（1）感染性疾病 发病多为急性或亚急性，于数日或数周发展到高峰，神经系统症状常较广泛弥散，可伴有发热等全身感染中毒的症状和体征。血液和脑脊液的实验室检查可进一步明确感染的性质和原因。

（2）外伤 多有明显的外伤史，一般急性起病，但亦可经一定时间后发病。如慢性硬膜下血肿、外伤性癫痫等。应密切注意有无胸、腹部等处的复合损伤。

（3）血管性疾病 发病多较急骤，症状可在几分钟、几小时或几天内达到高峰。脑血管疾病多与其他器官疾病，如高血压、心脏病、动脉硬化、糖尿病等有关。

（4）肿瘤 起病缓慢，常伴有神经系统受损的局灶性症状和体征。颅内肿瘤时，常有头痛、呕吐、视乳头水肿等颅内压增高的症状和体征。脊髓肿瘤时可有椎管阻塞和脊髓压迫征。

（5）其他 有中毒、代谢障碍、遗传性疾病、先天畸形、变性等，故定性诊断时应注意有无中毒史（如化学品、食物、药物等中毒）及代谢障碍（如糖尿病、尿毒症等）的一般表现和病史。对幼年发病者，要注意观察有无先天异常，要注意其母亲妊娠期患病、难产或家族遗传史等。神经系统的变性疾病较其他系统多见。病因尚未完全明确，可能与遗传、代谢障碍、病毒感染、免疫等有关。起病及进展均缓慢，常重点侵犯神经组织某一系统。关于定性诊断的详细内容，将结合有关疾病做进一步的讲述。

第七十二章 周围神经疾病

第一节 三叉神经痛

三叉神经痛（trigeminal neuralgia)是一种原因未明的三叉神经分布区内短暂的反复发作的剧痛，又称原发性三叉神经痛。三叉神经是一种混合神经，有较小的运动根和较小的感觉根。运动支主要支配咀嚼肌，运动核受双侧皮质延髓束支配。感觉支起源于颞骨岩尖的半月神经节内的感觉神经元，周围支分为眼支、上颌支和下颌支。眼支参与角膜反射弧。

【病因及病理】

本病病因未明，可能为致病因子使三叉神经脱髓鞘而产生异位冲动或伪突触传递所致。过去认为原发性三叉神经痛无明确的病理损害，近来发现神经节内节细胞消失，神经纤维脱髓鞘或髓鞘增厚，轴突变性或消失。部分患者后颅窝小团异常血管压迫三叉神经根，术后痊愈。

【临床表现】

(1) 本病多发生在 40 岁以后，女性略多于男性，比例为(3∶2)～(2∶1)。大多数为单侧发病。以三叉神经一支或两支分布区内突发的电击样、针刺样、刀割样、撕裂样或烧灼样的剧痛为主要特征。疼痛可长期固定在某一支，尤以第二、三支多见，亦可两支同时受累。发作时患者常用手掌或毛巾按擦患侧面部，力图减轻疼痛。每次发作数秒至 2 min 即骤然停止，一日内可频繁发作，发作期可数天、数周不等。可自行缓解。间歇期正常。在疼痛区内的上下唇、口角、鼻翼外侧、舌侧缘等处非常敏感，稍微触及，便可诱发疼痛，故称“扳机点”。此外三叉神经有皮下分支穿出骨孔处，常有压痛点。发作间歇期面部的机械性刺激，如说话、进食、洗脸、剃须、刷牙、打哈欠，以至微风拂面皆可诱发疼痛发作，患者因而不敢大声说话、洗脸或进食，有的连口水也不敢咽下，严重影响患者的生活，甚至全身营养状况不良，精神抑郁，部分患者情绪消极。

(2) 严重病例可出现反射性的面肌抽搐，口角拉向患侧，并伴眼结膜充血、流泪、流涎等症状，称为“痛性抽搐”。

(3) 可呈周期性发作，每次持续数日、数周甚至数月，缓解期为数日至数年。病程愈长者发作愈频繁，很少能自愈。神经系统检查常无阳性体征。

【诊断】

诊断要点：①大多 40 岁以后起病。②疼痛发作呈闪电样，历时数秒至 2 min，间歇期正常。③疼痛严格限于三叉神经分布区内。④面部有“扳机点”。⑤无神经系统阳性体征。

【鉴别诊断】

1. 鼻窦炎 局部持续性钝痛，副鼻窦骨表面常有压痛，可有发热、白细胞增多、流脓鼻涕等；鼻窦X线片可以确诊。

2. 牙痛 一般为持续性钝痛，多在进食冷、热食物时加剧。牙齿局部检查和X线照片有助于诊断。

3. 舌咽神经痛 发作颇似三叉神经痛，位于扁桃体、舌根、咽及耳道深部，每次持续约1 min，吞咽、打哈欠、咳嗽可诱发。触痛点常位于上述疼痛部位，涂布地卡因可暂时止痛。

4. 非典型面痛 多发生于忧郁和神经质的患者，疼痛模糊不定，通常为两侧，情绪是唯一加重的因素，无触痛点。

【治疗】

原发性三叉神经痛以解除疼痛为目的，首先给予药物治疗，无效时可采用神经阻滞或手术治疗。

1. 药物治疗 常用药物：①卡马西平（痛痉宁）：为首选药物，初服为100 mg，每日2次，以后每日增加100 mg，直至疼痛停止，最大剂量不应超过1 000 mg，以后逐渐减量，找出最小有效剂量维持服用。常见不良反应为眩晕、恶心、皮疹、白细胞减少等。②苯妥英钠：开始0.1 g，每日3次，无效时可加量，最大量不应超过0.6 g/d。上述药物疗效不佳时，可配用鲁米那、地西泮或氯硝西泮等加强疗效。③维生素B_{12} 1～3 mg肌内注射，每周2～3次，连用4～8周为1个疗程。④哌咪清：第1～4天剂量为4 mg/d，第5～9天为6 mg/d，第10～14天为8 mg/d，第14天以后为12 mg/d，均分为2次服用。

2. 神经阻滞疗法 药物治疗无效者而又不宜做手术治疗的可用90%酒精0.5～1.0 mL注射于三叉神经面部某分支或半月节，可达较持久效果，但可引起出血、角膜炎、失明等严重并发症。

3. 手术治疗

（1）射频电流经皮选择性热凝术，可选择性破坏三叉神经痛觉纤维，方法简单，疗效高，并发症少。

（2）三叉神经感觉根部分切断术，止痛效果为目前最佳者。近年来推崇三叉神经微血管减压术，近期疗效可达80%以上。γ刀、X刀治疗有一定疗效。

病例分析

患者，女性，66岁，因左侧面部反复发作性剧痛1年余，加重1周入院。患者于1年余前起病，常无明显诱因下出现左侧头面部发作性疼痛，以左侧面颊部最明显，呈闪电样剧痛，每次发作疼痛持续2～3 min，发作间隙期如正常人。近1周来上述症状发作频繁，并常在张口、刷牙时诱发，疼痛程度较前剧烈。严重影响进食和入睡。

体格检查：T 36.8 ℃，P 86次/分，R 18次/分，BP 136/78 mmHg。表情痛苦，张口困难，伸舌居中，稍压左侧鼻唇沟处可立即诱发剧痛。心肺未见明显异常。神经系统检查未见异常。

辅助检查：血常规、头部CT等均未发现异常。

（1）该病例的临床诊断及诊断依据是什么？

(2) 应与哪些疾病相鉴别?

(3) 请制订治疗方案。

第二节 面神经炎

面神经炎亦称特发性面神经麻痹或贝尔麻痹(Bell palsy),是茎乳孔内面神经非特异性炎症导致的周围性面瘫,以一侧面部表情肌突然瘫痪为临床特点。常为单侧发病。本病可发生于任何年龄,男性略多于女性。

面神经属于混合神经,运动支主要支配除咀嚼肌和提上睑肌以外的面肌、镫骨肌、耳部肌、枕肌和颈阔肌。支配眼裂以上肌的神经元受双侧皮质延髓束支配。支配眼裂以下肌的神经元只接受对侧皮质延髓束控制。

【病因及病理】

本病病因未明。风寒、病毒感染等可致局部神经营养血管痉挛,可导致面神经缺血水肿。面神经管仅能容纳面神经通过,一旦水肿必然会导致其受压、功能障碍。面神经病变为水肿、脱髓鞘,轴突有不同程度的变性。

【临床表现】

常急性起病,可于数小时至2天内症状达到高峰。病初可有下颌角或耳后疼痛。在清晨起床洗脸漱口时发现口角歪斜,闭目不全。检查可见病侧面部表情肌瘫痪,额纹变浅或消失,眼裂扩大,鼻唇沟变浅,口角下垂,面部被牵向健侧。病侧不能做皱额、蹙眉、闭目、露齿、鼓气和吹口哨等动作。闭目时瘫痪侧眼球转向内上方,露出角膜下的白色巩膜,称贝尔现象。鼓气和吹口哨时,因患侧口唇不能闭合而漏气。进食时,食物常滞留于病侧的齿颊间隙内,并常有口水自该侧淌下。泪点随下睑外翻而致泪液外溢。病变在膝状神经节时,除有周围性面瘫、病侧舌前2/3味觉减退、听觉过敏外,尚有患侧乳突部疼痛、耳廓和外耳道感觉减退,外耳道或鼓膜出现疱疹,称Hunt综合征。

【诊断】

诊断要点:①急性起病的一侧周围性面神经麻痹;②不伴有肢体功能障碍和其他病理性神经体征。

【鉴别诊断】

1. 格林-巴利(Guillain-Barré)综合征 其面瘫多累及双侧,多有对称性肢体感觉障碍及瘫痪,脑脊液蛋白-细胞分离是其特征性表现。

2. 腮腺炎或腮腺肿瘤、下颌化脓性淋巴结炎、中耳炎并发的周围性面神经麻痹 多有原发病的特殊表现,易于鉴别。

3. 脑桥小脑角肿瘤、颅底脑膜炎及鼻咽癌颅内转移等所致的面神经麻痹 大多起病缓慢,有其他颅神经受损或原发病的特殊表现。

4. 中枢性面瘫 大脑半球肿瘤、脑血管意外等所致的中枢性面瘫表现为病变对侧下面部表情肌的运动障碍,上面部表情肌运动正常,且多伴有肢体瘫痪。

【治疗】

治疗原则为改善局部血液循环,使局部炎症水肿及早消退,促进神经机能恢复。同时要注意保护病侧角膜免受损害或感染,防止瘫痪肌被健侧面肌过度牵引等。

1. 药物治疗 急性期可用：①地塞米松 10～15 mg/d，服用 7～10 天；或泼尼松，初剂量为 1 mg/(kg·d)，顿服或分 2 次口服，连续 5 天，以后逐渐减量，一般连续服用 10～14 天。如为带状疱疹感染引起的 Hunt 综合征可口服无环鸟苷 5 mg/kg，3 次/天，连服 7～10 天。②地巴唑 10 mg，每日 3 次。③维生素 B_1 100 mg，维生素 B_{12} 500 mg，每日 1 次，肌内注射，2～3 周为 1 个疗程。

2. 理疗 急性期可在茎乳突孔区给予热敷或红外照射或短波透热。恢复期可给予碘离子透入治疗。

3. 体疗 按摩瘫痪侧面部，每日 3～4 次，每次 5～10 min。

4. 保护患侧眼睛 可采用眼罩、滴眼药水、涂眼药膏等方法。

5. 针灸治疗 在恢复期有一定的效果。

【预后及预防】

不完全面瘫起病后 1～3 周开始恢复，1～2 个月内可痊愈。轻度面瘫痊愈率在 92%以上。年轻患者预后较好。老年人或合并糖尿病、动脉硬化、高血压、冠心病者预后差。完全性面瘫恢复较慢，且可能留下永久性后遗症如偏侧面肌痉挛。

预防的主要措施为避免面部及耳根部受凉和受冷风吹拂。

第三节 急性炎症性脱髓鞘性多发性神经病

急性炎症性脱髓鞘性多发性神经病(acute inflammatory demyelinating polyneuropathy)又称格林-巴利综合征(Guillain-Barré syndrome，GBS)，是以神经根和周围神经的脱髓鞘及小血管周围淋巴细胞和巨噬细胞的炎性反应为病理特点的自身免疫性疾病。临床特征为急性起病，迅速出现四肢对称性弛缓性瘫痪及脑脊液蛋白-细胞分离现象。任何年龄均可罹患，以青壮年多见。四季均可发病，以夏季多发。

【病因及发病机制】

GBS 确切病因不明，可能与感染、疫苗接种和外科处理等因素有关，亦可无明显诱因。临床研究提示本病可能与先期空肠弯曲菌、巨细胞病毒、EB 病毒、肺炎支原体、乙肝病毒和人类免疫缺陷病毒感染有关。有报道称白血病、淋巴瘤和器官移植后应用免疫抑制剂可出现 GBS。由于病原体某些组分与周围神经组分相似，机体免疫系统发生错误的识别，产生自身免疫性 T 细胞和自身抗体，并针对周围神经组分发生免疫应答，引起周围神经髓鞘脱失。

【临床表现】

(1) 发病前 1～4 周可有上呼吸道感染或胃肠道症状或免疫接种史。

(2) 急性或亚急性起病，首发症状常为四肢对称性的无力，自远端向近端发展或相反，也可同时发生。肢体瘫痪呈迟缓性瘫痪，腱反射减弱或消失，病理反射阴性。如对称性肢体无力 10～14 天内从下肢上升到躯干、上肢或累及脑神经，称为 Landry 上升性麻痹。

(3) 感觉障碍表现为肢体远端针刺感、蚁走感和(或)手套、袜子型感觉减退。感觉缺失较少见；震动觉和关节运动觉障碍更少见，约 30%患者有肌肉痛。也可始终无感觉异常。

(4) 部分患者以脑神经麻痹为首发症状，双侧周围性面瘫最常见。

(5) 自主神经症状可有出汗增多、皮肤潮红、手足肿胀及营养障碍；严重病例可见窦性心动过速、体位性低血压、高血压和暂时性尿潴留。

【实验室及其他检查】

1. 脑脊液检查 蛋白质-细胞分离现象,即蛋白质升高而细胞数正常或接近正常,为本病特征性改变,蛋白质增高在0.8～8 g/L(80～800 mg/dL)范围,多在1～2周时开始出现,在病程第3周时最明显,可持续数日或长达2年之久。少数病例脑脊液可正常。

2. 神经传导速度(NCV)和肌电图(EMG)检查 对GBS的诊断及确定原发性脱髓鞘很重要。发病早期可能仅有F波或H反射延迟或消失,F波改变常代表神经近端或神经根损害,对GBS诊断有重要意义,后期有神经传导速度减慢和失神经电位。

【诊断】

诊断要点:①急性或亚急性起病,病前1～4周有感染史。②迅速进展的四肢对称性迟缓性瘫痪,可合并颅神经损害。③腱反射减弱或消失。④脑脊液检查呈蛋白质-细胞分离改变。

【鉴别诊断】

1. 脊髓灰质炎 起病时有发热,肌肉瘫痪多为节段性,早期即出现明显肌萎缩,无感觉障碍,脑脊液正常。

2. 急性脊髓炎 表现为截瘫,锥体束征阳性,传导束型感觉障碍,括约肌功能障碍明显,脑脊液可有蛋白细胞轻度增高。

3. 周期性麻痹 过去有发作史,起病多从肢体近端开始,向远端蔓延,无感觉障碍和脑神经损害,脑脊液正常,发作时多有血钾降低和低钾心电图改变,补钾后症状迅速缓解。

4. 全身型重症肌无力 起病缓慢,症状有波动,晨轻暮重,无感觉障碍,脑脊液正常。新斯的明试验肌力迅速改善可资鉴别。

【治疗】

主要包括辅助呼吸及支持疗法、对症治疗、预防并发症和病因治疗。

1. 病因治疗 目的是抑制免疫反应,消除致病性因子对神经的损害,并促进神经再生。

(1) 血浆交换(PE) 可去除血浆中致病因子如抗体成分,每次交换血浆量按每千克40 mL或1～1.5倍血浆容量计算,临床试验表明,接受PE的患者获得良好的疗效。轻度、中度和重度病每周应分别做2次、4次和6次血浆交换;主要禁忌证是严重感染、心律失常、心功能不全及凝血系统疾病。

(2) 静脉注射免疫球蛋白(IVIG) 已证实静脉注射免疫球蛋白治疗GBS是有效的,应在出现呼吸肌麻痹前尽早施行。用量:成人0.4 g/(kg·d),连用5天。单一治疗有效。

血浆交换和静脉注射免疫球蛋白是GBS的一线治疗方法,血浆交换需在有特殊设备和经验的医疗中心进行,而静脉注射免疫球蛋白在任何医院都可进行,且适合于各类患者。但两种疗法费用都很昂贵。

(3) 皮质类固醇 一般认为对GBS无效。无条件使用血浆交换的患者可用地塞米松10～20 mg/d或用甲基泼尼松龙500 mg/d静滴。7～10天后停药。

2. 辅助呼吸 本病的主要危险是呼吸麻痹,需经常保持呼吸道通畅,预防肺不张及呼吸道感染等。密切观察呼吸困难的程度、肺活量和血气分析的改变,以便及时作出使用呼吸器的决定。如有缺氧症状,肺活量降低至1 L以下,动脉氧分压低于70 mmHg,应及早使用呼吸器。通常可先行气管内插管,如1天之内无好转,则行气管切开。可根据患者的临床表现结合血气分析资料,适当地调节呼吸的通气量及压力。通气量不足或过大,都可影响气体的正常交换而危及患者的生命。使用呼吸器期间需加强护理。呼吸麻痹的成功抢救是增加治愈率、降低病死率的关键。

3. 对症治疗与预防并发症 ①重症患者应实施心电监护，严重心脏传导阻滞者需植入临时性心脏起搏器。②常规应用广谱抗生素。③穿弹力袜预防下肢血栓形成。④卧床者需防止压疮。⑤加强大、小便护理等。

4. 康复治疗 及早开始针灸、按摩、理疗和功能锻炼等。

【预后与预防】

本病有自限性。一般发病4周后症状停止进展，数周或数月恢复。70%～75%的患者完全恢复。25%遗留轻微神经功能缺损，死亡率为5%，死因主要为呼吸衰竭。年龄大、起病急或重度呼吸肌麻痹者预后不良。

预防方面主要注意积极防治上呼吸道感染，增强体质等。

病例分析

患者，男性，21岁，因“四肢乏力、麻木感8天，伴吞咽困难1天”入院。患者于1个月前有“感冒、咽痛”病史，未予重视。3天前先从双下肢开始，后发展为四肢乏力，伴四肢末端皮肤麻木、针刺样感，8天来有逐渐加重趋势，且于昨天下午出现进食和饮水呛咳，吞咽困难。汗多。

体格检查：T 37.4 ℃，P 88次/分，R 22次/分，BP 116/78 mmHg。咽部充血，伸舌居中。双肺呼吸音清晰，心率88次/分。律齐。四肢肌力3级，肌张力减退。四肢末端皮肤浅感觉减退，呈对称性手套和袜套样分布。未引出病理征和脑膜刺激征。

辅助检查：脑脊液检查见蛋白增高，细胞数正常。

(1) 本病例诊断与诊断依据有哪些？

(2) 本病例有可能出现哪些并发症？临床怎样观察？

(3) 请制订治疗方案和康复计划。

第七十三章
脊髓疾病

第一节　概　述

【脊髓的解剖要点】

1. 脊髓外部形状　脊髓位于椎管内，脊髓外形呈微扁圆柱体，成人脊髓全长42～45 cm，相当于椎管全长的2/3。共发出31对脊神经，自上而下为颈段8对，胸段12对，腰段5对，骶段5对，尾神经1对，但其表面并无节段界限。脊髓上端在枕骨大孔水平处与延髓相连，下端在相当于第一腰椎下缘水平处形成圆锥，圆锥由骶髓3～5和尾髓组成，圆锥末端伸出终丝，终止于第一尾椎的骨膜。脊髓各节段的位置比相应的脊椎为高，其关系为：颈髓节段较颈椎高1节椎骨，上、中胸髓节段较相应胸椎高2节椎骨，下胸髓较相应的胸椎高3节椎骨，而腰髓相当于胸椎10～12水平，骶髓相当于胸椎12和腰椎1。脊髓有两个膨大，上部的称为颈膨大，由颈5～胸2的脊髓组成，发出神经支配双上肢；下部的称为腰膨大，由腰1～骶2的脊髓组成，发出神经支配双下肢。脊髓由三层结缔组织被膜所包围，称为脊膜，由外向内为硬脊膜、蛛网膜、软脊膜。硬脊膜外面与脊柱的骨膜之间的间隙称硬膜外腔，其中有静脉丛和脂肪组织；硬脊膜与蛛网膜之间为硬膜下腔，中间无特殊结构；蛛网膜和软脊膜之间称为蛛网膜下腔，腔内充满脑脊液(图73-1)。

2. 脊髓内部结构　在横切面上，脊髓由灰质和白质组成。中央区为神经细胞核团组成的呈蝴蝶形或"H"形的灰质，中心为中央管。灰质分为前角(属于下运动神经元)，后角(是浅感觉的第二级神经元)，在颈8～腰2，骶2～骶4的脊髓节段前角与后角之间还有侧角(是交感与副交感神经细胞)。灰质周围是脊髓白质，由上、下行的传导束构成，主要有皮质脊髓束(锥体束)、脊髓丘脑束(传导躯体的痛觉、温度觉和轻触觉)、薄束、楔束(传导同侧躯体的深感觉和识别性触觉)等(图73-2)。

【脊髓损害的临床表现】

脊髓损害后出现的临床表现主要为运动障碍、感觉障碍、自主神经功能障碍。掌握好脊髓损害后出现的各种临床表现，对临床的定位诊断有帮助。

1. 运动障碍　主要见于前角和锥体束的病变。前角损害时，出现该段支配的骨骼肌下运动神经元瘫痪。在慢性进行性病变早期，受累肌肉可出现肌束颤动，这是由于前角细胞还存有尚未破坏的运动神经元受病变刺激而引起。临床上常见于脊髓灰质炎、运动神经元病变等。锥体束损害时，出现损害平面以下的同侧上运动神经元瘫痪，临床上常见于原发性侧

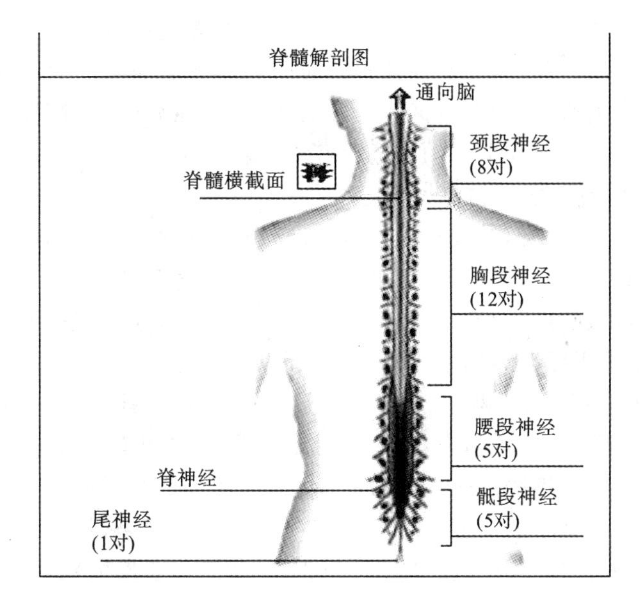

图 73-1 脊髓的结构

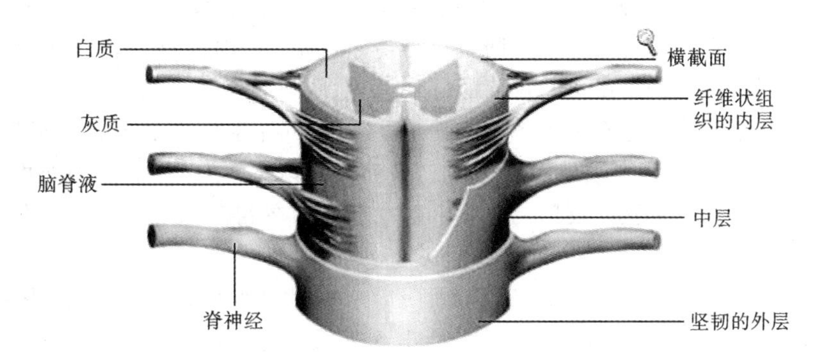

图 73-2 脊髓的内部结构

索硬化等。

2. 感觉障碍 主要见于后角、后索、脊髓前连合、脊髓丘脑束的病变。后角损害,主要是单纯浅感觉障碍,表现为同侧皮肤节段性痛觉、温度觉减退或消失,而深感觉和触觉保留(称分离性感觉障碍)。临床上见于脊髓空洞症等。后索损害,出现损害平面以下的同侧深感觉障碍及触觉减退,以及感觉性共济失调,腱反射减弱或消失。临床上见于脊髓结核、糖尿病、脊髓亚急性联合变性、脊髓压迫症等。前连合损害,因破坏至双侧脊髓的交叉纤维,临床表现为两侧对称性节段性痛觉、温度觉障碍,而触觉存在(分离性感觉障碍)。常见于脊髓空洞症、髓内肿瘤、脊髓血肿等。脊髓丘脑束损害,出现损害平面以下的对侧皮肤痛觉、温度觉障碍,触觉和深感觉保留。

3. 自主神经功能障碍 侧角损害后临床上出现同侧相应节段血管运动功能障碍,如发汗异常、竖毛、皮肤和指(趾)甲的营养改变等。如病变在颈 8、胸 1 节段,临床上出现同侧霍纳(Horner)征,表现为瞳孔缩小,眼球内陷,眼裂变小及面部无汗。见于脊髓空洞症、髓内血肿等。

4. 半侧损害 亦称脊髓半切综合征(Brown-Sequard syndrome),出现同侧病变平面以下的上、下运动神经元瘫痪,深感觉障碍,对侧的痛觉、温度觉障碍。另外,也可出现同侧相应节段的根性疼痛及感觉过敏带。临床上见于脊髓外伤、脊髓肿瘤等。

5. 横贯性损害 损害平面以下出现运动障碍,深、浅感觉障碍和自主神经功能障碍。根据损害平面不同,可表现为上运动神经元瘫痪或(和)下运动神经元瘫痪。急性严重横贯性损害在早期可表现为肌张力减低,腱反射减弱或消失,无病理反射,称脊髓休克。此期一般持续1～6周,以后逐渐出现上运动神经元瘫痪的表现。

6. 脊髓各节段横贯性损害临床表现

(1) 高颈段(颈1～4) 四肢表现为上运动神经元性瘫痪,损害平面以下各种感觉消失,括约肌功能障碍,四肢及躯干多无汗,可出现枕及颈后部疼痛,咳嗽、转颈或打喷嚏时加重。病变累及后颅凹,可出现吞咽困难,饮水呛咳,共济失调,眼球震颤等,甚至可波及延髓的心血管呼吸中枢,引起呼吸循环衰竭而死亡。

(2) 颈膨大(颈5～胸2) 双上肢表现为下运动神经元瘫痪,双下肢表现为上运动神经元瘫痪,损害平面以下各种感觉消失,括约肌功能障碍,上肢可有节段性感觉减退或消失,可出现肩部及上肢的放射性疼痛。颈8～胸1侧角损害后可产生同侧霍纳(Horner)征。

上肢腱反射改变有助于病变节段的定位,如肱二头肌反射减弱或消失而肱三头肌反射亢进,提示病变在颈5或颈6,而肱二头肌反射正常,肱三头肌反射减弱或消失,提示病变在颈7。

(3) 胸髓(胸3～12) 双上肢不受影响,双下肢表现为上运动神经元性瘫痪(截瘫),病灶平面以下各种感觉丧失,出汗异常,膀胱直肠功能障碍,伴相应胸腹部根性疼痛或束带感。因胸3～5水平的血供较差,所以是疾病的好发部位。

感觉障碍的平面是确定脊髓损害节段的重要依据,如平乳头水平处相当于胸4,平剑突水平处相当于胸6,平肋缘水平处相当于胸8,平脐处相当于胸10,平腹股沟处相当于胸12。病变在胸10时,上、中、下腹壁反射的脊髓反射中枢分别在胸7～8,胸9～10,胸11～12,因此,腹壁反射消失有助于定位。

(4) 腰膨大(腰1～骶2) 出现双下肢下运动神经元性瘫痪,双下肢及会阴部各种感觉丧失,大小便障碍。如病变在腰2～4水平处出现膝反射消失,如病变在腰5～骶1水平处出现踝反射消失,如病变在骶1～3水平处则出现阳痿。

(5) 脊髓圆锥(骶3～5和尾节) 表现为肛门周围及会阴部的皮肤感觉减退或消失,感觉缺失区呈全马鞍状分布。

脊髓圆锥病变属于髓内病变,根性疼痛少见,可出现性功能障碍,肛门反射消失,亦可出现感觉分离,大小便功能障碍。因脊髓圆锥为括约肌功能的副交感中枢,故出现尿失禁为真性尿失禁。

(6) 马尾 表现与脊髓圆锥损害时相似,但马尾损害时症状、体征可为单侧或不对称,根性疼痛多见且严重,疼痛位于会阴部、股部或小腿,下肢可出现下运动神经元性瘫痪,大小便功能障碍常不明显或在病变后期出现。

第二节 急性脊髓炎

急性脊髓炎(acute myelitis)一般是指急性横贯性脊髓炎,为多种原因所致的脊髓炎症反应,是临床上常见的一种脊髓疾病。病变累及脊髓的几个节段,表现为急性起病,病变节段以下出现运动障碍、感觉障碍、膀胱直肠功能障碍。

【病因与病理】

病因不清,多数患者在发病前1～4周有病毒感染症状或有疫苗接种史,可能为机体对病原体引起的一种异常免疫反应。外伤、过度疲劳多为诱发因素。脊髓的任何节段均可累及，但以胸段（胸 3～5）最为常见，其次为颈段和腰段。肉眼观察见急性期受累的脊髓肿胀；镜下见软膜充血，有炎性细胞浸润，以淋巴细胞、浆细胞为主，灰质内神经细胞肿胀、破裂、消失，尼氏体溶解，白质中髓鞘脱失，轴突变性，病灶中可见胶质细胞增生。后期可见胶质瘢痕形成，脊髓萎缩变细。

【临床表现】

任何年龄均可发病，以青壮年为多，无性别、季节差异，急性起病，数小时到 1 周内病情达到高峰，部分病例可有发热、不适等全身感染症状，有的病例可有根性刺激症状。首发症状多为病损节段根痛或局限性疼痛，束带感，或双下肢麻木、无力，然后迅速于数小时至数日出现病变平面以下双下肢运动障碍，各种感觉障碍，自主神经功能障碍。

1. 运动障碍 早期表现为肌张力低，腱反射消失，病理反射阴性，腹壁反射及提睾反射消失，称为脊髓休克期。一般持续数日至数周，多为 2～4 周，休克期过后则出现肌张力逐渐增高，腱反射亢进，病理反射阳性。恢复期肌力由远端开始逐渐恢复。

2. 感觉障碍 表现为病变节段以下深、浅感觉减退或消失，可在感觉消失平面上有感觉过敏区或出现束带样感觉异常。以后随病情好转感觉平面逐渐下降。

3. 自主神经功能障碍 早期表现大小便潴留，在脊髓休克期间膀胱无充盈感，逼尿肌松弛，呈无张力性神经源性膀胱，因膀胱充盈过度，出现尿失禁称为充盈性尿失禁。恢复期因膀胱容量缩小，尿液充盈到 300～400 mL 时即排尿，称为反射性神经源性膀胱。另外受损平面以下可见皮肤水肿、脱屑、指甲松脆等。

少数病例发病后脊髓受累节段呈上升性，甚至可达颈段和延髓，此称为上升性脊髓炎。如影响膈神经和延髓后出现呼吸肌麻痹、构音不清、吞咽困难、排痰无力，易并发肺部感染，此现象说明病情较重，且死亡率很高。

【实验室与其他检查】

1. 周围血象 白细胞数正常或轻度增高。

2. 腰椎穿刺 脑脊液压力多正常，压颈试验通畅，少数因脊髓水肿可出现不完全梗阻，脑脊液白细胞数可增高，以淋巴细胞为主，蛋白质轻度增加，糖和氯化物正常。

3. 神经电生理检查 视觉诱发电位（VEP）正常，下肢体感诱发电位（SEP）可为阴性或波幅明显降低，运动诱发电位（MEP）异常，肌电图为神经源性损害。

4. MRI 部分病例可见病变处脊髓增粗，有斑点状或片状长 T_1、长 T_2信号。

【诊断与鉴别诊断】

诊断要点：①急性起病；②发病前多数有感染史或疫苗接种史；③迅速出现的脊髓横贯性损害；④脑脊液检查，蛋白质、细胞数轻度增高；⑤电生理学及 MRI 检查可作为参考。应与下列疾病鉴别。

1. 急性硬膜外脓肿 发病前常有身体其他部位化脓性感染灶，可伴有高热、寒战等全身症状，个别病例原发感染灶因不明显可被忽视。根性疼痛常见，病灶相应的脊柱有压痛及叩击痛，周围血象增高，脑脊液白细胞、蛋白含量可增高，MRI 或椎管碘水造影可确诊。此病应及时确诊及时治疗，很少留后遗症，否则发生双下肢瘫痪不易恢复。

2. 脊柱结核 本病常有结核全身中毒症状，病变椎体可有骨质破坏，椎旁可有寒性脓肿形成，压迫脊髓，出现相应椎体以下的临床症状，脊柱 X 线检查、MRI 可确诊。

3. 脊柱转移性肿瘤 以老年人多见，发病快，早期可出现根性疼痛，X 线检查、MRI 可见椎体破坏。如查体发现身体其他部位原发灶,更有助于诊断。

4. 视神经脊髓炎 为神经系统脱髓鞘疾病,其特点是除有横贯性脊髓炎的表现外,还伴有视神经炎的临床表现,视神经炎的症状可在脊髓炎之前或之后出现,常有缓解、复发史和相继出现的其他神经系统体征,如眼球震颤、共济失调等。以上特点可鉴别。

5. 急性炎症性脱髓鞘性多发性神经病(格林-巴利综合征) 其特征是四肢呈下运动神经元性瘫痪,远端为重,可有主观感觉障碍,查体时感觉障碍不明显或无,常伴有颅神经损害,以面神经、舌咽神经、迷走神经受损多见。脑脊液检查见蛋白质增高、细胞数正常,称蛋白质-细胞分离现象。

6. 脊髓出血 起病急,剧烈背痛,迅速出现截瘫和括约肌功能障碍,多数由外伤或脊髓血管畸形引起,脑脊液呈血性改变,CT 检查可见出血部位呈高密度影,血管造影可发现脊髓血管畸形。

【治疗】

及时治疗,加强营养和护理,预防和控制感染是急性脊髓炎的治疗原则。

1. 急性期治疗

(1) 药物治疗 ①肾上腺皮质激素:急性期药物治疗以肾上腺皮质激素为主,可采用大剂量短期冲击疗法。方法是甲基泼尼松龙 500～1 000 mg 静脉滴注,每日 1 次,连用 3～5 次。也可用氢化泼尼松 200～300 mg(或地塞米松 10～20 mg)加入 5%～10%葡萄糖液静脉滴注,每日 1 次,可维持 10～15 天,病情好转后逐渐减量,或改用泼尼松口服,每日 40～60 mg,服用 2～4 周后逐渐减量至停药。②抗生素:同时给予适当的抗生素以治疗和预防泌尿系统和呼吸道感染。③维生素:大剂量 B 族维生素类药物,能加速周围神经的再生,有利于神经功能的恢复。④其他:血管扩张剂,如烟酸,尼莫地平等,神经营养药如三磷酸腺苷、辅酶 A、细胞色素 C、肌苷等可能对促进功能恢复有益。同时注意补充足够的钾盐、钙剂等。

(2) 血液疗法 ①血浆输入疗法:健康人血浆 200～300 mL 静脉输入,每周 2～3 次,可提高免疫功能,促进神经功能恢复。②血浆交换疗法:对危重患者可缓解症状,对激素治疗无效者可使用。③紫外线照射充氧自血回输疗法,可促使病变组织内微循环的改善和氧的充分利用,有利于脊髓功能的恢复,每周 1～2 次,5～10 次为 1 个疗程。

(3) 加强护理 护理极为重要,是预防各种并发症和保证功能恢复的前提。要勤翻身,保持皮肤清洁、干燥,在骶、踝、肩胛、手易受压处加强按摩,保持床单干燥、柔软、平坦,有大小便失禁者勤换尿布,小便潴留时保留导尿管,并定期间歇放尿,用 0.02%呋喃西林液冲洗膀胱,每日 2～3 次,每次 250 mL,保留半小时后放出。每周更换导尿管 1 次。对已形成压疮者应勤换药,清除坏死组织,瘫痪肢体应保持良好位置,早期做被动运动,防止挛缩与畸形。

2. 恢复期治疗 避免屈曲性截瘫的发生,防止挛缩和畸形,预防足下垂,对痉挛性瘫痪的肢体可给予推拿、按摩、针灸治疗,同时可采用理疗,当肢体有部分主动功能恢复时,鼓励患者主动活动,加强功能训练,加强康复治疗。

【预后】

本病预后与病情严重程度有关。无并发症者 3～6 个月可基本恢复。完全性截瘫 6 个月后肌电图仍为失神经改变、MRI 提示髓内广泛信号改变、病变范围多于 10 个节段者预后不良。合并感染、压疮、肺炎者可影响恢复,易遗留后遗症。急性上升性脊髓炎与高颈段脊髓炎者预后差，可在短期内死于呼吸循环衰竭。10%左右患者可演变为多发性硬化或视神经脊髓炎。

病例分析

患者，男性，29岁。因双下肢乏力1天入院。5天前开始发热，鼻塞，流涕，咽痛。辅助检查：白细胞 8.0×10^9/L，中性粒细胞0.80，当地医院拟诊为上呼吸道感染，给予青霉素钠640万U肌注治疗，入院前一天晚11时许，突然双下肢乏力，不能行走，排尿困难，急诊转来我院。

体格检查：T 39，P 110次/分，R 24次/分，BP 100/70 mmHg。颅神经(－)，双上肢肌力正常，双下肢肌力减退，左侧Ⅰ级，右侧Ⅱ级，腱反射迟钝，针刺觉存在，病理征(－)，3 h以后，左侧胸10以下、右侧胸12以下针刺觉减退。

实验室与其他检查：白细胞 7.8×10^9/L，中性粒细胞0.72，血钾4.2 mmol/L。腰穿试验：脑脊液细胞总数 295×10^6/L，白细胞 20×10^6/L，蛋白质1.2 g / L，糖、氯化物正常。

(1) 脊髓横贯性损害的表现是什么？

(2) 本例诊断依据有哪些？

(3) 急性脊髓炎的治疗原则是什么？

第七十四章
脑部疾病

第一节　概　述

脑部疾病病种较多，本章只介绍脑血管疾病、癫痫、帕金森病等常见脑部疾病。

为了进一步理解脑部疾病的病理和发病机制，有必要首先了解脑部的结构、功能及相关部位病变或受损出现的主要临床表现等。

脑可以分为大脑、间脑、小脑和脑干。

1. 大脑　大脑由大脑半球、基底节和侧脑室所组成。大脑的表面是皮质，由外侧裂、中央沟、顶枕裂将大脑半球分为额叶、顶叶、颞叶、枕叶和岛叶。大脑半球的功能是不对称的，左侧大脑半球主要在语言、逻辑思维、分析力和计算力等方面起决定作用；右侧大脑半球主要在音乐、美术、空间和形状识别等方面起决定作用。语言中枢大多数在左侧大脑半球，左利手者部分位于右侧。以下是大脑半球各叶的主要功能及损伤后的局部症状。

(1) 额叶　位于中央沟前方，外侧裂之上。运动中枢在中央前回，刺激性病灶产生对侧上、下肢或面部的抽搐，破坏性病灶多引起单瘫或对侧中枢性偏瘫。额叶前部与精神活动有关，损伤后表现为记忆力和注意力减退、反应迟钝、情感淡漠和强握、摸索等精神行为障碍，思维和综合能力下降，表现为痴呆和人格改变。额中回后部与两眼球协同运动有关，受损时引起两眼向病灶侧同向斜视。优势半球的额下回后部为运动性语言中枢也称 Broca 区，受损时引起运动性失语。

(2) 顶叶　位于中央沟之后。中央后回为感觉中枢，主管对侧躯体感觉。刺激性病灶产生对侧肢体局限的感觉性癫痫发作，常为针刺、电击样感觉异常，亦可引起局部抽搐发作。破坏性病变多引起对侧一个上肢或下肢的感觉障碍以及皮层感觉障碍，如实体觉、两点辨别觉和皮肤定位觉丧失。

(3) 颞叶　位于外侧裂下方，顶枕线前方。颞叶的内侧面与精神、行为、内脏功能有关。颞叶前部的内侧面为嗅觉和味觉中枢，刺激性病灶引起颞叶癫痫，患者有幻嗅或幻味，作舐舌、咀嚼动作。颞横回为听觉中枢。颞上回后部为听觉性语言中枢，破坏性病灶产生感受性失语，听不懂别人讲话而不伴肢体瘫痪。双侧颞叶损害引起严重的记忆缺失。

(4) 枕叶　位于顶枕裂和枕前切迹连线的后方。枕叶内侧面有一个较深的裂，称为矩状裂，围绕矩状裂的皮质是视觉中枢，故枕叶病变主要引起视觉障碍。

2. 间脑　间脑位于大脑半球与中脑之间，是大脑半球与脑干的连接站，结构上可分为丘脑、下丘脑。丘脑是感觉纤维(嗅觉除外)上升到大脑半球的三级神经元所在地，均由该区投射至大脑半球相应部位。破坏性病灶引起对侧偏身各种感觉障碍，刺激性病灶出现偏身疼痛，称为丘脑性疼痛。下丘脑位于间脑腹侧与垂体相接，下丘脑与水平衡、饮食、性腺功能及睡眠有关。此外，下丘脑的某些神经元还具有内分泌腺体功能。

3. 脑干 脑干由中脑、脑桥和延髓组成。中脑上连间脑，延髓下端与脊髓相接，脑桥位于中间，经脑桥臂与背侧的小脑半球相连接。第Ⅲ至第Ⅻ对脑神经均由脑干发出。脑干具有下列共同的功能：①生命中枢：延髓内侧为呼吸中枢，外侧为血管运动中枢，背外侧有呕吐中枢，脑桥有呃逆中枢，故脑干的严重损伤，特别是延髓损伤多可导致呼吸、心脏骤停。②传导功能：将脊髓及周围的感觉传导至中枢，将大脑皮质的兴奋经脑干传导至脊髓以及脑神经支配的效应器官，脑干内的损害均可出现交叉性麻痹即病变同侧脑神经的周围性麻痹、对侧的中枢性偏瘫和偏身感觉障碍。③睡眠与觉醒：脑干网状结构的激活系统促使皮层兴奋，保持觉醒；其抑制系统保持睡眠。

4. 小脑 小脑位于后颅窝内，在天幕之下，桥脑和延髓的背侧。由小脑蚓部和小脑半球组成，通过三对小脑脚与脑干相连。与脊髓前庭大脑有着密切的联系。对保证身体平衡、控制姿态和步态，调节肌张力和协调动作的准确执行具有重要作用。小脑半球损害，可引起同侧肢体共济失调，肌张力减低，意向性震颤及语言的音调、音节障碍。蚓部损害表现为脑干平衡障碍、步态蹒跚。

第二节 脑血管疾病

脑血管疾病(cerebrovascular disease，CVD)是指由于各种脑血管病变所引起的脑部病变的一组疾病，又称急性脑血管病发作(stroke)。其发病率、致残率、死亡率高，在世界上是造成死亡的第二位因素，而在我国部分地区甚至是首位因素。在美国，每年新发生脑血管病的人数高达 15 万人。我国脑血管病每年发病率为 150/10 万，死亡率为 120/10 万。我国每年有 195 万人新发生脑血管病的患者，每年 156 万人死于脑血管病，大约 3/4 的存活者不同程度地丧失了劳动能力。

【脑血液供应】

脑部的血液供应主要来自两侧的颈内动脉和椎动脉(图 74-1)。颈内动脉从颈总动脉发出，经颈内动脉管进入颅腔，依次分出眼动脉、后交通动脉、前脉络膜动脉、大脑前动脉和大脑中动脉。供应眼球和额叶、顶叶、颞叶、基底节和内囊等大脑半球前 3/5 部分的血液。椎动脉从无名动脉和锁骨下动脉发出，经颈椎横突孔、枕骨大孔进入颅腔。在延髓腹侧面上行到桥脑下缘时，左、右椎动脉汇合成基底动脉，基底动脉前端分为左、右大脑后动脉，供应枕叶、颞叶底面和丘脑等大脑半球后 2/5 部分的血液。椎-基底动脉又分出脊髓前、后动脉，小脑后下、前下动脉，内听动脉，桥支和小脑上动脉，供应脊髓上部、脑干和小脑的血液。

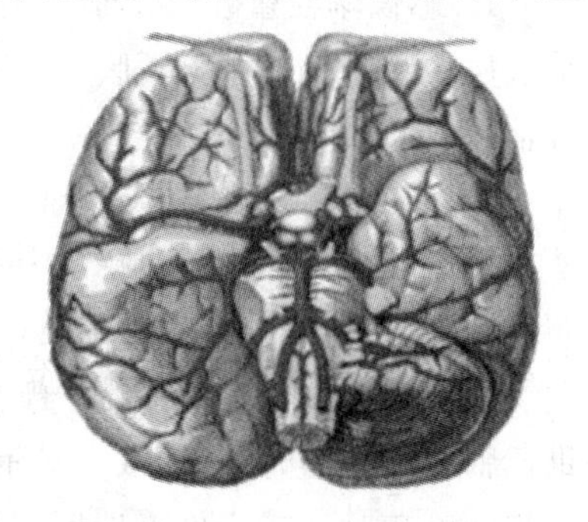

图 74-1 脑血液供应

两侧大脑前动脉由一条短的前交通动脉互相连接，两侧颈内动脉和大脑后动脉各由一条后交通动脉互相连接，在脑底部围绕视交叉和脚间窝形成一个脑底动脉环(Willis 环，图74-2)。

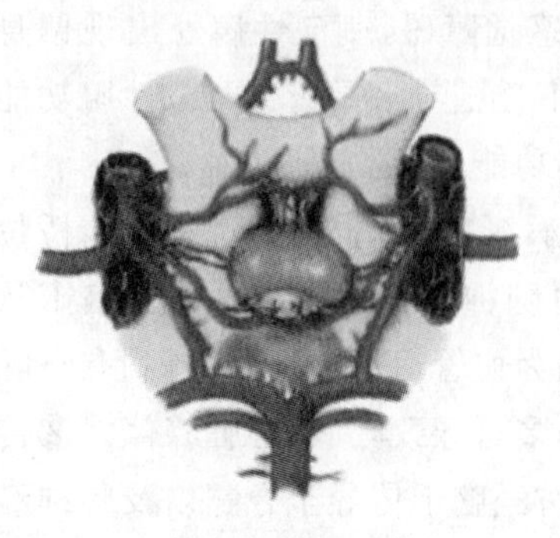
图 74-2 Willis 环

【脑血液循环调节与病理生理】

人脑的平均重量约为 1 500 g,占体重的 2%~3%,而脑的血流灌注量却占心排血量的 20%。正常脑血流为 750~1 100 mL/min,脑的能量来源几乎完全依赖于葡萄糖的氧化,却缺乏氧和葡萄糖的储备。脑缺氧 2 min 就会发生脑活动停止,脑缺氧 5 min 则会出现不可逆损伤,因此,正常的脑血液供应是维持脑功能的前提。

健全的脑底动脉环,可以充分发挥其侧支循环的作用,沟通前、后、左、右的血液供应,另有颈外-颈内动脉吻合支和脑膜动脉的吻合支。因此,在某一动脉逐渐闭塞时,由于这些侧支循环的代偿作用可不出现临床症状。脑血管自动调节功能,使脑血液供应在平均动脉压 70~170 mmHg 范围内发生改变时仍得以维持恒定。但在脑血管病变或短暂缺血以后,局部脑血管的自动调节功能受到损害,局部脑血流随血压的升降波动地增减。高血压患者的脑血管自动调节功能较差,当血压升高超过平均动脉压的 40%时,脑血管自动调节功能进一步受到影响。在这种情况下。脑血管并不收缩,脑血流量不仅不减少反而显著增加。这种在高血压作用下的过度灌注,导致毛细血管内压力增加和毛细血管破坏,可引起严重脑水肿和出血,此时应用任何血管扩张剂显然是有害无益的。

【脑血管病的危险因素】

降低脑血管病发病率的关键,在于采取措施消除或减少脑血管病危险因素的影响。已发现的危险因素有高血压、心脏病(如风湿性心脏病、冠状动脉粥样硬化性心脏病、亚急性细菌性心内膜炎等)、糖尿病、短暂性脑缺血发作,以及吸烟、酗酒、高脂血症,外源性雌激素摄入、高同型半胱氨酸血症等。高龄、性别、种族、气候和家族史等是独立且不可干预的危险因素。

【脑血管病的分类】

根据病因、病理可将脑血管病分为两大类,即缺血性脑卒中和出血性脑卒中。①缺血性脑卒中:短暂性脑缺血发作、脑梗死(主要包括脑血栓形成、脑栓塞、腔隙性脑梗死等)。②出血性脑卒中:脑出血,蛛网膜下腔出血。目前有人把混合性脑卒中(同时或先后有出血、缺血性病损)单列为一类。另外有脑静脉系统血栓形成。

【脑血管病的主要检查方法】

1. 影像学检查 影像学诊断的目的:①缺血性、出血性脑血管病的鉴别;脑血管病与其他疾病的鉴别,如肿瘤、硬膜下积液、脑炎。②判断缺血的发展程度。③显示闭塞的动脉,指导治疗。

(1) CT CT 是常规、最重要的诊断性检查手段。为避免造影剂与血液混淆,行 CT 时不施行增强扫描。CT 可立即发现脑出血或出血性梗死,缺血性脑卒中早期 CT 检查可以正常,此时可排除出血性脑血管病。

(2) 磁共振成像(MRI) 普通 MRI 对后颅凹病变、脑内小病灶的检出及血管畸形有帮助。脑梗死数小时,病灶区可显示长 T_1、长 T_2 信号。与 CT 相比,MRI 显示病灶早,能早期发现大面积脑梗死。出血性梗死为长 T_1、长 T_2 信号中混杂有短 T_1、短 T_2 信号。MRI 弥散及灌注成像(DWI、PWI):MRI 灌注像可立即显示脑灌注的改变;MRI 的弥散像可在脑梗死数分钟后显示异常，有助于发现超早期脑梗死。PWI、DWI 的综合应用有助于发现缺血半暗带，为溶栓治疗提供影像依据。

2. 腰穿（LP） 一般脑血管病无需 LP。如果临床怀疑蛛网膜下腔出血，而 CT 正常，应行腰穿检查。

3. 血管检查 若怀疑颅内外动脉疾病，可进行非侵入性动脉影像检查，如颈部动脉超声、经颅多普勒超声（TCD）、磁共振成像血管造影（MRA），必要时行数字减影血管造影（DSA）。

【脑血管病的预防】

脑血管病一旦发生，不论是出血性、缺血性还是混合性的，迄今均缺乏有效的治疗方法，而且死亡率和致残率较高。因此，预防脑血管病的发生非常重要。脑卒中的预防分一级预防和二级预防两种。一级预防是指对有脑卒中倾向，但尚无脑血管病史的个体发生脑卒中的预防；二级预防是指对已有脑卒中或短暂性脑缺血发作病史的个体再发脑卒中的预防。无论一级或二级预防都能明显降低脑卒中或短暂性脑缺血发作的发生率。在脑卒中的预防中，除了对危险因素进行非药物性调整外，主要的预防性药物有阿司匹林、噻氯匹啶和华法林等，应依据患者的个体情况加以选择。

短暂性脑缺血发作

短暂性脑缺血发作（transient ischemic attacks，TIA）是指历时短暂并经常反复发作的脑局部供血障碍，导致供血区局限性神经功能缺失。每次发作数分钟至数小时，24 h 内完全恢复，可有反复发作。短暂性脑缺血发作是公认的缺血性脑血管意外的独立危险因素。频繁的短暂性脑缺血发作是脑梗死的特级警报，应予以高度重视。

【病因与发病机制】

关于本病的病因与发病机制尚不完全清楚。其发病与动脉粥样硬化、动脉狭窄、心脏病、血液成分的改变及血流动力学等多种病因及多种途径有关。

1. 微栓子学说 Fisher 于 1954 年提出微栓子学说。颈动脉的颅外段及颈内动脉起始部的动脉粥样硬化斑块的内容物及其发生溃疡时的附壁血栓凝块的碎屑，可散落在血流中成为微栓子。这种由血小板、纤维蛋白、胆固醇结晶所组成的微栓子，循血流进入视网膜或脑的小动脉，可造成微栓塞，引起局部缺血症状。微栓子在血管内被血流冲散，或由酶的作用而分解，以及因栓塞远端血管扩张，使栓子移向更远，血流恢复，症状消失。

2. 血流动力学障碍学说 脑动脉粥样硬化患者，已有某一脑动脉严重狭窄或完全闭塞，平时靠侧支循环尚能勉强维持该局部脑组织的血供。在一过性血压降低时，脑血流量下降，该处脑组织因侧支循环供血减少而发生缺血症状。

3. 脑血管痉挛学说 动脉硬化后的狭窄可引起血流漩涡，刺激血管壁发生痉挛。该学说为使用钙拮抗剂治疗 TIA 提供了支持。

4. 其他 尚有颈部动脉受压、盗血、心功能障碍、高凝状态等。

【临床表现】

TIA 发作年龄以中年（50～70 岁）后多见，男性多于女性。起病突然，迅速出现脑某一局部的神经功能缺失，数分钟达高峰，24 h 内完全恢复而无后遗症。可有反复发作。每次发作的症状相对较恒定,多数患者伴有高血压和糖尿病。

1. 颈内动脉系统TIA

(1) 常见症状　为对侧单肢无力或不完全性偏瘫,对侧感觉异常或减退。

(2) 特征性症状　短暂的单眼失明是颈内动脉分支眼动脉缺血造成的,也可出现失语,最常见的是运动性失语和感觉性失语。

(3) 可能出现的症状　对侧偏身麻木或感觉减退;对侧同向性偏盲。

2. 椎-基底动脉系统TIA　持续时间长,发作频繁,但进展至脑梗死机会少。

(1) 常见症状　眩晕,平衡障碍,一般不伴有明显的耳鸣。

(2) 特征性症状　①跌倒发作:可很快自行站起。②短暂性全面性遗忘症:发作性短暂性记忆丧失持续数分钟至数十分钟,谈话、书写、计算能力正常。③双眼视力障碍。

(3) 可能出现的症状　①急性发作性吞咽困难,饮水呛咳及构音障碍;②小脑共济失调;③意识障碍伴或不伴瞳孔缩小;④一侧或双侧面、口周麻木及交叉性感觉障碍;⑤眼外肌麻痹及复视;⑥交叉性瘫痪。

【实验室和其他检查】

(1) 血常规与血生化属于必要的检查。脑电图、CT、MRI检查大多正常。

(2) DSA/MRA或彩色经颅多普勒超声(TCD)检查可见血管狭窄、动脉粥样硬化。正电子发射断层扫描(PETCT)可见局灶性代谢障碍。

【诊断】

绝大多数TIA患者就诊时症状已经消失故其诊断主要依据病史。凡年龄在45岁以上,突然发作,持续时间短,症状和体征在24 h内完全恢复,不留下任何功能缺损并反复发作应考虑本病。DSA及TCD对确定病因、选择适当治疗方法有益。

【鉴别诊断】

1. 可逆性缺血性神经功能缺损或小卒中　症状体征持续时间超过24 h,但可在2～3周内完全或近乎完全消失。

2. 局限性癫　各种类型局限性癫痫,特别是感觉性发作可酷似TIA,脑电图检查可发现有局限性脑波异常,CT或MRI检查可发现局限性脑内病灶,间歇期临床可发现有局灶性神经系统体征。

3. 晕厥　多在直立位置发生,特点为短暂发作,发作时面色苍白,出冷汗,意识丧失,脉搏细沉,血压下降,无神经体征。

4. 内耳性眩晕(梅尼埃病)　以眩晕发作为主,发病时间长,可达2～3天方可逐渐缓解,多伴有耳鸣,无神经体征,多次发作后听力减退。

此外,尚需除外多发性硬化、严重心脏病、脑部寄生虫病及脑肿瘤等。

【治疗】

1. 病因治疗　病因明确者应针对病因进行治疗。控制脑卒中危险因素,如动脉硬化、高血压、糖尿病、严重心律失常、高脂血症和颈椎病等,戒烟酒,坚持锻炼等。

2. 药物治疗　对于偶发者,不论由何种因素所致,都应看做是永久性脑卒中的重要危险因素,进行适当的药物治疗。对于短时期内频繁发作者,应作为神经科急诊处理,迅速控制其发作。治疗原则包括预防进展或复发、防治TIA后再灌注损伤、保护脑组织。

(1) 抗血小板聚集药　①阿司匹林:50～100 mg/d。有胃肠道刺激、出血等副作用。服用阿司匹林过程中仍有发作,或因消化道不良反应患者不能耐受治疗者改为抵克立得或氯吡格雷。有严重溃疡病和出血倾向者忌用。②盐酸噻氯匹啶(抵克立得):一般用于对阿司匹林不耐受或"阿司匹林无效"。能阻止二磷酸腺苷(ADP)凝聚血小板,125～250 mg/d。副作用为腹泻、皮疹及可逆性中性粒细胞减少等。③氯吡格雷:与噻氯匹啶的化学构造类似,抑制 ADP 凝聚血小板,75 mg/d。副作用较噻氯匹啶少,无过多的骨髓毒性,安全性亦优于阿司匹林。有腹泻和皮疹等副作用。④阿司匹林与潘生丁联合应用:药理上胜过单独制剂。阿司匹林与缓释潘生丁联合制剂(aggrenox),取代阿司匹林单独使用是安全、有效的。

(2) 抗凝药物 心源性栓子所致 TIA,频繁发作的 TIA 或持续时间长,每次发作症状逐渐加重,同时又无明显的抗凝治疗禁忌者(无出血倾向、无严重高血压、无肝肾疾病、无溃疡病等),可及早进行抗凝治疗。首选肝素 100 mg 加入生理盐水 500 mL 静滴,紧急情况可用肝素 50 mg 静注,肝素 50 mg 加入生理盐水 250 mL 静滴。5 日后改用低分子肝素 4 000～5 000 U,2 次/天,腹壁皮下注射,连用 7～10 日。华法林 6～12 mg,每晚 1 次口服,3～5 日后改为 2～6 mg 维持,剂量调整至凝血指标的国际标准化比值(INR)3.0～4.0,用药 4～6 周后逐渐减量停药,消化性溃疡及严重高血压者禁忌。

(3) 脑保护剂治疗 可扩张血管,防止脑动脉痉挛。如麦全冬定或烟酸占替诺 600～900 mg/d,静滴;尼莫地平 30 mg,每天 3 次,口服。

(4) 近期频繁发作者可用尿激酶 50～100 U 加入生理盐水 100 mL 静滴,1 次/天,连用 2～3 日,亦可酌情选择使用巴曲酶或安克洛等。

3. 外科手术治疗 经血管造影证实明显狭窄(50%～90%)或闭塞者,可考虑颈动脉内膜剥离-修补术、血管内膜切除术、颅内-颅外血管吻合术或血管内介入治疗。

【预防】

预防 TIA 应妥善处理高血压、糖尿病、高脂血症及心脏病等,戒烟、戒酒,适当运动。阿司匹林价格低廉,长期服用是目前主要预防 TIA 的措施。

【预后】

约 1/3 的 TIA 患者在发病后一年至数年内发生脑梗死,1/3 患者反复发作,1/3 患者不经治疗可自行停止发作。持续服药仍发生 TIA 或轻微缺血性脑卒中的人群,往往更容易复发脑卒中。TIA 患者在一些情况下很有可能复发,包括高度狭窄的血管供血区与症状相符、症状反复出现。

脑 梗 死

脑梗死(cerebral infarction)又称缺血性脑卒中,是指局部脑组织由于缺血而发生的坏死所致的脑软化。脑梗死占全部脑卒中的 60%～80%。引起脑梗死的主要原因:供应脑部血液的颅外或颅内动脉中发生闭塞性病变而未能获得及时、充分的侧支循环,使局部脑组织的代谢需要与可能得到的血液供应之间发生超过一定限度的供不应求现象所致。临床上最常见的类型有脑血栓形成和脑栓塞。

一、脑血栓形成

脑血栓形成是脑梗死最常见的类型,是脑动脉主干或皮质支动脉粥样硬化导致血管增厚、管腔狭窄闭塞和血栓形成,引起局部血流减少或中断,脑组织缺血,软化、坏死而出现的相关神经系统症状与体征。

【病因和发病机制】

1. 病因 脑血栓形成的主要条件是血管病损并溃疡,凡是能引起血管病损并溃破的病因都可产生病变部位血小板的凝聚、血栓形成。其中最常见的病因是动脉粥样硬化。此外,血小板凝聚能力增加、血液黏度增高、红细胞压积增大等均可以诱发。血管痉挛、血流缓慢、血压下降等也是诱因之一。

2. 发病机制 在颅内血管壁病变的基础上,当处于睡眠、失水、心力衰竭、心律失常、红细胞增多症等情况时,引起血压下降、血流缓慢,胆固醇易沉积于内膜下层,引起血管壁脂肪透明变性,进一步纤维增生、动脉变硬、迂曲、管壁厚薄不匀,血小板及纤维素等血中有形的成分黏附、聚集、沉着,形成血栓。血栓逐渐增大,使动脉管腔变狭窄,最终使动脉完全闭塞。所供血的脑组织则因血管闭塞的快慢、部位及侧支循环能提供代偿的程度,而产生不同范围、不同程度的梗死。

【病理】

脑的任何血管均可发生血栓形成,约4/5的脑梗死发生在颈内动脉系统。发生梗死的血管依次为颈内动脉、大脑中动脉、大脑后动脉、大脑前动脉和椎-基底动脉等。血栓形成后,血流受阻或完全中断,若侧支循环不能代偿供血,受累血管供应区的脑组织则缺血、水肿软化、坏死。经数周后坏死组织被吸收,胶质纤维增生或瘢痕形成。

【临床表现】

本病好发于中年以后,多见于50～60岁或以上患有动脉粥样硬化者,多伴有高血压、冠心病或糖尿病,男性稍多于女性。有些患者会出现前驱症状,如头昏、头痛等;约有1/4的患者病前曾有TIA史。

1. 一般特点 多在安静状态下或睡眠中发病,通常数小时至2天达高峰,多数无全脑症状,即无头痛、呕吐、意识障碍,只有大面积或脑干梗死时出现全脑症状。

2. 常见脑梗死的临床综合征 包括如下几种。

(1) 颈内动脉闭塞综合征 病灶侧单眼一过性黑蒙或病灶侧霍纳(Horner)综合征,对侧偏瘫、偏身感觉障碍、优势半球病变时可有失语。

(2) 大脑中动脉闭塞综合征 主干闭塞时表现为病变对侧三偏综合征(偏瘫、偏身感觉障碍、偏盲),在优势半球有失语,严重者有轻度意识障碍。皮质支闭塞:①上部分支卒中:对侧面部、手及上肢轻度偏瘫和感觉缺失,下肢不受累,伴失语,无同向偏盲。②下部分支卒中:对侧同向偏盲,下部视野受损较重,对侧感觉明显受损,无偏瘫;可出现失语及意识模糊等。深支闭塞:表现为对侧偏瘫和失语。

(3) 大脑前动脉闭塞综合征 分出前交通动脉前主干闭塞:可因对侧代偿不出现症状。分出前交通动脉后闭塞:病变对侧中枢性面舌瘫与下肢瘫、尿潴留、淡漠、反应迟钝、欣快和缄默等;可出现失语及上肢失用。皮质支闭塞:对侧下肢瘫痪,可伴有感觉障碍,对侧肢体短暂性共济失调、强握反射及精神症状。深穿支闭塞:主要表现为对侧上肢和面神经、舌下神经中枢性瘫痪。

(4) 椎-基底动脉闭塞综合征 表现为眩晕、复视、眼震、吞咽困难、构音障碍、共济失调、交叉瘫等症,基底动脉主干闭塞时常迅速死亡。

(5) 小脑后下动脉闭塞综合征 又称为延髓背外侧综合征,是脑干梗死最常见的类型。表现为突然眩晕、恶心、呕吐、构音不良、饮水呛咳、病侧咽反射消失、软腭上举不能,病变侧出现霍纳综合征(瞳孔缩小、眼裂变小和眼球内陷为三主症,还有面部发汗减少和皮肤温度增高),肢体小脑性共济失调及面部痛温觉消失,病变对侧半身痛温觉障碍。

【实验室及其他检查】

除应进行血、尿常规检查和血糖、血脂、血液流变学、心电图等检查之外,常用其他检查如下。

1. CT 与 MRI 检查 发病当天多正常,24～48 h 以后梗死区出现低密度灶。脑干梗死 CT 常显示不佳,有条件时可行 MRI 检查。

2. 腰穿检查 脑脊液化验多正常,大面积梗死时压力可增高。

3. 脑血管造影 可显示血栓形成部位、程度及侧支循环。

【诊断与鉴别诊断】

1. 诊断 根据中年以上发病、有高血压等病史,发病前有 TIA 史,安静休息时起病;症状逐渐加重,发病时意识清醒,而偏瘫、失语等神经系统局灶性体征明显等特点,结合 CT 或 MRI 检查,一般可明确诊断。

2. 鉴别诊断

(1) 脑出血 脑梗死有时类似小量脑出血表现,但活动时起病、病情进展快、高血压明显常提示本病,CT 检查可立即确诊。

(2) 脑栓塞 其病急,数分钟可达高峰,常有心原性栓子来源,如风心病、亚急性细菌性心内膜炎、房颤等,常见大脑中动脉栓塞引起大面积脑梗死,常有脑水肿、颅压高,常伴癫痫发作。

其他尚应与颅内肿瘤、硬膜下血肿及脑脓肿等引起的脑卒中样症状鉴别,一般结合病史及 CT 检查可以鉴别。

【治疗】

1. 急性期治疗原则 提高全民急救意识,力争超早期溶栓治疗并采取个体化治疗,对脑卒中的危险因素进行干预,最终达到挽救生命、降低病残及预防复发的目的。

2. 治疗方法

(1) 静脉溶栓 尽快恢复梗死区的灌注,减轻脑神经损害是“超早期”的主要处理原则。超早期是指发病 6 h 以内,只有在治疗时间窗内才能抢救缺血半暗带。应用此类药物首先需经 CT 证实无出血灶,患者无出血素质,并应监测出凝血时间、凝血酶原时间等。常用的溶栓药有尿激酶(UK)、链激酶(SK)、重组组织型纤溶酶原激活剂(rt-PA)。①尿激酶:在我国应用最多,常用量 100 万～150 万 U,加入 100～200 mL 生理盐水中静脉滴注,30 min 内滴完。②rt-PA:选择性纤维蛋白溶解剂,与血栓中纤维蛋白形成复合体后增强了与纤溶酶原的亲和力,使纤溶作用局限于血栓形成的部位;每次用量为每千克体重 0.9 mg,总量小于 90 mg;有较高的安全性和有效性,rt-PA 溶栓治疗宜在发病后 3 h 内进行。价格昂贵限制了该药在我国的广泛使用。

溶栓适应证:①脑功能损害的体征持续存在超过 1 h,且比较严重(NIHSS 7～22 分);②发病 6 h 内;③年龄 18～75 岁;④CT 检查未显示低密度病灶,已排除脑出血;⑤患者本人和家属同意。

绝对禁忌证:①TIA 单次发作或迅速好转的脑卒中以及症状轻微者;②蛛网膜下腔出血;③两次降压治疗后血压仍高于 185/100 mmHg 者;④CT 检查发现出血、脑水肿、占位效应、肿瘤及动静脉畸形者;⑤患者 14 日内做过大手术或创伤,7 日内做过动脉穿刺,有活动性内出血等;⑥正在使用抗凝剂或卒中前 48 h 内曾用过肝素治疗;⑦有血液病、出血素质、凝血障碍等(PT＞15 s,APTT＞40 s,INR＞1.4,血小板计数小于 100×10^{9})。

溶栓并发症:①梗死灶继发出血;②再灌注损伤和脑水肿;③再闭塞(10%～20%)。

(2) 动脉溶栓　有条件时,可在 DSA 直视下进行选择介入动脉溶栓作为紧急治疗。

(3) 抗凝治疗　目的在于预防脑血栓扩展和新血栓形成,常用的药物有肝素和华法林,具体用法和注意事项见本章“短暂性脑缺血发作”治疗。

(4) 脑保护剂　可用钙离子拮抗剂和自由基清除剂。钙离子拮抗剂能选择性抑制钙离子流入细胞内,解除血管痉挛,增加血流量,改善脑部氧供应;能抑制钙离子进入红细胞,防止红细胞锯齿状过程的发生,降低血黏稠度,维持红细胞变形能力,改善末梢血管的血液流通,增加脑组织的氧供应。临床上常用的药物有尼莫地平、尼卡地平、盐酸氟桂嗪(西比灵)等。

(5) 降纤治疗　通过降解血中的纤维蛋白原,增强纤溶系统的活性,抑制血栓形成。可供选择的药物有降纤酶、巴曲酶、安克洛酶等。

(6) 抗血小板聚集剂治疗　见本章“短暂性脑缺血发作”。

(7) 脑梗死急性期不宜采用或慎用血管扩张剂　以免导致脑内盗血和加重脑水肿。2～4 周后方可使用该类药物。

(8) 控制血压　使血压维持在比患者病前稍高的水平,除非血压过高,一般急性期不使用降压药,以免血压过低而导致脑血流量不足,使脑梗死加重。血压低者可加强补液或给予适量药物以升高血压。

(9) 高压氧治疗　高压氧治疗脑血栓形成的作用:①提高血氧供应,增加有效弥散距离,促进侧支循环的形成;②在高压氧下正常脑血管收缩,增加病变部位脑血液灌注;③脑组织有氧代谢增强,无氧代谢减少,能量产生增多,加速酸性代谢产物的清除,为神经组织的再生和神经功能的恢复,提供良好的物质基础。脑血栓形成患者若呼吸道没有明显分泌物,呼吸正常,无抽搐及血压正常,宜尽早配合高压氧治疗。

(10) 其他治疗　①脑代谢活化剂:胞二磷胆碱、脑复康、7-氨酪酸、都可喜、心脑通、脑通、素高捷疗、施普善等。②中药治疗:一般采用活血化瘀、通经活络的药物,可用丹参、川芎、红花等。

(11) 手术治疗　小脑梗死使脑干受压者,可急行颅后窝减压术或手术切除坏死组织,以挽救生命;对大面积梗死所致颅高压危象者,可行开颅切除坏死组织和去颅骨减压。

3. 恢复期治疗　脑血栓形成的恢复期是指患者的神经系统的症状和体征不再加重,并发症控制,生命体征稳定。恢复期治疗的主要目的是促进神经功能的恢复,随着康复医学的进展,康复治疗应从起病到恢复期,贯穿于治疗和护理的各个环节和全过程中,要求患者、医护人员、家属均应积极而系统地进行患肢运动和语言功能的训练和康复治疗。

4. 预防性治疗　有明确的脑卒中危险因素,如高血压、糖尿病、心房纤颤和颈动脉狭窄者应尽早进行预防性治疗。抗血小板药阿司匹林 50～100 mg/d、噻氯匹啶 250 mg/d 对脑卒中二级预防效果肯定,但长期用药要注意出血倾向。

二、脑栓塞

脑栓塞(cerebral embolism)是指各种栓子沿血液循环进入脑动脉使血管急性闭塞血流中断而引起相应供血区的脑组织坏死及脑功能障碍,占脑梗死的 15%。

【病因与发病机制】

脑栓塞的栓子来源可分为心源性、非心源性、来源不明性三大类。

1. 心源性 为脑栓塞最常见的原因(占脑栓塞的60%～75%)。在发生脑栓塞的患者中一半以上为风湿性心脏病二尖瓣狭窄合并心房颤动。亚急性细菌性心内膜炎瓣膜上的炎性赘生物质易脱落;心肌梗死或心肌病时心内膜病变形成的附壁血栓脱落均可形成栓子。近代心脏手术(如心导管术、瓣膜置换术等)的发展,也增添了一部分心源性脑栓塞发病。心脏黏液瘤、二尖瓣脱垂等也可引起脑栓塞。

2. 非心源性 非心源性栓塞中常见的为主动脉弓及其发出的大血管的动脉粥样硬化斑块和附着物脱落,引起血栓栓塞。如骨折和手术引起的脂肪栓子、肺部感染性脓栓、癌性栓子、寄生虫虫卵栓子、潜水员或高空飞行员所发生的减压病时的气体栓子、异物栓子等。

3. 来源不明性 约30%病例虽经仔细检查也未能找到栓子来源。

【临床表现】

任何年龄均可发病。风湿性心脏病引起者以中青年为多,冠心病及大动脉病变引起者以中老年为多。一般发病无明显诱因。发病在数秒或数分钟之内症状达高峰,是所有脑血管病中发病最快者。多属完全性脑卒中,个别患者因反复栓塞可在数天加重,或因逆行性血栓形成病情有所进展。半数患者起病时有短暂的程度不等的意识障碍,当大血管及椎-基底动脉栓塞时昏迷发生快且重。发病快,常引起血管痉挛,癫痫发作较其他血管病常见,一般为局限性抽搐。可有头痛、多限于病侧。常见偏瘫、失语、偏身感觉障碍及偏盲等。症状取决于栓塞血管所支配的供血区的神经功能(参见本章脑血栓形成临床表现)。

心源性栓塞同时有心脏病的症状及体征,或有心脏手术经过。脂肪栓塞常发生于长骨骨折或手术后,常先有肺部症状,如呼吸困难,胸痛、咯血等,以后出现神经系统症状如昏迷、抽搐、颅内压增高等,局限性体征少,皮肤黏膜可见褐色斑,患者多有高热。

栓子若进入基底动脉主干可突然昏迷、全身抽搐,因脑水肿或发生脑疝而死亡。

【实验室及其他检查】

1. 头颅CT和MRI 可显示缺血性梗死或出血性梗死的改变,出现出血性梗死更支持脑栓塞的诊断。

2. 腰穿检查 脑脊液压力正常,大面积栓塞时压力可增高,出血性梗死者CSF呈血性或镜下可见红细胞。

3. 其他检查 心电图应列为常规检查,必要时可做超声心动图进一步确定心脏情况。疑有亚急性细菌性心内膜炎时应注意血常规变化,必要时做血培养。疑有大血管或颈部血管病变时,可做血管造影。

【诊断及鉴别诊断】

1. 诊断 对患者出现突然偏瘫,一过性意识障碍可伴有抽搐发作或有其他部位栓塞,有相关心脏病史者,一般诊断不难。结合CT或MRI检查,可以确定梗死部位及范围。

2. 鉴别诊断 应注意与脑血栓形成、脑出血鉴别。抽搐发作者应与癫痫鉴别。

【治疗】

脑栓塞治疗包括脑部病变及引起栓塞的病因两方面。脑部病变的治疗与脑血栓形成治疗相同,主要是改善脑循环,减轻脑水肿,减少梗死范围。原发病的治疗在于根除栓子来源,防止脑栓塞复发。为防止心内形成新的血栓,消除栓子来源,以及防止被栓塞的血管发生逆行血栓,主张抗凝治疗及抗血小板聚集疗法。如为出血性梗死或由亚急性细菌性心内膜炎并发的脑栓塞均应禁用抗凝治疗。对感染性栓塞应积极抗感染治疗。脂肪栓塞患者除按脑梗塞治疗外,可用氢化可的松或5%碳酸氢钠250 mL静滴,有助于脂肪颗粒溶解。减压病

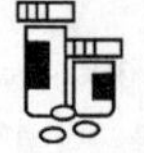

应行高压氧舱治疗等。

【预后及预防】

脑栓塞急性期病死率为5%～15%，多死于严重脑水肿、脑疝、肺部感染和心力衰竭。心肌梗死所致所脑栓塞预后差，存活者多有严重后遗症。如栓子来源未消除，10%～20%的患者可能在病后10天内再发，再发者病死率高。

预防方面主要是防治各种原发疾病，特别是各种心脏疾病，以消除栓子来源。

脑 出 血

脑出血(intracerebral hemorrhage，ICH)是指原发性非外伤性脑实质内出血，占全部脑卒中的30%左右。

【病因和发病机制】

1. 病因 高血压是脑出血最常见的原因，以高血压合并小动脉硬化多见，血压骤然升高使小动脉破裂所致。其他原因包括脑动脉硬化、血液病(白血病、再生障碍性贫血、血小板减少性紫癜)、颅内动脉瘤、脑内动静脉畸形、脑动脉炎、脑瘤以及应用抗凝治疗、溶栓治疗等。

2. 发病机制 脑出血的发病多是在原有高血压和脑血管病变的基础上，用力和情绪改变等外在因素使血压进一步骤升所致。其发病机制可能与下列因素有关。

(1) 高血压使脑小动脉形成微动脉瘤，微动脉瘤可能破裂而引起脑出血。

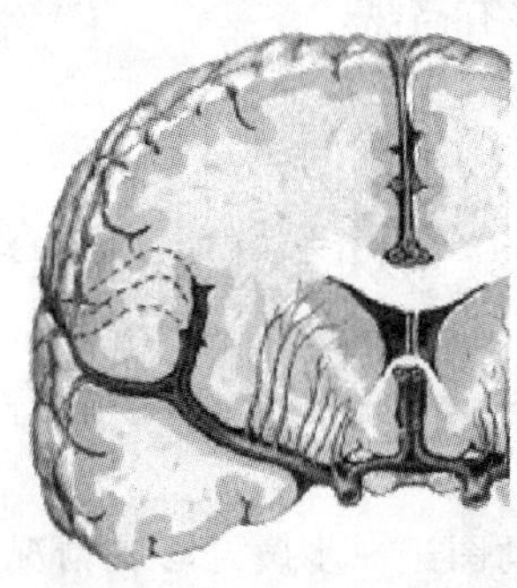

图74-3 豆纹动脉

(2) 高血压引起脑小动脉痉挛，可能造成其远端脑组织缺氧、坏死，发生点状出血和脑水肿。这一过程若严重和持久时，其坏死、出血区融合扩大而成大片出血。

(3) 脑动脉的外膜和中层在结构上远较其他器官的动脉为薄弱，可能是脑出血比其他内脏出血多见的一个原因。

(4) 大脑中动脉与其所发出的深穿支即豆纹动脉呈直角，后者又由动脉主干直接发出的豆纹动脉接受的压力高，且此处也是微动脉瘤多发部位，因此当血压骤然升高时，此区最易出血，故称为出血动脉(图74-3)。

【病理】

高血压性脑出血70%位于基底节区，其次是各脑叶的皮质，其余见于脑干及小脑。尸检时脑外观多可见到明显动脉粥样硬化。血肿周围脑组织受压，水肿明显，颅内压增高，脑组织可移位。幕上半球出血血肿向下破坏或挤压丘脑下部和脑干，使其移位和继发出血，常出现小脑幕疝；中线部位下移可形成中心疝；颅内压增高明显或小脑出血较重时均易发生枕骨大孔疝。脑疝形成是导致患者死亡常见原因。急性期后，血块溶解，含铁血黄素和破坏的脑组织被吞噬细胞清除，胶质增生，小出血灶形成胶质瘢痕，大出血灶则形成中风囊。

【临床表现】

高血压性脑出血以50～70岁多见。男性多见。多在情绪紧张、兴奋、排便、用力时发病，少数在静态发病，冬春季气候变化剧烈时发病较多。起病前多无预感，50%患者发病前有剧烈头痛、头昏、动作不便、口齿不清等症状。发病突然，一般在数分钟至数小时达高峰，10%的患者出现癫痫性发作。血压多增高。根据出血部位不同，临床表现各异。

1. 基底节区出血 脑出血中最多见者，占60%～70%。其中壳核出血最多，约占脑出血的60%，丘脑出血较少，约占20%，尾状核及带状核等出血少见。但出血较多时均可侵及内囊，出现一些共同症状，如出血灶对侧出现不同程度的偏瘫、偏身感觉障碍及偏盲(三偏征)。

(1) 壳核出血 出血经常波及内囊。主要是豆纹动脉外侧分支破裂，运动功能缺损较严重，两眼可向病灶侧凝视，主侧半球出血可有失语。

(2) 丘脑出血 丘脑膝状体动脉和丘脑穿通支破裂引起。特点：肢体瘫痪较轻，感觉障碍较明显，意识障碍多且较重，可有向偏盲，可有失语，丘脑大量出血波及丘脑下部或破入第三脑室可出现昏迷加深、瞳孔缩小、去皮质僵直等；累及丘脑底核或纹状体可见偏身舞蹈-投掷样运动。出血量大使壳核及丘脑均受累，难以区分出血部位时，统称为基底节区出血。

(3) 尾状核头出血 少见，颇似蛛网膜下腔出血，临床常易忽略，CT检查可发现。

2. 脑叶出血 也称皮质下白质出血，多由血管畸形(包括隐匿性血管畸形)、moyamoya病(烟雾病)引起；老年人常见于高血压动脉硬化，其次为类淀粉样血管病等。脑叶出血以顶叶最多见。临床出现头痛、呕吐、脑膜刺激征、偏盲、失语，精神异常，摸索或强握等症状脑叶出血多数预后良好。约10%死亡。

3. 脑桥出血 多由基底动脉脑桥支破裂引起。病灶多位于脑桥中部的基底部与被盖部之间。出血量少时，患者意识可清楚，出现脑桥一侧受损体征，如面、展神经交叉瘫，双眼向病灶对侧凝视，也有患者表现一例中枢性面瘫、舌瘫及肢瘫，系出血位于脑桥上部腹侧所致，需与大脑半球出血鉴别。轻型患者预后较好。出血量大者(5 mL以上)病情严重，昏迷出现早且重，四肢瘫痪，且多呈弛缓性，少数可出现去脑强直，双侧瞳孔极度缩小呈针尖样(系交感神经纤维受损所致)，由于破坏了联系丘脑下部调节体温的纤维出现中枢性高热(躯干持续39 ℃以上而四肢不热)，同时呼吸不规则，多于48 h内死亡。中脑出血：CT可诊断。轻者可表现为一侧或两侧动眼神经不全瘫痪，或Weber综合征；重者昏迷，四肢软瘫，迅速死亡。

4. 小脑出血 多由小脑齿状核动脉破裂所致。发病突然，眩晕明显，频繁呕吐，枕部疼痛，病变侧共济失调，可见眼球震颤，同侧周围性面瘫，颈项强直等，易误诊为蛛网膜下腔出血。病情如继续增重，颅内压增高明显，昏迷加深，多发生枕大孔疝死亡。

5. 脑室出血 占脑出血的3%～5%。多出血量较少，仅部分脑室有血，其临床表现为头痛，呕吐，颈项强直，Kernig征(+)，意识清楚或一过性意识障碍，脑脊液血性，酷似蛛网膜下腔出血，预后良好，可以完全恢复正常；出血量大时迅速昏迷，呕吐，瞳孔极度缩小，两眼分离斜视或眼球浮动，四肢弛缓性瘫痪，可有去大脑强直，预后严重，多迅速死亡。

【实验室及其他检查】

1. CT检查 诊断脑出血的首选检查，也是诊断脑出血安全有效的方法，可准确、清楚地显示脑出血的部位、出血量、占位效应、是否破入脑室或蛛网膜下腔及周围脑组织受损等情况。发病后CT可立刻显示新鲜血肿。

2. MRI检查 对幕上和小脑出血价值不如CT，对脑干出血优于CT。

3. 脑脊液检查 压力一般均增高，多为洗肉水样均匀血性。重症脑出血根据临床表现可以确定诊断者，不宜腰穿，以免诱发脑疝和促进死亡。怀疑小脑出血禁行腰穿。

4. 血液检查 常见白细胞增高，超过10×10^9/L以上者占60%～80%，重症脑出血急性期白细胞可增加到$(15\sim20)\times10^9$/L并可出现蛋白尿、尿糖、血液尿素氮和血糖增加。不同部位的脑出血的影像见图74-4。

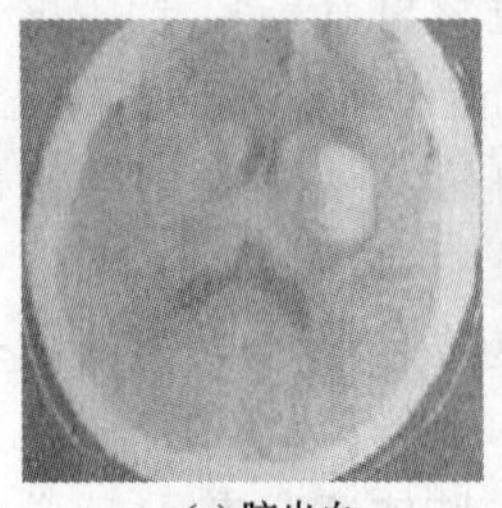
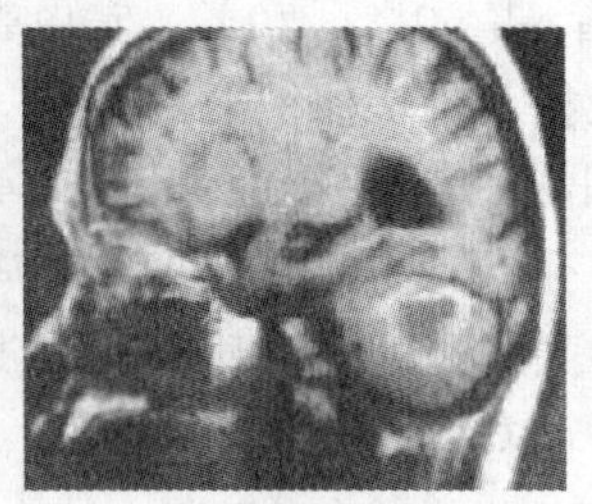
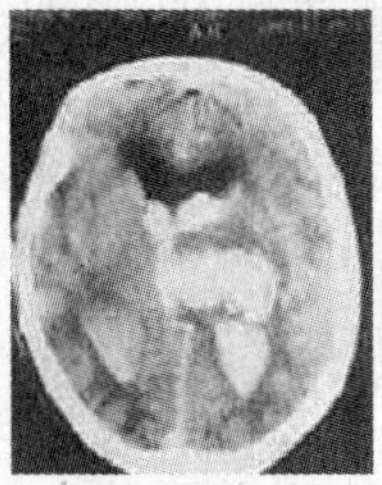
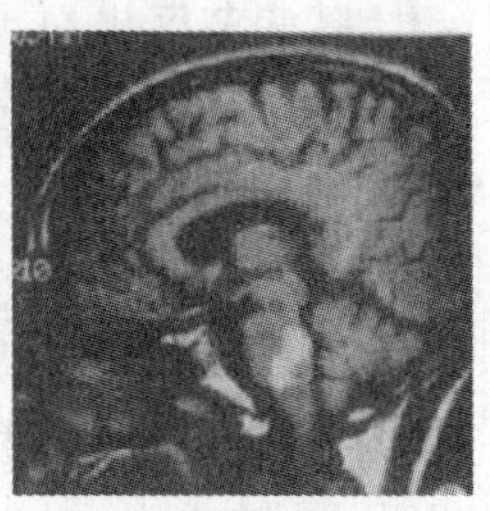

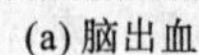
(a) 脑出血　(b) 小脑出血　(c) 脑室出血　(d) 脑干出血

图 74-4　不同部位的脑出血

【诊断与鉴别诊断】

1. 诊断　中老年患者,有高血压病史。情绪激动及体力活动时突然发病,进展迅速,有不同程度的意识障碍及头痛、呕吐等颅内压增高症状,有偏瘫、失语等脑局灶体征,结合颅脑CT检查,诊断不难。

2. 鉴别诊断

(1) 脑梗死　小量脑出血与脑梗死的症状相似,而重症脑梗死可出现明显高颅压症状甚至脑疝,又与脑出血难以鉴别,此时需靠CT或MRI以助诊断。小量脑出血时做腰穿查脑脊液也有所帮助。

(2) 其他疾病所致昏迷　发病突然,迅速昏迷,局灶体征不明显的患者,应与可引起昏迷的全身性疾病如糖尿病、肝性昏迷、尿毒症、急性酒精中毒、低血糖、药物中毒、CO中毒等鉴别。此外,还应与外伤性颅内血肿,特别是硬膜下血肿鉴别。CT或MRI检查有较大鉴别价值。

【治疗】

急性期治疗的主要原则是,防止再出血、控制脑水肿、减低颅内压、维持生命机能和防治并发症。

1. 内科治疗　急性期应保持安静,防止继续出血;注意观察生命体征;吸氧,保持呼吸道通畅;加强护理,防治并发症。有意识障碍或消化道出血者宜禁食24～48 h。

(1) 调控血压　血压≥200/110 mmHg时,在降颅压的同时,可慎重平稳地进行降血压治疗,使血压维持在略高于发病前水平或180/105 mmHg左右;收缩压在170～200 mmHg或舒张压100～110 mmHg,暂时不使用降压药,先脱水降颅压,并严密观察血压情况,必要时再用降压药。血压降低幅度不宜过大,否则可能造成脑低灌注。收缩压＜165 mmHg或舒张压＜95 mmHg,不需降血压治疗。急性期血压急骤下降表示病情严重,应给予升压药物以保证足够的脑供血量。

(2) 控制脑水肿　脑出血后第2天脑水肿达高峰,维持3～5天或以上,控制脑水肿,降低颅内压是治疗脑出血的重要措施。应立即快速使用脱水剂,常用20%甘露醇125～250 mL静滴,每6～8 h一次,病情比较平稳时可用10%复方甘油500 mL静滴,1～2次/日。可用速尿脱水。在使用脱水剂时要注意水、电解质平衡和肾功能。

(3) 支持治疗　保障营养和维持水、电解质平衡,每日入水量按尿量加上500 mL计算。高热、多汗、呕吐、腹泻者酌加液体量。低钠血症可加重脑水肿,应予以避免。

(4) 并发症治疗　应积极防治可能出现的肺部或泌尿系统感染、应激性溃疡、稀释性低钠血症、痫性发作及中枢性高热等。

2. 外科手术治疗

手术清除血肿，降低颅压，使受压而未破坏的神经元恢复功能，对某些危重患者可挽救生命，提高生存质量。手术宜在起病后 6～24 h 内进行。年龄大、昏迷较深患者手术效果不佳。

(1) 手术适应证　小脑出血血肿达 10 mL 或蚓部达 6 mL 者，可考虑手术治疗；有脑干受压征应紧急手术清除血肿，否则随时发生脑疝死亡；重症脑室出血或丘脑内侧出血，血液大量破入脑室者；脑叶出血，特别是 AVM(一种先天性脑血管病)所致和占位效应明显者。

(2) 手术禁忌证　脑干出血，大脑深部出血，淀粉样血管病变所致脑叶出血不宜手术治疗。

(3) 手术方法　①小脑减压术，是治疗高血压性小脑出血最重要的外科治疗手术，早期进行效果好。②开颅血肿清除术：对占位效应明显和初期脑疝时可能有效。③钻孔扩大骨窗血肿清除术。④钻孔微创颅内血肿清除术。⑤脑室出血脑室引流术。

3. 康复治疗　与脑血栓同，原则上应尽早开始。

【预后】

15%～40%的脑出血患者死于急性期，死因主要是脑疝。经合理治疗，得以存活的患者中有半数以上可重获生活自理能力和工作能力。脑出血的结果及死亡率取决于：出血的部位和出血量，特别是根据 CT 测量的血肿大小(直径或体积)；意识水平(GCS 评分)；CT 影像，如出血引起的脑室扩大、继发性脑积水。

蛛网膜下腔出血

原发性蛛网膜下腔出血(subarachnoid hemorrhage，SAH)是指脑表面血管破裂后，血液流入蛛网膜下腔而言的。年发病率为(5～20)/10 万，常见病因为颅内动脉瘤，其次为脑血管畸形，还有高血压性动脉硬化，也可见于动脉炎、脑底异常血管网、结缔组织病、血液病、抗凝治疗并发症等。

【病因和发病机制】

1. 病因　最常见的原因是粟粒样动脉瘤，占 75%。其次是脑血管畸形和高血压动脉硬化。还可见于脑底异常血管网症(烟雾病)，各种感染引起的动脉炎、肿瘤破坏血管、血液病、抗凝治疗的并发症等。

2. 发病机制　粟粒样动脉瘤与先天因素有关，尸检 80%～90%可见脑底动脉先天缺陷，随年龄增大，在血流涡流的冲击下渐向外突出形成动脉瘤，多呈囊状，一般为单发。直径小于 3 mm 的动脉瘤不易破裂；直径大于 7 mm 者极易出血。脑血管畸形多为动静脉畸形。高血压与动脉硬化者，血液冲击逐渐扩张形成梭形动脉瘤，亦易破裂出血。动脉炎、肿瘤破坏血管、血液病均可致出血。

【病理】

血液进入蛛网膜下腔后，主要沉积在脑底部各脑池中，呈紫红色，刺激痛觉敏感结构引起头痛。脑膜可有轻度炎性反应，以后可发生粘连。前交通支动脉瘤破裂，有时血液可穿破脑底面进入第五脑室及侧脑室，血量多时可充满全部脑室。脑底大量积血和(或)脑室内积血影响脑脊液循环，30%～70%的患者早期即出现急性梗阻性脑室扩张积水，随着病情恢复多可好转,脑室逐渐恢复正常。血液进入蛛网膜下腔后,可直接刺激血管或血细胞破坏产生多种血管收缩物质(如氧合血红蛋白、肾上腺素、去甲肾上腺素、5-羟色胺等)刺激血管,可发生局限性脑血管痉挛,也可为广泛性,严重时可致脑梗死。

【临床表现】

粟粒样动脉瘤多发于40～60岁,脑血管畸形所致者多于10～40岁发病。发病突然,可有情绪激动、用力、排便、咳嗽等诱因。最常见的症状是突然剧烈头痛,患者常描述为"此生中最严重的头痛",伴恶心呕吐、面色苍白、全身冷汗。短暂性意识障碍较常见,重者昏迷。20%可有抽搐发作。少数患者可有烦躁不安、定向力障碍等。某些患者可出现头昏、眩晕、项背或下肢疼痛等。脑膜刺激征明显,常在1～2天内即出现。某些患者出现一侧动眼神经麻痹,提示为该侧后交通支动脉瘤破裂所致,其他脑神经麻痹少见。少数患者可出现一侧肢体轻瘫、感觉障碍、失语等。眼底检查25%的患者1 h内即可出现玻璃体膜下片块状出血,是诊断SAH有力依据,出血量过大时,血流可侵入玻璃体内引起视力障碍。10%～20%可见视乳头水肿。

60岁以上的老年患者临床症状常不典型,头痛、呕吐、脑膜刺激征都可能不明显,而表现精神症状或意识障碍。

SAH发病后数日可有低热,系出血后吸收热。少数重症患者昏迷深,可出现去脑强直、脑疝死亡。

【实验室及其他检查】

1. CT检查 确诊的首选诊断方法,可见蛛网膜下腔高密度出血征。小量蛛网膜下腔出血时,CT检查常不能发现,仍需腰椎穿刺确诊。

2. 脑脊液检查 通常CT检查已确诊者,腰穿不作为临床常规检查。其压力增高达400～600 mmH_2O,外观呈均匀血性,镜检可见大量红细胞,开始时红细胞与白细胞的比例和周围血液基本一致,约为700∶1,亦可由于应激而白细胞略高,但若出血时间较长,则多数红细胞呈皱缩状或溶血,离心后其上清液呈黄褐色,此时白细胞常增加。若无再出血,约一周后脑脊液内的红细胞大部分溶解,约三周后黄变症亦消除,可找到较多的含铁血黄素吞噬细胞。

3. 数字减影血管造影(DSA) 可确定动脉瘤的位置,发现多发性动脉瘤。还可发现其他病因如动静脉畸形、烟雾病等。

【诊断与鉴别诊断】

1. 诊断 多在情绪激动或用力等情况下急骤发病。突然剧烈头痛,恶心呕吐,脑膜刺激征(+)的患者,应高度怀疑本病,脑脊液呈均匀一致的血性,压力增高,CT检查见脑沟、脑池或外侧裂中有高密度影可确诊。

2. 鉴别诊断

(1) 高血压性脑出血 亦可见反应迟钝,血性脑脊液,一般有明显局灶性体征如三偏征、失语等。原发性脑室出血及小脑出血、尾状核头出血均易与SAH混淆,CT和DSA可加以鉴别。

(2) 各种脑膜炎 均有头痛、呕吐、脑膜刺激征(+),但起病不如SAH急骤,且开始即有发热;SAH发病1～2周后,脑脊液黄变,白细胞增加,应与结核性脑膜炎鉴别。腰穿查脑脊液、CT检查可资鉴别。

【治疗】

蛛网膜下腔出血的治疗原则是控制继续出血，防治继发性脑血管痉挛，去除出血的原因和防止复发。

1. 一般治疗 保持生命体征稳定。绝对卧床休息4～6周，避免一切可能引起血压或颅压增高的原因，如用力排便、咳嗽、打喷嚏、情绪激动、劳累等。便秘可用缓泻剂。昏迷患者应留置导尿管。病房应安静、舒适，光线柔和。

2. 对症处理 应用足量的止痛、安定和镇静剂，保证患者安静休息。适当限制入水量。有脑水肿者可给予脱水剂，有抽搐发作者应及时给予抗痉药物，血压高者应予以降血压。

3. 止血 用较大剂量的抗纤维蛋白溶解剂以抑制纤维蛋白溶酶原的形成，还可减轻脑血管痉挛。常用的药物有：①6-氨基己酸(EACA)4～6 g溶于100 mL生理盐水中静滴，15～30 min内滴完，以后持续静滴1 g/h，维持12～24 h，以后24 g/d，持续3～7日，逐渐减量至8 g/d，共用3周。肾功能障碍者慎用，副作用有血栓形成的可能。②止血芳酸(PAMBA)400 mg加入葡萄糖液或生理盐水中缓慢静注，2次/日。还可用安络血、止血敏等药物，但效果不肯定。

4. 预防并发症 为防治继发性脑血管痉挛，可早期使用钙离子拮抗剂如尼莫地平20～40 mg，3次/日，连用3周以上。

5. 腰椎穿刺放脑脊液 对某些头痛剧烈者有效，慎重选择适应证后每次可缓慢放液3～5 mL。

6. 外科手术治疗 目的在于根除动脉瘤避免再次出血。

(1) 动脉瘤 在身体情况允许下应争取早期手术治疗。可选用瘤颈夹闭术、孤立术、瘤壁加固术、瘤内填塞或凝固术等。

(2) 脑血管畸形 力争手术全切除是最合理的方法，供血动脉结扎术只是一种姑息疗法或作为巨大脑血管畸形切除术。

【预后】

约有25%的患者死于首次发作或合并症，满5年的生存率为50%～85%。动脉瘤破裂易在2～4周内复发。出血后3～6个月复发危险性明显减少。动静脉畸形比动脉瘤的预后好。多数蛛网膜下腔出血患者不留后遗症，个别患者数月至数年内可出现正常颅压脑积水。

第三节 癫 痫

癫痫发作(epileptic seizure)是指脑神经元异常和过度的超同步化放电所造成的临床现象。其特征是突然和一过性症状，由于异常放电的神经元在大脑中的部位不同而有多种多样的表现，可以是运动、感觉、精神或自主神经的，伴有或不伴有意识或警觉程度的变化。

癫痫(epilepsy)是一组由已知或未知病因所引起的，脑部神经元高度同步化，且常具自限性的异常放电所导致的综合征。以反复、发作性、短暂性、通常为刻板性的中枢神经系统功能失常为特征。每次发作称为癫痫发作，持续存在的癫痫易感性所导致的反复发作称为癫痫。在癫痫中，由特定症状和体征组成的，特定的癫痫现象称为癫痫综合征。大脑神经元异常放电是各种癫痫发作的病理基础。

一般人群癫痫的发病率为30/10万,我国活动性癫痫患病率为0.46%。约20%为难治性癫痫。癫痫是神经系统疾病中仅次于脑卒中的第二大常见疾病。

【病因与发病机制】

1. 病因 可分为四类。

(1) 特发性癫痫及癫痫综合征 与遗传因素有较密切的关系。患者脑部并无可以解释症状的结构变化或代谢异常,有特征性表现和脑电图改变,具有较明确的诊断标准,但并非查不出原因就是特发性癫痫。

(2) 症状性癫痫及癫痫综合征 由多种脑部病损和代谢障碍,如染色体异常、先天性畸形、围产期损伤、颅脑外伤、中枢神经系统感染、中毒、脑肿瘤、脑血管病、代谢遗传性疾病、变性疾病等引起。

(3) 隐源性癫痫 有癫痫表现,但未查出病因,无特征性表现和脑电图改变。临床上该类型占较大比例。

(4) 状态关联性癫痫发作 高热、缺氧、内分泌改变、电解质失调、药物过量、酒精戒断症状、睡眠剥夺、过度饮水等特殊状态导致发作。一旦去除有关状态即不再发作。故一般不诊断为癫痫。

2. 发病机制 影响因素很多。癫痫发作可能是异常神经元集合体高度同步化电活动的结果。神经递质与突触传递影响神经元兴奋性是癫痫发作中另一个重要环节。抑制性神经递质γ氨基丁酸(GABA)和兴奋性神经递质谷氨酸异常可导致癫痫发作,增强抑制性递质含量水平及功能可抑制癫痫发作,许多抗癫痫药是通过增加GABA浓度或激活GABA受体发挥作用的。

影响癫痫发作的因素可概括为遗传和环境两个方面。

1. 遗传因素 在特发性癫痫的近亲中,癫痫患病率高于一般人。在症状性癫痫的近亲中,癫痫患病率也略高于一般人。

2. 年龄、内分泌、睡眠等因素与癫痫发生有关 疲劳、饥饿、过饱、饮酒、感情冲动以及各种一过性代谢紊乱和过敏反应都可能诱发癫痫发作。部分患者仅在某种特定的条件下发作,如闪光、听音乐、阅读、下棋、刷牙,这一类癫痫统称为反射性癫痫。

【临床表现及诊断要点】

1. 痫性发作的分类 沿用国际抗癫痫联盟(ILAE)1981年制定的标准(表74-1)。

表74-1 国际抗癫痫联盟(ILAE,1981)癫痫发作

1.部分(局灶)性发作
(1) 单纯性:无意识障碍,可分运动、感觉(体感觉或特殊感觉)、自主神经、精神症状性发作
(2) 复杂性:有意识障碍,可为起始的症状,也可由单纯部分性发作发展而来,并可伴有自动症等
(3) 部分性发作继发泛化:由部分发作起始发展而致全面发作
2.全面(泛化)性发作:包括强直-阵挛、强直、阵挛、肌阵挛发作(抽搐性);失神(典型失神与非典型失神)、失张力发作(非抽搐性)
3.不能分类的癫痫发作

2. 癫痫或癫痫综合征的分类 国际抗癫痫联盟(2001)提出了数十种临床较为明确的癫痫或癫痫综合征的分类方法,具体见表74-2。

表 74-2 国际抗癫痫联盟(ILAE,2001)癫痫或癫痫综合征分类

1.1 特发性婴儿和儿童局灶性癫痫	2.2 癫痫性脑病
良性婴儿癫痫发作(非家族性)	(癫痫性异常可导致性功能障碍)
伴中央颞区棘波的良性儿童癫痫	早发性肌阵挛性脑病
良性早发性儿童枕叶癫痫	大田原(Ohtahara)综合征
迟发型儿童枕叶癫痫	West 综合征
1.2 家族性(常染色体象性遗传)局灶性癫痫	Dravet 综合征(婴儿严重肌阵挛癫痫)
良性家族性新生儿癫痫发作	非进行性脑病的肌阵挛持续状态※
良性家族性婴儿癫痫发作	Lennox-Gastaut 综合征
常染色体显性夜发性颞叶癫痫	Landau-Kleffner 综合征
家族性颞叶癫痫	伴慢波睡眠中持续棘-慢复合波癫痫
不同部位的家族性局灶性癫痫※	2.3 进行性肌阵挛性癫痫见具体疾病
1.3 症状性(或可能为症状性)局灶性癫痫	3.0 反射性癫痫
边缘叶癫痫	特发性光敏性枕叶癫痫
伴海马硬化的内侧颞叶癫痫	其他视觉敏感性癫痫
根据特定病因确定的内侧颞叶癫痫	原发性阅读性癫痫
根据部位和病因确定的其他类型	惊吓性癫痫
新皮质癫痫	4.0 可不诊断为癫痫的癫痫发作
Rasmussen 综合征	良性新生儿癫痫发作
偏侧抽搐-偏瘫综合征	高热癫痫发作
根据表现部位和病因确定的其他类型	反射性发作
婴儿早期游走性局灶性发作※	酒精戒断性发作
2.1 特发性泛化性癫痫	药物或其他化学物质诱发的发作
良性婴儿肌阵挛性癫痫	外伤后即刻或早期性发作
伴肌阵挛-猝倒发作的癫痫	单次发作或单次簇性发作
儿童失神性癫痫	极少反复的发作
伴肌阵挛失神的癫痫	
伴不同表现的特发性泛化性癫痫	
青少年失神癫痫	
青少年肌阵挛癫痫	
仅泛化性强直-阵挛性发作的癫痫	
伴热性癫痫发作的泛化性癫痫※	

※为有待进一步明确的综合征。

3. 常见的癫痫发作类型的诊断要点

1) 全面性发作(generalized seizures) 发作最初的临床症状表明,在发作开始时即有双侧半球受累,往往伴有意识障碍。运动性症状是双侧性的。发作期肌电图(EEG)最初为双侧半球广泛性放电。

(1) 强直-阵挛性发作(generalized tonic-clonic seizure, GTCS) 意识丧失、双侧强直后紧跟有阵挛的序列活动是全身强直-阵挛性发作的主要临床特征。可由部分性发作演变而来,也可一起病即表现为全身强直-阵挛发作。早期出现意识丧失,跌倒。随后的发作分为三期。①强直期:表现为全身骨骼肌持续性收缩。眼肌收缩出现眼睑上牵、眼球上翻或凝视;咀咬肌收缩出现口强张,随后猛烈闭合,可咬伤舌尖;喉肌和呼吸肌强直性收缩致患者尖叫一声;颈部和躯干肌肉的强直性收缩使颈和躯干先屈曲,后反张;上肢由上举后旋转为内收前旋,下肢先屈曲后猛烈伸直,持续10～20 s后进入阵挛期。②阵挛期:患者从强直转成阵挛,每次阵挛后都有一短暂间歇,阵挛频率逐渐变慢,间歇期延长,在一次剧烈阵挛后,发作停止,进入发作后期。以上两期均伴有呼吸停止、血压升高、瞳孔扩大、唾液和其他分泌物增多。③发作后期:此期尚有短暂阵挛,可引起牙关紧闭和大小便失禁。呼吸首先恢复,随后瞳孔、血压、心率渐至正常。肌张力松弛,意识逐渐恢复。从发作到意识恢复历时5～15 min。醒后患者常感头痛、全身酸痛、嗜睡,部分患者有意识模糊,此时强行约束患者可能发生伤人和自伤。

(2) 失神发作(absence seizure) 分为典型失神和不典型失神。①典型失神表现为动作中止,凝视,呼之不应,不伴有或伴有轻微的运动症状,发作开始和结束均突然。通常持续5～20 s,超过1 min者罕见。发作时EEG呈规律性双侧同步3 Hz的棘慢波综合暴发。主要见于儿童失神癫痫和青少年失神癫痫。②不典型失神表现为意识障碍发生与结束均较缓慢,可伴有轻度的运动症状,发作时EEG可以表现为慢的棘慢波综合节律。主要见于Lennox-Gastaut综合征,也可见于其他多种儿童癫痫综合征。

(3) 强直发作(tonic seizure) 表现为发作性全身或者双侧肌肉的强烈持续的收缩,肌肉僵直,躯体伸展背屈或者前屈。常持续数秒至数十秒,但是一般不超过1 min。发作时EEG显示双侧的低波幅快活动或高波幅棘波节律暴发。强直发作主要见于Lennox-Gastaut综合征。

2) 部分性发作(partial seizures) 发作的临床和EEG改变提示异常电活动起源于一侧大脑半球的局部区域。根据发作时有无意识的改变而分为简单部分性发作(无意识障碍)和复杂部分性发作(有意识障碍),二者都可以继发全面性发作。

(1) 简单部分性发作(simple partial seizure, SPS) 又称为单纯部分性发作,发作时无意识障碍。EEG可以在相应皮质代表区记录到局灶性异常放电,但头皮电极不一定能记录到。

根据放电起源和累及的部位不同,简单部分性发作可表现为运动性、感觉性、自主神经性和精神性发作四类,后两者较少单独出现,常发展为复杂部分性发作。

运动性发作:一般累及身体的某一部位,相对局限或伴有不同程度的扩展。其性质可为阳性症状,如强直性或阵挛性;也可为阴性症状,如最常见的语言中断。

(2) 复杂部分性发作(complex partial seizure, CPS) 发作时伴有不同程度的意识障碍(但不是意识丧失),同时有多种简单部分性发作的内容,往往有自主神经症状和精神症状发作。EEG可记录到单侧或双侧不同步的异常放电,通常位于颞区或额区。发作间歇期可见单侧或双侧颞区或额颞区癫痫样放电。

(3) 继发全面性发作(secondarily generalized tonic-clonic seizure, SGTC) 简单或复杂部分性发作均可继发全面性发作,最常见继发全面性强直-阵挛发作。发作时的EEG可见局灶性异常放电迅速泛化为两侧半球全面性放电。发作间期EEG为局灶性异常。

(4) 难以分类的发作　包括因资料不全而不能分类的发作以及所描述的类型迄今尚无法归类者，如某些新生儿发作（节律性眼动、咀嚼动作及游泳样动作等）。随着临床资料和检查手段的进一步完善，难以分类的发作将越来越少。

(5) 反射性发作（reflex seizure）　反射性发作是指癫痫发作具有特殊的触发因素，每次发作均为某种特定感觉刺激所诱发，诱发因素包括视觉、思考、音乐、进食、操作等非病理性因素，可以是单纯的感觉刺激，也可以是复杂的智能活动刺激，而某些病理性情况如发热、酒精戒断所诱发的发作则不属于反射性发作。反射性发作符合癫痫发作的电生理和临床特征，临床上可有各种发作类型，既可以表现为部分性发作，也可以为全面性发作。

【诊断与鉴别诊断】

1. 诊断步骤　一般分三步。

(1) 癫痫发作诊断及分类　主要根据发作期表现、脑电图（包括发作间歇期脑电图）改变诊断和分类。

(2) 癫痫和癫痫综合征诊断　癫痫可根据表 74-3，结合家族史、临床表现、脑电图等作出诊断。

表 74-3　根据癫痫发作类型、癫痫及癫痫综合征类型推荐选择药物

发作类型	一线药物	二线药物
①单纯及复杂部分发作、部分发作继发全面性强直-阵挛发作	卡马西平、丙戊酸钠、苯妥因、苯巴比妥、扑痫酮	氯硝西泮
②全面性强直-阵挛发作特发性大发作合并失神发作继发性或性质不明大发作	卡马西平、苯巴比妥、丙戊酸钠、苯妥因、扑痫酮首选丙戊酸钠，次选苯妥因或苯巴比妥卡马西平、丙戊酸钠、苯妥因	乙酰唑胺、奥沙西泮、氯硝西泮
③失神发作	丙戊酸钠、乙琥胺	乙酰唑胺、氯硝西泮
④强直性发作	卡马西平、苯巴比妥、苯妥因	奥沙西泮、氯硝西泮、丙戊酸钠
⑤失张力发作和非典型失神发作	奥沙西泮、氯硝西泮、丙戊酸钠	乙酰唑胺、卡马西平、苯妥因
⑥肌阵挛性发作	丙戊酸钠、乙琥胺、氯硝西泮	乙酰唑胺、奥沙西泮、硝西泮
⑦婴儿痉挛症	促肾上腺皮质激素、强的松、氯硝西泮	
⑧有中央-颈部或棘波的良性儿童癫痫	卡马西平或丙戊酸钠	
⑨Lennox-Gastaut 综合征	首选丙戊酸钠，次选氯硝西泮	

(3) 病因诊断　应尽可能查找病因，首次发作者必须先排除症状性发作，如低血糖、低血钙、高血压脑病和脑炎、药物或毒物所致的痫性发作。

2. 诊断依据　癫痫发作大多在院外，诊断须依靠回顾患者发作史，尤其是目击者描述的发作时表现，结合脑电图特征性改变即可确诊。必要时通过脑电监测发作表现及同步脑电图记录证实。脑电图未捕捉到发作时特征改变时,往往临床诊断有困难。值得注意的是,诊断癫痫最重要的依据是病史,如先兆症状、发作时状态及发作后意识模糊等,而不是依靠神经系统检查和实验室检查。

3. 鉴别诊断

(1) 晕厥　短暂的意识障碍,有时伴有上肢的短促阵挛,要和各种失神发作相鉴别。血管抑制性晕厥前,大多有情感刺激或疼痛刺激史;由于静脉回流减少的晕厥多在持久站立、脱水、出血或排尿、咳嗽时出现;直立性低血压晕厥多在突然起立时发生;心源性晕厥多见于用力或奔跑时。多数的晕厥在发生前先有头昏、胸闷、眼前发黑等症状,不似失神发作的突然发生,意识和体力的恢复也较缓慢。

(2) 假性癫痫发作　如癔症性发作有时类似癫痫,但常有精神诱因,具有表演性,脑电图有助鉴别。

(3) 发作性睡病　可因猝倒而易误诊为癫痫。根据突发不可抑制的睡眠、睡眠瘫痪、入睡前幻觉及可唤醒等可以鉴别。

(4) 低血糖症　血糖小于2 mmol/L时可有局部抽搐或四肢强直,伴意识丧失,常见于降糖药或胰岛β细胞瘤引起,病史和血糖检查可鉴别。

(5) 癫痫不同类型的鉴别　不同类型的治疗及预后差别较大,应注意区别。具体见表74-2及表74-3。

【治疗】

1. 病因治疗　对查明病因者应积极进行病因治疗,如脑寄生虫病、低血糖、低血钙等代谢紊乱的治疗应针对病因。对颅内占位性病变首先应考虑手术治疗,但尽管手术非常顺利,而残余的病灶和手术瘢痕形成使半数以上的患者在术后继续发作,仍需药物治疗。

2. 药物治疗

(1) 抗癫痫药物使用的基本原则　①确定是否用药:首次发作者在查清病因之前不宜用药;发作时间1年以上、有酒精或药物刺激等诱因者,不能坚持服药者可不用抗癫痫药物;1年内发作2次或以上可酌情用单味药治疗,进行性脑部疾病或脑电图显示癫痫放电者也需药物治疗。②正确选择药物:要根据癫痫发作类型、癫痫及癫痫综合征类型选择适当药物(表74-4)。③尽量用单味药治疗:使用抗癫痫药物的重要原则。大部分患者用单味药有效,应从小剂量开始,缓慢增加至能最大程度控制发作而不良反应最少的最低有效量。联合用药指征:难治性癫痫试用多种单味药治疗无效;患者有多种发作类型;Lennox-Gastaut综合征患者使用多种单味药治疗无效。不宜使用化学结构相同的药物。④注意用药方法:苯妥因常规剂量无效时增加剂量极易中毒;丙戊酸钠开始即可给予常规剂量;卡马西平需逐渐加量,1周左右加至常规剂量。拉莫三嗪、托吡酯应逐渐加量,1个月左右达治疗剂量。⑤个体化治疗及长期监控:癫痫患者个体差异较大,用药时应监控疗效及不良反应,及时调整剂量。其中苯妥因的治疗浓度与中毒量接近,应监测血药浓度。⑥严密观察不良反应:所有抗癫痫药物均有不良反应。剂量相关性不良反应最常见。通常发生于开始用药或加量时。进食时服药可减少消化道反应;睡前服可减少嗜睡副作用。⑦坚持长期规律治疗:特发性癫痫控制发作通常需治疗1～2年。停药应根据病情,1～2年逐渐减量,如减量后有复发趋势或脑电图有明显恶化,应再恢复剂量,换用药物时两种药物应有1周的重叠用药期,然后原用药减量,新用药渐增加剂量。

(2) 常用抗癫痫药物的用量及其不良反应　常用的传统抗癫痫药物有:苯妥因、卡马西平、丙戊酸钠、苯巴比妥、扑痫酮、乙琥胺和氯硝西泮等;新型抗癫痫药物有托吡酯、拉莫三嗪、加巴喷丁、非氨酯及氨基烯酸等。具体剂量及不良反应见表74-4。

难治性癫痫,是指经2年以上正规治疗,以达患者能耐受的药物最大剂量,但每月仍有4次以上发作者。

表74-4 常用抗癫痫药物的剂量及不良反应

药物	成人剂量/(mg/d)		不良反应(剂量相关)	特异反应
	起始	维持		
苯妥因	200	300~500	胃肠道症状,毛发增多,齿龈增生,面容粗糙,小脑征,复视,精神症状	骨髓、肝、心损害及皮疹
卡马西平	200	600~2 000	胃肠道症状,小脑征,复视,嗜睡,体重增加	骨髓与肝损害
本巴比妥		60~300	小脑征,复视,嗜睡,认知与行为异常	甚少见
扑米酮	60	750~1 500	同巴比妥	同巴比妥
丙戊酸钠	500	1 000~3 000	肥胖,震颤,毛发减少,踝肿胀,嗜睡,肝功能异常	骨髓与肝损害,胰腺炎
乙琥胺	500	750~1 500	胃肠道症状,嗜睡,小脑征,精神异常	少见,骨髓损害
加巴喷丁	300	1 200~3 600	胃肠道症状,头晕,体重增加,步态不稳,动作增多	—
拉莫三嗪	25	100~500	头晕,嗜睡,恶心,神经症状(与卡马西平合用时)	儿童多见
菲氨酯	400	1 800~3 600	头痛,头晕,失眠,体重减轻,胃肠道症状	较多见,骨髓与肝损害
氨基烯酸		500~3 000	头痛,镇静,体重增加,视野缩小,精神异常(少见)	—
托吡酯	25	200~400	震颤,头痛,头晕,小脑征,肾结石,胃肠道症状,体重减轻,认知或精神症状	—

3. 手术治疗 适应证:主要起源于一侧颞叶的难治性复杂部分性发作,如致痫灶靠近大脑皮质,手术可以切除且不会遗留严重神经功能缺陷,疗效较好。病灶明确如肿瘤、动脉瘤和血管畸形等,可考虑手术切除。常用手术方法:前颞叶切除术,颞叶以外脑皮质切除术,癫痫病灶切除术,大脑半球切除术,胼底体部分切除术,多处软脑膜下横切术等。可根据病灶不同选用。

4. 癫痫持续状态的治疗 在给氧、防护的同时,应迅速制止发作。此类患者的发作,主要取决于癫痫持续发作能否尽快地得到控制。可依次选用下列药物。①地西泮10~20 mg静脉注射,其速度不超过每分钟2 mg。无效则改用其他药物,有效而复发者可在半小时后重复注射,或给予100～200 mg地西泮,溶于5%葡萄糖盐水500 mL中,于12 h内缓慢静脉滴注。儿童一次静脉滴注量为每千克体重0.25～1 mg,不超过10 mg,必要时亦可重复。地西泮偶然抑制呼吸,则需停止注射。②异戊巴比妥0.5 g溶于注射用水10 mL作静脉注射,其速度不超过每分钟0.1 g,注射应注意呼吸抑制和血压降低,每天极量为1 g。③苯妥英钠注射剂每千克体重10～20 mg溶于生理盐水(20～40 mL)作静脉注射,其速度不超过每分钟50 mg。④水合氯醛灌肠。在给药的同时,必须保持呼吸道通畅,经常吸引痰液,必要时气管切开,发现换气不足时,行人工呼吸。高热时采取物理降温,血酸碱度和电解质变化要及时纠正;发生脑水肿时采用注射甘露醇和呋塞米,预防和控制感染也很重要的。抽搐停止后,肌注苯巴比妥0.2 g,8～12 h一次,清醒后可用口服抗癫痫药,并进一步检查病因。

【预后与预防】

不同类型癫痫的预后差异较大,其转归有自发缓解、治愈、长期服药控制及发展为难治性癫痫等。特发性癫痫自行缓解可能性大;典型失神发作预后最好,儿童期失神治疗2年后可望停止发作;绝大部分症状性或隐源性癫痫患者需要药物或其他方式治疗,部分需要终生服药;外伤性癫痫预后相对较好,器质性脑损害或有神经体征的大发作预后差;病程长、发作频繁、伴精神症状者预后差;肌阵挛性癫痫伴脑部病变者难以控制。

预防方面,70%癫痫患者病因不明,脑肿瘤、动静脉畸形等亦预防困难。对积极防治产伤、颅内感染、新生儿和幼儿传染病、婴儿脱水、高热和头部外伤等,有较实际意义。早期、合理的治疗有助于改善预后和防止发生难治性癫痫。诱因明显时,应注意尽可能避免。

第四节　帕金森病

帕金森病(Parkinson disease,PD),又名震颤麻痹 (paralysis agitans),是中老年常见的神经系统变性疾病。临床以静止性震颤、运动迟缓、肌强直和姿势步态异常等为特点。65岁以上患病率增加,男性略多于女性。

【病因及发病机制】

帕金森病的病因未明,发病机制可能与遗传、长期接触某些有毒物品(如杀虫剂等)及年龄老化等因素有关。目前认为帕金森病非单一因素致病,遗传因素可使患病易感性增加,在环境因素及衰老相互作用下,通过氧化应激、线粒体功能衰竭、钙超载、兴奋性氨基酸毒性作用、细胞凋亡、免疫异常等机制才导致黑质多巴胺能神经元大量变性丢失而发病。

【病理及生化病理】

黑质致密区中含黑色素的神经元严重缺失,在临床症状出现时已达50%以上。残余细胞也常发生变性,细胞浆中出现玻璃样同心形包涵体,称为Lewy体。类似的变化也见于蓝斑、迷走神经背核、下丘脑、中缝核、交感神经节等。脑部最主要的多巴胺能神经通路是黑质-纹状体系统,其神经元在黑质致密区,正常时自血流摄入左旋酪氨酸,经过细胞内酪氨酸羟化酶的作用转化为左旋多巴(L-Dopa),再经氨基酸脱氨酶的作用转化为多巴胺(DA)。多巴胺通过黑质纹状体束作用于壳核和尾核细胞。黑质中储存相释放的多巴胺最后被神经元内单胺氧化酶和胶质细胞内的儿茶酚胺邻甲基转移酶分解成高香草酸排出。在病变过程中,主要变化是酪氨酸羟化酶的减少,至晚期多巴脱羧酶也减少,伴随着黑质神经元的逐步缺失。黑质纹状体系统的多巴胺缺乏导致锥体外系功能失调。

【临床表现】

帕金森病多于60岁以后发病。起病缓慢,逐渐进行。患者最早的感受常是震颤或肢体动作不便,但检查时均可发现运动减少。

1. 静止性震颤 常为首发症状,多自一侧上肢开始,手指呈节律性伸展和拇指对掌运动,如“搓丸样”动作,频率4~6次/秒,静止时出现,可以波及四肢、下颌、唇、舌和头部。少数患者全无震颤,尤其是发病年龄在70岁以上者。

2. 肌强直 屈肌和伸肌张力同时升高,出现肢体关节“铅管样强直”、“齿轮样强直”及“折刀样强直”等。常伴腱反射亢进和病理征阳性。面肌强直使表情和瞬目动作减少,造成“面具脸”。

3. 运动减少 患者随意动作减少,始动困难和动作缓慢。做重复动作时,幅度和速度均渐衰减。手指精细动作困难,书写时字越写越小,称为“小写症”。语声单调、低沉。进食饮水可致呛咳。

4. 姿势步态异常 行走时步距缩短,结合屈曲体态,常见碎步、前冲,称为“慌张步态”。晚期姿态反射进一步失常,容易倾跌。

5. 其他症状 由于中脑腹侧盖部至边缘回的多巴胺系统也被累及,患者可有自主神经功能紊乱现象。唾液和皮脂分泌增加,汗多或少汗,大小便困难和直立性低血压。此外,也可有精神症状如忧郁和痴呆等。

本病并不导致瘫痪或感觉麻木,深、浅反射和共济运动亦无异常。

【诊断与鉴别诊断】

1. 诊断 诊断依据:①中老年发病,病程为进行性;②四项主征(静止性震颤、肌强直、运动迟缓、姿势步态障碍)中至少具备两项,前两项至少一项,症状不对称;③左旋多巴有效;④无眼外肌麻痹、小脑体征、体位性低血压、椎体系损害和肌萎缩等。

2. 鉴别诊断

(1) 特发性震颤 早年发病,震颤为姿势性或动作性,常有点头或摇头,无肌强直及运动迟缓。1/3患者有家族史,饮酒或服心得安可显著减轻症状。

(2) 抑郁症 可伴表情贫乏、言语单调、自主运动减少而类似帕金森病,且二者可并存。抑郁症无肌强直和震颤,抗抑郁药有效。

(3) (继发性)帕金森综合征 感染、中毒、外伤、某些药物、动脉硬化及脑卒中等均可致帕金森综合征,常有明确病因,故鉴别不难。

【治疗】

1. 药物治疗 复方左旋多巴、多巴胺受体激动剂等效果较好,但不能抑制疾病的进展,均存在着副作用多的缺点。抗胆碱剂、金刚烷胺等适用于症状轻微的患者。

(1) 抗胆碱能药物 可以协助维持纹状体的递质平衡,对震颤和强直可有部分改善。常用安坦2 mg口服,3次/日,或苯甲托品,口服1~2 mg,3次/日。副作用为口干、瞳孔调节功能不良、便秘、尿潴留等。有狭角青光眼或前列腺肥大者禁用。抗胆碱能药物影响记忆功能,应慎用于老年患者。

(2) 金刚烷胺 此药能促进多巴胺在神经末梢的释放,并阻止其再吸收,使症状减轻,其药效一般仅数个月至一年。可以和左旋多巴或抗胆碱能剂合用,100 mg口服,晨、午各一次。副作用有不宁、失眠、足踝水肿、幻觉、精神错乱等。有肾功能不良、癫痫和老年患者忌用。

(3) 左旋多巴　由于多巴胺不能通过血脑屏障,对脑部多巴胺缺乏的替代疗法需应用其先驱物左旋多巴(L-Dopa),L-Dopa是治疗帕金森病的最有效药物或金指标。常用复方L-Dopa,如美多芭。治疗自62.5 mg,2～3次/日开始,缓慢增加剂量。患者的需求量和对副作用的耐受程度差异很大,最大剂量为1 g,分4次口服。能改善帕金森病所有症状,对运动减少有特效。L-Dopa类药物副作用有恶心、呕吐、低血压、不安和意识模糊等,禁用于闭角型青光眼、精神病者,活动性溃疡慎用。疾病后期L-Dopa迟发合并症包括症状波动、异动症及精神症状。

(4) 多巴胺受体激动剂　能直接激动纹状体,产生和多巴胺相同作用的人工药物。常用的有如下几种。①培高利特(pergolide),自0.025 mg/d开始,缓慢增加,维持量0.375～0.15 mg/d,最大剂量2 mg/d。②溴隐亭(bromocriptine),自0.625 mg/d开始,缓慢增加,维持量7.5～15 mg/d,最大剂量20 mg/d。

上述药物单独使用时,疗效均不及复方多巴。副作用近似复方多巴,唯溴隐亭运动障碍和症状波动均少见,而疲乏、不宁、幻觉、妄想较多。培高利特可有运动障碍、失眠、兴奋、妄想等。

(5) 单胺氧化酶B(MAO-B)抑制剂　可以减少氧化酶对多巴胺的分解,增加脑内多巴胺含量。与L-Dopa有协同作用,可减少L-Dopa的1/4用量。常用思吉宁(selegiline),2.5～5 mg,2次/日。副作用有口干、纳差及体位性低低血压,溃疡病者慎用。

2. 外科治疗　可选用:①苍白球或丘脑底核毁损或切除术;②深部脑刺激术(DBS);③细胞移植术。

3. 康复治疗　对改善症状可起到一定的作用。晚期卧床患者应加强护理,减少并发症。

【预后】

帕金森病是一种慢性进展性疾病,目前尚无根治方法,多数患者在发病数年内尚能继续工作,至疾病晚期,因全身僵硬终至卧床不起。

病例分析

患者,男性,63岁,因"肢体震颤2年余"入院。患者于2年多前缓慢起病,自觉肢体震颤,伴肌肉强直,端水易洒,书写困难,饮水呛咳。否认高血压、糖尿病病史。体检见生命体征正常,表情较淡漠,双肺呼吸音清晰,心率68次/分,律齐。四肢静止时有"搓丸样"震颤,慌张步态,浅、深感觉正常,未引出病理征及脑膜刺激征。

脑脊液检查及颅脑CT均未见异常。

(1) 该病例的诊断可用哪个药物作为试探性治疗?

(2) 怎样系统治疗该病例?

第七十五章 肌肉疾病

第一节 概 述

肌肉疾病(muscular disorders)系指骨骼肌本身或神经-肌肉接头间传递障碍所引起的疾病。

骨骼肌是机体执行运动功能的效应器官,也是机体能量代谢的重要器官,正常生理状态下,到达运动神经末梢的电冲动必须通过神经-肌肉接头间(又称突触)的化学传递才能引起骨骼肌的有效收缩而完成各种自主运动。一个运动神经元支配的肌纤维范围称为一个运动单位,一个运动神经元的轴突可分出数十至数千分支分别与所支配的肌纤维膜靠近形成突触,或称运动终板。此部位的神经末梢处不被覆髓鞘,略显膨大,称突触前膜(终板前膜),内含许多突触囊泡,囊泡中储满乙酰胆碱。肌膜部称突触后膜(终板后膜),突触后膜形成许多皱褶形凹陷,每个皱褶的隆起部表面存在许多乙酰胆碱受体(AChR)。突触前后膜之间并不相连,之间有 20～70 nm 宽的间隙,称突触间隙,内含乙酰胆碱酯酶。正常情况下,当神经冲动从神经轴突传到突触前膜时,轴突膜发生去极化,钙离子进入,使囊泡中的乙酰胆碱释放,乙酰胆碱通过狭窄的突触间隙和突触后膜的乙酰胆碱受体结合,引起后膜对钠、钾离子的传导性改变,产生去极化终板电位。当去极化达到阈电位后,诱发动作电位并沿着肌膜扩散,引起许多肌纤维同时收缩,即产生肌肉收缩。

当神经-肌肉接头或肌肉本身发生病变时,则出现相应的临床表现,均称为肌肉疾病。各种肌肉疾病的发病机制可以牵涉到突触的不同环节,如重症肌无力是因体内产生乙酰胆碱受体的自身抗体而破坏了乙酰胆碱受体;有机磷农药中毒是因胆碱酯酶活力受到强力抑制,使乙酰胆碱作用过度延长而产生去极性传递阻断;周期性瘫痪是由于终板电位下降引起去极性阻断,肌营养不良和肌炎则是直接损害肌原纤维。本章重点介绍重症肌无力和周期性瘫痪。

第二节 重症肌无力

重症肌无力(myasthenia gravis,MG)是乙酰胆碱受体抗体(AChR-Ab)介导的,细胞免疫依赖及补体参与的神经-肌肉传递障碍的获得性自身免疫性疾病。临床特征为部分或全身骨骼肌易于疲劳,通常在活动后加重,休息后减轻,晨轻暮重。

【病因与发病机制】

实验证明，将由电鳗放电器官提取并纯化的AChR注入家兔，可成功地产生实验性重症肌无力，并在实验动物的血清中可测到AChR-Ab。进一步研究发现AChR-Ab的结合部位就在突触后膜的AChR。而实验动物突触后膜上AChR的数目大量减少。从而确定重症肌无力的发病机制为体内产生了AChR-Ab，在补体的参与下和AChR发生免疫应答，破坏了大量的AChR，导致突触后膜传递障碍而产生肌无力。80%～90%重症肌无力患者血清中可测到AChR-Ab。

约15%的重症肌无力患者合并胸腺瘤，约70%的患者胸腺肥大，淋巴滤泡增生。胸腺中还发现载有AChR的"肌样细胞"的存在，由于病毒或其他非特异性因子感染胸腺后，导致"肌样细胞"上的AChR构型发生某些变化，刺激机体产生了AChR-Ab。重症肌无力患者常合并其他自身免疫病，如甲亢、甲状腺炎、系统性红斑狼疮、类风湿关节炎等，因此认为重症肌无力也是一种自身免疫病。但有关重症肌无力的发病原因迄今尚未明了。根据近年来的研究提示，重症肌无力的发病还可能与遗传因素有关。

【病理】

最突出的病理改变在于神经-肌肉接头处，电镜下可见突触后膜皱褶变少，突触后膜平坦，突触间隙加宽。多数病例可见胸腺淋巴滤泡增生，生发中心增多，部分合并胸腺瘤。

【临床表现】

重症肌无力的患病率为(8～20)/10万，我国南方发病率较高。女性多于男性，约为3∶2。诱因多为感染、精神创伤、过度疲劳、妊娠、分娩等。这些因素也可使病情恶化甚至诱发重症肌无力危象。

起病隐袭，最常见的首发症状为眼外肌不同程度的无力，包括上睑下垂，眼球活动受限而出现复视。眼外肌力弱可由单眼开始，以后累及双眼；或双眼同时发病，但两侧受累程度常不对称。其他骨骼肌如咀嚼肌和咽喉肌受累时则咀嚼、进食和咽下困难，饮水呛咳，说话无力而带鼻音。面肌受累则表情缺乏。如胸锁乳突肌和斜方肌受累则转头和耸肩无力。四肢肌肉受累常以近端重，可影响日常活动，严重时被迫卧床。症状通常有"晨轻暮重"的趋势，此为本病主要的临床特征；如侵犯呼吸肌则出现呼吸困难，称为重症肌无力危象，是致死的主要原因。心肌也可受累，可引起突然死亡。少数病例2～3年内可自然缓解。个别病例呈暴发型。多数病例迁延数年至数十年靠药物维持，病情常有波动。部分病例合并胸腺肥大或胸腺瘤，X线胸片断层摄影、CT或MRI可发现。部分病例合并甲亢进等其他自身免疫病。

临床分型：临床常采用Osserman分型。

Ⅰ型：眼肌型，病变限于眼外肌。

$Ⅱ_A$型：轻度全身型。进展慢，无危象，可合并眼肌受累，对药物敏感。

$Ⅱ_B$型：中度全身型。骨骼肌和延髓肌严重受累，无危象，药物敏感性差。

Ⅲ型：重症急进型。发病急，症状重，多在几个月内达高峰，胸腺瘤高发，常发生危象，药效差，常需气管切开或辅助呼吸，死亡率高。

Ⅳ型：迟发重症型。症状同Ⅲ型，从Ⅰ型发展为$Ⅱ_A$或$Ⅱ_B$，经2～3年后转为此型。

【诊断与鉴别诊断】

1. 诊断 根据病变主要侵犯骨骼肌及一天内症状的波动性，"晨轻暮重"的特点对本病的诊断不难。下列检查可进一步确诊。

(1) 疲劳试验(Jolly 试验) 使受累肌肉重复活动后症状明显加重。

(2) AChR-Ab 滴度测定 对重症肌无力的诊断具有特征性意义。特异性达 99%,敏感性为 88%,但滴度正常不能排除本病。

(3) 神经重复电刺激检查 须在停用抗胆碱酯酶药 24 h 后进行。80%的病例低频刺激时呈现阳性反应。

(4) 抗胆碱酯酶药物试验 ①新斯的明试验:新斯的明 1～2 mg 肌注,20 min 后肌力改善为阳性,可持续 2 h。阿托品 0.5 mg 肌注可拮抗新斯的明的副作用。②腾喜龙(tensilon)试验:腾喜龙 10 mg 用注射用水稀释至 1 mL,静脉注射 2 mg 时症状无变化则将其余 8 mg 注入,30 s 内观察肌力改善情况,症状迅速缓解为阳性。

2. 鉴别诊断

(1) Lambert-Eaton 综合征 为一组自身免疫病。其自身抗体的靶器官为突触前膜的钙通道和 ACh 囊泡释放区。男性较多。约 2/3 患者伴发癌肿,尤其是小细胞肺癌;也可伴发其他自身免疫病。本病临床表现也以肌无力为主,但受累肌群的分布以四肢骨骼肌为主,下肢症状重于上肢。新斯的明试验可以阳性,但不如重症肌无力敏感。神经重复电刺激时波幅变化不大,但高频重复电刺激波幅增高达 200%以上为阳性。血清 AChR-Ab 水平不增高。用盐酸胍治疗可使症状改善。

(2) 肉毒杆菌中毒 肉毒杆菌毒素作用在突触前膜,影响了神经-肌肉接头的传递功能,表现为骨骼肌瘫痪。但患者多有肉毒杆菌中毒的流行病学病史,应及时静滴葡萄糖和生理盐水,同时用盐酸胍治疗。

(3) 其他 应与肌萎缩侧索硬化、进行性肌营养不良、甲亢或神经症所致的肌无力鉴别。

【治疗】

1. 抗胆碱酯酶药物 主要药物是溴吡新斯的明,成人剂量为 60 mg/d,分 3～4 次口服,作用时间为 3～4 h。副作用为毒蕈碱样反应,可加用阿托品对抗。

2. 皮质类固醇 适应于抗胆碱酯酶药反应差并已行胸腺切除的患者。治疗初期有可能出现肌无力加剧,因此最好在住院时进行。可选用泼尼松或泼尼松龙 40～60 mg/d,口服;大剂量突击疗法,即甲基泼尼松龙 1 g/d,静滴 3～5 天,隔 2 周可重复 1 个疗程,共用 2～3 个疗程。长期应用者应注意 Cushing 综合征、高血压、糖尿病、溃疡病、白内障、骨质疏松、股骨头坏死等副作用。

3. 免疫抑制剂 可选用硫唑嘌呤或环磷酰胺,口服剂量,前者为每次 50～100 mg,2 次/日;后者为每次 100 mg,2～3 次/日。应随时检查血常规,白细胞低于 3×10^9/L 时应停用,同时注意肝肾功能的变化。

4. 血浆置换法 本法用于病情急剧恶化或肌无力危象者暂时改善症状。可迅速缓解症状,但需连续使用数周,且价格昂贵,目前难推广应用。

5. 免疫球蛋白 通常剂量为 0.4 g/(kg·d),静滴 3～5 天。用于各类型危象,副作用有头痛、感冒样症状。

6. 胸腺切除 60 岁以下重症肌无力患者可行胸腺切除术,适用于全身型重症肌无力者,包括老年患者。疗效通常在术后数月或数年后显现。眼肌型除非合并胸腺瘤一般不适合手术。

7. 忌用对神经-肌肉传递阻滞药物 如各种氨基苷类抗生素、奎宁、奎尼丁、普鲁卡因酰胺、心得安、氯丙嗪,以及各种肌肉松弛剂。

8. 危象的处理 一旦发生呼吸肌瘫痪,应立即进行气管切开,应用人工呼吸器辅助呼吸。应确定为何种类型的危象,进而对症治疗。

(1) 肌无力危象 最常见的危象,往往由于抗胆碱酯酶药量不足引起。可用腾喜龙试验证实,如注射后症状明显减轻则应加大抗胆碱酯酶药物的剂量。

(2) 胆碱能危象 由于抗胆碱酯酶药物过量引起。患者肌无力加重,并出现肌束颤动及毒蕈碱样反应。可静脉注入腾喜龙 2 mg,如症状加重则立即停用抗胆碱酯酶药物,待药物排出后可重新调整剂量,或改用皮质类固醇类药物等其他疗法。

(3) 反拗危象 由于对抗胆碱酯酶药物不敏感,腾喜龙试验无反应。此时应停止应用抗胆碱酯酶药物而用输液维持。过一段时间后如对抗胆碱酯酶药物有效时可再重新调整用量,或改用其他疗法。

在危象的处理过程中应保证气管切开护理的无菌操作、雾化吸入,勤吸痰,保持呼吸道通畅;防止肺不张、肺部感染等并发症是抢救成功的关键。

【预后】

本病大多数应用药物可有效控制症状。死亡原因常为呼吸系统并发症如吸入性肺炎等。

第三节 周期性瘫痪

周期性瘫痪(periodic paralysis)是以反复发作的弛缓性肌无力或麻痹为特征的一组疾病。发作时大部分伴有血钾水平异常。周期性瘫痪分为三种类型:低钾型、高钾型和正常钾型。临床上以低钾型最常见。

【病因与发病机制】

病因与发病机制不清楚,多数学者认为与钾离子浓度在细胞内外的波动有关。其中有部分患者合并甲状腺功能亢进,称为甲亢性周期性瘫痪。低钾型周期性瘫痪为常染色体显性遗传病,而我国则以散发者多见。

【临床表现】

1. 任何年龄均可发病 任何年龄均可发病,但青壮年期居多,男性多于女性,发作频率不等,可为一年数次或数年一次,个别病例发作非常频繁,甚至每天均有发作。以后随年龄增长发作次数减少,也有终生仅发作一次者。

2. 诱发因素 过度劳累、饱餐、寒冷、饮酒、焦虑等。

3. 前驱症状 发病前可有肢体疼痛、感觉异常、口渴、多汗、少尿、嗜睡、恶心等。

4. 瘫痪发作 一般在睡眠中发病,晨起时发现肌无力,常由双下肢开始,后可延及双上肢,双侧对称,以近端为重,数小时症状达高峰,发作可持续数小时至数天,检查时肢体肌张力降低,肌力减弱,膝反射减弱或消失,呈弛缓性瘫痪,瘫痪可为不全瘫或全瘫。感觉正常,多数病例无颅神经支配的肌肉瘫痪。该病严重时可累及呼吸肌造成死亡。

【实验室及其他检查】

1. 血钾测定 发作期应马上急查血钾,通常低于正常水平,一般在 2～3 mmoL/L,降低程度与症状不相关。

2. 心电图 发作期时,心电图出现 T 波低平或倒置,U 波明显,Q-T 间期延长,S-T 段降低或有传导阻滞等。

【诊断与鉴别诊断】

1. 诊断 根据发作性的对称的肢体弛缓性瘫痪,结合血钾和心电图检查,一般诊断不难,既往有发作史更有助于诊断。

2. 鉴别诊断 应与下列疾病鉴别:对散发病例应与甲亢引起的周期性瘫痪鉴别,甲状腺功能检查可确诊。另外须排除其他疾病引起的反复发作性低血钾者,如原发性醛固酮增多症,肾小管酸中毒,长期应用噻嗪类利尿剂、皮质激素等药物者。对首次发作病例则应与格林-巴利综合征鉴别。

【预防与治疗】

1. 发作的治疗 发作时首次口服10%氯化钾或10%枸橼酸钾20～50 mL,24 h内总量10 g,无效者可继续加量,直至病情好转后减量;重症病例用10%氯化钾10～15 mL加入500 mL液体中静滴,并口服补钾。

2. 预防性治疗 平时少食多餐,限制钠盐摄入,避免过饱、受凉、酗酒和过劳等诱因,甲亢性周期性瘫痪应积极治疗甲亢以预防复发;乙酰唑胺250 mg/次,每日1～4次口服,或螺内脂,每次200 mg,每日2次口服,可用于使用氯化钾难以恢复者,也可用于预防发作治疗。

病例分析

患者,男性,21岁,因四肢乏力10 h加重2 h,于2012年12月12日8时入院。10 h前感乏力,2 h前病情加重,双下肢不能站立,双上肢取物较吃力。既往有类似症状反复发作史。查体见四肢肌张力降低,双侧肢体肌力3级,膝反射减弱。

(1) 为确诊本病例,你建议患者做哪些检查?

(2) 怎样治疗周期性瘫痪?

(汤之明)

第九篇

精神疾病

JING SHEN JI BING

第七十六章
总　论

【精神病学】

精神病学(psychiatry)是研究精神疾病的病因、发病机制、临床表现、发展规律、治疗措施以及预防的一门学科，是临床医学的一个分支学科。

精神活动(心理)是脑的机能，它使机体能对外适应环境和污染环境，使之更能适应机体的需要，对内则通过神经系统与整个机体联系，以保持内部的统一性。因此精神是生物-心理-社会统一的表现。

精神活动(心理现象)按心理学概念可分为认识、情感、意志行为三个过程。认识可分感觉、知觉、注意、记忆和思维等。精神活动还包括性格心理特征和能力。精神活动，如发生认识、情感、意志行为的量和质的改变时，就可能患精神疾病。

1. 精神病学的特点　精神病学是躯体医学相对的医学，即精神病学和躯体医学两者解剖部位、生理机能、病理改变、临床表现和治疗多有不同，但都是临床医学范畴内。两者是各有特点，但又不能分割的统一整体。精神病学在临床上有以下几个主要特征。

(1) 患者特点　精神疾病者中除神经症外，精神病者否认自己患有精神异常，即自知力缺乏。因而患者拒诊、拒药，如强制诊治往往发生暴怒、兴奋等。

(2) 病程特点　对精神病者的检查和观察应以生物学和心理学的观点进行。要了解患者自出生后各个年龄阶段发育史、生长过程、家庭教养、学校教育以及社会环境对其影响。在心理学上要了解心理活动状态、性格特点、智力发育、学习成绩、爱好和能力等。从生物学和心理学两方面了解和分析，作为诊治的参考。

(3) 治疗特点　精神疾病的病因迄今还未完全阐明。因此，对因治疗是不适宜的。一般强调心理学治疗和环境治疗，药物治疗也是重要且不可缺的。需要医院、家庭和社会密切配合以进行预防、治疗，完整医疗体系。

2. 精神病学与神经病学的关系　精神病学是研究精神疾病的病因、机制、症状、诊断、防治和健康者心理保健的医学。神经病学是研究神经系统疾病和骨骼肌疾病的病因、机制、症状、诊断和治疗的医学。两种疾病都是研究神经系统病变的医学。两者的区别，只是病变部位、病变性质和症状表现不同而已，如精神疾病的病变部位、病变性质和症状表现等不同而已。精神疾病的病变主要在脑部，其病变性质除脑器质性病变外，其他疾病大都属于机能性病变，找不出明显结构的改变。症状主要表现为感知觉、注意、记忆、思维、情感、意志等活动障碍。神经病的病变不仅是脑部，而是所有中枢神经系统和周围神经系统，属于器质性病变。有神经组织结构的病变，症状表现为感觉、运动、反射和植物神经系统的障碍。而脑器质性精神障碍，如脑肿瘤、脑血管病、颅脑外伤、脑炎和变性等精神障碍，即有神经系统体征和症状，也有各种精神障碍。如精神分裂症、躁狂抑郁症、心因性精神障碍、神经症等只有精神症状，而无神经系统体征或症状。因而精神疾病和神经病中，有的两者难以严格区分，有的彼此分离，也有的相互关联。

3. 精神疾病与内、外学科疾病的关系 内、外学科和其他临床各学科的躯体疾病，往往在整个病程中或早或晚产生精神障碍。在躯体疾病或手术患者中多少存在着某些异常心理活动，如表现抑郁、焦虑、恐惧等情绪。内、外学科和其他各学科的疾病中也可合并神经症的症状，如神经衰弱、疑病症、焦虑症、癔症和抑郁性神经症等。因而综合医院医师需要学好精神医学的临床基本知识和理论。

【精神障碍】

精神障碍(mental disorders)是一类具有诊断意义的精神方面的问题，特征为认知、情绪、行为等方面的改变，可伴有痛苦体验和(或)功能损害。

国外研究表明，25%～30%的急诊患者是由于精神方面的问题而就诊。在美国，每10个人中就有1个人在其一生某个时段中住进精神病院，1/4～1/3的人群将因精神健康问题而需要寻求专业人员的帮助。应当指出，精神(心理)健康(mental health)与精神障碍并非对立的两极，而是一个移行谱。精神健康与躯体健康同样重要，可以说，没有精神健康就没有健康。对精神健康的定义不一，可以理解为成功履行精神功能的一种状态。这种状态能产生建设性活动，维持良好的人际关系，调整自己以适应环境。

1. 精神障碍的病因

1) 精神障碍的生物学因素

(1) 遗传与环境因素 基因是影响人类和动物正常与异常行为的主要因素之一。对"功能性精神障碍"(如精神分裂症、情感障碍、儿童孤独症、神经性厌食症、注意缺陷障碍、惊恐障碍等)进行了家族聚集性研究，结论是这些疾病具有遗传性，是基因将疾病的易患性一代传给一代。

人类基因组计划通过各种高科技手段试图找到致病基因。其意义在于，找到了基因，就有可能知道问题的症结所在。例如，如果找到了增加精神分裂症发生危险性的基因，我们就可以了解在脑发育过程中，何时此基因被激活，环境因素是如何修饰基因的，哪些脑内细胞或通路出了问题，这就为我们的干预提供了有利的时机。另外，遗传学的研究将为我们研究环境因素的致病作用提供帮助。

(2) 神经发育异常 神经发育异常学说已逐渐成为精神疾病发病机理的主要前沿研究领域。科学家们认为神经发育异常可能是重大精神障碍的共同发病机制。这些精神疾病共同表现为脑结构和功能可塑性改变，包括额叶、颞叶内侧及海马等脑区的灰质和白质减少和体积缩小，临床上共同表现出发育迟滞、认知功能损害等。

神经发育的影响因素有遗传、环境。很多证据表明：精神分裂症、分裂型人格障碍、分裂情感性精神病、偏执性精神病、抑郁症、儿童注意缺陷障碍、物质依赖、孤独症可能为一个疾病谱，都与神经发育异常有关，它们有疾病发病前共同的发育异常基础。在个体发育早期由于遗传和环境因素的相互作用，影响了特定脑区的发育，导致神经发育异常，而不同脑区发育异常则分化为各种不同的精神疾病，表现出不同的临床特征。

(3) 感染 感染因素能影响中枢神经系统，产生精神障碍。如人类免疫缺陷病毒(HIV)能进入脑内，产生进行性的认知行为损害，早期表现为记忆损害，注意力不集中及情绪淡漠等,随着时间的推移,出现更为广泛的损害,如缄默症、大小便失禁、截瘫等。15%～44%的 HIV 感染者可出现痴呆样表现。引起精神障碍的感染还包括神经梅毒、单纯疱疹性脑炎、麻疹性脑脊髓炎、慢性脑膜炎、亚急性硬化性全脑炎等。近年来还发现,有些儿童在链球菌性咽炎后会突然出现强迫症的表现。

2）精神障碍的心理、社会因素　人格特征、应激性生活事件、情绪状态、性别、父母的养育方式、社会阶层、社会经济状况、种族、人际关系、文化宗教背景等均可构成导致疾病的心理、社会因素。

心理、社会因素既可以作为原因因素在精神障碍的发病中起重要作用,如反应性精神障碍、创伤后应激障碍、适应障碍等,也可以作为相关因素影响精神障碍的发生、发展,如神经症、心理生理障碍,甚至是精神分裂症等,还可以在躯体疾病的发生、发展中起重要作用,如心身疾病。

(1) 人格特征与精神障碍　人格可以定义为个体在日常生活中所表现出的总的情绪和行为特征,此特征相对稳定并可预测。性格是在气质(一个人出生时固有的、独特的、稳定的心理特性)的基础上,由个体活动与社会环境相互作用而形成的。一个具有开朗、乐观性格的人,对人也坦率、亲热,容易交流,乐于助人,也容易得到别人的帮助,愿意理解别人也容易被人理解,在人际关系中误会与矛盾较少,即使有也容易获得解决。这种人外向,追求刺激与挑战,在心理应激过程中对挫折表现出较强的耐受性。与此相反,一个比较拘谨、性格抑郁的人,与他人保持一定距离,含蓄隐秘,对人心存疑虑戒备,不太关心别人,别人对他也就比较疏远和冷淡,在人际关系中误会与隔阂较多;他们内向、懦弱、回避刺激,在困难面前显得无能为力,容易悲观丧气,对心理应激的耐受能力较差,易患神经症、心身疾病、酒精与药物滥用等。

(2) 应激与精神障碍　任何个体都不可避免地会遇到各种各样的生活事件,这些生活事件常常是导致个体产生应激反应的应激源。其中恋爱、婚姻与家庭内部问题,学校与工作场所中的人际关系常是应激源的主要来源;社会生活中的一些共同问题,如战争、洪水、地震、交通事故、种族歧视等以及个人的某种特殊遭遇,如身体的先天或后天缺陷;某些遗传病、精神病、难治性疾病,被虐待、遗弃、强暴等则是应激源的另一重要来源。

在临床上,与急性应激有关的精神障碍主要有急性应激反应和创伤后应激障碍。前者在强烈精神刺激后数分钟至数小时起病,持续时间相对较短(少于1个月),表现为精神运动性兴奋或抑制;后者主要表现为焦虑、恐惧、事后反复回忆和梦中重新体验到精神创伤的情景等。慢性应激反应可能与人格特征关系更大,临床上可见适应障碍等。另外,社会、心理刺激常常作为许多精神障碍的诱因出现,应予充分注意。

除外来的生活事件外,内部需要得不到满足、动机行为在实施过程中受挫,也会产生应激反应;长时间的应激则会导致神经症、心身疾病等。

2. 常用的精神障碍分类系统

1）国际常用精神障碍分类系统　目前国际上影响最大且为很多国家所采用的分类系统是世界卫生组织(WHO)《疾病及有关健康问题的国际分类》中的第五章和美国精神病学会的《精神障碍诊断和统计手册》。

(1) WHO 国际疾病分类　WHO 公布的《疾病及有关健康问题的国际分类》(international statistical classification of diseases and related health problems,ICD),简称

国际疾病分类,目前已出版到第10版(1992年),简称《ICD-10》,包括各科疾病,第五章是关于精神障碍的分类,为欧亚多数国家采用。

(2)美国精神障碍分类系统　美国的精神障碍分类系统采用《精神障碍诊断与统计手册》(diagnostic and statistical manual of mental disorders,DSM)分类系统,1994年的《DSM-Ⅳ》,已渐向《ICD-10》靠拢。

2)中国精神障碍分类系统　《中国精神疾病分类及诊断标准》(Chinese classification and diagnostic criteria mental disorders,CCMD)目前为第三版(《CCMD-3》)。

第七十七章 精神疾病症状学

异常的精神活动通过人的外显行为(如言谈、书写、表情、动作行为等)表现出来,称为精神症状。研究精神症状及其产生机制的学科称为精神障碍的症状学,又称精神病理学(psychopathology)。人的精神活动是人脑的正常机能,是人脑对客观事物的反映,异常精神活动是人脑机能障碍的表现,认识精神症状是诊断精神疾病的依据,也是精神病工作者必须掌握的基本知识与技术。

心理学将人的正常精神活动分为认识过程、情感过程和意志行为过程,精神疾病的症状将从以下几个方面加以讨论。

第一节 认识障碍

认识(cognition)过程将从感觉和知觉、注意、记忆、言语和思维、智力等方面加以讨论。人对客观事物的认识是各种精神活动的基础。

1. 感觉和知觉障碍 感觉(sensation)为人脑对客观事物个别属性的简单反映,知觉(perception)则是人脑对客观事物各种属性的较完善反映。在日常生活中,很难将两者截然分开,两者常合称为感知觉。常见障碍有如下几种。

(1) 内感性不适(体感异常,senestopathia) 指躯体内部产生各种不舒适的或难以忍受的感觉。患者往往不能明确指出不适部位,有难以表达的异样感觉,可为牵拉、挤压、游走或虫爬等感觉。其主要见于精神分裂症、神经症、抑郁状态及颅脑外伤性精神障碍。

(2) 幻觉(hallucination) 指无相应客观刺激作用于感觉器官而产生的知觉。正常人也偶有幻觉,但持续时间短、能被纠正。病理性幻觉持续时间长、不能纠正,并常影响或支配患者的情绪和行为,是常见的、重要的精神症状。一般认为,意识清醒时出现的幻觉都属于病态。常见幻觉有如下几类。

① 幻听(auditory hallucination):最常见,以言语性幻听居多,常具有诊断意义。幻听的内容通常是对患者议论、辱骂、威胁、命令,少数为赞美。开始时,由于声音内容与来源含糊不清而引起患者注意,以后逐渐清楚,患者出现与幻听相应的侧耳倾听、掩耳或与空对骂等行为;或根据命令性幻听的内容而拒食、打人、毁物、自伤或自杀,甚至产生危害社会行为。幻听声音多来自外部或说不清方位。常见于精神分裂症。

② 幻视(visual hallucination):外界不存在相应的客观事物而能看见无意义的色彩、闪光或形象。内容较丰富多样,形象清晰、鲜明和具体,亦可模糊不清,较幻听少见。见于躯体疾病或精神活性物质所致的精神障碍、精神分裂症等。

③ 幻嗅(olfactory hallucination)和幻味(gustatory hallucination):幻嗅是指患者闻到一种难闻的腐臭味,常以手掩鼻或以物塞鼻;幻味是指患者尝到食物中有某种特殊的、令人不愉快的怪味,以致拒食。两者常同时存在,见于精神分裂症等。

④ 幻触(tactile hallucination):可表现为触摸感、虫爬感、针刺感或触电感,也可为性接触感,见于精神分裂症。

⑤ 内脏幻觉(visceral hallucination):患者能清楚描述躯体内部或某一脏器扭转、穿孔、断裂、腐烂或有虫爬行等异常知觉体验。其常与疑病妄想、虚无妄想一起出现,见于精神分裂症、抑郁症等。

⑥ 真性幻觉(genuine hallucination):患者体验到的幻觉形象鲜明,如同外界客观事物形象一样,存在于外部客观空间,是通过感觉器官而获得。患者常叙述这是他亲眼看到的或亲耳听到的,因而坚信不疑,并作出相应的情感与行为反应。

⑦ 假性幻觉(pseudo hallucination):仅指出现于主观空间如脑内、体内的幻觉。这些幻觉不是通过患者的感觉器官获得的,其轮廓不够清晰、不够鲜明,缺少真性幻觉的那种客观现实性与形象完整性,但患者却坚信不疑。其中以假性幻听和幻视较多见,是精神自动症的主要症状之一。

(3) 错觉(illusion) 对客观事物产生错误的感知,以错视、错听多见。正常人也可以产生错觉,但经验证后能立即纠正。病理性错觉常见于意识障碍状态,患者坚信为真,不能纠正,其内容常常有恐怖性,以致出现恐怖表情、逃跑或攻击行为。其主要见于谵妄状态、癔症、精神分裂症、癫痫等。

(4) 感知综合障碍(psycho sensory disturbance) 患者对客观事物整体的感知是正常的,但对这一事物的某些个别属性,如形象、大小、位置、距离及颜色等的感知与实际情况不符。可表现为视物变形、视物显大或视物显小,似曾相识或旧事如新,对周围事物缺乏真实感,感到自己整个躯体或一部分发生变化等。其主要见于癫痫、精神分裂症、抑郁症、脑瘤、脑炎等脑器质性疾病。

2. 思维障碍 思维(thinking)是对客观现实的概括和间接的认识过程,是通过对事物的分析、比较、综合、抽象和概括来进行的,再通过推理或判断来间接地反映事物的本质。思维是人类精神活动的重要特征,人类认识活动的最高形式。

(1) 思维形式障碍。

① 思维奔逸(flight of thought):一种表现为联想速度明显加快,概念大量涌现,甚至来不及表达的联想障碍。患者的言语增多,富于形容词,辞藻华丽,高谈阔论,诙谐风趣,引人发笑。由于注意力易随境转移而致话题随之改变,缺乏重点。因联想加速致患者感到说话速度跟不上思维的进程,可表现为话题跳跃,但有别于联想散漫。一般而言,思维奔逸时的前后概念之间均存在有内在的联系,出现音联或意联,或与当时环境中发生的事情有联系。见于躁狂状态。

② 思维迟缓(inhibition of thought):与思维奔逸相反,联想受到抑制,概念形成缓慢,思维速度受阻,应答反应迟钝,思考困难,言语缓慢。见于抑郁症、痴呆状态等。

③ 思维散漫(scattering of association):又称松散(looseness of thought),是思维的目的性、连贯性和逻辑性的障碍,表现为联想松弛、内容混乱,对很简单的问题也很难说清楚,交谈困难。一般情况下谈话的语句尚完整,但语句之间的结构缺乏紧密联系,使人难以理解其主题和意义。严重者可发展为思维破裂。见于精神分裂症。

④ 思维破裂(splitting of thought):思维结构的松弛较联想散漫时更为严重,甚至不能

表达一个完整的句子，言语支离破碎，或为词汇的杂乱堆积，称“词的杂拌”(word salad)。见于精神分裂症。

⑤ 思维中断(blocking of thought)：在无意识障碍或外界干扰等情况下的思路突然被阻，表现为谈话突然中断，停顿片刻后再开口时，已换了内容或另一话题，患者常形容此刻的思路出现了“空白”或不能解析。见于精神分裂症。

⑥ 思维云集(pressure of thought)：又称强制性思维(forced thinking)，是指思潮不受患者意愿的支配，强制性地大量涌现在脑内，内容往往杂乱无章。患者也感到意外，甚至是厌恶的。常突然出现又迅速消失。多见于精神分裂症、脑炎或颅脑外伤所致的精神障碍。

⑦ 思维不连贯(incoherence of thinking)：在意识障碍情况下出现类思维破裂，其言语内容可能更加杂乱、语句片断，毫无主题可言。见于感染或中毒、颅脑外伤引起的意识障碍、癫痫性精神障碍。

⑧ 思维化声(voiced thought)：当想到某件事时，自己就能听到所想的内容。患者认为是自己的思想变成了声音。多见于精神分裂症。

⑨ 象征性思维(symbolic thought)：患者将一事物的具体概念与抽象概念相混淆，而自己却毫无觉察。常以一些普通的概念、词句或动作表示某种意义，若不经患者解释，旁人无法理解。正常象征性思维或活动与病理性象征思维有本质的区别，前者是以传统的习惯为基础，彼此相互理解，不会将象征当做现实。

⑩ 语词新作(neologism)：患者自创一些符号、语言、文字或图形，并赋予特殊意义或用以表达自己的思想，如不经患者解释，旁人无法理解。有时把几个不相关的概念或不完全的词拼凑成的概念或词，代表某种新含义。既有概念的融合与浓缩，又有无关概念的拼凑，如以“日忧”来表示其心情忧愁与害怕。见于精神分裂症。

(2) 思维内容障碍　妄想(delusion)是在精神病态基础上，由逻辑推理和判断的歪曲所致的一种病理信念。妄想分为原发性妄想与继发性妄想。原发性妄想(primary delusion)常突然发生，内容与当时处境和思路缺乏联系，也不是来源于其他异常心理活动的病态信念。继发性妄想(secondary delusion)是在幻觉、情绪低落或高涨、恐惧等其他病理体验的基础上发展起来的妄想，可见于多种精神疾病。临床上常按其主要内容归为如下几类。

① 被迫害妄想(delusion of persecution)：最常见的一种妄想。患者坚信自己或(和)亲人受到污蔑、诽谤、打击、陷害或毒害、监视或跟踪，可伴有幻听。在妄想影响下可出现拒食、逃走、控告、自伤或伤人、毁物等行为。见于精神分裂症、偏执性精神病。

② 关系妄想(delusion of reference)：患者把环境中实际上与自己不相关的一些现象都认为与自身有关，常与被迫害妄想同时存在。如患者坚信周围人的言行、广播或报上文章都是针对或影射、暗示自己的。

③ 影响妄想(delusion of influence)：患者坚信自己的思想、情感、行为都受到外界某种力量或某种仪器、电波、射线等的控制、干扰或操纵，不受自己意志的支配，或认为有外力刺激自己的躯体，产生种种不舒服的感觉。

④ 夸大妄想(delusion of grandeur)：患者坚信自己具有非凡的才智、地位和权力。例如，自己是科学家，已有许多发明创造，自己是伟大人物或名人后裔、国家领导人、世界的统治者等。常见于躁狂状态、精神分裂症及麻痹痴呆等脑器质性精神障碍。

⑤ 罪恶妄想(delusion of guilt)：患者毫无根据地认为自己犯有严重错误或罪行，或将过去微不足道的琐事夸大为重大错误，应受到惩罚。常伴有自卑、自责、绝望及拒食、自伤或自杀等行为。见于抑郁症、精神分裂症等。

⑥ 钟情妄想(delusion of love):患者坚信某异性对自己产生了爱情,即使遭到对方严词拒绝也毫不置疑,而认为是考验自己对爱情的忠诚,仍纠缠不休。常见于年轻患者,女性居多,有时伴有相应的性幻觉。

⑦ 嫉妒妄想(delusion of jealousy):坚信自己的配偶对自己不忠实,另有新欢或外遇,并对配偶的行为加以监视或跟踪,有时出现报复行为。常见于慢性酒精中毒伴有性功能减退的男性患者和更年期女性患者,也见于精神分裂症和偏执性精神病。

⑧ 疑病妄想(hypochondria cal delusion):指毫无根据地坚信自己患有严重疾病,虽经医学检查否定,仍不能纠正的一种病理信念。严重者声称“自己的内脏烂了”或“自己身体的一部分不存在了,只剩下一个躯壳”等时称虚无妄想(delusion of nihilistic)。见于更年期和老年期患者,内容荒谬者见于精神分裂症。

3. 记忆障碍 记忆(memory)为既往事物经验的重现。记忆过程包括识记、保存和再现三个阶段,按时间分为瞬时记忆、近记忆和远记忆。记忆能使人类不断地积累、扩大和利用经验,提高人的智力及认识世界和能动地改造世界的能力,是人类重要的精神活动。但人也不可能把所有感知与体验都记住,越是新近识记的事物越易发生遗忘,遗忘总是由近事遗忘逐渐向远事遗忘发展。常见记忆障碍有如下几类。

(1) 记忆增强(hypermnesia) 病理性记忆增强是指患者对病前不能够且不重要的事或细节都能回忆起来。主要见于躁狂症、抑郁症、偏执状态。

(2) 记忆减退(hypomnesia) 整个记忆过程的普遍性减退,早期可仅表现为对日期、年代、名词、术语或概念回忆困难,近记忆或(和)远记忆减退。临床上较多见,见于神经衰弱、脑器质性疾病,也可见于正常老年人。

(3) 遗忘(amnesia) 以往经验部分或全部的不能再现。病理性记忆丧失,可表现为对某一事物或某一时期内的经历不能回忆。颅脑外伤是常见病因,也见于情绪创伤之后和神经衰弱。

① 顺行性遗忘(interrogate amnesia)与逆行性遗忘(retrograde amnesia):常由脑外伤或其他原因所致的急性意识障碍引起。如对脑外伤后一段时间内发生的事情的遗忘称顺行性遗忘,对外伤以前一段时间内发生的事情的遗忘称逆行性遗忘。

② 进行性遗忘(progressive amnesia):以再认与回忆的损害最大,患者除有遗忘外,还伴有日益加重的痴呆与淡漠。见于老年性痴呆。

③ 心因性遗忘(psychogenic amnesia):主要由沉重的创伤性情感体验引起,遗忘内容仅限于与某些痛苦体验相关的事物。

④ 近事遗忘(recent amnesia)与远事遗忘(remote amnesia):对当日或近期内新发生的事情不能回忆称近事遗忘;对往事的遗忘称远事遗忘。脑器质性损害所致遗忘规律是先近事遗忘,随着病情发展,出现远事记忆损害或远事遗忘。

(4) 虚构(confabulation) 患者以想象的、未曾经历过的事件来填补自身经历上记忆的缺损,并信以为真。见于脑器质性精神障碍。

4. 注意障碍 注意(attention)是指精神活动集中指向某一事物的心理过程。外界刺激引起的定向反射称主动注意;由外界刺激被动引起的注意为被动注意。通常所谓的注意是指主动注意而言,对所指向事物的感知最为清晰,有利于识记与分析;而被动注意指向的对象常不十分清晰。常见注意障碍有如下几类。

(1) 注意增强(hyperprosexia) 指主动注意显著增强。病态的注意增强多与妄想有关,如有被害妄想的患者十分注意所怀疑人的一举一动,对微小细节都保持高度注意和警惕。有疑病妄想者则过分关注自身健康状态的某些变化。

（2）注意涣散（divergence of attention） 主动注意明显减弱，注意稳定性降低，见于神经衰弱与精神分裂症。

（3）注意减退（hypoprosexia） 主动注意与被动注意都减退，稳定性也显著下降，常需要较强的外界刺激才能引起注意，见于神经衰弱、脑器质性精神障碍、意识障碍状态及精神分裂症等。

（4）注意转移（transference of attention） 主动注意不能持久，被动注意明显增强。注意力随周围环境的变化而转移，以致不断改变话题和活动内容。见于躁狂症。

5. 智力障碍 智力（intelligence）是智慧与能力的合称，主要是认识过程表现出来的心理特征，是与先天素质和后天训练密切相关的一种复杂的、综合性的精神活动，包括运用既往获得的知识和经验解决新问题、形成新概念和获得新知识与经验的能力，它总是在解决某种问题的过程中表现出来。智力障碍分以下两大类。

（1）精神发育迟滞（ mental retardation） 智力障碍发生在胎儿期、围产期、儿童期等大脑发育成熟阶段之前，由于遗传、染色体畸变、感染、中毒、颅脑外伤、内分泌异常、脑病和各种原因引起的脑缺氧等因素致使大脑发育受阻，智力发育停留在某个阶段上，随年龄增长，智力明显低于同龄的正常儿童。

（2）痴呆（dementia） 大脑发育已基本成熟，智力发育达到正常之后，由各种有害因素引起大脑器质性损害或大脑机能抑制，导致智力障碍，严重者称为痴呆。

① 真性痴呆：由大脑器质性损害引起的痴呆。一般说来，病变多呈进行性，常不易恢复。除思维活动日趋加重的不断完善外，社会情感也逐渐丧失，原始情感与本能意向占优势。

② 假性痴呆：由强烈精神创伤引起的痴呆样表现，大脑无任何器质性损害，是大脑功能抑制的结果。病情可逆，预后良好。临床上常表现为刚塞氏综合征和童样痴呆。见于癔症和心因性精神障碍。

第二节 情感障碍

情感（afreet）是指个体对客观事物的态度和因之而产生相应的内心体验。临床上根据情感的倾向性、稳定性、协调性及情感反应的形式、强度、持续的时间与因果关系来判断情感是否正常。常见的情感障碍有如下几类。

1. 情感高涨（elation） 情感高涨是指情感活动在数周、数月或更长时间内持续增高。常见表现有如下几项。

（1）喜悦（joy） 情感的显著高涨，表现为自我感觉良好、轻松愉快、洋洋自得、表情丰富，对外界任何事物都感兴趣，说话与动作相应增多，常带有夸大色彩。由于与环境间的统一性保持完好，易引起周围人的共鸣，具有很强的感染力。有时可表现为情绪不稳、易激惹，多不持久，很快转怒为喜。见于躁狂症。

（2）欣快（euphoria） 患者自我感觉良好，但不伴有相应的言语和动作的增多，对疾病无自知力，给人以呆傻、愚蠢、幼稚的感觉。如伴有轻度兴奋、调皮的行为、浅薄的诙谐，以玩笑的口气回答严肃的问题等表现时称诙谐性欣快（moria）。见于脑器质性精神障碍。

（3）狂喜（phrenoplexia） 表现为极度欢乐，常带有神秘色彩，令人难以理解，多无思维奔逸和动作增多，可有轻度意识障碍。见于癫痫、急性躁狂症及麻醉剂成瘾者。

2. 情感低落(depression) 以持续数周、数月或更长时间的情绪低落为特征。患者自我感觉很坏,悲观苦闷、忧心忡忡、消极自卑,对生活和事物失去原有的兴趣,说话与活动明显减少,不愿见人,自觉能力降低,对工作失去信心,严重者可出现自伤、自杀观念或行为等。常见于抑郁症和抑郁状态。

3. 焦虑(anxiety) 焦虑是一种担心发生威胁自身健康或安全及其他不良后果的心境。正常人在预期不利或执行无把握的任务时也会出现相应的焦虑现象。病态的焦虑是在缺乏客观因素或充分根据的情况下出现烦躁不安、坐立不安、紧张恐惧,认为自己的健康状况日趋下降,困扰的问题日趋复杂,无法解决,以致搔首顿足、抓胸拍臂、唉声叹气、惶惶不可终日,有大祸将临之感。常伴有植物神经功能紊乱症状和疑病观念。严重的急性焦虑发作又称惊恐发作(panic attack),常见于焦虑性神经症、更年期抑郁状态及神经衰弱。

4. 情感淡漠(apathy) 情感淡漠指患者对外界任何刺激缺乏应有的情感反应,即使面对与自己有密切利害关系的事情也无动于衷。对周围事物漠不关心,内心体验极为贫乏或缺如,面部表情呆板、冷淡。见于精神分裂症、脑器质性精神障碍。

5. 情感倒错(parathymia) 患者的情感反应与当时处境和思维内容不相称或相反,如亲人死亡时不悲反喜,遇高兴事时反而痛哭流涕等。见于精神分裂症。

6. 情感爆发(emotional outburst) 情感爆发是在精神因素作用下发生的一种爆发性情感障碍。以哭笑无常、叫喊吵骂、打人毁物等为主要表现。有时表现为捶胸顿足、号啕大哭,或手舞足蹈、狂笑不已,或满地打滚,或有幼稚、做作的表演性表情或动作等。发作持续时间较短,带有浓厚的情感色彩,重者可有轻度意识障碍。见于分离型癔症。

第三节 意志和精神运动障碍

1. 意志障碍 意志(volutin)是指人们在社会实践中,为达到既定目的而采取的自觉行动,包括自觉地确定行动的目的,有意识地支配和调节其行动以实现预定目的的心理过程。意志受情感的影响,也是认识过程进一步发展的结果,对人们的社会实践具有积极的促进作用。常见意志障碍有如下几类。

(1) 意志增强(hyperbulia) 患者的意志活动具有病态的顽固性,在病态情感或妄想支配下,顽固地支持某些行为。例如:抑郁症患者的顽固自杀企图与行为;被害妄想者的反复诉讼上告;嫉妒妄想者坚信配偶有外遇,对其跟踪、监视、检查等。

(2) 意志减弱或缺乏(hypobulia abulia) 患者在日常生活中缺乏主动性要求与行动,常与情感淡漠或情绪低落有关。对任何事物缺乏兴趣,对处境无所要求,对今后没有打算,整日卧床或呆坐、呆立,生活懒散,需要督促或照料、护理。见于精神分裂症和抑郁症。

2. 精神运动障碍 单个较简单的随意和不随意运动称动作。一系列有联系的动作称行为。有意识的动作与行为称精神运动(psychomotor)。精神运动性障碍见于多种精神疾病,也是最令人关注的精神活动表现。

(1) 精神运动性兴奋(psychomotor excitement) 它是指整个精神活动增强,分协调性与不协调性两类。

① 协调性精神运动性兴奋:与患者当时的思维、情感状态协调一致的精神运动性兴奋,并和所处环境关系密切,动作和行为都有一定的目的和意义,易被人理解,即患者的整个精神活动是协调一致的。如轻度躁狂症的兴奋遍及精神活动的各方面,以情绪高涨最为突出,并影响和支配其他方面的活动,伴有自我感觉良好、自我评比过高、思维奔逸、夸大妄想、意

志增强等，其知、情、意各个过程间相互协调，并与内心体验及周围环境一致，易引起别人的共鸣。焦虑状态的坐立不安、搓手顿足及与激动情绪相联系的心因性兴奋也属于协调性精神运动性兴奋。

② 不协调性精神运动性兴奋：患者的整个精神活动不协调，动作和行为的增多同当时的思维、情感状态不一致，缺乏目的和意义，单调而杂乱，令人费解。如精神分裂症的紧张性兴奋，无诱因突然发生的冲动、攻击或破坏行为。也见于谵妄状态、伴有智力障碍和人格改变的器质性精神障碍。

(2) 精神运动性抑制(psychomotor retardation) 它是指整个精神活动的减低。动作、行为与言语同时减少，缺乏主动性，对外界刺激反应迟钝。

① 木僵状态(stupor state)：患者不言不动、不饮不食、呆坐、呆立或终日卧床；大小便潴留，也不主动排泄；不咽唾液，任其沿口角外流；对刺激缺乏反应，但夜深人静时可稍有活动或自进饮食，询问时也可低声回答。重者可出现蜡样屈曲、空气枕头等表现。不及时治疗，可持续很长时间，应与昏迷相鉴别。见于精神分裂症、抑郁症、反应性精神障碍、癔症及脑器质性精神障碍，严重的木僵称僵住，轻者称亚木僵状态。

② 蜡样屈曲(flexibility cerea)：常在精神分裂症木僵的基础上出现，患者的肢体任人摆布成任何姿态，毫不抗拒，即使是极不舒服的姿势，也可长时间保持不变。如患者僵卧在床上，抽去头下枕头后，仍持续在好似枕着枕头的姿势躺着，即使很长时间也不自动纠正，称空气枕头。见于精神分裂症紧张型。

③ 缄默症(mutism)：患者缄默不语，也不回答问题，有时可以手示意。见于癔症及精神分裂症紧张型。

④ 违拗症(negativism)：患者对于要求他做的动作，不但不执行，而表现抗拒及相反的行为。多见于精神分裂症紧张型。

(3) 模仿症(echopraxia) 患者毫无目的、简单地模仿他人的言语、动作、表情或姿势等，完全是一种机械式的自动性动作。见于精神分裂症紧张型。

(4) 作态(mannerism) 患者作出一些愚蠢而幼稚的动作和姿态，如做鬼脸、摄咀、尖调说话、用足尖走路等。多见于精神分裂症青春型。

第四节 意识障碍

意识(consciousness)是指人对客观环境和自身的认识和反应能力，前者称环境意识，后者为自我意识。意识是一种心理状态，而不是一种心理过程。因此，意识障碍不是某种单一的心理机能障碍，而是各种心理过程同时受累，不能根据单一心理过程障碍来判断意识障碍。意识障碍可由各种病因所致的脑功能抑制引起，脑功能抑制的程度与致病因素的性质、程度、持续时间有关，也与意识障碍的程度密切相关。

1. 意识障碍

(1) 嗜睡(semnolence) 意识障碍程度较轻，在安静环境下常处于睡眠状态，较强刺激能唤醒，并能进行简短的交谈或完成一些简单的动作，刺激一旦消失又入睡。

(2) 意识混浊(clouding of consciousness) 意识模糊，对外界反应迟钝，强刺激方能引起反应，常有理解、定向障碍，以致对问题理解与应答常有错误。

(3) 昏睡(soper) 意识水平降低程度较上述二者严重，对呼叫或推动已不能引起反应。针刺或压眶上缘等强刺激也只能引起无意识的发声或防御反射。角膜与睫毛反射较弱,对光反应存在,深反射亢进,可有肢体震颤或不自主动作。

(4) 昏迷(coma) 意识完全丧失,对任何刺激都不产生反应。防御、吞咽与角膜等反射及对光反应消失,可引出病理反射。

(5) 朦胧状态(twilight state) 其是指患者的意识范围缩窄,同时伴有意识清晰度的降低。表面上看,尚能保持接近正常的行为,自动完成习惯性动作,自理简单生活,回答简单问题,甚至能完成某些连续的行动,但对外界感知不清晰、联想抑制、理解判断能力缺乏,不能适应周围环境。还可出现定向障碍、片断幻觉、错觉,表情茫然,焦虑、恐惧等情感体验,冲动或攻击行为。朦胧状态以反复发作为特征,常突然发生,持续数分至数日后突然终止,事后多有遗忘。常见于癫痫与癔症、颅脑外伤、感染、中毒及躯体疾病。

(6) 谵妄状态(delirium) 在意识水平降低的背景上出现丰富、形象、生动的错觉与幻觉,以幻视居多,言语性幻听少见。伴有紧张、恐惧等情绪反应。定向不良,对周围环境不能正确辨认。昼轻夜重,持续数小时或数日不等,意识恢复的可有部分遗忘或完全遗忘。见于感染、中毒、脑外伤及躯体疾病。

(7) 梦样状态(oneiroid state) 是伴有意识水平降低的一种梦境样体验,其内容多反映现实生活中的某些片断,并与富有情感色彩的幻想交织在一起。常出现丰富的假性幻视和幻听,以及恐惧、忧郁或淡漠等相应的情感变化,致使患者沉浸于幻觉和幻想之中,与周围环境缺乏或丧失联系。反应迟钝,定向错误,以无思维不连贯和内心体验比较丰富为特征。事后有部分回忆和批判能力。见于心因性精神障碍、癫痫、精神分裂症及感染中毒性疾病。睡眠剥夺、过度疲劳,服用致幻剂时也可引起梦样状态。

2. 自知力障碍 自知力(insight)是指患者对自己所患疾病的认识与判断能力。大多数精神疾病患者自知力丧失,有的患者在患病初期尚有自知力,随病情加重逐渐丧失。经过治疗,病情好转后患者的自知力恢复,并能对患病期间的精神异常表现作出恰当的判断和认识。因此,自知力检查对判断疗效和预后有重要意义。

3. 定向障碍 定向障碍(disorientation)指患者对时间、地点、周围人物及自身的认识发生障碍。① 时间定向,年、月、日、时刻等;② 地点定向,当时所在地点;③ 人物定向,对周围人物的识别及与本人的关系等;④ 自我定向,自己的姓名、年龄、职业等。定向障碍见于意识障碍及智力障碍患者。正常人亦可出现短暂的定向障碍,特别是新迁地址或旅途中可出现持续约数十分钟至数小时定向障碍。

第七十八章 精神障碍的检查与诊断

第一节 精神检查

一、精神检查的项目与内容

1. 一般表现 包括意识状态、注意、接触、仪态、睡眠和饮食情况等。

(1) 意识状态 意识是否清楚是诊断疾病的重要前提。边询问,边观察询问能否引起患者的注意,注意力是否集中或易转移,对问题是否理解,应答的速度、定向和记忆有无改变等,并结合表情作出判断。

(2) 注意 从患者的面部表情、眼神、言语和举止等来观察。可用随境转移、持久集中、短暂集中、机警、迟钝、涣散、增强等描述。

(3) 接触 患者对医生和周围其他人的交往情况。可用良好、欠佳、不良等描述。

(4) 仪态 着装是否整齐,是否整洁,有无过分装饰或不修边幅。

2. 意志和行为 通过交谈了解患者的意志是否正常、减退或增强。观察有无动作增多或减少,有无怪异动作、抗拒症、蜡样屈曲、木僵状态,甚至紧张综合征等。

3. 情感 既要观察外部表情,又要询问内心体验,尤其要注意观察患者的眼神和面部表情。如凝视无神,谈话时注意力不集中、东张西望、心不在焉;或双目有神,注意涣散易淡漠、强制性哭笑等。

4. 感知 主要观察有无幻觉、错觉与感知综合障碍。可采用直接询问方式,或通过观察表情与行为表现间接获悉。了解感知障碍的种类、内容与性质,如问"你是否经常听到有人在说你什么?""说话的声音是一个人还是许多人?""是男人的声音还是女人的声音?""这声音熟悉不熟悉?""声音来自何处?""旁人听到没有?""当你思考时是否立即听到声音?""你看见什么人或特殊的形象吗?"等。若患者表情紧张、东张西望、出现攻击或逃避行为时,可能有错视或幻视;以棉花塞耳或鼻时可能有幻听或幻嗅;以猜疑目光注视并拒食时可能有幻味。

5. 言语 通过观察和交谈了解患者的言语表达情况,包括说话时语流速度、音调高低和言语内容等。检查有无自言自语,言语增多或减少、中断;回答是否切题,前后连贯性如何,有无联想散漫、思维破裂、中心内容是否明确;有无病理性赘述、意念飘忽、音联意联、重复言语、模仿言语及创新词等。有无强制性思维、思维被夺、思维插入等,并询问患者的主观体验,如问"你觉得自己可完全控制思考吗?""有否觉得自己思考受别人支配?或突然思考消失,或有某种思考插入你的脑中?""对这些现象你有什么想法?"等,应以患者的原话摘要如实记录。

6. 思维 通过交谈了解有无妄想、强迫观念等。大多数患者能在谈话中暴露思维内容，有些有被害妄想的患者由于不信任而隐瞒，此时需多次谈话并获得其信任后才肯暴露。检查时要善于启发诱导，使其愿意倾吐"真情"；对妄想内容不要轻易说服或否定，以免反感；更不能滥施同情，以免患者对妄想内容更加坚信不疑。如问："邻居对你好吗？""有人经常同你作对，或谈你什么了吗？"(被害妄想)，"你是否常觉得旁人一举一动与你有关？为什么？"(关系妄想)，"你爱人对你好吗？感情怎样？"(嫉妒妄想)，"你有否觉得自己的思想和一举一动都受他人控制？"(被控制妄想)，"你的外语水平如何？可以用英语交流吗"(夸大妄想)，"你是否感到某种想法在头脑中反复出现？你的体会是怎样？"(强迫观念)。有关妄想的内容要按患者所述的原话记录。

7. 定向 对时间、地点、周围人物及本身的辨认能力，分为良好、尚良、不良等三级。如问："现在是什么时候？""现在在什么地方？""这个人是谁？""你叫什么名字？做什么工作？"记录患者回答的原话。

8. 记忆 分远记忆与近记忆两种。通过以往经历的回忆及对近日发生的事情分别了解两种记忆情况。如问"你以前做什么工作？到过哪些地方？""什么时候来此的？有人陪送吗？"等。记忆检查结果可用良好、欠良、不良来描述。

9. 计算 用心算连续递减，如何 100－7＝93，86，79，…，2。有错误时在相应数字下划"—"标出，如 93，87，82，76。此法简单，有助于了解患者的注意、计算及数字保持能力，是测定智力常用的方法。计算检查结果用良好、欠良、不良来描述。

10. 常识 按患者的文化水平，提问生活中的一些常识，如问"一年中有哪几个季节？""一年中有哪些重要节假日？"等。检查结果用良好、欠良、不良来描述。

11. 判断 提出同类的两种不同事物，要患者说出本质的异同点，用以测定抽象思维能力。如问"马和羊有什么共同点与不同点？"判断结果分为良好、欠良、不良。

12. 自知力 患者对自己精神状态的认识和判断能力。如问"你觉得自己有病吗？"检查结果用自知力存在、部分存在、丧失描述。自知力存在是指患者对自己的精神异常有确切的认识，并能说出为什么说有病，病态表现及对病态的认识。自知力丧失是指患者对自己精神异常的各种表现没有认识能力，不承认有病。经过治疗，病情好转后，自知力也随之恢复，故判断自知力是否恢复是精神疾病是否好转的重要标志。若病情好转，但自知力未恢复，仍不能认为病已缓解或痊愈。

二、精神检查的方法

精神检查是通过观察和交谈来检查患者精神状态的一种方法。观察患者的一般表现、情感反应、动作与行为，也可以发现有无错觉或幻觉、自发言语等。通过交谈了解患者的定向力、言语、接触、智力、知觉、思维、自知力等。通过相应的躯体检查以了解患者有无抗拒、蜡样屈曲；若要了解有无模仿，不自主服从时，医生要作出一些动作，同时观察患者的反应。

交谈应在自由畅谈的气氛中进行。由于病情不同，交谈方式应随机应变。有的患者一见如故，滔滔不绝，此时应注意观察患者表情、动作、言语表达方式、语句的连贯性，以及与环境的关系，必要时可以用转移话题的插话来获得所需资料；有的患者说话虽多，但自言自语，连贯性差，结构松散，与环境缺乏联系，虽对提问有短暂的切题应答，但易迅速转移话题，或答不切题，此时除观察外，还要耐心提问，不能急躁；对有敏感、猜疑、敌对情绪的患者，可于开始交谈时作一些适当解析，以消除其疑虑，谈话时不作记录，对所谈内容不要轻率评论，不表示赞同或否定，当谈及关键问题又有怀疑警惕态度时，要鼓励其谈下去。保证不泄露秘密等。

在交谈过程中的记录要有针对性、选择性。医生的提问用直阵式写在记录纸左侧，患者答语也用直阵式写在纸的右侧，尽量引用原句，以保持真实性，并在括号内说明答话时的表情、态度、反应速度等。谈话应由浅入深，从日常生活等逐渐过渡到与疾病有关的症状，可从姓名、年龄、家庭住址、工作单位、何人陪伴来院等问题谈起，逐步深入。若谈不下去时，也可根据病史中资料提问。

第二节 精神疾病的诊断

在采集病史、精神检查、躯体检查、神经系统检查和辅助检查后，综合分析临床资料基础上，首先确定有无精神疾病，其次为何种精神疾病。

一、有无精神疾病

对有明显精神异常者的判断不难。当患者的精神活动与病态的界限不明显时，使判断困难时还要了解：①同本人过去的精神状态比较有无改变；②同周围人的生活习惯比较，改变是否显著及其持续的时间；③患者的病前性格特征，一级亲属的性格特征；④若近期有心理冲突或矛盾时应分析原因、背景及患者当时的心境等。

二、是何种精神疾病

1. 病因 大致分为两类，即器质性（或继发性）与功能性（或原发性）精神疾病。

2. 临床表现

（1）器质性精神疾病包括：①脑器质性精神障碍；②脑以外躯体疾病所致精神障碍。

（2）精神活性物质所致精神障碍，又称中毒性精神病。

（3）功能性精神疾病：分为神经症与精神病两类，根据各病的特征作进一步分类。

（4）精神发育迟滞。

3. 病程与预后 从起病缓急、病程长短、发作性或持续性、首次发作或多次发作、间歇期精神状态是否恢复正常、是否遗留社会功能减退及人格改变等均可作为诊断的参考依据。

第七十九章
脑器质性精神障碍

脑器质性精神障碍又称脑器质性精神病，是指由于脑部感染、变性、血管病、外伤、肿瘤等病变引起的精神障碍。随着人类寿命的延长，老龄人口逐渐增加，脑器质性精神障碍的发病率也明显地增高。

脑器质性精神障碍的临床表现可概括为急性和慢性脑器质性综合征两种。急性脑器质性综合征起病多急骤，病情发展较快，病程较短，损害范围较局限，预后多良好，其病变往往是可逆性的。慢性脑器质性综合征则起病多缓慢，病情发展较慢，有逐渐加重趋势，病程多持久，预后较差，病变常不可逆。不少脑器质性精神障碍既有器质性的临床特征，又伴有某些显而易见的器质性障碍的表现，两者之间有相互交织、相互重叠现象。本节将介绍几种常见脑部疾病伴发的精神障碍。

一、多发梗死性痴呆

多发梗死性痴呆(multi-infarct dementia，MID)又称血管性痴呆。国外本病发病率颇高，欧美报告该病约占老年期痴呆的10%，国内尚无调查数据。发病年龄在50～65岁，男性略多于女性。

【病因】

动脉硬化及动脉血栓是致多发性脑梗死的最常见原因。能造成脑供血不足，脑组织缺血和软化灶等疾病，如各种原因引起的脑栓塞、脑血栓形成、脑脉管炎、血管管腔狭窄均可导致多发性脑梗死，精神障碍的发生还与患者病前性格特征、遗传素质、环境因素及机体功能状态有关。

【临床表现】

约半数患者起病缓慢。早期表现为头痛、头晕、耳鸣、睡眠障碍、注意力不集中、易疲劳等类似神经衰弱症状。情感脆弱也是早期常见症状，表现为情感控制能力减弱、易伤感、易激惹，或无故烦躁、苦闷、悔恨、优虑等。随后出现近记忆障碍，尤以人名及数字的记忆缺损为著。人格及智力在相当长时间内保持完好。晚期出现强制性哭笑、情感淡漠及痴呆等。有时急性缺血发作或数次短暂缺血发作之后可出现意识蒙胧、谵妄或错乱状态，智力减退，行为紊乱，以及疑病、被害、嫉妒、夸大或被窃等妄想，偶伴有幻觉。

病程常呈现出跳跃性加剧和不完全缓慢的波动性特点。

【诊断与鉴别诊断】

(1) 常有高血压和躯体其他部位动脉硬化的证据。

(2) 有反复发作的短暂脑供血不足或脑卒中史。

(3) 情绪不稳和近记忆障碍为主要表现，人格在较长时间内保持完整。

(4) 波动性病程。

(5) 常伴有脑局灶性损害体征。

(6) 排除老年性痴呆。

【治疗】

早期诊断和早期治疗有重要意义。

(1) 在治疗高血压和动脉硬化的基础上，及时诊治各种形式的脑缺血发作，对于MID的防治具有重要意义。

(2) 改善精神症状　对脑衰弱综合征可参考神经衰弱的治疗。对兴奋躁动、幻觉、妄想常选用抗精神药物治疗，严重兴奋躁动者可予以安定或氟哌啶醇肌内注射，但药物剂量应从小量开始，不宜剂量过大与用药过久，抑郁明显时首选三环类抗抑郁药。意识障碍时应给予促神经细胞代谢药。痴呆者除用镇静药和改善脑代谢药物外，可试用高压氧治疗与抗凝治疗，加强护理和对症处理亦十分重要。行为治疗可能有利于痴呆者不良行为的改善。

二、颅脑外伤所致精神障碍

颅脑外伤性精神障碍是指颅脑受到外力的直接或间接作用，引起脑器质性或功能性障碍时出现的精神障碍。青壮年多见。

【病因】

各种原因导致的闭合性与开放性颅脑损伤是发病的主要因素，个体的素质特征及外伤后的心理社会因素有一定作用。闭合性颅脑外伤所致精神障碍尤为常见，开放性颅脑损伤则与远期或慢性精神障碍的关系密切。颅脑外伤越重，发生精神障碍的机会越大，持续的时间也越长。

【临床表现】

(一) 急性期精神障碍

(1) 意识障碍　见于闭合性脑外伤，可能是由于脑组织在颅腔内的较大幅度的旋转性移动的结果。脑震荡意识障碍程度较轻，可在伤后即发生，持续时间多在半小时以内。脑挫伤患者严重意识障碍持续时间可为数小时至数天，在清醒的过程中可发生定向不良、紧张、兴奋不安、恐惧、丰富的错觉与幻觉，称为外伤性谵妄。如脑外伤时的初期昏迷清醒后，经过数小时到数日的中间清醒期，再次出现意识障碍时，应考虑硬脑膜下血肿。

(2) 遗忘症　当患者意识恢复后常有记忆障碍。外伤后遗忘症期间是指从受伤时起到正常记忆恢复的时间。以逆行性遗忘较常见(即指对受伤前的一段经历的遗忘)，多在数周内恢复。部分患者可发生持久的近事遗忘、虚构和错构，称外伤后遗忘综合征。

(二)后期精神障碍

(1) 脑外伤后综合征　多见，表现出头痛、头昏、恶心、易疲乏、注意力不易集中、记忆减退、情绪不稳、睡眠障碍等，通常称脑震荡后综合征，症状一般可持续数月。有的可能有器质性基础，若长期迁延不愈，往往与心理、社会因素和易患素质有关。

(2) 脑外伤后神经症　可有疑病、焦虑、癔症等表现，如痉挛发生、聋哑症、偏瘫、截瘫等，起病可能与外伤时心理因素有关。

(3) 脑外伤性精神症　较少见，可有精神分裂症样状态，以幻觉妄想为主症，被害内容居多，也可呈现躁郁症样状态。

(4) 脑外伤性痴呆　部分脑外伤昏迷时间较久的患者,可后遗痴呆状态,表现出近记忆、理解和判断明显减退,思维迟钝。并常伴有人格改变,表现为主动性缺乏、情感迟钝或易激惹、欣快、羞耻感丧失等。

(5) 外伤后人格障碍　多发生于严重颅脑外伤时,常与痴呆并存。变得情绪不稳、易激惹、自我控制能力减退,性格乖戾、粗暴、固执、自私和丧失进取心。

【诊断】

(1) 首先确定有无脑外伤　了解外伤前后详细经过,包括受伤时间、原因、程度,有无意识障碍,意识障碍持续时间及伴发症状。遇有工伤事故、交通事故或日常生活纠纷时所发生的脑外伤,因常牵涉到人事关系及赔偿问题更要慎重对待,除患者自述外,应有旁证,包括当时医生诊治的详细记录,或邀外科或神经外科医生会诊,除非确有脑外伤的诊断依据,勿轻易下脑外伤后遗症诊断。

(2) 神经系统检查　有无局限性体征。

(3) 辅助检查　头颅平片、脑超声诊断、脑电图、颅脑CT检查及心理测验等。

(4) 排除各种神经症　精神分裂症、情感性障碍、病态人格、慢性硬膜下血肿及其他脑器质性疾病所致的精神障碍。

【治疗】

(1) 急性期　以颅脑外伤的专科处理为主,当生命体征稳定后以卧床休息和对症处理为主。对兴奋躁动并确诊为非颅内出血所致者,在密切观察瞳孔与意识状态情况下,予以小剂量抗精神病药或抗焦虑药。

(2) 后期精神障碍的治疗　脑外伤后综合征与神经症参阅相应神经症的治疗,对恐惧与抑郁者可选用三环类抗抑郁药治疗,脑外伤后精神病可选用抗精神病药治疗。对痴呆和人格改变以管理、教育和训练为主或予以行为治疗。神经营养药对智力障碍可获一定效果。

【病程与预后】

病程和预后均与外伤的部位、性质、类型、意识障碍及遗忘症的时间、有无并发症、治疗条件,以及个体素质、心理社会因素等密切相关。一般认为较轻的急性精神障碍在积极治疗下,可于1～2个月内恢复。后期精神障碍病程较迁延,如外伤性神经症和外伤后综合征可持续多年,但经过适宜治疗仍有可能痊愈。外伤性痴呆及人格改变预后较差。

三、脑肿瘤所致精神障碍

脑肿瘤病程中可出现各种精神障碍,以情感淡漠、意识障碍、智力减退、人格改变为多见,发生率国内为33%～50%,国外为70%,30岁以后较多见。

【病因】

精神障碍表现与发生率同脑肿瘤部位、肿瘤性质、年龄等因素有关。

(1) 肿瘤部位　精神症状以额叶、颞叶、胼胝体等部位肿瘤多见,出现时间早,程度也严重,次为顶叶、三脑室及脑干。双侧大脑及多发性肿瘤较单侧脑及单个肿瘤多见,幕上肿瘤较幕下多见。

(2) 肿瘤性质　以各型胶质瘤、脑膜瘤与转移癌多见,其中多形性成胶质细胞瘤及转移瘤发展迅速,星形细胞瘤、脑膜瘤进展较缓慢。恶性肿瘤所致精神障碍较良性者多见。

(3) 年龄　脑肿瘤发生在20岁之前以意识障碍为主,30岁以后则以智力减退和人格改变多见,情感淡漠则见于各年龄组。

(4) 其他 颅内压增高与出现精神症状的关系尚难肯定。有人认为遗传因素及个体反应可增加精神症状的发生率。

【临床表现】

(一) 一般症状

脑肿瘤的精神症状并无任何特殊性,通常几个方面均有不同程度的障碍或某一方面较突出,偶见重精神病征象。一般而言,发展较快的脑肿瘤易致认知功能紊乱,迅速发展的脑肿瘤常产生急性脑器质性综合征,伴有明显的意识障碍,发展缓慢的脑肿瘤较少发生精神障碍,后期可有痴呆综合征或人格改变。

(1) 意识障碍 轻者可见注意范围缩窄、注意力集中困难、近记忆不良、反应迟钝、思维不连贯、定向障碍及嗜睡,随着病情进展出现意识障碍加重,直至昏迷。早期意识障碍具有波动性,间有意识相对清醒期。

(2) 记忆障碍 早期为近记忆减退或近事遗忘,后可出现定向障碍。

(3) 智力障碍 表现为全面痴呆,思维贫乏,定向障碍,联想缓慢,记忆困难,计算、理解和判断不良。

(4) 情感障碍 脑肿瘤初期由于个体对大脑功能障碍的适应不良而情绪不稳,易激惹。随病情发展出现焦虑、抑郁或欣快。后期则以情感淡漠为主,缺乏主动性,对周围事物不关心,对亲人冷漠。

(5) 人格改变 与以往性格判若两人,表现为低级意向增加、主动性丧失、行为幼稚、羞耻感消失及不道德行为。

(6) 其他 可有幻视、幻听、幻触及感知综合障碍,妄想的内容简单、肤浅,结构松弛而不固定。

(二) 不同部位脑肿瘤的精神症状

常见部位脑肿瘤所致精神症状简述如下。

1. 额叶 精神症状较其他部位多见(约70%),往往在早期及神经系统体征尚未显现之前发生,主要有以下几种:①情绪障碍;②主动性缺乏;③人格改变;④智力障碍;⑤括约肌机能失控;⑥其他,如运动性失语、言语呐吃或抽搐发作等神经系统症状。有的出现精神分裂症样或躁郁症样症状,多见于额叶脑膜瘤,易发生误诊。

2. 颞叶 除出现酷似额叶肿瘤的持续性精神症状外,还可有发作性症状,如痉挛发生(50%)、钩回发作。后者常以幻味和幻嗅觉开始,随即出现意识障碍,呈梦呓样状态,谈话或活动中止,双目凝视,可有非真实感、似曾相识症、旧事如新症、强迫思维、感知综合障碍、异常恐怖或突然情绪变化,同时伴有舐唇、伸舌、咀嚼、摸衣等不自主动作。有时可出现感觉性失语。

3. 顶叶 精神症状较少。可有以抑郁为主的情绪改变,其他症状如主动性减少、思维缓慢、理解困难等。

4. 胼胝体 常于早期出现、严重且多样的精神症状,表现智力减退、记忆障碍、人格改变等。

5. 间脑 出现精神症状较少,以显著的记忆障碍为主,也可有柯萨科夫综合征、痴呆、人格改变、情绪障碍、嗜睡等。

6. 幕下(颅后凹) 以早期出现意识障碍为主,精神症状少见。

7. 枕叶 精神症状少见。可出现幻视。

8. 垂体　除内分泌机能障碍外，可有精神迟钝、行为被动、性欲减退、嗜睡等。

（三）神经系统症状与体征

多有头痛、眩晕、呕吐、视乳头水肿等颅内压增高征象及局限性的定位体征。

【诊断】

脑肿瘤时精神症状多数发生在神经症状出现之后，故在原发病已确诊的情况下，精神症状不论呈何种表现，诊断一般不难。但前额叶、颞叶及胼胝体出现肿瘤时，精神症状往往为首发表现，致临床诊断易误诊为非器质精神疾病，故需注意。

(1) 收集病史　了解既往有无精神病史，若中年以后首次出现精神活动异常、小便失控、人格改变，再有头痛或者癫痫发作，要考虑脑肿瘤可能。

(2) 精神检查　着重注意有无意识障碍和智力障碍。

(3) 神经系统与躯体检查　可疑的阳性体征、辅助检查(如头颅平片、脑电图、颅脑 CT 检查)有助于脑瘤诊断，但任何单项检查均有一定的阴性率，故须结合病史和临床表现全面考虑，必要时行颅脑核磁共振检查。

【治疗】

(1) 病因治疗：以手术治疗为主。

(2) 脱水疗法。

(3) 药物治疗：无意识障碍情况下出现精神兴奋状态时，可适当采用安定剂，如硝基安定 5～10 mg，或安定期 10～20 mg 肌注或静注。慎用抗精神病药物。

四、散发性脑炎所致精神障碍

散发性脑炎又称散发性病毒性脑炎，常出现精神障碍。多见于青壮年。

【病因】

(1) 病毒　国外报告以单纯性疱疹病毒为常见病因。近年来国内虽多有报导，但多未经脑组织病毒分离或免疫荧光检查证实。

(2) 病理变化　弥散性大脑炎性改变以颞中部、额叶眶面为著，重者呈急性坏死性炎性改变。

【临床表现】

急性或亚急性起病，病前常有上呼吸道或消化道感染症状。

1. 精神症状　半数以上病例出现精神障碍，其中约 1/3 为疾病的首发症状。

(1) 谵妄状态　兴奋躁动、定向障碍、片断幻觉妄想、理解困难、注意涣散、尿失禁等。重时陷入昏睡或昏迷状态。

(2) 木僵状态　缄默、违拗、肌张力增高，可有蜡样屈曲。

(3) 精神分裂症或躁郁症样状态　前者以联想散漫、幻觉妄想为主症；后者以情绪不稳、易激惹或情绪低落等为主症。

(4) 智力障碍　记忆、计算、理解困难，思维贫乏，主动性减退及情绪淡漠或欣快。

2. 神经系统症状　可有痉挛发作、颅神经损害、锥体束征、肌张力增高、共济失调、不自主运动、肢体轻瘫、脑膜刺激征及颅内压增高症。

3. 辅助检查　血液白细胞总数中度增高，中性粒细胞稍多。脑脊液压力正常或稍高，细胞数正常或稍高，以淋巴细胞为主。脑电图有弥漫性异常，以颞区及额区局限性改变为著，对诊断有重要意义。颅脑 CT 扫描可显示有脑水肿及软化坏死灶。

【诊断】

本病确诊需作脑组织病毒分离或免疫荧光检查。目前我国此项检查尚未能广泛开展，主要依赖临床诊断。诊断依据如下。

(1) 病前可有上呼吸道或消化道感染病史。

(2) 急性或亚急性起病。

(3) 急性期精神症状以谵妄状态或木僵状态为主症。

(4) 痉挛发作或神经系统阳性体征。

(5) 脑电图阳性发现，尤其颞、额部显著。

(6) 血及脑脊液轻度炎症性反应，疱疹病毒抗体阳性。

(7) 排除脑肿瘤、精神分裂症、躁郁症等。

【治疗】

(1) 病因治疗　常用清热解毒、芳香化湿的中药合并氢化可的松或地塞米松、甘露醇等抗炎和脱水，辅以神经营养代谢药(如 ATP、胞磷胆碱等)和免疫制剂(如干扰素、转移因子等)。也可试用抗病毒药物，如阿糖胞苷、吗啉呱、板蓝根注射液等。

(2) 对症治疗　精神症状突出时可用小剂量抗精神病药作短期对症治疗。紫雪丹或安宫牛黄丸及克脑迷、氯酯醒等苏醒剂可促进意识障碍的恢复。

(3) 加强护理和支持治疗。

【病程及预后】

本病呈急性进展，病程一般 2～3 周。轻症者可痊愈，但重症者多有后遗症(50%～70%)，呈痴呆状态及神经系统损害体征。病程中意识障碍加深至昏迷者，预后差，严重者死亡。

第八十章
躯体疾病所致精神障碍

躯体疾病所致的精神障碍是指在内脏器官、内分泌、代谢、营养、血液、胶原病和感染以及其他内科疾病的整个病程中所表现的精神障碍，是在原发躯体疾病的基础上产生，以急性精神障碍表现为多见，是原发的躯体疾病的全部症状中一个组成部分。躯体疾病所致的精神障碍一般不包括精神活性物质所致的精神障碍和脑器质性精神障碍。

【病因】

1. 生物学因素 如性格特征、遗传因素、神经系统机能状态和性别、年龄等因素的影响。

2. 心理-社会环境因素 如家庭、工作、社会、环境等因素的作用。

【临床表现】

躯体疾病所致的精神障碍因原发病不同而有差异，但有其共同的表现。

（一）精神障碍

1. 意识障碍 较多见。如嗜睡、昏睡、昏迷、谵妄等状态，以谵妄较多。

2. 幻觉、妄想状态 幻觉多为幻视和幻听，妄想多为迫害、追踪、监视等。两者往往混合发生。

3. 抑制状态 寡言、少动、缺乏主动性，常卧床、情感迟钝等。

4. 兴奋状态 躁动、兴奋、多言、喊叫等，意识障碍轻微。

5. 智力障碍 痴呆状态和柯萨科夫综合征。

（二）神经症状

在重症时可发现颅神经障碍、瘫痪、锥体束征、扑翼样震颤、癫痫样痉挛发作等。

【诊断】

（1）首先明确原发病由何病因引起的，是属于躯体疾病，还是属于中毒性疾病或脑器质性疾病；

（2）确定精神障碍的症状特征，属于哪种意识障碍或精神综合征的种类；

（3）确定躯体疾病与精神障碍之间的先后关系，是在躯体疾病之前，还是在躯体疾病之后出现的；

（4）观察躯体疾病的病情与精神障碍之间的相关性。

除明确上述诊断要点外，还必须做详细的躯体、精神和各种相应辅助检查。

【防治】

首先防止可能诱发精神障碍的躯体疾病，如感染、外伤、拔牙、流产、手术和麻醉药、催眠药、酚噻嗪类药等应用。精神障碍的处理，以对因和对症两方面进行。往往先进行对症治疗，后对因治疗。如精神障碍的处理，对不伴有意识障碍的可选用氟哌啶醇等。亦可用苯二氮䓬类如安定、氯安定等。慎用氯丙嗪、奋乃静、三氟拉嗪等。

【病程和预后】

取决于原发病的病情轻重、病程长短。预后一般是可逆的，恢复后多不遗留精神缺陷。少数病例昏迷时间较长可遗留人格改变或智力减退。

【临床常见脑病】

（一）肝性脑病

肝性脑病是由严重肝病引起的，以代谢紊乱为基础，以意识行为改变和昏迷为主要表现的中枢神经系统功能失调综合征。

1. 病因 多由于各型肝硬化、重症病毒性肝炎、中毒性肝炎和肝癌等疾病引起。

2. 临床表现

（1）精神障碍 ①意识障碍：嗜睡、昏迷、谵妄或错乱等状态。②抑制状态。③兴奋状态。④智力障碍。

（2）神经症状 言语模糊不清、扑翼样震颤、眼球震颤、肌痉挛等。

3. 诊断要点 ①确诊为严重肝病和肝功能异常；②精神改变，如抑制状态或兴奋状态，或昏睡、谵妄转为昏迷；③血氨增高；④排除其他引起精神障碍的疾病。

（二）肺性脑病

肺性脑病是指由于慢性肺部疾病引起肺功能不全和重症呼吸功能障碍，导致精神障碍的一组疾病。

1. 病因

肺性脑病由慢性肺气肿、慢性支气管炎、肺结核及脊椎侧弯、后屈，重症肌无力症等引起。

2. 临床表现

（1）精神障碍 ①意识障碍：嗜睡或朦胧、谵妄以至昏迷状态。②躁狂状态。③抑制状态。④幻觉或妄想状态。

（2）神经症状 扑翼样震颤或痉挛发作，肌阵挛、视乳头水肿、视网膜出血、复视等。

3. 诊断要点 ①确诊慢性肺部疾病和呼吸障碍疾病引起肺功能不全；②抑制状态和朦胧、昏睡、兴奋不安、昏迷；③辅助检查：动脉血气、二氧化碳分压、二氧化碳结合力。

（三）心性脑病

心性脑病是指由各种心脏疾病引起缺氧、缺血出现精神障碍的一组疾病。

1. 病因 冠状动脉粥样硬化性心脏病、心瓣膜病、先天性心脏病、各种心内膜炎等。

2. 临床表现

（1）精神障碍 ①神经衰弱综合征。②意识障碍：以意识丧失为多，如失神、眩晕、短暂的脑缺血发作，少数可有谵妄。③抑郁状态。④幻觉或妄想状态。

（2）神经症状 血栓形成或脑栓塞及痉挛发作等。

3. 诊断要点 ①确诊心脏疾病。②出现失神、眩晕或短暂意识发作等。③出现幻觉或抑郁甚至谵妄状态。④辅助检查：心电图、血脂增高等改变。

（四）肾性脑病

肾性脑病是指急、慢性肾脏疾病所致的肾功能衰竭引起以氮质潴留为主的发生严重精神障碍的一组疾病。

1. 病因 由于慢性肾小球肾炎、慢性肾盂肾炎等引起慢性肾功能衰竭。

2. 临床表现

(1) 精神障碍 ①神经衰弱综合征，早期多见。②抑制状态。③意识障碍：嗜睡、谵妄甚至昏迷。④幻觉或妄想状态。⑤智力障碍等。

(2) 神经症状 癫痫样痉挛发作、神经炎、扑翼样震颤、面瘫、眼球震颤、听力减退、视力障碍、脑膜刺激征等。

3. 诊断要点 ①确诊肾功能衰竭；②疲倦、无力、少动；③辅助检查：血内氮质增高，二氧化碳结合力降低。

第八十一章 精神活性物质所致精神障碍

一、概述

精神活性物质所致精神障碍又称中毒性精神障碍或中毒性精神病，是指摄入各种能明显影响精神活动的物质所致的精神障碍。临床上较常见的有农药中毒、医用药物中毒、重金属中毒、嗜好物中毒及食品中毒等引起的精神障碍。国内资料显示，占精神科住院患者的0.3%～0.9%。

【病因与发病机制】

(1) 易致精神障碍的物质：铅、汞、锰、一氧化碳、二硫化碳、苯等工业毒物；有机磷、有机汞等常用农药；肉毒杆菌污染的食物、臭米面等食品；医用药物如激素、阿托品、抗结核药、巴比妥类、溴剂等；酒及其他嗜好物等。

(2) 研究各种毒物作用于机体时，首先引起大脑皮质主动性抑郁过程的削弱，出现兴奋性增高，以后出现弥散性超限抑制和保护性抑制是出现意识障碍和运动兴奋的机理。

(3) 毒物的性质、剂量、进入机体的途径、速度和持续的时间，以及个体敏感性，神经系统功能状态、年龄、健康状况等因素均与精神障碍的发生及表现形式有关。

(4) 毒物对中枢神经系统，特别是脑细胞的损害，以及能引起脑循环障碍、脑水肿、脑缺氧等病理变化均对精神障碍的发生具有重要意义。

【临床表现】

不同毒物引起精神障碍有一定的特性，但其精神症状也具有某些共同表现。

1. 急性中毒　由短期内有较大剂量的毒物进入机体引起。轻者表现为脑衰弱综合征、重者以意识障碍为多见，可表现为嗜睡、意识模糊、昏睡或昏迷、谵妄、错乱等状态。在急性期意识障碍恢复过程中可出现幻觉妄想状态、躁狂或抑郁状态、木僵或抑制状态、兴奋或抑郁状态、兴奋或紧张综合征等。

2. 慢性中毒　由长期、小量毒物进入机体引起。发病缓慢，临床症状较持久。早期可出现脑衰弱综合征，病程中也可出现各种感知觉、情感和思维障碍。

3. 后期　可遗留神经衰弱综合征、遗忘综合征、痴呆状态和人格改变等慢性脑器质性综合征的表现。

【诊断】

(1) 有使用精神活性物质的证据，并了解中毒物质的种类、性质、剂量和中毒持续时间。

(2) 在使用精神活性物质后,紧接着出现心理、生理症状或精神障碍。

(3) 精神活动能力明显下降或社会功能明显下降。

(4) 既往无脑器质性疾病史。

(5) 排除其他器质性病因所致的精神障碍。

【治疗】

(1) 以治疗或抢救急性中毒为主。

(2) 注意心脏、呼吸功能,纠正水、电解质平衡紊乱。

(3) 采用小剂量相应精神药物治疗精神症状,意识障碍者禁用催眠镇静剂。

二、酒精所致精神障碍

酒精是一种亲神经性物质,一次相对大量饮酒即可导致精神异常,如果长期饮用可以引起各种精神障碍包括依赖、戒断综合征以及精神病性症状。除精神障碍之外,常出现躯体损害的症状和体征。

【病因】

酒精所致精神障碍,尤其是慢性酒精中毒的病因和发病机制非常复杂,一般认为是个体生物因素与社会环境因素相互影响、共同作用的结果,不能仅用某单一因素进行解释。

1. 遗传因素 调查资料证实,酒精中毒的家族聚集性非常明显。嗜酒者子女患酒精中毒的风险率为正常对照组子女的3～4倍。

2. 生化异常 酒精能引起大脑某些区域多巴胺系统功能的异常。研究结果表明,给予实验动物多巴胺拮抗剂可引起其嗜酒增加,化学损毁多巴胺神经元亦能强化动物的觅酒行为。

3. 社会环境因素 研究提示,社会、家庭以及经济方面的种种问题与酒精引起的精神障碍关系密切。不少患者病前都曾企图通过饮酒来缓解应激造成的紧张和焦虑,从而促进饮酒行为不断强化。

4. 精神障碍 调查显示,近80%的酒精中毒患者至少同时合并一种其他精神障碍,以抑郁、焦虑和反社会型人格障碍最为常见。

【临床表现】

因饮酒而引起的精神障碍分为急性酒精中毒和慢性酒精中毒两大类,按酒精中毒的性质及临床特征又可将急、慢性酒精中毒各分为若干亚型。

(一) 单纯醉酒

1. 单纯醉酒 单纯醉酒又称普通醉酒状态。在醉酒初期,醉酒者的自我控制能力减退,言语增多,内容夸大;情绪兴奋,出现与环境不甚协调的欢乐,但情绪不稳定,具有易激惹和发泄特点;动作也在醉酒时增多,行为变得轻浮,常显挑衅性,有时不顾后果。部分醉酒者情绪消沉、少语、悲泣,或者出现困倦。醉酒进一步进展,则出现意识障碍,如意识清晰度下降,乃至出现嗜睡、昏睡甚至昏迷。除重症者外,一般能自然恢复,且无后遗症状。

2. 病理性醉酒 患者饮酒后出现环境意识和自我意识障碍,多伴有片断恐怖性幻觉和被害妄想,临床上表现为高度兴奋、极度紧张和惊恐。在幻觉妄想的支配下,患者常突然产生攻击性。往往是暴力行为,如毁物、自伤或攻击他人等。该醉酒状态一般持续数分钟、几个小时乃至一整天,随患者进入酣睡状态而结束发作。在清醒后,患者对发作过程不能回忆。与单纯醉酒不同,病理性醉酒患者没有言语增多、欣快和明显的中毒性神经系统症状。

这类患者对酒精的耐受性极低，所饮用酒量对于大多数人不会产生中毒。另外，过度疲劳或长期严重失眠有时可能促使病理性醉酒的产生。

3. 复杂性醉酒 患者一般有脑器质性疾病史，或者患有影响酒精代谢的疾病，如癫痫、脑血管病、颅脑外伤、脑炎以及肝病等。在此基础上，患者对酒精的敏感性增高，小量饮酒后便发生急性中毒反应，出现明显的意识障碍，常伴有错觉、幻觉、被害妄想，有显著的情绪兴奋、易激惹，攻击和破坏行为多见。此类发作通常持续数小时，缓解后患者对发作经过部分或全部遗忘。

（二）慢性酒精中毒

1. 依赖综合征 这是由反复饮酒所引起的一种特殊心理状态，患者有对酒的渴求和不断需要饮酒的强迫感，可持续或间断出现，若停止饮酒则出现心理和生活戒断症状。戒断症状反复出现，如果患者减少酒量或延长饮酒间隔，即引起体内酒精浓度下降而出现戒断综合征。最常见的症状是手、足、四肢和躯干震颤，共济失调，情绪急躁，易有惊跳反应，还可见多汗、恶心和呕吐。若及时饮酒，上述戒断症状能迅速消失。因夜睡时间较长，血浆酒精浓度下降明显，故戒断症状多发生于清晨。所以，绝大部分患者均在清晨饮酒，借以缓解戒断症状引起的不适。这种现象称作“晨饮”，对依赖综合征的诊断有重要的意义。病情较重的患者如果相对或绝对戒断，可出现严重惊厥、意识混乱或震颤谵妄。

2. 震颤谵妄 患者在长期饮酒后骤然减少酒量或停饮可很快产生短暂的意识障碍。部分患者在发作数日前即有情绪低落、焦虑紧张和失眠等前驱症状。发作时患者意识不清，有时间和地点定向障碍，出现生动而鲜明的幻视与被害妄想；因而表现为极端恐惧不安或冲动行为。同时可见患者四肢粗大震颤和共济失调，并常伴有发热、大汗、心率过速、血压升高以及瞳孔散大等。严重时可危及生命。震颤谵妄持续时间不等，一般为 3～5 天。恢复后患者对病情经过部分或全部遗忘。

3. 酒精中毒性幻觉症 这是一种因长期饮酒引起的幻觉状态。患者在突然减少或停止饮酒后 1～2 天内出现大量丰富鲜明的幻觉，以幻视觉为主。常见原始性幻视以及评论性和命令性幻听。在幻觉基础上，亦可出现被害妄想以及相应的紧张恐惧或情绪低落。发病期间，患者的意识状态清晰，亦无明显精神运动性兴奋和植物神经功能亢进症状。酒精中毒性幻觉症持续时间不定，少则几小时，最长一般不超过 6 个月。

4. 酒精中毒性妄想症 患者在意识清晰的情况下出现嫉妒妄想与被害妄想，临床上以前者多见。患者无端怀疑配偶不忠，为此常有暴怒反应，也可导致对猜疑对象或配偶进行攻击，有时酿成凶杀恶果。以往也将其称作酒精中毒性嫉妒。酒精中毒性妄想症起病缓慢，病程迁延，如长期坚持戒酒可以逐渐恢复正常。

5. 酒精中毒性脑病 这是慢性酒精中毒最为严重的精神病状态，是长期大量饮酒引起脑器质性损害的结果。临床上以谵妄、记忆力缺损、痴呆和人格改变为主要特征，绝大部分患者不能完全恢复正常。

【诊断】

诊断酒精所致精神障碍的主要依据：具有确定的饮酒史以及有充分的理由断定患者的精神症状直接由饮酒或戒断引起。急性酒精中毒与饮酒量密切相关，常在一次大量饮酒后急剧发生；但在某些脑器质性疾病基础上，少量饮酒即可产生与饮用酒量不相符的严重急性中毒反应。慢性酒精中毒则以长期饮酒为基础，各种临床综合征常在形成依赖之后逐渐出现，突然减少酒量或停饮能急剧产生症状。除精神症状之外，无论急性或慢性酒精中毒，患者均有短暂或持续存在的躯体症状和体征以及中毒性神经系统损害表现。

在掌握酒精所致精神障碍的诊断要点的基础上，一般不难与其他精神障碍进行鉴别。急性酒精中毒应排除：①某些脑器质性疾病急性发作，如癫痫、脑血管意外等；②躯体疾病引起的谵妄状态；③其他精神活性物质所致精神障碍；④情感性精神障碍的躁狂发作。慢性酒精中毒引起的幻觉症与妄想症应注意与精神分裂和偏执性精神障碍相区别。

【治疗】

对于酒精所致精神障碍，尤其是慢性酒精中毒的治疗多采用综合性疗法。

1. 戒酒是治疗能否成功的关键 一般应让戒酒者在住院条件下接受治疗，以断绝酒的来源。临床上应根据患者酒精依赖和中毒的严重程度灵活掌握戒酒的进度，轻者可尝试一次性戒断，而对酒精依赖严重的患者应采用递减法逐渐戒酒，避免出现严重的戒断症状以至危及生命。无论一次或分次戒酒，临床上均要予以密切观察与监护。尤其在戒酒开始后第一周，特别是注意患者的体温、脉搏、血压、意识状态和定向能力，及时处理可能发生的戒断反应。目前尚无成熟的戒酒药物。

2. 对症治疗 针对患者出现的焦虑紧张和失眠症状，可用抗焦虑药，如安定、甲基三唑氯安定、安泰乐等对症处理，宜给予能控制戒断症状的最低剂量。若患者出现抽搐，可肌内注射安定或利眠宁，剂量分别为10～20 mg和50～100 mg，必要时每4 h重复注射一次，利眠宁亦可口服，日剂量为40～100 mg，分3次给药。因为上述药物均能引起依赖，故只宜短期使用。对于明显兴奋、躁动的患者，可小剂量给予氯丙嗪或氟哌啶醇肌内注射或口服治疗。

3. 支持治疗 因多数患者有神经系统损害且躯体营养状态较差，应给予促进神经营养药物治疗，同时补充大量维生素，尤其是B族维生素。

4. 心理治疗 临床实践证明，行为疗法对帮助患者戒酒有一定的作用。使用戒酒硫是行为疗法中常采用的一种手段，能促使患者建立对饮酒的厌恶反射。但该药有一定的毒性，不可长期使用，一般3～5天为宜，每日剂量500 mg左右。此外，国内外应用阿扑吗啡的厌恶反射疗法也取得了较为满意的效果。其他心理治疗方法，如支持性心理治疗和认知疗法等也有益于帮助患者戒酒和预防复发。

第八十二章
精神分裂症

精神分裂症(schizophrenia)是一组病因未明的精神病，多起病于青壮年，常有感知、思维、情感、行为等多方面的障碍和精神活动的不协调。一般无意识障碍和智力缺损，病程多迁延。

精神分裂症是最常见、最难描述、最难做出完整定义的重性精神病。在有关记载中，直到1896年才由德国的克雷丕林作为一个独立疾病(早发性痴呆)进行描述，1911年瑞士的E·布鲁勒建议采用精神分裂症。该病在成年人口中的终身患病率近1%，城市高于农村，男性约高于女性。发病高峰年龄段集中在成年早期，男性为15～25岁，女性稍晚。我国1993年的全国精神疾病流行病学调查结果显示精神分裂症终身患病率为6.55‰。

【病因与发病机制】

1. 遗传　遗传因素是精神分裂症最可能的一种素质因素。我国家系调查资料表明：精神分裂症患者亲属中的患病率比一般居民的高6.2倍，血缘关系愈近，患病率也愈高。双生子研究表明：遗传信息几乎相同的单卵双生子的同病率远较遗传信息不完全相同的双卵双生子为高。综合近年来11项研究资料：单卵双生子同病率(56.7%)是双卵双生子同病率(12.7%)的4.5倍，是一般人口患难与共病率的35～60倍。说明遗传因素在本病发生中具有重要作用。寄养子研究也证明遗传因素是本症发病的主要因素，而环境因素的重要性较小。以往的研究证明疾病并不按类型进行遗传，目前认为多基因遗传方式的可能性最大，也有人认为是常染色体单基因遗传或多源性遗传。Shields发现如果病情较轻，病因复杂，多属多源性遗传。高发家系的前瞻性研究与分子遗传的研究相结合，可能会阐明一些问题。

2. 神经发育　精神分裂症的发生可能与神经发育异常有关。临床研究发现：脑发育异常的外部表现体现在以下几方面：① 病前轻度躯体异常，常见的有腭部升高，上眶凹陷或突出，眼裂下斜，鼻翼不对称，嘴的宽度减小，耳廓突出，耳叶小，手掌长，通贯掌等；② 社会适应与个性特征异常，童年期表现出发育延缓，并有认知障碍、语言智商和操作知识的成绩较差，部分患者患病前(儿童期)表现为常缺课、朋友少、孤独倾向增加、社交自信感较低及社交焦虑感增强等；③ 神经功能异常，大多研究发现精神分裂症患者的眨眼频率增快，视觉或听觉诱发电位试验提示患者一般有脑的警觉水平下降，但有妄想的患者则处于过度警觉状况；④ 神经心理异常，精神分裂症患者的神经心理测验结果类似于脑器质性精神障碍患者的结果，只是程度较轻，患者在注意、记忆、智能、概念的形成与抽象等方面均有或轻或重的损害。

3. 神经生化　精神分裂症神经生化基础方面的研究，主要有三个方面的假说。

(1) 多巴胺(dopamine,DA)假说　认为精神分裂症是中枢DA功能亢进，或由于DA受体增加导致对DA的敏感性增加所致。但这种假说的直接证据尚不足，还存在缺陷，部分患者的药物疗效不佳,因此不能都用多巴胺假说来解释。

(2) 5-羟色胺(5-hydroxytryptamine,5-HT)假说　近年来,发现精神分裂症患者脑脊液内五羟吲哚醋酸(5-HIAA)含量低,血内5-HT的合成与降解力降低,提示发病可能与患者脑内5-HT能活性降低有关。有人认为精神分裂症发生可能与脑内多巴胺系统(活性过强)与5-HT系统(活性过低)之间的不平衡有关。

(3) 谷氨酸假说　该假说认为中枢谷氨酸功能不足可能是精神分裂症的病因之一。谷氨酸是皮层神经元重要的兴奋性递质,脑发育早期突触的形成、突触的维持及突触的可塑性均受到谷氨酸系统的影响。相当多的证据表明,与正常人群相比,精神分裂症患者大脑某些区域(如中颞叶)谷氨酸受体亚型减少,抗精神病药物的作用机制之一就是增加中枢谷氨酸功能。

4. 心理-社会因素　尽管不少研究表明精神分裂症的发生与心理-社会因素有关,但至今为止,尚未发现任何能决定是否发生精神分裂症的心理-社会因素。某些应激事件确实使健康人导致了精神异常,但这种异常更多的是应激所致精神障碍。目前认为,心理-社会因素也仅属诱发因素。

【临床表现】

本症可发病于任何年龄,以青壮年最多,20～30岁发病者约占1/2,幼儿症状不典型,不易确诊。一般起病缓慢,起病日期难以确定,临床症状复杂多样。

1. 早期症状　初期出现一些非特异性征状,可出现神经衰弱综合征或有强迫症状,但不主动要求治疗;有的逐渐表现为孤僻、冷淡、缺乏主动性;有的变得敏感多疑、过多思虑、恐惧等;也有的突然出现令人费解的奇异行为,如无目的开关门,在课堂叫喊,下雨时无故在室外站立不动,或突然冲动、毁物等。随着这些症状的发展,逐渐显露出精神分裂症状和病型的特点。

2. 发展期　症状多而显著,几乎涉及症状学中大部分内容,各患者随类型不同虽有区别,但有如下共同特征。

(1) 感知障碍　以幻听最多见,可以是言语性幻听,如评论性、争议性或命令性幻听,或思维化声;也可以是非言语性幻听,如听到虫鸣鸟叫、车船声、音乐声等。其他幻觉次之。

(2) 思维障碍　精神分裂症在整个病程中的必不可缺的症状。思维障碍中有联想障碍及思维内容障碍。联想障碍开始多为联想松弛,谈话内容不紧凑,应答往往不切题,进而出现联想散漫,重则出现思维破裂、联想中断,或有象征性思维、造新字及新词等。思维内容障碍多为各种妄想,其逻辑推理荒谬离奇,无系统,脱离现实,且常有泛化,涉及众人。妄想内容以被害、嫉妒等多见,也可有夸大、罪恶等妄想。还可有被控制感、思维播散、思维插入或思维被夺。

(3) 情感障碍　精神分裂症最易引人注意的症状。情感表现与思维活动和意志行为互不协调,与周围环境也不相协调,是本症特征。情感障碍以迟钝、淡漠多见,对人对事,多不关心。随着病情发展,情感障碍日益加重,终日茫然。其他可有无明显诱因的激怒、急躁、情感暴发、情感矛盾等。情感的变化使其判若两人。

(4) 意志行为障碍　多呈精神运动性抑制表现,终日呆坐少动、沉默寡言、孤独退缩、独居一处,与关系密切的人也不交往,甚至呈木僵状态;相反的则出现不协调性兴奋,如躁动不安、冲动毁物、自伤、殴人或出现紧张综合征,有的表现幼稚、傻气等。

(5) 智力障碍　智力尚保持良好,但有的随着病情发展,于后期可有智力减退和人格改变。

(6)意识　意识清晰,自知力不良。

3. 后期　发展期症状如不缓解,或病情多次复发,迁延多年后,可呈现所谓慢性期或衰退期精神分裂症。此时,发展期的症状大部分消退,出现人格幼稚化及精神活动减退,如思维贫乏、情感淡漠或出现空笑,意志和行为缺乏自发性,孤独退缩,生活需人照顾,其记忆力、计算力、病前的技能和某些知识虽尚能保持良好,但总遗留某种程度缺陷,主要为主动性不足。

【临床类型】

精神分裂症除上述特征性症状外,根据临床表现,可分为若干类型。分型对估计治疗反应和预后有一定指导意义。临床上常见的类型有偏执型、青春型、紧张型、单纯型。

1. 偏执型(paranoid type)　又称妄想型。在群体普查中约占半数,多在中年发病,起病缓慢或亚急性起病,症状以妄想为主,关系和被害妄想多见,次为夸大、自罪、影响、钟情和嫉妒妄想等。妄想可单独存在,也可伴有以幻听为主的幻觉。情感障碍表面上可不明显,智力通常不受影响。患者的注意和意志往往增强,尤以有被害妄想者为著,警惕、多疑且敏感。在幻觉妄想影响下,患者开始时保持沉默,以冷静眼光观察周围动静,以后疑惑心情逐渐加重,可发生积极的反抗,如反复向有关单位控诉或请求保护,严重时甚至发生伤人或杀人。患者也可能感到已成为"众矢之的",自己已无力反抗的心境下,不得已采取消极的自伤或自杀行为。因而,此型患者容易引起社会治安问题。病程经过缓慢,发病数年后,在相当长时期内工作能力尚能保持,人格变化轻微。患者若隐瞒自己表现或者强调理由时,往往不易早期发现,以致诊断困难。

2. 青春型(hebephrenic type)　多在青春期发病,起病较急。症状以精神活动活跃且杂乱多变为主,表现为言语增多、联想散漫、幻觉丰富、妄想荒谬离奇、人格解体、象征性思维、情感多变及行为幼稚、怪异或冲动。此型病情发展较快,症状显著,内容荒谬,虽可缓解,也易再发。

3. 紧张型(catatonic type)　多在青春期或中年起病,起病较急,以紧张性木僵或(和)紧张性兴奋为主要表现,两种状态可单独发生,也可交替出现。病程多呈发作性,预后较好。

(1) 紧张性木僵(catatonic stupor)　患者表现为运动抑制,轻者动作缓慢,少语少动,或长时间保持某一姿势不动。重者终日卧床,不动不食,缄默不语,对外界刺激不起反应,唾液、大小便任其自流。患者肌张力高,有时出现蜡样屈曲。不自主服从、模仿动作和言语,重复动作等。无意识障碍,也能感知周围事物,病后能回忆。一般持续数周至数月。

(2) 紧张性兴奋(catatonic excitment)　以运动兴奋为突出表现。行为冲动,言语刻板,联想散漫,情感波动显著。可持续数日至数周,病情可自发缓解,或转入木僵状态。

4. 单纯型(simple type)　青少年期起病,经过缓慢。初期常有头痛、失眠、记忆减退等类似神经衰弱的主诉,但求医心情不迫切,即使求医也容易被疏忽或误诊,直至经过一段时间后病情发展明显才引起注意。本型症状以精神活动逐渐减退为主要表现,情感逐渐淡漠,失去对家人及亲友的亲近感。学习或工作效率逐渐下降。行为变得孤僻、懒散、被动,甚至连日常生活都懒于自理。一般无幻觉和妄想,虽有也是片断的或一过性的。此型自动缓解者较少,治疗效果和预后差。

【诊断和鉴别诊断】

精神分裂症诊断的效度与信度问题至今尚未解决,目前临床上广为使用的是DSM-Ⅳ

和国际疾病分类的第十版(ICD-10)。

1. 诊断要点 精神分裂症的诊断应结合详细病史、临床症状、病程及体格检查和实验室检查的结果来综合考虑,典型病例诊断一般不难。

(1) 症状特点 尽管目前尚无能特异性的标示为精神分裂症的特征性症状,一般来说,患者在意识清晰的基础上出现下述症状就要想到精神分裂症的可能,出现的症状条目越多,诊断的可信度和效度就越高。

① 思想插入,或思维被撤走,或思维中断。

② 原发生妄想,或妄想内容自相矛盾,或毫无联系的两个妄想,或妄想内容变化不定,或妄想内容荒谬离奇。

③ 评论性幻听或争议性幻听,或命令性幻听,或思维鸣响,或连续几周以上反复出现的言语性幻听。

④ 被动体验或被控制体验。

⑤ 伴有转瞬即逝的或未充分形成的无明显情感内容的妄想,或连续数周或数月每日均出现的任何感官的幻觉。

⑥ 思潮断裂或无关的插入语,导致言语不连贯,或不中肯或词语新作。

⑦ 紧张性行为,如兴奋、摆姿势,或蜡样屈曲、违拗、缄默及木僵。

⑧ 情感淡漠、情感倒错、情感反应迟钝或不协调。

⑨ 个人行为的某些方面发生显著而持久的总体性质的改变,表现为丧失兴趣、缺乏目的、懒散、自我专注及社会退缩。

(2) 病程特点 精神分裂症大多为持续性病程,仅少部分患者在发作间歇期精神状态可基本恢复到病前水平。既往有类似发作者对诊断有帮助。首次发作患者通常要求在一个月或以上时期的大部分时间内确实存在上述症状条目 1 到 4 中至少一个(如不甚明确常需两个或多个症状)或 5 到 8 中来自至少两组症状群中的十分明确的症状。第 9 条仅用于诊断单纯型精神分裂症,且要求病期在一年以上。

(3) 其他特点 家族中特别是一级亲属有较高的同类疾病的阳性家族史,躯体和神经系统检查以及实验室检查一般无阳性发现,脑影像学检查和精神生化检查结果可供参考。如患者存在严重的抑郁或躁狂症状则不应诊断为精神分裂症,除非已明确分裂性症状出现在情感障碍之前。如分裂性症状与情感性症状同时发生并且达到均衡,那么即使分裂性症状已符合精神分裂症的诊断标准,也应诊断为分裂情感性障碍。如存在明确的脑疾病或处于药物中毒或戒断期,则不应诊断为精神分裂症。

2. 鉴别诊断

(1) 神经衰弱 精神分裂症缓慢起病者(如单纯型)的初期常可出现头痛、失眠、记忆减退等类似神经衰弱的表现,但诉说简短不主动,无直应的情感反应,对治疗要求也不迫切,若仔细追问病史,则可发现早已有对环境兴趣减少、情感迟钝、行为孤僻,或思维离奇等症状,而神经衰弱患者自知有病,诉说病情时主动详尽,情感焦虑,病情时轻时重,要求治疗心切。

(2) 强迫症 精神分裂症的初期可有强迫症样症状,如强迫观念和强迫动作,易误诊为强迫症,经详细询问病史及随访观察,可发现本病的强迫症状逐渐变得荒谬,精神分裂症特征性症状逐渐显现,缺乏强迫症应有的焦虑情绪,对治疗要求并不迫切。这些与强迫性神经症有别,后者症状较单一,对疾病的焦虑情绪显著,人格保持完整,对治疗要求十分迫切。

(3) 躁郁症 精神分裂症的病程过程中,偶可出现躁狂状态或抑郁状态,导致鉴别困难,有时需通过治疗随访观察才能区分。若伴有精神分裂症状时,则有助于诊断,但应排除分裂情感性精神病之可能。

(4) 反应性精神病　有时精神分裂症在某种精神刺激后起病，以致被诊断为反应精神病，但后者是在强烈精神创伤后急剧起病，症状内容反映精神创伤的情感体验，情绪反应色彩浓厚，既往无类似发作，病程短，预后佳，不复发。

(5) 脑器质性精神病　在脑器质性精神病和症状性精神病的病程中可出现精神分裂症样症状。脑器质性精神病患者常有智力障碍，症状性精神病常有意识障碍，并伴有神经系统体征或躯体疾病的阳性发现，而精神分裂症一般无意识和智力障碍，再结合辅助检查，可资鉴别。

【治疗】

由于精神分裂症的病因与发病机制未明，目前尚无病因治疗方法，以缓解急性精神症状和改善病况为主要目标。抗精神病药物治疗是首选治疗措施，辅以心理治疗的综合治疗措施。在症状明显阶段，以躯体治疗为主，尽快控制精神症状。当症状开始缓解时，在坚持治疗的同时，适时地加入心理学治疗，解除患者的精神负担，鼓励其参加集体活动和工娱治疗，促进精神活动的社会康复。对慢性期患者仍应持积极治疗的态度，同时加强患者与社会的联系，丰富患者生活，防止衰退。

1. 抗精神病药物　能有效地控制急性和慢性精神症状，提高精神分裂症的临床缓解率；缓解期内坚持维持治疗者多可避免复发；在防止精神衰退治疗中常发挥出积极作用，目前已有40余种抗精神病药物，常用药物有氯丙嗪、氯氮平、舒必利、奋乃静、氟哌啶醇等，并以氯丙嗪为首选药物，过去较常用的三氟拉嗪、氟奋乃静、利血平等，现已很少使用。药物应用方式、剂量、毒副作用等详细情况参见药物治疗章节。

2. 心理治疗　精神分裂症患者仅消除其精神症状是不够的，其社会交往功能差，就业竞争能力下降，尤其是慢性患者，抗精神病药物对这些行为的改变收效甚微，心理社会干预则有利于慢性患者的康复与管理。

(1) 社会技能训练(行为治疗)　运用各种方式训练患者的各种技能，如正确解决问题、处理好人际关系等训练。增进患者的社交技巧，提高竞争性就业机会，但对复发的预防均无明显效果。

(2) 家庭治疗。

① 心理教育性家庭治疗：心理教育的最基本点是解释各种可能的病因和可能进行的各种治疗，为更有效地处理人际之间的问题提供建议。具体实施包括以下两方面的内容：一是传授有关精神疾病的性质、发展过程和治疗等方面的基本知识；二是帮助家庭成员认识目前存在的问题及如何解决这些问题。

② 危机取向家庭干预：一是解决当前存在于家庭中的矛盾冲突；二是减少其他社会性紧张因素，包括患者及家属定期与医师会见，医师帮助家庭成员有效地识别当前存在的和(或)将来可能发生的紧张因素或有潜在破坏倾向的事情，并提供可行的应付手段。

③ 行为模式的家庭治疗：注重于训练整个家庭成员解决内部问题和相互交往的技能。指导家庭成员如何同患者相处，如何解决日常生活中所遇到的问题，如何强化与保持患者的进步等。

3. 电抽搐治疗　其对紧张性兴奋和木僵、兴奋躁动、伤人、自伤和消极情绪严重者的疗效显著。症状控制后应配合精神药物治疗。

【病程和预后】

起病多缓慢，逐渐进展，病程迁延。有的症状波动。经治疗后可缓解，有的可再发，或多次复发。预后与病型、病期和治疗等有一定关系。病型中以紧张型较好,其次为妄想型和青春型,单纯型欠佳。病期愈短,缓解率愈高,病期在半年以内的缓解率为60%～70%,一年以上的缓解率降低。抗精神病药物可使3/4患者的病情好转,坚持维持治疗者的复发率显著低于对照组。此外,有精神病家族史,起病因素不明,病前具有分裂症性格特征者的预后较差。

第八十三章
情感性精神障碍

情感性精神障碍(affective disorder)又称心境障碍(mood disorder),是一组病因未明的精神障碍,是指由各种原因引起的、以显著而持久的心境或情感改变为主要特征的一组疾病。其临床特征如下:以情感高涨或低落为主要的、基本的或原发的症状,常伴有相应的认知和行为改变;轻重程度不一,轻者无精神病性症状,对社会功能影响较轻,重者可有明显的精神病性症状,对社会功能影响较重;多为间歇性病程,具有反复发作的倾向。间歇期精神活动基本正常,部分可有残留症状或转为慢性病程。

【病因和发病机制】

本病病因和发病机制尚不清楚,可能与下列因素有关。

1. 遗传因素 流行病学调查结果表明遗传因素是本症发病的重要因素之一。先症者家族中同病率为一般人口的30倍,一级亲属的预期发病率为7.2%～16%,血缘关系越近,发病率越高,单卵双生子同病率(56.7%)显著高于双卵双生子的同病率(12.9%)。患者的子女即使在出生后不久就寄养于正常人家中,日后患病率仍很高。

2. 神经生化因素

(1) 5-羟色胺(5-HT)假说 该假说认为5-HT功能活动降低可能与抑郁发作有关,5-HT功能活动增高可能与躁狂发作有关。阻滞5-HT回收的药物(如选择性5-HT再摄取抑制剂)、抑制5-HT降解的药物(如单胺氧化酶抑制剂)、5-HT的前体色氨酸和5-羟色氨酸均具有抗抑郁作用;而选择性或非选择性5-HT耗竭剂(对氯苯丙氨酸与利舍平)可导致抑郁。一些抑郁发作患者脑脊液中5-HT的代谢产物5-羟吲哚乙酸(5-HIAA)含量降低,浓度越低,抑郁程度越重,伴自杀行为者比无自杀企图者更低;抑郁发作患者和自杀患者的尸脑研究也发现5-HT或5-HIAA的含量降低。

(2) 去甲肾上腺素(NE)假说 该假说认为NE功能活动降低可能与抑郁发作有关,NE功能活动增高可能与躁狂发作有关。阻滞NE回收的药物(如选择性NE再摄取抑制剂等)具有抗抑郁作用;酪氨酸羟化酶(NE生物合成的限速酶)抑制剂。α-甲基酪氨酸可以控制躁狂发作,并可导致轻度抑郁或抑郁症状恶化;利舍平可以耗竭突触间隙的NE而导致抑郁。抑郁发作患者中枢NE浓度降低,NE代谢产物3-甲氧基-4-羟基-苯乙二醇(MHPG)浓度增加;尿中MHPG明显降低,转为躁狂发作时则升高。

(3) 多巴胺(DA)假说 该假说认为DA功能活动降低可能与抑郁发作有关,DA功能活动增高可能与躁狂发作有关。阻滞DA回收的药物(安非他酮)、多巴胺受体激动剂(溴隐亭)、多巴胺前体(左旋多巴)具有抗抑郁作用;能阻断DA受体的抗精神病药物可以治疗躁狂发作。抑郁发作患者尿中DA主要降解产物高香草酸(HVA)水平降低。

有研究显示上述神经递质相应受体功能的改变及受体后信号传导系统(如第二信使cAMP和P1)的改变也参与情感性精神障碍的发病。

3. 神经内分泌功能异常 许多研究发现,情感性精神障碍患者有下丘脑-垂体-肾上腺轴(HPA)、下丘脑-垂体-甲状腺轴(HPT)、下丘脑-垂体-生长素轴(HPGH)的功能异常,尤其是HPA功能异常。研究发现,部分抑郁发作患者血浆皮质醇分泌过多,分泌昼夜节律改变,无晚间自发性皮质醇分泌抑制。地塞米松不能抑制皮质醇分泌,重度抑郁发作患者脑脊液中促皮质激素释放激素(CRH)含量增加。提示抑郁发作HPA功能异常的基础是CRH分泌过多。

4. 心理、社会因素 应激性生活事件与心境障碍,尤其与抑郁发作的关系较为密切。抑郁发作前92%有突发生活事件;女性抑郁发作患者在发病前1年所经历的生活事件频度是正常人的3倍;个体经历一些可能危及生命的生活事件后6个月内,抑郁发作危险系数增加6倍。常见负性生活事件,如丧偶、离婚、婚姻不和谐、失业、严重躯体疾病、家庭成员患重病或突然病故,均可导致抑郁发作。另外经济状况差、社会阶层低下者易患本病。

【临床表现】

1. 躁狂发作 躁狂发作(manic episode)的典型临床症状是情感高涨、思维奔逸、活动增多等"三高"症状,可伴有夸大观念或妄想、冲动行为等。发作应至少持续1周,并有不同程度的社会功能损害,或给别人造成危险或不良后果。躁狂可一生仅发作一次,也可反复发作。若躁狂反复发作,按ICD-10则归类于双相情感障碍。

(1) 情感高涨 情感高涨是躁狂发作的基本症状。典型表现为患者自我感觉良好,心境轻松、愉快,生活快乐、幸福。其高涨的情感具有一定的感染力,言语诙谐风趣,常博得周围人的共鸣,引起阵阵欢笑。部分患者可表现为易激惹、愤怒、敌意,动辄暴跳如雷、怒不可遏,甚至可出现破坏及攻击行为,但持续时间较短,易转怒为喜或赔礼道歉。

(2) 思维奔逸 患者联想速度明显加快,思维内容丰富多变,自觉脑子聪明,反应敏捷。语量大、语速快,口若悬河,有些自感语言表达跟不上思维速度。联想丰富,严重时可出现音联和意联。所谈内容常随周围环境变化而频繁转移,呈现随境转移现象。

(3) 活动增多 患者自觉精力旺盛,能力强,想多做事,做大事,想有所作为,因而活动明显增多,整日忙碌不停,但多虎头蛇尾,有始无终。有的表现为爱管闲事,爱打抱不平,爱与人开玩笑,爱接近异性,注重打扮,行为轻率或鲁莽,自控能力差。严重者可出现攻击和破坏行为。

(4) 夸大观念及夸大妄想 在心境高涨的背景上,常出现夸大观念,自我评价过高,自命不凡,盛气凌人。严重时可发展为夸大妄想,但内容多与现实接近。

(5) 睡眠需求减少 睡眠明显减少但无困倦感,是躁狂发作特征之一。

(6) 其他症状 可有食欲增加、性欲亢进、交感神经兴奋症状等。多数患者在疾病的早期即丧失自知力。

2. 抑郁发作 患者主要表现为情感低落、思维迟缓、意志活动减退等"三低"症状。目前认为抑郁的核心症状包括情绪低落、兴趣缺乏和快感缺失,可伴有躯体症状、自杀观念和行为等。发作时间应至少持续2周,并且不同程度地损害社会功能,或给本人造成痛苦或不良后果。抑郁可一生仅发作一次,也可反复发作。

(1) 情绪低落 患者自觉情绪低沉、苦恼忧伤,有度日如年、生不如死之感,自称"高兴不起来""活着没意思"等,常有无望感、无助感和无用感。典型病例常有晨重晚轻节律改变的特点,有助于诊断。

(2) 兴趣缺乏　患者对以前喜爱的各种活动兴趣显著减退甚至丧失。

(3) 快感缺失　患者丧失了体验快乐的能力,不能从平日从事的活动中获得乐趣。

(4) 思维迟缓　患者思维联想速度缓慢,反应迟钝,思路闭塞,自觉愚笨,思考问题困难,表现为主动言语减少,语速慢,语音低,应答及交流困难。

(5) 运动性迟滞或激越　活动减少,动作缓慢,严重者可表现为木僵或亚木僵状态。激越患者表现为紧张、烦躁不安,难以控制自己,甚至出现攻击行为。

(6) 焦虑　表现为莫名其妙地紧张、担心、坐立不安,甚至恐惧。抑郁常伴不同程度的焦虑。

(7) 自责自罪　患者对自己既往的一切轻微过失或错误痛加责备,认为给家庭、社会带来了巨大负担。严重者达到罪恶妄想,回顾过去自感一无是处,罪孽深重。

(8) 自杀观念和行为　患者感到生活中的一切,甚至生活本身都没意义,以为死是最好的归宿。可有自杀计划和行动,反复寻求自杀。自杀行为是严重抑郁的一个标志,抑郁发作中至少有 25%的人有自杀企图或自杀行为。有的患者会出现扩大性自杀,患者会认为活着的亲人也非常痛苦,可在杀亲人后再自杀。

(9) 精神病性症状　一般在抑郁存在一段时期后可出现幻觉和妄想。内容可与抑郁心境相协调,如罪恶妄想,伴嘲弄性或谴责性的幻听;也可与抑郁心境不协调,如被害妄想,没有情感色彩的幻听等。

(10) 躯体症状　主要有睡眠障碍、食欲减退、性欲减退、体重下降、便秘、躯体疼痛不适、乏力、自主神经功能失调症状等。

儿童和老年患者的抑郁症状常不典型。儿童患者多表现为兴趣减退,不愿参加游戏,退缩,学习成绩下降等。老年患者除抑郁心境外,焦虑、易激惹、敌意、精神运动性迟缓、躯体不适等较为突出,病程较冗长,易发展成为慢性。

3. 双相障碍　双相障碍(bipolar disorder)临床特点是反复(至少两次)出现情感性精神障碍和活动水平的明显改变,有时表现为心境高涨、精力充沛和活动增加,有时表现为心境低落、精力减退和活动减少。发作间期通常完全缓解。最典型的形式是躁狂和抑郁交替发作。躁狂症状和抑郁症状可在一次发作中同时出现,例如,抑郁心境伴以连续数日至数周的活动过度和言语急促,躁狂心境伴有激越、精力和本能活动降低等。抑郁症状和躁狂症状也可快速转换,因日而异,甚至因时而异。

【诊断与鉴别诊断】

1. 诊断要点　情感性精神障碍的诊断主要应根据病史、临床症状、病程及体格检查和实验室检查,典型病例诊断一般不困难。密切的临床观察,把握疾病横断面的主要症状及纵向病程的特点,进行科学的分析是临床诊断的可靠基础。

(1) 青壮年期起病,起病较急。

(2) 精神症状特点　躁狂发作以显著而持久的情感高涨为主要表现,伴有思维奔逸、活动增多、夸大观念及夸大妄想、睡眠需求减少、性欲亢进、食欲增加等。抑郁发作以显著而持久的情感低落为主要表现,伴有兴趣缺乏、快感缺失、思维迟缓、意志活动减少、精神运动性迟滞或激越、自责自罪、自杀观念和行为、早醒、食欲减退、体重下降、性欲减退、抑郁心境晨重晚轻的节律改变等。多数患者的思维和行为异常与高涨或低落的心境相协调。

(3) 病程呈周期性,躁狂持续至少一周以上,抑郁 2 周以上。多数患者既往曾有类似发作史,间歇期精神状态完全正常。

(4) 排除器质性疾病。

(5) 有阳性家族史者,可作参考。

2. 鉴别诊断

(1) 精神分裂症　伴有不协调精神运动性兴奋或精神病症状的急性躁狂发作需与精神分裂症青春型鉴别,伴有精神病性症状的抑郁发作或抑郁性木僵需与精神分裂症或其紧张型鉴别。其鉴别要点如下:① 心境障碍以心境高涨或低落为原发症状,精神病性症状是继发的;精神分裂症以思维障碍为原发症状,而情感症状是继发的。② 心境障碍患者的思维、情感和意志行为等精神活动的协调性好于精神分裂症。③ 心境障碍是间歇性病程,间歇期基本正常;精神分裂症多数为发作进展或持续进展病程,缓解期常有残留精神症状或人格改变。④ 病前性格、家族遗传史、预后和药物治疗反应等均有助于鉴别。

(2) 神经衰弱　轻度抑郁症早期常有失眠、头痛、乏力类似神经衰弱表现,以致常被误诊。但抑郁症较为焦虑,对外界事物兴趣变得淡漠或消失,有自卑感,并可有生不如死念头,要求治疗心情并不迫切,抗抑郁剂治疗有效。

【治疗与预防】

1. 躁狂发作的治疗　各类躁狂发作均以药物治疗为主,特殊情况下可选用电抽搐或改良电抽搐治疗。

(1) 药物治疗。

① 锂盐:锂盐是治疗躁狂发作的首选药物,单药治疗躁狂的总有效率为70%～80%。

② 抗癫痫药:当碳酸锂治疗效果不佳或不能耐受碳酸锂治疗时可选用此类药物。

③ 抗精神病药物:对严重兴奋、激惹、攻击或伴有精神病性症状的急性躁狂患者,治疗早期可短期联用抗精神病药物。

④ 苯二氮䓬类药物:躁狂发作治疗早期常联合使用苯二氮䓬类药物,以控制兴奋、激惹、攻击、失眠等症状。对不能耐受抗精神病药的急性躁狂患者可代替抗精神病药物与心境稳定剂合用。在心境稳定剂疗效产生后即可停止使用该类药物,因其不能预防复发,长期使用可能出现药物依赖。

(2) 电抽搐治疗　对急性重症躁狂发作、极度兴奋躁动、对锂盐治疗无效或不能耐受的患者可使用电抽搐治疗。

2. 抑郁发作的治疗

抑郁发作的治疗以药物治疗为主,特殊情况下可使用电抽搐治疗,并且心理治疗应贯穿治疗的始终。

(1) 药物治疗　以抗抑郁药物为主。抗抑郁药物能有效缓解抑郁心境及伴随的焦虑、紧张和躯体症状,有效率为60%～80%。抗抑郁药的维持治疗在一定程度上能预防抑郁复发,但不能防止转向躁狂,甚至可能促发躁狂。当抗抑郁药物治疗中出现躁狂发作时,即应按双相情感障碍治疗。

常用的抗抑郁药物有丙咪嗪、阿米替林、氟西汀、帕罗西汀、米氮平、多虑平等。

抗抑郁药物治疗原则如下。① 个体化合理用药。② 小剂量开始,停药时应逐渐减量,不要骤停,避免出现"撤药综合征"。③ 单一用药,足量、足疗程治疗,换药无效时可考虑两种抗抑郁药联合使用。④ 患者及家人主动配合,能遵医嘱按时按量服药,密切观察病情变化和不良反应并及时处理。⑤ 全程治疗,分为急性期治疗、巩固期治疗和维持期治疗。

(2) 电抽搐治疗　对于有严重消极自杀言行或抑郁性木僵的患者,电抽搐或改良电抽搐治疗应是首选治疗;对使用抗抑郁药治疗无效的患者也可采用电抽搐治疗。电抽搐治疗见效快,疗效好,6～12次为一疗程。电抽搐治疗后仍需用药物维持治疗。

（3）心理治疗　在药物治疗的同时常合并心理治疗，尤其是有明显心理、社会因素作用的抑郁发作患者及轻度抑郁或恢复期患者。支持性心理治疗，通过倾听、解释、指导、鼓励和安慰等帮助患者正确认识和对待自身疾病，主动配合治疗。认知疗法、行为治疗、人际心理治疗、婚姻及家庭治疗等一系列的治疗技术，能帮助患者识别和改变认知歪曲，矫正患者适应不良行为，改善患者人际交往能力和心理适应功能，提高患者家庭和婚姻生活的满意度，从而减轻或缓解患者的抑郁症状，调动患者的积极性，纠正其不良人格，提高患者解决问题的能力和应对应激的能力，节省患者的医疗费用，促进康复，预防复发。

3. 双相情感障碍的治疗　药物治疗原则长期治疗、基础性使用心境稳定剂、联合用药、定期检测血药浓度的原则。

【病程和预后】

躁狂症起病较急，女性多于男性。抑郁症起病多缓慢。自然病程 3～6 个月，躁狂症比抑郁症持续时间短，有反复发作倾向，以发作 1～2 次居多，亦可发作数次，发作次数愈多，年龄愈大，其病程持续时间愈长。一般预后良好，间歇期精神状态正常，多次发作也不遗留精神症状和人格障碍。少数患者迁移成慢性，预后较差。从类型上看，单相型发作的间歇期和持续时间均较长，双相型易于复发，发作持续时间较短。

第八十四章
神　经　症

神经症(neurosis)俗称神经官能症。是一组主要表现为焦虑、抑郁、恐惧、强迫、疑病症状或神经衰弱症状的精神障碍。其共同点如下:① 起病常与素质和心理、社会因素有关;② 病前多有某种性格特征;③ 临床相呈现出精神和躯体方面的多种症状,但无相应的器质性基础;④ 除部分癔症患者外,一般意识清楚,与现实接触良好,人格完整,无严重的行为紊乱;⑤ 病程较长,自知力完整,要求治疗。

神经症是常见病,患病率相当高。WHO根据各国调查资料推算:人口中的5%～8%有神经症或人格障碍,是重性精神病的5倍,西方国家的患病率为100‰～200‰,我国的患病率为13‰～22‰。神经症也是门诊中最常见疾病之一。

第一节　癔　　症

癔症(hysteria)又称歇斯底里,是由明显精神因素、暗示或自我暗示所导致的精神障碍,主要表现为感觉或运动障碍、意识状态改变,症状无器质性基础的一种神经症。

本症多于青壮年期发病,起病突然,可有多次发作,多见于女性。国外报道一般人口中患病率为5‰,国内流行学调查资料中,各地报道的差异很大,约占精神科门诊、急诊总数5%～10%。近年来,癔症发病率有减少趋势。

【病因与发病机制】

1. 遗传因素　国外资料表明癔症患者的近亲中本症发生率为1.7%～7.3%,较一般居民高。女性一级亲属中发生率为20%。我国福建地区报导患者具有阳性家族史者占24%,提示遗传因素对部分患者来说比精神因素更为重要。

2. 精神因素　一般多由急性精神创伤性刺激引起,亦可由持久的难以解决的人际矛盾或内心痛苦引起。尤其是气愤与悲哀不能发泄时,常导致疾病的突然发生。一般说来,精神症状常常由明显而强烈的情感因素引起,躯体症状多由暗示或自我暗示引起,首次发病的精神因素常决定以后的发病形式、症状特点、病程和转归。再发时精神刺激强度虽不大,甚至客观上无明显原因,因触景生情,由联想激起与初次发病时同样强烈的情感体验和反应,而出现模式相似的症状表现。

3. 性格特征

(1) 高度情感性　平时情绪偏向幼稚、易波动、任性、急躁易怒、敏感多疑,常因微小琐事而发脾气或哭泣。情感反应过分强烈,易从一个极端转向另一个极端,往往带有夸张和戏剧性色彩,对人对事也易感情用事。

(2) 高度暗示性　患者很轻易地接受周围人的言语、行动、态度等影响，并产生相应的联想和反应时称暗示；当自身的某些感觉不适产生某种相应的联想和反应时称为自我暗示。暗示性取决于患者的情感倾向，如对某件事或某个人具有情感倾向性，则易受暗示。

(3) 高度自我显示性　具有自我中心倾向，往往过分夸耀和显示自己，喜欢成为大家注意的中心。病后主要表现为夸大症状，祈求同情。

(4) 丰富幻想性　富于幻想，其幻想内容生动，在强烈情感影响下易把实现与幻想相互混淆，给人以说谎的印象。

上述四点突出而典型者称癔症性病态人格，以上性格特征于病后显得更加突出。

4. 躯体因素　在某些躯体疾病或躯体状况不佳时，由于能引起大脑皮层功能减弱而成为癔症的发病条件。如颅脑外伤、急性发热性疾病、妊娠期或月经期等。

【临床表现】

起病较急，临床表现多样化。以躯体方面症状为主要临床表现者称为转换型癔症；以精神方面症状为主要表现者称为分离型癔症。

1. 躯体症状　可呈现出类似各种神经系统或内脏器官疾病的临床表现，但缺乏器质性疾病的阳性体征，症状表现为器官的功能过度兴奋或脱失的结果。常见的躯体症状有如下几类。

(1) 感觉障碍。

① 感觉脱失：各种浅感觉减退和消失，有多种表现形式，如全身型、半侧型、截瘫型、手套或袜套型等，以半侧型多见，麻木区与正常侧界限明确，或沿中线或不规则分布，均不能以神经系统器质性病变规律来解释。

② 感觉过敏：患者对局部的触摸特别敏感，如皮肤痛觉过敏、身体某局部剧烈且持续性疼痛，若发生在腹部则易误诊为急腹症，甚至施以不必要的手术。

③ 感觉异常：包括暴发性耳聋、视野缩小、弱视或失明、嗅觉和味觉障碍等。

(2) 运动障碍。

① 痉挛发作：发作时徐缓倒地，痉挛发作无规律性，或为四肢挺直，不能被动屈曲，或呈角弓反张状，或作挣扎乱动，双手抓胸，揪头发、扯衣服、翻滚、喊叫等富有情感色彩的表现。发作中面色潮红、双目紧闭、眼球游动、瞳孔正常，对光反应存在。一般无咬破舌头或其他外伤及尿失禁，同时也查不到病理反射。发作时间持续数十分钟。一般意识不完全丧失，发作后能部分回忆。

② 震颤：范围可及头、舌、肢体、腹壁等，分散注意时减轻。

③ 行立不能：卧位时双下肢活动正常，肌力良好，但不能站立，寸步难行。

④ 瘫痪：以单瘫和截瘫多见。其肌张力正常、减低或增强，被动运动时常有抵抗，无肌萎缩，腱反射存在，无病理反射和膀胱、直肠括约肌功能障碍。

⑤ 失音和不言症：失音者说话时声低如耳语。不言症者坚持缄默不语，但笔谈能力完好。若合并有耳聋时称癔症性聋哑症。

(3) 内脏功能障碍。

① 呕吐：多为顽固性呕吐，食后即吐，吐前无恶心，吐后仍可进食，虽长期呕吐，但并不引起营养不良。消化道检查无相应的阳性发现。

② 呃逆：呃逆发作顽固、频繁、声音响亮，在别人注意时尤为明显，无人时则减轻。

③ 过度换气：呈喘息样呼吸，虽然发作频繁而强烈，但无发绀与缺氧征象。

④ 其他：多饮多尿、鼓肠等。

2. 精神症状

(1) 情感爆发　癔症最常见的精神障碍。在精神因素作用下急性发病，表现为哭笑、喊叫、吵闹、愤怒、言语增多等，常以唱小调方式表达内心体验。情感反应迅速，破涕为笑并伴有戏剧性表情动作。发作持续时间常受周围言语和态度的影响，发作时有轻度意识模糊，发作后可部分回忆。

(2) 朦胧状态　突然出现意识范围缩小，与外界能作部分接触和对答，说话内容简单，常反映与病因有关的内心体验。有时出现双重人格或鬼神附体，可有明显生动的幻视、幻觉，情感丰富而逼真。持续半小时至1～2 h，叹口气后突然清醒，对发作中经历仅能部分回忆或完全不能回忆。

(3) 木僵状态　突然起病，对外界刺激无反应，双上肢屈肘握拳，双下肢伸直，被动运动时有抵抗，腱反射正常，无病理反射。双目紧闭，瞳孔正常，对光反应存在。可伴有阵发性屏气，心律与血压正常，可持续数小时。

(4) 神游症　患者突然离家外出漫游，历时数日，清醒后对其过程不能回忆。

【诊断与鉴别诊断】

癔症的诊断必须具有排除性与支持性两种依据。因此，诊断本症必须详细询问病史、症状演变进程，与疾病发生发展有关因素；认真分析症状的起因、性质和特征；详细查体和必要的辅助检查，以排除其他疾病；尤其是儿童和中老年首次出现发作者，或与某些躯体器质性疾病并存时，更应慎重。不能仅根据病前有精神因素与暗示治疗有效而作出诊断，客观地估计精神因素和暗示性在每例患者的发病、治疗与转归上的实际意义是十分重要的。

1. 诊断要点

(1) 明显的精神因素及由此引起的强烈情感体验。

(2) 症状的产生和消失与暗示、自我暗示密切联系。

(3) 急性起病，症状多样。检查未发现与躯体症状相应的阳性体征和器质性病变的证据。精神症状常有表演和夸张的特点，带有鲜明的情感色彩。

(4) 病前性格特点，即往类似发作史，阳性家族史及年龄与性别均可作参考。

(5) 排除脑及躯体器质性疾病，反应性精神病，情感性障碍和精神分裂症。

2. 鉴别诊断　癔症表现可类似多种疾病，举例鉴别如下。

(1) 癫痫大发作　发作时，突然意识丧失，随处倒地，先强直、后阵挛，分期明确。瞳孔散大，对光反应消失，并有锥体束征，持续时间仅数分钟，发作后入睡，清醒后完全遗忘。癔症性发作时，意识不完全丧失，发作后可部分回忆，缓慢倒地，抽搐不规律，持续时间长，无瞳孔散大及锥体束征等可鉴别。

(2) 反应性精神病　既往无类似发作史，致病的精神因素强烈，症状常反映与精神因素有关的情感体验，没有像癔症患者那样易受暗示，也缺乏鲜明的戏剧性、幻想性和情感性，躯体症状少，反复发作者少。

(3) 精神分裂症　精神分裂症的附体妄想内容荒谬，持续时间长。癔症的附体妄想为阵发性，且表情生动、情感外露，而精神分裂症则倾向于隐蔽不谈。

(4) 脑器质性疾病　疾病的动态观察，详细的躯体和神经系统检查及脑电图、头颅CT等辅助检查结果可资鉴别。

【治疗】

1. 精神治疗　由于患者求治心切，所以一般的支持性心理治疗常不起效。通常以暗示或疏泄治疗为主。当症状缓解后，应及时向患者说明疾病的本质，消除顾虑，增加治疗信心，并应指出患者的性格缺陷与发病的关系，帮助患者找出防治方法等。

2. 药物治疗 癔症性情感爆发者可一次予以足够剂量的镇静剂；痉挛发作者可结合言语性暗示，静脉注射10%葡萄糖酸钙；精神症状明显时选用相应的抗精神病药物治疗。

3. 针刺与电刺激治疗 适用于癔症性瘫痪或感觉障碍等躯体症状。

4. 对症处理 症状缓解后，除心理支持治疗外，对残存症状应予以对症处理。

【病程和预后】

多呈发作性，急性起病，消失迅速。躯体症状可呈持续性，如治疗不当，可延续数年，甚至十余年，经适当治疗，多能迅速好转，癔症性性格特征显著者，易复发。

第二节 抑郁性神经症

抑郁性神经症又称神经症性抑郁，是由心理、社会因素引起的一种以持久的心境低落状态为特征的神经症，常伴有焦虑、躯体不适感和睡眠障碍，患者有治疗要求，但无明显的运动性抑制或精神病症状，生活不受严重影响。

【病因和发病机制】

1. 心理、社会因素 本病常由心理、社会因素所诱发，如夫妻争吵、离异、亲人分别、意外的伤残、工作困难、人际关系紧张等，以及严重的躯体疾病等因素，使患者担心、焦虑，以致产生抑郁、苦闷、沮丧的情绪。在正常人经过疏导，此种压抑的情绪历时短暂即消失。但抑郁性神经症患者抑郁维持时间较久，尤其抑郁人格障碍者更是如此，故抑郁性神经症患者病程缓慢迁延。有性格障碍者，其特征为情绪低落，寡言少语，喜欢沉思，精力不足，凡事均看得悲观，回忆过去谴责自己，对未来缺乏信心，面对现实困难重重。这些人明显缺乏自信，有自卑感。

2. 生物化学因素 在抑郁性神经症很少证明有生物化学的改变，如脑内去甲肾上腺素或5-HT水平下降等。但由于抑郁性神经症仍能被抗抑郁治疗而改善，故抗抑郁剂治疗抑郁性神经症患者机理，也有待探讨。

【临床表现】

1. 呈情绪低落状态 绝大多数患者皆有持久性情绪低落和不愉快的内心体验。多数患者诉说自己大部分时间的情绪是低落的，高兴不起来。自觉心情压抑、沮丧、忧愁、苦闷、悲痛、无精打采。对日常活动缺乏兴趣和活力。对周围环境冷淡，缺乏积极社交活动的情趣。但是患者并非整天处于情绪低落状态，在日常生活中可以表露出正常人喜怒哀乐的情绪变化，但是总的心理倾向是孤独、空虚、忧郁和悲伤。哭泣是常见的症状表现，一般来说，暗泣多于痛哭流涕。

2. 认知障碍 情感是人心理活动的“染色剂”，人的一切心理行为无不打上情感色彩的“烙印”。因此，情绪低落必然导致认识功能的障碍。具体表现为“忧郁性认识三联征”，对自身、对现在和对未来曲解等认识障碍。其特点是自我评价过低，自责自罪，消沉悲观，优柔寡断，思维迟钝，自惭形秽，言行消极，对人生和前途充满消极情绪，感到生活毫无意义。

3. 意志行为能力低下 自觉懒散无力，精神不振，反应缓慢，对学习、工作缺乏信心，效率低下。意志行为退缩，缺乏动力和活力。对日常事务感到厌倦和无意义，尽量回避社交应酬和担负责任，甚至日常家务、吃饭、吃药等最简单的任务都难以完成。不愿主动与他人交往,但是被动接触良好。

4. 躯体症状 表现为全身疲乏,缺乏体力和精力,常有胸闷、心悸、腹部不适、食欲减退、便秘、月经不调、阳痿、性欲减退等。睡眠障碍较为突出,失眠、难以入睡、早醒、多梦等是常见症状。不少人伴有疑病观念和躯体不适症状。

5. 自杀 大多数患者有消极观念,声称"活着不如死去",不如抑郁症严重,少数重症患者有自杀的危险性,必须高度警惕。

【诊断与鉴别诊断】

1. 诊断要点

(1) 符合神经症的诊断标准。

(2) 以持久的轻度至中度的抑郁为主要临床表现,并伴有以下症状中至少三项。

① 兴趣减退,但未丧失。

② 对前途悲观失望,但不绝望。

③ 自觉疲乏无力,或精神不振。

④ 自我评价下降但愿接受鼓励和赞扬。

⑤ 不愿主动与人交往,但被动接触良好,愿接受同情与支持。

⑥ 有想死的念头,但又顾虑重重。

⑦ 自觉病情严重难治,但又主动求治,希望能治好。

(3) 无下列各项症状的任何一项。

① 早醒和症状昼重夜轻。

② 严重的内疚或自责。

③ 持续食欲减退和明显体重减轻(并非躯体疾病所致)。

④ 不止一次的自杀未遂。

⑤ 生活不能自理。

⑥ 幻觉或妄想。

⑦ 自知力严重缺损。

(4) 病程至少2年,全部病程中大部分时间心境低落,如有正常歇期,每次最长不超过两月。

2. 鉴别诊断

(1) 情感性精神障碍抑郁发作 又称内源性抑郁症,无明显心理、社会因素而起病,病情较重,常为精神运动迟滞;抑郁症状时可伴有精神病性症状,如妄想、幻觉、自罪自责;有生物学方面改变,如抑郁情绪常有昼重夜轻的节律改变,早醒性失眠,非躯体因素所致明显体重下降;严重的自杀企图或自杀未遂的历史及家庭史,既往的双相发作史,或3次的单相抑郁发作史,易与抑郁性神经症相鉴别。

(2) 神经衰弱 有时有抑郁症状,但神经衰弱临床表现为主要以兴奋与易疲乏为特征,抑郁症状不是首发症状,而是继发性症状,很少有兴趣减退、轻生观念、自我评价过低等,抑郁不是持久的情绪低落,易于识别。

(3) 精神分裂症 常有特殊的思维障碍和常见症状(如幻觉、妄想等),尽管伴有抑郁症状,也不难与抑郁性神经症状相鉴别。

(4) 焦虑症 常伴抑郁症状,鉴别困难,有人甚至称为焦虑抑郁综合征。但首先分清谁是原发症状颇为重要。焦虑症以焦虑症状为主。如果有时有急性焦虑发作,或参考焦虑、抑郁量表的测试结果,则更易与抑郁性神经症相鉴别。

【治疗】

抑郁性神经症的治疗，主要为心理治疗与药物治疗，其中心理治疗有疏导治疗、认知治疗、音乐治疗、发泄疗法等，有时集体心理治疗效果会更好一些。

1. 心理治疗 支持性心理治疗，了解患者抑郁性神经症的病因、性质，消除患者的焦虑情绪，鼓励患者以正确的态度对待疾病，充分发挥患者的主动性与积极性，对治疗有较大益处。近年来发展了一些新的治疗技术，使疗效明显提高，其中较具影响的是认知心理治疗。该疗法的指导思想是，患者的抑郁情绪起源于不正确的非现实认知，因此，治疗的目标在于改变患者的错误认知，通过自我监察、自我说理及自我强化，建立正确的认知，使情绪好转。有些治疗者更注重患者实际交往能力的缺陷及应付功能的不足，采取各种更具针对性的心理治疗，以增加患者的工作能力和社会适应能力。

2. 药物治疗 主要使用抗抑郁药物。临床常用的为三环类抗抑郁剂，因抑郁性神经症患者常伴焦虑与易激惹症状，故多用多虑平和阿米替林，剂量为 75～150 mg/d，分次服用。抑制性抑郁者用丙咪嗪、氯丙咪嗪疗效较好。

对三环类抗抑郁剂治疗效果不佳者，可选用单胺氧化酶抑制剂，如苯乙肼 60～ 90 mg/d，分次服。但应在停用三环类药物 3～5 周后再用，以免引起严重副反应。

苯二氮䓬类的阿普唑仑，既有抗抑郁作用，又有抗焦虑作用，对不能耐受三环类抗抑郁剂副作用者可选用此药，每天剂量为 1.2～2.4 mg/d，分次服用。

3. 电抽搐治疗 虽然抑郁性神经症无严重的自杀危险，但也不可轻视，故对少数有明显消极症状者应将电抽搐治疗作为首选治疗方法，在症状消除后，可口服药物以维持疗效。

【预防】

抑郁性神经症通常由心理事件引起，在疾病初期患者对某心理事件常耿耿于怀，故治疗时要设法改变患者对事件的错误想法。病后患者伴忧郁情绪，有众多不合理观念，如觉得自己不如他人、自身无价值、成为他人的负担、无前途等。对这些观念需进行矫正，通常采用认知纠正技术。同时患者存在精神与体力的不足与疲劳感，可以通过喊叫等发泄方式振奋其精神及体能。药物协助提高情绪对治疗大有好处。抑郁性神经症经过系统的认知结合药物等治疗，可获得理想效果。

第三节 焦 虑 症

焦虑症(anxiety)是以发作性或持续性情绪焦虑和紧张为主要临床表现的神经症，常伴有头昏、头晕、胸闷、心悸、呼吸困难、口干、尿频、出汗、震颤和运动不安等明显的躯体症状，其紧张或惊恐的程度与现实情况不符。

焦虑症很常见，国外报告一般人口中发病率为 4%左右，占精神科门诊的 6%～27%。在美国，估计正常人群中终身患病概率为 5%，国内发病率较低，平均为 7‰。战时焦虑症占战时神经症的 1%。焦虑症常于青年期起病，男女之比为 2∶3。

【病因与发病机理】

1. 遗传因素 遗传因素在焦虑症的发生中起重要作用，其血缘亲属中同病率为 15%，远高于正常居民；双卵双生子的同病率为 2.5%，而单卵双生子为 50%。有学者认为焦虑症是环境因素通过易感素质共同作用的结果，易感素质是由遗传决定的。

2. 病前性格特征 自卑、自信心不足,胆小怕事,谨小慎微,对轻微挫折或身体不适容易紧张、焦虑或情绪波动。

3. 精神因素 轻微的挫折和不满等精神因素可为诱发因素。

4. 生物学因素 焦虑反应的生理学基础是交感和副交感神经系统活动的普遍亢进,常有肾上腺素和去甲肾上腺素的过度释放。躯体变化的表现形式取决于患者的交感、副交感神经功能平衡的特征。

【临床表现】

可起病于任何年龄,以40岁以前发病为多见。起病可急可缓,病前常有心理或躯体方面的诱因。

1. 急性焦虑症 突然出现强烈恐惧,伴有植物神经功能障碍为主要表现。患者突然恐惧,犹如“大难临头”或“死亡将至”“失去自控能力”的体验,而尖叫逃跑、躲藏或呼救。可伴有呼吸困难、心悸、胸痛或不适、眩晕、呕吐、出汗、面色苍白、颤动等。每次发作持续数小时,一月可数发,间歇期可无明显症状。

2. 慢性焦虑症 患者有一种自己不能控制的,没有明确对象或内容的恐惧,觉得有某种实际不存在的威胁将至,而紧张不安、提心吊胆样的痛苦体验。还伴有颤动等运动性不安,胸部紧压等局部不适感及心慌、呼吸加快、面色苍白、出汗、尿频、尿急等植物神经功能亢进症状。

【诊断与鉴别诊断】

1. 诊断要点

(1) 反复出现无明确原因、对象或内容的恐惧、紧张不安等情感体验,并伴有运动性不安和植物神经功能亢进等躯体症状。

(2) 自知力完整,要求治疗。

(3) 病程持续1个月以上。

(4) 病前性格特征、精神因素及家族中有类似发作者等均有助于诊断。

(5) 已影响患者的工作、学习和生活。

(6) 排除癔症、抑郁症、精神分裂症、心脏疾病及其他躯体疾病和精神疾病伴发的焦虑状态。

2. 鉴别诊断

(1) 心脏疾病 惊恐发作时出现的胸痛、心悸、出汗等易误诊为急性心肌梗死,通过查体、发作时间、诱发因素及心电图检查可以鉴别。

(2) 甲状腺功能亢进症 甲状腺功能亢进症伴发的焦虑症状,经过治疗,焦虑症状随甲状腺功能的恢复而改善。持续存在的焦虑,应考虑为慢性焦虑症。

(3) 癔症 癔症的情感发作易与惊恐发作相混淆,前者具有浓厚情感色彩,哭笑无常,情绪多变;后者以强烈而不能自控的焦虑、紧张为主要特征。

(4) 抑郁症 常伴有焦虑。抑郁症以情绪低落、兴趣索然、自我感觉不良、自我评价低、能力降低及消极观念等为主;焦虑症则以预感到未来不幸或实际不存在的威胁将至而感到紧张、恐惧为主。

【治疗】

1. 精神治疗 以支持性心理治疗为主,使患者认识疾病的本质,解除其心理负担,增强治疗信心。辅以各种形式的松弛训练,尤以系统松弛治疗方法为主,如气功。

2. 药物治疗 抗焦虑药既能稳定患者的情绪,又有助于心理治疗,以苯二氮䓬类最常用,如佳乐安定0.4~0.8 mg,2~3次/天,舒乐安定1~2 mg,2~3次/天。也可选用具有抗抑郁和抗焦虑双重作用的抗抑郁药,如多虑平12.5~25 mg,2~3次/天,麦普替林12.5~25 mg,2~3次/天,太息定2~4 mg,2~3次/天。

【病程与预后】

病程长短不一,部分患者病程持续时间较长。女性患者、病程短、病前性格良好、症状变化不多者,预后较好;躯体症状明显者,预后较差。本病患者经适当治疗,大多预后良好。

第四节 强 迫 症

强迫症(obsessive-compulsive neurosis)是以强迫思维和强迫行为为主要表现的一种神经症,以有意识的自我强迫与有意识的自我反强迫并存为特征。患者明知强迫症状的持续存在毫无意义且不合理,却不能克制而反复出现,愈是企图努力抵制,愈感到紧张和痛苦。病程迁延者可以仪式性动作为主要表现,虽精神痛苦显著缓解,但其社会功能已严重受损。

国外报道一般人口中的患病率为0.05%~1%,占精神科患者总数的0.1%~2%。国内流行学调查的本症时点患病率为0.3‰。通常于童年或成年早期起病,性别分布上无显著性差别。

【病因与发病机制】

病因未明,遗传因素和强迫性性格特征及心理、社会因素均在强迫症发病中起作用。

1. 遗传因素 患者近亲中的同病患率高于一般居民。若患者父母中本症的患病率为5%~7%,同卵双生子的同病率65%~85%,而异卵双生则为15%~45%。

2. 精神因素 心理、社会因素是不可忽视的致病因素之一。凡能造成长期思想紧张、焦虑不安的社会心理因素或带来沉重精神打击的意外事故均是强迫症的诱发因素。当躯体健康不佳或长期心身疲劳时,均可促使具有强迫性格者出现强迫症。

3. 性格特征 1/3的强迫症患者病前具有一定程度的强迫人格,其同胞、父母及子女也多有强迫性人格特点。其特征为拘谨、犹豫、节俭、谨慎细心、过分注意细节、好思索、要求十全十美,但又过于刻板和缺乏灵活性等。

【临床表现】

症状多种多样,既可为某一症状单独出现,也可为数种症状同时存在。在一段时间内症状内容可相对的固定,随着时间的推移,症状内容可不断改变。

1. 强迫观念 某种联想、观念、回忆或疑虑等顽固地反复出现,难以控制。

(1) 强迫联想 反复回忆一系列不幸事件会发生,虽明知不可能,却不能克制,并激起情绪紧张和恐惧。

(2) 强迫回忆 反复回忆曾经做过的无关紧要的事,虽明知无任何意义,却不能克制,非反复回忆不可。

(3) 强迫疑虑 对自己的行动是否正确,产生不必要的疑虑,要反复核实。例如,出门后疑虑门窗是否确实关好,反复数次回去检查。不然则感焦虑不安。

(4) 强迫性穷思竭虑 对自然现象或日常生活中的事件进行反复思考,明知毫无意义,却不能克制,如反复思考:房子为什么朝南而不朝北。

(5) 强迫对立思维　两种对立的词句或概念反复在脑中相继出现,而感到苦恼和紧张,如想到“拥护”,立即出现“反对”,说到“好人”时马上想到“坏蛋”等。

2. 强迫动作

(1) 强迫检查　通常与强迫疑虑同时出现。患者对明知已做好的事情不放心,反复检查,如反复检查已锁好的门窗,反复核对已写好的账单、信件或文稿等。

(2) 强迫洗涤　反复多次洗手或洗物件,心中总摆脱不了“感到脏”,明知已洗干净,却不能自制而非洗不可。

(3) 强迫计数　不可控制地数台阶、电线杆,做一定次数的某个动作,否则感到不安,若漏掉了要重新数起。

(4) 强迫仪式动作　在日常活动之前,先要做一套有一定程序的动作,例如,睡前按一定程序脱衣、鞋,并按固定的规律放置,否则感到不安,而重新穿好衣、鞋,再按程序脱。

3. 强迫意向　在某种场合下,患者出现一种明知与当时情况相违背的念头,却不能控制这种意向的出现,十分苦恼。如母亲抱小孩走到河边时,突然产生将小孩扔到河里去的想法,虽未发生相应的行动,但患者却十分紧张、恐惧。

【诊断与鉴别诊断】

1. 诊断要点

(1) 不可控制的反复出现某种观念、动作或意向,伴有焦虑和痛苦的情绪体验。

(2) 患者明知这些症状不合理、不必要、却难以摆脱,迫切要求治疗。

(3) 患者的工作、学习效率明显下降,对日常生活也产生不良影响。

(4) 病程至少三个月。

(5) 排除精神分裂症、抑郁症及脑器质性疾病伴发的强迫症状。

2. 鉴别诊断

(1) 精神分裂症　早期可有强迫症表现,但内容逐渐变得荒谬不可理解,无焦虑、痛苦等相应的情绪反应;自知力差,不积极要求治疗或否认有病而拒绝治疗;随着病程发展,精神分裂症的特征性症状逐渐显露。

(2) 抑郁症　强迫症患者因疾病缠身、久治不愈可产生抑郁情绪,甚至出现消极观念,但从无自杀行为,与抑郁症的对外界缺乏兴趣、思维迟钝、行为缓慢及情绪低落有别。

【治疗】

1. 精神治疗　以支持性心理治疗为主,对强迫动作可进行行为治疗,以反应阻抑法的疗效较佳。

2. 药物治疗　抗焦虑药可减轻焦虑,有助于心理治疗与行为治疗的进行,但对强迫症的精神病理现象无多大治疗效果,但氯羟安定对部分患者的强迫症状有较好的疗效。抗抑郁药已用于治疗本病,三环类抗抑郁药,特别是氯丙咪嗪的疗效方法为佳,有将其列为抗强迫药的倾向;多虑平、丙咪嗪、阿米替林也有一定疗效。部分患者的强迫症状对舒必利等抗精神病药有较好反应。

【病程和预后】

一般起病缓慢,病程较长,症状可持续多年或时轻时重。病前性格特征明显、发病年龄较早和病程较长者,预后欠佳。随年龄增长,症状逐步减轻;病前有较明显精神因素、强迫性性格特征不显著、病程较短、无阳性家族史者的症状也有可能自发缓解。

第五节 神经衰弱

神经衰弱(neurasthenia)是指由于长期处于紧张和压力下,出现精神易兴奋和脑力易疲劳现象,常伴有情绪烦恼和一些心理、生理症状的一种神经症。

青壮年期发病较多,脑力工作者较常见。占门诊就诊神经症患者的半数以上。

【病因及发病机制】

1. 精神因素 精神因素是诱发神经衰弱的重要原因。凡能引起神经活动过度紧张并伴有不良情绪的情况都可能是神经衰弱的致病因素。如亲人死亡、家庭不和睦、事业失败、人际关系紧张、生活节律颠倒及长期心理矛盾得不到解决时均可能诱发本症。

2. 性格特征 敏感、多疑、胆怯、主观、自制力差。性格特征明显者可因一般性精神刺激而发病,性格特征不显著者则需较强烈或较持久的精神刺激之后才发病。

3. 躯体因素 各种躯体疾病或能削弱躯体功能的各种因素,均能助长本症的发生。

【临床表现】

1. 兴奋症状 精神容易兴奋,可表现为回忆和联想增多,控制不住但无言语和运动增多。此外,感官与内脏感受器感受性明显增强,如对声、光敏感,手指、眼睑与舌尖颤动,皮肤及膝腱反射增强等。

2. 衰弱症状 衰弱症状包括脑力与体力均易疲劳。表现为精神萎靡、疲乏无力、困倦思睡、头昏脑涨、注意力不集中、记忆力减退、近事遗忘、工作不持久、效率下降,但智力正常,意志薄弱,缺乏信心和勇气,容易悲观失望。

3. 情绪症状 情绪容易兴奋,可因小事而烦躁、忧伤、易激惹或焦急苦恼,事后又懊丧不已。一般早晨情绪较好,晚上差。

4. 疼痛 紧张性头痛或肢体肌肉酸痛,时轻时重。

5. 睡眠障碍 睡眠节律失调,夜晚入睡困难,睡眠浮浅、多噩梦、易早睡、醒后感到不解乏及头脑不清醒。有时表现为日间昏昏欲睡,傍晚反而精神振作等睡眠觉醒变化。

6. 植物神经功能紊乱症状 主要表现如下:① 心血管系统,如心动过速、心前区疼痛、四肢发凉、皮肤划痕症、血压偏高或偏低等;② 胃肠道症状,有消化不良、食欲减退、恶心、腹胀、便秘或腹泻等;③ 泌尿生殖系统症状,如尿频、遗精、阳痿、早泄、月经不调等。

【诊断与鉴别诊断】

1. 诊断要点

(1) 主诉多而体征少,症状表现以易兴奋、易疲劳为主。

(2) 起病与精神因素或某些躯体因素有关。

(3) 病程迁延,症状波动,病程不足3个月时可先诊断为神经衰弱状态。

(4) 自知力良好,要求治疗。

(5) 排除其他病因引起的神经衰弱样表现。

2. 鉴别诊断

(1) 焦虑症和轻度抑郁症 神经衰弱症患者常由于对疾病缺乏正确认识而产生重重顾虑,恐惧不安、焦虑情绪、悲观失望、疑病观念,甚至呈轻度抑郁状态。焦虑症是以突然出现的、对未来的莫名恐慌为特点,没有明确的对象与内容,并呈发作性。轻度抑郁症虽也有躯体症状,但以情绪消极悲观、兴趣索然、思维迟钝、主动性减退及性格改变症状较突出。

(2) 精神分裂症　特别是单纯型的早期,常以类似神经衰弱的症状出现,但其行为退缩、生活懒散、缺乏主动性、自知力不良、不要求治疗等可作鉴别。随访病情演变过程才能作出最后诊断。

【治疗】

原则上以精神治疗为主,辅以必要的药物治疗,加强身体锻炼、调整生活规律也有重要意义。

1. 精神治疗　在认真听取患者的陈述和详细查体之后,要在其他治疗的配合下,向患者讲解发病原因、临床特点、演变规律、防治措施,使患者认识到疾病的本质,消除对疾病的恐惧心理,主动配合医师的治疗,调整自己的生活规律、注意劳逸结合、坚持身体锻炼,增强体质和中枢神经系统功能活动的稳定性。

2. 药物治疗　主要是对症治疗。对有焦虑症状和兴奋、易激惹者可先用安定、舒乐安定;失眠严重者可予以氟安定、氯羟安定、三唑仑或催眠药;有抑郁症状者可选用小剂量三环类抗抑郁药。亦可在辨证论治的基础上选用中药方剂或中成药治疗。

【病程与预后】

起病多缓慢,病程可迁延数年,症状呈波动性,时轻时重。预后一般良好,适当治疗能够恢复。

第八十五章 心理生理障碍

心理生理障碍又称心理因素相关生理障碍，是指一组与心理、社会因素有关的以进食、睡眠及性行为异常为主的精神障碍，包括进食障碍、睡眠障碍、性功能障碍。本文以睡眠障碍为例介绍心理生理障碍。

睡眠障碍是指睡眠-觉醒过程中表现出来的各种功能障碍，如睡眠减少或睡眠过多、梦行症等。中国睡眠研究会公布的一项调查结果显示，中国成年人失眠的发生率为38.2%。

【病因与诱因】

1. 精神心理因素 现代社会生活的快节奏，学习、生活、工作中的矛盾、挫折或困难，以及夜生活、饮酒等不良生活习惯常引起抑郁、焦虑、紧张、激动等。

2. 生理因素 睡前进食过饱和过于饥饿、疲劳、生活无规律、性兴奋、睡眠习惯的改变等。

3. 环境因素 居室室内灯光太强，周围喧闹，空气污浊、潮湿，室温过高或过低，居住地的变化，日、夜班工作的频繁变动。

4. 疾病因素 ①精神疾病：躁狂性精神病、精神分裂症、药物性精神失常和其他精神异常等。②神经系统疾病：老年痴呆症、大脑退行性疾病、帕金森病等。③躯体疾病：各种疾病引起的疼痛、腹胀腹泻、呼吸不畅、尿频、皮肤瘙痒等。

5. 药物因素 兴奋剂（如咖啡因、肾上腺素、麻黄碱等）、甲状腺素、镇静剂、避孕药、糖皮质激素、抗心律失常药等均可引起失眠；睡前饮酒、抽烟、饮咖啡、饮浓茶等均可影响睡眠；安眠药的不合理使用而产生的戒断反应可产生睡眠障碍。

6. 年龄因素 儿童期常见的睡眠状态异常包括梦话、遗尿、梦游、醒梦、夜惊；青少年最常见眠-醒周期异常及睡眠时间延迟；12%～15%的健康老年人主诉有慢性失眠，有内科或精神疾病的老年人估计更高。

7. 其他 多愁善感、优柔寡断、性格内向胆怯、敏感多疑、患得患失的人容易发生睡眠障碍。

【临床表现】

1. 失眠 主要表现为入眠困难或早醒，常伴有睡眠不深与多梦。失眠是常见的睡眠障碍。

2. 睡眠过多 睡眠时间过长，较正常睡眠时间增多数小时或长达数天。

3. 夜惊 睡眠中突然惊醒，两眼直视，表情紧张恐惧，呼吸急促，心率增快，伴有大声喊叫、骚动不安，发作历时1～2 min，发作后又复入睡，晨醒后对发作不能回忆。

4. 夜游 夜游又称梦行症、睡行症。发作时患者从睡眠中突然起床,在未清醒的情况下,在床上爬动或下地走动,面无表情,动作笨拙,走路不稳,喃喃自语,偶见较复杂的动作如穿衣,每次发作持续数分钟,又复上床睡觉,晨醒后对发作过程完全遗忘。

5. 遗尿 遗尿指5岁以上的儿童仍不能控制排尿,在日间或夜间反复出现不自主的排尿。遗尿可分为原发性遗尿和继发性遗尿,前者指从婴儿期以来未建立排尿控制,家族中常有遗尿者;后者指一度能自行控制排尿,形成正常排尿习惯后,又出现遗尿。

6. 梦魇 睡眠时出现噩梦,梦中见到可怕的景象或遇到可怕的事情。常由于白天受到惊吓,过度兴奋或胸前受压、呼吸道不畅,晚餐过饱引起胃部膨胀感等所致。梦魇多为暂时性的,一般不致带来严重后果,但若梦魇为持续性的则常为精神疾病的症状,应予以重视。

7. 发作性睡病 发作性睡病指不可抗拒的突然发生的睡眠,并伴有猝倒症、睡眠瘫痪和入睡幻觉。

8. Kleine-Levin 综合征 Kleine-Levin 综合征是一种发作性睡眠过度,在10～20岁起病,男性多见,呈周期性发作,每次持续数日至数周,发作时仅在进食与大小便时才醒来,进食量可较多,可至三倍以上,伴有激惹、躁动不安等,发作间歇期正常,病因未明,常在成年后自然痊愈。

9. Pickwickian 综合征 主要表现为睡眠过度,睡眠时可出现发作性呼吸暂停,肌肉松弛,皮肤青紫。呼吸暂停一般为10～20 s,可长达2 min。本病病因未明,可能有家族遗传倾向。

【治疗】

睡眠障碍多受疾病的干扰引起。正常人也可因生活习惯、环境的改变,心理压力过大,情绪极度不稳定等情况时出现短暂的睡眠障碍。

1. 找出原因 若为精神病患者,应去精神科治疗,以尽快控制精神症状。如因环境习惯的改变所造成的,可适当服用安眠药。有心理压力、情绪不稳者,应采用松弛疗法,以摆脱困境,消除紧张、焦虑情绪,恢复正常睡眠。

2. 保持卧室安静 避免或消除周围环境中的不安静因素,晚间睡眠时他人的一切活动要轻柔,避免响声,勿大声说话。

3. 养成良好的睡眠习惯 制订适宜的作息时间,白天起床活动,参加力所能及的体力劳动或体育锻炼,防止白天贪睡而夜间不眠。此外,睡前不喝浓茶、咖啡,不服用兴奋剂,睡前避免大脑皮层过度兴奋,如看惊险小说、无休止的闲聊。

4. 其他 消除躯体不适,保持床铺平整、舒适、温暖,保持适宜的温度、湿度,空气流通。

第八十六章
精神疾病的治疗

精神疾病的治疗分为主要治疗与辅助治疗两大类，前者包括心理治疗（psychotherapy）和躯体治疗（somatotherapy），后者是指包括工作、劳动、娱乐、体育等措施的康复治疗。

1. 精神疾病治疗的特点

（1）精神疾病治疗是把有精神障碍的人作为一个整体进行治疗。

（2）由于患者的自知力丧失、否认有病，甚至拒绝治疗，因此精神疾病的治疗需靠医务人员的说服，有时要进行强制性治疗。

（3）精神治疗占重要地位，对于心因性精神障碍来说，精神治疗可作为病因治疗而首选；其他精神疾病治疗也要在适当时机进行必要的心理治疗。

（4）病因治疗少，而对症治疗居多。

（5）治疗效果的判断要比躯体疾病困难得多，缺乏客观的观察指标与指定指标。

（6）重返社会是精神疾病治疗的目标。随着药物疗法和生活疗法的发展，患者若能坚持维持治疗，一般能保持适应社会生活的能力，这种状态称社会的缓解状态。

2. 精神疾病的治疗原则

（1）综合治疗　患者自身具有生物学、心理学和社会学的特征，精神疾病的发生和发展又与具体的生物、心理、社会因素密切相关，因此在治疗上也要综合考虑，给予生物学治疗措施（如药物治疗或抽搐治疗）、心理学治疗措施（如精神治疗或行为治疗）、社会学治疗措施（如家庭治疗和环境治疗）才符合现代的生物-心理-社会的医学模式。

（2）持续治疗　精神疾病多系慢性疾病，其治疗与康复需要相当长的时间，因此应有长期治疗计划。即使是急性或亚急性精神障碍，在症状缓解后的巩固疗效和防止复发等，都需要持续的医疗帮助。

（3）个体化治疗　患者的生理情况、心理素质及其所处的社会环境各不相同，即使诊断相同，也要因人而异，应针对每一位患者制订出具体的治疗方案，并根据治疗中病情的变化及时调整治疗方案。

第一节　心理治疗

心理治疗（psychotherapy）是用心理学的理论和方法帮助患者了解发病因素、解除情绪障碍、矫正行为，达到治疗目的的一种方法。

心理治疗能够对人体的心理功能与生理功能产生影响。治疗师的言语、表情、举止行为及特意安排的情境，可以使患者或咨询顾客在认知、情感、意志行为等方面发生变化，以帮助他们解决学习、工作、生活、健康等方面的问题,从而能更好地适应内外环境,保持心理和生理的健康。

心理咨询(psychological counseling)与心理治疗在一定程度上互相重叠、相通,助人的目的、机制大同小异,都是心理疏导、心理矫治和促进健康技术。两者区别主要在于对象各有侧重。心理治疗主要针对临床患者,而心理咨询主要针对普通咨询顾客(client,咨客)。

1. 心理治疗的发展 心理治疗是最古老的疗病法,其诞生早于药物和手术,是利用心理机制治疗疾病的方法,起源于巫术(witchcraft)和民间疗病健身术(healing)。古今中外大多数民族都有此类与心理影响和人际操纵相关的方法,自觉或不自觉地利用人际、心理过程及心身间的互动规律,达到去病养生的目的。但这些方法与建立在心理行为科学基础之上的现代心理治疗相比,缺乏严格的科学观察和实验依据,理论的系统性和严密性不足。

2. 心理治疗具备基本要素

科学的心理治疗应该具备以下基本要素。

(1) 由具有社会认可身份、受过专业训练的人员,如医师、临床心理学工作者实施。

(2) 在专门的医疗和心理卫生机构、场所实施。

(3) 以助人、促进健康为目的,不损害患者身心健康和社会的利益。

(4) 遵守技术规范和伦理原则,并符合法律的要求。

(5) 掌握适应证和禁忌证,不滥用、误用。

(6) 对治疗过程及其后果能够控制、查验,能及时发现和处理副作用,能进行合理解释,不使用超自然理论。

3. 心理治疗类型 按治疗对象分为以下两类。

(1) 个别治疗(individual therapy) 治疗师单独地对患者或咨客以访谈的方式进行的心理治疗。

(2) 集体治疗(group therapy) 挑选病情相似的患者多人同时接受心理治疗。集体治疗重视群体成员构成人际系统后产生的“群体心理动力学”现象,利用人际互动来消除病态,促进健康。

(3) 家庭治疗(family therapy) 家庭为单位的治疗。以最普遍、最基本的人际系统——核心家庭为干预目标,必要时还邀请核心家庭之外的大家庭成员,甚至家庭外的有关人员等参加治疗。

4. 常用的心理治疗方法

(1) 精神支持治疗 在取得患者充分信任的基础上讲解和分析疾病的有关问题,指导患者与疾病做斗争的方法和措施。鼓励患者倾诉内心郁结情绪,予以劝解及恰当的保证;帮助患者重新认识和协调与环境的关系,培植积极情绪和信心,达到增强精神活动防御能力,控制和达到对环境的适应平衡,变消极被动为积极主动地防治自身疾病。适用于神经衰弱、焦虑症和抑郁神经症。

(2) 行为治疗 行为治疗是借助于实验心理学方法以消除不良行为,建立适应良好行为的一种精神治疗方法。适用于以下几种情况。a. 恐怖症、焦虑症及强迫症。b. 职业性肌痉挛、抽动、口吃、咬指甲、遗尿及暴怒发作等。c. 自控不良所致肥胖、厌食、便秘、烟酒与药物依赖。d. 阳痿、早泄、阴道痉挛或性乐缺失等性功能障碍。e. 某些性变态。f. 慢性精神分裂症的不良行为。常用方法如下。

① 系统脱敏法:操作过程分三步。a. 肌肉松弛训练;b. 将引起焦虑或恐惧反应的靶症状分解为不同程度的等级;c. 脱敏,在全身肌肉松弛状态下,进行最低级的反复练习,直至

恐惧反应完全消失，再进行高一级的练习，以此类推，直到最后症状消失为止。

② 厌恶条件化法：应用恶性条件刺激（如电击）与不良行为的多次结合，建立起条件反射，以达到消除不良行为的目的。用于酒或药物依赖、同性恋及儿童遗尿症。

③ 行为矫正法：仅对符合良好行为规范的行为予以肯定、鼓励或奖赏，逐渐修改和消除不适宜的行为模式，建立良好的行为模式。

（3）暗示治疗　在精神支持治疗基础上，予以针刺、电兴奋或药物（如静脉注射10%葡萄糖酸钙液10 mL），配合言语强化和暗示，使其确信在治疗帮助下，失去的功能已经恢复，鼓励患者继续锻炼，达到治愈的目的。

（4）催眠治疗　通过医师的语言和动作或者缓慢静脉注射2.5%异戊巴比妥（或硫喷妥钠，总量不超过20 mL）将患者导入催眠状态，再用语言启发其回忆已被遗忘的发病心因及暗示消除症状。治疗结束时应暗示其治疗后反应良好，并予以安慰鼓励，亦可通过自我催眠法消除紧张情绪，治疗一些心身疾病和睡眠障碍。

（5）生物反馈法　通过生物反馈仪的显示系统将体内生理变化信息变成易于理解的信号或读数，提示患者有意识地控制某种病理过程，促进功能恢复，达到治疗的目的。适用于心身疾病、恐怖症、强迫症、焦虑症、转换型癔症、躯体神经症及顽固性习惯等。

（6）工娱疗法　工娱疗法包括体育、劳动、文化和娱乐等内容。能转移患者的注意力，使幻觉、妄想、抑郁，紧张等症状减轻，也提高适应集体生活的能力，活泼情绪，增加和保存既往获得的知识与智力水平。接受新事物，增强脑力活动，增强体力，提高劳动能力，促进其社会功能的恢复，适用于恢复期患者。对急性期或发展期的患者，特别是有兴奋、躁动、伤人、自伤、攻击或毁物的患者不宜采用。

5. 心理治疗的疗效

（1）心理治疗能够缓解症状，加快治愈过程，提供新的应对策略和对付未来问题的方法。

（2）神经症、儿童少年期的情绪和品行障碍患病率较高，是心理治疗的重要适应证。成人的其他心理问题、精神障碍和心身障碍，包括一些与躯体疾病、创伤相关的适应问题、情绪障碍等，也常常需要心理治疗。

（3）正规心理治疗的疗效一般是持久的。

（4）一些非技术性因素，如人际性、社会性和情感性因素，在促进治疗变化方面有巨大作用。治疗师的个人魅力在治疗中也发挥关键的作用，个性影响有时超过操作技术。

（5）心理治疗并不是使人人都受益。除了患者方面的因素，治疗师的消极个性特征、应用技术不当可能产生副作用，甚至对患者造成伤害。

第二节　躯体治疗

躯体治疗（somatotherapy）主要包括药物治疗和电抽搐治疗。药物治疗是指通过应用精神药物来改变病态行为、思维或心境的一种治疗手段。药物治疗是改善精神障碍，尤其是严重精神障碍的主要和基本措施。电抽搐治疗在精神障碍急性期的治疗中具有一定作用，而胰岛素休克治疗和神经外科疗法等现已很少使用或限制使用。

精神药物（psychotropic drugs）按其临床作用特点分为如下几类：① 抗精神病药物（antipsychotics）；② 抗抑郁药物（antidepressants）；③ 心境稳定剂（mood stabilizers）或抗躁狂药物（antimanic drugs）；④ 抗焦虑药物（anxiolytics）。

此外,还有用于儿童注意缺陷和多动障碍的精神振奋药(psycbostimulants)和改善脑循环且改善神经细胞代谢的脑代谢药(nootropic drugs)。

【抗精神病药物】

抗精神病药物(antipsychotics)主要用于治疗精神分裂症和其他具有精神病性症状的精神障碍。

1. 分类

(1) 第一代抗精神病药,又称神经阻滞剂、传统抗精神病药、典型抗精神病药,或称多巴胺受体阻滞剂。代表药为氯丙嗪、氟哌啶醇等。其主要药理作用为阻断中枢多巴胺 D_2 受体,治疗中可产生锥体外系副作用和催乳素水平升高。

(2) 第二代抗精神病药,又称非传统抗精神病药、非典型抗精神病药、新型抗精神病药、现代抗精神病药等。第二代药物在治疗剂量时,较少产生锥体外系症状但少数药物催乳素水平升高仍明显。按药理作用分为四类:① 5-HT 和多巴胺受体拮抗剂(serotonin-dopamine antagonists, SDAs),如利培酮、齐拉西酮;② 多受体作用药(multi-acting receplor targeled agents, MARTAs),如氯氮平、奥氮平、喹硫平;③ 选择性多巴胺 D_2/D_3 受体拮抗剂,如氨磺必利;④ 多巴胺受体部分激动剂,如阿立哌唑。

2. 作用机制 目前认为,几乎所有的抗精神病药物都能阻断脑内多巴胺受体(尤其是多巴胺 D_2 受体)而具有抗精神病作用。传统抗精神病药(尤其是吩噻嗪类)主要有四种受体阻断作用,包括多巴胺能 D_2 受体、胆碱能 M_1 受体、去甲肾上腺素能 a_1 受体和组胺能 H_1 受体。新一代抗精神病药在阻断多巴胺 D_2 受体基础上,还通过阻断脑内 5-HT 受体(主要是 $5\text{-}HT_2A$ 受体),增强抗精神病作用、减少多巴胺受体阻断的副作用。

3. 常用药物

(1) 氯丙嗪(chlorpromazine) 多为口服给药,200～600 mg/d,也有注射制剂,用于快速有效地控制患者的兴奋和急性精神病性症状。较易产生直立性低血压、锥体外系反应、抗胆碱能反应(如口干、便秘、心动过速等)、催乳素水平升高以及皮疹。

(2) 奋乃静(perphenazine) 16～48 mg/d,自主神经副作用较少,适用于老年或伴有脏器(如心、肝、肾、肺)等躯体疾病患者。主要副作用为锥体外系症状。

(3) 氟哌啶醇(haloperidol) 5～20 mg/d,注射剂常用于处理精神科的急诊问题,也适用于老年或伴有躯体疾病的兴奋躁动的精神病患者。小剂量也可用于治疗儿童抽动秽语综合征。主要副作用为锥体外系症状,长效制剂锥体外系副作用较口服用药的轻。

(4) 五氟利多(penfluridol) 20～100 mg/周,为口服长效制剂,每周给药一次。该药碾碎后易溶于水,无色无味,给药方便,在家属协助下常用于治疗不合作患者。主要副作用为锥体外系症状,少数患者可发生迟发性运动障碍和抑郁。

(5) 舒必利(sulpiride) 600～1200 mg/d,静脉滴注可以用于缓解患者的紧张性症状。主要副作用为引起内分泌变化,如体重增加、泌乳、闭经、性功能减退等。

(6) 氯氮平(clozapine) 150～450 mg/d,推荐用于治疗难治性病例。易出现直立性低血压、过度镇静,故起始剂量宜低。粒细胞缺乏症发生率为1%,体重增加、心动过速、便秘、流涎等多见。此外还可见体温升高、癫痫发作、心肌炎和恶性综合征。临床使用中应进行血象和血糖监测。目前,尽管氯氮平在国内使用仍广泛,但国内外专家主张慎用。

(7) 利培酮(risperidone) 2～6 mg/d,有口服片剂和水剂以及长效注射剂。其代谢物9-羟利培酮(帕潘立酮,paliperidone)已作为新型抗精神病药开发上市。对精神分裂症疗效较好。主要不良反应为激越、失眠及泌乳、闭经等，较大剂量可出现锥体外系反应。

(8) 喹硫平(quetiapine) 300～750 mg/d，治疗精神分裂症的有效剂量范围较宽，对情感症状也有一定疗效，主要副作用是嗜睡、直立性低血压等。

(9) 齐拉西酮(ziprasidone) 80～160 mg/d，有口服和注射制剂，用于治疗精神分裂症，可能对阴性症状和伴发抑郁的疗效略有优势。几乎不引起体重增加，锥体外系反应少见。

(10) 阿立哌唑(aripiprazole) 10～30 mg/d，治疗精神分裂症的疗效与氟哌啶醇相当，其激活作用有利于改善阴性症状和紧张性症状，但用药初期易导致激越、焦虑等副作用。

4. 不良反应和处理

(1) 锥体外系反应，是传统抗精神病药物治疗最常见的神经系统副作用。

① 急性肌张力障碍，出现最早。男性和儿童比女性更常见。呈现不由自主的、奇特的表现，包括眼上翻、斜颈、颈后倾、面部怪相和扭曲、吐舌、张口困难、角弓反张和脊柱侧弯等。常去急诊部门就诊，易误诊为破伤风、癫痫、癔症等，服抗精神病药物史常有助于确立诊断。处理：肌注东莨菪碱 0.3 mg 或异丙嗪 25 mg 可即时缓解。有时需减少药物剂量，加服抗胆碱能药如盐酸苯海索，或换服锥体外系反应低的药物。

② 静坐不能(akathisia)，在治疗 1～2 周后最为常见。表现为无法控制的激越不安、不能静坐、反复走动或原地踏步。易误诊为精神病性激越或精神病加剧，故而错误地增加抗精神病药剂量，而使症状进一步恶化。处理：苯二氮䓬类药和 β 受体阻滞剂(如普萘洛尔等)有效，而抗胆碱能药通常无效。有时需减少抗精神病药剂量，或选用锥体外系反应低的药物。

③ 类帕金森症(parkinsonism)，最为常见。在治疗的最初 1～2 个月发生。女性比男性更常见，老年患者常见并因淡漠、抑郁或痴呆而误诊。表现可归纳如下：运动不能、肌张力高、震颤和自主神经功能紊乱。最初始的形式是运动过缓，体征上主要为手足震颤和肌张力增高，严重者有协调运动的丧失、僵硬、佝偻姿势、慌张步态、面具脸、粗大震颤、流涎和皮脂溢出。处理：服用抗胆碱能药物盐酸苯海索，抗精神病药物的使用应缓慢加药或使用最低有效剂量。

④ 迟发性运动障碍(tardive dyskinesia，TD)，多见于持续用药几年后，极少数可能在几个月后发生。用药时间越长，发生率越高。女性稍高于男性，老年和脑器质性患者中多见。TD 是以不自主的、有节律的刻板式运动为特征。其严重程度波动不定，睡眠时消失、情绪激动时加重。TD 最早体征常是舌或口唇周围的轻微震颤或蠕动。处理：尚无有效治疗药物，关键在于预防、使用最低有效剂量或换用锥体外系反应低的药物。抗胆碱能药物会促进和加重 TD，应避免使用。早期发现、早期处理有可能逆转 TD。

(2) 其他神经系统不良反应。

① 癫痫发作，抗精神病药物能降低抽搐阈值而诱发癫痫，多见于氯氮平、氯丙嗪和硫利达嗪治疗时。氟哌啶醇和氟奋乃静等在治疗伴有癫痫的精神病患者中可能较为安全。

② 恶性综合征，是一种少见的、严重的不良反应。临床特征如下：意识波动、肌肉强直、高热和自主神经功能不稳定，最常见于氟哌啶醇、氯丙嗪和氟奋乃静等药物治疗时。药物加量过快、用量过高、脱水、营养不足、合并躯体疾病及气候炎热等因素，可能与恶性综合征的发生、发展有关。可以使用肌肉松弛剂丹曲林和促进中枢多巴胺功能的溴隐亭治疗。

(3) 自主神经的副作用。抗胆碱能的副作用如下：口干、视力模糊、排尿困难和便秘等。硫利达嗪、氯丙嗪和氯氮平等多见，氟哌啶醇、奋乃静等少见。严重反应包括尿潴留、麻痹性肠梗阻和口腔感染，尤其是抗精神病药物合并抗胆碱能药物及三环类抗抑郁药物治疗时更易发生。肾上腺素能阻滞作用表现为直立性低血压、反射性心动过速及射精的延迟或抑制。直立性低血压在治疗的头几天最为常见，氯丙嗪肌内注射时最容易出现。患者由坐位突然站立或起床时可以出现晕厥无力、摔倒或跌伤。嘱咐患者起床或起立时动作要缓慢。有心血管疾病的患者，剂量增加应缓慢。处理方法如下：应让患者取头低脚高位卧床；严重病例应输液并给予去甲肾上腺素、间羟胺等升压，禁用肾上腺素。

(4) 体重和代谢内分泌的副作用。体重增加多见，与食欲增加和活动减少有关。患者应节制饮食。氯氮平、奥氮平等体重增加最为常见，并能影响体内的糖脂代谢，甚至诱发糖尿病，因此需要定期监测血糖。

催乳素分泌增加多见，雌激素和睾酮水平的变化也有报道，妇女中常见泌乳、闭经和性快感受损。男性较常见性欲丧失、勃起困难和射精抑制。生长激素水平降低，但在用吩噻嗪或丁酰苯维持治疗的儿童中未见生长发育迟滞。

(5) 精神方面的副作用，抗精神病药物产生过度镇静，这种镇静作用通常很快因耐受而消失。舒必利、奋乃静、三氟拉嗪、氟奋乃静、利培酮和阿立哌唑等有轻度激活或振奋作用，可以产生焦虑、激越。抗胆碱能作用强的抗精神病药物(如氯氮平、氯丙嗪等)较易出现撤药反应，如失眠、焦虑和不安，应予以注意。

(6) 其他副作用，抗精神病药物还有许多不常见的副作用，如肝损害、粒细胞缺乏、心律失常、药疹等。

(7) 过量中毒，过量的最早征象是激越或意识模糊。常有严重低血压以及心律失常、低体温。抗胆碱能作用可使预后恶化；毒扁豆碱可用作解毒药。由于过量药物本身的抗胆碱能作用，锥体外系反应通常不明显。治疗基本上是对症性的，大量输液，注意维持正常体温，应用抗癫痫药物控制癫痫，禁用肾上腺素。

【抗抑郁药物】

抗抑郁药物(antidepressants)是一类治疗各种抑郁状态的药物，但不会提高正常人情绪。部分抗抑郁药对强迫、惊恐和焦虑情绪有治疗效果。

1. 三环类抗抑郁药 三环类抗抑郁药(tricyclic antidepressants, TCAs)是临床上治疗抑郁症的首选药之一。常用的有丙咪嗪、氯米帕明、阿米替林、多塞平、马普替林等。

(1) 临床应用。

① 适应证：适用于治疗各类以抑郁症状为主的精神障碍。还可以用于治疗焦虑症、惊恐发作和恐惧症。小剂量丙咪嗪可用于治疗儿童遗尿症，氯米帕明则常用于治疗强迫症。

② 禁忌证：严重心肝肾疾病、粒细胞减少、青光眼、前列腺肥大，妊娠头3个月禁用。癫痫和老年人慎用。对精神分裂症患者伴有的抑郁症状，治疗宜谨慎。

③ 药物的选择：丙咪嗪镇静作用弱，适用于迟滞性抑郁以及儿童遗尿症。氯米帕明是治疗强迫症的有效药物。阿米替林镇静和抗焦虑作用较强，适用于激越性抑郁。多塞平抗抑郁作用相对较弱，但镇静和抗焦虑作用较强，常用于治疗恶劣心境障碍和慢性疼痛。

④ 用法和剂量：从小剂量开始，并根据副作用和临床疗效，用1～2周的时间逐渐增加到最大有效剂量。

(2) 不良反应及其处理 三环类抗抑郁药的大多数副作用较轻，但有时也足以影响治疗。发生的频度及严重程度与剂量和血药浓度呈正相关，同时与躯体状况亦有关。

① 抗胆碱能副作用，是TCAs治疗中最常见的副作用，主要表现为口干、便秘、视物模糊等。患者一般随治疗的延续可以耐受。症状将会逐渐减轻。严重者可出现尿滞留、肠麻

痹。处理：原则上应减少抗抑郁药物的剂量，必要时加拟胆碱能药以对抗副作用。

② 中枢神经系统副作用，多数 TCAs 具有镇静作用。出现震颤可以减少剂量或换用抗抑郁药物或采用 β 受体阻滞剂（如普萘洛尔）治疗。TCAs 导致的药源性意识模糊或谵妄，在老年患者中易出现。

③ 心血管副作用，是主要的不良反应，可发生直立性低血压、心动过速、头晕等，老年人和患有充血性心力衰竭的患者更多见心律失常。临床应用中应监测心电图。

④ 性方面的副作用，可出现阳痿、射精障碍、性兴趣和性快感降低。性功能障碍会随抑郁症状的好转和药量的减少而改善。

⑤ 体重增加，有些患者出现外周性水肿，此时应限制盐的摄入。

⑥ 过量中毒，超量服用或误服可发生严重的毒性反应，危及生命，死亡率高。一次吞服丙咪嗪 1.25 g 即可致死。临床表现为昏迷、癫痫发作、心律失常三联征，还可有高热、低血压、肠麻痹、瞳孔扩大、呼吸抑制、心跳骤停。处理方法如下：试用毒扁豆碱缓解抗胆碱能作用，每 0.5～1 h 重复给药 1～2 mg；及时洗胃、输液；积极处理心律不齐、控制癫痫发作。

2. 单胺氧化酶抑制剂 单胺氧化酶抑制剂（monoamine oxidase inhibitors，MAOIs）主要分为两大类型：一类称为不可逆性 MAOIs，即以肼类化合物及反苯环丙胺为代表，因副作用大，禁忌较多，临床上已基本不用；另一类为可逆性 MAOls，以吗氯贝胺为代表。

MAOIs 作为二线药物，主要用于三环类或其他药物治疗无效的抑郁症。此外，对伴有睡眠过多、食欲和体重增加的非典型抑郁或轻性抑郁或焦虑抑郁混合状态效果较好。吗氯贝胺的禁忌较少。治疗初始时剂量为 300～450 mg/d，分 3 次服用。从第 2 周起，逐渐增加剂量，最大可达到 600 mg/d。

3. 新型抗抑郁药物

（1）选择性 5-HT 再摄取抑制剂　选择性 5-HT 再摄取抑制剂（selective serotonin reuptake inhibitors，SSRIs）目前常用于临床的 SSRIs 有 6 种：氟西汀、帕罗西汀、舍曲林、氟伏沙明、西酞普兰和艾司西酞普兰。适应证包括抑郁症、强迫症、惊恐症和贪食症等。

（2）其他递质机制的新型抗抑郁药　目前常用于临床上的有文拉法辛、度洛西汀、曲唑酮、瑞波西汀等。

【心境稳定剂】

心境稳定剂（mood stabilizers），又称抗躁狂药物（antimanic drugs），是治疗躁狂及预防双相情感障碍的躁狂或抑郁发作，且不会诱发躁狂或抑郁发作的一类药物。

1. 碳酸锂（lithium carbonate） 碳酸锂是最常用的心境稳定剂。

（1）适应证　主要适应证是躁狂症和双相情感障碍，它是目前的首选药物。分裂情感性精神病也可用锂盐治疗。

（2）禁忌证　急性肾炎、慢性肾炎、肾功能不全、严重心血管疾病、重症肌无力、妊娠头 3 个月及缺钠或低盐饮食患者禁用。帕金森病、癫痫、糖尿病、甲状腺功能低下、神经性皮炎、老年性白内障患者慎用。

（3）用法和剂量　饭后口服给药，一般开始每次给 250 mg，每日 2～3 次，逐渐增加剂量，有效剂量为 750～1 500 mg/d。一般至少 1 周才能起效，6～8 周可以完全缓解，此后以有效剂量继续巩固治疗 2～3 个月。

（4）副作用如下。

① 早期的副作用：无力、疲乏、嗜睡、手指震颤、厌食、上腹不适、恶心、呕吐、稀便、腹泻，

多尿、口干等。

② 后期的副作用:患者持续多尿、烦渴、体重增加、甲状腺肿大、黏液性水肿、手指震颤。

③ 锂中毒先兆:表现为呕吐、腹泻、粗大震颤、抽动、呆滞、困倦、眩晕、构音不清和意识障碍等。

2. 抗癫痫药物 丙戊酸盐和卡马西平等数种抗癫痫药物可以作为心境稳定剂。

【抗焦虑药物】

抗焦虑药物(anxiolytics)的应用范围广泛,种类较多。目前,应用最广的为苯二氮䓬类,其他还有5-HT受体部分激动剂、β肾上腺素受体阻滞剂等。

1. 苯二氮䓬类 苯二氮䓬类(benzodiazepines)目前有2 000多种衍生物,国内常用的有地西泮、氯氮䓬、氟西泮、硝西泮、艾司唑仑、氯硝西泮、咪达唑仑、阿普唑仑等。具体表现为四类药理作用:① 抗焦虑作用,可以减轻或消除患者的焦虑不安、紧张、恐惧情绪等;② 镇静催眠作用,对睡眠的各期都有不同程度的影响;③ 抗惊厥作用,可以抑制脑部不同部位的癫痫病灶的放电使之不向外围扩散;④ 骨骼肌松弛作用。

(1) 适应证 用于治疗各型神经症、各种失眠以及各种躯体疾病伴随出现的焦虑、紧张、失眠、自主神经系统紊乱等症状,也可用于各类伴有焦虑、紧张、恐惧、失眠的精神病以及激越性抑郁、轻性抑郁的辅助治疗。还可用于癫痫治疗和酒精急性戒断症状的替代治疗。

(2) 禁忌证 凡有严重心血管疾病、肾病、药物过敏、药物依赖、妊娠头3个月、青光眼、重症肌无力、酒精等及中枢抑制剂使用时应禁用。老年、儿童、分娩前及分娩中慎用。

(3) 用法和剂量 多数苯二氮䓬类的半衰期较长,每日1次即可。或因病情需要,开始可以每日2～3次,病情改善后,可改为每日1次。苯二氮䓬类治疗开始时可用小剂量,3～4日加到治疗量。急性期患者开始时剂量可稍大些,或静脉给药,以控制症状。

(4) 副作用 苯二氮䓬类药物的副作用较少,最常见的副作用为嗜睡、过度镇静、智力活动受影响、记忆力受损、运动的协调性减低等,偶见兴奋、梦魇、谵妄、意识模糊、抑郁、攻击、敌视行为等。妊娠头3个月服用时,有引起新生儿唇裂、腭裂的报道。

2. 丁螺环酮和坦度螺酮 丁螺环酮(buspirone)和坦度螺酮(tandospirone)是非苯二氮䓬类抗焦虑药物,系5-HT受体的部分激动剂。主要适用于各种神经症所致的焦虑状态以及躯体疾病伴发的焦虑状态,还可用于抑郁症的增效治疗。孕妇、儿童和有严重心、肝、肾功能障碍者应慎用。不良反应较少,如口干、头晕、头痛、失眠、胃肠功能紊乱等。丁螺环酮抗焦虑治疗的剂量范围15～45 mg/d,分3次口服;坦度螺酮抗焦虑治疗的剂量范围30～60 mg/d,分3次口服。

【电抽搐治疗】

电抽搐治疗(electroconvulsive therapy, ECT)又称电休克治疗(electrical shock therapy),是以一定量的电流通过大脑,引起意识丧失和痉挛发作,从而达到治疗目的的一种方法。目前,有条件的地方已推广采用无抽搐电休克治疗。该方法是通电前给予麻醉剂和肌肉松弛剂,使得通电后不发生抽搐,更为安全,也易被患者和家属接受。

1. 适应证和禁忌证

(1) 适应证 ① 严重抑郁,有强烈自伤、自杀企图和行为者,以及明显自责自罪者;② 极度兴奋躁动冲动伤人者;③ 拒食、违拗和紧张性木僵者,④ 精神药物治疗无效或对药物治疗不能耐受者。

(2) 禁忌证 ① 脑器质性疾病,如颅内占位性病变、脑血管疾病、中枢神经系统炎症和外伤;② 心血管疾病,如冠心病、高血压、心律失常、主动脉瘤及心功能不全者;③ 骨关节疾病;④ 出血或不稳定的动脉瘤畸形;⑤ 有视网膜脱落潜在危险的疾病,如青光眼;⑥ 急性的全身感染、发热;⑦ 严重的呼吸系统疾病,严重的肝、肾疾病;⑧ 利舍平治疗者;⑨ 老年人、儿童及孕妇。

2. 治疗方法

(1) 治疗前准备 ① 详细的体格检查,包括神经系统检查;② 获取知情同意;③ 治疗前 8 h 停服抗癫痫药和抗焦虑药或治疗期间避免应用这些药物,禁食、禁水 4 h 以上;④ 准备好各种急救药品和器械;⑤ 监测生命体征;⑥ 治疗前 15~30 min 皮下注射阿托品 0.5~10 mg;⑦ 排空大小便,解开衣带、领扣,取下发卡等。

(2) 操作方法。

① 患者体位:患者仰卧于治疗台上,四肢保持自然伸直姿势,在两肩胛间相当于胸椎中段处垫一沙枕,使脊柱前突。为防咬伤,应用缠有纱布的压舌板放置在患者一侧上下臼齿间或用专用牙垫放置两侧上下臼齿间。用手紧托下颌,防止下颌脱位。另有助手保护患者的肩肘、髋膝关节及四肢。

② 电极的安置:将电极紧密置于患者头的顶部和非优势侧颞部或双侧颞部。

③ 电量的调节:原则上以引起痉挛发作的最小量为准。一般用 80~120 mA,通电时间 2~3 s。

④ 治疗次数:一般每日 1 次过渡到隔日 1 次或者一开始就隔日 1 次,一个疗程 6~12 次。一般躁狂状态 6 次左右即可;幻觉妄想状态需要 8~12 次;抑郁状态介于两者之间。

⑤ 抽搐发作:一般年轻男性、未服镇静催眠和抗癫痫药者,较易发作。

⑥ 抽搐后处理:抽搐停止、呼吸恢复后,应将患者安置在安静的室内,侧卧休息 30 min,要专人护理,观察生命体征和意识恢复情况。待患者意识清醒后,酌情起床活动进食。

3. 并发症及其处理 常见的并发症有头痛、恶心、呕吐、焦虑、可逆性的记忆减退、全身肌肉酸痛等,这些症状无需处理。关节脱位和骨折也是较常见的并发症,脱位以下颌关节脱位为多,发生后应立即复位。骨折以第 4~8 胸椎压缩性骨折多见,应立即处理。年龄大、治疗期间应用具有抗胆碱能作用药物的患者,较易出现意识障碍和认知功能受损,应停用电抽搐治疗。并发症所致死亡极为罕见,多与潜在躯体疾病有关。

4. 电抽搐治疗的改良方法——无抽搐电休克治疗 为减轻肌肉强直、抽搐,避免骨折、关节脱位等并发症的发生,目前已推广使用无抽搐电休克治疗,无抽搐电休克治疗的禁忌证较传统电抽搐治疗的少,如老年患者也可以应用。

(邓雪松)

第十篇

理化因素所致疾病

LI HUA YIN SU SUO ZHI JI BING

第八十七章
总　　论

人类对化学物质中毒的认识较早。公元前500年人们就已经认识到，未吸收入血的毒物不引起全身中毒。20世纪30年代前由于毒理学知识缺乏，对中毒无特殊疗法，只能采用一般清除或支持疗法。此后，开始结合生理学和毒理学研究有效解毒疗法，应用亚硝酸盐-硫代硫酸钠来治疗氰化物中毒。20世纪40年代用二巯丙醇(BAL)治疗砷中毒。20世纪50年代用依地酸钙钠治疗铅中毒，开展了螯合剂治疗金属中毒的方法，同时碘解磷定(解磷定)用于治疗有机磷杀虫药(organophosphorous insecticide，OPI)中毒。20世纪60年代，我国始用二巯丁二钠治疗锑、铅、汞和砷等金属及其化合物中毒。近年来发现，中毒发病机制与受体、自由基、脂质过氧化及细胞内钙稳态有关，这为探索解毒疗法开拓了新思路。20世纪70年代以来，中毒诊断和治疗取得长足进展，这有赖于毒理学的兴起和急救医学的发展。毒理学从器官水平到分子，甚至基因水平深入研究中毒的发病机制，急救医学对严重中毒采用血液净化(blood purification)等疗法，这些均有助于中毒诊断和治疗水平的提高。

人类对物理因素所致疾病的研究要晚于化学物质中毒。人们对环境有害物理因素(如高温、低温、高气压、噪声和振动等)对人体生理的影响及人体环境适应性和适应不全的危害等进行研究，并取得了很大进展。此外，急诊医学先进复苏技术的应用，大大提高了电击、淹溺等患者的救治水平，降低了致残率和病死率。

【理化因素所致疾病的诊断原则】

理化因素所致疾病的特点是病因明确，有特殊的临床表现。

(一) 病因

此类疾病多数病因明确并有相应检测的方法。如：药物过量或毒物中毒均可通过检测估计中毒量，空气中的毒物可检测其浓度；环境温度、海拔高度和海水深度等都能测量。随着检测方法增多、敏感性和特异性提高，对多数理化因素所致疾病的病因可明确诊断。

(二) 受损靶部位

多种毒物都有其作用的靶器官和部位。如：OPI吸收后抑制胆碱酯酶(cholinesterase，ChE)；慢性苯中毒的靶器官是骨髓等。物理致病因素也各有其作用靶部位，如：噪声主要作用于听神经；加速运动主要作用于前庭神经。

(三) 剂量与效应关系

剂量与效应关系(量效关系)是评估理化致病因素作用的基本规律，暴露毒物的量，高、低温环境时间长短等都与病情严重程度相关，可作为判断预后的依据。

（四）流行病学调查分析

大多数理化因素致病特点是在同一时间可能有多数人发病,利用人群发病情况的流行病学调查方法,有助于明确环境中致病因素和预防发病。

理化因素所致疾病虽然会出现一个或多个器官损伤或衰竭,但临床上往往缺乏特异性表现。诊断时,在考虑环境因素的同时,尚需结合病史、临床表现和实验室检查,然后再与其他类似临床表现的疾病鉴别,综合分析判断。

【理化因素所致疾病的防治原则】

（一）迅速脱离有害环境和危害因素

这是治疗此类疾病的首要措施。急性中毒时,尽快脱离毒物接触和清除体内或皮肤上的毒物,如处理局部污染、洗胃,对吸收入血的毒物采用血液净化疗法等。发现中暑或电击伤病人,立即转移到安全环境,再施行急救复苏措施。

（二）稳定生命体征

理化因素所致疾病患者易出现神志、呼吸和循环障碍或衰竭,生命体征常不稳定,急救复苏的主要目的是稳定生命体征,加强监护,为进一步处理打下基础。

（三）病因和发病机制治疗

急性中毒时,首先应用解毒药。如:碘解磷定用于OPI中毒时磷酰化胆碱酯酶复活;抑制毒蕈碱样症状的阿托品治疗;一氧化碳中毒时的氧治疗等。

物理因素所致疾病的病因治疗方法如下:中暑高热时降温;冻僵时复温;急性高原病主要发病机制是缺氧,给氧是主要治疗措施。

（四）对症治疗

理化因素所致疾病有特效疗法的为数有限,多采取对症治疗,以减少痛苦、促进康复。

总之,人类在生存过程中不断受到环境有害因素影响而致病,如各种中毒、中暑、高原病等,给人类健康带来危害。因此我们应学习有关理化因素所致疾病,对可以预测的有害因素做好预防;对已患病者,要尽快诊断和进行有效治疗。

第八十八章
中　　毒

第一节　概　　述

某些物质进入人体后，在一定的条件下，与体液、组织相互作用，损害组织，破坏人体的调节功能，使正常生理功能发生严重障碍，引起功能性或器质性病变及一系列紊乱，称为中毒(poisoning)。引起中毒的化学物质称为毒物。根据毒物来源和用途分为如下几种：①工业性毒物；②药物；③农药；④有毒动植物。学习中毒性疾病的目的在于了解毒物中毒途径和引起人体发病的规律。掌握和运用这些知识，可以指导预防和诊治疾病。

根据接触毒物的毒性、剂量和时间，通常将中毒分为急性中毒和慢性中毒两类：急性中毒是由短时间内吸收大量毒物引起，发病急，症状严重，变化迅速，如不积极治疗，可危及生命；慢性中毒是由长时间小量毒物进入人体蓄积引起，起病缓慢，病程较长，缺乏特异性中毒诊断指标，容易误诊和漏诊。因此，对于怀疑慢性中毒者要认真询问病史和查体。慢性中毒多见于职业中毒。

【病因】

中毒的病因分为职业性和生活性两大类。职业性中毒通常是在生产过程中与有关毒物密切接触所引起。而在误食、接触有毒物质，用药过量，自杀或谋杀等情况下，过量毒物进入人体，可引起生活性中毒。

【中毒机制】

1. 体内毒物代谢

(1) 毒物侵入途径　毒物对机体产生毒性作用的快慢、强度和表现与毒物侵入途径和吸收速度有关。通常，毒物可经消化道、呼吸道或皮肤黏膜等途径进入人体引起中毒。

①消化道：生活中毒的常见途径，如有毒食物、有机磷杀虫药和镇静安眠药等常经口摄入中毒。毒物经口腔或食管黏膜很少吸收，有机磷杀虫药和氰化物等在胃中吸收较少，主要由小肠吸收，经过小肠液和酶作用后，毒物性质部分发生改变，然后进入血液循环，经肝脏解毒后分布到全身组织和器官。

②呼吸道：因肺泡表面积较大和肺毛细血管丰富，经呼吸道吸入的毒物能迅速进入血液循环发生中毒，较经消化道吸收入血的速度快 20 倍。因此，患者中毒症状严重，病情发展快。职业中毒时，毒物常以粉尘、烟雾、蒸气或气体状态经呼吸道吸入。生活中毒的常见病例是一氧化碳中毒。

③皮肤黏膜:健康皮肤表面有一层类脂质层,能防止水溶性毒物侵入机体。对少数脂溶性毒物(如苯、苯胺、硝基苯、乙醚、氯仿或有机磷化合物等),皮肤失去其屏障作用,可经皮脂腺或黏膜吸收中毒。能损伤皮肤的毒物(如砷化物、芥子气等)也可通过皮肤吸收中毒。在皮肤多汗或有损伤时,都可加速毒物吸收。有的毒物也可经球结膜吸收中毒。

(2) 毒物代谢　毒物吸收入血后,与红细胞或血浆中某些成分相结合,分布于全身的组织和细胞。脂溶性较大的非电解质毒物在脂肪和部分神经组织中分布量大;不溶于脂类的非电解质毒物,穿透细胞膜的能力差。电解质毒物(如铅、汞、锰、砷和氟等)在体内分布不均匀。毒物主要在肝脏通过氧化、还原、水解和结合等作用进行代谢,然后与组织和细胞内的化学物质作用,分解或合成不同化合物。例如,酒精氧化后转变为二氧化碳和水等。大多数毒物代谢后毒性降低,此为解毒过程。少数代谢后毒性反而增强,如对硫磷氧化为毒性更强的对氧磷。

(3) 毒物的排泄　进入体内的多数毒物经过代谢后排出体外。肾脏是毒物排出的主要器官,水溶性毒物经肾脏排泄较快,使用利尿药可加速肾脏毒物排泄。重金属(如铅、汞和锰等)及生物碱主要由消化道排出;一些易挥发毒物(如氯仿、乙醚、酒精和硫化氢等)可以原形经呼吸道排出,潮气量越大,排泄毒物作用越强;一些脂溶性毒物可由皮肤皮脂腺及乳腺排出,少数毒物经皮肤汗液排出时常引起皮炎。

2. 中毒机制　毒物种类繁多,其中毒机制不一。

(1) 局部刺激和腐蚀作用　强酸或强碱吸收组织中水分,与蛋白质或脂肪结合,使细胞变性和坏死。

(2) 引起机体组织和器官缺氧　如一氧化碳、硫化氢或氰化物等毒物阻碍氧的吸收、转运或利用。对缺氧敏感的脑和心肌,易发生中毒损伤。

(3) 对机体的麻醉作用　亲脂性强的毒物(如过量的有机溶剂和吸入性麻醉药)易通过血脑屏障进入含脂量高的脑组织,抑制其功能。

(4) 抑制酶的活力　有些毒物及其代谢物通过抑制酶活力产生毒性作用。例如,氰化物抑制细胞色素氧化酶,含金属离子的毒物能抑制含巯基的酶等。

(5) 干扰细胞或细胞器的功能　在体内,四氯化碳经酶催化形成三氯甲烷自由基,后者作用于肝细胞膜中不饱和脂肪酸,引起脂质过氧化,使线粒体及内质网变性和肝细胞坏死。酚类如二硝基酚、五氯酚和棉酚等可使线粒体内氧化磷酸化作用解偶联,阻碍三磷酸腺苷形成和储存。

(6) 竞争相关受体　如阿托品过量时通过竞争性阻断毒蕈碱受体产生毒性作用。

3. 影响毒物作用的因素

(1) 毒物状态　化学毒物毒性与其化学结构及理化性质密切相关。空气中有毒的气雾胶颗粒愈小,吸入肺内量愈多,毒性即愈大。此外,毒物中毒途径、摄入量大小及作用时间长短都直接影响到毒物对机体的作用。

(2) 机体状态　中毒个体的性别、年龄、营养及健康状况、生活习惯和对毒物的毒性反应不同,同一毒物中毒预后也不同。例如,婴幼儿神经系统对缺氧耐受性强,对一氧化碳中毒有一定抵抗力,老年人则相反。营养不良、过度疲劳和患有重要器官(心、肺、肝或肾)疾病等会降低机体对毒物的解毒或排毒能力。

(3) 毒物相互影响　同时摄入两种毒物时,有可能产生毒性相加或抵消作用。如:一氧化碳可以增强硫化氢的毒性作用;酒精可以增强四氯化碳或苯胺的毒性作用。

【临床表现】

(一) 急性中毒

不同物质急性中毒表现不完全相同，严重中毒时共同表现有发绀、昏迷、惊厥、呼吸困难、休克和少尿等。

1. 皮肤黏膜表现

(1) 皮肤及口腔黏膜灼伤　见于强酸、强碱、甲醛、苯酚、甲酚皂溶液(来苏儿)等腐蚀性毒物灼伤。硝酸灼伤皮肤黏膜，痂皮呈黄色，盐酸痂皮呈棕色，硫酸痂皮呈黑色。

(2) 发绀　引起血液氧合血红蛋白减少的毒物中毒可出现发绀。亚硝酸盐、苯胺或硝基苯等中毒时，血高铁血红蛋白含量增加时出现发绀。

(3) 黄疸　毒蕈、鱼胆或四氯化碳中毒损害肝脏会出现黄疸。

2. 眼球表现　瞳孔扩大见于阿托品、莨菪碱类中毒；瞳孔缩小见于有机磷杀虫药、氨基甲酸酯类杀虫药中毒；视神经炎见于甲醇中毒。

3. 神经系统表现

(1) 昏迷　见于催眠、镇静或麻醉药中毒；有机溶剂中毒；窒息性毒物(如一氧化碳、硫化氢、氰化物等)中毒；高铁血红蛋白生成性毒物中毒；农药(如有机磷杀虫药、拟除虫菊酯杀虫药)中毒。

(2) 谵妄　见于阿托品、乙醇中毒。

(3) 肌纤维颤动　见于 OPI、氨基甲酸酯类杀虫药中毒。

(4) 惊厥　见于窒息性毒物或异烟肼中毒，有机氯或拟除虫菊酯杀虫药等中毒。

(5) 瘫痪　见于蛇毒、三氧化二砷、可溶性钡盐等中毒。

(6) 精神失常　见于一氧化碳、酒精、阿托品、二硫化碳、有机溶剂、抗组胺药等中毒，成瘾药物戒断综合征等。

4. 呼吸系统表现

(1) 呼出特殊气味　乙醇中毒呼出气有酒味；氰化物有苦杏仁味；OPI、黄磷、铊等有蒜味；苯酚、甲酚皂溶液有苯酚味。

(2) 呼吸加快　水杨酸类、甲醇等兴奋呼吸中枢，中毒后呼吸加快；刺激性气体中毒引起脑水肿时，呼吸加快。

(3) 呼吸减慢　催眠药或吗啡中毒时过度抑制呼吸中枢导致呼吸麻痹，使呼吸减慢。

(4) 肺水肿　刺激性气体、OPI 或百草枯等中毒常发生肺水肿。

5. 循环系统表现

(1) 心律失常　洋地黄、夹竹桃、蟾蜍等中毒时兴奋迷走神经，拟肾上腺素药、三环类抗抑郁药等中毒时兴奋交感神经和氨茶碱中毒等通过不同机制引起心律失常。

(2) 心跳骤停　①心肌毒性作用：见于洋地黄、奎尼丁、锑剂或依米丁(吐根碱)等中毒。②缺氧：见于窒息性气体毒物(如甲烷、丙烷和二氧化碳等)中毒。③严重低钾血症：见于可溶性钡盐、棉酚或排钾利尿药中毒等。

(3) 休克　三氧化二砷中毒引起剧烈呕吐和腹泻；强酸和强碱引起严重化学灼伤致血浆渗出；严重巴比妥类中毒抑制血管中枢，引起外周血管扩张。

6. 泌尿系统　主要表现为中毒后肾脏损害，如肾小管堵塞、肾缺血或肾小管坏死，导致急性肾衰竭，出现少尿或无尿。

7. 血液系统　砷化氢中毒、苯胺或硝基苯等中毒可引起溶血性贫血和黄疸；水杨酸类、肝素或双香豆素过量、敌鼠和蛇毒咬伤中毒等引起止凝血障碍致出血;氯霉素、抗肿瘤药或苯等中毒可引起白细胞减少。

8. 发热 见于阿托品、二硝基酚或棉酚等中毒。

（二）慢性中毒

因接触毒物不同,表现各异。

1. 神经系统 主要表现为痴呆(见于四乙铅或一氧化碳等中毒)、震颤麻痹综合征(见于一氧化碳、吩噻嗪或锰等中毒)和周围神经病(见于铅、砷等中毒)。

2. 消化系统 砷、四氯化碳、三硝基甲苯或氯乙烯中毒常引起中毒性肝病。

3. 泌尿系统 镉、汞、铅等中毒可引起中毒性肾脏损害。

4. 血液系统 苯、三硝基甲苯中毒可出现再生障碍性贫血或白细胞减少。

5. 骨骼系统 氟中毒可引起氟骨症,黄磷中毒可引起下颌骨坏死。

【诊断】

对于中毒患者,需要向患者同事、家属、保姆、亲友或现场目击者了解情况。蓄意中毒患者,往往不能正确提供病史。因此,中毒诊断通常要根据接触史、临床表现、实验室毒物检查分析和调查周围环境有无毒物存在,此外,还要与其他症状相似的疾病进行鉴别诊断后再进行诊断。

（一）病史

病史通常包括接触毒物时间、中毒环境和途径、毒物名称和剂量、初步治疗情况和既往生活及健康状况。

1. 毒物接触史 对生活中毒,如怀疑服毒时,要了解患者发病前的生活情况、精神状态、长期用药种类,有无遗留药瓶、药袋,家中药物有无缺少等以判断服药时间和剂量。对一氧化碳中毒要了解室内炉火、烟囱、煤气及同室其他人员情况。食物中毒时,常为集体发病,散发病例,应调查同餐者有无相同症状。水源或食物污染可造成地区流行性中毒,必要时应进行流行病学调查。对职业中毒应询问职业史,包括工种、工龄、接触毒物种类和时间、环境条件、防护措施及工作中是否有过类似情况等。

2. 既往史 对于中毒患者,尚应了解发病前健康情况、生活习惯、嗜好、情绪、行为改变、用药及经济情况。上述情况都有助于对中毒患者进行分析判断。

（二）临床表现

对不明原因的突然昏迷、呕吐、惊厥、呼吸困难和休克患者或不明原因的发绀、周围神经麻痹、贫血、白细胞减少、血小板减少及肝损伤患者都要想到中毒。

对有确切接触毒物史的急性中毒患者,要分析症状和体征出现的时间顺序是否符合某种毒物中毒的表现规律。然后迅速进行重点体格检查,根据神志、呼吸、脉搏、血压情况进行紧急处理。病情允许时,认真进行系统检查。例如,考虑有机磷杀虫药中毒时,要注意呼出气有无蒜味和有无瞳孔缩小、肌纤维颤动、支气管分泌物增多和肺水肿等。经过鉴别诊断,排除其他疾病后,才能得出急性中毒诊断。

（三）实验室检查

急性中毒时,应常规留取剩余的毒物或可能含毒物的标本,如呕吐物、胃内容物、尿、粪和血标本等。必要时进行毒物分析或细菌培养。对于慢性中毒者,检查环境中和人体内有无毒物存在,有助于确定诊断。

【治疗】

(一) 治疗原则

(1) 立即终止毒物接触。

(2) 紧急复苏和对症支持治疗。

(3) 清除体内尚未吸收的毒物。

(4) 应用解毒药。

(5) 预防并发症。

(二) 急性中毒的治疗

1. 立即终止毒物的接触 立即将患者撤离中毒现场,转移到空气新鲜的地方,立即脱去污染的衣物;用温水或肥皂水清洗皮肤和毛发上的毒物,不必用药物中和;用清水冲洗清除眼内的毒物,局部一般不用解毒药;对特殊毒物清洗与清除的要求见表 88-1 和表 88-2。

表 88-1 特殊毒物清洗的要求

毒物种类	清洗的要求
苯酚、二硫化碳、溴苯、苯胺、硝基苯	用 10%酒精液冲洗
磷化锌、黄磷	用 1%碳酸钠溶液冲洗
酸性毒物(铊、磷、有机磷、溴、溴化烷、汽油、四氯化碳、甲醛、硫酸二甲酯、氯化锌、氨基甲酸酯)	用 5%碳酸氢钠溶液或肥皂水冲洗后,再用清水冲洗
碱性毒物(氨水、氨、氢氧化钠、碳酸钠、泡花碱)	用 2%醋酸、3%硼酸或 1%枸橼酸溶液冲洗

表 88-2 特殊毒物清除的要求

毒物种类	清除的要求
固体生石炭、黄磷	先用镊子、软毛刷清除毒物颗粒后,再用温水清洗干净
三氯化磷、三氯氧磷、五氯化二磷、芥子气	先用纸布吸去毒物后,再用水清洗(切勿先用水冲洗)
焦油、沥青	先用二甲苯清除毒物后,再用清水或肥皂水冲洗皮肤,待水干后,用羊毛脂涂在皮肤表面

2. 紧急复苏和对症支持治疗 对急性中毒昏迷患者,要保持呼吸道通畅、维持呼吸和循环功能;观察神志、体温、脉搏、呼吸和血压等情况。严重中毒出现心跳骤停,休克,循环衰竭,呼吸衰竭,肾衰竭,水、电解质和酸碱平衡紊乱时,立即采取有效急救复苏措施,稳定生命体征。惊厥时,选用抗惊厥药,如苯巴比妥钠、异戊巴比妥(阿米妥钠)或地西泮等;脑水肿时,应用甘露醇或山梨醇和地塞米松等。给予鼻饲或肠外营养。

3. 清除体内尚未吸收的毒物 经口中毒者,早期清除胃肠道尚未吸收的毒物可使病情明显改善,愈早、愈彻底愈好。

1) 催吐 催吐法易引起误吸和延迟活性炭的应用,目前临床上已不常规应用。昏迷、惊厥、休克状态、腐蚀性毒物摄入和无呕吐反射者禁用此法。

(1) 物理法刺激催吐 对于神志清楚的合作患者,嘱其用手指或压舌板、筷子刺激咽后壁或舌根诱发呕吐。未见效时,嘱其饮温水 200～300 mL,然后再用上述方法刺激呕吐,如此反复进行,直到呕出清亮胃内容物为止。

(2) 药物催吐　①依米丁(吐根碱):一种强有力的催吐剂,通过局部直接刺激胃肠和中枢神经系统作用引起呕吐。口服吐根糖浆 30 mL,继而饮水 240 mL。20 min 后出现呕吐,持续 30～120 min。由于依米丁治疗易发生吸入性肺炎,目前不再主张作为中毒患者的催吐治疗。②阿扑吗啡(apomorphine):吗啡衍生物,是半合成中枢性催吐药,用于意外中毒不能洗胃者。一次 2～5 mg,皮下注射,5～10 min 后即发生催吐作用。为增强催吐效果,给药前,先饮水 200～300 mL。本品不宜重复应用或用于麻醉药中毒者。

处于昏迷、惊厥状态或吞服石油蒸馏物、腐蚀剂的患者,催吐可能引起出血或食管撕裂、胃穿孔,禁忌催吐。

2) 鼻胃管抽吸(nasogastric aspiration)　应用小口径的鼻胃管经鼻放置于胃内,抽吸出胃内容物。有效用于口服液体毒物者。

3) 洗胃(gastric lavage)

(1) 适应证　用于口服毒物 1 h 以内者;对于服用吸收缓慢的毒物、胃肠蠕动功能减弱或消失者,服毒 4～6 h 后仍应洗胃。

(2) 禁忌证　吞服强腐蚀性毒物、食管静脉曲张、惊厥或昏迷患者,不宜进行洗胃。

(3) 洗胃方法　洗胃时,患者取左侧卧位,头稍低并转向一侧。应用较大口径胃管,涂液体石蜡润滑后由口腔将胃管向下送进 50 cm 左右。如能抽出胃液,证明胃管确在胃内;如果不能肯定胃管是否在胃内,可向胃管注入适量空气,如在胃区听到"咕噜"声,证明在胃内。首先吸出全部胃内容物,留送毒物分析。然后,每次向胃内注入 200～300 mL 温开水。一次注入量过多则易促使毒物进入肠腔内。洗胃时,需要反复灌洗,直至洗出液清亮为止。洗胃液总量一般为 2～5 L,甚至可用到 6～8 L,或更多。拔胃管时,要先将胃管尾部夹住,以免拔胃管过程中管内液体反流入气管内。

(4) 洗胃液的选择　根据进入胃内的毒物种类不同,选用不同的洗胃液。①胃黏膜保护剂:吞服腐蚀性毒物时,用牛奶、蛋清、米汤、植物油等保护胃肠黏膜。②溶剂:口服脂溶性毒物(如汽油或煤油等)时,先用液体石蜡 150～200 mL,使其溶解不被吸收,然后洗胃。③活性炭吸附剂:活性炭是强力吸附剂,能吸附多种毒物。不能被活性炭很好吸附的毒物有乙醇、铁和锂等。活性炭的效用有时间依赖性,因此应在摄毒 60 min 内给予活性炭。活性炭结合是一种饱和过程,需要应用超过毒物的足量活性炭来吸附毒物。首次 1～2 g/kg,加水 200 mL,由胃管注入,2～4 h 重复应用 0.5～1.0 g/kg,直至症状改善。活性炭解救对氨基水杨酸盐中毒的理想比例为 10∶1,推荐活性炭剂量为 25～100 g。应用活性炭主要并发症有呕吐、肠梗阻和吸入性肺炎。④中和剂:强酸用弱碱(如镁乳、氢氧化铝凝胶等)中和,不要用碳酸氢钠,因其遇酸后可生成二氧化碳,使胃肠充气膨胀,有造成穿孔危险。强碱可用弱酸类物质(如食醋、果汁等)中和。⑤沉淀剂:有些化学物与毒物作用,生成溶解度低、毒性小的物质,因而可用作洗胃剂。乳酸钙或葡萄糖酸钙与氟化物或草酸盐作用,生成氟化钙或草酸钙沉淀。2%～5%硫酸钠与可溶性钡盐作用,生成不溶性硫酸钡。生理盐水与硝酸银作用生成氯化银。⑥解毒药:解毒药与体内存留毒物起中和、氧化和沉淀等化学作用,使毒物失去毒性。根据毒物种类不同,选用 1∶5 000 高锰酸钾,可使生物碱、蕈类氧化而解毒。常用洗胃液配制见表 88-3。

表 88-3 洗胃液配制和应用时注意要点

洗胃液配制	毒物种类	注意要点
清水或生理盐水	砷、硝酸银、溴化物及不明原因中毒	
1∶5 000 高锰酸钾	催眠或镇静药、阿片类、烟碱、生物碱、氰或砷化物、无机磷或士的宁	1 605 等硫代类 OPI 中毒禁用
2%碳酸氢钠	OPI、氨基甲酸酯类、拟菊酯类、苯、铊、汞、硫、铬、硫酸亚铁或磷	敌百虫或强酸（硫酸、硝酸或盐酸）中毒禁用
0.3% H_2O_2	阿片类、士的宁、氰化物或高锰酸钾	
1%～3%鞣酸	吗啡类、辛可芬、洋地黄、阿托品、颠茄、发芽马铃薯或毒蕈	
0.3%氧化镁	阿司匹林或草酸	
5%硫酸钠	氯化钡或碳酸钡	
5%～10%硫代硫酸钠	氯化物、丙烯腈、碘、汞、铬或砷	
石灰水上清液	氟化钠、氟硅酸钠或氟乙酰胺	
10%活性炭悬浮液	河豚或生物碱	
鸡蛋清	腐蚀性毒物、硫酸铜或铬酸盐	
液体石蜡	硫黄	口服液体石蜡后再用清水洗胃
10%面糊	碘或碘化物	

(5) 洗胃并发症　胃穿孔或出血、吸入性肺炎或窒息等。

4) 导泻　洗胃后，灌入泻药以清除肠道内毒物。一般不用油脂类泻药，以免促进脂溶性毒物吸收。导泻常用硫酸钠或硫酸镁，15 g 溶于水内，口服或由胃管注入。镁离子吸收过多对中枢神经系统有抑制作用。肾或呼吸衰竭、昏迷和磷化锌、OPI 中毒晚期者不宜使用。

5) 灌肠　除腐蚀性毒物中毒外，用于口服中毒 6 h 以上、导泻无效及抑制肠蠕动毒物（巴比妥类、颠茄类或阿片类）中毒者。应用 1%温肥皂水连续多次灌肠。

4. 促进已吸收毒物排出

1) 强化利尿和改变尿液酸碱度

(1) 强化利尿　目的在于增加尿量和促进毒物排出。主要用于毒物以原形由肾脏排出的中毒。根据血浆电解质和渗透压情况选用静脉液体，有心、肺和肾功能障碍者勿用此疗法。方法：①快速大量静脉输注 5%～10%葡萄糖溶液或 5%糖盐水溶液，每小时 500～1 000 mL；②同时静脉注射呋塞米 20～80 mg。

(2) 改变尿液酸碱度　根据毒物溶解后酸碱度不同，选用相应能增强毒物排除的液体改变尿液酸碱度。①碱化尿液：弱酸性毒物（如苯巴比妥或水杨酸类）中毒，静脉应用碳酸氢钠碱化尿液（pH≥8.0），促使毒物由尿排出。②酸化尿液：碱性毒物（苯丙胺、士的宁和苯环己哌啶）中毒时，静脉输注维生素 C(4～8 g/d)或氯化铵(2.75 mmol/kg，每 6 h 一次)，使尿液 pH<5.0。

2) 吸氧　一氧化碳中毒时，吸氧可促使碳氧血红蛋白解离，加速一氧化碳排出。高压氧治疗是一氧化碳中毒的特效疗法。

3) 血液净化　一般用于血液中毒物浓度明显增高、中毒严重、昏迷时间长、有并发症和经积极支持疗法病情日趋恶化者。

(1) 血液透析(hemodialysis)　用于清除血液中相对分子质量较小和非脂溶性的毒物(如苯巴比妥、水杨酸类、甲醇、茶碱、乙二醇和锂等)。短效巴比妥类、格鲁米特(导眠能)和有机磷农药因具有脂溶性,一般不进行血液透析。氯酸盐或重铬酸盐中毒能引起急性肾衰竭,是血液透析的首选指征。一般中毒 12 h 内进行血液透析效果好。如中毒时间过长,毒物与血浆蛋白结合,则不易透出。

(2) 血液灌流(hemoperfusion)　血液流过装有活性炭或树脂的灌流柱,毒物被吸附后,再将血液输回患者体内。此法能吸附脂溶性或与蛋白质结合的化学物,能清除血液中巴比妥类(短效、长效)和百草枯等,是目前最常用的中毒抢救措施。应注意,血液灌流时,血液的正常成分如血小板、白细胞、凝血因子、葡萄糖、二价阳离子也能被吸附排出,因此需要认真监测和必要的补充。

(3) 血浆置换(plasmapheresis)　本疗法用于清除游离或与蛋白质结合的毒物,特别是生物毒(如蛇毒、蕈中毒)及砷化氢等溶血毒物中毒。一般需在数小时内置换 3～5 L 血浆。

5. 解毒药

(1) 金属中毒解毒药　此类药物多属螯合剂(chelating agent),常用的有氨羧螯合剂和巯基螯合剂。①依地酸钙钠:本品是最常用的氨羧螯合剂,可与多种金属形成稳定而可溶的金属螯合物排出体外。用于治疗铅中毒。1 g 加于 5%葡萄糖液 250 mL,稀释后静脉滴注,每日一次,连用 3 天为一疗程,间隔 3～4 天后可重复用药。②二巯丙醇(dimercaprol, BAL):此药含有活性巯基(—SH),巯基解毒药进入体内可与某些金属形成无毒、难解离但可溶的螯合物由尿排出。此外,还能夺取已与酶结合的重金属,使该酶恢复活力,从而达到解毒。用于治疗砷、汞中毒。急性砷中素治疗剂量:第 1～2 天,2～3 mg/kg,每 4～6 h 一次,肌内注射;第 3～10 天,每天 2 次。本药不良反应有恶心、呕吐、腹痛、头痛或心悸等。③二巯丙磺钠(二巯基丙磺酸钠,sodium dimercaptopropanstllfonate,DMPS):作用与二巯丙醇相似,但疗效较好,不良反应少。用于治疗汞、砷、铜或锑等中毒。汞中毒时,用 5%二巯丙磺钠 5 mL,每天 1 次,肌内注射,用药 3 天为一疗程,间隔 4 天后可重复用药。④二巯丁二钠(sodium dimercaptostlccinate,DMS):用于治疗锑、铅、汞、砷或铜等中毒。急性锑中毒出现心律失常时,首次 2.0 g,用注射用水 10～20 mL 稀释后缓慢静脉注射,此后每小时一次,每次 1.0 g,连用 4～5 次。

(2) 高铁血红蛋白血症解毒药　亚甲蓝(美蓝):小剂量亚甲蓝可使高铁血红蛋白还原为正常血红蛋白,用于治疗亚硝酸盐、苯胺或硝基苯等中毒引起的高铁血红蛋白血症。剂量:1%亚甲蓝 5～10 mL(1～2 mg/kg)稀释后静脉注射,根据病情可重复应用。药液注射外渗时易引起组织坏死。

(3) 氰化物中毒解毒药　中毒后,立即吸入亚硝酸异戊酯。继而 3%亚硝酸钠溶液 10 mL 缓慢静脉注射。随即,用 50%硫代硫酸钠 50 mL 缓慢静脉注射。适量的亚硝酸盐使血红蛋白氧化,产生一定量的高铁血红蛋白,后者与血液中氰化物形成氰化高铁血红蛋白。高铁血红蛋白还能夺取已与氧化型细胞色素氧化酶结合的氰离子。氰离子与硫代硫酸钠作用,转变为毒性低的硫氰酸盐排出体外。

(4) 甲吡唑　它和乙醇是治疗乙二醇和甲醇中毒的有效解毒药。甲吡唑和乙醇都是乙醇脱氢酶(ADH)抑制剂,前者较后者作用更强。乙二醇能引起肾功能衰竭,甲醇能引起视力障碍或失明。在暴露甲醇和乙二醇后未出现中毒表现前给予甲吡唑,可预防其毒性;出现中毒症状后给予可阻滞病情进展。乙二醇中毒患者肾损伤不严重时,应用甲吡唑可避免血液透析。静脉负荷量 15 mg/kg,加入 100 mL 以上生理盐水或 5%葡萄糖溶液输注 30 min 以上。维持量 10 mg/kg,每 12 h 一次,连用 4 次。

(5) 奥曲肽(octreotide) 它能降低胰岛 B 细胞作用,用于治疗磺酰脲(sulfonylurea)类药物过量引起的低血糖。它抑制胰岛素分泌较生长抑素强 2 倍。有过敏反应者禁用。成人剂量 50～100 μg,每 8～12 h 皮下注射或静脉输注一次。

(6) 高血糖素(glucagons) 能诱导释放儿茶酚胺,是 β 受体阻断药和钙通道阻断药中毒的解毒剂,也可用在普鲁卡因、奎尼丁和三环类抗抑郁药过量。主要应用指征是心动过缓和低血压。首次剂量 5～10 mg,静脉注射。上述剂量可以反复注射。维持用药输注速率 1～10 mg/h。常见不良反应为恶心和呕吐。

(7) 中枢神经抑制剂解毒药。

① 纳洛酮(naloxone):阿片类麻醉药的解毒药,对麻醉镇痛药引起的呼吸抑制有特异性拮抗作用。近年来临床发现,纳洛酮不仅对急性酒精中毒有催醒作用,对各种镇静催眠药,如地西泮(diazepam)等中毒也有一定疗效。机体处于应激状态时,促使腺垂体释放 β-内啡肽,可引起心肺功能障碍。纳洛酮是阿片受体拮抗剂,能拮抗 β-内啡肽对机体产生的不利影响。纳洛酮 0.4～0.8 mg 静脉注射。重症患者 1 h 后重复一次。

② 氟马西尼(flumazenil):苯二氮䓬类中毒的解毒药。

(8) OPI 中毒解毒药:应用阿托品和碘解磷定(pralidoxime iodide,PAM)。

(三) 慢性中毒的治疗

1. 解毒疗法 慢性铅、汞、砷、锰等中毒可采用金属中毒解毒药。用法详见本节"急性中毒的治疗"部分。

2. 对症疗法 有周围神经病、震颤麻痹综合征、中毒性肝病、中毒性肾病、白细胞减少、血小板减少、再生障碍性贫血的中毒患者,治疗参见有关章节。

【预防】

(一) 加强防毒宣传

在厂矿、农村、城市居民中结合实际情况,因时、因地制宜地进行防毒宣传,向群众介绍有关中毒的预防和急救知识。在初冬宣传预防煤气中毒常识;喷洒农药或防鼠、灭蚊蝇季节,向群众宣传防治农药中毒常识。

(二) 加强毒物管理

严格遵守有关毒物管理、防护和使用规定,加强毒物保管。防止化学物质跑、冒、滴、漏。厂矿中有毒物车间和岗位,加强局部和全面通风,以排出毒物。加强防毒措施。注意废水、废气和废渣治理。

(三) 预防化学性食物中毒

食用特殊的食品前,要了解有无毒性。不要吃有毒或变质的动植物性食物。不易辨认有无毒性的蕈类,不可食用。河豚、木薯、附子等经过适当处理后,可消除毒性,如无把握不要进食。

(四) 防止误食毒物或用药过量

医院、家庭和托儿所的消毒液和杀虫药要严加管理。医院用药和发药要进行严格查对制度,以免误服或用药过量。家庭用药应加锁保管,远离小孩。精神病患者用药,更要有专人负责。

第二节 急性一氧化碳中毒

急性一氧化碳中毒(acute carbon monoxide poisoning)又称煤气中毒,是冬季北方最常见的疾病之一。一氧化碳(CO)是一种无色、无味,几乎不溶于水的气体。凡含碳的物质,在燃烧不完全时,均可产生一氧化碳。人体在短时间内吸入大量一氧化碳可造成脑及全身组织缺氧,最终导致脑水肿和中毒性脑病。临床以头痛乏力,口唇呈樱桃红,甚者出现昏迷为特征。

一氧化碳中毒是含碳物质燃烧不完全时的产物经呼吸道吸入引起中毒。中毒机理:一氧化碳与血红蛋白的亲和力比氧与血红蛋白的亲和力高200~300倍,所以一氧化碳极易与血红蛋白结合,形成碳氧血红蛋白(COHb),使血红蛋白丧失携氧的能力和作用,造成组织窒息。空气中混有多量的一氧化碳(大于30 mg/m²)即可引起中毒。对全身的组织细胞均有毒性作用,尤其对大脑皮质的影响最为严重。

当人们意识到已发生一氧化碳中毒时,往往为时已晚。因为支配人体运动的大脑皮质最先受到麻痹损害,使人无法实现有目的的自主运动。此时,中毒者头脑中仍有清醒的意识,可手脚已不听使唤。所以,一氧化碳中毒者往往无法进行有效的自救。

【病因】

一氧化碳中毒(carbon monoxide poisoning)大多由于煤炉没有烟囱或烟囱闭塞不通,或因大风吹进烟囱,使煤气逆流入室,或因居室无通气设备所致。冶炼车间通风不好,发动机废气和火药爆炸都含大量一氧化碳。工业上炼钢、炼铁、炼焦;化学工业合成氨甲醛等都要接触一氧化碳。生活过程中在通气不良的室内烧煤取暖,或使用燃气热水器淋浴都可发生一氧化碳中毒。

【病理】

体内血液中CO浓度和接触时间有关。

急性CO中毒在24 h内死亡者,血呈樱桃红色;各器官充血、水肿和点状出血。昏迷数日后死亡者,脑明显充血、水肿;苍白球出现软化灶;大脑皮质可有坏死灶,海马区因血管供应少,受累明显;小脑有细胞变性;有少数患者大脑半球白质可发生散在性、局灶性脱髓鞘病变;心肌可见缺血性损害或心内膜下多发性梗死。

【临床表现】

(一) 急性中毒

正常人血液中COHb含量可达5%~10%。急性CO中毒的症状与血液中COHb浓度有密切关系,同时也与患者中毒前的健康状况(如有无心、脑血管病及中毒时体力活动等情况)有关。按中毒程度可为三级。

1. 轻度中毒 血液COHb浓度为10%~20%。患者有不同程度头痛、头晕、恶心、呕吐、心悸和四肢无力等。原有冠心病的患者可出现心绞痛。脱离中毒环境吸入新鲜空气或氧疗,症状很快消失。

2. 中度中毒 血液COHb浓度为30%~40%。患者出现胸闷、气短、呼吸困难、幻觉、视物不清、判断力降低、运动失调、嗜睡、意识模糊或浅昏迷。口唇黏膜可呈樱桃红色,临床罕见。氧疗后患者可恢复正常且无明显并发症。

3. 重度中毒 血液 COHb 浓度达 40%～60%。迅速出现昏迷、呼吸抑制、肺水肿、心律失常或心力衰竭。患者可呈去皮质综合征(decortical syndrome)状态。部分患者因吸入呕吐物引起吸入性肺炎。受压部位皮肤可出现红肿和水疱。眼底检查可发现视乳头水肿。

(二) 急性一氧化碳中毒迟发脑病(神经精神后发症)

急性一氧化碳中毒患者在意识障碍恢复后,经过 2～60 天的"假愈期",可出现下列临床表现之一。①精神意识障碍:呈现痴呆木僵、谵妄状态或去皮质状态。②锥体外系神经障碍:由于基底神经节和苍白球损害出现震颤麻痹综合征(表情淡漠、四肢肌张力增强、静止性震颤、前冲步态)。③锥体系神经损害:如偏瘫、病理反射阳性或小便失禁等。④大脑皮质局灶性功能障碍:如失语、失明、不能站立及继发性癫痫。⑤脑神经及周围神经损害:如视神经萎缩、听神经损害及周围神经病变等。

【实验室及辅助检查】

1. 血中 COHb 测定 正常人血液中 COHb 含量可达 5%～10%,轻度一氧化碳中毒者血中 COHb 可高于 10%,中度中毒者可高于 30%,严重中毒时可高于 50%。

2. 脑电图 急性一氧化碳中毒患者可以发现异常脑电图,表现为低波幅慢波增多。一般以额部及颞部的 θ 波及 δ 波多见。

3. 心电图 部分患者可出现 ST-T 改变,亦可见到室性期前收缩、传导阻滞或一过性窦性心动过速。

4. 大脑诱发电位检查 一氧化碳中毒的急性期及迟发脑病者可见视觉诱发电位 VEP100 潜时延长,异常率分别为 50%和 68%。

5. 头部 CT 检查 脑水肿时可见脑部有病理性密度减低区。

【诊断】

根据吸入较高浓度 CO 的接触史,急性发生的中枢神经损害的症状和体征,结合血液 COHb 测定的结果,按照国家诊断标准(GB8781—88),可作出急性 CO 中毒诊断。职业性 CO 中毒多为意外事故,接触史比较明确。疑有生活性中毒者,应询问发病时的环境情况,如炉火烟囱有无通风不良或外漏现象及同室人有无同样症状等。

【鉴别诊断】

急性 CO 中毒应与脑血管意外、脑震荡、脑膜炎、糖尿病酮症酸中毒以及其他中毒引起的昏迷相鉴别。既往史、体检、实验室检查有助于鉴别诊断。血液 COHb 测定是有价值的诊断指标,但采取血标本要求在脱离中毒现场 8 h 以内尽早抽取静脉血,因为脱离现场数小时后 COHb 即逐渐消失。

【治疗】

(一) 终止 CO 吸入

迅速将患者转移到空气新鲜处,终止 CO 继续吸入。卧床休息,保暖,保持呼吸道畅通。

(二) 氧疗

给予氧疗,迅速纠正缺氧状态。

1. 吸氧 中毒者给予吸氧治疗,如鼻导管和面罩吸氧。吸入新鲜空气时,CO 由 COHb 释放出半量约需 4 h;吸入纯氧时可缩短至 30～40 min;吸入 3 个大气压的纯氧可缩短至 20 min。

2. 高压氧舱治疗 能增加血液中物理溶解氧,提高总体氧含量,促进氧释放和加速CO排出,可迅速纠正组织缺氧,缩短昏迷时间和病程,预防CO中毒引发的迟发性脑病。

(三) 机械通气

呼吸停止时,应行气管内插管,吸入100%氧,进行机械通气。危重患者可考虑血浆置换。

(四) 防治脑水肿

严重中毒后,脑水肿可在24~48 h发展到高峰。在积极纠正缺氧的同时给予脱水治疗。20%甘露醇1~2 g/kg静脉快速滴注(10 mL/min)。待2~3天后颅内压增高现象好转,可减量。也可注射呋塞米(速尿)脱水。三磷酸腺苷、糖皮质激素(如地塞米松)也有助于缓解脑水肿。

(五) 镇静冬眠

有频繁抽搐者,首选地西泮,10~20 mg静注。抽搐停止后再静脉滴注苯妥英钠0.5~1.0 g,剂量可在4~6 h内重复应用,亦可实施人工冬眠疗法。

(六) 促进脑细胞代谢

应用能量合剂,常用药物有三磷酸腺苷、辅酶A、细胞色素C和大量维生素C及甲氯芬酯(氯酯醒)250~500 mg肌内注射;胞磷胆碱(胞二磷胆碱)500~1 000 mg加入5%葡萄糖溶液250 mL中静滴,每天一次。

(七) 钙离子拮抗剂

可以阻止钙离子进入细胞内,扩张血管,改善脑血流灌注。可用尼莫地平。

(八) 纠正酸碱平衡紊乱

根据具体情况,纠正水、电解质及酸碱平衡紊乱。

(九) 防治并发症和后发症

昏迷期间护理工作非常重要。保持呼吸道通畅,必要时行气管切开。定时翻身以防发生压疮和肺炎。注意营养,必要时鼻饲。高热能影响脑功能,可采用物理降温方法,如头部用冰帽,体表用冰袋,使体温维持在32 ℃左右。如降温过程中出现寒战或体温下降困难时,可用冬眠药物。急性CO中毒患者从昏迷中苏醒后,应作咽拭子、血、尿培养;如有后发症,给予相应的治疗,严防神经系统和心脏后发症的发生;为有效控制肺部感染,应选择广谱抗生素。尽可能地严密临床观察2周。

【预后及预防】

1. 预后 轻度中毒可完全恢复。昏迷时间过长者预后较差。迟发脑病恢复较慢,少数可留有永久性症状。

2. 预防 加强预防CO中毒的宣传。居室内火炉要安装烟筒管道,防止管道漏气。

厂矿工作人员应认真执行安全操作规程。煤气发生炉和管道要经常检修以防漏气。有CO的车间和场所要加强通风。加强矿井下空气中CO浓度的监测和报警。进入高浓度CO环境时,要戴好防毒面具。要经常监测工作环境空气中CO浓度,我国规定车间空气中CO最高容许浓度为30 mg/m³。

病例分析

患者，男性，45 岁，工人，值夜班生火取暖，晚 11 时大家离去时炉火正旺，今晨 7 时发现该患者呼之不应，推之不动，枕旁有呕吐物，二便失禁，而急送医院。既往身体健康。

体格检查：T37.2 ℃，P98 次/分，BP110/70 mmHg。颈软，神志不清，瞳孔直径 3 mm，对光反射迟钝，球结膜水肿，巩膜无黄染，压眶反射正常，心肺检查未见异常。腹部平软，肝脾未触及，全腹无压痛、反跳痛及肌紧张。生理反射存在，右侧巴宾斯基征阳性，左侧巴宾斯基征阴性，凯尔尼格征阴性。辅助检查：头部 CT 提示脑水肿。

(1) 该病的临床诊断是什么？应与哪些疾病鉴别？

(2) 治疗方法有哪些？该病的发病机制是什么？

第三节 急性有机磷杀虫药中毒

有机磷杀虫药大都呈油状或结晶状，色泽淡黄色至棕色，有蒜味。除美曲磷酯外，一般难溶于水，容易溶于多种有机溶剂，在碱性条件下易分解失效。

有机磷杀虫药经胃肠道、呼吸道、皮肤和黏膜吸收后迅速分布于全身各脏器，其中以肝内浓度最高，其次为肾。有机磷杀虫药主要在肝脏内代谢进行生物转化，有机磷杀虫药排泄较快，24 h 内通过肾由尿排泄，故体内并无蓄积。

由于化学结构中取代基团不同，各种有机磷杀虫药毒性相差很大。我国生产的有机磷杀虫药的毒性按大鼠急性经口半数致死量(LD_{50})可分以下四类。

剧毒类：LD_{50}<10 mg/kg，如内吸磷(1059)、对硫磷(1605)、八甲磷。

高毒类：LD_{50} 10～100 mg/kg，如三硫磷、甲基对硫磷、甲胺磷、敌敌畏。

中度毒类：LD_{50} 100～1 000 mg/kg，如乐果、碘依可酯、二嗪农、美曲磷酯等。

低毒类：LD_{50} 1 000～5 000 mg/kg，如马拉硫磷、氯硫磷、杀螟松、稻瘟净、三溴磷等。一般接触很少中毒，但大量进入人体后仍可中毒。

【病因】

有机磷杀虫药中毒的常见原因是生产性中毒、使用性中毒和生活性中毒。

(1) 生产性中毒　主要原因是在有机磷杀虫药生产过程中防护不严，杀虫药通过手和皮肤或吸入呼吸道所致。

(2) 使用性中毒　往往是在施药人员喷洒杀虫药时，由皮肤吸收以及吸入空气中杀虫药所致，配药浓度过高或手直接接触杀虫药原液也可引起中毒。

(3) 生活性中毒　主要由于误服、自服、误用或摄入被杀虫药污染的水源和食物引起。

【发病机制】

有机磷杀虫药(organophosphorus insecticides)大多数属磷酸酯类或硫代磷酸酯类化合物，是目前应用最广泛的杀虫药。有机磷杀虫药毒性作用是与体内胆碱酯酶迅速结合，形成磷酸化胆碱酯酶而失去酶活性，丧失分解乙酰胆碱的能力，导致乙酰胆碱在体内大量蓄积，引起胆碱能神经先兴奋后抑制，从而产生毒蕈碱样、烟碱样和中枢神经系统等一系列的症状，严重患者可因昏迷和呼吸衰竭而死亡。有机磷杀虫药中毒在内科各种中毒病例中占第一位，口服有机磷杀虫药中毒病死率高达 10%～20%，严重影响人民群众的身体健康。

长期接触有机磷杀虫药时,胆碱酯酶活力可明显下降,而临床症状往往较轻,可能是由于人体对积聚的乙酰胆碱耐受性增高了。

【临床表现】

(一) 急性中毒

急性中毒发病时间与毒物种类、剂量、侵入途径和机体状态(如空腹或进餐)密切相关。口服中毒在 10 min 至 2 h 发病;吸入后约 30 min 发病;皮肤吸收后 2~6 h 发病。

1. 毒蕈碱样症状 又称 M 样症状。主要是副交感神经末梢过度兴奋,产生类似毒蕈碱样作用。平滑肌痉挛表现:瞳孔缩小、胸闷、气短、呼吸困难、恶心、呕吐、腹痛、腹泻。括约肌松弛表现:大小便失禁。腺体分泌增加表现:大汗、流泪和流涎。气道分泌物明显增多:表现咳嗽、气促,双肺有干性或湿性啰音,严重者发生肺水肿。

2. 烟碱样症状 又称 N 样症状。在横纹肌神经肌肉接头处 ACh 蓄积过多,出现肌纤维颤动,甚至全身肌肉强直性痉挛,也可出现肌力减退或瘫痪,呼吸肌麻痹引起呼吸衰竭或停止。交感神经节受 ACh 刺激,其节后交感神经纤维末梢释放儿茶酚胺,表现血压增高和心律失常。

3. 中枢神经系统症状 过多 ACh 刺激所致,表现头晕、头痛、烦躁不安、谵妄、抽搐和昏迷,有的发生呼吸、循环衰竭而死亡。

4. 局部损害 有些接触皮肤后发生过敏性皮炎、皮肤水疱或剥脱性皮炎;污染眼部时,出现结膜充血和瞳孔缩小。

(二) 迟发性多发神经病

急性重度和中度有机磷杀虫药(甲胺磷、敌敌畏、乐果和敌百虫等)中毒患者症状消失后 2~3 周出现迟发性神经损害,表现感觉、运动型多发性神经病变,主要累及肢体末端,发生下肢瘫痪、四肢肌肉萎缩等。目前认为这种病变不是 ChE 受抑制引起,可能是由于有机磷杀虫药抑制神经靶酯酶(NTE),使其老化所致。全血或红细胞 ChE 活性正常;神经-肌电图检查提示神经源性损害。

(三) 中间型综合征

多发生在重度有机磷杀虫药(甲胺磷、敌敌畏、乐果、久效磷)中毒后 24~96 h 及复能药用量不足患者,经治疗胆碱能危象消失、意识清醒或未恢复和迟发性多发神经病发生前,突然出现屈颈肌和四肢近端肌无力、眼睑下垂、眼外展障碍、面瘫和呼吸肌麻痹,引起通气障碍性呼吸困难或衰竭,可导致死亡。其发病机制与 ChE 长期受抑制,影响神经肌肉接头处突触后功能有关。全血或红细胞 ChE 活性在 30%以下;高频重复刺激周围神经的肌电图检查,肌诱发电位波幅进行性递减。

【实验室及辅助检查】

(一) 血 ChE 活力

血 ChE 活力是诊断有机磷杀虫药中毒的特异性实验指标,对判断中毒程度、疗效和预后极为重要。以正常人血 ChE 活力值作为 100%,急性有机磷杀虫药中毒时,ChE 活力值在 50%~70%为轻度中毒;30%~50%为中度中毒;30%以下为重度中毒。对长期有机磷杀虫药接触者,血 ChE 活力测定可作为生化监测指标。

(二) 尿中有机磷杀虫药代谢物测定

在体内,对硫磷和甲基对硫磷氧化分解为对硝基酚,敌百虫代谢为三氯乙醇。尿中测出对硝基酚或三氯乙醇有助于诊断上述毒物中毒。必要时可对呕吐物及呼吸道分泌物作有机磷杀虫药鉴定。

【诊断】

有机磷杀虫药接触史，典型症状和体征，特殊大蒜气味及全血胆碱酯酶活力测定均为诊断重要依据。根据症状轻重，将急性有机磷杀虫药中毒分为轻、中、重三级。

1. 轻度中毒 头晕、头痛、恶心、呕吐、多汗、流涎、视力模糊、瞳孔缩小，全血胆碱酯酶活力一般在50%～70%。

2. 中度中毒 除上述症状外，还出现肌纤维颤动、瞳孔明显缩小、轻度呼吸困难、腹痛、腹泻、意识清楚或轻度障碍、步态蹒跚。全血胆碱酯酶活力降至30%～50%。

3. 重度中毒 除上述症状外，发生肺水肿、惊厥、昏迷及呼吸麻痹。全血胆碱酯酶活力降至30%以下。

必要时可留尿测定有机磷杀虫药分解产物，如对硝基酚、三氯乙醇，也有助于诊断。

【鉴别诊断】

本病须与拟除虫菊酯类中毒及杀虫脒中毒相鉴别。发生在夏、秋季时，尚须与中暑、急性胃肠炎和脑炎等相鉴别。

【治疗】

（一）迅速清除毒物

立即将患者撤离中毒现场。彻底清除未被机体吸收进入血的毒物，迅速脱去污染衣服，用肥皂水清洗污染皮肤、毛发和指甲；眼部污染时，用清水、生理盐水、2%碳酸氢钠溶液或3%硼酸溶液冲洗。口服中毒者，用清水、2%碳酸氢钠溶液（敌百虫忌用）或1∶5 000高锰酸钾溶液（对硫磷忌用）反复洗胃，即首次洗胃后保留胃管，间隔3～4 h重复洗胃，直至洗出液清亮为止。然后用硫酸钠20～40 g溶于20 mL水中，口服，观察30 min，无导泻作用时，再口服或经鼻胃管注入水500 mL。

（二）紧急复苏

中毒者常死于肺水肿、呼吸肌麻痹、呼吸中枢衰竭。对上述患者，要紧急采取复苏措施：清除呼吸道分泌物，保持呼吸道通畅，给氧，根据病情应用机械通气。肺水肿应用阿托品，不能应用氨茶碱和吗啡。心跳骤停时，行体外心脏按压复苏等。

（三）解毒药

在清除毒物过程中，同时应用ChE复能药和胆碱受体阻断药治疗。

1. 用药原则 根据病情，早期、足量、联合和重复应用解毒药，并且选用合理给药途径及择期停药。中毒早期即联合应用抗胆碱能药与ChE复能药才能取得更好疗效。

2. ChE复能药(cholinesterase reactivator) 肟类化合物能使被抑制的ChE恢复活性。其原理是肟类化合物吡啶环中季铵氮带正电荷，能被磷酰化胆碱酯酶的阴离子部位吸引，其肟基与磷酰化胆碱酯酶中的磷形成结合物，使其与ChE酯解部位分离，恢复真性ChE活性。ChE复能药尚能作用于外周N_2受体，对抗外周N胆碱受体活性，能有效解除烟碱样毒性作用，对M样症状和中枢性呼吸抑制作用无明显影响。常用药物如下。

（1）氯解磷定（pyraloxime methylchloride，PAM-CL，氯磷定） 复能作用强，毒性小，

水溶性大,可供静脉或肌内注射,是临床上首选的解毒药。

首次给药要足量,指征为外周N样症状(如肌颤)消失,血液ChE活性恢复50%以上。如洗胃彻底,轻度中毒无需重复给药;中度中毒首次足量给药后一般重复1~2次即可;重度中毒首次给药后30~60 min未出现药物足量指征时,应重复给药。如口服大量乐果中毒、昏迷时间长、对ChE复能药疗效差及血ChE活性低者,解毒药维持剂量要大,时间可长达5~7天。通常,中毒表现消失,血ChE活性在50%以上,即可停药。

(2) 碘解磷定(pralidoxime iodide,PAM-I,解磷定) 复能作用较差,毒性小,水溶性小,仅能静脉注射,是临床上次选的解毒药。

(3) 双复磷(obidoxime,DMO_4) 重活化作用强,毒性较大,水溶性大,可静脉或肌内注射。

ChE复能药对甲拌磷、内吸磷、对硫磷、甲胺磷、乙硫磷和肟硫磷等中毒疗效好,对敌敌畏、敌百虫中毒疗效差,对乐果和马拉硫磷中毒疗效不明显。双复磷对敌敌畏及敌百虫中毒疗效较碘解磷定为好。ChE复能药对中毒24~48 h后已老化的ChE无复活作用。对ChE复能药疗效不佳者,以胆碱受体阻断药治疗为主。

ChE复能药不良反应有短暂眩晕、视力模糊、复视、血压升高等。用量过大能引起癫痫样发作和抑制ChE活力。碘解磷定剂量较大时,尚有口苦、咽干、恶心,注射速度过快可导致暂时性呼吸抑制;双复磷不良反应较明显,有口周、四肢及全身麻木、灼热感、恶心、呕吐和颜面潮红,剂量过大可引起室性期前收缩和传导阻滞,有的发生中毒性肝病。

3. 胆碱受体阻断药(cholinoceptor blocking drugs) 胆碱受体分为M受体和N受体二类。

有机磷杀虫药中毒时,积聚的ACh首先兴奋中枢N受体,使N受体迅速发生脱敏反应,对ACh刺激不再发生作用,并且脱敏的N受体还能改变M受体构型,使M受体对ACh更加敏感,对M受体阻断药(如阿托品)疗效降低。因此,外周性与中枢性抗胆碱能药具有协同作用。

(1) M胆碱受体阻断药 又称外周性抗胆碱能药。阿托品和山莨菪碱等主要作用于外周M受体,能缓解M样症状,对N受体无明显作用。根据病情,阿托品每10~30 min或1~2 h给药一次,有机磷杀虫药中毒解毒药剂量见表88-4,直到患者M样症状消失或出现"阿托品化"。阿托品化指征:瞳孔较前扩大、口干、皮肤干燥、心率增快(90~100次/分)和肺部湿啰音消失。此时,应减少阿托品剂量或停用。如出现瞳孔明显扩大、神志模糊、烦躁不安、抽搐、昏迷和尿潴留等为阿托品中毒,立即停用阿托品。

(2) N胆碱受体阻断药 又称中枢性抗胆碱能药,如东莨菪碱、苯那辛、苯扎托品、丙环定等,对中枢M受体和N受体作用强,对外周M受体作用弱。首次用药需与氯解磷定合用。

根据有机磷杀虫药中毒程度,可采用ChE复能药与阿托品联合用药。轻度中毒可单用ChE复能药。两药合用时,应减少阿托品用量,以免发生阿托品中毒。关于ChE复能药与阿托品应用见表88-4。

4. 复方制剂 将生理性拮抗剂与中毒酶复能药组成的复方制剂。国内有解磷注射液(每支含阿托品3 mg、苯那辛3 mg和氯解磷定400 mg)。首次剂量:轻度中毒1/2~1支肌内注射;中度中毒1~2支;重度中毒2~3支。但尚需分别另加氯解磷定,轻度中毒0~0.5

g,中度中毒 0.5～1.0 g,重度中毒 1.0～1.5 g。

表 88-4 有机磷杀虫药中毒解毒药剂量表

药　　名	轻度中毒	中度中毒	重度中毒
ChE 复能药			
氯解磷定/g	0.5～0.75	0.75～1.5	1.5～2.0
碘解磷定/g	0.4	0.8～1.2	1.0～1.6
双复磷/g	0.125～0.25	0.5	0.5～0.75
抗胆碱药			
阿托品/mg	2～4	5～10	10～20

对重度患者,症状缓解后逐渐减少解毒药用量,待症状基本消失,全血胆碱酯酶活力升至正常的 50%～60%后停药观察,通常观察 3～7 天再出院。

(四) 对症治疗

重度有机磷杀虫药中毒患者常伴有多种并发症,如酸中毒、低钾血症、严重心律失常、脑水肿等,均需相应治疗。

(五) 中间型综合征治疗

立即给予人工机械通气。同时应用氯解磷定 1.0 g/次,肌内注射,酌情选择给药间隔时间,连用 2～3 天。

【预防】

对生产和使用有机磷杀虫药人员要进行宣传,普及防治中毒常识;在生产和加工有机磷杀虫药的过程中,严格执行安全生产制度和操作规程;搬运和应用农药时应做好安全防护。对于慢性接触者,定期体检和测定全血胆碱酯酶活力。

病例分析

患者,男性,30 岁,4 h 前与家人生气,晚饭后自服乐果原液约 40 mL,服后自觉头晕、头痛、疲乏、胸闷、腹痛、恶心、呕吐,呕吐物为胃内容物,量约 400 mL,家人见其流涕、多汗、呼吸急促而急送医院,来院途中意识不清,二便失禁,周身颤抖,烦躁不安。既往身体健康。

体格检查:T 37 ℃,P 88 次/分,BP 140/95 mmHg。神志不清,周身大汗淋漓,口唇、四肢末端发绀,口吐白沫,呼吸困难,呼吸时有大蒜样臭味,面部及肋间肌可见肌束震颤,四肢抖动。颈软,双侧瞳孔缩小约为 2 mm,对光反射迟钝,球结膜水肿,巩膜无黄染,双肺可闻及干、湿性啰音,心音低钝,心率规整,心率 88 次/分。腹部平软,肝脾未触及,肠鸣音活跃。生理反射存在,病理反射未引出。请问:

(1) 该病的临床诊断是什么?

(2) 该病的主要抢救措施有哪些?

第四节　镇静催眠药中毒

镇静催眠药是中枢神经系统抑制药,具有镇静和催眠作用,小剂量时可使人处于安静或嗜睡状态,大剂量时可麻醉全身,包括延脑中枢。一次服用大剂量可引起急性镇静催眠药中毒。常用的镇静催眠药见表88-5。

表88-5 常用的镇静催眠药分类

类　别	主要药物
苯二氮䓬类	氯氮䓬、地西泮、阿普唑仑、三唑仑
巴比妥类	巴比妥、苯巴比妥、异戊巴比妥、硫喷妥钠
非巴比妥非苯二氮䓬类	水合氯醛、格鲁米特、甲喹酮、甲苯氨脂
吩噻嗪类	氯丙嗪、硫利达嗪、奋乃静、三氟拉嗪

【病因】

询问患者是否有可靠的应用镇静催眠药史,了解用药种类、剂量及服用时间,是否经常服用该药、服药前后是否有饮酒史。病前有无情绪激动。

【中毒机制】

1. 苯二氮䓬类 目前研究认为苯二氮䓬类的中枢神经抑制作用与增强酪氨酸(GABA)能神经的功能有关。在神经突触后膜表面有由苯二氮䓬受体、GABA受体、氯离子通道组成的大分子复合物。苯二氮䓬类与苯二氮䓬受体结合后,可加强GABA与GABA受体结合的亲和力,使与GABA受体偶联的氯离子通道开放频率增加而增强GABA对突触后的抑制功能。

2. 巴比妥类 巴比妥类对GABA能神经有与苯二氮䓬类相似的作用,但苯二氮䓬类主要选择性作用于边缘系统,影响情绪和记忆力。巴比妥类主要作用于网状结构上行激活系统而引起意识障碍。巴比妥类对中枢神经系统的抑制有剂量-效应关系。随着剂量的增加,由镇静、催眠到麻醉,以至延脑中枢麻痹。

3. 非巴比妥非苯二氮䓬类 其对中枢神经系统的毒理作用与巴比妥类药物相似。

4. 吩噻嗪类 吩噻嗪类药物主要作用于网状结构,抑制中枢神经系统多巴胺受体,减少邻苯二酚胺的生成,以减轻焦虑紧张、幻觉妄想和病理性思维等精神症状。并且吩噻嗪类药物还具有抑制脑干血管运动和呕吐反射,以及阻断α-肾上腺素能受体、抗组胺及抗胆碱等作用。

【临床表现】

1. 巴比妥类中毒

(1) 轻度中毒 表现为嗜睡或意识障碍,可唤醒,有判断力和定向力障碍、步态不稳、言语不清、眼球震颤。各种反射存在,体温、脉搏、呼吸、血压正常。

(2) 中度中毒 表现为沉睡或进入昏迷状态,强烈刺激虽能唤醒,但不能言语,旋即又沉睡。腱反射消失、呼吸浅而慢,血压仍正常,角膜反射、咽反射仍存在。

(3) 重度中毒 表现为进行性中枢神经系统抑制,由嗜睡到深昏迷。呼吸抑制由呼吸浅慢到呼吸停止。心血管功能由低血压到休克。体温下降常见。肌张力下降,腱反射消失。胃肠蠕动减慢。皮肤可起大疱。长期昏迷患者可并发感染、肺水肿、脑水肿、肾功能衰竭而威胁生命。

2. 苯二氮䓬类中毒 中枢神经系统抑制较轻,主要症状是嗜睡、头晕、言语含糊不清、意识模糊、共济失调。很少出现严重的症状,如长时间深度昏迷和呼吸抑制等情况出现,应考虑是否同时服用了其他镇静催眠药或酒等。

3. 非巴比妥非苯二氮䓬类中毒

（1）水合氯醛中毒　心、肝、肾损害，局部刺激性，可有心律失常，口服时有胃部烧灼感。

（2）格鲁米特中毒　意识障碍有周期性波动。有抗胆碱能神经症状，如瞳孔散大等。

（3）甲喹酮中毒　可有明显的呼吸抑制，出现锥体束征，如肌张力增强、腱反射亢进、抽搐等。

（4）甲丙氨酯中毒　常有血压下降。

4. 吩噻嗪类药物中毒

（1）嗜睡，昏迷一般不深。

（2）椎体外系征　肌肉紧张、喉痉挛。

（3）自主神经系统症状　低血压、休克、心律失常。

（4）抗胆碱症状　瞳孔散大、口干、尿潴留。

【实验室及辅助检查】

（1）血液、尿液、胃液中药物浓度测定，对诊断有参考意义。

（2）血液生化检查，包括血糖、尿素氮、肌酐、电解质等。

（3）动脉血气分析。

【诊断】

镇静催眠药中毒的诊断根据病史、症状、体征、实验室检查结果而作出。首先应明确有无应用镇静催眠药史以及药物种类、剂量、服用时间。再结合相应临床表现和体液中药物浓度测定结果来确诊。

【治疗】

1. 迅速清除毒物

（1）洗胃　口服中毒者早期用1∶5 000高锰酸钾溶液、清水或淡盐水洗胃，服药量大者超过6 h仍需洗胃。

（2）活性炭及泻剂的应用　首次活性炭剂量为50～100 g，用2倍的水制成混悬液口服或胃管内注入。应用活性炭同时常给予硫酸钠250 mg/kg导泻，一般不用硫酸镁导泻。

（3）碱化尿液、利尿　以减少毒物在肾小管中的重吸收，可使长效类安眠药的肾排泄量提高5～9倍。可用5%的碳酸氢钠碱化尿液，用呋塞米利尿，但其对吩噻嗪类中毒无效。

（4）血液透析、血液灌流　对苯巴比妥有效，危重患者可考虑应用；对苯二氮䓬类无效。

2. 特效解毒剂　巴比妥类中毒无特效解毒药。氟马西尼（flumazenil）是苯二氮䓬类拮抗剂，能通过竞争性抑制苯二氮䓬类受体而阻断苯二氮䓬类药物的中枢神经系统作用。用法为0.2 mg缓慢静脉注射，需要时重复注射，总量可达2 mg。

3. 中枢神经系统兴奋剂　一般不主张，但对深昏迷或呼吸抑制的重症患者可适量应用。贝美格50～150 mg加于5%～10%葡萄糖溶液100～200 mL静滴，滴速3～4 mL/min，亦可每隔3～5 min给予50 mg静注，至呼吸、肌张力或反射恢复正常时减量。或在尼可刹米、洛贝林、戊四氮中任选一种缓慢静滴，出现肌肉震颤即应停药。

4. 一般治疗　维持昏迷患者的生命体征，促进意识恢复。

5. 对症治疗　肝功能损害出现黄疸者，予以保肝和皮质激素治疗。震颤麻痹综合征可选用盐酸苯海索（安坦）、氢溴酸东莨菪碱等。若有肌肉痉挛及肌张力障碍，可用苯海拉明25～50 mg口服或20～40 mg肌内注射。

【预防】

对服药自杀者,不宜让其单独留在病房内,防止再度自杀。向失眠者宣教导致睡眠紊乱的原因及避免失眠的常识,长期服用大量催眠药的人,包括长期服用苯巴比妥的癫痫患者,不能突然停药,应逐渐减量后停药。镇静药、催眠药处方的使用和保管应严格管理,特别是家庭中有情绪不稳定或精神不正常的人,要防止产生药物依赖性。

病例分析

患者,男性,50岁,因失眠自服"地西泮"10片后嗜睡、头昏、乏力半小时住院。查体:T 36.7 ℃,BP 90/60 mmHg、P 90次/分、R 24次/分,嗜睡,言语不清、眼球震颤。各种反射存在。请问:

(1) 该患者的诊断是什么?

(2) 简述该患者的抢救措施。

第五节 酒精中毒

【病因】

酒是人们经常食用的饮料,过量饮酒后引起以神经精神症状为主的急症,称为酒精中毒(alcohol poisoning)。酒是含酒精的饮品,谷类或水果发酵制成的酒含酒精浓度较低,常以容量浓度(L/L)计,啤酒为3%~5%,黄酒12%~15%,葡萄酒10%~25%;蒸馏形成烈性酒,如白酒、白兰地、威士忌等含酒精40%~60%。摄入酒精后,酒精经胃和小肠在0.5~3 h内完全吸收。吸收后迅速分布于体内所有含水组织和体液中。血中酒精浓度可直接反映全身浓度。酒精90%在肝脏代谢分解,产生二氧化碳和水,10%以原型从肺、肾排出。

【中毒机制】

1. 抑制中枢神经系统功能 酒精具有脂溶性,可通过血脑屏障作用于大脑神经细胞膜上的某些酶,影响细胞功能。酒精对中枢神经系统的作用呈剂量依赖性。小剂量可阻断突触后膜苯二氮䓬-GABA,解除GABA对脑的抑制,产生兴奋效应。随着剂量增加,可依次抑制小脑、网状结构和延脑中枢,引起共济失调、昏睡、昏迷及呼吸或循环衰竭。

2. 干扰代谢 酒精经肝脏代谢可生成大量还原型烟酰胺腺嘌呤二核苷酸(NADH),使之与氧化型的比值(NADH/NAD)增高,影响体内多种代谢过程,使乳酸增多、酮体蓄积,进而引起代谢性酸中毒;还可使糖异生受阻,引起低血糖症。

3. 耐受性、依赖性和戒断综合征

(1) 耐受性 饮酒后产生轻松、兴奋的欣快感。继续饮酒后,产生耐受性,效力降低,需要增加饮酒量才能达到原有的效果。

(2) 依赖性 为了获得饮酒后的特殊快感,渴望饮酒,这是心理依赖。躯体依赖是指反复饮酒使中枢神经系统发生了某种生理、生化变化,一旦停用则产生难以忍受的不适感。

(3) 戒断综合征 长期饮酒后已形成躯体依赖,一旦停止饮酒或减少饮酒量,可出现与酒精中毒相反的症状。机制可能是戒酒使酒精抑制GABA的作用明显减弱,同时血浆中去甲肾上腺素浓度升高,出现交感神经兴奋症状。

4. 长期酗酒可导致营养缺乏 对黏膜和腺体分泌有刺激作用,可引起食管炎、胃炎、胰腺炎。酒精在体内代谢过程中产生自由基,可引起细胞膜脂质过氧化,造成肝损害。

【临床表现】

1. 急性中毒 一次大量饮酒可引起中枢神经系统抑制,中毒表现与饮酒量及个体耐受性有关。临床上分为三期。

(1) 兴奋期 血酒精浓度>11 mmol/L,有欣快感、兴奋、多语、情绪不稳、易激怒、粗鲁无理或有攻击行为,也可沉默、孤僻。

(2) 共济失调期 血酒精浓度>33 mmol/L,表现为肌肉运动不协调、行动笨拙、步态不稳、言语含糊不清、眼球震颤、视物模糊、恶心、呕吐、嗜睡等。

(3) 昏迷期 血酒精浓度>54 mmol/L,患者进入昏迷状态,瞳孔散大,体温降低,血压下降,呼吸减慢,且有鼾声,严重者可发生呼吸、循环衰竭而危及生命。

急性中毒患者酒醒后常有头痛、头晕、乏力、恶心、食欲减退、震颤等症状,少数可出现轻度酸碱平衡失调、电解质紊乱、低血糖症、肺炎、急性肌病等并发症。

2. 戒断综合征 长期酗酒者在突然停止饮酒或饮酒量减少后,可出现震颤、焦虑不安、兴奋失眠、心动过速、血压升高、酒精性幻觉、被害妄想、癫痫大发作、精神错乱、谵妄等。

3. 慢性中毒 长期酗酒可引起渐进性多器官系统损害。

(1) 神经系统

①Wernicke 脑病:眼部可见眼球震颤、外直肌麻痹。有类似小脑变性的共济失调和步态不稳。精神错乱显示无欲状态,少数有谵妄。维生素 B_1 治疗效果良好。

②柯萨可夫精神病(Korsakov psychosis):近记忆力严重丧失,时空定向力障碍,对自己的缺点缺乏自知之明,用虚构回答问题。病情不易恢复。

③周围神经麻痹:双下肢远端感觉减退,跟腱反射消失,手足感觉异常麻木、烧灼感、无力。恢复较慢。

(2) 消化系统

①胃肠道疾病:可有反流性食管炎、胃炎、胃溃疡、小肠营养吸收不良、胰腺炎。

②酒精性肝病:由可逆的脂肪肝、酒精中毒性肝炎转化为肝硬化。脂肪肝有肝大、肝功能异常。酒精中毒性肝炎有食欲减退、恶心、呕吐、发热、肝大、黄疸、肝功能异常。肝硬化有门脉高压症和肝功能异常。

(3) 心血管系统 酒精中毒性心肌病往往未被发现,表现为逐渐加重的呼吸困难、心脏增大、心律失常以及心功能不全。

(4) 造血系统 可有巨幼细胞贫血或缺铁性贫血。由于凝血因子缺乏或血小板减少和血小板凝聚功能受抑制可引起出血。

(5) 呼吸系统 肺炎多见。

(6) 代谢性疾病和营养性疾病

①代谢性酸中毒:多为轻度。

②电解质紊乱:血钾、血镁轻度降低。

③低血糖症:明显降低时可诱发抽搐。

④维生素 B_1 缺乏:可引起 Wernicke 脑病和周围神经麻痹。

(7) 生殖系统 男性性功能低下,睾酮减少。女性宫内死胎率增加。胎儿酒精中毒可出现畸形、发育迟钝、智力低下。

【实验室及辅助检查】

1. 血清酒精浓度 急性酒精中毒时呼出气中酒精浓度与血清酒精浓度相当。

2. 动脉血气分析 急性酒精中毒时可见轻度代谢性酸中毒。

3. 血清电解质浓度 急、慢性酒精中毒时均可见低血钾、低血镁和低血钙。

4. 血浆葡萄糖浓度 急性酒精中毒时可见低血糖症。

5. 肝功能检查 慢性酒精中毒性肝病时可有明显肝功能异常。

6. 心电图检查 酒精中毒性心肌病可见心律失常和心肌损害。

【诊断】

饮酒史结合临床表现，如急性酒精中毒的中枢神经抑制症状，呼气有酒味；戒断综合征的精神症状和癫痫发作；慢性酒精中毒的营养不良和中毒性脑病等表现，血清或呼出气中酒精浓度测定可以作出诊断。

【鉴别诊断】

(一) 急性中毒

主要与引起昏迷的疾病相鉴别，如镇静催眠药中毒、一氧化碳中毒、脑血管意外、糖尿病昏迷、颅脑外伤等。

(二) 戒断综合征

主要与精神病、癫痫、窒息性气体中毒、低血糖症等相鉴别。

(三) 慢性中毒

智能障碍和人格改变应与其他原因引起的痴呆鉴别。肝病、心肌病、贫血、周围神经麻痹，也应与其他原因的有关疾病相鉴别。

【治疗】

(一) 急性中毒

(1) 兴奋躁动者适当约束，共济失调者严格限制活动，以免摔伤或撞伤。

(2) 对烦躁不安或过度兴奋者，可用小剂量地西泮，禁用吗啡、氯丙嗪及巴比妥类镇静药。

(3) 催吐、洗胃、导泻对清除胃肠道内残留酒精可有一定作用。

(4) 应用葡萄糖溶液、维生素 B_1、维生素 B_6 等，促进酒精氧化为醋酸，以达到解毒目的。

(5) 昏迷患者重在维护心、肺、肝、肾、脑等生命器官功能。维持气道通畅和循环功能，保暖，保护大脑功能，应用纳洛酮 0.4～0.8 mg 缓慢静脉注射，有助于缩短昏迷时间，必要时可重复给药。

(二) 戒断综合征

患者应安静休息，保证睡眠，加强营养。重症患者可选用地西泮。有癫痫病史者可用苯妥英钠。有幻觉者可用氟哌啶醇。

(三) 慢性中毒

Wernicke 脑病、科萨可夫精神病注射维生素 B_1 100 mg 有明显效果，同时应补充血容量和电解质，加强营养，防治感染、癫痫发作和震颤、谵妄。

【预后及预防】

1. 预后 急性酒精中毒如经治疗能生存超过 24 h 多能恢复。若有心、肺、肝、肾病变者，昏迷长达 10 h 以上，或血中酒精浓度＞87 mmol/L(400 mg/dL)者，预后较差。酒后开车发生车祸可招致死亡。酒精性精神病戒酒后可好转,但不易完全恢复。长期饮酒可导致中毒性脑、周围神经、肝、心肌等病变以及营养不良,预后与疾病的类型和程度有关。早期发现、早期治疗可以好转。不及时戒酒,难以恢复。

2. 预防 告知患者及家属酗酒的危害,指导戒酒方法,开展反对酗酒的宣传教育。实行酒类专卖制度,以低度酒代替高度酒,加强文娱体育活动,早期发现嗜酒者,早期戒酒,进行相关并发症的治疗及康复治疗。

病例分析

患者,男性,40 岁,晚餐饮酒后出现恶心、呕吐、兴奋、多语,查体:T 36 ℃,BP 90/60 mmHg,P 100 次/分、R 12 次/分,神志不清、谵妄,眼球震颤,步态不稳。请问:

(1) 该患者的诊断是什么?

(2) 为明确诊断可做哪些实验室检查?

(3) 该患者的治疗方法有哪些?

第八十九章
中　　暑

中暑(heat illness)是以体温调节中枢障碍、汗腺功能衰竭和水、电解质丢失过多为特征的一组疾病。临床上分为热痉挛(heat cramps)、热衰竭(heat exhaustion)和热(日)射病(heat stroke or sun stroke)。三种类型的中暑可先后发病,也可重叠发生。中暑好发于高温和高湿环境中,新进入高温环境,适应性差者更容易发病。中暑时主要因体温过高对代谢和细胞的直接损伤,以致广泛性器官功能衰竭。

【病因】

对高温环境适应不充分是致病的主要原因。在大气温度升高(>32 ℃)、湿度较大(>60%)和无风的环境中,长时间工作或强体力劳动,又无充分防暑降温措施时,缺乏对高热环境适应者极易发生中暑。此外,在室温较高和通风不良的环境中,年老体弱、肥胖者也易发生中暑。通常,湿热(气温高和湿度大)环境较干热(气温高和辐射强)环境更易发生中暑。促使中暑的原因如下。①环境温度过高:人体由外界环境获取热量。②人体产热增加:如从事重体力劳动、发热、甲状腺功能亢进症和应用某些药物(如苯丙胺)。③散热障碍:如湿度较大、过度肥胖或穿透气不良的衣服等。④汗腺功能障碍:见于系统性硬化病、广泛皮肤烧伤后瘢痕形成或先天性汗腺缺乏症等患者。

【发病机制】

下丘脑体温调节中枢能控制产热和散热,以维持正常体温的相对稳定。正常人腋窝温度波动在36～37.4°C,直肠温度在36.9～37.9 ℃。

(一) 体温调节

正常人体内产热和散热过程保持相对平衡,以维持体温相对稳定。

1. 体温调节方式

(1) 产热　人体产热主要来自体内氧化代谢过程,运动和寒战也能产生热量。气温在28 ℃左右时,静息状态下,人体产热主要来自基础代谢,产热量为210～252 kJ/(h·m^2)。剧烈运动时产热增加2 520～3 780 kJ/(h·m^2)。运动时肌肉产热占90%。

(2) 散热　体温升高时,通过自主神经系统调节皮肤血管扩张,血流量增加约为正常的20倍,大量出汗促进散热。大量出汗又会引起水盐丢失。人体与环境之间通过以下方式进行热交换。①辐射(radiation):约占散热量的60%。室温在15～25 ℃时,辐射是人体主要散热方式。②蒸发(evaporation):约占散热量的25%。在高温环境下,蒸发是人体主要散热方式。蒸发1 L汗液,散热2 436 kJ(580 kcal)。湿度大于75%时,蒸发减少。相对湿度达90%～95%时,蒸发完全停止。③对流(convection):约占散热量的12%。散热速度取决于皮肤与环境的温度差和空气流速。④传导(conduction):约占散热量的3%。如果人体皮肤直接与水接触,因水较空气热传导性强,散热速度是正常的20～30倍。

2. 高温环境适应 在高温环境中工作7～14天后,人体对热应激的适应能力增强,具有对抗高温的代偿能力,表现心排出量和出汗量增加,汗液钠含量较正常人少等。完全适应后,出汗散热量为正常的2倍。无此种适应代偿能力者,易发生中暑。

(二) 高热对人体系统的影响

1. 体温调节障碍 在高温环境下,产热过多、散热不足时,体温调节中枢功能障碍,汗腺功能衰竭导致汗闭,使体温迅速升高发生热射病。

2. 中枢神经系统抑制 高温对中枢神经系统起抑制作用,使患者注意力不集中,反应迟钝,四肢无力。烈日或高热辐射长时间作用于头部,可穿透头皮和颅骨引起脑组织损伤、充血。大脑温度可达40～42 ℃,体温不一定升高,称为日射病。

3. 心脏负担加重 散热时皮肤血管扩张,血液重新分配,血流加速,心排出量增加,而且大量出汗引起血液浓缩及黏稠度增高,均造成心脏负担加重,最终导致心排出量降低。

4. 水、盐代谢紊乱 高温工作出汗是主要的散热途径,排汗增多引起盐及水分丢失,导致脱水,此时血管扩张,血容量更加不足可引起周围循环衰竭的症状,称为热衰竭;丢失盐过多且补充不足引起肌肉痉挛,可发生热痉挛。

5. 其他 高热时心排出量降低,可使肾血流量减少,肾小球滤过率下降易致肾功能减退。体温大于42 ℃时,蛋白质可变性;体温＞50 ℃时,数分钟后所有细胞均死亡。

【病理】

热射病患者病死后尸检发现,小脑和大脑皮质神经细胞坏死,特别是Purkinje细胞病变较为突出。心脏有局灶性心肌细胞出血、坏死和溶解,心外膜、心内膜和瓣膜组织出血;不同程度肝细胞坏死和胆汁淤积;肾上腺皮质出血。劳力性热射病病死后病理检查可见肌肉组织变性和坏死。

【临床表现】

中暑可分为热痉挛、热衰竭和热射病。

(一) 热痉挛

在高温环境下进行剧烈运动大量出汗,活动停止后常发生肌肉痉挛,主要累及骨骼肌,持续约数分钟后缓解,无明显体温升高。肌肉痉挛可能与严重体钠缺失(大量出汗和饮用低张液体)和过度通气有关。热痉挛也可为热射病的早期表现。

(二) 热衰竭

常发生于老年人、儿童和慢性疾病患者。严重热应激时,由于体液和体钠丢失过多引起循环容量不足所致。表现为多汗、疲乏、无力、头晕、头痛、恶心、呕吐和肌痉挛,可有明显脱水征:心动过速、直立性低血压或晕厥。体温轻度升高,无明显中枢神经系统损伤表现。根据病情轻重不同,检查可见血细胞比容增高、高钠血症、轻度氮质血症和肝功能异常。热衰竭可以是热痉挛和热射病的中介过程,治疗不及时,可发展为热射病。

(三) 热射病

热射病是一种致命性急症,主要表现为高热(直肠温度≥41 ℃)和神志障碍。早期受影响的器官依次为脑、肝、肾和心脏。根据发病时患者所处的状态和发病机制,临床上分为两种类型:劳力性热射病和非劳力性(或典型性)热射病。劳力性热射病主要是在高温环境下内源性产热过多;非劳力性热射病主要是在高温环境下体温调节功能障碍引起散热减少。

1. 劳力性热射病(exertional heatstroke) 多在高温、湿度大和无风天气进行重体力劳动或剧烈体育运动时发病。患者多为平素健康的年轻人,在从事重体力劳动或剧烈运动数小时后发病,约50%患者大量出汗,心率可达160~180次/分,脉压增大。此种患者可发生横纹肌溶解、急性肾衰竭、肝衰竭、DIC或多器官功能衰竭,病死率较高。

2. 非劳力性热射病(nonexertional heatstroke) 在高温环境下发生,多见于居住拥挤和通风不良的城市老年体衰居民。其他高危人群包括精神分裂症、帕金森病、慢性酒精中毒及偏瘫或截瘫患者。表现皮肤干热和发红,84%~100%病例无汗,直肠温度常在41 ℃以上,最高可达46.5 ℃。病初表现行为异常或癫痫发作,继而出现谵妄、昏迷和瞳孔对称缩小,严重者可出现低血压、休克、心律失常及心力衰竭、肺水肿和脑水肿。约5%病例发生急性肾衰竭,可有轻、中度DIC,常在发病后24 h左右死亡。

【实验室及辅助检查】

(1) 血液检查 白细胞总数增高,以中性粒细胞增高为主;血尿素氮、血肌酐可升高;血清电解质检查可有高钾、低氯、低钠血症。

(2) 尿液检查 有不同程度的蛋白尿、血尿、管型尿改变。

(3) 心电图 可见心律失常。

(4) 怀疑颅内出血或感染时,应行脑CT检查和脑脊液检查。

(5) 严重病例常出现肝、肾、胰和横纹肌损伤的实验室参数改变。住院后,应检查血清门冬氨酸氨基转移酶(AST)、丙氨酸氨基转移酶(ALT)、乳酸脱氢酶(LDH)、肌酸激酶(CK)及有关出凝血功能等,以尽早发现重要器官功能障碍的证据。

【诊断】

在炎热夏季,遇有体温过高伴有昏迷患者首先应考虑到中暑诊断。

【鉴别诊断】

在诊断中暑前,应与脑炎、脑膜炎、脑血管意外、甲状腺危象、伤寒及抗胆碱能药物中毒相鉴别。

【治疗】

虽然中暑类型和病因不同,但基本治疗措施相同。

(一) 降温治疗

对于重症高热患者,降温速度决定预后,应在1 h内使直肠温度降至37.8~38.9 ℃。

1. 体外降温 将患者转移到通风良好的低温环境,脱去衣服,同时进行皮肤、肌肉按摩,促进散热。对无循环虚脱的中暑患者,可用冷水擦浴或将躯体浸入27~30 ℃水中传导散热降温。对循环虚脱者可采用蒸发散热降温,如用15 ℃冷水反复擦拭皮肤或同时应用电风扇或空气调节器。有条件者,可将患者放置在特殊蒸发降温房间。

2. 体内降温 体外降温无效者,用冰盐水进行胃或直肠灌洗,也可用无菌生理盐水进行腹膜腔灌洗或血液透析,或将自体血液体外冷却后回输体内降温。

3. 药物降温 应用药物降温无效。患者出现寒战时可应用氯丙嗪25~50 mg加入生理盐水500 mL中静脉输注1~2 h,用药过程中应监测血压。

(二) 并发症治疗

(1) 昏迷应进行气管内插管,保持呼吸道通畅,防止误吸。颅内压增高者常规静脉输注甘露醇 1～2 g/kg，30～60 min 输入。癫痫发作者，静脉输注地西泮。

(2) 低血压应静脉输注生理盐水或乳酸林格液恢复血容量，升高血压。必要时也可静脉滴注异丙肾上腺素升高血压。勿用血管收缩药，以免影响皮肤散热。

(3) 心律失常、心力衰竭和代谢性酸中毒应予对症治疗。心力衰竭合并肾衰竭伴有高钾血症时，慎用洋地黄。

(4) 肝衰竭合并肾衰竭　发生急性肾衰竭时，可行血液透析或腹膜透析治疗。应用 H_2 受体拮抗药或质子泵抑制药预防上消化道出血。肝衰竭者可行肝移植。

(三) 监测

(1) 降温期间应连续监测体温。

(2) 放置 Foley 导尿管，监测尿量，应保持尿量>30 mL/h。

(3) 中暑高热患者，动脉血气结果应予校正。体温超过 37 ℃时，每升高 1 ℃，PaO_2 降低 7.2%，$PaCO_2$ 增加 4.4%，pH 值降低 0.015。

(4) 严密监测凝血酶原时间(PT)、活化部分凝血活酶时间(APTT)、血小板计数和纤维蛋白原。

【预后及预防】

1. 预后　热射病病死率介于 20%～70%，50 岁以上患者可高达 80%。中暑后体温升高程度及持续时间与病死率直接相关。影响预后的因素主要与神经系统、肝、肾和肌肉损伤程度及血乳酸浓度有关。昏迷超过 6～8 h 或出现 DIC 者预后不良。体温恢复正常后，大脑功能通常也可很快恢复，但有些患者也可遗留大脑功能障碍。轻或中度肝、肾衰竭病例可以完全恢复；严重肌损伤者，肌无力可持续数月。

2. 预防

(1) 暑热季节要加强防暑卫生宣传教育。改善年老体弱者、慢性病患者及产褥期妇女居住环境。

(2) 有慢性心血管、肝、肾疾病和年老体弱者不应从事高温作业。暑热季节要改善劳动及工作条件。在高温环境中停留 2～3 周时，应饮用含钾、镁和钙盐的防暑饮料。

(3) 炎热天气应穿宽松透气的浅色服装，避免穿着紧身绝缘服装。

(4) 中暑恢复后数周内，应避免室外剧烈活动和暴露阳光。

病例分析

患者，男性，36 岁，入院前 4 h 在高温环境中劳动突觉发热、头晕、意识恍惚，伴四肢肌肉痉挛，发病后约 15 min 被送至医院。

体格检查：T 41.5 ℃，R 38 次/分，BP 98/64 mmHg，意识不清，皮肤黄染，前胸及四肢可见散在出血点；双瞳孔缩小，直径约为 2 mm，对光反射消失；双肺底可闻及少量细湿性啰音；心率 132 次/分，律齐，无杂音；四肢肌张力高，四肢阵发性痉挛。

辅助检查：血小板呈进行性下降，最低达 16×10^9/L；血浆纤维蛋白原呈进行性下降，最低达 1.2 g/L；血浆凝血酶原时间(PT)最长延至 21 s，活化部分凝血时间(APTT)最长延至 55.3 s；血浆纤维蛋白(原)降解产物(FDP)85 mg/L，粪便隐血实验阳性。天门冬氨酸氨基转移酶(AST)329 U/L、丙氨酸氨基转移酶(ALT)331 U/L；尿常规：红细胞 2～4/HP，蛋白>3 g/L，可见颗粒管型 0～2/HP。血尿素氮(BUN)15.93 mmol/L，血清肌酐(Scr)170.3

μmol/L；血气分析示：Ph 7.19，FiO_2 0.37，PaO_2 47.5 mmHg，$PaCO_2$ 32.7 mmHg，$PaO_2/FiO_2=12$。胸片示：双肺多处斑片状影。血 K^+ 最低 2.5 mmol/L，血 Na^+ 133 mmol/L，血 Cl^- 97 mmol/L。请问：

(1) 该病的临床诊断是什么？

(2) 该病的主要治疗措施有哪些？

第九十章
淹　溺

人淹没于水或其他液体中，充塞呼吸道及肺泡或反射性引起喉痉挛发生窒息和缺氧，并处于临床死亡状态称为淹溺(drowning)。全球每年发生淹溺超过50万例，淹溺是引起儿童与青少年心跳骤停的主要原因，在0～14岁年龄组是我国人群意外伤害致死的第一位死因。

【病因及发病机制】

人淹没于水中后，本能地出现反射性屏气和挣扎，避免水进入呼吸道。不久，由于缺氧，不能坚持屏气而被迫深呼吸，从而使大量水进入呼吸道和肺泡，阻滞气体交换，引起严重缺氧、高碳酸血症和代谢性酸中毒。根据发生机制，淹溺可分两类：干性淹溺(dry drowning)和湿性淹溺(wet drowning)。干性淹溺是指人入水后，因受强烈刺激(惊慌、恐惧、骤然寒冷等)，引起喉痉挛导致窒息。呼吸道和肺泡很少或无水吸入，约占淹溺者的10%。湿性淹溺是指人入水后，喉部肌肉松弛，吸入大量水分充塞呼吸道和肺泡发生窒息，患者数秒钟后神智丧失，继之发生呼吸停止和心室颤动，约占淹溺者的90%。根据发生淹溺的液体介质不同，淹溺又可分为淡水淹溺(fresh water drowning)和海水淹溺(salt water drowning)。

一、淡水淹溺

一般而言，江、河、湖、池中的水渗透压低，属于淡水。当人体大量吸入淡水后，低渗性液体经肺组织渗透迅速渗入肺毛细血管而进入血液循环，血容量剧增可引起肺水肿和心力衰竭。低渗性液体使红细胞肿胀、破裂，发生溶血，随红细胞破裂大量钾离子和血红蛋白释出进入血浆，造成高钾血症和血红蛋白血症。过量的血红蛋白堵塞肾小管引起急性肾功能衰竭。高钾血症可导致心跳骤停。淡水进入血液循环稀释血液还可出现低钠血症、低氯血症和低蛋白血症。

二、海水淹溺

海水内含有3.5%氯化钠和大量钙盐、镁盐，为高渗性液体，吸入肺泡后，其高渗压使血管内的液体或血浆大量进入肺泡内，引起急性肺水肿。约75%病例有明显混合性酸中毒；几乎所有患者都有不同程度低钠血症，最后导致心力衰竭而死亡。由于体液从血管内进入肺泡，可出现血液浓缩、血容量降低、低蛋白血症、高钠血症。海水淹溺可引起高钙血症和高镁血症。高镁血症可使心率减慢、传导阻滞，甚至心跳停止。高镁血症可抑制中枢和周围神经、扩张血管和降低血压。海水淹溺与淡水淹溺的病理改变特点见表90-1 。

表 90-1 海水淹溺与淡水淹溺的病理改变特点比较

	海水淹溺	淡水淹溺
血容量	减少	增加
血液性状	血液浓缩	血液稀释
红细胞损害	很少	大量
血浆电解质变化	高钠血症、高钙血症、高镁血症	低钠血症、低氯血症、低蛋白血症、高钾血症
心室颤动	极少发生	常见
主要致死原因	急性肺水肿、急性脑水肿、心力衰竭	急性肺水肿、急性脑水肿、心力衰竭

【临床表现】

淹溺患者表现为神志丧失、呼吸停止及大动脉搏动消失，处于临床死亡状态。

1. 一般表现 患者的许多症状、体征只发生在淹溺现场。临床表现的严重程度与淹溺持续时间长短有关。缺氧是淹溺患者共同表现和最重要的表现。当人淹没于粪坑、污水池和化学物储存池等液体时，除淹溺的窒息外，还会有相应的皮肤、黏膜损伤和全身中毒。患者常表现为意识不清，呼吸、心跳微弱或停止。一般表现有皮肤发绀，面部肿胀，双眼结膜充血，口鼻充满泡沫或杂质，四肢冰冷，腹部鼓胀，寒战。海水淹溺者口渴感明显，可伴有头、颈部损伤。常表现为不同程度的低体温，但最初数小时可有寒战、发热。

2. 各系统表现

(1) 神经系统 常出现精神状态改变，头痛、烦躁不安、抽搐、昏睡、昏迷、肌张力增加、视觉障碍、牙关紧闭。

(2) 循环系统 脉搏细弱或不能触及，心音微弱或消失，血压不稳、心律失常、心室颤动。

(3) 呼吸系统 剧烈呛咳、胸痛、咳血性泡沫痰，双肺部可闻及干、湿性啰音。偶有喘鸣音，呼吸困难，呼吸表浅或停止。

(4) 消化系统 吞入大量水后呈胃扩张，复苏时及复苏后有呕吐。

(5) 泌尿系统 尿液可呈橘红色，可出现少尿和无尿。淡水淹溺者复苏后短期内还可出现迟发性肺水肿及凝血功能障碍。

【实验室及辅助检查】

(一) 血和尿液检查

外周血白细胞轻度增高。淡水淹溺者，血和尿液中能检测出游离血红蛋白，血钾升高。海水淹溺者，出现轻度高钠血症或高氯血症。淹溺者罕见致命性电解质平衡失常。严重者，出现 DIC 的实验室表现。

(二) 心电图检查

心电图常见有窦性心动过速、非特异性 ST 段和 T 波改变。出现室性心律失常或完全性心脏传导阻滞时，提示病情严重。

(三) 动脉血气检查

约 75% 病例有严重混合性酸中毒；几乎所有患者都有不同程度的低氧血症。

（四）X 线检查

胸片常显示斑片状浸润，有时出现典型肺水肿征象。住院 12～24 h 吸收好转或进展恶化。

【诊断】

患者有确切的淹溺史，和（或）伴有下列症状，如面部肿胀、青紫、四肢厥冷、呼吸和心跳微弱或停止；口、鼻充满泡沫或污泥；腹部膨胀，胃内充满水而呈胃扩张，即可诊断为淹溺。

【治疗】

急救原则：迅速将患者救离出水，立即恢复有效通气，实施心肺复苏，根据病情对症处理。

（一）现场急救

（1）迅速将淹溺者救出水面　救护者应镇静，尽可能脱去衣裤，尤其要脱去鞋靴，迅速游到淹溺者附近。抢救者在淹溺者后面，一手托着他的头或颈，将面部托出水面，或抓住腋窝仰游，将淹溺者救上岸。

（2）保持呼吸道畅通　立即清除口、鼻中的污泥、杂草，有义齿者取出义齿，并将舌拉出，对牙关紧闭者，可先捏住两侧颊肌然后再用力将口启开，松解领口和紧裹的内衣、胸罩和腰带，确保呼吸道通畅。

（3）倒水处理　可选用下列方法迅速倒出淹溺者呼吸道和胃内积水。①膝顶法：急救者取半蹲位，一腿跪地，另一腿屈膝，将淹溺者腹部横置于救护者屈膝的大腿上，使头部下垂，并用手按压其背部，使呼吸道及消化道内的水倒出。②肩顶法：急救者抱住淹溺者的双腿，将其腹部放在急救者的肩部，使淹溺者头胸下垂，急救者快步奔跑，使积水倒出。③抱腹法：急救者从溺水者背后双手抱住其腰腹部，使淹溺者背部在上，头胸部下垂，摇晃淹溺者，以利于倒水。注意切忌倒水时间过长，以免影响心肺复苏的进行；倒水时注意使淹溺者头胸部保持下垂位置，以利于积水流出。

（4）心肺复苏　如心跳、呼吸停止者，应迅速进行心肺复苏。

（5）迅速转送医院，途中不中断救护。

（二）医院内救护

（1）迅速将患者安置于抢救室内，换下湿衣服，注意保暖。

（2）维持呼吸功能　给予高流量吸氧，对行人工呼吸无效者应行气管内插管予正压给氧，同时将 40%～50%的酒精置于湿化瓶内，可促进塌陷的肺泡复张、改善气体交换、纠正缺氧和迅速改善肺水肿。必要时给予气管切开，机械辅助呼吸。静脉注射呼吸兴奋剂，如洛贝林、尼可刹米等。

（3）维持循环功能　患者心跳恢复后，常有血压不稳定或低血压状态，应注意监测有无低血容量，掌握输液的量和速度，有条件者行中心静脉压（CVP）监测，结合 CVP、动脉压和尿量，分析、指导输液治疗。

（4）对症处理。

①纠正低血容量：对淡水淹溺而血液稀释者，静脉滴注 3%氯化钠溶液 500 mL，必要时可重复一次。对海水淹溺者，可给予 5%葡萄糖溶液或低分子右旋糖酐。

②防治脑水肿：使用大剂量肾上腺皮质激素和脱水剂防治脑水肿。

③防治肺部感染：由于淹溺时泥沙、杂物、呕吐物等吸入气管，容易发生肺部感染，应给

予抗生素预防或治疗。对污染水域淹溺者，除进行常规抢救外，应尽早实施经支气管镜下灌洗。

④防治急性肾功能衰竭。

⑤纠正水、电解质和酸碱失衡。

【预防】

(1) 对从事水上作业者，应进行严格健康检查。

(2) 有慢性或潜在疾病者，不宜从事水上工作或运动。

(3) 由于酒精能损害判断能力和自我保护能力，下水作业前不要饮酒。

(4) 经常进行游泳、水上自救互救知识和技能训练；水上作业者应备有救生器材。

(5) 避免在情况复杂的自然水域游泳，或在浅水区潜泳或跳水。

(6) 下水前要做好充分准备活动。在水温较低的水域游泳易引起腿脚抽搐，促发淹溺。

病例分析

患者，男性，16岁。于2012年5月9日上午10时在河中游泳时发生淹溺，被人发现救到岸边，行简单心肺复苏后，约10时20分送入××县医院急救中心。入院时情况：意识丧失，颈动脉搏动消失，血压为零，双侧瞳孔5 mm，对光反射消失。请问：

(1) 该患者的诊断是什么？

(2) 该患者的抢救措施有哪些？

(包再梅)

参考文献

Canksao Wenxian

[1] 包再梅,贺志明,张建欣.内科学[M].武汉:华中科技大学出版社.2010.

[2] 陆再英,钟南山.内科学[M].7版.北京:人民卫生出版社,2008.

[3] 陈灏珠.实用内科学[M].13版.北京:人民卫生出版社,2009.

[4] 廖二元.内分泌学[M].2版.北京:人民卫生出版社.2007.

[5] 中华医学会糖尿病学分会.中国2型糖尿病防治指南(2010年)[M].北京:北京大学医学出版社,2010.